U0135270

《傷寒論》歷代名家集注

主編 ◎ 王慶國 高飛 王雪茜

副主編 ◎◎ 劉敏 閆軍堂 李成衛

編委 ◎◎◎ 張藝 潘佳創 劉男男 杜茜蕾

徐甜 譚令 鄧楠 樊姝寧

周剛 李長香 湯陽 姚舜宇

人民衛生出版社
·北京·

圖書在版編目（CIP）數據

《傷寒論》歷代名家集注 / 王慶國，高飛，王雪茜
主編. — 北京：人民衛生出版社，2023.5（2024.3 重印）
ISBN 978-7-117-34263-6

Ⅰ. ①傷… Ⅱ. ①王… ②高… ③王… Ⅲ. ①《傷寒
論》– 注釋 Ⅳ. ①R222.22

中國版本圖書館 CIP 數據核字（2022）第 244274 號

人衛智網	www.ipmph.com	醫學教育、學術、考試、健康，購書智慧智能綜合服務平台
人衛官網	www.pmph.com	人衛官方資訊發布平台

《傷寒論》歷代名家集注
《Shanghanlun》Lidai Mingjia Jizhu

主　　編：王慶國　高　飛　王雪茜
出版發行：人民衛生出版社（中繼線 010-59780011）
地　　址：北京市朝陽區潘家園南里 19 號
郵　　編：100021
E - mail：pmph @ pmph.com
購書熱線：010-59787592　010-59787584　010-65264830
印　　刷：北京匯林印務有限公司
經　　銷：新華書店
開　　本：787×1092　1/16　印張：48
字　　數：1080 千字
版　　次：2023 年 5 月第 1 版
印　　次：2024 年 3 月第 2 次印刷
標准書號：ISBN 978-7-117-34263-6
定　　價：189.00 元
打擊盜版舉報電話：010-59787491　E-mail：WQ @ pmph.com
質量問題聯系電話：010-59787234　E-mail：zhiliang @ pmph.com
數字融合服務電話：4001118166　E-mail：zengzhi @ pmph.com

前　言

　　《傷寒論》為《傷寒雜病論》"傷寒"部分,是東漢末年張仲景的著作,由西晉太醫令王叔和搜集、編次而成。至宋代治平年間,林億、高保衡等據節度史高繼沖所藏的《傷寒論》校正、印行,《傷寒論》由此始得廣泛流傳。此即現代所說的宋版《傷寒論》,而北宋時期迎來了傷寒學研究的第一個高潮。這個學術研究的高潮,促進金元時期的醫學發展,引發了醫學流派的劃分,也在金代促生第一個由成無己所著全文注本。其後注釋《傷寒論》的越來越多,到現在已有數百家。這數百個注本,即本書資料的來源。

　　《傷寒論》是我國第一部理、法、方、藥俱備的醫學典籍。發展到現代的六經辨證,據六經分病,以八綱辨證,六經與八綱密切結合,得出主要病機,隨機定治選方。而無論是現代的六經辨證、八綱辨證,還是八法理論、臟腑辨證,其形成都經歷了漫長的過程。這個過程表現在《傷寒論》上,為不同時期注本的概念與應用體系不同,對同一原文、同一方劑的闡釋存在顯著的差異。換言之,這些體系是注家採用其所處時代的新思想、新方法,分析、闡釋《傷寒論》原文時構建的那個時代的新體系。

　　經典闡釋,本質為採用新方法、解釋舊文本、創造新知識。歷代醫家採用的闡釋方法、理論不同,注本對原文的解釋也就不同。本書類編歷代注家注解的意義,可以是鑒賞歷代名家的奇思妙想,啟發我們的思想;可以是順著歷史演變次序解讀,體會歷代先賢學問反復、延續千年的血脈傳承;當然也可以是分析不同注本的概念與應用體系,研究歷代中醫學學術創新的動力與源泉。而我們更想強調的是,作為以臨床應用為最終目的的傷寒學研究,本書集解展示對同一病症的不同病因病機理解、對同一方劑多樣化的治法分析,以此為中醫學特色的多元化臨床應用提供知識與技術的支撐。

目　錄

《傷寒論》研究的過去、現在與未來

　　《傷寒論》是在中醫藥學術發展史上具有輝煌成就與重要價值的一部經典著作，它繼《黃帝內經》《難經》等中醫經典理論著作之後，系統地揭示了外感熱病的診治規律，發展完善了六經辨證的理論體系，從而奠定了中醫臨床醫學的基礎。《傷寒論》所創立的融理、法、方、藥爲一體的理論體系，具有很高的科學水平和實用價值，它既適用於外感熱病的辨證論治，也可靈活運用於雜病的辨證論治，長期以來一直有效地指導着歷代醫家的臨床實踐，併對中醫藥學術的發展產生了重要的影響。自晉代以降，歷代醫家都十分重視對《傷寒論》的學習與研究，稱其"啓萬世之法程，誠醫門之聖書"。1800年來，古今中外衆多學者對仲景原著的校注、釋義，對仲景之學的研究、發揮一直沒有中斷，從而使《傷寒論》學得到了極大的發展，爲後世留下了十分寶貴的遺產。因此，我們可以肯定地說，《傷寒論》不僅是繼承中醫學遺產的必讀之書，也是發揚中醫藥學術的必讀之書。

　　縱觀歷史，可以發現，《傷寒論》是歷代醫家研究最爲集中的對象之一，《傷寒論》的研究是中國學術發展史上最活躍的研究領域。在進入 21 世紀的今天，回顧與總結歷代醫家研究《傷寒論》的成就，思索與探討《傷寒論》研究的發展方向，對於《傷寒論》學科的發展有着十分重要的意義。

一、《傷寒論》的問世

（一）《傷寒論》的作者及成書的歷史背景

　　《傷寒論》原名《傷寒雜病論》，爲東漢張仲景所著。張仲景，名機，字仲景，東漢南陽郡涅陽（今河南南陽鄧縣）人，約于公元 150—219 年在世。據有關史料記載，張仲景受業於同郡名醫張伯祖，經過多年的勤奮學習，刻苦鑽研和臨床實踐，成爲當時的著名醫學家，時人稱其"識用精微過其師"，"在京師爲名醫，於當時爲上手"。

　　《傷寒雜病論》約成書於東漢末年（公元 200—219 年）。當時封建割據，政治昏暗，戰爭頻起，災疫連年，以致民不聊生，貧病交加。曹植在《說疫氣》中形容當時的慘況爲"家家有僵尸之痛，室室有號泣之哀，或闔門而殪，或復族而喪"。在大疫流行之際，張仲景家族亦未能幸免，正如《傷寒論·自序》中所說："余宗族素多，向餘二百，建安紀年以來，猶未十稔，其死亡者，三分有二，傷寒十居其七。"民衆的苦難，親人的傷痛，激發了張仲景精研醫術及著書救世的責任感，他"感往昔之淪喪，傷橫夭之莫救，乃勤求古訓，博采衆方，撰用素問、九卷、八十一難、陰陽大論、胎臚藥錄，併平脉辨證，爲《傷寒雜病論》，合十六卷"。

（二）《傷寒論》的學術淵源與成就

中醫學有着悠久的歷史和豐富的内容，在《傷寒論》成書之前，就有《黃帝内經》《難經》《神農本草經》等古典醫籍問世，另據史書記載，東漢以前，中醫學的臨床治療已達到了較高的水平，如戰國的名醫扁鵲、西漢的倉公淳于意、東漢的太醫丞郭玉等，均屬有相當造詣的臨床大家。從張仲景《傷寒論自序》看，張仲景是在系統總結與繼承了漢代以前的醫學成就和人民群衆同疾病作斗爭的豐富經驗的基礎上，併結合自己的臨床實踐，經過長期艱苦的努力，才著成了我國第一部融理法方藥於一體的辨證論治的專書——《傷寒雜病論》。它既是對前人理論與經驗的總結，也是對中醫學術理論的再創造。

《傷寒論》最重要的學術成就是在《素問・熱論》六經分證的基礎上，運用《黃帝内經》以來的有關臟腑經絡、病因病機以及診斷、治療等方面的基本理論與基礎知識，創造性地對外感疾病錯綜復雜的證候表現及演變規律進行分析歸納，創立了六經辨證的理論體系。這一理論體系融理、法、方、藥爲一體，在《黃帝内經》的基礎上，進一步確立了脉證併重的原則與辨證論治的綱領。其辨證，必系統、全面地觀察患者症狀、脉象以及其他方面的動態變化，併運用中醫學的基本理論與基礎知識進行辨證分析，以明疾病之所在、證候之屬性、邪正之盛衰、證候之進退、演變之趨向、預後之吉凶，處處體現了對立統一法則與整體衡動觀；其論治，必因證立法，因法設方，因方用藥，且方劑不僅有其適應證，而且有其禁忌證、煎服法及注意事項，照顧周全，充分體現了三因制宜的靈活性。論中所載 113 方（缺一方），嚴遵法度，用藥精當，配伍嚴謹，加減靈活，功效卓著，不僅爲多種外感熱病和内傷雜病提供了有效的治療方藥，而且首次全面系統地運用了汗、吐、下、和、温、清、補、消八法，爲後世醫家提供了範例。這些方劑有的已成爲後世醫家組方用藥的典範與基礎，更多的則是經過歷代醫家臨床實踐的檢驗，至今仍作爲行之有效的方劑而廣泛運用於臨床。此外，《傷寒論》的方劑因其配伍精當，組方嚴謹，藥味組成少，臨床療效確實，已成爲中醫藥現代化研究的重要課題，并已取得了豐碩的成果。這充分說明《傷寒論》不僅經得起歷代醫家從不同角度推敲，而且也經得起不同時期的臨床實踐及現代科學的檢驗。書中所載的劑型有湯劑、丸劑、散劑、含咽劑、灌腸劑、坐藥、栓劑等，爲中醫藥制劑技術的發展奠定了基礎。此外，《傷寒論》六經辨證的理論體系，將東漢以前的"醫經家"與"經方家"有機地结合起來，從而克服了"醫經家"側重於醫學理論探討，忽視臨床技能研究以及"經方家"側重臨床實踐，忽視醫學理論探討的弊端，爲後世醫家樹立了理論聯系實際的榜樣。

總之，《傷寒論》總結了東漢以前的醫學成就，將中醫學的基本理論與臨床實踐密切結合起來，創立了融理法方藥爲一體的六經辨證的理論體系，不僅爲外感病及某些雜病的辨證論治提出了切合實際的辨證綱領和治療方法，同時也爲中醫臨床各科提供了辨證治療的一般規律，爲後世臨床醫學的發展奠定了堅實的基礎。可以說，《傷寒論》是我國第一部理法方藥比較完備的醫學專著，而後世各個醫學流派的形成與發展，無一不從《傷寒論》中受到了啓發，汲取了營養成分，如明清之際的温病學說，就是在《傷寒論》的基礎上進一步發展起來的。當然，由於歷史條件的限制，書中亦不免摻雜了少數不符合實際的内容與觀點，因此我們應當對其一分爲二地仔細分析，繼承併發揚其精華，舍弃其錯誤，使之爲中醫藥事業的發展再做貢獻。

二、學科發展回顧

（一）版本流傳

《傷寒雜病論》成書之後，由於兵火戰亂的洗劫，原書不久即散失不全，後經西晋太醫令王叔和將原書的傷寒部分搜集整理成册，名爲《傷寒論》，使此書得以幸存。其後又經東晋、南北朝，該書仍然流傳於民間。降至唐代，名醫孫思邈撰寫《備急千金要方》時，由於未能窺見此書的全貌，故僅征引了該書的部分内容，并有"江南諸師秘仲景要方不傳"的感慨。孫氏晚年撰寫《千金翼方》時，始收載了《傷寒論》全書的内容，并載于卷九、卷十之中，此可視爲現存《傷寒論》的最早版本。北宋年間，高保衡、孫奇、林億等人奉朝廷之命校正《傷寒論》。林億等人在校定《傷寒論》的序中云："百病之急，無急於傷寒。今先校定張仲景傷寒論十卷，總二十二篇，證外合三百九十七法，除複重，定有一百一十二方，今請頒行。"此書於宋治平二年（公元 1065 年）刊行，成爲後世流行的《傷寒論》。

現今通行的《傷寒論》版本有兩種。一是宋本，即宋治平年間經林億等人校正的刻本。但宋代原校本現在國内已無保存，現存者只有明萬曆二十七年（公元 1599 年）刊行的趙開美復刻本，簡稱趙本。因趙本系照宋版本復刻，故十分接近宋本的原貌。另有南宋紹興十四年（公元 1144 年）由成無己所著的《注解傷寒論》，稱爲"成注本"，該本經明代嘉靖年間汪濟川校定復刻而流行於世，亦可稱汪校本。

（二）學科發展史

對于《傷寒論》的研究，自其成書不久即已開始。魏晋之際，有太醫令王叔和編次整理於前，有名醫皇甫謐讚之於後，該書爲時人所重已見一斑。降至隋唐，先有江南諸師秘而不傳，後有孫思邈以法類方編次，更有康平、康治本遠播東瀛，可以說已開《傷寒論》研究之先河。到了宋金時代，研究《傷寒論》者日衆，如朱肱、龐安時、韓祗和、許叔微、成無己、田誼卿、楊介、沈括、錢聞禮等人，也爲《傷寒論》學術的發展做出了不可磨滅的貢獻。他們或以經釋論，或拾遺補亡，或發揮完善，或歸納分類，或答問解疑，或創立新說，爲後人的進一步研究打下了基礎，啓迪了思路。尤其值得提出的是，宋治平年間，林億等奉命校勘《傷寒論》，使之成爲國家頒行的定本，得以廣爲流傳，結束了以往傳本歧出，經文訛衍的混亂局面，在《傷寒論》研究發展史上寫下了光輝的一頁。自晋至宋，可以稱之爲《傷寒論》研究的發展時期。任應秋教授認爲，宋以前的《傷寒論》研究者，雖不下數十家，但以晋·王叔和、唐·孫思邈、宋·韓祗和、朱肱、龐安時、許叔微、郭雍、成無己貢獻最著，因此稱其爲宋金以前《傷寒論》研究八大家。

宋金以前的《傷寒論》研究可以說是諸家各擅其長而少有爭鳴，而降至明清兩朝，醫家對《傷寒論》的研究更爲深入，可謂注家蜂起、學派林立、諸家爭鳴。黃仲理、劉純、陶節庵、方有執、喻嘉言、盧之頤、王肯堂、張介賓、張志聰、張遂臣、汪琥、錢璜、張路玉、柯韻伯、尤在涇、陳修園等人，或以錯簡立論，重新編次；或信古不疑，維護舊論；或以法分目；或湯證同條；或以證類方；或答疑解惑；或以氣化之說釋其奧意；或以臨床實用明其理蘊，使《傷寒論》的研究出現精彩紛呈的局面。此時的《傷寒論》研究者，可以大略分爲錯簡重訂派、維護舊論派與辨證論治派三大流派。

錯簡重訂派的主要學術觀點爲：世傳《傷寒論》爲王叔和所編次，與仲景原文次第不符，因而應重新考訂編次。本學派的創始人爲明末之方有執，而清初之喻嘉言則更是大力倡導，他如張路玉、吳儀洛、吳謙、程應旄、章楠、周揚俊、黃元御等皆爲此派之中堅人物。以上諸家，以錯簡爲由，行重訂之實。其所重訂，大多圍繞風傷衛、寒傷營、風寒兩傷營衛之三綱說爲辨。此說在一定程度上揭示了仲景傷寒六經辨證論治的規律性，具有一定的創新精神，爲《傷寒論》的研究注入了新的活力，但由於其過分強調以恢復《傷寒論》原貌爲目的，且各人均認爲自己所訂最符合仲景原意，則未免有強加於古人之嫌了。

維護舊論派是指主張維護世傳《傷寒論》內容的完整性與權威性的眾多醫家所組成的學術流派。該派醫家同錯簡重訂派觀點截然相反，他們對王叔和編次《傷寒論》與成無己首注《傷寒論》持肯定與褒揚的態度。認爲王叔和編次《傷寒論》使之流傳後世有功於仲景，成無己首注《傷寒論》引經據典，解疑析奧，爲後世醫家注釋《傷寒論》開其先河，功不可没。同時認爲，舊傳《傷寒論》不能隨意更動，尤其是《傷寒論》六經證治的部分併無錯簡，無須重訂，只有依據原文研究闡發，才能明其大意。主張應仿照儒家治經學的章句法進行注釋。故稱之爲維護舊論派。該派的代表醫家張遂臣、張志聰、張錫駒、陳念祖等人。

辨證論治派與上兩派不同，他們對以上兩派均持反對意見，認爲不應在何爲仲景原著何爲叔和所增這一問題上爭論不休，而應當在發揚仲景學術上下功夫，研究的重點應着眼於辨證論治規律的探討和發揮。這些醫家從不同的角度用不同的方法研究《傷寒論》，形成了《傷寒論》研究中的辨證論治派。這一派中，又可根據學術觀點、研究重點的不同，分爲以方類證派、以法類證派、分經審證派。以方類證派以柯琴、徐大椿爲代表，其研究的方法是將《傷寒論》的條文按 113 方主治的不同進行歸納，併在此基礎上進行深入的研究與分析。其實，此研究方法可以上溯至唐代孫思邈方證同條、比類相附的編次方法，不過孫思邈只是簡單地對原文進行編次而少有注釋與闡發，而柯琴與徐大椿則是在以方類證的前提下，對原文進行了深入的分析與研究，總結并歸納了《傷寒論》方的證治規律，爲臨床更好地運用經方提供了簡便而有效的方法。以法類證派以錢璜、尤在涇爲代表，其研究方法是按治法對《傷寒論》的條文進行歸納，以治爲綱，統領病證，并對各條文的病因病機、方劑藥物進行認真分析，此一派的研究對《傷寒論》

的臨牀應用也頗多幫助。分經審證派以維護舊論派的中間人物陳修園及包誠爲代表，他們研究《傷寒論》的方法是首分六經，再進一步將六經病分爲若干證候，如陳修園將太陽病分爲經證、腑證與變證，經證又分爲表虛的桂枝湯證、表實的麻黄湯證；腑證又分爲蓄水證、蓄血證；變證又分爲從陽化熱證與從陰化寒證等。包誠則將太陽病分爲本病中風、本病傷寒、兼病、陽盛入腑、陰盛入臟、壞病、不治病等七證。此種研究方法對於掌握六經病的病機、傳變特點和證治規律，從而有效地指導臨牀實踐也極有價值。

以上三個形成於明清時期的《傷寒論》研究的學術流派，是在一個相當長的時期内傷寒諸家不同學術觀點争鳴的結果，這種學術争鳴反映了傷寒學術研究的興旺，同時也推動了傷寒學術研究的發展，使之達到了一個嶄新的水平。

清末民初之際，由于"西學東漸"的影響，唐容川、惲鐵樵、陸淵雷、曹家達、張錫純等，在前人研究的基礎上，以中醫爲體而參以西說，爲《傷寒論》研究又開闢了一個新的領域。我們可以稱之爲衷中參西派。

中華人民共和國成立後，由于大力提倡繼承和發揚祖國醫藥學遺產，使《傷寒論》的研究步入了一個嶄新的階段。中華人民共和國成立初期，研究的重點主要是在經方的臨牀應用方面，當時白虎湯治療腦炎，茵陳蒿湯治療肝炎，黄芩湯、白頭翁湯治療菌痢的療效曾令世人稱道不已。自 20 世紀 50 年代後期中醫藥校成立至 80 年代，研究重點則向張仲景辨證論治理論體系以及病機、方藥的探討方面轉移，許多疑難問題得以解決，許多不同觀點得以統一，并且形成了覆蓋全國的、穩定的《傷寒論》研究隊伍。到 80 年代後期，隨着中醫學術研究的深入，衆多學者又將現代實驗研究方法和現代科學方法論引入了《傷寒論》的研究領域，開始了利用現代科研手段，探索經方治療常見病疑難病機制、分析經方配伍規律、建立六經病證動物模型等嘗試，并借助現代科學方法論闡釋《傷寒論》六經實質及其辨證論治規律，取得了顯著的成就。此外，在日本、韓國、朝鮮等國家，無論過去還是現在，都有一大批執着的研究者，對《傷寒論》的研究盡心竭力，取得了不可忽視的成果。

歷代的《傷寒論》研究者，爲我們留下了大量的研究文獻，據不完全統計，自《傷寒論》問世至 2020 年，古今中外研究《傷寒論》的論著近 2200 部，研究論文在 15000 篇以上，可以說這是中醫學的任何其他學科都無法與之相比的。

由以上的論述可以看出，《傷寒論》的研究，有着悠久的連續的學術研究史，衆多的學術流派，大批的研究人員，數以千計的研究著作，其研究對象明確，研究範圍清楚，是中醫諸多學科的基礎，在中醫學術領域中有其他任何學科所不能替代的極其重要的價值和學術地位。《傷寒論》研究這一學術領域，已由一部著作，逐漸發展成爲一個具有豐富研究内容的獨立學科。因此，1992 年國務院學位委員會制定的學科目錄，將《傷寒論》列爲中醫學的二級學科，這不僅具有其嚴格的科學依據，也是順應時代發展需要的結果。雖說在近年來中醫學科合併的過程中，國務院學位委員會將《傷寒論》《金匱要略》《温病學》合併爲"中醫臨牀基礎"，作爲一個二級學科，但是從事中醫臨牀基礎研究工作的學者都認爲，《傷寒論》作爲一個三級學科，將繼續存在下去，并將爲中醫藥學術的發展繼續做出貢獻。

三、研究現狀述評

從以往以及當前《傷寒論》的研究成就來看，可以按研究的方法分爲以下 3 個方面。

（一）文獻研究

運用文獻研究的方法研究《傷寒論》，具有悠久的歷史。古代醫家研習《傷寒論》，多采用注疏、分類、補亡、專題討論等手段，有時則將兩種以上的方法有機地結合進來，進行綜合性的研究。注疏者多通過對原文注釋、校勘，以疏通文義，探討醫理，起到普及醫學知識、指導醫療實踐和發展中醫學理論的作用。成無己的《注解傷寒論》可以說是注疏類研究者的代表作。此書不僅首開《傷寒論》注釋之先河，而且以經釋論，即以《黃帝內經》《難經》之理論來解釋《傷寒論》條文的機理，注釋水平很高，故受到了後世傷寒注家的普遍推崇。明清之際張志聰、張遂臣、陳修園等人的著作也概屬注疏之類，而以方有執爲代表的所謂錯簡派醫家，雖說在原文的編排順序上有所不同，但總未跳出注疏的範疇。如前所述，分類研究者由於分類方法的不同而有以法分類、以方分類、以證分類等區別。這些分類研究的著作，分別從不同角度與側面對《傷寒論》的病證機理、治法治則、組方原理進行了研究，給我們以許多有益的啓迪。補亡類研究者則是在《傷寒論》原書的基礎上，根據後世臨床的需要，補充了原書所未備的治法與方藥，大大豐富了外感及內傷雜病的治療方法，郭雍的《傷寒補亡論》可以說集中體現了此類著作的學術特點與價值。專題研究者是將原著中的某些內容集中起來進行探討，如成無己的《傷寒明理論》是選取原著中的 50 個症狀，反復辨析各個不同病證的脉證機理及施治方法，許宏的《金鏡內臺方義》是對《傷寒論》113 方逐個列出其辨證原則、配伍意義、臨床應用要點，這無疑促進了臨床醫家辨證論治能力及經方運用能力的提高。

當代研究《傷寒論》的學者，對文獻研究方法仍然是情有獨鐘。中華人民共和國成立以後，運用以上研究方法而形成的著作可以說是層出不窮。同時，由於許多中醫期刊的創辦，大量專題研究論文得以發表，出現了歷史上不曾有過的專題研究的繁榮局面，近年來發表的有關《傷寒論》研究論文中，約有 1/3 以上屬於專題研究類文章。這些論著，內容十分廣泛，涉及《傷寒論》的各個方面，特別是在《傷寒論》作者生平、版本流傳、理論體系的系統結構、六經辨證體系的淵源、六經的實質、診斷方法、治則治法、病理機理、方藥運用原則等方面的研究成果豐碩。研究過程中，大量引用了其他相關學科的有關知識，其中有傳統的，也有新興的，特別是現代多學科知識和方法的引用，給《傷寒論》的文獻研究注入了許多新的內容。以所謂"六經實質"的研究爲例，大致有發揮、融會、移植 3 種研究方法。發揮者，汲取前人研究成果，在其基礎上進一步探討發揮，以補前人之未備；融會者，則綜合或借鑒前人幾家之說而加以損益，力求更完備、更全面地反映六經實質；移植者，則是運用現代科學的理論和方法，對《傷寒論》六經理論進行探討，以圖更科學更嚴密地反映出六經的實質。梁華龍將各家對六經實質的研究成果進行了歸納，計有 22 種之多，而涉及的有關學科有哲學、天文學、歷法學、數學、生物學、心理學、社會學、史學、文字學等，更有現代科學方法論（諸如系統論、控制論、信息論、協同論、耗散結構論、突變論等），西醫學理論（諸如神經生理學說、應激學說、興奮抑制學說）等參與其間，從不同的角度探討了六經的實質，擴展了人們對於六經的認識。隨着近年來計算機的普及與數理統計方法的進步，某些有識之士也開始了以計算機爲工具，運用現代數理統計方法研究《傷寒論》的探索，如高飛運用近年來新的數理統計研究成果聚類分析、數量化理論等方法，對古今中外的柴胡劑驗案進行了研究，從一個新的角度分析了柴胡類方證的內在結構和相互異同，爲掌握柴胡類方證的運用規律提供了客觀依據。就方法學而言，這一研究適應中醫學不斷發展的需要，使中醫學研究在充分保持自身特色的前提下更具科學性，爲逐漸實現辨證的規範化、定量化，開闢了一條新的途徑。

經過歷代醫家長期不懈的努力，在《傷寒論》的文獻研究方面已取得了大量的成果，但是若從時代發展的角度來衡量，仍存在一定的不足之處。例如對某些概念的外延和內涵缺乏必要的限定，以至在確立方向之初就犯了概念混淆的錯誤，不僅使研究難以深入，而且研究的結論也缺乏可信度。有些文獻研究中，忽視了醫理與文理的結合，或通文不通醫，局限于文字的考據，而于臨床實用無補；或通醫不通文，造成了對經文意旨的誤解。某些研究者在理論探討中缺乏立體思辨和對全書整體思想的把握，僅以一得之見來闡述某一觀點，以致前後矛盾，難以自圓其說。有些人則以後人對方劑與藥物的應用經驗爲依據，來臆測仲景的原意，反而使本來十分明了的問題晦澀不清。此外，在研究範圍上大多偏重六經病篇條文的研究，而對"平脈法""辨脉法""傷寒例"及"可與不可諸篇"缺乏深入的研究，以致影響了對仲景整體思想的把握；對《傷寒論》研究的二次文獻缺乏有目的的整理與升華，使大量有價值的文獻束之高閣，未能發揮其應有的作用。在利用現代科學方法論研究《傷寒論》的過程中，存在着對《傷寒論》無限拔高的傾向，似乎《傷寒論》成了新三論和舊三論的開山鼻祖，并且是運用系統論、信息論和黑箱理論的經典之作，殊不知《傷寒論》中只是蘊含着某些現代科學方法論最基本、最樸素的思想萌芽，與真正意義上的現代科學方法論並不存在必然的因果關系。以上的問題如不徹底解決，《傷寒論》的文獻研究若想進一步深入則會十分困難。

（二）臨床研究

運用臨床方法研究《傷寒論》，古代醫家多采用在臨床實踐中體會，在實踐中闡發《傷寒論》理論的方法，他們的研究成果多通過醫案或論著的形式而記錄下來。在以往的用注疏、分類、專題研究方式研究《傷寒論》的著作中，大多記載有作者對《傷寒論》理法方藥臨床應用的體會和心得。而有些著作則主要記載作者運用《傷寒論》理法方藥的經驗，以便指導後人臨床正確運用《傷寒論》的辨證論治方法。如許叔微的《傷寒九十論》、曹穎甫的《經方實驗錄》，都是作者運用經方臨床經驗的真實記錄；郭雍的《傷寒補亡論》、龐安常的《傷寒總病論》、張景岳《傷寒典》、王肯堂《傷寒準繩》等則是以《傷寒論》的理法方藥爲基礎，并參之以後世醫家及本人的臨床經驗，來擴展讀者的臨證思路。更有一些醫家則是采擇了《傷寒論》中的某些學術觀點，進一步研究與闡發，形成了新的學術理論。如張子和的攻邪論、李東垣的脾胃論、劉完素的火熱論、王好古的陰證論都與《傷寒論》的學術思想不無淵源。而在大量的古代醫案中，運用《傷寒論》理論與方藥治療各類疾患的驗案更是不勝枚舉。如葉氏醫案記載葉天士以梔子豉湯爲基礎，略事化裁，治療外感內傷雜病 14 證，可謂左右逢源，出神入化。縱觀中醫學術發展史，可以說歷史上每一個著名的臨床醫家，無一例外都對《傷寒論》的研究頗有心得。

現代醫家運用臨床方法研究《傷寒論》者，除仍然采用古代的研究方法，以個案形式記載個人的經驗之外，更多的則是運用流行病學調查方法、回顧性以及前瞻性臨床研究方法來研究《傷寒論》的理論實質、辨證論治規律及經方臨證運用規律。此類文章自 20 世紀 70 年代末開始逐漸成爲《傷寒論》臨床研究的主流。從所采用的方式來看，主要有以下幾種：①某方治療某種西醫疾病或中醫病證的研究；②某方臨床應用範圍的研究；③六經辨證方法治療某種西醫疾病或中醫病症的研究；④某種西醫疾病或中醫病證分型運用經方治療的研究。從研究的範圍來看，基本覆蓋了內、外、婦、兒、五官、骨傷、職業病等臨床各科。這種方法與傳統的個案研究不同，不僅具有一定的規模，且使用了現代科研中的設計、統計學規範，避免了隨意性、主觀性，研究的結果也較爲客觀，對于驗證、深化《傷寒論》的理論，提高臨床的診治水平頗有價值。近年來，有人開始了利用數據庫技術對經方驗案進行系統研究的探索，從大量的古今經方驗案中總結出臨床治療病證的範圍、各方證的主證及兼證、加減用藥的規律，這對於更有針對性地運用經方，提高臨床療效，具有十分重要的意義。

臨床研究和文獻研究一樣，成果是可喜的，但問題也不容忽視。在臨床研究中存在的問題主要有以下幾個方面：一是方證運用的個案經驗報道較多，而設計嚴謹的大樣本實踐觀察和系統總結相對不足；二是運用經方治療某些疾病者較爲多見，但真正能夠系統運用仲景辨證論治規律指導臨床者并不普遍；三是對方藥運用規律的研究較多，而對證候、治則治法的研究較少；四是回顧性研究較多，而前瞻性研究較少；五是對經方所治療的各種疾病與證候的中醫分類與命名缺乏統一的標準，難以與其他療法進行比較，給客觀評價其療效帶來了一定的困難。此外，在臨床研究中還存在着研究力量分散，缺乏有組織、有目的、有計劃的系統研究等問題。

（三）實驗研究

以嚴格科學意義上的實驗方法研究《傷寒論》，充其量也只有二三十年的歷史，但在這一短短的時期內所取得的成就却是空前的。回顧《傷寒論》實驗研究的成就，主要分爲 4 個方面。

1. 經方藥理藥效及毒理的研究

對經方藥理藥效的實驗研究一直占據着《傷寒論》實驗研究的主流位置，在這一研究領域，國內及日本的許多學者都做了大量的工作。如研究者通過大量的實驗觀察證實：小柴胡湯具有顯著的抗炎、保肝利膽、解熱、鎮痛、解痙、鎮靜、增強特異性抗感染免疫、抑制變態反應等作用，但毒性很小。其解熱、抗炎、促進抗感染免疫等可緩解寒熱往來征象；抗炎、保肝、解痙及鎮痛等作用可緩解胸脅苦滿證；鎮静、抗驚厥、促進消化液分泌、鎮吐等作用有助於默默不欲飲食和心煩等症狀的治療。吳茱萸湯具有明顯的鎮吐、調節胃張力和胃運動、保護胃黏膜、調節胃液分泌、降低胃液酸度等作用。再如對桂枝湯抗病毒作用、解熱作用、雙向調節體溫作用、免疫促進作用、抗炎作用的研究；對麻黃湯發汗解熱作用、平喘祛痰作用、免疫促進作用的研究；對大承氣湯瀉下作用、使腸套叠還納作用、治療缺血性腸梗阻作用及抗炎作用的研究；對半夏瀉心湯治療慢性胃炎、潰瘍病作用機制的研究；對四逆散抗抑鬱作用及其機制的研究，等等，都取得了重要的進展。這些研究成果對於我們更明確地了解經方的現代藥理機制，對於經方的臨床應用提供了有益的佐助。

2. 經方治療某些西醫疾病機制的研究

此項研究與上一研究領域既有聯系，又有區別。其區別點在於，彼以一個方劑多方面藥理作用的研究爲主，此以一個方劑對某一疾病的治療機制研究爲主。這一研究領域又往往和臨床研究緊密結合，因此更具有針對性和實用性。如日本學者對柴胡桂枝湯治療癲癇病、國內學者對小柴胡湯治療休克、真武湯治療慢性腎功能衰竭、桃核承氣湯治療 2 型糖尿病、茵陳蒿湯治療病毒性肝炎作用機制的研究等等，爲經方治療常見病、疑難病提供了科學的解釋，從而促進了經方在臨床上的進一步擴大應用。

3. 經方配伍規律的研究

長期以來，醫家對復方中藥物的配伍關系一直是根據傳統理論和臨床觀察來理解，隨着學術發展的需要和中醫實驗研究方法的進步，近年來有許多學者開始了運用實驗方法研究中藥復方配伍關系的探索。由於《傷寒論》的方劑組成藥味較少，配伍關系明確，臨床應用效果顯著，故國內外從事方劑配伍關系研究的學者多從經方的研究入手。研究者運用正交實驗設計的方法，通過拆方分析，試圖從現代醫學的角度和水平來驗證、分析、理解經方配伍的合理性、科學性與實用性。如研究發現：四逆湯具有升壓作用和強心作用，附子不僅能增強心肌收縮且有升壓作用，乾薑無明顯作用，甘草僅有升壓作用，但 3 味合方則可使心肌收縮在強度和時間上超過單味附子，升壓效應大於各單味藥，且可使附子引起的异位心律失常的毒副作用減弱。吳茱萸的鎮吐與止嘔作用主要由君藥吳茱萸的藥理活性來顯示，生薑能協同其作用，同時也提高其毒性，人參、大棗無明顯活性，却能增強全方的止嘔作用，且大棗能減低吳茱萸的毒性，全方 4 味以原劑量配伍的藥理活性最強，毒性最弱。再如對黄芩湯抗炎、解痙、退熱、鎮痛、鎮静作用的拆方分析，以辛開苦降甘補的配方理論對半夏瀉心湯配伍機制的研究等等，都不僅驗證與說明了經方配伍關系的合理性與科學性，而且爲臨床正確使用經方和根據病情合理地對經方加减化裁提供了科學的依據。

4. 《傷寒論》病、證實質的研究

早在 20 世紀 70 年代末 80 年代初，日本學者就開始了研究《傷寒論》證候實質的探索，由於受漢方醫學中方證相對主義的影響，他們的研究主要集中在湯證實質方面，其研究也多是采用臨床實驗與動物實驗相結合、湯證實質探索和方藥作用機制探索相結合的方法。如伊藤嘉紀根據《傷寒論》及《金匱要略》對五苓散證的描述，推測五苓散

證的主要病理機制是血漿滲透壓下降、血漿抗利尿激素（ADH）量上升。爲了驗證這一設想，他進行了人體試驗，將實驗對象分爲 3 組，即水負荷組、生理鹽水負荷組和正常對照組。結果水負荷組血漿滲透壓下降，ADH 的釋放被抑制，尿量迅速增多，然後恢復原狀；鹽水負荷組滲透壓不變，尿量增加甚微，大體上有 1～2 天的長期間負荷，非常接近五苓散證的狀態，而用五苓散治療有明顯的效果。研究結果提示五苓散證是血漿量增多，血漿滲透壓下降，ADH 升高的病變。再如有地滋對胸脅苦滿的病理研究，土佐寬順對心下痞硬的研究等都取得了一定的成果。與日本學者相比，國內對病證實質的研究起步較晚，并且與日本學者側重湯證研究的特點不盡相同，而是將研究的重點放在對六經病證模型的研究方面。如梅國強等爲了探討太陰陽虛證、少陰陽虛證的實質、二者之間的關系與四逆類方藥對這兩種病證的治療作用，通過冷水浸泡、剝奪休息的方法制作了貓的太陰陽虛證與少陰陽虛證的動物模型，并觀察了桂附理中湯的治療作用。研究結果證明：太陰陽虛證與少陰陽虛證的一般情況、體重變化、肛溫、小腸吸收功能、小腸運動功能、小腸病理形態、血清微量元素、血漿皮質醇、血液流變學改變、血壓等各個方面都存在顯著的差異。少陰陽虛證在以上各個方面的改變都較太陰陽虛證爲重。經桂附理中湯治療後，兩組均可恢復正常，但少陰陽虛組恢復較慢，而未經治療者，太陰組逐漸向少陰組轉化，少陰組則全部於 3 日內死亡。另如徐應杼爲了探討陽明病之客觀指標及病理基礎，從循環和血液流變學角度，對陽明病經證和腑證進行了臨床實驗研究，結果證明：陽明病經證與腑證既有區別，又有聯系。邪熱傷津是陽明病之主要特征，腑證之血漿黏度較經證爲高，提示腑證津傷較重。從腑證之體溫、血漿黏度高於經證，體溫與血漿黏度呈正相關的關系來看，證明邪熱不退、津液難復、急下存陰有客觀的病理基礎。以上研究，從現代科學的角度不斷深化了我們對《傷寒論》湯證與病證實質的認識，也爲經方的現代研究奠定了基礎，這對於改變以往中藥、方劑研究單純借用西醫動物模型的局面具有十分積極的意義。

除上述的 4 個主要研究方向之外，國內外學者還開展了對經方同類方劑的比較研究、經方配伍加減的研究及經方劑型改革、量效關系等方面的研究，并取得了一定的進展。

《傷寒論》的實驗研究盡管歷史短暫，但力求從現代科學角度和水平揭示《傷寒論》理法方藥的科學內涵，使其與現代科學技術的接軌成爲現實，而且對於整個中醫學術與世界醫學的發展也有着不可低估的學術價值。但是，從目前的現狀來看，這種研究還只是起步階段，還有許多問題需要解決，還有許多困難需要克服。例如從實驗的目的來看，目前開展驗證性實驗者較多，而從事發展性實驗者較少。從研究的主題看，對於方藥作用機制的研究較多，而探索病證實質的研究較少；針對經方治療西醫疾病機制的研究較多，而闡述經方治療中醫病證機制的研究較少。從設計思路上看，有些實驗的設計不夠周密嚴謹，如單純利用動物模型研究《傷寒論》中某些自覺證候的病理機制，其結論難以令人信服。另外，由於條件的限制，除少數研究外，大多數的研究尚缺乏統一有效的規劃，在選題上低水平重復的現象還大量存在。當然，上述不足之處是起步階段所難以避免的，其中既有指導思想上的因素，也有客觀條件不足的因素，只要不斷地總結改進，《傷寒論》實驗研究必將在不遠的將來取得實質性的突破，必將爲其學科發展做出重要的貢獻。

綜上所述，《傷寒論》的研究在文獻、臨床、實驗 3 個方面都分別取得了可喜的成果，也分別存在着需要加以解決的問題。另外，從整個研究領域來看，還存在一些共性的問題，如在學科發展方向上還缺乏統一的認識，對當前研究的主攻方向也不夠明確，在組織上缺乏有效的管理與規劃等，這些都需要在以後的研究工作中予以足夠的重視。

四、學科展望

作爲有近 1800 年的悠久歷史，在各個研究領域都取得豐碩成果的《傷寒論》研究，目前面臨着如何進一步深入與完善，如何保持其長盛不衰，以及如何保持其在整個中醫學術體系重要學術地位的挑戰。個人認爲，爲迎接這一挑戰，必須對學科的發展方向、發展戰略有一個明確而清醒的認識。

（一）發展方向

最近，習近平總書記指出，中醫藥學應該"傳承精華，守正創新"，習主席的指示，爲中醫藥的傳承發展，指明了方向，而作爲中醫的經典著作之一，《傷寒論》正是中醫的精華所在，也是我們要堅守的正道，回顧歷史，總結以往的經驗，個人認爲，《傷寒論》的研究應將以下 4 個方面作爲重點，并以此帶動整個學科的發展。

1. 仲景辨證論治思想體系的系統研究

《傷寒論》的研究之所以經久不衰，一個最重要的原因就是它涵載了張仲景辨證論治的理論和方法，這一融理法方藥爲一體的理論體系，對中醫各科的實踐都有普遍的指導意義和實用價值。因此《傷寒論》研究的首要任務，就是對其所涵載的張仲景辨證論治思想體系進行系統的研究。但是，衆所周知，《傷寒論》并不是仲景原書的全部，只是由於歷史的原因，才使其和《金匱要略》分爲兩書。實際上，仲景辨證論治理論體系是一個有機的整體，它只有在《傷寒雜病論》全書中才有可能得以完整地體現。《傷寒論》六經分證的辨證方法，仲景主要是爲辨治外感病而設。縱觀《傷寒論》全書，純屬六經本病者，不過數十條，而大量的條文是用來論述兼證、變證、夾雜證。這些兼證、變證、夾雜證，多又涉及內傷雜病的範疇。分析仲景對這些證候的辨治不難看出，他所運用的方法實際上是臟腑辨證。再結合《金匱要略》一書綜合分析，可以說《傷寒雜病論》一書采用了兩種最基本的辨證方法，即以六經辨外感，以臟腑辨雜病，這兩種辨證方法的有機結合，構成了仲景辨證論治理論體系的主體框架。因此，我們對仲景辨證論治思想體系的研究，絕不能將其割裂開來，僅限於研究六經辨證，而置臟腑辨證於不顧，或是將臟腑辨證機械地列於六經辨證之下。對有人提出的以六經辨證爲基礎，將臟腑辨證、八綱辨證、衛氣營血辨證、三焦辨證均納於六經辨證之下，建立一種所謂綜合的辨證方法與體系，使之適用於所有疾病的設想，我是不敢苟同的。這種設想的出發點是可以理解的，但是，應該看到，後世醫家在《傷寒雜病論》基礎上所發展創立的各種不同的辨證方法，是在長期臨床實踐中根據臨床需要而形成并不斷發展完善的，它們與六經辨證、臟腑辨證一樣，各有其不同的適應病種，各有其不同的應用規律，如果人爲地將其拼湊在一起，不僅會增加臨床應用的難度，而且與仲景以六經辨外感、以臟腑辨雜病的辨證思想也大相徑庭。

有鑒於此，我們認爲，對《傷寒論》所涵載的仲景辨證論治思想體系應進行系統的綜合研究，這一研究包括 3 方面的內容。

首先，以《傷寒論》爲基礎，與《金匱要略》密切結合，以文獻研究爲主并結合臨床、實驗，對如下問題進行細致周密的分析與歸納：①仲景辨證論治的理論基礎、指導思想；②六經分證與臟腑分證的原則與標準；③辨證論治的基本原則與方法；④各湯證與病證的症狀、舌象與脉象診斷的基本標準；⑤治則治法與方藥的規範；⑥仲景臨證診療範式等。在此基礎上，理清仲景辨證體系的基本框架。值得指出的是，進行這一工作，應盡可能地占有本底資料，并加強對《傷寒論》前 3 篇與後 8 篇以及包括《神農本草經》《黃帝内經》《難經》《脉經》《千金翼方》《敦煌殘卷》等有關内容的研究。

其次，是把歷代醫家對仲景辨證論治理論與方法的研究成果，對病證概念和含義的理解與發揮，尤其是對經方運用的豐富經驗進行系統的整理。爲了克服歷代醫家受歷史條件和個人因素所限而造成的對概念理解上的主觀性，對方藥運用上的隨意性，必須盡可能多地占有原始資料，進行周密嚴謹的科學設計，引入現代數理統計的最新成果，借助計算機手段，進行概念、症狀、證候的多元分析與處理，從而使《傷寒論》所記載的概念規範化，病證標準化、客觀化、甚至半定量或定量化。并在此基礎上，將其納入仲景辨證體系的基本框架之内，使其充實和完善。

第三，是以臨床實踐爲基礎，結合實驗研究和多學科研究方法，對上述研究成果做進一步的驗證、闡釋與修正，賦於更多更新的科學内容，并最終確立仲景辨證論治理論的綜合體系，使之更好地爲臨床服務。

誠然，這一研究工作是一項十分復雜的系統工程，需要一代甚或幾代人堅持不懈的努力，但是，爲了仲景學說乃至整個中醫事業的發展與昌盛，我們必須義不容辭地擔負起這一時代賦於我們的使命。

2.《傷寒論》病證實質的深入研究

《傷寒論》病證實質的研究，是本學科發展過程中的一個重要環節。這項工作如不能進一步深入開展，經方藥理藥效研究的深入、用現代科學對《傷寒論》辨證論治理論體系的闡釋、新的理論和治療手段的產生、古老的《傷寒論》與當代科學技術的接軌，都會受到不同程度的阻礙。雖然以前國内外學者在這方面做了一定的工作，并取得了某些成果，但與《傷寒論》其他方面的研究相比，不論是在涉及的範圍、文獻的數量、參加的人員、投入的精力，還是在深入的程度上都相對不足。造成這一現象的原因，除了人們認識上的局限外，主要是病證實質的研究在設計思路及技術方法上都有較大的難度，且不易取得成果。然而，在現今的條件下，上述的困難并非無法克服，如梅國强等對太陰病、少陰病模型的研制及病理實質的研究都較好地解決了這些問題，可供研究者借鑒。

進行《傷寒論》病證實質研究的主要步驟之一，是在文獻研究及臨床研究確定病證規範的基礎上，研制出符合中醫學及《傷寒論》特點的動物模型，并在此基礎上用現代的技術和方法揭示其病理實質。孟慶雲曾提出："建立符合中醫特點的動物模型，應堅持3個原則，即相似性與簡單性統一原則；可驗證的原則；多種知識和方法綜合運用的原則。并要求動物模型具有4個特征，即普適性，能解決特定範圍內普遍的基本問題；易用性，即易于建立和應用；定性和定量相結合，具有表述原型的定性特征和一組相關性強的指標；可變換性，即應具有可解析性和可重構性，隨着技術和檢測指標的發展，模型的模擬性也不斷向理想化逼近。"除此之外，還應注意在造模過程中模擬中醫傳統病因，盡量達到符合自然致病，即多因素致病的原則；使模型的症狀、體征及病理變化盡量與臨床相符，具有客觀的、有一定特異性及敏感性的實驗室檢測指標；可用治療該病證的方藥進行驗證，并具有一定的特異性。在建立較理想模型的基礎上，要盡量採用包括分子生物學、基因組學在內的最新的現代技術和方法從各個方面和不同層次探求其現代科學的實質，爲揭示《傷寒論》理論的本質，闡明經方治療原理，研究新的理論和治療手段奠定基礎。

3. 經方治療常見病、疑難病的綜合研究

經過歷代醫家長期的臨床實踐證實，經方具有極廣的適用範圍和極高的實用價值。因此，加強經方治療各科常見病、疑難病的研究，是《傷寒論》學科發展的必然趨勢。熊曼琪最近指出："由于社會人群疾病譜的變化……《傷寒論》研究對象的重點應適量由外感熱病向各種疑難重症轉移，促進學科的研究，不僅能顯示《傷寒論》的實用價值，發掘經方的治病潛力，促進學科的自身發展，而且將促進中醫藥治療疑難重症整體水平的提高，體現中醫藥的優勢。"這一觀點可以說代表了廣大《傷寒論》研究者共同的意願，闡明了進行這一研究的重要性。

該領域的研究應採取文獻、臨床、實驗相結合的方法，即利用文獻研究爲選方立題提供充分的依據；通過臨床研究驗證經方的療效，總結經方治療常見病、疑難病的規律，解決臨床上的關鍵問題，提高醫療質量和水平；採用實驗研究揭示其現代科學的機制。

文獻研究應以臨床實用爲目的，對古今醫案進行計算機大樣本數理統計，總結歷代醫家的臨證精華，選擇嚴重危害人民健康，并有豐富的經方治療經驗和突出療效的常見病、疑難病爲研究對象。

臨床研究應採用符合現代科研要求的、嚴謹周密的設計方案；運用隨機、對照、雙盲的方法；所採用的診斷標準、檢測觀察指標與方法、療效評定標準應是公認的或是具有一定的權威性；應注意運用西醫病名與中醫證候相結合的分類方法，制訂經方分型治療的方案，避免一方統治一病的弊端；採取大範圍、多單位協同攻關的方法，以保證有符合統計要求的觀察例數。

實驗研究所採用的動物模型除注意採用公認的西醫疾病模型外，應注重制作符合中醫特點的動物模型，爲了適應與現代科學接軌的需要，目前可利用在西醫疾病模型基礎上迭加中醫證候模型的方法，制作出病證結合的動物模型，以滿足實驗研究的需要；所

采用的技術與方法應與時代同步，具備科學性、實用性、先進性，從形態、生化、免疫等多個方面，從整體、器官、組織、細胞、分子、基因等不同層次全面而深入地闡明經方治療的作用機制。

進行這一方向的研究，不僅會使經方的應用價值得到科學的評價，爲常見病、疑難病的治療總結出符合時代特點的治療規律，尋找出有效的治法和方藥，而且將會對傳統的因證用方的模式產生深刻的影響，不斷探索因病用方、病證結合用方的思路，對中醫臨床醫學的發展和中醫學術的創新產生積極的促進作用。

4. 經方藥理藥效及配伍規律的研究

《傷寒論》被稱爲"方書之祖"，所載的經方用藥精煉、配伍嚴謹、療效確實，故國內外學者對中醫方劑的研究多從經方入手。雖然目前對經方的研究取得了一定的進展，但與學科發展和臨床需求仍有差距。目前應加強對經方配伍規律、組方原則的理論與實驗研究，尤其要加強以經方爲基礎的新藥開發研究。經方是秦漢以前中醫實踐經驗的寶貴結晶，是《傷寒論》辨證論治思想體系在論治方面的集中體現，因此，爲了本學科及中醫學術發展的需要，在今後的一段時間內，應將經方配伍規律及藥理藥效的研究列爲《傷寒論》研究的主要內容之一。

實驗研究要注意充分運用現代的實驗技術、研究手段和科學設計方法。在藥理藥效的研究中，可采用在定量藥理學基礎上產生的中醫復方藥代動力學的方法，以揭示復方作用的時效規律；用血清藥理學的方法增加中藥復方藥效研究的可信度。在組方配伍規律的研究中，應采用正交設計、均勻設計、直接實驗設計等方法，研究復方內君臣佐使之間復雜的交互作用關系。在劑型改革的研究中，應采用現代生物萃取、低溫乾燥等技術，以最大限度地減少藥理活性物質的丟失。

除了以現代實驗方法爲主外，文獻研究的作用也不容忽視。可運用現代數理統計方法和計算機技術對古今中外大量經方驗案的用藥規律進行分析研究，以主成分分析、因子分析及模糊聚類分析等方法，揭示經方、加減方及類方的方證內涵與方劑配伍特征，并用歸納對比的方法將古今醫家對同一方劑組方意義的不同理解進行比較，選取具有共性的認識作爲實驗研究的基礎。

這項研究除以臨床實用爲目的，加強與新藥開發有關的藥理、藥效、毒理、量效關系、藥效優化、拓寬適應證及劑型改革的研究之外，還應注重對其配伍關系及組方原理的研究。這雖然屬基礎研究的範疇，但其研究的深入，不僅能揭示經方現代科學的理論內涵，爲本學科的發展帶來無限的活力，而且還將對臨床正確與合理地使用經方，對中醫臨床治療水平的提高，對中醫方劑學的發展，產生極大的促進作用。由于《傷寒論》的內容十分豐富，上述4個方面的研究還遠遠不能涵蓋其研究內容的全部，諸如作者生平、版本流傳、文字考據，以及營衛理論、體質學說、制劑技術、護理方法、教材建設、教學方法改革、學科人才培養模式等等，都是需要進一步研究的內容，都需要有人進行不斷的研究探索。但由於人力、物力的限制，在當前一段時間內，我們只能將上述4個方面列爲學科發展過程中的主攻方向，只要在這些方面不斷有所突破，《傷寒論》的研究就會始終保持充分的活力和旺盛的發展勢頭，不斷爲中醫學術的發展做出貢獻。

（二）發展戰略

《傷寒論》學科的建設與發展，既要有明確的研究方向，還要有全局性的發展戰略作爲保障。在此，我們根據全國中醫藥學術發展戰略精神，結合《傷寒論》研究特點，提出本學科發展的四大戰略。

1. 主體戰略

主體戰略即在整個學科發展的過程中，堅持自身的特色，遵循自身的發展規律，實行自主的發展。在《傷寒論》學科發展過程中，應注意保持原著中所體現的中醫整體觀、辨證觀、唯物觀，以及自身辨證體系的系統性、理法方藥之間有機的聯系性，并不斷加以提高和完善。堅持主體戰略要處理好3個關系：

其一是處理好《傷寒論》和多學科研究的關系。需要明確，包括現代實驗方法、現代臨床研究方法及當代科學方法論在內的多種研究方法，只不過是研究《傷寒論》的手段，這決不是也不可能替代《傷寒論》本身。在運用這些研究方法時，要嚴防形而上學的影響，決不能片面地、靜止地、割裂地看待運用這些方法所取得的研究結論，而是要運用整體觀、辨證觀、系統觀對其加以提高和升華，使之爲更好地繼承和發揚仲景辨證論治思想體系服務。

其二是處理好《傷寒論》的發展與其他中醫學科發展之間的關系。目前，中醫學的各個學科都處於快速發展的階段，都在不斷地取得成果和進展。但是，中醫學的各個學科之間既有其共性，也有各自的特點，我們可以汲取相關學科的長處和研究成果，但必然經過消化和吸收，使之融匯到《傷寒論》的理論體系之中，深化其科學的內涵，發展其實用的理論，以便更加有效地指導臨床實踐，而不能冲淡自身的完整性和系統性。

其三是處理好《傷寒論》原著和後世對其研究成果之間的關系。後世醫家對《傷寒論》的研究成果豐碩，完善了其理論，擴大了其理法方藥運用的範圍，對其學科的發展功不可沒。但是，它和《傷寒論》的關系是源和流的關系，源是流的根本，流是源的延續，二者不容混淆，在今後的研究中，要防止用後世的觀點來曲解或替代原著意旨的傾向。如對經方配伍關系的理解，不能以後世的藥性理論來臆測仲景原意，而只能結合當時的藥物學成就正確地理解經方的配伍方法；又如對四逆散證的認識，不能因後世常用來治療肝膽脾胃不和，就片面地理解仲景立方的本意只是疏肝理脾。

總之，堅持主體戰略，就是要在學科發展的過程中，處理好自主與開放、綜合與分化、繼承與創新等關系。在保持其理論特色的基礎上，擴大臨床實用性研究，始終貫徹"以《傷寒論》爲本，爲《傷寒論》所用"的思想。

2. 優勢戰略

優勢戰略，即認識并最大限度地發揮《傷寒論》學科的優勢。概言之，本學科的優勢有4個主要方面，即理論體系的優勢、文獻資料的優勢、臨床療效的優勢、學術隊伍的優勢。

其理論體系的優勢，即其蘊含的整體觀、辨證觀、因機證治有機的聯系性和理法方藥的系統性，爲學科的發展提供了指導思想和原則。其文獻資料的優勢，即歷代醫家在不同的時代、不同的歷史條件下研究《傷寒論》的成果所形成的大量文獻，不僅爲我們進一步研究提供了大量的信息資料，使以計算機爲工具，運用現代數理統計方法進行研究成爲可能，而且爲我們在新形勢下確立研究方向、開拓研究思路、優化研究方案留下了可供借鑒的經驗與教訓。臨床療效的優勢，則爲我們擴大經方的治療範圍、爲常見病和疑難病尋找有效的治療方案、爲新藥的開發研究、爲學科發展籌措資金奠定了堅實的基礎。學術隊伍的優勢，即有衆多的分布在全國各地、各教學科研醫療單位的致力于《傷寒論》研究的人員和研究隊伍，爲學科發展提供了可靠的保障。充分發揮各方面的優勢，對于促進《傷寒論》學科的發展必將產生十分積極的影響。

3. 協調戰略

協調戰略就是要協調好各方面的關系，以集中力量，少走彎路，加快學科發展的進程。其中有 4 個方面的含義：一是在學術發展上要有"大協調"的思想，必須認識到現代科學發展的鮮明特點是既高度分化又高度綜合，各個學科的發展都需要自然科學、社會科學的密切合作。同樣，《傷寒論》學科的發展也需要多學科、多側面、多層次、多途徑的綜合研究，總結提高。二是要協調好各研究方向之間的關系，上述《傷寒論》的幾個主要研究方向之間，既有明確的區分，又有交叉融合，在研究過程中，需要很好地加以協調，以使其同步穩定地發展。三是協調好各研究方法之間的關系，《傷寒論》的研究方法，仍不外乎文獻研究、臨床研究、實驗研究、相關學科研究四個方面。其中文獻研究是臨床研究的基礎，臨床研究是文獻研究的擴展，實驗研究是文獻研究、臨床研究的深入，而相關學科的綜合研究則應結合并貫穿於以上 3 種研究方法的始終。協調好幾種研究方法的關系，并有目的、有重點地在不同研究方向上選擇以某種研究方法爲主，以其他研究方法爲輔，從而使目標明確，主輔分明。四是協調好研究隊伍各類人員之間的關系，《傷寒論》的研究人員分布在全國各地的不同工作崗位，人員分散，知識結構不一，在以往的工作中，由於未能很好地配合，導致了主攻方向不明確，選題低水平重復等現象的發生，嚴重妨礙了學科的迅速發展。因此，切實協調好學術隊伍的各種人員，諸如各地區各單位之間，中醫、西醫、中西醫結合之間，醫藥之間，新老之間的關系，形成既有明確分工，又有緊密合作的學科優勢，以集中有限的人力、財力、物力，力爭在最短的時間內，在不同的研究方向上取得最大的成果，是當前亟待解決的問題。除以上 4 點外，還有一些如教學、科研、臨床工作之間的關系等，都需要很好地通過協調使其相互促進。在這方面，廣州中醫藥大學"醫教研同步發展"所取得的成功經驗，值得借鑒。各種關系的協調工作，除國家各級主管部門之外，應着重發揮各級學會的作用，尤其是中華中醫藥學會仲景學說分會應在這方面發揮主導作用，可在專家討論的基礎上制定出詳細的、可操作性的學科發展整體規劃，并認真組織實施。

4. 效益戰略

效益戰略就是在學科發展建設過程中要注重取得社會效益和經濟效益。《傷寒論》學科發展對中醫學術的發展，對保障人民健康所產生的社會效益是顯而易見的，但是由於衆所周知的原因，以前對經濟效益的重視有所欠缺。在目前由計劃經濟向市場經濟轉軌的大環境下，必須對經濟效益給予足夠的重視，以便爲學科的發展建設如改善科研條件、加强人員培訓、擴大學術交流等籌措資金。從目前的情況看，本學科取得經濟效益的渠道主要有 3 個方面：其一是發揮經方具有卓越療效的優勢，選擇對人民健康危害大、經方療效確實的疾病，開設以經方治療爲主的專家門診、專科病房或專科醫院，從臨床取得效益。二是對現有的科研成果進行適當的補充與完善，通過成果轉讓取得效益。三是加强以經方爲基礎的新藥開發研究，組織本學科從事臨床、科研的人員，與從事藥劑學研究的人員協同攻關，在充分論證的基礎上，選擇臨床療效好，具有較好研究基礎的經方作爲重點，力争在較短的時間内完成新藥審批所要求的研究項目，并報批新藥，然後以技術入股的方式轉讓藥廠生產，争取較大的經濟效益。通過以上方式取得一定經濟效益，將其應用於學科的建設，再將學科的研究成果轉化爲新的經濟效益，形成良性循環，以滿足學科發展的需求。

我相信，具有悠久歷史的《傷寒論》研究，經過全體同仁的努力，必將在新的歷史條件下，取得更多更新的研究成果。《傷寒論》豐富的科學内涵，必將得到進一步的發揚光大。

北京中醫藥大學

王慶國

2021 年 2 月

辨脉法第一

問曰：脉有陰陽，何謂也？答曰：凡脉大、浮、數、動、滑，此名陽也；脉沉、濇、弱、弦、微，此名陰也。凡陰病見陽脉者生，陽病見陰脉者死。（1）

成無己曰（《注解傷寒論》）：陽道常饒，大、浮、數、動、滑五者，比之平脉也，有餘，故謂之陽。陰道常乏，沉、濇、弱、弦、微五者，比之平脉也，不及，故謂之陰。傷寒之爲病，邪在表，則見陽脉；邪在裏，則見陰脉。陰病見陽脉而主生者，則邪氣自裏之表，欲汗而解也，如厥陰中風，脉微浮，爲欲愈，不浮，爲未愈者是也。陽病見陰脉而主死者，則邪氣自表入裏，正虛邪勝，如譫語、妄語、脉沉細者死是也。

方有執曰（《傷寒論條辨》）：陰陽者，通藏府血氣表裏虛實風寒寒熱而總言之也，大浮數動滑，皆陽之性能，故見則爲陽氣至，可知也。沉濇弱弦微，皆陰之體段，故見則爲陰氣至，可診也。陰病，三陰之屬也，見陽脉則陰消而陽長，陽主生，故有生之兆先見，可明也；陽病，三陽之類也，見陰脉則陽退而陰進，陰主殺，故應死之機已著，可審也。夫道不外乎陰陽，萬物生於陽氣至，而死於陰令行者，造化之樞機固如是也。人亦化中之一物，焉能外陰陽而逃其死生乎。……學者誠能竭心思以盡力乎此，則脉道之大微，雖千緒萬端，大要此其推也。《卷七·辨脉法下篇》

盧之頤曰（《仲景傷寒論疏鈔金錍》）：陰陽兩病，咸見陽脉生，陰脉死者，蓋大者倍于昔，浮者出在肉上行，數者至來喻度，滑者流利替替，然此皆效象陰陽爲病之邪自下越上，從內達外，故主生。沉者沒於肉下行，濇者往來難且沾，弱者體怯力不勝，弦者舉按勁直形不移，微者倍減於昔也，此皆效象陰陽爲病之邪自上墜下，從外陷內，故主死。《卷十三·辨脉法》

柯琴（《傷寒論注》）：脉有十種，陰陽兩分，即具五法。浮沉是脉體，大弱是脉勢，滑濇是脉氣，動弦是脉形，遲數是脉息。總是病脉而非平脉也。《卷一·傷寒總論》

程應旄曰（《傷寒論後條辯》）：二凡字，使萬有不齊之脉，特約之爲陽脉陰脉，則萬有不齊之病，可針之爲陽病陰病，又何傷寒雜病之多歧乎？蓋脉不單見，有互有兼，各以類聚也。類不聚不成邪，則凡大浮數動滑之互而有兼者，自是一類，而凡沉濇弱弦微之互而有兼者，自是一類。欲從彼之雜出者分其類，無如以我之不二者總其名。在大浮數動滑五者之體狀，之息數，各不一矣，然其爲邪氣盛則實之診則一。《經》曰，陽道實，則就其實處，一以名之曰：此爲陽也。而凡於其所生病，曰實曰熱曰表曰府，皆從此五等脉中體認一陽字，勿令誤也。在沉澀弱弦微五者之來，其體狀，其息數，亦不一矣，然爲正氣奪則虛之診則一。《經》曰：陰道虛，則就其虛處，一以名之曰：此爲陰也。而凡於其所生病，曰虛曰寒，曰裏曰藏，皆從此五等脉中體認一陰字，勿令誤也。凡病之來，非陰即陽，邪却定矣，其間轉移進退，機則系乎脉。陰病受邪雖深，勿謂便難回護也，陰病能見陽脉，則藏邪從裏還表，邪退而正欲復，死處便可冀生；陽病受邪固淺，勿謂可成玩愒也，陽病見出陰脉，則府邪去表入藏，正虛而邪漸盛，生中亦須防死。生死關頭甚大，只在陰陽反復之間。《卷一·辨脉法》

張錫駒曰（《傷寒直解》）：天地之道，總不外乎陰陽二氣，故人身中雖有千般疢難，何曾離得陰陽，所以首節便問脉有陰陽。答以脉之名不可悉數，大約陽數五，陰數五足以概之矣。陽氣剛而有餘，浮大動數滑具剛之體而主有余，故名陽；陰氣柔而不足，沉澀弱弦微具柔之體而主不足，故名陰。陰病而見陽脉，得生陽之氣，故生；陽病而見陰脉，虛陽在外，純陰在內，有陽消陰長之虞，故死。脉爲氣血之先，生始之根，故憑脉以決其死生也。曰凡脉凡病，乃概言之，非專指傷寒也。《卷一·辨脉法》

魏荔彤曰（《傷寒論本義》）：人原禀天地之陰陽二氣以生，陽在人爲氣，陰在人爲血，脉者，周行一身之氣血也。元陽爲氣，元陰爲精，脉者不離于氣血，而不雜于氣血，統乎精氣而得神之名也。氣血有盛衰，精氣隨有虧盈，于是神亦因之各異矣，故未辨病而先辨脉。脉雖合陽氣陰血而成，既成又必分而爲二，不分則不覺其合也，於是，脉有陰陽焉。於此言辨者，就脉辨陰陽於過不及之間，假爲問曰：脉有陰陽，何謂乎？答曰：盛而盈者，陽脉也，爲血氣之有餘也，診之大、浮、數、動、滑是也。衰而虧者，陰脉也，爲氣血之不足也，診之沉、澀、弱、弦、微是也。無論左右各三部，每部各三候，兼見單見，皆以此陰陽各立之脉爲分辨也。辨脉極其詳，然後審病極其真；脉有陰陽，病亦有陰陽；脉爲人生禀受天地之氣，病亦人身感受天地之氣而已。天地以陰陽成人，得其正氣以生，得其過不及之氣以病，天人邪正，歸論于氣則一也。病氣之陰陽既成，而脉之陰陽必應，因以陰陽之脉，察乎陰陽之病，千頭萬緒，不外陰陽，陰陽二氣，皆歸於一也。辨脉察病，爲一以貫萬之理也，故人凡有病，審其病爲陰陽也。感天地陰邪之氣以成陰臟在裏之病也，必得陽脉，所謂氣血盛而盈者，正氣有餘，足以制敵，病氣必易治而可生也。如審其病爲陽病，感天地陽邪之氣以成陽府在表之病也，若得陰脉，所謂氣血衰而虧者，正氣不足以御侮，病氣必難治而可死也。推之陰病在臟在裏原難治，得陽脉知正氣有餘尚可生，況陽病乎！陽病在腑在表原易治，若得陰脉則知正氣不足尚可死，況陰病乎！《卷之首·辨脉法》

章楠曰（《傷寒論本旨》）：此條陰病陽病，方是言陰經陽經之病，合其脉象，以明虛實吉凶之理也。人身陽經在表而通腑，陰經在裏而通臟，凡大浮數動滑爲陽，沉澀弱弦微爲陰，皆言病者之脉也。病在陰經，而現大浮數動滑之陽脉，是元氣勝而邪勢外出也，故爲生。病在陽經，而現沉澀弱弦微之陰脉，是元氣敗而邪必內陷也，故爲死。……人身陰陽和平則無病，而生化之道，陽生則陰長，陽敗則陰消，陽先陰後，陽倡陰隨，故二者以陽爲主也。凡治正不勝邪之病，則必先扶其陽，陽氣振，再補其陰以和之，此一定之要法也。若其病邪偏於陽亢者，又不可拘執先陽後陰之說，餘可隅反

矣。《卷二·太陽上篇》

周學海曰（《辨脉平脉章句》）：此提倡陰陽，爲一篇之大綱也。大綱者，法之大體也，其用之變化在人矣。玩兩名字，便見陰脉陽脉，只是舉似之詞，猶云此屬於陽之類也，此屬於陰之類也。陰陽可以分見，亦可以互見，苟大而兼澀，兼遲，得不名陰乎？弦而兼數，兼滑，得不名陽乎？故脉有陽中伏陰，陰中伏陽也。陰病陽脉，即虛勞脉大，下利脉滑皆是，豈可盡以爲生！陽病陰脉，即溫熱脉靜，感冒脉緊皆是，豈可盡以爲死！扶陽抑陰，《易》之義也，即醫之義也。《經》中言凡者，皆約略大概之義，道其常也，其變動不在此例。夫陰陽者，死生之關鍵，而察病審脉之準繩也，故自《內經》以來，莫不首辨乎此。《卷上·辨脉章句》

原文 問曰：脉有陽結陰結者，何以別之？答曰：其脉浮而數，能食，不大便者，此爲實，名曰陽結也。期十七日當劇。其脉沉而遲，不能食，身體重，大便反鞕，名曰陰結也。期十四日當劇。（2）

成無己曰（《注解傷寒論》）：結者，氣偏結固，陰陽之氣不得而雜之。陰中有陽，陽中有陰，陰陽相雜以爲和，不相雜以爲結。浮數，陽脉也；能食而不大便，里實也；爲陽氣結固，陰不得而雜之，是名陽結。沉遲，陰脉也；不能食，身體重，陰病也；陰病見陰脉，則當下利，今大便硬者，爲陰氣結固，陽不得而雜之，是名陰結。論其數者，傷寒之病，一日太陽，二日陽明，三日少陽，四日太陰，五日少陰，六日厥陰。至六日爲傳經盡，七日當愈。七日不愈者，謂之再傳經。言再傳經者，再自太陽而傳，至十二日再至厥陰爲傳經盡，十三日當愈。十三日不愈者，謂之過經，言再傳過太陽之經，亦以次而傳之也。陽結爲火，至十七日傳少陰水，水能制火，火邪解散，則愈；陰結屬水，至十四日傳陽明土，土能制水，水邪解散，則愈。彼邪氣結甚，水又不能制火，土又不能制水，故當劇。《內經》曰：一候後則病，二候後則病甚，三候後則病危也。

方有執曰（《傷寒論條辨》）：浮數能食皆陽也，實謂胃家實，陽以風言，謂由中風而結爲實硬也。沉遲不能食，身體重，陰也，硬實互文，陰以寒言，由傷寒而結爲胃實也，十七，十四未詳。《卷七·辨脉法下篇》）

程知曰（《傷寒經注》）：言邪氣固結，有陰陽之別也。浮數，陽脉也，能食，陽病也；不大便，裏實也；是爲陽熱之邪固結。沉遲，陰脉也，不能食，身體重，陰病也；陰病見陰脉，則當下利。今僅大便硬，是爲陰寒之邪固結。《卷一·辨脉法》

程應旄曰（《傷寒論後條辯》）：胃實之結屬病氣，病氣自不能久，不必有定期。陰陽之結屬藏氣，藏氣能容久，偏有定期，故不曰病有，而曰脉有，蓋二氣所稟有偏勝也。陽結者偏於陽，而無陰以滋液，責其無水。陰結者偏於陰，而無陽以化氣，責其無火。於脉之浮而數，沉而遲，辨其無關于胃也。《卷一·辨脉法》

周揚俊曰（《傷寒論三注》）：浮數陽脉也，證屬於表，不至不大便。既不大便，當不能食，反能食者，必其人胃氣強也。然陽邪內結，津液自耗，至十七日當劇何也？發於陽者七日愈，邪至兩周之後，陰津未復，更踰三日，則內實者益實而不能去，胃氣雖強，亦必大困矣。沉遲陰脉也，陰病必下利，今反硬，亦是胃氣有權也，然陰邪內結，陽氣退舍，至十四日當劇何也？發於陰者六日愈，邪至兩周之後，真陽不復，更俟二日則寒凝者愈深而不能解，胃氣雖有權，亦必大困矣。苟不因胃氣之強，陽結者不能食，陰結者必下利，六七日間，即見本證，何至十七、十四日而始劇耶？善治者，於陽結先表後裏，陰結者回陽退陰，當不至於久而不愈也。《卷十六·脉法》

張志聰曰（《傷寒論集注》）：陽結者，陽氣自結不得陰氣以相資也。劇，甚也。期十七日當劇者，一日太陽，十七日當少陰主氣之期，陽氣固結，少陰三主氣而不能上濟，則當劇矣，此心主神氣內虛，少陰之氣不上交於陽而爲陽結者如此。其脉沉而遲，陰脉也；不能食身體重，陰證也。夫陰證當下利，今大便反硬，乃陰氣自結而不得陽氣以相資也。期十四日當劇者，一日太陽，十四日當陽明主氣之期，陰氣固結，陽明三主氣而不能下濟，則當劇矣。此心主神氣內虛，陽明之氣不下交於陰而爲陰結者如此。《卷六·辨脉法》

張錫駒曰（《傷寒直解》）：承上文而言，脉既有陰陽，則陰陽又貴乎和也。其有不和而純陰純陽，即謂之陽結陰結。蓋脉始於足少陰腎，生於足陽明胃，是少陰陽明爲脉之生始，而陰陽之總司，故必於少陰陽明主氣之期而決其當劇也。浮而數，陽脉也，能食不大便，陽病也，以陽病而又得陽脉，全無陰氣以和之，故爲結也。一日太陽，二日陽明，至十七日又當少陰三傳主氣之期，而不得少陰之陰氣以濟之，是陽氣固結已甚，病當劇也。沉而遲，陰脉也，陰病當下利，今反硬，陰氣固結不通也。至十四日又當陽明三傳主氣之期，而不得陽明之陽氣以濟之，是陰氣固結已甚，當劇也。此所謂亢則害也。《卷一·辨脉法》

魏荔彤曰（《傷寒論本義》）：陽結期以十七日者，少陰之數八，二八十六日，而陰爲陽邪所耗將亡，故劇也；陰結期以十四日者，少陽之數七，二七十四日，而陽爲陰邪所痼將滅，故亦劇也。陽實故數常贏，十六日間增一日方應，陰虛故數常縮，足十四日即應矣。《卷首·辨脉法》

黃元御曰（《傷寒懸解》）：十七日劇者，火爲陽，大衍之數，地二生火，天七成之，合而爲九，積至二九十八日，則火氣盛矣。陽性疾，故不及期而劇也。十四日劇者，水爲陰，大衍之數，天一生水，地六成之，合而爲七，積至二七十四日，則水氣盛矣，陰性遲，故及期而劇也。此言陰陽之大數，不必泥也。《卷二·脉法下篇》）

章楠曰（《傷寒論本旨》）：人身無論有邪無邪，而陰陽之氣偏亢，則其輪化失度，即有結滯之病也。脉浮而數，能食者，此陽偏亢而結滯爲實，可用疏利開結之法也。脉沉遲者，陰勝陽虛，故不能食，而身體重，以陰性重濁也。夫津液由陽氣蒸化水穀以生者，陽虛而飲食不進，津液不生，則腸胃枯燥，而大便硬，此當補陽以生陰，非可通利以開結。俗學聞大便堅結，即認爲火，而用凉瀉，殺人而不知其故，所以仲景特標有陰陽虛實之大異也。其陽結者，偏於陽，必得陰氣以和之，則結開而愈。六日，人身陰旺之期，至十七日，陰旺已及三期，而陽結不開，則其爲孤亢之陽，而病必劇矣。陰結者，偏於陰，必得陽氣以和之，則結開而愈。七日，人身陽旺之期，至十四日，陽旺已經兩期，而陰結不開，則其元陽衰敗，而病必劇矣。陽結能食，故延日多，陰結不能食，故延日少也。此皆言其未曾藥治，而病劇有遲早之期，本乎陰陽至理而推之也。《卷二·太陽上篇》

　　周學海曰（《辨脉平脉章句》）：脉有陰結陽結，非言脉也，言診脉而可別其病之爲陰結陽結也。問者，蓋以結爲內實，當偏屬陽，乃有陰陽之分，何耶？答言，仍以前所論陰脉陽脉別之也。但脉無單見，且須兼察病情耳。陽結者，陽明氣熱也，故能食；陰結者，太陰液燥也，故不能食。氣熱者，液雖不足以濡之，而爲陽火，爲有餘，故曰此爲實；液燥者，氣亦不足以煦之，而爲陰寒，爲不足，故曰大便反硬，謂其內虛，不當硬也，是寒極反見燥化也。浮爲在表，沉爲在裏，此屬氣分血分也；數爲在府，遲爲在藏，此屬陽明太陰也。浮數能食，不大便，陽證陽脉也；沉而遲，幾於脾之真臟矣，不能食身體重，脾陽不振可知也。二者雖陽結爲順，陰結爲逆，而不早治，則皆當劇。當劇者，危之也。十七日十四日，謂陽結者，陽土合少陽相火而爲病也，火與燥合，十七日，火復得令，則火連入里，燥益甚矣；陰結者，陰土本氣衰，而從燥金之化也，母爲子逆，十四日金復得令，既泄土氣，而燥又勝濕，土愈虛矣。夫有餘者，得助而勢熾，不足者，被折而氣微。觀於當劇之期，可以悟豫爲用藥之義矣。設陽結而誤用辛散溫補，則藥入咽而病劇，豈待十七日乎！陰結而誤用淡滲攻下，則亦藥下咽而病劇，豈待十四日乎！十七日十四日義本難曉，竊思陰結陽結者，化氣之病也，則亦當以五行化氣釋之，一水二火三木四金五土，此五行始生之次也，故十七日當二火，十四日當四金矣，舊注無作此者，未知是否。《卷上》

原文 問曰：病有洒淅惡寒而復發熱者，何？答曰：陰脉不足，陽往從之；陽脉不足，陰往乘之。曰：何謂陽不足？答曰：假令寸口脉微，名曰陽不足，陰氣上入陽中，則洒淅惡寒也。曰：何謂陰不足？答曰：尺脉弱，名曰陰不足，陽氣下陷入陰中，則發熱也。（3）

　　成無己曰（《注解傷寒論》）：一陰一陽謂之道，偏陰偏陽謂之疾。陰偏不足，則陽得而從之；陽偏不足，則陰得而乘之。陽不足，則陰氣上入陽中，爲惡寒者，陰勝則寒矣；陰不足，陽氣下陷入陰中，爲發熱者，陽勝則熱矣。

　　方有執曰（《傷寒論條辨》）：陽先乎陰以陷入也，故曰從，諱之也；陰隨於陽以上入也，故曰乘，傷之也。惡寒者，陽不足以勝陰而與陰俱化也；發熱者，陰不足以勝陽而從陽之化也。上條明陽明內實，此明太陽發熱惡寒，蓋申二脉而詳言之也。《卷七·辨脉法下篇》

　　盧之頤曰（《仲景傷寒論疏鈔金錍》）：問病有灑淅惡寒而復發熱，是屬一證，答以其脉寸尺弱微，陰陽乘從，似成兩陰者，各具後先故爾。其始也，寸口脉先微，名曰陽不足，則陰無損而尺無虧，尺盈遂溢寸，陰氣得以上乘於陽中，陽爲陰所掩，故灑淅毛豎，栗慄而惡寒也。當是時也，尺中脉反弱，名曰陰不足，轉陽無損而寸無虧，寸盈遂復尺，陽氣因以下從於陰中，陰爲陽所蔽，故復蒸蒸浮浮而發熱也。謂有從則有乘，有

復則有溢，裏勢之所必至。《卷十三·辨脈法》

周揚俊曰（《傷寒論三注》）：人身血氣充裕，則陰陽調和，氣以血爲根，血隨氣而運，初無偏勝之理。惟陽不足者，則寸脉必微，行至所賊之時，陰必上乘陽位，則陽氣鬱伏而陰氣益盛，故灑淅惡寒也。陰不足者，尺脉必弱，行至即衰之後，陽即下陷陰中，則陰氣大衰，而陽氣獨盛，故復發熱也。此一身之氣相爲勝負之常，即互爲克復之道，內傷虛損之脉也。仲景論傷寒而言此者，正謂內因如此，外因不言可知矣。《卷十六·脉法》

張錫駒曰（《傷寒直解》）：上文言純陰純陽而爲陽結陰結，此言陰陽交勝而彼此相乘也。惡寒者，陰勝也，發熱者，陽勝也。其所以發熱者，乃陰脉不足，陽往從其虛也；其所以惡寒者，乃陽脉不足，陰往乘其虛也。陰陽相乘，故惡寒而復發熱也。夫陽脉陰脉變化無端，不可執一，不必於尺寸見之，亦無不可於尺寸見之，故曰假令寸口，假令尺脉也。此之不足彼即以有餘乘之，是以陰氣乘陽之不足而上入則惡寒，陽氣乘陰之不足而下陷則發熱，陰陽之不可以交勝者如此。《卷一·辨脉法》

魏荔彤曰（《傷寒論本義》）：人身陰陽之氣，均平則相合而和，少有過不及，則相加而爭矣。陰陽二氣，相爭則病也，又不必定有邪氣外犯也。於是陽氣過則以盛氣加陰氣之不及，陰氣過則以盛氣加陽氣之不及。……陰脉不足，陽往從之，陽脉不足，陰往乘之，即以此之有餘，湊彼之不足之謂也。《卷之首·辨脉法》

章楠曰（《傷寒論本旨》）：陰陽二氣，升降流行，循環無間，如權衡之有平準，若偏重，則偏傾而爲病矣。肺所以主一身之氣者，《經》曰，"氣歸於權衡，權衡以平，氣口成寸，以決死生"，故兩手之脉，皆肺之本脉，而名寸口，亦名氣口，可驗一身陰陽之氣也。寸部爲陽，尺部爲陰，寸脉微弱，則陽不足而陰偏重，即上乘陽位而灑淅惡寒也。尺脉微弱，則陰不足而陽偏重，即下乘陰位而發熱也。然陰乘陽位者，脉微弱必又遲緩也，陽乘陰位者，脉微弱必兼數動也。《卷八·脉證合參》

周學海曰（《辨脉平脉章句》）：上章言偏陰偏陽之證見於內者，此言陰陽互乘之證見於外者也。外證有本於內傷者，與外感相似，不可不察也。《卷上》

原文 陽脉浮—作微，陰脉弱者，則血虛。血虛則筋急也。其脉沉者，榮氣微也；其脉浮，而汗出如流珠者，衛氣衰也；榮氣微者，加燒針，則血留不行，更發熱而躁煩也。（4）

成無己曰（《注解傷寒論》）：陽爲氣，陰爲血。陽脉浮者，衛氣强也；陰脉弱者，榮血弱也。《難經》曰：氣主煦之，血主濡之。血虛則不能濡潤筋絡，故筋急也。《內經》云：脉者，血之府也。脉實則血實，脉虛則血虛，此其常也。脉沉者，知榮血內微。《針經》云：衛氣者，所以溫分肉、充皮毛、肥腠理、司開合者也。脉浮，汗出如流珠者，腠理不密，開合不司，爲衛氣外衰也。浮主候衛，沉主候榮，以浮沉別榮衛之衰微，理固然矣。然而衰甚於微，所以於榮言微，而衛言衰者，以其汗出如流珠，爲陽氣外脱，所以衛病甚於榮也。衛，陽也，榮，陰也。燒針益陽而損陰。榮氣微者，謂陰

虚也。《内經》曰：陰虚生内熱，方其内熱，又加燒針以補陽，不惟兩熱相合而榮血不行，必更外發熱而内躁煩也。

方有執曰（《傷寒論條辨》）：筋賴血以榮，血虚則筋失其所榮潤，故拘攣而急也。沉以候裏，榮行脉中，故衰微可知；浮以候表，衛行脉外，汗出如流珠，則表不固，故衰憊可診。榮氣微者以下，申上文而言其失治之變。言榮本衰微，則陰虚而有熱，加以燒針，則反助陽而損陰，故血趨於流而不能循環，陽得加助，則益作熱而煩悗躁擾也。

《卷七·辨脉法下篇》

張錫駒曰（《傷寒直解》）：陰在内，陽之守也，陽在外，陰之使也。陽脉浮於外不内顧其陰，則陰脉弱矣，陰脉弱則内守空虚而血少矣，血少則無以榮筋而筋急矣。此以脉而辨血之虚也。

榮行脉中，故脉沉爲榮微；衛行脉外，故脉浮而汗出爲衛衰。此以脉之浮沉而辨榮衛之衰微也。

榮氣微者，血不足也。燒針者，針其穴而復以火燒其針尾，是針而復加之灸也。血者，所以流通經脉者也，針則經脉受傷，血之流行者則凝澀而不行矣。陽虚下陷者則灸之，陰虚反助其陽，因火爲邪，則爲煩逆，故更發熱而躁煩也。《卷一·辨脉法》

黄元御曰（《傷寒懸解》）：寸爲陽，尺爲陰，陽脉浮，陰脉弱者則血虚。血以養筋，血虚則筋急。陰脉曰弱不曰浮，則脉沉可知。其脉沉者，營氣之微也。營微而陽乘之，此所以發熱之原也。而陽脉之浮，亦非陽盛，其脉浮而汗出如流珠者，衛氣之衰。衛衰而陰乘之，此所以惡寒之原也。營氣微者必發熱，若加燒針以爍其血，則血之流者，必燥結而不行，衛氣阻鬱，遂乃更發熱而益以煩躁，是發熱之故也。陽虚於上則脉浮，以其不根於下也。陰虚于於則脉沉，以其不根於上也。陰陽俱盛者，寸不甚浮，有關以降之，尺不甚沉，有關以升之，故陰陽不盛於尺寸而盛於關上。以關者，陰陽之中氣，升降浮沉之樞軸也。《卷二·脉法下篇》

周學海曰（《辨脉平脉章句》）：陽脉，寸口，陰脉，尺中也。寸口脉浮，陽氣外越，若陰脉不弱，是陽自有餘也。此尺中見弱，則陽浮乃陰虚不能吸引陽氣歸根也。陰不涵陽，則陽氣擾耗津液，不必吐衄而血必虚矣。血虚則筋急者，推其極也。故病筋急，而診其脉陽浮陰弱者，知其人血虚不能養筋也。筋急有屬於寒者，有屬於燥者，寒者血凝，氣不足以煦之，其脉必弦緊；燥者血虚，氣不足以生之，其脉必芤澀，即陽浮陰弱是也。

其脉賅陰脉陽脉言，沉字與小字義同，來去不大也。榮行脉中，榮者，血中之氣也。榮氣微者，脉中之氣不以鼓盛，故脉沉下掣，去來勢小也……。

榮行脉中，衛行脉外，在内者宜外充，則陰接於陽，在外者宜内濟，則陽交於陰。内者益内，則内熄矣，外者益外，則外脱矣。外脱而在内者不能援之，則内之津液亦隨之而俱外，其崩潰之勢，有不可收拾者。汗出如流珠，涌出而不可止也。原注謂衛病甚於榮固已，究因榮氣先竭，陽無所守，始至於此。故遠行入房，久病脱血，及虚熱誤用發散者，多以此死。夫陰之維縶夫陽也，若朽索之馭六馬，故君子慎密之也。觀於此，知脉浮雖宜汗解，而浮而無根，即不可汗，且宜防其自汗也。下節申戒榮微誤治，正以明榮氣之貴，其發熱躁煩，即汗出流珠之漸也。

《內經》言：陷下則徒灸之。陷下者，脉血結於中，中有著血，血寒故宜灸之。此榮微脉沉，不宜加燒針者，榮微之沉，必是形體薄弱，非氣爲寒束而不得出，脉來沉緊者比也。燒針與灸，皆所以散寒，今榮衛方患內燥矣，何寒之可散，只愈傷其津液耳。凡血之所以行者，以其中有津液以淖之，始得流行無礙，若津液更爲火灼，將所餘微血，有質無汁，積著經隧之中，不得推移，火氣往來逼迫，內而臟府，外而肌肉，皆如焚矣。故微數之脉不可灸，細濇之脉尤不可灸也。《卷上》

原文 脉藹藹，如車蓋者，名曰陽結也；一云秋脉。脉累累，如循長竿者，名曰陰結也。一云夏脉。脉瞥瞥，如羹上肥者，陽氣微也。脉縈縈，如蜘蛛絲者，陽氣衰也。一云陰氣。脉綿綿，如瀉漆之絕者，亡其血也。（5）

成無己曰（《注解傷寒論》）：藹藹如車蓋者，大而厭厭聶聶也。爲陽氣鬱結於外，不與陰氣和雜也。累累如循長竿者，連連而強直。爲陰氣鬱結於內，不與陽氣和雜也。輕浮而陽微也。縈縈，滯也，若縈縈惹惹之不利也。如蜘蛛絲者，至細也。微爲陽微，細爲陽衰。《脉要》曰：微爲氣痞，是未至于衰。《內經》曰：細則氣少，以至細爲陽衰宜矣。綿綿者，連綿而軟也。如瀉漆之絕者，前大而後細也。《正理論》曰：天樞開發，精移氣變，陰陽交會，胃和脉生，脉復生也。陽氣前至，陰氣後至，則脉前爲陽氣，後爲陰氣。脉來前大後細，爲陽氣有余，而陰氣不足，是知亡血。

方有執曰（《傷寒論條辨》）：藹藹，團聚貌，如車蓋，言浮旋於上也；累累，聯絡貌，如循長竿，言沉直於下也。瞥，過目暫見也。羹上肥，言輕浮而若有若無也。縈縈，猶繞繞也。蜘蛛絲者，言柔弱而極細也。如瀉漆之絕者，前大而後細也。又曰，陽氣前至，陰氣後至，則脉前爲陽氣，後爲陰氣，脉來前大後細，爲陽氣有餘，陰氣不足，是知亡血也。《卷七‧辨脉法下篇》

盧之頤曰（《仲景傷寒論疏鈔金錍》）：藹藹者，濟濟飄搖，去來不移之爲陽結也，別於連連輱輱往來之爲陽盛矣。脉累累如循長竿，歷節而形不移者，陰結也，別於如按琴瑟弦，如新張弓弦，按之徑直不移之爲弦矣。如羹上之浮肥，輕飄蕩洋，瞥瞥時乘，陽氣隱微征諸脉矣。效蜘絲之纖細，縈縈繞系而卷收，陽氣衰之兆矣。瀉漆之絕者，引前却後，再四而絕也。綿綿者，欲絕不絕，欲不絕若絕也，似非前大後細，乃前後大，中央細也。《卷十三‧辨脉法》

張璐曰（《傷寒纘論》）：陽結藹藹如車蓋，形容浮大而虛；陰結累累如循長竿，體貼指下弦而強直；細微瞥瞥如羹上肥，仿佛虛濡無力；陽衰縈縈如蜘蛛絲，譬擬沉細欲絕；亡血綿綿如瀉漆之絕，描寫前大後細之狀，皆歷歷如繪。《卷下‧脉法》

程應旄曰（《傷寒論後條辯》）：前陽結之脉浮數，此復以藹藹若車蓋者形容其浮數中有雍上之象；前陰結之脉沉遲，此復以累累如循長竿者，形容其沉遲中有牢勁之象；前衛氣衰之脉浮，此復以瞥瞥如羹上肥者，形其浮而衰之象；前榮氣微之脉沉，而此以縈縈如蜘蛛絲者形其沉而微之象。《卷一‧辨脉法》

吳謙曰（《醫宗金鑒》）：藹藹如車蓋，形容脉之浮大有力，即前陽結浮數之脉也，因其有力而盛，故名曰：陽結也。

累累如循長竿者，形容脉之沉石有力，即前陰結沉遲之脉也，因其有力而盛，故名曰：陰結也。

瞥瞥如羹上肥者，形容脉之浮而無力，即前衛氣衰之濡脉，故曰：陽氣微也。

綿綿如瀉漆之絕者，形容脉之沉而無力，即前營氣微之弱脉，故曰：亡其血也。

縈縈如蜘蛛絲者，形容脉之細小，難於尋按，而浮、中、沉似有似無，即前陽不足之微脉，故曰：陽氣衰也。《卷十六·平脉法》

原文 脉來緩，時一止復來者，名曰結。脉來數，時一止復來者，名曰促。一作縱。脉，陽盛則促，陰盛則結，此皆病脉。（6）

成無己曰（《注解傷寒論》）：脉一息四至曰平，一息三至曰遲，小快於遲曰緩，一息六至曰數，時有一止者，陰陽之氣不得相續也。陽行也速，陰行也緩。緩以候陰，若陰氣勝，而陽不能相續，則脉來緩而時一止；數以候陽，若陽氣勝，而陰不能相續，則脉來數而時一止。傷寒有結代之脉，動而中止，不能自還爲死脉。此結促之脉，止是陰陽偏勝，而時有一止，即非脫絕而止。云此皆病脉。

方有執曰（《傷寒論條辨》）：緩者，遲於平而快于遲，舒徐之謂也。促，催促也，與短促不同。陽行健，故盛則促；陰行鈍，故盛則結。病脉者，言結、促雖陰陽之劇盛，猶爲可治之意。雖然，退則吉，進則主凶矣。《卷七·脉法上篇》

王肯堂曰（《傷寒準繩》）：結促代皆動而中止，但自還爲結促，不能自還爲代。無常數爲結促，有常數爲代。結促爲病脉，代爲死脉，不可不辨。雜病脉結促多有痰飲瘀血阻滯隧道而然，不然者病多難治也。太陽病下之脉促不結胸爲欲解，未必盡凶也；少陰病手足厥冷脉促宜灸之，非必皆陽盛也。《帙之八·脉法》

程知曰（《傷寒經注》）：促，脉氣短促，不能相續也，其脉數，時一止復來，蓋痰食氣血內有所壅，其陽盛者則爲此脉；結，脉氣結滯也，其脉緩，時一止復來，蓋痰食氣血，內有所壅，其陰盛者則爲此脉。《卷一·辨脉法》

張志聰曰（《傷寒論集注》）：合下三節，首節言陽盛則促，陰盛則結，次節言陰陽相搏其脉則動，末節言陰陽同等其脉則緩也。脉來緩者，一呼一吸不及四至也；時一止者，暫有停止不上續也；復來者，暫一止而復來也。此緩而時止乃陰氣有餘，陽氣不足，故此名爲結脉。脉來數者，六至爲數，亦時一止復來者，乃陽氣有餘，陰氣不足，故此名爲促脉。夫陰虛陽盛則促，陽虛陰盛則結，故曰此皆病脉。《卷六·辨脉法》

魏荔彤曰（《傷寒論本義》）：結促脉名，原文自釋之矣。此結因陰盛而緩，太緩無力而結將爲結代之結也。此促因陽盛而數，太數無力而促將代也。成氏注謂陰陽氣勝。陰氣勝者，陽氣負也，故緩而復無力至結也。陽氣勝者，陰氣負也，故數而復無力至促也。《卷首·辨脉法》

章楠曰（《傷寒論本旨》）：脉緩而有時歇止復來，無定數者，名結；脉數而有時歇

止復來，無定數者，名促。促爲陽盛，結爲陰盛，皆邪阻經脉之病也。若歇止有定數者，名代，是脾損之脉也。《卷八·脉證合參》

周學海曰（《辨脉平脉章句》）：緩對數言，即遲也；時，偶也；復來，謂氣仍續來，併于後至，未嘗少一至也。代則不能自還，直少一至矣。結者，遲滯之謂也，促者，并迫之謂也。陽主噓，陰主吸，故脉來者爲陽，去者爲陰。原注云陰氣盛而陽不能相續，則脉來緩而時一止。是其只在吸入之後，少一呼而因以少一吸也，陽氣之鼓動者微也。陽氣盛而陰不能相接續，則脉來數而時一止。是其只在呼出之後，少一吸而因以少一呼也，陰氣之接引者微也。少一呼者，氣結於內而不出，少一吸者，氣迫於外而不入，揆斯二者，促之危於結也多矣。詎得曰陰盛爲不足，陽盛爲有餘而急之耶？《卷上》

原文 陰陽相搏，名曰動。陽動則汗出，陰動則發熱。形冷、惡寒者，此三焦傷也。若數脉見於關上，上下無頭尾，如豆大，厥厥動搖者，名曰動也。（7）

龐安時曰（《傷寒總病論》）：關位占六分，前三分爲陽，後三分爲陰。若當陽連寸動而陰靜，法當有汗而解。《素問》云：陽加於陰爲之汗。當陰連尺動而陽靜，則發熱。《素問》云：尺粗爲熱中。若大汗後，形冷惡寒者，三焦傷也。此是死證。《卷六·解仲景脉說》

成無己曰（《注解傷寒論》）：動，爲陰陽相搏，方其陰陽相搏而虛者，則動。陽動爲陽虛，故汗出；陰動爲陰虛，故發熱也。如不汗出，發熱，而反形冷、惡寒者，三焦傷也。三焦者，原氣之別使，主行氣於陽。三焦既傷，則陽氣不通而微，致身冷而惡寒也。《金匱要略》曰：陽氣不通即身冷。經曰：陽微則惡寒。

《脉經》云：陽出陰入，以關爲界。關爲陰陽之中也，若數脉見於關上，上下無頭尾，如豆大，厥厥動搖者，是陰陽之氣相搏也，故名曰動。

方有執曰（《傷寒論條辨》）：搏，圓捏而攢聚也。相搏之陰陽，以二氣言，陽動陰動之陰陽，以部位言。陽動則陰隨，故汗出，陰動則陽應，故發熱。《卷七·辨脉法下篇》

王肯堂曰（《傷寒準繩》）：陽升陰降，二者交通上下，往來於尺寸之內，方且沖和安静，焉觀所謂動者哉？惟夫陽欲降而陰逆之，陰欲升而陽逆之，兩者相搏，不得上下，鼓擊之勢，隴然高起而動脉之形著矣。然必見於關上者何也？以三部言之，寸，陽也，尺，陰也，關，陰陽之中也。故曰陽出陰入以關爲界。是爲陰陽升降往來者關也，然則相搏而動不於此見之而誰見乎？《帙之八·脉法》

張璐曰（《傷寒續論》）：脉之動者，皆緣陰陽不和，故不能貫通三部，而虛者受刑則動。所以動於寸口爲陽動，陽動則汗出；動於尺內爲陰動，陰動則發熱。如不汗出發熱，而反形冷惡寒，此三焦真火受傷也。蓋動脉雖多見於關上，然尺寸亦常見之。本文又言，若數脉見於關上，若字甚活，是舉一隅爲例耳。《卷下·脉法》

程應旄曰（《傷寒論後條辯》）：動者，數而兼緊，擊於指下之謂。浮沉三部均至，此爲動之正體，屬之五陽脉列，其爲邪氣實，可分別以爲汗下法也。若上浮而得之，或止見於寸口，則曰陽動。陽爲陰搏則汗出，衛虛可知。若上沉而得之，或止見於尺部，則曰陰動，陰爲陽搏則發熱，榮弱可知。至於不發熱汗出，而反形冷惡寒者，此其動必止見於關上而不及尺寸。上下無頭尾如豆大，短而縮也；厥厥動搖，擺動無勢力也。以關部之假有餘，成上下之真不足，故爲三焦傷。夫三焦者，人之三元之氣，和內調外，導上宣下，莫大於此，傷則元氣虛衰，無以溫分肉，故形冷惡寒。《卷一·辨脉法》

魏荔彤曰（《傷寒論本義》）：陽不足陰乘而搏陽，則沉取之脉必見動。陰脉動則陰強陽弱，陽不固而汗自出。陰不足陽從而搏陰，則浮取之脉必見動。陽脉動則陽強陰弱，而榮不斂熱徐發。此皆陰陽有太過不及，不能均平之故也。然又有既不汗，亦不熱，而但形覺冷，身惡寒者，何也？此蓋三焦之里氣有損傷也。三焦無形，以軀殼爲包羅，以脂膜爲界限，以元氣爲充塞，而立根基于少陰之少火，故以三焦名之。少火所生之氣，充周三焦，則氣又能生少火，溫暖臟腑，融和榮衛，皆是物也。或壯火食氣，則氣不能生少火，或火衰而併壯火亦漸就漸滅，臟腑成冱寒之氣候，榮衛如霜雪之剝膚，有不形冷惡寒者乎？此非就動脉言證，乃就陰陽相搏之至極者充類至義之盡也。反此，陽搏陰之極，又有大發熱、汗出、煩躁不能寧息之證，可以不言而喻矣。再爲指明動脉之部位，形容其形象，其部位則關上也……關上即關脉也。……其形象則數脉之有力者也。但數獨見於關部，上下俱無頭尾，如豆大，厥厥動搖，則形圓如豆，應指有力，不獨數，且兼滑矣，此動脉之形象，故名之曰動也。此動脉浮取於關而得之，則陽動也；沉取於關而得之，則陰動也。《卷首·辨脉法》

黃元御曰（《傷寒懸解》）：陰陽相搏，二氣鬱勃而動蕩名曰動。陽氣動則陽升於陰，衛泄而汗出；陰氣動則陰閉於陽，營鬱而發熱。動雖在陽脉之中，而實陰陽所俱有也。脉動而見形冷惡寒者，此三焦之陽氣傷也。若脉數見於關上，上下無頭尾，如豆大，厥厥動搖者，此名曰動。動者，氣鬱於中，不能升降也。關所以候中焦，關上不動者，中氣之治，升降推遷之得政也。蓋陰升於寸，則遂其上浮之性，不至爲動；陽降於尺，則遂其上浮之性，不至爲動；陽降於尺，則遂其下沉之性，不能爲動。惟陰欲升，脾土虛而不能升，陽欲降，胃土弱而不能降，則二氣鬱于關上而見動形。上下無頭尾，如豆大厥厥動搖者，二氣虛弱不能升降之狀。《卷二·脉法下篇》

章楠曰（《傷寒論本旨》）：陰陽二氣，不循昇降出入之序，互相搏擊，其脉兩旁擺動，如豆而無頭尾，因上下不相貫也。舉關上言之，使人易明，非謂動必在關上也。浮部寸爲陽而主表，故陽動則氣外泄而汗出也。沉部尺爲陰而主裏，故陰動則氣內鬱而發熱也。氣之升降出入，心由三焦，三焦傷而表裏不和，故形冷惡寒。其動脉現于關上者，中焦病也，中焦病則三焦俱病矣。《卷八·脉證合參》

原文 陽脉浮大而濡，陰脉浮大而濡，陰脉與陽脉同等者，名曰緩也。（8）

成無己曰（《注解傷寒論》）：陽脉寸口也，陰脉尺中也。上下同等，無有偏勝者，是陰陽之氣和緩也，非若遲緩之有邪也。陰陽偏勝者爲結、爲促，陰陽相搏者爲動，陰陽氣和者爲緩，學者不可不知也。

王肯堂曰（《傷寒準繩》）：緩有遲緩之意，又有和緩之意。獨陽獨陰緩無自而見矣。緩者，非獨陰也，有陽焉；非獨陽也，有陰焉。二者合而成體。緩脉之名，自此而生。方其陰陽雜以成和也，其色黃，其顏光，其聲商，毛發長，乃沖氣之洋溢者也。若夫發而爲病，即爲虛爲癉爲氣。戴氏曰：每居中部或下部間，柔軟而慢，但小於沉，脉按之緩軟，此有邪之診，爲不及之緩；陰陽氣和，陽寸陰尺上下同等，同浮大而軟，無有偏盛，此無邪之診，爲陰陽和緩之緩。緩與遲二脉相類，遲脉一息三至，緩脉一息四至。《帙之八·脉法》

周揚俊曰（《傷寒論三注》）：曰浮大，謂舉之也，曰濡，謂按之也，合而言之，止形容得一緩字耳。緩者，和緩有情，不疾不徐之貌，非遲緩之謂也。然曰陽脉曰陰脉，豈浮大而濡足以概平人之脉乎？不知五行之理，遇于各部，則各部自有本部營衛之理，要之胃氣在所必兼，即部部緩也。然又曰陰陽同等，又豈一概之乎？三菽六菽以至十二菽各不相等，要之取法輕重，自是不等，惟於不等中而取之總合於浮大而濡，則總歸於緩也。《卷十六·脉法》

張志聰曰（《傷寒論集注》）：浮大，陽也；浮大而濡則陽中有陰。陽脉如是，陰脉亦如是，陰脉與陽脉同等，故名曰緩也。緩者，和緩舒徐，不數不動，不結不促，非不及四至之謂也。《卷上·辨脉法》

魏荔彤曰（《傷寒論本義》）：此段言平脉也。平人之脉，一呼吸四至……，遲數之間，不疾不徐，則緩也。陰陽中和則緩脉應，然緩又論有力無力，又論兼浮兼沉。如陽脉陰脉，左右診之，俱浮而大也，則有力可知，兼見濡也，則有力而和柔可者。浮中見大，所謂濡者而在，自是兼見浮沉取之，更知所謂大者，且連沉取見大，方爲有根也。浮取大而浮，恐其直硬弦緊見於沉取，則浮大乃亢而非和。必兼見沉取之濡則浮取不陷，中取不弱，沉取有根，斯可謂無病之平脉也。陰陽五脉中，無緩且無遲，亦無濡。蓋緩者，中和也，所謂胃氣也，不可同於陰陽偏盛之脉名之也。遲者，三息一止，太遲帶止，則病脉。近緩之微遲，尚未可名爲病脉也。濡者，柔軟也，今人得之以爲有濕邪矣。然濕邪之濡，寒濕水飲，俱兼細緊，濕熱則兼數。此言濡乃單見，和柔之象，非濕邪之所謂濡也。《卷首·辨脉法》

吳謙曰（《醫宗金鑒》）：緩脉有二義。和緩之緩，脉有力濡柔，不大不小，以形狀之緩，驗二氣之和也；至數之緩，脉來四至從容，不徐不疾，以至數之緩，驗胃氣之和也。《卷十六·平脉法》

章楠曰（《傷寒論本旨》）：此釋緩脉之形象也。陽脉陰脉者，寸與尺也，故俱曰浮大。舉尺寸，則關在其中。濡者，柔軟少力也。以風邪疏泄，而榮氣因之散漫，故脉浮大而濡，名曰緩也。然有和緩縱緩之別，浮緩沉緩之分。和緩者，浮中沉停匀，是爲胃氣無病之脉。縱緩者，弛縱也，如浮大而濡，其沉候必更弱矣，是爲風邪所鼓，正與寒邪之緊脉收束相反也。《卷二·大陽中篇》

周學海曰（《辨脉平脉章句》）：緩脉只是長而濡，條略而柔和也。今言陰陽同等，

長意自在其中，浮言其氣之揚也，大言其勢之盛，起伏高下有力也，濡言其形體之和也。陰陽同等，徹上徹下，無有不調也。《卷上》

原文 脉浮而緊者，名曰弦也。弦者狀如弓弦，按之不移也。脉緊者，如轉索無常也。（9）

成無己曰（《注解傷寒論》）：《脉經》云：弦與緊相類，以弦爲虛，故雖緊如弦，而按之不移，不移則不足也。經曰：弦則爲減，以緊爲實，是切之如轉索無常而不散。《金匱要略》曰：脉緊如轉索無常者，有宿食也。

方有執曰（《傷寒論條辨》）：此明弦緊之辨。按之不移，言如弦之張於弓，一定而不可動移也。轉索無常，言左右旋轉而不可拘也。《卷七·辨脉法下篇》

王肯堂曰（《傷寒準繩》）：《素問》曰，脉軟弱輕虛以滑，端直以長曰弦，以陰中有陽也。此曰浮而緊名曰弦。浮者陽也，緊者陰也，陽而未離乎陰也，故《脉訣》列之於陽而仲景列之於陰，戴氏則以爲半陰半陽之脉也。浮字當以軟弱輕虛四字體會之，《脉訣》泥之而曰指下尋之不足，舉之有餘，則是有浮弦而無沉弦也，經曰脉沉而弦者主懸飲內痛，是沉中亦有弦也。弦緊之狀並如引繩，此既以緊釋弦，又恐人混而無別，故曰別之曰指下不移如弓弦者，弦脉也，無常如轉索者緊脉也。狀如弓弦按之不移，即所謂端直以長也。端直以長者，不轉也。轉索無常者，不端也。端便是有常，無常便是不端直耳。凡病脉弦而軟易治，弦而硬難治。又仲景曰：脉至如轉索者其日死。爲其緊急不軟無胃氣也。轉索一也，有死生之分，宜詳辨之。《帙之八·脉法》

周揚俊曰（《傷寒論三注》）：浮緊爲傷寒之脉，仍是浮緊，何得名之曰弦？妙在狀如弓弦，按之不移句，申明上意極精。蓋浮緊者，按之不緊，故曰浮緊，惟浮緊之脉按之不移曰弦。不移者，不移易也。合而言之，沉而取之弦爲洞然矣。《卷十六·脉法》

張錫駒曰（《傷寒直解》）：合下兩節明弦脉之有虛實。浮而緊者，爲弦爲實；弦而大者，爲虛爲革也。《卷一·辨脉法》

吳謙曰（《醫宗金鑒》）：脉浮而緊者，名曰弦也，此非謂浮緊即弦脉，乃謂浮而勁緊，弦之狀也。弦緊相類，惟恐人將弦做緊，將緊作弦，故并舉相形以別之也。弦者，狀如弓弦，按之不移，即所謂端直；緊者，如轉索無常，即所謂不端直也。端直則不能如轉索，轉索則不能似端直，其爲勁急則同，所以相類也。《卷十六·辨脉法》

周學海曰（《辨脉平脉章句》）：緩脉必長，弦脉亦長，其分別處，全在一濡一緊。浮而緊者，浮候其形，牽引甚急也。按之挺恒指下，故曰不移。脉緊者二句，形容極妙。諸緊爲寒，寒束於外，熱鬱於內，故來勢盛而能振撼，若內外皆寒，則細緊而不能振撼矣。如轉索無常者，非但如其索之急也，如轉索時，其索之撼而左右彈也。首句借緊之形弦，下乃弦緊分寫，故惡其混也。《卷上》

原文 脉弦而大，弦則爲減，大則爲芤。減則爲寒，芤則爲虛。寒虛相搏，此名爲革。婦人則半產、漏下，男子則亡血、失精。（10）

成無己曰（《注解傷寒論》）：弦則爲減，減則爲寒。寒者謂陽氣少也。大則爲芤，芤則爲虛，虛者謂血少不足也。所謂革者，言其既寒且虛，則氣血改革，不循常度。男子得之，爲真陽減而不能內固，故主亡血、失精；婦人得之，爲陰血虛而不能滋養，故主半產、漏下。

王肯堂曰（《傷寒準繩》）：易曰：革，去故也。革者，改故從新之意。夫人之血脉，方其水谷腐化，心榮肺衛，流行灌漑而充溢於百骸之中，固自無變。若夫虛寒停留，經久不去，則昔之充溢者今且改易而爲勞傷枯瘁矣。其脉弦而大，是其體也。何者，弦則爲減，減則陽光不足而爲寒；大則爲芤，芤則陰血不足而爲虛。寒虛相搏，氣血變易，此名爲革，婦人得之則半產漏下，男子得之則亡血失精也。然諸脉爲名多矣，特此以革名之者，豈非諸脉雖能爲病，此則既久而有改故之意歟？然也有暴而變此脉者，雖名曰革，但病未成，有不藥而愈之道焉。故經曰：三部脉革，長病得之死，卒病得之生也。《脉訣》云：指下尋之則無，按之則有，此可以言革脉所見之位而失言革脉之本狀，經言有似沉伏者，革脉所居之位也，實而長微弦者，革脉之形也。要之大似實而弦似長，總不離乎弦之與大而已。惟其雜乎沉伏實長，故又有牢之意。此經以革與實相類而孫真人以革爲牢，諸脉書有牢則無革，有革則無牢者，皆爲是歟？《帙之八·脉法》

盧之頤曰（《仲景傷寒論疏鈔金錍》）：弦者此名陰，大者此名陽也。故弦則爲減，陽減則寒，大則爲芤，陽芤則虛矣。寒虛相搏，此名曰革。革者鼓革，表堅而中空，若但唯芤，僅呈傍實，此以弦大，故併中堅。弟營脉中虛，且容。宜哉！婦人則半產漏下，男子則亡血失精，有陽無陰，有外無內故也。《卷十三·辨脉法》

張錫駒曰（《傷寒直解》）：減者氣少也，弦爲純陰，陰盛則陽虛，故弦則爲減；芤者血空也，大爲純陽，陽盛則陰虛，故大則爲芤。氣少則寒，故減則爲寒；血空則虛，故芤則爲虛。虛寒相搏，外硬中空，如按鼓革，譬如室內無人管守，則所藏之物自然漏失，此所以婦人得此革脉則半產漏下，男子得此革脉則亡血失精。《卷一·辨脉法》

吳謙曰（《醫宗金鑒》）：脉形粗大有力，謂之大；浮沉有力，中取無力，狀如葱管謂之芤；沉而且大，按之勁急有力，謂之牢；浮而且大，舉之勁急有力，謂之革。革脉者，以鼓革而得名，外急中空之象也。弦則爲勁，減其中取之勁，外急象也；大則爲實，小其中取之實，中空象也。此以弦減，芤虛二脉，形容革脉也。女子得之半產漏下，男子得之亡血失精，寒虛相搏故也。《卷十六·辨脉法篇》

章楠曰（《傷寒論本旨》）：弦爲減者，陽氣減削也，故爲寒。既弦且大，其中則空，名爲芤，營血虛也。以弦大中空相兼，則名爲革，輕按急如皮革，重按則空，故其寒而且虛，婦人則半產漏下，男子則亡血失精也。《卷八·脉證合參》

周學海曰（《辨脉平脉章句》）：此則弦之變脉也，弦即如弓弦不移也，大者形體寬大也，不移則來去不遠，是陽氣衰損而爲減，寬大則下空而爲芤。減即陰潛於上而爲寒，芤即血脫於內而爲虛。上益寒則益勁，內益虛則益空，寒虛相搏，脉如鼓革，無論男女，皆主脱血之類也。《卷上》

原文 問曰：病有戰而汗出，因得解者，何也？答曰：脉浮而緊，按之反芤，此爲本虛，故當戰而汗出也。其人本虛，是以發戰。以脉浮，故當汗出而解也。若脉浮而數，按之不芤，此人本不虛；若欲自解，但汗出耳，不發戰也。（11）

龐安時曰（《傷寒總病論》）：脉按之虛軟，戰汗而解；脉按之有力，躁汗而解。《卷六·解仲景脉說》

成無己曰（《注解傷寒論》）：浮爲陽，緊爲陰，芤爲虛。陰陽急則戰，邪氣將出，邪與正爭，其人本虛，是以發戰。正氣勝則戰，戰已復發熱而大汗解也。浮、數，陽也。本實陽勝，邪不能與正爭，故不發戰也。

方有執曰（《傷寒論條辨》）：病久而脉浮者，邪見還表而外向也；緊爲寒，陰也；戰，邪爭也。言邪雖還表而欲退，以陰寒所執而人又本虛，故邪得與正爭。惟爭，所以戰也。然脉浮矣，邪外向矣，故正卒勝，邪卒散，汗所以出而病解也。《卷七·辨脉法上篇》

王肯堂曰（《傷寒準繩》）：邪氣將出，其人本虛，邪與正爭，故發戰，戰已然後汗出而解；其人不虛，邪不能與正爭，故不發戰而汗出解。虛不虛，以脉之芤不芤別之，芤乃草之有孔者，正如臥蔥管於皮中，輕取重取皆有，而中取則無也。經云，榮行脉中，故以爲血脱之候。《帙之八·脉法》

盧之頤曰（《仲景傷寒論疏鈔金錍》）：脉浮而緊，非指始作之時，乃屬應解之期也。脱或始作而芤，寧不致速成墮溺而僅懸越復如轉索乎？此正及期浮出，猶緊邪固，業從內達之外，尚羈遲之未遂去者。蓋以芤則慳于內托，必俟正邪交爭，精勝邪斯却矣。故不芤而浮數者，正無內故，期至汗來，何戰之有。《卷十四·辨脉法》

魏荔彤曰（《傷寒論本義》）：浮而緊，弦也，按之反芤，知得弦而大之謂芤，爲兩取矣，非余臆說也。芤則爲虛，必身戰而後汗出。中氣不足，不能使邪透表，邪欲透表之甚，中氣方振作，隨之身戰而汗出，可以診得也。若汗出不戰，則氣未虛于中，診之浮而非緊必數也。邪已將透表也，按之中取也，復得實而非芤，則正氣足以逐邪，汗必出不致於戰矣。《卷首·辨脉法》

周學海曰（《辨脉平脉章句》）：脉浮而緊，按之反芤，此外寒甚，而內之真陽虛也。凡外爲寒束，脉必緊數而實，此反芤，故爲真陽虛，不能蒸動津液以爲汗也。服扶陽生津之劑，氣從內動，撐邪外出，故外寒甚而戰，戰則寒退而汗出，汗出則真陽透出重陰，陰邪無所容而病解矣。觀當戰字，必待善治之意自在言外，非尋常發汗法所能解也。

浮數不芤，正外爲寒束，真陽內鬱之象，觀但汗出耳句，是治之但用發散以出其汗可矣，無余法也。《卷上》

原文 問曰：病有不戰而汗出解者，何也？答曰：脉大而浮數，故知不戰汗出而解也。（12）

成無己曰（《注解傷寒論》）：陽勝則熱，陰勝則寒，陰陽爭則戰。脉大而浮數皆陽也，陽氣全勝，陰無所爭，何戰之有。

方有執曰（《傷寒論條辨》）：此與上節是反對。數爲熱，陽也。陽熱盛而人又不虛，則邪不能與正爭。汗出，邪退也；不發戰，正勝也。《卷七·辨脉法下篇》

王肯堂曰（《傷寒準繩》）：浮而芤者戰而汗出，浮而數不芤者，不戰而汗出。《帙之九·脉法》

魏荔彤曰（《傷寒論本義》）：再問不戰而汗出。乃於浮數之中，見一大字，不惟無弦緊，且浮數者亦有力，於此言大，知異乎沉取之弦而大也。彼弦緊之弦，陰脉陽盛；此浮數之數，陽脉陽盛也。彼浮緊之弦，得於浮取，沉取則弦者大，大而空也；此浮數之數，不待沉取即見大，大而實也。彼此浮沉，爲緊爲弦，爲數爲大，俱辨脉之必精者也。《卷首·辨脉法》

周學海曰（《辨脉平脉章句》）：此即上章次節之意，大者如實狀，言來去遠而有力，非大則爲芤，又非大則病進也。《卷上》

原文 問曰：病有不戰，不汗出而解者，何也？答曰：其脉自微，此以曾發汗、若吐、若下、若亡血，以內無津液，此陰陽自和，必自愈，故不戰、不汗出而解也。（13）

龐安時曰（《傷寒總病論》）：脉虛微，必經汗吐下，無津液作汗，陰陽自和愈。《卷六·解仲景脉說》）

成無己曰（《注解傷寒論》）：脉微者，邪所微也。邪氣已微，正氣又弱，脉所以微。既經發汗、吐下、亡陽、亡血、內無津液，則不能作汗，得陰陽氣和而自愈也。

方有執曰（《傷寒論條辨》）：曾經多治，則邪已衰，故脉微。無津液，言無作汗之資也。陰陽自和，言血氣平復也。風寒病解，大略不外如此三者。《卷七·辨脉法下篇》

張錫駒曰（《傷寒直解》）：上節言其人本虛，是不經發汗吐下亡血而自虛也，此節言脉自微，因曾經發汗吐下亡血之後，以致內亡其津液而脉自微，非關自虛之故。然津液雖亡，陰陽自和，必自然而愈，以非本虛，故不發戰，以亡津液，故不汗出，以陰陽和，故解也。《卷一·辨脉法》

魏荔彤曰（《傷寒論本義》）：再問不戰不汗而病可解，亦可於脉辨之。何也？其脉自微也。非正氣微，乃邪氣退而脉得寧靜，不見緊弦亦不浮數，虛之大及實之大，俱平也，故謂之微也。既謂之微，雖弱脉而非病脉，不過因病而得微焉。其人必曾經發汗，吐下，亡血，則正氣弱，津液無，故脉見微也。然無他病脉偏盛，左右浮沉一例微，診則陰陽之氣雖微，而自均平相合也。有未全愈者，亦必徐愈矣，脉而知陰陽已和耳。《卷之首·辨脉法》

周學海曰（《辨脉平脉章句》）：此節以明寒邪在身，未有不汗出而解者也。所以不戰不汗出而解者，非真不汗出也。其脉自微，微者來去不盛，濡弱之類，緊之反，大之變也。必其人先曰曾經發汗或吐或下或亡血，外邪既去。津液內虛，正氣未復，微覺寒熱，似仍未解，越日或靜臥以養其陰，或得食以充其胃氣，陰陽自和，神清氣爽而愈矣。故遂以爲不戰不汗出而解也。其實前發汗若吐若下亡血時，邪已解耳。亡血謂鼻衄，俗名紅汗。《卷上》

原文 問曰：傷寒三日，脉浮數而微，病人身涼和者，何也？答曰：此爲欲解也。解以夜半。脉浮而解者，濈然汗出也；脉數而解者，必能食也；脉微而解者，必大汗出也。（14）

成無己曰（《注解傷寒論》）：傷寒三日，陽去入陰之時，病人身熱，脉浮數而大，邪氣傳也；若身涼和，脉浮數而微者，則邪氣不傳而欲解也。解以夜半者，陽生於子也。脉浮，主濈然汗出而解者，邪從外散也；脉數，主能食而解者，胃氣和也；脉微，主大汗出而解者，邪氣微也。

王肯堂曰（《傷寒準繩》）：上言脉微故不汗出而解，此言脉微而解必大汗出，二說相左何耶？曰：上以曾經吐下亡血，邪正俱衰，不能作汗而解，此以未經汗下，血氣未傷，正盛邪衰，故大汗出而解，不相左也。《帙之九·脉法》

盧之頤曰（《仲景傷寒論疏鈔金錍》）：傷寒三日，環運幾半，不續內旋，機還外向，故得浮數而微，效精勝邪却之徵，身涼恬和之象。子半陽生，凜冽陰凝，泮然冰釋矣。《卷十四·辨脉法》

張志聰曰（《傷寒論集注》）：此言傷寒三日少陽內外樞轉而病解也。傷寒三日乃少陽主氣之期，脉浮數者，病在陽也，浮數而微，則得陰氣以和之，且身涼和，故曰此爲欲解也。夜半乃陰盡之時，以陽得陰則解，故解以夜半。又申明脉浮而解者，少陽樞轉從外，必濈然汗出也。若脉數而解者，少陽三焦氣盛，故必能食也。能食者，三焦和也。脉微而解者，少陽之氣內入於陰，故必大汗出也。大汗者，陽加於陰而爲汗也。《卷六·辨脉法》

魏荔彤曰（《傷寒論本義》）：傷寒者，見病在表，亦可以類推焉。脉浮已有邪欲透表之勢，不必兼數兼微也，然兼見單見，亦各有義，皆當辨也。故辨脉以辨證，猶必徵之證。如脉浮數而微，病人身涼意和者，可知其夜半病解。蓋浮數恐身熱，浮數而微恐正虛而煩，今身涼意和，不熱不寒，知此浮數乃邪急向外。病後正虛之微，俟夜半陽生，陽不微則驅邪有力，邪必透表而浮數必罷矣。此浮兼微之診也。或但見浮無數，則邪不盛，無微則正不虛，濈然汗出而解，可以不須大汗而自愈。蓋正不虛，汗雖出衛氣固，亦不致大汗流淋耳。若單見數脉，並不見浮，是邪尚不能自然透表矣，然無微，則中氣足，必能食，食能助氣，氣能驅邪，將愈時必更能食，邪不在裏，食又不發熱，知非除中，得此數脉，知陽盛氣充而表邪可解矣。再如單見微脉，似乎難解，然此微即前段其脉自微之微，既無病脉，不過正氣經病少弱而已，其爲欲解亦可審也。雖解時必大汗出，不同濈然汗出者，以其正氣微而衛氣稍疏也，既汗出則表證愈矣。《卷首·辨脉法》

章楠曰（《傷寒論本旨》）：脉浮數而微者，邪已外衰也，故身涼和，至夜半一陽來復，則正旺而邪去矣。其脉浮而不數者，營氣內振，衛氣流通，故腠理開而濈然汗出也。脉數者，營氣已熱，其邪解後，胃空而陽旺，必能食也。脉微者，營弱而衛陽不固，其邪解時，大汗出也。大凡無論表裏之邪，必得本元氣勝，而經絡臟腑流通，其邪方能解也。《卷二·太陽中篇》

原文 問曰：脉病，欲知愈未愈者，何以別之？答曰：寸口、關上、尺中三處，大小、浮沉、遲數同等，雖有寒熱不解者，此脉陰陽爲和平，雖劇當愈。（15）

成無己曰（《注解傷寒論》）：三部脉均等，即正氣已和，雖有餘邪，何害之有。

方有執曰（《傷寒論條辨》）：此以大概言，不獨謂風寒也。《卷十·辨脉法下篇》

王肯堂曰（《傷寒準繩》）：陰陽偏而爲病，平而爲和，故雜病之脉，內傷外感之不同，則氣口人迎不等。上下盛衰之不同，則浮中沉尺寸不等，況傷寒乎？今寸關尺脉皆同等，故爲陰陽和平而自愈也。或曰，寸關尺各有本部，當見之脉如前章所謂菽數輕重者；春夏秋冬，升降浮沉亦各有本部，當見之脉各得其位而不踰其等，故曰同等，病當愈。如成注所釋則寸浮而尺浮，尺浮則反等矣，何謂病愈。《帙之八·脉法》

柯琴曰（《傷寒論注》）：陰陽和平，不是陰陽自和，不過是純陰純陽無駁雜之謂耳。究竟是病脉，是未愈時寒熱不解之脉。雖劇當愈，非言不治自愈，正使人知此爲陰陽偏勝之病脉，陽劇者當治陽，陰劇者當治陰，必調其陰陽，使其和平，失此不治，反劇矣。《卷一·傷寒總論》

程知曰（《傷寒經注》）：大小浮沉遲數同等，謂三部九候無相失也。然亦大不甚大，小不甚小，浮不甚浮，沉不甚沉，遲不甚遲，數不甚數，爲有沖和平等之象也。若三部皆大，三部皆小，三部皆浮，三部皆沉，三部皆遲，三部皆數，而無沖和之氣，則又是病脉矣。又三部不同位，四時不同氣，併須識其本脉而審候之。《卷一·辨脉法》

魏荔彤曰（《傷寒論本義》）：寸口關上尺中三處，言三處則各有三診也。其脉大小、浮沉、遲數同等，所謂和也。和而均平者，在脉則中，而無過不及在陰陽矣。故大小浮沉遲數皆可名病脉，至于三處同等，則大小浮沉遲數俱爲和脉也。曰脉病，以病時脉爲問也。今見此診，竟可以和脉答之矣。即或病寒，或病熱，未愈不等，而脉已同等，陰陽和平，得愈非難也。即病劇亦直決之爲愈。《卷首·辨脉法》

吳謙曰（《醫宗金鑒》）：脉偏勝則病，脉和平則愈。今寸口、關上、尺中三部脉，俱見浮沉、遲數、大小同等，陰陽和平之象，即有寒熱不解之病，雖劇亦當愈也。《卷一·太陽上篇》

沈金鰲曰（《傷寒論綱目》）：脉三處同等，只是純陰純陽偏盛之脉，是仍爲病脉，是寒熱不解，病猶未愈之脉，故陰陽和平四字，并非陰陽調和之意。曰和者，言或純陰，或純陽，無乖戾之象；曰平者，言純于陰，純于陽，無駁雜之形也。然曰純陰，究竟偏于陰矣，曰純陽，究竟偏于陽矣，故非調和之義也。雖劇當愈者，偏陰則陰劇，治

其陰之劇，則陰之病當愈；偏陽則陽劇，治其陽之劇，則陽之病當愈。正欲醫者知此爲陰陽偏之脉，急早治之也。《卷首下·愈解》

　　章楠曰（《傷寒論本旨》）：脉者，氣血之先形，陰陽升降之征兆也。氣血受邪，故脉有大小浮沉遲數之變，然其寸關尺皆同等而無或大或小之異，則其三焦升降調達，而本體之陰陽和平，雖有遲數之脉，寒熱之證，病在經絡，未傷臟腑，故雖劇，終當愈也。《卷二·太陽脉上》

　　周學海曰（《辨脉平脉章句》）：三處同等者，病在氣分，經絡無所阻滯，上下無所隔塞，寒熱虛實無所夾雜，是正氣未傷，而邪有去路也，故外證雖劇而易治。

　　又曰：同等云者，非俱大俱小俱浮俱沉俱遲俱數也，正謂不甚大不甚小，不甚浮不甚沉，不甚遲不甚數也，故曰陰陽和平。《卷上》

原文 師曰：立夏得洪—作浮。大脉，是其本位，其人病身體苦疼重者，須發其汗。若明日身不疼不重者，不須發汗。若汗濈濈自出者，明日便解矣。何以言之，立夏脉洪大，是其時脉，故使然也。四時仿此。（16）

　　成無己曰（《注解傷寒論》）：脉來應時，爲正氣內固，雖外感邪氣，但微自汗出而亦解爾。《內經》曰：脉得四時之順者病無他。

　　王肯堂曰（《傷寒準繩》）：春弦夏洪秋毛冬石，當其時得之則爲平脉，不治自愈。非其時得之則爲病脉，須兼視其證而治之乃愈也。夏得洪脉而其人病身體疼重，此爲邪客之故，亦須治之乃解。仿此推之，則春弦秋毛冬石有應脉之證者，皆當治之而愈也。《帙之八·脉法》

　　盧之頤曰（《仲景傷寒論疏鈔金錍》）：立夏得洪大脉，此謂隨時動作，效象形容，正位居體，是其本脉也。倘寒風太厲，而形勝卒然困薄，身體苦疼重者，須發其汗，承其夏日之在膚，泛泛乎若萬物之有余，因其勢而渙汗之，易於分解。若明日身不疼不重者，不須發汗，其汗濈濈自出者，明日便解。以得時脉，順浮沉於生長之門，何眚不滅。《卷十四·辨脉法》

　　魏荔彤曰（《傷寒論本義》）：此段明辨時旺之脉，以察證進退之勢也。立夏後脉宜洪大，此時旺之脉也。病者雖身疼體重，爲陰寒邪氣所傷，但見時脉，則邪不勝正，病可無虞也，故原須發汗。明日身不疼重，竟不須發汗，而汗自濈濈出，又不致汗大出，是以其病明日即解。此惟得時脉洪大之吉征也。《卷首·辨脉法》

　　吳謙曰（《醫宗金鑒》）：凡四時之病，當以四時之脉期之。期之者，期其愈不愈也。立夏之日，得洪大脉，是其本位應得之脉。其人病身體苦疼重者，須發其汗。若明日不疼不重，雖脉仍洪大，必非邪脉，乃時脉也。不須再汗，謂已解也。設若本日汗濈濈然自出者，此解兆已見，雖脉洪大，不須發汗，明日便自解矣。何以言之？立夏得洪大脉，是得其時脉故也。四時仿此。《卷十六·平脉法》

　　章楠曰（《傷寒論本旨》）：春弦夏洪，秋毛冬石，爲四時無病之本脉也。以夏令陽氣居表，故得洪大脉，是其本位，非病脉也。若其身苦疼重，是濕熱之邪傷表，當發汗解表，然不同風寒之治法也。若明日不疼不重者，可知邪退，不須發汗。既不疼重，而又漐漐然汗出，則其濕熱隨汗而泄，明日便解矣。因其脉合時令，本體氣和，故得不藥而愈。四時之脉象，皆當仿此辨驗也。若冬令傷寒而脉洪大，即爲邪傳陽明化熱，而漐漐汗出者，當用白虎湯清熱也。《卷八·脉證合參》

原文 問曰：凡病欲知何時得？何時愈？答曰：假令夜半得病者，明日日中愈；日中得病者，夜半愈。何以言之？日中得病，夜半愈者，以陽得陰則解也。夜半得病，明日日中愈者，以陰得陽則解也。（17）

成無己曰（《注解傷寒論》）：日中得病者，陽受之，夜半得病者，陰受之。陽不和，得陰則和，是解以夜半；陰不和，得陽則和，是解以日中。經曰：用陽和陰，用陰和陽。

方有執曰（《傷寒論條辨》）：凡以大概言。陽得陰，陰得陽，則陰陽相際，血氣平復，所以自然當解。日中夜半，以大意言，餘時仿此同推。《卷七·辨脉法下篇》

盧之頤曰（《仲景傷寒論疏鈔金錍》）：凡屬陰陽經標之爲病，環運及期，悉乘旺時而解，皆大病之所作也。此則形氣乍微邪薄，不入經標化令，故夜陰之得日陽則解，日陽之得夜陰則解也。《卷十四·辨脉法》

周揚俊曰（《傷寒論三注》）：日中而病，必其人陽氣亢，故行至正陽之時，則益亢而成病矣，到夜半爲純陰之候，時令之陽既伏，吾身之陰復旺，不可解乎？夜半得病者亦然。然此但言其理耳。明乎此即可以悟用陰和陽，用陽和陰之道。《卷十六·脉法》

魏荔彤曰（《傷寒論本義》）：此段是因時脉而論及每日皆有陰陽衰旺，可以辨察也，又不盡求之于脉矣。故愈知何時得病，何時得愈，亦以陰陽往來，復始相尋諦觀之，可明矣。《卷首·辨脉法》

吳謙曰（《醫宗金鑒》）：凡病之起，不外乎陰陽以爲病，非陽勝陰，即陰勝陽。凡病之愈，亦不外乎陰陽以爲和，非陽得陰解，即陰得陽解。陽得陰解者，謂日中得病，今日夜半愈也。陰得陽解者，謂夜半得病，明日日中愈也。《卷一·太陽上篇》

章楠曰（《傷寒論本旨》）：此言陽時受邪者，得天地之陰氣以和之則病愈，陰時受邪者，得天地之陽氣以和之則病愈，正以見天人合一之道也。蓋邪者，偏陰偏陽之氣也，偏於陽，得陰則和，偏於陰，得陽則和，和則不爲病矣。由是引伸觸類，雖陰陽之變化無盡，而變化之中，自有不易之理，明其理，方能知其常而通其變，要必歸於和而已矣。《卷二·太陽上篇》

周學海曰（《辨脉平脉章句》）：此淺病暫得而即愈者，然通於得陰得陽之義，則百病可由此而推矣。得陰得陽者，非坐而待也，其用藥氣味合和，從陰引陽，從陽引陰之法，從可會矣。《卷上》

原文 寸口脉浮爲在表，沉爲在裹，數爲在府，遲爲在藏。假令脉遲，此爲在藏也。（18）

韓祗和曰（《傷寒微旨論》）：浮脉者，皆謂舉之有余，及按之三四菽重得之也，脉有三部，有上部，有中部，有下部。凡脉在上部者，皆名浮也，於傷寒病即不然。但病人兩手脉見之於皮外，指到不及按便得者乃是浮也。若病在表脉浮，不得便以浮爲陽，浮中亦有陽，亦有陰也。蓋三陰病在表，脉亦浮也，故有可汗者有不可汗者。

沉脉者，非謂深取而得之也，若在中部上見即爲沉矣。但兩手脉按之至皮下得者乃是沉也。傷寒病在裏，三部脉沉，不得便以沉脉爲陰，沉中亦有陽也有陰也，假令三陽病在裏，脉亦沉也，故有可下者有不可下者。

數脉者，一息六七至是也，病人脉或浮或沉，若陰陽氣停，脉雖六七至，只是邪氣傳受，不宜妄投藥也。若脉及六七至以上，按之有力，即可投藥解之，此陰氣弱，陽氣盛也。

遲脉者，一息四至下三至上是也。病人脉或浮或沉，不以大小緩急，但見脉遲便可投藥和之，此是陽氣弱，陰氣盛也。前數脉不投藥者，蓋數脉與陽病相應，何藥之有？今遲脉投藥者，乃是過陰氣而歸於陽也。《卷上·辨脉篇》

許叔微曰（《傷寒百證歌》）：脉雖有陰陽，須看輕重以分表裏。浮爲在表，沉爲在裏。然表證有虛有實，浮而有力者表實也，無汗不惡風；浮而無力者表虛也，自汗惡風也。裏證也有虛有實。沉而有力者，裏實也，故腹滿，大便不通。沉而無力者，裏虛也，或泄利或陰證之類。《卷一·傷寒脉證總論歌》

成無己曰（《注解傷寒論》）：經曰：諸陽浮數爲乘府，諸陰遲澀爲乘藏。

王肯堂曰（《傷寒準繩》）：此傷寒分三陽三陰證之總訣歟！若夫雜病，則脉之數者藏亦有熱，脉之遲者府亦有寒，勿泥此也。《帙之八·脉法》

柯琴曰（《傷寒論注》）：內外藏府之診，全賴浮沉遲數爲大綱耳。浮沉是審起伏，遲數是察至數，浮沉之間，遲數寓焉。浮象在表，應病亦爲在表，浮脉雖有裏證，主表其大綱也。沉象在裏，應病亦爲在裏，沉脉雖或有表證，主裏其大綱也。數爲陽，陽主熱，而數有浮沉，浮數應表熱，沉數應里熱，雖數脉亦有病在藏者，然六府爲陽，陽脉營其府，則主府其大綱也。遲爲陰，陰主寒，而遲有浮沉，浮遲應表寒，沉遲應里寒，雖遲脉多有病在府者，然五藏爲陰，而陰脉營其藏，則主藏其大綱也。《卷一·傷寒總論》

程知曰（《傷寒經注》）：軀殼之外爲表，軀殼之內藏府爲裏，故以浮沉別之；諸陽經皆屬府，諸陰經皆屬藏，故以遲數別之。此即《九難》別知藏府受病之義也，即傷寒辨三陰三陽證之總訣歟！然病之傳變，亦有數而入臟，遲而入府者矣。《卷一·辨脉法》

章楠曰（《傷寒論本旨》）：寸口者，指兩手寸關尺也……浮者，病在營衛之表分也；沉者，病在臟腑之裏分也。陽邪則脉數，陰邪則脉遲。浮而數者，陽邪在表，沉而數者，陽邪在裏也。浮而遲者，陰邪在表，沉而遲者，陰邪在裏也。以表言之，則衛爲陽，營爲陰也。以裏言之，則腑爲陽，臟爲陰也。衛陽出于腑，營陰出于臟。脉數爲陽，故爲在腑。脉遲爲陰，故爲在臟。則又無論浮沉，假令脉遲，此爲在臟也。《卷二·太陽上篇》

原文 趺陽脉浮而濇，少陰脉如經者，其病在脾，法當下利。何以知之？若脉浮大者，氣實血虛也。今趺陽脉浮而濇，故知脾氣不足，胃氣虛也。以少陰脉弦而浮，一作沉。才見此爲調脉，故稱如經也。若反滑而數者，故知當屎膿也《玉函》作溺。（19）

龐安時曰（《傷寒總病論》）：趺陽脉在足大趾次趾間上行五寸，是足陽明胃脉也，名曰冲陽穴。少陰脉在足內踝後，跟骨上動脉陷中，是足少陰腎脉也，名太谿穴。《卷六·解仲景脉說》

許叔微曰（《傷寒百證歌》）：傷寒必診太谿、趺陽者，謂以腎脉胃脉爲主。仲景譏世人握手不及足者以此。《卷一·傷寒脉證總論歌》）

成無己曰（《注解傷寒論》）：趺陽者，胃之脉。診得浮而濇者，脾胃不足也。浮者，以爲氣實，濇者，以爲血虛者，此非也。經曰：脉浮而大，浮爲氣實，大爲血虛。若脉浮大，當爲氣實血虛。今趺陽脉浮而濇，浮則胃虛，濇則脾寒，脾胃虛寒，則穀不消，而水不別，法當下利。少陰腎脉也，腎爲肺之子，爲肝之母，浮爲肺脉，弦爲肝脉，少陰脉弦而浮，爲子母相生，故雲調脉。若滑而數者，則客熱在下焦，使血流腐而爲膿，故屎膿也。

王肯堂曰（《傷寒準繩》）：胃者，水穀之海，五臟六府之長，若胃氣已憊，水穀不進，穀神已去，藏府無所禀受，其脉不動而死也，故必診趺陽脉以察胃氣焉。切脉下指輕重以爲氣血之分。浮而大者，輕取有餘，重取不足，故爲氣實血虛之診也。若輕取之，便不大而濇，知脾胃之氣不足也，脾胃之氣不足則轉輸失職而下利之證見矣。下利屬少陰證，故云少陰脉如經也。少陰之脉微細沉緊而此以弦而浮爲調脉，最宜活看。應浮弦而反滑數，知其便膿血，此桃花湯證也。《帙之八·脉法》

張璐曰（《傷寒纘論》）：趺陽脉浮濇，爲脾胃不足，故當下利，此易明也。至少陰脉弦而浮，稱爲調和如經之脉，此必有說焉。蓋傷寒熱傳少陰，仍得弦浮陽脉爲輕，若見沉遲，則爲少陰病脉矣。夫所謂弦者，少陽生發之氣也，浮者，太陽表證之脉也，雖證見少陰而少陰病脉不見，不失經常之度，故爲調脉。《卷下·脉法》

周揚俊曰（《傷寒論三注》）：趺陽脉浮濇而少陰脉如經，法當下利，其責在脾，明與少陰無與也。何也？蓋少陰亦能使下利故也。今所以責之脾者，於何知之？若脉浮而大，爲氣實血虛，當有外邪襲入之慮，今浮濇，則氣血兩虛，氣屬胃，血歸脾也。始言病在脾者，脾即兼胃也。蓋真陽既衰，津液復少，水穀不爲蒸腐，安得不利乎？以少陰脉雖弦，而浮取之即見，則弦爲木脉，浮爲肺脉，一爲子一爲母，兼見無傷也。若沉取亦弦，即不得謂少陰無病矣。曰調脉者，止以合於母子之義也。仲景此處極有斟酌，非聖人不能覰出。天下未有脾胃兩虛而腎脉全然無恙者，乃知如經者，雖失本來面目，而非尅賊難復之道也。假使少陰脉不弦浮而見滑數，則是外邪內乘，必便膿血，其利又爲少陰實利而非脾胃虛利矣。《卷十六·脉法》

張志聰曰（《傷寒論集注》）：夫所謂如經者，以少陰脈弦而浮，得春生上達之象，故稱如經之調脉，而神機自轉。《卷六·辨脉法》

黄元御曰（《傷寒懸解》）：以少陰脉弦而浮，則少陰病緣水不生木，而木鬱于水，故脉見弦浮，是少陰不調之脉也。才見此浮澀，便爲調脉，故稱如經也。以少陰主藏，斂澀者藏氣之得令也，而澀中帶浮，是水溫而胎木氣也。少陰最調之脉，若反滑而數者，則木鬱而生下熱，必傷陰分而便膿血，乃爲少陰失常之脉也。《卷一·脉法上篇》

章楠曰（《傷寒論本旨》）：跌陽脾胃脉，少陰腎脉，如經者，腎無病也。若脉皆浮大，則爲氣實血虚，今少陰脉如經，而跌陽浮澀，故知脾氣不足，不能健運，胃氣虚，水穀不化，而當下利也。以少陰脉弦浮爲調者，弦爲肝脉，子來扶母，浮爲肺脉，金來生水，故稱如經也。若反滑數，則腎中熱，而脾虚下利，必協少陰邪熱而屎膿也。《卷八·脉證合参》

周學海曰（《辨脉平脉章句》）：少陰病有下利證，此不在少陰者，今少陰脉才見弦浮。才見，略見也，是爲調脉，故稱如經，是邪氣動脾而未動腎也。若下利而少陰脉反滑而數者，是邪熱内鬱而下陷，水竭火燔，其後必當屎膿，即便血之類也。《卷上》

原文 寸口脉浮而緊，浮則爲風，緊則爲寒。風則傷衛，寒則傷榮。榮衛俱病，骨節煩疼，當發其汗也。（20）

成無己曰（《注解傷寒論》）：《脉經》云：風傷陽，寒傷陰。衛爲陽，榮爲陰，風爲陽，寒爲陰，各從其類而傷也。《易》曰：水流濕、火就燥者，是矣！衛得風則熱，榮得寒則痛。榮衛俱病，故致骨節煩疼，當與麻黄湯，發汗則愈。

王肯堂曰（《傷寒準繩》）：風，陽物也，其體在外，其傷在衛，飄然流行於上者，其脉不得不浮也。寒，陰物也，其體在中，其傷在榮，摯然攣急而斂縮者，其脉不得不緊也。榮衛俱病，骨節煩疼，常開户以逐之，故以麻黄發汗。《帙之八·脉法》

程知曰（《傷寒經注》）：此辨中風傷寒之脉總訣也。風爲陽邪，其氣揚，故脉浮緩；寒爲陰邪，其氣斂，故脉緊急。榮衛皆表也，但榮氣行脉中，則爲陰，衛氣行脉外，則爲陽。陽邪從陽之類，故風傷衛而汗出；陰邪從陰之類，故寒傷榮而無汗。衛得風則熱，榮得寒則痛，故榮衛兩傷則骨節煩痛，此當發汗以逐其邪。風傷衛者，桂枝湯發之；寒傷榮者，麻黄湯發之；榮衛俱傷者，大青龍湯發之也。《卷一·辨脉法》

張錫駒曰（《傷寒直解》）：風必傷衛，非必只傷衛，寒必傷榮，非必只傷榮，傷衛傷榮，不過言其初傷之時也。苟邪從榮衛而入，當無所不之，亦何分風與寒，榮與衛哉？《卷一·辨脉法》

黄元御曰（《傷寒懸解》）：此桂麻各半之證也。《卷一·脉法上篇》

王丙曰（《傷寒論注》）：衛行脉外，風性浮，故浮脉應之；榮行脉中，寒與血搏，故緊脉應之。骨節爲榮衛通行之處，風與寒併則疼，寒鬱而熱則煩。發其汗則榮熱隨出，而榮衛和矣。成本但云可發汗，而不知真人本有宜麻黄湯四字，苟明乎此，則知寒傷榮屬麻黄，風寒兩傷榮衛屬青龍之爲謬說無疑也。《卷一·太陽證用麻黄湯》

原文 跌陽脉遲而緩，胃氣如經也。跌陽脉浮而數，浮則傷胃，數則動脾，此非本病，醫特下之所爲也。榮衛內陷，其數先微，脉反但浮，其人必大便鞕，氣噫而除。何以言之？本以數脉動脾，其數先微，故知脾氣不治，大便鞕，氣噫而除。今脉反浮，其數改微，邪氣獨留，心中則饑，邪熱不殺穀，潮熱發渴，數脉當遲緩，脉因前後度數如法，病者則饑。數脉不時，則生惡瘡也。（21）

成無己曰（《注解傷寒論》）：經，常也。趺陽之脉，以候脾胃，故遲緩之脉爲常。若脉浮數，則爲醫妄下，傷胃動脾，邪氣乘虛內陷也。邪在表則見陽脉，邪在裏則見陰脉。邪在表之時，脉浮而數也，因下裏虛，榮衛內陷，邪客於脾，以數則動脾。今數先微，則是脾邪先陷於裏也，胃虛脾熱，津液乾少，大便必硬。《針經》曰：脾病善噫，得後出餘氣，則快然而衰，今脾客邪熱，故氣噫而除。脾能消磨水穀，今邪氣獨留於脾，脾氣不治，心中雖饑而不能殺穀也。脾主爲胃行其津液，脾爲熱爍，故潮熱而發渴也。趺陽之脉，本遲而緩，因下之後，變爲浮數，榮衛內陷，數復改微，是脉因前後度數如法，邪熱內陷於脾，而心中善饑也。數脉不時者，爲數當改微，而復不微，如此則是邪氣不傳於裏，但鬱於榮衛之中，必出自肌皮，爲惡瘡也。

王肯堂曰（《傷寒準繩》）：胃脉遲緩其本也，若浮而數則病矣。胃氣傷故虛，虛故浮；脾氣動故躁，躁故數，知爲誤下之過也。榮衛之氣，脾胃之氣所爲也。胃傷脾動則內虛，榮衛之邪乘虛而內陷，則浮數二脉，數脉先退而浮脉獨存，其人必大便硬，氣噫而除也。何以言之？本以數脉動脾，脾雖躁動，不能持久，故數脉先改而微，因數改微，故知脾氣不治。脾氣不治則孰爲津液？津液少，胃中乾燥，故知大便硬。脾病善噫，得後與氣乃除，故知氣噫而除也。本以浮脉傷胃，胃傷則止於傷而已，故浮脉獨存，不與數脉俱退。邪氣獨留於脾，無與於胃，胃國空虛故饑而思食也。胃能納，脾不能化，則食而不消。所以然者，脾中真火乃能殺穀，邪熱不能殺穀也。穀不化，反增胃中之熱，則潮熱而渴，勢所必至矣。若數脉不改微而徑改爲遲緩，病退之後與未病之前一息四至，度數如法，如是而饑，饑而能食，食即能化，不爲患也。若數脉不改遲緩，又不改微，非時而見，則脾氣躁動不已，脾主肌肉，必生惡瘡也。《帙之八·脉法》

程知曰（《傷寒經注》）：言趺陽脉遲緩，妄下則有浮數之變也。趺陽以遲緩爲常，若妄下之，則胃氣不守而浮，脾損其津而數矣。蓋妄下則榮衛之氣內陷，若其數者，先不數而但微浮，則脾胃雖傷，猶無大害。其人之病止於津少便硬，得噫氣而除。蓋脾病善噫，得後出氣則快然而衰也。今脉已傷胃而浮數者，已改變其微，則邪熱之氣留陷於中，饑而不能殺穀，必致潮熱發渴矣。妄下之變如此。若脉數不時見，則邪不傳裏，必鬱榮衛之間，出自皮肌，而爲惡瘡也。《卷二·辨脉法》

周揚俊曰（《傷寒論三注》）：趺陽合脾與胃之脉而言之，而遲緩其常脉也。假使不遲緩而浮數，夫豈無故，是非脉之忽自爲病也。蓋胃爲陽屬氣，故陽虛者脉浮；脾爲陰主血，故陰虛者脉數。浮且數者，醫下之過也。既誤下，則所以爲氣血者，兩皆受傷矣。然下多亡陰，脾主陰，故始因下而脉數者，今不能久數而已先微矣。脾先微，胃仍浮，故曰但浮。但浮則邪在胃，故便硬而噫氣。仲景至此申明前義，謂本以脉數，知動脾氣，忽數者先微，則是浮微矣。是脾氣大衰，不爲胃行其津液，此便硬噫氣之所由來也。故重言脉反浮，邪在胃也，數改微，正又衰也。中之所存者，非邪乎？夫邪熱在內則饑，邪熱不殺穀則饑而不能食。證見潮熱而渴，病至此，設不復下，何能愈乎？始先之動脾而脉數者，再一下之而歸遲緩，遲緩則愈矣。脉前後度數如法者，謂以此推測病情不復誤也。假如病者胸中饑，脉有時數，有時不數，則熱邪內蓄而不散，必致血凝而成惡瘡矣。《卷十六·脉法》

吳謙曰（《醫宗金鑑》）：如趺陽胃脉遲而和緩，是胃氣不病，如經脉也。今趺陽脉浮而數，按之無力。浮以候府，浮而無力，則爲傷胃；沉以候藏，數而無力，贈爲傷脾。詢之病者，特爲醫下之所爲，以致營衛之氣內陷。其先數脉變微，爲脾弱也；浮脉仍浮反甚，爲胃強也。胃強則邪氣獨留，故大便硬，潮熱發渴也；脾弱則脾氣不運，故邪熱不能殺穀，雖饑不食，氣噫而快也。醫者前後施治如法，而浮數之脉自當遲緩如經，則饑欲食，病者愈也；若施治失宜，數脉始終不退，則生惡瘡也。《卷十六·辨脉法》

章楠曰（《傷寒論本旨》）：趺陽脉遲緩，即和緩，胃氣如常無病之脉也。若浮而數者。浮爲傷胃，數爲動脾，以脾胃相連，故同候於一部之脉。胃主通降，傷則氣虛，故脉浮；脾司轉運，動則失度，故脉數。此由誤下所傷，非本病也。營衛之氣發於脾胃，脾胃傷，故營衛內陷也。數先微者，脾氣衰也；但反浮者，胃氣虛也。脾衰不運，胃虛不降，則糟粕津液不下於腸，大便必硬。濁壅於上，故必氣噫而除。除者，舒也。良以數者，脾大動而失度，其數先微，知其動極氣衰，而反不治。不治者，無力運化也，故使大便硬，而濁壅氣噫。脉反浮，其數改微，可知營衛內陷之邪，獨留於中，故心中饑。然邪熱不殺穀，仍不能食。由是餘邪盡歸陽明，而潮熱發渴，其數脉當變遲緩，爲陽明實熱之脉證也。因其脉隨證變，前後度數如法不差，則胃氣已順，病人饑而能食也。倘數脉不應時而退，則邪熱結於肉裏，必生惡瘡也。《卷八·脉證合參》

原文 師曰：病人脉微而濇者，此爲醫所病也。大發其汗，又數大下之，其人亡血，病當惡寒，後乃發熱，無休止時。夏月盛熱，欲著復衣，冬月盛寒，欲裸其身，所以然者，陽微則惡寒，陰弱則發熱。此醫發其汗，使陽氣微，又大下之，令陰氣弱，五月之時，陽氣在表，胃中虛冷，以陽氣內微，不能勝冷，故欲著復衣；十一月之時，陽氣在裏，胃中煩熱，以陰氣內弱，不能勝熱，故欲裸其身。又陰脉遲濇，故知亡血也。（22）

龐安時曰（《傷寒總病論》）：此皆可治，陽微惡寒四逆，陰弱發熱爲內熱病，宜苦酒、艾之類。《卷四·發汗吐下後雜病證》

成無己曰（《注解傷寒論》）：微爲亡陽，濇則無血，不當汗而強與汗之者，令陽氣微，陰氣上入陽中，則惡寒，故曰陽微則惡寒。不當下而強與下之者，令陰氣弱，陽氣下陷入陰中，則發熱，故曰陰弱則發熱。氣爲陽，血爲陰，陽脉以候氣，陰脉以候血，陰脉遲濇，爲榮血不足，故知亡血。經曰：尺脉遲者，不可發汗，以榮氣不足，血少故也。

王肯堂曰（《傷寒準繩》）：大發其汗，傷陽也，宜其脉微而惡寒。又數大下之，傷陰也，宜其脉濇而發熱。陰陽兩傷則氣血俱損，而首末獨言亡血者何也？曰，下之亡陰不必言，汗亦血類故也。內虛之人，夏月陽氣在表，則其內無陽也，故不勝其寒；冬月陽氣在裏，裏陰既虛不能當陽之灼爍也，故不勝其熱。然諸脉弦細而濇，按之無力者，往往惡寒，苦振慄不止，或時發躁，蒸蒸而熱，如坐甑中，必得去衣居寒處。或飲寒水則便如故，其振寒復至，非必遇夏乃寒，遇冬乃熱也，此但立其例，論其理耳。《快之八·脉法》

盧之頤曰（《仲景傷寒論疏鈔金錍》）：遲濇名陰，此爲醫所病者，謂大發其汗以亡陽液，汗乃血液也。又數大下之以亡陰血，本其所有而亡之矣。在陰者，失其藏精而起極；在陽者，失其衛外而爲固。是以陽微不勝其陰，則惡寒，陰弱不勝其陽，則發熱，無休止時矣。夏月盛熱之時，陽氣內而外，而陰伏其中，中胃虛冷，轉致陽氣內微，不能勝冷，故欲著複衣。冬月盛寒之時，陽氣外而內，而陰伏在中，胃中煩熱，轉致陰氣內弱，不能勝熱，故欲裸其身。《卷十四·辨脉法》

程應旄曰（《傷寒論後條辯》）：微而濇之脉，在證不應惡寒而復發熱也。病人有此，只因從前曾爲醫誤大發其汗而復大下之，以致其人成了一個亡血之軀。病根已爲在藏，故一病而微濇之藏脉輒應之。大寒大熱，只是陰陽二氣之逆厥，病在陽氣內微，陰氣內弱，非表也。欲着復衣，欲裸其身，是一時遞見之證。夏月欲着復衣，則發熱時裸其身不必言，冬月欲裸其身，則惡寒時着復衣不必言。極言寒熱勢之劇盛如此。《卷一·辨脉法》

魏荔彤曰（《傷寒論本義》）：此段就脉之微而濇，知爲醫所病，而致氣血多虛之證也。大汗則傷陽氣，大下則致陰虛，獨言其亡血者，血有形，氣無形，血之亡可見，氣之亡誰識乎？故言亡血，而下即云，病當惡寒後發熱。若獨亡血，不過陰虛生內熱，發熱而已，何以復陽虛生外寒，而先惡寒後發熱耶？但外感之邪，亦有先寒後熱，何以知其陰陽兩虛，此又就證之寒熱無休止時而可知矣。夏月盛暑，反欲着重復之衣，冬月盛寒，反欲裸其身，所以知其因陽微，故盛暑惡寒而後發熱也。此醫發其汗，病其陽，令其微也；大下之，病其陰，令其弱也。就原文言義，不過示人知誤汗下之禁。其實誤汗何嘗不病陰，誤下何嘗不病陽。汗即血也，多出焉得不病陰？所下之津液，氣之化也，大下焉得不病陽耶？此可以推廣誤汗下，陰陽交病之理也。兼以天時言之，五月盛暑而陽氣在上，微陰生下，故人身陽氣在表，而伏陰已生于裏。中陽素微，則胃中必虛冷，可知陽氣因病內微，不能勝陰氣之冷，故欲着復衣而惡寒也。十一月盛寒而陰氣在上，微陽生下，故人身陰氣在表，而潛陽已生于裏。中陰素弱，則胃中必煩熱可知。陰氣因病內弱，不能勝陽之熱，故欲裸其身而發熱也。此亦就原文言義，亦人陰陽來復之道，其實陽微則當陰生已病，純陰之時更篤可知。陰弱當陽生已病，純陽之時更篤亦可知。再陽微，至十一月陽生可漸復，陰弱，至五月陰生亦可漸復，亦俱可推廣陰陽來復而知病之加損矣。《卷首·辨脉法》

吳謙曰（《醫宗金鑒》）：病人脉微而濇，詢之爲醫大發其汗，又數大下之，所以致此病也。其人亡血，略辭也，謂亡其氣血也。氣亡則陽微，陽微則惡寒；血亡則陰弱，陰弱則發熱。陽微陰弱，故常惡寒後乃發熱也。輕者邪不留連，遇所不勝時則愈；重者無休止時，即遇所不勝尤甚也。然惡寒雖遇夏月盛熱，欲着復衣。所以然者，五月之時，陽氣在外，胃中虛冷，大發其汗，令陽氣微，故不勝寒也。發熱雖遇冬月盛寒，欲裸其身。所以然者，十一月之時，陽氣在內，胃中煩熱，又數下之，令陰氣弱，故不能勝熱也。此即論中所謂熱在骨髓寒在皮膚，寒在骨髓熱在皮膚，沉痼寒熱之病也。《卷十六·辨脉法》

章楠曰（《傷寒論本旨》）：脉微弱又濇，是營衛氣血皆傷也。胃爲衛之本，脾爲營之源，大發其汗，則胃陽亡，又大下之，則脾陰竭，而血由脾胃生化，脾胃傷而血亦虛也。表陽虛則惡寒，內陽傷則發熱，發熱而仍惡寒，以陰陽兩傷，而非外感之惡寒發熱，故無休止時也。人身之氣，與天地相應。五月夏至，陰自下升，陽從上降，故井水反冷。而人身應之，陰氣居內，陽氣在表，因汗下而胃中虛冷，又值陽氣在表，而內陽更微，則不能勝冷，故欲着復衣也。十一月冬至，陽自下升，陰從上降，故井水反熱。而人身亦外陰內陽，既傷陰而發熱，又值陽氣居內，則陰更弱，不能勝其煩熱，故欲裸其身。又脉遲澀，故知亡血，申明上文其人亡血之句也。《卷八·脉證合參》

原文 脉浮而大，心下反鞕，有熱屬藏者，攻之，不令發汗。屬府者，不令溲數。溲數則大便鞕，汗多則熱愈，汗少則便難，脉遲尚未可攻。（23）

成無己曰（《注解傷寒論》）：浮大之脉，當責邪在表，若心下反硬者，則熱已甚而內結也。有熱屬藏者，爲別無虛寒，而但見裏熱也。藏屬陰，爲悉在里，故可下之。攻之謂下之也，不可謂脉浮大，更與發汗。《病源》曰：熱毒氣乘心，心下痞滿，此爲有實，宜速下之。雖心下硬，若餘無裏徵，但見表證者，爲病在陽，謂之屬府，當先解表，然後攻痞。溲，小便也，勿爲飲結而利小便，使其溲數，大便必硬也。經曰：小便數者，大便必硬，謂走其津液也。汗多，則邪氣除而熱愈，汗少，則邪熱不盡，又走其津液，必便難也。硬家當下，設脉遲，則未可攻，以遲爲不足，即裏氣未實故也。

方有執曰（《傷寒論條辨》）：此舉結胸、痞氣、胃實等之當下者，概致叮嚀慎戒之意。屬臟，主結胸痞氣也，故曰攻之不令發汗；屬腑，指胃實等也，故曰不令溲數，謂不可利小便也。《卷七·辨脉法下篇》

王肯堂曰（《傷寒準繩》）：論言，脉浮大應發汗，反下之爲逆，此以心下硬有熱，知傳邪入裏，故舍脉而從證也。屬藏者，宿屎在臟也；屬府者，小便不利也。大便則許攻之，小便則不許何也？曰：利大便則內熱除，利小便則不能也，徒走其津液耳。故傷寒治小便不利，惟汗後脉浮煩渴始用五苓散利之耳，其他或溫或下，或和解，或泄濕熱，或固下散寒，或溫經散濕，或解錯雜之邪，或散傳陰之熱閉，未嘗輕視乎分利也。既言不令發汗，不令溲數，故又繼之曰溲數則大便硬，汗多則熱愈甚，汗小則大便難。以發汗利小便亡其津液，致有此失，故不可不慎也。遲爲陰，爲寒，爲臟。腎者至陰之臟，故病之所主曰腎虛，若遽攻之攻泄腎氣，所以得此脉者雖具當攻之證，未可遽攻，

徐俟之以觀其變可也。《恢之八·脉法》

張志聰曰（《傷寒論集注》）：此言太陽上合少陰心藏，下合膀胱水府而汗下宜慎也。脉浮而大，陽氣浮而外感也。浮大之脉，病爲在表，今心下反硬，太陽之氣不能從胸出入矣。若有熱屬少陰心藏者，當攻下之，以瀉心下其熱，不令發汗而奪其心液也。有熱屬膀胱水府者，當發汗而運行于膚表，不令利小便而溲數，若溲數則津液去而大便硬。夫有熱屬藏雖曰不令發汗，然亦有汗多則熱愈者。夫溲汗皆屬水津，雖曰溲數則水津去而大便硬，然亦有汗少水津不去而便難者。夫有熱屬藏雖曰攻下之，然亦有脉遲尚未可攻下者。屬藏屬府，所當慎其汗下者如此。《卷六·辨脉法》

張錫駒曰（《傷寒直解》）：脉浮而大，表脉也。心下反硬，裏症也。有熱屬藏者，屬少陰心藏也。少陰之陰水虛少而少陰之君火熾盛，故宜攻下之以救其陰，不可發汗以助其陽。屬府者，有熱屬大腸膀胱之府也。膀胱主藏津液，溲數則亡其津液而大便硬。汗多則熱愈者，言熱屬藏故不令發汗，屬府者又當發汗，汗多則水津四布而熱愈，汗少則津液不能施化而便難。然又恐人誤以便難爲皆可攻，故又結言脉遲尚未可攻。其叮嚀致戒切矣。《卷一·辨脉法》

黃元御曰（《傷寒懸解》）：脉浮而大，是太陽陽明之脉也。若心下反硬，則有陽明之府邪也。蓋少陽之經，自胃口而行兩脅，少陽經氣侵逼陽明之府，府氣壅遏，逆而上行，礙少陽下行之路，經府鬱迫，結於胸脅，故心下痞硬。若府熱傷及藏陰，則攻之不令發汗。若但是府熱，則攻不必急，而不令其溲數。溲數則其津液亡而大便硬，汗多則營消而熱愈增，汗少則府熱鬱而大便難，是以不令汗尿而用攻下。第攻亦有時，藏宜急攻，府宜緩攻，而一見脉遲，則內熱未實，尚未可攻也。《卷一·脉法上篇》

周學海曰（《辨脉平脉章句》）：脉浮大者，當爲表實裏虛，今心下反硬，是熱結於膈上也。屬臟者，氣分無形之病也，攻之謂清之降之，如陷胸瀉心之類也。不令發汗，發汗則上焦之清氣愈虛，下氣愈逆愈壅，不得清肅矣。屬府者，腸胃有形之病，如陽明承氣證是也，利水發汗，皆在所禁，爲傷津也。熱愈者，熱益甚也。急攻之以驅其有形之滓，則內熱清而痞結可去矣。若脉浮而遲，裏氣未實，是或陰結也，又未可攻。攻謂攻下，與上屬臟之攻義殊。《卷上》

原文 脉浮而洪，身汗如油，喘而不休，水漿不下，形體不仁，乍靜乍亂，此爲命絕也。又未知何藏先受其災，若汗出髮潤，喘不休者，此爲肺先絕也。陽反獨留，形體如烟熏，直視搖頭者，此爲心絕也。唇吻反青，四肢漐習者，此爲肝絕也。環口黧黑，柔汗發黃者，此爲脾絕也。溲便遺失、狂言、目反直視者，此爲腎絕也。又未知何藏陰陽前絕，若陽氣前絕，陰氣後竭者，其人死，身色必青；陰氣前絕，陽氣後竭者，其人死，身色必赤，腋下溫，心下熱也。（24）

成無己曰（《注解傷寒論》）：病有不可治者，爲邪氣勝於正氣也。《內經》曰：大則邪至。又曰：大則病進。脉浮而洪者，邪氣勝也；身汗如油，喘而不休者；正氣脫也；四時以胃氣爲本，水漿不下者，胃氣盡也；一身以榮衛爲充，形體不仁者，榮衛絶也。不仁爲痛癢俱不知也，《針經》曰：榮衛不行，故爲不仁。爭則亂，安則静，乍静乍亂者，正與邪爭，正負邪勝也。正氣已脱，胃氣又盡，榮衛俱絶，邪氣獨勝，故曰命絶也。肺，爲氣之主，爲津液之帥。汗出、髮潤者，津脱也；喘不休者，氣脱也。肺主氣，心主血，氣爲陽，血爲陰。陽反獨留者，則爲身體大熱，是血先絶而氣獨在也。形體如烟熏者，爲身無精華，是血絶不榮於身也。心脉俠咽系目，直視者，心經絶也。頭爲諸陽之會，摇頭者，陰絶而陽無根也。唇吻者，脾之候。肝色青，肝絶，則真色見於所勝之部也。四肢者，脾所主。肝主筋，肝絶則筋脉引急，發於所勝之分也。漐習者，爲振動，若搐搦，手足時時引縮也。脾主口唇，絶則精華去，故環口黧黑。柔爲陰，柔汗，冷汗也。脾胃爲津液之本，陽氣之宗，柔汗發黄者，脾絶而陽脱，真色見也。腎司開合，禁固便溺。溲便遺失者，腎絶不能約制也。腎藏志，狂言者，志不守也。《内經》曰：狂言者，是失志矣，失志者死。《針經》曰：五藏之精氣皆上注于目，骨之精爲瞳子，目反直視者，腎絶，則骨之精不榮於瞳子，而瞳子不轉也。陽主熱而色赤，陰主寒而色青。其人死也，身色青，則陰未離乎體，故曰陰氣後竭。身色赤，腋下温，心下熱，則陽未離乎體，故曰陽氣後竭。《針經》云：人有兩死而無兩生，此之謂也。

王肯堂曰（《傷寒準繩》）：火之將滅也必明，脉來浮洪湧盛，此將去人體之兆也。然得此脉者，又必兼下一二證而後可斷其命絶也。

肺主氣主皮毛故也。經曰：病人肺絶三日死，何以知之？口張但氣出而不還。

心之於卦離也，陽外而陰内也。陽反獨留，則心血已盡，而惟浮游之火獨光耳。經曰：病人心絶一日死，何以知之？肩息回視立死。一云目停停二日死。

肝脉支者從目系下頰裏，環唇内，經曰：病人肝絶八日死，何以知之？面青但欲伏眠，目視而不見人，汗出如水不止。一云二日死。

脾其華在唇四白，環口黧黑，其華萎矣。經曰：病人脾絶十二日死，何以知之？口冷足腫腹熱臚脹，洩利不覺，出無時度。一云五日死。

經曰病人腎絶者，何以知之，齒爲暴枯，面爲正黑，目中黄色，腰中欲折，自汗出如流水。一云人中平，七日死。《帙之八・脉法》

盧之頤曰（《仲景傷寒論疏鈔金錍》）：脉浮而洪，泛溢横流而忘返；汗出不休，萬竅洞開而合折；喘而不休，奔氣從迫而無已；水漿不入，後之頓絶而罔續；形體不仁，神與形分而唯一；乍静乍亂，陰陽離决而迷復。咸失回宣，此爲命絶。更著汗出發潤，泛涣窮極於巔；益喘不休，形氣盡洩於高懸。肺主氣，此爲肺先絶也。若陽留體重，爝火其能久乎？直視睛盲，寧復神觀鑿鑿之以陽爲用也；摇頭脉潰，安望維持於百體矣！心主火，主神，主脉，此爲心先絶也。唇吻反青，肝色敗徵於脾竅；四肢漐習，根荄腐朽而液流。肝主色，肝主水，肝以肢爲荄，此爲肝先絶也。環口黧黑，水色縱乘於四白；柔汗發黄，脾衰標著於形身。脾色黄，其華在唇四白，此爲脾先絶也。小便遺失，洲都已傾；狂言反視，志失精消。腎藏精與志，此爲腎先絶也。陽氣前絶者，死必身色青，陰氣後竭故也。陰氣前絶者，死必身色赤，腋下温，心下熱，陽氣後竭故也。《卷十四・辨脉法》

張錫駒曰（《傷寒直解》）：此一節論死絕之脉證也。脉浮而洪，脉氣外脫也；身汗如油，真津外洩也；肺主天，喘而不休，天氣絕也；脾主地，水漿不下，地氣絕也；形體不仁，神去而形骸獨存也；乍靜乍亂，真氣脫而陰陽離也。精滅神亡，大命絕矣。肺主皮毛，汗出發潤，毛竅開發而陰液洩也。喘而不休，氣不歸元而真氣上脫也，此肺先絕也。心爲離火，貴下交坎水，陽反獨留，火勢炎炎，不復下交，故形體如烟熏也。心脉上系於目，目系絕故直視。搖頭者，火性上騰之象也，此爲心絕也。唇吻者，脾之竅；青者，肝之色；四肢者，脾之主。瘈瘲者，肝之病。以肝之色，肝之病而反見於脾之位，則肝之真氣絕而反乘其所勝，故爲肝絕也。脾主四白，環口黧黑，土敗而木侮也。柔汗者，柔軟而膩，脾之真液。黃者，脾之真色。真液洩而真色現，故爲脾絕也。腎主二便，溲便遺失，是門戶不要也。腎藏志，志爲氣之帥，志絕無主，故狂言。目反直視者，腎氣絕而目系斷，故爲腎絕也。此以未死之前而先斷其五藏之絕，而又當以既死之後驗其色之青赤，以辨其陰陽之先絕後竭。《卷一·辨脉法》

吳謙曰（《醫宗金鑒》）：身汗如油，液外亡也；喘而不休，氣上脫也；水漿不下，胃氣絕也；形體不仁，營衛敗也；乍靜乍亂，精神散也。此皆命絕之候。由此推之，脉雖浮洪，必然無根，是爲真臟孤陽飛越之診也。

肺主皮毛，肺絕汗出不流，故發潤也；肺主氣，肺絕張口氣出，不能復還也。故曰：爲肺先絕也。

心絕陰盡，惟陽獨留，故身體大熱；形如烟熏，從火化也；心藏神，直視，神去也；頭屬陽，陽無所依，故搖頭也。

唇吻之色當赤而黃，反見青色者，木土相克也；四肢汗出，瘈瘈不已，此爲肝絕也。

脾之華在唇四白，環口黧黑，其華萎矣！冷汗，陰黃，皆脾絕也。

腎司二便，溲便遺失，腎絕也。腎藏精與志，狂言直視，精志俱敗也。《卷十六·平脉法》

周學海曰（《辨脉平脉章句》）：陰氣後竭，則絕證見於陰，陽氣後竭，則絕證見于陽，何者？陽去則陰獨，陰去則陽孤，故彷徨無依，而絕證見也。《靈樞·小針解》曰：五藏之氣已絕於內者，脉口氣內絕不至，其死也，內氣重竭，無氣以動，故靜；五藏之氣已絕於外者，脉口氣外絕不至，其死也，陽氣反入，陰氣有餘，故躁。《金匱要略》曰：六府氣絕於外者，手足寒，上氣，脚縮；五藏氣絕於內者，利不禁，下甚者，手足不仁。此示其驗也。《卷上·辨脉章句》

原文 寸口脉浮大，而醫反下之，此爲大逆。浮則無血，大則爲寒，寒氣相搏，則爲腸鳴，醫乃不知，而反飲冷水，令汗大出，水得寒氣，冷必相搏，其人即𩩲。（25）

成無己曰（《注解傷寒論》）：經云：脉浮大，應發汗，若反下之，爲大逆。浮大之脉。邪在表也，當發其汗，若反下之，是攻其正氣，邪氣得以深入，故爲大逆。浮則無血者，下後亡血也；大則爲寒者，邪氣獨在也。寒邪因裹虛而入，寒氣相搏，乃爲腸鳴，醫見脉大，以爲有熱，飲以冷水，欲令水寒勝熱而作大汗，裹先虛寒，又得冷水。水寒相搏，使中焦之氣澀滯，故令噦也。

盧之頤曰（《仲景傷寒論疏鈔金錍》）：浮者，首外應顯之常；大者，邪始薄乎首外之導。醫反下之，無故而隕，此爲大逆。下仍浮，妄下奪陰而無血；下仍大，本未併熱而猶寒。陽未陷，客未動，兩屬虛懸，無故之隕，獨沉在下，致腸腹内洞而鳴。蓋奪血者無汗，醫乃不知，反飲冷水，迫汗大出，又屬無故而洩，水合寒本，兩必相搏，關機窒遏，氣填而噦矣。《卷十四·辨脉法》

張錫駒曰（《傷寒直解》）：此論浮大之脉不可下，復不可汗也。浮大之脉，虛浮於外，外似有餘而内實不足，醫反下之，其害不可勝言，故曰此爲大逆。然浮大之脉不特不可下，抑且不可汗，蓋血虛於内，則脉空浮於外，氣寒於中，則脉亦空大於外，寒氣相搏於中，則爲之腸鳴。醫乃不知浮大爲裹寒，而反疑爲外熱，反飲冷水令汗大出，夫外來之水得本氣之寒，兩冷相搏，其人即噦。噦者，氣噎而無聲也。《卷一·辨脉法》

章楠曰（《傷寒論本旨》）：脉浮大而有力者，爲氣實血虛，亦爲表實内虛，内虛而反下之，則内竭而外脱，故爲大逆也。若浮大無力者，血虛而氣不歸元也。陽不歸元則内寒，故云浮則無血，大則爲寒。寒氣相搏，則爲腸鳴，乃反飲冷水，其陽本已外浮，而冷水内逼，遂使腠理開而汗大出。其内寒與冷水搏結不行，其人則噎，食飲不能下膈也。《卷八·脉證合參》

周學海曰（《辨脉平脉章句》）：浮大者，浮緊有力也，表邪宜汗，醫反下之，復虛其内，脉續浮大，此浮大不得爲邪在表矣。浮則無血，是傷液也，大則爲寒，是傷氣也，氣傷内寒，寒復生氣，氣寒相搏，則爲腸鳴，是寒燥内鬱，無陽以化也。醫見腸鳴脉大，更謂溫毒内陷，飲以冷水，欲令大汗，豈知汗不得出，而水得寒氣，冷必固結，胃氣愈衰，其人即噦。噦者，呃也，大氣無所發越而上逆也。《卷上·辨脉章句》

原文 趺陽脉浮，浮則爲虛，浮虛相搏，故令氣噦，言胃氣虛竭也。脉滑，則爲噦。此爲醫咎，責虛取實，守空迫血。脉浮、鼻中燥者，必衄也。（26）

成無己曰（《注解傷寒論》）：趺陽脉浮爲噦，脉滑爲噦，皆醫之咎，責虛取實之過也。《内經》曰：陰在内，陽之守也，陽在外，陰之使也。發汗攻陽，亡津液，而陽氣不足者，謂之守空。經曰：表氣微虛，裹氣不守，故使邪中於陰也。陽不爲陰守，邪氣因得而入之，内搏陰血，陰失所守，血乃妄行，未知從何道而出。若脉浮、鼻燥者，知血必從鼻中出也。

王肯堂曰（《傷寒準繩》）：噦與噎通，噦即俗謂之吃逆者是也。李東垣、王海藏以噦爲乾嘔，而陳無擇又以噦名欬逆，皆失之。按《靈樞經》云：噦，以草刺鼻，嚏嚏而已，無息而疾迎引之立已，大驚之亦可已。今之吃逆，以此三法施之則立止，若以施之乾嘔，嘔不爲止也。且嘔自有嘔條，而又別出此，不已贅乎？若古之所謂咳，即今之所謂嗽，與吃逆又無干也。噦與噦，皆因妄下之後復與之水以發其汗、胸中虛，氣逆而作。輕則爲噦，重則爲噦。以趺陽脉候之，浮則爲噦，滑則爲噦。噦即東垣書所載咽喉噎塞口開目瞪之證，然無聲也。噦則氣自臍下直冲上出於口而吃吃然作聲，頻頻相續，爲實，可治，半時噦一聲爲虛，難治。《帙之八·脉法》

盧之頤曰（《仲景傷寒論疏鈔金錍》）：趺陽者，候後天中胃水穀之化源，其專象不可得見，見則偏倚亡中矣。維和維緩，斯中土泰然，百體從今。浮則有外無內，若泡幻之空中，故曰浮則爲虛。虛則氣噦，言胃氣虛竭所致也。滑更替替轉流，此名陽也，有揚無抑，不特胃竭，胃將絕矣，故噦。噦者，有聲無物，有出無入也。此爲醫咎，責虛取實，守空迫血也。責虛取實者，虛以實施，轉虛其虛。守空迫血者，氣已虛虛，血失使矣。蓋血在內，氣之守也，氣在外，血之使也。故浮而鼻燥者衄。蓋鼻者，氣息之頭也，氣主呴之，血主濡之，氣有一息之行，則血有一息之止，氣即浮浮，血菀於上，其人必衄。《卷十四·辨脉法》

張璐曰（《傷寒纘論》）：脉滑爲噦者，胃虛不能散水，水結中焦，逼虛火上逆，故爲噦也。脉浮必衄者，浮爲表邪不散，邪鬱上焦，必迫血上行而爲衄也。胃氣素虛之人，誤施辛溫發散，則虛陽將欲外亡，所以脉浮鼻燥。皆緣責虛取實之故也。此與誤發少陰汗者，同科而減等。少陰少血，動其血，則下厥上竭而難治；陽明多血，但釀患未已耳。《卷下·脉法》

魏荔彤曰（《傷寒論本義》）：此條辨脉，仍承上段，申言氣逆之噦，再審之於趺陽胃之專主，見浮不必兼大，即知爲虛也。以趺陽見浮，即是虛而無實。下體之診，浮即爲虛，不同寸口也。何云相搏，則胃氣虛而有寒可知，虛寒之胃氣自相搏結也。是以氣必上逆而爲噦，不必定成噎證。凡胃虛寒，胸膈必反有浮游之熱，逆而上冲，重可以噎飲食，輕亦可以逆膈氣也。知此則知胃氣已虛，不治則將竭矣。如浮而帶滑，滑近于數，知邪熱上冲爲嘔爲噦，又視其人有無痰飲食積矣。至於空噦而無物可吐，則胃虛氣逆更甚於嘔矣。此俱令醫家任咎也。何也？以其或誤汗或誤下，或誤飲以冷水也。胃本虛而以爲實，是有違於虛者責虛，而反責虛以取實，其爲大逆，如前段所云也。於是胃氣內空，則陽不足而越於外，陰之守內者，亦不能自固於中矣。陰既內虛，又生邪熱，熱入陰中，迫血妄行，俾血爲陰類，親下而流者，可使過顙，可使在山，隨邪熱而害空竅，是處可出，驗之於諸空竅，若鼻先覺燥，必從鼻而出也，血亡而陰之守更亂，如戰敗而城愈不可守也。《卷首·辨脉法》

黃元御曰（《傷寒懸解》）：虛浮相合，故令氣噦，緣胃氣虛竭，則痞塞不通也。若脉滑，則胃氣上逆而爲噦，此爲醫工之咎。以浮則爲虛，反責其內虛而爲實，而下以取之，浮則無血，反守其中空以爲滿，而汗以遏之，陽亡陰升，填塞清道，故非噎即噦也。若脉浮鼻中乾燥者，必將爲衄，以中虛而氣逆，故血隨氣升而爲衄也。《卷一·脉法上篇》

周學海曰（《辨脉平脉章句》）：是時也，趺陽脉必浮，浮者內虛也。內之津液愈虛，而氣愈上湧，故令氣噦。浮則傷胃，浮極故胃氣虛竭也，此寒變也。若趺陽脉滑，是又胃中虛熱蘊結，而爲噦矣。此必醫見其寒，而又妄從而溫補之，若此者，忽而責虛，忽而取實。《內經》曰：陰在內，陽之守也。今既妄下以傷陰，而又妄溫之，陰虛

而陽無所歸，迫血妄行，未知從何道出，若脉浮鼻中燥者，必從鼻中出而衄也。《卷上·辨脉章句》

原文 諸脉浮數，當發熱，而洒淅惡寒，若有痛處，飲食如常者，畜積有膿也。（27）

成無己曰（《注解傷寒論》）：浮數之脉，主邪在經，當發熱，而洒淅惡寒，病人一身盡痛，不欲飲食者，傷寒也。若雖發熱，惡寒而痛，偏着一處，飲食如常者，即非傷寒，是邪氣鬱結於經絡之間，血氣壅遏不通，欲畜聚而成癰膿也。

王肯堂曰（《傷寒準繩》）：人身有燉腫痛楚之處，未有不自覺者，此條所舉，必是內癰，故曰畜積有膿也。《帙之八·脉法》

張志聰曰（《傷寒論集注》）：諸脉浮數者，概三部而言也。浮爲在表，數爲在肌，故當發熱而洒淅惡寒。若從肌表入於經脉，血氣凝滯，故有痛處。飲食如常者，胃氣無傷。經脉受傷，故畜積有膿也。《卷六·辨脉法》

魏荔彤曰（《傷寒論本義》）：浮而兼數，知爲邪在表，必發熱兼惡寒，以其傷於寒也。傷寒必身痛骨痛，骨節煩痛，今不見如此，而若別有痛處，却不甚痛，按之方痛，則非表感風寒之證矣。徵之於飲食，傷寒必不能食，而其人飲食如常，因知其必有瘡瘍，非外在肌肉，必在內臟腑。所以作寒熱者，瘡亦寒熱而成，既成則阻滯榮衛，所以亦作寒熱，特不同於表證之發熱而惡寒也。以其瘡已成形，而膿畜於內，將潰耳。《卷之首·辨脉法》

吳謙曰（《醫宗金鑒》）：諸脉浮數，謂寸、關、尺六脉俱浮數也。浮則爲風，數則爲熱，風熱遏鬱於表，則當發熱而洒淅惡寒也。若有隱痛之處，飲食如常者，非表邪之診，乃內癰蓄積有膿之診，於此知浮數之脉，不可概爲風熱也。《卷十六·辨脉法》

章楠曰（《傷寒論本旨》）：脉浮數者，邪在表也，必有發熱惡寒之表證，若身有痛處，而飲食如常者，內氣自和，其痛處爲邪結成瘡，蓄積有膿也。《內經》所云：營氣不從，逆于肉裏，乃生癰腫。其邪原在營衛，故脉浮數，而發熱惡寒。若毒發於臟者名疽，堅硬皮色不變，爲陰證危重者也。《卷八·脉證合參》

周學海曰（《辨脉平脉章句》）：當發熱者，謂是表邪，風寒傷榮衛也，反但時時洒淅惡寒，或腹內，或身中，隱隱作痛，而有定處，飲食如常，此非外邪也，又病在血分，不在氣分。病在氣分，則發熱於周身，病在血分，則畜積於一處，如內而肺癰胃癰，外而瘡疽是也。《卷上·辨脉章句》

原文 脉浮而遲；面熱赤而戰惕者，六七日當汗出而解；反發熱者，差遲。遲爲無陽，不能作汗，其身必癢也。（28）

成無己曰（《注解傷寒論》）：脉浮，面熱赤者，邪氣外浮於表也；脉遲，戰惕者，本氣不足也。六七日爲邪傳經盡，當汗出而解之時。若當汗不汗，反發熱者，爲裏虛津液不多，不能作汗。既不汗，邪無從出，是以差遲。發熱爲邪氣浮于皮膚，必作身癢也。經曰：以其不能得小汗出，故其身必癢也。

王肯堂曰（《傷寒準繩》）：脉浮而遲，陽氣虛所以遲也。氣怫鬱不得越故面熱赤，正與邪爭故戰惕，猶天氣溽蒸而成雨，豈不可以汗乎？而陽氣衰微不能作汗，故當六七日傳經盡，當汗出而解之時，而反發熱，其身不痛而癢也。經曰，諸癢爲虛是也。《快之八·脉法》

盧之頤曰（《仲景傷寒論疏鈔金錍》）：六日環周，七日來復，法當汗出而解，故發熱者欲作再經，故差遲。《卷十四·辨脉法》

程應旄曰（《傷寒論後條辯》）：面熱赤者，陽氣怫鬱在表也；戰惕者，邪陰制勝於裏也；發熱者，陰寒久而逼陽於外也。表實裏虛，中寒實甚，故表脉併藏脉而見。既宜辛熱陽而於其藏，又宜甘溫發散於其表，兩脉平治，方不致誤也。《卷一·辨脉法》

黃元御曰（《傷寒懸解》）：脉浮而遲，面色熱赤而身體戰慄者，陽鬱欲發，虛而不遽發，故面熱而身搖，待至六七日，經盡陽復，當汗出而解。若反發熱者，則解期差遲。以脉遲是爲無陽，無陽則但能發熱而不能作汗，氣鬱皮腠，其身必癢也。《卷二·脉法下篇》

章楠曰（《傷寒論本旨》）：脉浮邪在表，遲爲陽氣虛，故其邪鬱而面熱赤，邪正相爭則戰惕。六七日，人身陰陽之氣旺，當汗出而解，如反發熱者，邪閉正虛，其解差遲。所以遲者，爲陽虛之故。蓋汗由津化，津由胃陽蒸騰而生，無陽則不能作汗，而邪閉皮膚，其身必癢也。《卷二·太陽上篇》

周學海曰（《辨脉平脉章句》）：脉浮，邪氣在表也；遲，裏氣衰也。面熱赤，陽氣不能四達而上越也；戰惕，陽氣躍躍欲出而不能也。六七日，邪氣漸退，裏氣漸復，當可汗解矣！反加發熱而無汗者，是裏氣仍未能復，脉且較遲於前。差，頗也，遲爲陽氣不足，故不能蒸動津液以作汗也。脉浮發熱，邪氣久徘徊於肌膚之間，怫鬱而不得泄，其身必癢也，此麻桂各半湯證也。《卷上·辨脉法章句》

原文 寸口脉陰陽俱緊者，法當清邪中於上焦，濁邪中於下焦。清邪中上，名曰潔也；濁邪中下，名曰渾也。陰中於邪，必內慄也，表氣微虛，裏氣不守，故使邪中於陰也。陽中於邪，必發熱、頭痛、項強、頸攣、腰痛、脛酸，所爲陽中霧露之氣，故曰清邪中上。濁邪中下，陰氣爲慄，足膝逆冷，便溺妄出，表氣微虛，裏氣微急，三焦相溷，內外不通，上焦怫鬱，藏氣相熏，口爛食齗也。中焦不治，胃氣上沖，脾氣不轉，胃中爲濁，榮衛不通，血凝不流。若衛氣前通者，小便赤黃，與熱相搏，因熱作使，游於經絡，出入藏府，熱氣所過，則爲癰膿。若陰氣前通者，陽氣厥微，陰無所使，客氣內入，嚏而出之，聲嗢咽塞，寒厥相追，爲熱所擁，血凝自下，狀如豚肝，陰陽俱厥，脾氣孤弱，五液注下，下焦不盍，一作闔。清便下重，令便數、難，齊築湫痛，命將難全。（29）

韓祗和曰（《傷寒微旨論》）：陽脈者，非謂浮爲陽也。病人兩手脈或浮或沉，皆以寸口爲陽也。若以在表爲陽，古人何以不云病在陽而云病在表也。《平人氣象論》曰：寸者，陽分位也。《脈經》曰：從關至魚際是寸口，內陽之所治也。又曰：關前爲陽也。陰脈者，非謂脈沉爲陰也。病人兩手脈或浮或沉，皆以尺中爲陰也。若以在裏爲陰，古人何以不云病在陰而云病在里也。《平人氣象論》曰：尺者，陰分位也。《脈經》曰：從關至尺，是尺中，內陰之所治也。又曰：關後爲陰也。

成無己曰（《注解傷寒論》）：浮爲陽，沉爲陰。陽脈緊，則霧露之氣中于上焦；陰脈緊，則寒邪中於下焦。上焦者，太陽也。下焦者，少陰也。發熱、頭痛、項強、頸攣、腰疼、脛酸者，霧露之氣中於太陽之經也；濁邪中下，陰氣爲栗，足脛逆冷，便溺妄出者，寒邪中於少陰也。因表氣微虛，邪入而客之，又裏氣不守，邪乘裏弱，遂中於陰，陰噓遇邪，內爲懼慄，致氣微急矣。《內經》曰：陽病者，上行極而下；陰病者，下行極而上。此上焦之邪，甚則下於中焦，下焦之邪，甚則上干中焦，由是三焦混亂也。三焦主持諸氣，三焦既相混亂，則內外之氣，俱不得通。膻中爲陽氣之海，氣因不得通於內外，怫鬱於上焦而爲熱，與藏相熏，口爛食斷。《內經》曰：隔熱不便，上爲口糜。中焦爲上下二焦之邪混亂，則不得平治。中焦在胃之中，中焦失治，胃氣因上冲也。脾，坤也，坤助胃氣，消磨水穀，脾氣不轉，則胃中水穀不得磨消，故胃中濁也。《金匱要略》曰：洩氣不消，胃中苦濁。榮者，水穀之精氣也；衛者，水穀之悍氣也。氣不能布散，致榮衛不通，血凝不流。衛氣者，陽氣也；榮血者，陰氣也。陽主爲熱，陰主爲寒。衛氣前通者，陽氣先通而熱氣得行也。《內經》曰：膀胱者，津液藏焉，化則能出。以小便赤黃，知衛氣前通也。熱氣與衛氣相搏而行，出入藏府，游於經絡，經絡客熱，則血凝肉腐，而爲癰膿，此見其熱氣得行。若陰氣前通者則不然，陽在外爲陰之使，因陽氣厥微，陰無所使，遂陰氣前通也。《內經》曰：陽氣者，衛外而爲固也。陽氣厥微，則不能衛外，寒氣因而客之。鼻者，肺之候，肺主聲，寒氣內入者，客於肺經，則嚏而出之，聲嗢咽塞。寒者，外邪也；厥者，內邪也。外內之邪合併，相逐爲熱，則血凝不流。今爲熱所擁，使血凝自下，如豚肝也。上焦陽氣厥，下焦陰氣厥，二氣俱厥，不相順接，則脾氣獨弱，不能行化氣血，滋養五藏，致五藏俱虛，而五液注下。《針經》曰：五藏不和，使液溢而下流於陰。闔，合也。清，圊也。下焦氣脫而不合，故數便而下重。臍爲生氣之原，臍築湫痛，則生氣欲絕，故曰命將難全。

方有執曰（《傷寒論條辨》）：清指風，濁指寒。曰潔曰渾，以天地之偏氣言也。陰中於邪以下，至濁邪中下一節，是釋上文。陰即下焦，陽即上焦也。陰氣爲慄以下至血凝不流，是言證。若衛氣前通以下，言變癰膿之故。若陰氣前通以下，言變膿血利之故。衛氣即陽氣，榮氣亦陰氣，乃承上文榮衛不通而言，清濁之所以爲病在其中矣。陰陽俱厥以下，言證併於裏而加重，故曰命難全也。《卷七·辨脈法下篇》

王肯堂曰（《傷寒準繩》）：此所言邪似是濕邪，蓋有天之濕，霧露雨是也，天本乎氣，故中上，中表，中經絡；有地之濕，水泥是也，地本乎形，故中下，中裏、中筋骨。今既明言清邪爲霧露之氣矣，則所謂濁邪者非地之濕氣而何？《內經》曰：風者上先受之，濕者下先受之。又云：清濕地氣之中人也，必從足始。若濁邪是寒邪則足太陽當先受之，不應獨中下焦，而見足膝逆冷，便尿妄出之證也。或曰：審爾則與濕痺脉證不同何也？曰：濕痺重而此輕，惟重則濕氣內流而趨下，故其脉沉細，其證關節疼痛而煩，身色如熏黄。惟輕則所傷者陰冷之氣而已，故其脉緊，其證頭痛項强腰痛與傷寒同也。惟濁邪中下焦則與傷寒異，以其徑犯臟腑筋骨肌肉而不止於經絡故耳。內慄者，身不戰而但心惕惕然慄也。《難經》論五邪，以中濕爲腎邪，其病足脛寒而逆。則此云足膝逆冷，爲腎中濕邪明甚。其便尿妄出者，則河間所謂邪客於腎部，手足厥陰之經，廷孔鬱結極甚而氣血不能宣通，則痿痺，神無所用，故津液滲入膀胱而旋尿遺失不能收禁也。……三焦者，原氣之別使，主通行上中下之三氣，經歷於五臟六腑也。通行三氣，即紀氏所謂下焦稟真元之氣，即元氣也。上達至於中焦，中焦受水穀精悍之氣，化爲榮衛。榮衛之氣與真元之氣通行達於上焦也。三焦通則上下內外左右皆通也。今表氣微虛，里氣微急，三焦相混，則內外不通矣。上焦病則鬱熱內發而爲口糜蝕齗。中焦病則脾不能化胃之所納而胃中爲之濁，胃中濁則無水穀之精氣以爲榮，無水洩之悍氣以爲衛，而榮衛何由通也，榮衛不通則血凝泣而不流矣。夫人之所以生者，榮衛耳，榮衛不通而可以久乎？榮行脉中，衛行脉外，不能一時而通，必有先後，欲知榮與衛之孰爲先通則于何而驗之？若衛氣先通者，必先小便赤黄，而後發癰腫。若榮氣先通者，必先噎嘔咽塞而後下血如豚肝也。《內經》謂：三焦者，決瀆之官，水道通焉。膀胱者，州都之官，津液藏焉，氣化則能出矣。夫豈獨從下焦膀胱之氣化而已，肺主通調水道下輸膀胱，而脾病者九竅不通，小便不利，是小便亦從上中二焦之氣化者也。故衛氣通則小便赤黄也。《內經》論噎，或因寒氣下臨，心氣上從，或因熱氣下臨，肺氣上從。李明之云：陽氣不得出者曰塞，陰氣不得下降者曰噎。又曰：塞者，五臟之所主，陰也，血也；噎者，六腑之所主，陽也，氣也。二者皆由陰中伏陽而作也。由此觀之，則噎塞皆陰陽寒熱相搏之候耳。故曰：寒厥相逐，爲熱所擁，血凝自下，狀如豚肝。衛氣者，溫分肉充皮膚肥腠理司開闔，故其通也以潰膿；榮氣者，其津液注之於脉，化以爲血，以榮四末，注五臟六府，故其通也以下血也。若榮衛之氣畢竟不通，則陰陽俱厥，脾氣孤弱，不能散精上歸於肺，通調水道，故五臟之液注下。下焦不闔，數至圊而難，無氣以出之故也。臍中如築，拘急而痛，腎間動氣將絕故也，故曰命將難全。《怢之八·脉法》

盧之頤曰（《仲景傷寒論疏鈔金錍》）：輕升高上之爲清，沉著卑下之爲濁也。輕升高上之爲清者，霧露之氣，之爲清，之爲潔；沉著卑下之爲濁者，濡濕之氣，之爲濁，之爲渾。此傷寒之類。《卷十四·辨脉法》

張志聰曰（《傷寒論集注》）：合下三節皆論濕邪。首節言濕邪中於上下，次節言濕邪在中，末節言水停晚發，而其脉皆陰陽俱緊也。寸口脉陰陽者，概左右三部而言也，三部俱緊，則上下受邪，故法當清邪中於上焦，濁邪中於下焦。上中霧露之邪，故名曰潔也，下中濕濁之邪，故名曰渾也。中上中下俱屬乎陽，若陰中於邪，內於五藏三陰之氣，必內慄也。夫三陽之氣表氣微虛，三陰之裏氣不守，故使邪中於陰也。如陽中於邪，必發熱頭痛項强頸攣而邪於上，腰痛脛酸而邪於下。蓋三陽之脉皆上絡於頭面頸項而下循於腰膝足脛，俱所謂陽中霧露之氣，故曰清邪中上，濁邪中下也。若陰中於邪，在太陰則陰氣爲慄，陰氣者，太陰之所主也。在厥陰則足膝逆冷，足膝者，厥陰之所主也。三陽表氣微虛以致三陰裏氣微急，微急者，正微而邪急也。夫正氣內微，邪氣外急，是以三焦之氣不能從內達外而三焦相混，內外不通。夫所謂三焦相混者，如上焦怫鬱，不得陰氣以相滋，則藏真之火氣相熏，故口爛食斷。斷，齒根也。食者，如日月之蝕而缺傷也。如中焦不治，則胃氣不能與之外達而上沖，脾氣不能爲胃轉輸而爲濁，夫榮氣出於中焦而主血，是以榮衛不通而血凝不流。夫三焦相混不言下焦者，藏氣相熏，從下焦而上熏也。夫所謂內外不通者，若衛氣前通於外，則裏氣未和，是以小便赤黃，與熱相搏，此裏熱之在氣分也。若涉於經脉藏府，則因熱作使，游行出入，熱氣所過，則爲癰膿，此裏熱之在氣血也。若陰氣前通於內，在外之陽氣厥微。夫陽在外，陰之使也，厥微故陰無所使。陰不能使陽，故客邪之氣內入於肺，嚏而出之，肺氣虛矣。聲嗢咽塞，心氣虛矣。寒厥相遂於外，爲熱所壅於內，則血凝自下而狀如豚肝，肝氣虛矣。脾爲孤藏，中央土以灌四旁，今陰陽俱厥，灌溉無從，脾氣孤弱而虛矣。腎主五液，從下而上，今五液注下，下焦不合，腎氣虛矣。五藏者，三陰之所屬也，邪入三陰，故清便下重，令便數難。言大便清而復下重，令人便數而仍難。此正虛邪陷，故臍築湫痛。土氣敗而三陰絕，是以命將難全。猶未即死，醫誤治之，喪無日矣。《卷六·辨脉法》

吳謙曰（《醫宗金鑒》）：寸口陰陽俱緊者，謂六脉浮沉俱緊也。浮脉緊，則霧露之邪中於上焦；沉脉緊，則寒邪呈下焦。上焦指太陽也，下焦指少陰也。霧露之邪，曰潔曰清。清邪中上，發熱頭痛，項強頸攣，腰疼脛酸者，霧露之邪中于太陽表也。寒邪曰渾曰濁，濁邪中下，陰氣爲慄，足脛逆冷，便溺妄出者，寒邪中于少陰裏也。經曰：虛邪不能獨傷人，必因身形之虛而後客之也。蓋因其人表氣虛，裏氣不固，清濁之邪，中傷上下，三焦相混，表裏不通。以致上焦清氣不宣，邪氣怫鬱，與藏相熏，口爛食斷；中焦不治，胃氣主下，而反上沖，脾氣主運，而反不轉，中焦皆濁，營衛不通，血凝不流行也。若正能勝邪，衛氣先通，其人必先小便赤黃，熱傷之經必血凝肉腐，而外發爲癰膿也。營氣先通，其人必先嚏嗢咽塞，熱擁于裏之血凝者自下，狀如豚肝也。若正不勝邪，陰陽俱逆，營衛不通，脾氣孤弱，不能散精，五液注下，下焦不合，裏急墜痛，圊便數窘，命將難全也。《卷十六·辨脉法》

周學海曰（《辨脉平脉章句》）：此章文義頗難曉，喻嘉言指爲溫熱病證，王孟英因之，竊以脉象及所列諸證測之，確系起于寒濕，非溫毒也。想其人必是房室無度，寒暑不慎，飲食無節，起居不時，內氣久虛，外邪久漬，潰入血分，復感新邪而發病也。此邪之極雜，病之極深，治之極難者也。下章亦言脉陰陽俱緊，而病淺，是在氣分，由表漸入于裏，治之即由裏漸出于表也。此章病在血分，內而臟腑，外而軀殼，無一非邪氣所充塞，治內則遺外，治外則遺內，故衛氣前通，陰氣前通，俱有敗證。當于病未劇時，清內疏外，陰陽兩解，方爲合法。然與尋常表裏兩解法又迥別。彼爲實邪，爲氣分，此則表裏俱病，虛實合邪，着眼宜在中焦不治數語。上有風寒，下有濕寒，上下逼向中焦，中焦鬱結成熱，故用熱治以溫之，則上寒既除，中熱愈熾，而有衛氣前通諸證矣，用寒治以清之，則中熱愈鬱，下寒愈深，而有陰氣前通諸證矣。《卷上·辨脉法章句》

原文 脉陰陽俱緊者，口中氣出，唇口乾燥，踡臥足冷，鼻中涕出，舌上胎滑，勿妄治也。到七日以來，其人微發熱，手足溫者，此爲欲解；或到八日以上，反大發熱者，此爲難治。設使惡寒者，必欲嘔也；腹內痛者，必欲利也。（30）

成無己曰（《注解傷寒論》）：脉陰陽俱緊，爲表裏客寒。寒爲陰，得陽則解。口中氣出，唇口乾燥者，陽氣漸復，正氣方溫也。雖爾，然而陰未盡散，踡臥足冷，鼻中涕出，舌上滑胎，知陰猶在也。方陰陽未分之時，不可妄治，以偏陰陽之氣。到七日已來，其人微發熱，手足溫者，爲陰氣已絕，陽氣得復，是爲欲解。若過七日不解，到八日已上，反發大熱者，爲陰極變熱，邪氣勝正，故云難治。陽脉緊者，寒邪發於上焦，上焦主外也；陰脉緊者，寒邪發於下焦，下焦主內也。設使惡寒者。上焦寒氣勝，是必欲嘔也；復內痛者，下焦寒氣勝，是必欲利也。

方有執曰（《傷寒論條辨》）：此以上條同感而异變者言。微發熱，邪退也；大發熱，邪勝也。惡寒，在表也；腹內痛，入陰也。《卷七·辨脉法下》

程知曰（《傷寒經注》）：言陰陽俱緊之脉有寒熱交鬱之勢，勿妄治也。陰陽俱緊，表裏俱中邪也。乃口中氣出，唇口乾燥，則爲胃中有熱。踡臥足冷，鼻中涕出，則爲上下焦俱有寒。蓋其病不發熱，初起皆見裏證也。太陽經中，舌上白胎滑者，爲丹田有熱，胃上有寒，此舌上胎滑，當是丹田有寒，胃上有熱也。寒熱交鬱，故勿妄治以偏陰陽之氣。至七日來，其人微發熱，手足溫，則爲陰氣已退，陽氣得復。若到八日上，反大發熱，則爲陰極變陽，邪氣勝正也。設使惡寒者，上焦寒勝，必欲嘔也；腹內痛者，下焦寒勝，必欲利也。《卷一·辨脉法》

張志聰曰（《傷寒論集注》）：此承上文之意而言濁邪在中也，脉陰陽俱緊者，濁邪在中，上下相持也。口者脾之竅，胃脉挾口環唇，口中氣出，唇口干燥，病傷脾胃也。土氣不能旁達于四肢，故踡臥足冷。太陰脾肺不交故鼻中涕出。脾脉連舌本，散舌下，濕邪在內，故舌上胎滑。此邪干中土，病傷脾胃，非外感之邪，忽妄治也。到七日以來，其人微發熱者，陽明土氣自和也。手足溫者，太陰土氣自和也，故曰此爲欲解也。或到八日以上，反大發熱者，陽氣外馳，非土氣柔和之熱，故曰此爲難治。夫未到八日而設使惡寒者，乃胃絡外行于肌表，必欲嘔也。嘔則馨飪之邪從上出矣。腹內痛者，乃脾氣內逆于中土，必欲利也。利則濕濁之邪從下出矣。《卷六·辨脉法》

張錫駒曰（《傷寒直解》）：合下二節，皆論少陰貴得生陽之氣而解。脉陰陽俱緊者，少陰陰寒甚也。少陰之脉循喉嚨，口中氣出者，少陰虛不能納氣歸元也；唇口乾燥者，君火在上也；踡臥足冷者，水寒在下也；少陰之脉入肺中挾舌本，陰寒射肺，津液不收，故涕出；陽燥陰潤故苔滑。勿妄治者，以上有君火，下有寒水，或由陰而出陽，或不得陽而仍歸於陰，俱未可知，故曰勿妄治也。到七日以來，一陽當復之期，其人微發熱，手足溫，是寒水之氣得君火之化以濟之，生陽漸回，故曰欲解。若到八日以上，反大發熱者，陰極於下，格陽於上，陽不能復，而反暴脫也，故爲難治。設使惡寒者，少陰之神機欲上出而逆于陽明，故必欲嘔也。腹內痛者，少陰之神機欲下行而逆於太

陰，故必欲利也。《卷一·辨脉法》

魏荔彤曰（《傷寒論本義》）：此段就上段寒濕中人，上下成病，申明之也。脉陰陽俱緊，其證候次弟，病情轉變，大命生死，俱明言之，猶必再申論者，論其初病之情狀也。脉既陰陽俱緊，觀上段可知爲霧露水土寒濕之邪，中於上下，混于三焦矣。但驗之其鼻必塞，何也？濕氣充塞，則正氣不通之一也。《內經》所云，苟軫鼻也。於是口中出氣，而唇口乾燥，鼻雖氣塞，不盡全無，故煦爲清涕也。再驗其舌，必有滑胎，不言紅白，濕即生滑胎，寒未變熱，紅白難預言也。戒以不可妄治，恐誤以爲太陽中風寒，大發汗，或見舌胎，疑爲傳經裏熱，而誤下也。若到六七日，寒濕之邪，必變爲熱，且七日陰陽一番往復，於此可辨其證。設微發熱而手足溫，則正陽尚未全衰，診之或緊脉稍退，則爲欲解，可以除里濕爲主，散表邪爲副。是因其欲愈。治之可全愈也。如至六七日未見其證遷變，八日以上，忽發大熱，則寒濕之邪，已變成熟，汗之不可，下之不可。此證必須大明其中陽虛，外邪盛，初濕寒，變濕熱，得其治法，尚不易治，況不能深明其法，治之不亦難乎？邪既變熱，不上沖爲嘔吐，必下走爲下利。腹內痛者，濕熱錯雜，欲作挾熱利。《卷首·辨脉法》

吳謙曰（《醫宗金鑒》）：此承上條互詳其證，戒人臨此陰陽混淆之病，慎勿妄治也。此條之蹍卧足冷，即上條之濁邪中下也；此條之鼻涕舌胎，即上條之清邪中上也；此條之唇口乾燥，即上條之口爛食斷也；此條之反大熱，即上條之癰膿下血也；此條之腹中痛，即上條之下重湫痛也；此條之惡寒，即上條之內慄也。脉陰陽俱緊，傷寒脉也；口中氣出，唇口乾燥，胃經熱也；蜷卧足冷，少陰寒也；鼻中涕出，表傷風也；舌上胎滑，裏無熱也。似此表裏、陰陽、寒熱、虛實雜揉未定之病，慎勿妄治，則當審其孰輕、孰重、孰緩、孰急，先後施治可也。到七日以來，其人微發熱手足漸溫者，此陰退陽浮，爲欲解也。若到八日以上，反大發熱者，乃邪盛正衰，此爲難治也。《卷十六·辨脉法》

黃元御曰（《傷寒懸解》）：表寒外束，脉尺寸俱緊者，寸緊者則陽鬱而上熱，尺緊則陰鬱而下寒。上熱故口中氣出，唇口乾燥，鼻中涕出，舌上胎滑；下寒故蹍卧雖冷。如此勿妄治也。六日經盡，七日以來，而其人微發熱，手足溫者，是表裏之寒退，是爲欲解。若到八日以上，反大發熱者，是表裏之寒俱盛，經陽鬱逼而熱發也，此爲難治。設使惡寒者，表寒外束，胃鬱而氣逆，必欲嘔也。腹內痛者，裏寒內凝，脾鬱而氣陷，必下利也。《卷一·脉法上篇》

章楠曰（《傷寒論本旨》）：此條邪壅上焦，肺胃俱逆，故口中氣出，不得吸入，則唇口乾燥；而經氣上鬱，不得下行，故蹍卧足冷；亦是陰濁之邪，正在膜原肺胃之間。故鼻出涕，舌上胎滑。此種病邪，非同六經傷寒，其邪傳化未定，勿妄治之，到七日來，人身陰陽氣旺，若微發熱，手足溫者，陰邪轉陽，由裏達表，爲欲解之兆也。或到八日以上，則人身旺氣已過，而反大發熱者，是邪盛而正氣已灘，爲難治也。惡寒者，胃氣虛而邪內侵，必欲嘔也；腹內痛者，邪入太陰，必欲利也，此則更危重矣！《卷八·脉證合參》

周學海曰（《辨脉平脉章句》）：此寒邪入裏，虛陽上越也，亦以其人本寒，故至此，非外邪遽能奪主也。外假熱而真內寒，故見諸證。勿妄治，非謂勿治也。七日八日，乃服驅寒回陽之劑而然，非束手待之也。微發熱，手足溫，真陽漸回生內也，反大發熱，孤陽暴脫，不受熱治也，亦如四逆證服湯後，脈微續者生，暴出者死。寒在上焦之裏則欲嘔，在下焦之裏則欲利，是邪氣與正氣相拒也，治之得法，則緊去人安而病可愈矣。《卷上·辨脈法章句》

原文 脈陰陽俱緊，至於吐利，其脈獨不解，緊去人安，此爲欲解。若脈遲至六七日，不欲食，此爲晚發，水停故也，爲未解；食自可者，爲欲解。病六七日，手足三部脈皆至，大煩而口噤不能言，其人躁擾者，必欲解也。若脈和，其人大煩，目重瞼內際黃者，此欲解也。（31）

成無己曰（《注解傷寒論》）：脈陰陽俱緊，爲寒氣甚於上下，至於吐利之後，緊脈不罷者，爲其脈獨不解，緊去則人安，爲欲解。若脈遲至六七日，不欲食者，爲吐利後，脾胃大虛。《內經》曰：飲入於胃，游溢精氣，上輸於脾，脾氣散精，上歸於肺，通調水道，下輸膀胱，水精四布，五經並行。脾胃氣强，則能輸散水飲之氣；若脾胃氣虛，則水飲內停也。所謂晚發者，後來之疾也。若至六七日而欲食者，則脾胃已和，寒邪已散，故云欲解。煩，熱也。傳經之時，病人身大煩，口噤不能言，內作躁擾，則陰陽爭勝。若手足三部脈皆至，爲正氣勝，邪氣微，陽氣復，寒氣散，必欲解也。《脈經》曰：病人兩目眥有黃色起者，其病方愈。病以脈爲主，若目黃大煩，脈不和者，邪勝也，其病爲進；目黃大煩，而脈和者，爲正氣已和，故云欲解。

盧之頤曰（《仲景傷寒論疏鈔金錍》）：脈陰陽俱緊，形與氣惟寒惟凝矣。至于吐利，其脈獨不解者，若凍解泉動，形身之困薄似蘇，本氣之嚴縛未攘，必陰陽之緊俱去，吐利之眚入安，此爲欲解。若脈遲至，遲至者，固小快于停，但不若停不行，此惟行不停耳。此其故，寒凝至堅矣。期六七日不欲食者，失上焦之開發、宣、熏、充、澤、霧露之溉，此爲晚發，水停故也。不獨顯本氣之寒，並承本氣之水，然則今之不食，爲水之停，先之吐利，抑水之行歟！仍得食自可者，而開發，而宣味，而熏膚，而充身，而澤毛，而若霧露之溉。復汗生穀，而穀生精，精勝則邪怯，爲欲解也。其病六七日，手之寸，足之趺，更驗法天人地，三部九候，脈皆至，微乎行不停矣。大煩而口噤不能言，其人躁擾者，必欲解也。陽回宣，困薄蘇，嚴縛解，不啻驚呀舞蹈，爲欲解也。若脈和，和者，緊已去。經言大小浮沉遲數同等，雖有寒熱不解，此脈陰陽爲和平，雖劇當愈。其人大煩者，乍復之陽，遠於陰躁，就於陽煩，以陰與陽也。目重，仍欲目張。則氣上行於頭，以歸陽陸也。瞼內際黃者，顯明經氣，旁納太陽，循鼻外而主面，居中，土也，黃，中色也，正色也，明繇陽顯，正乎陽明，人以胃爲本也。緣夫復藉汗而生穀，而穀生精，精勝則邪却，此爲欲解也。《卷十四·辨脈法》

程應旄曰（《傷寒論後條辯》）：脈陰陽俱緊，至于吐利，前證是也，倘吐利後緊脈獨不解，則知陽邪雖去，而陰寒之本氣仍從緊伏脫尚未脫也。此際可專意治其緊矣。緊去而吐利隨止，此爲人安，知陰邪亦欲解也。若脈遲至六七日，不欲食，此非尚有前

邪，只緣脾土未復，續得停水，治須補土以勝之，使食自可，而水之停不解而自解矣。《卷一·辯脉法》

　　周揚俊曰（《傷寒論三注》）：六七日總陰陽而言也，蓋已爲周經應解之期，而三部脉陰陽大小同等，則知病邪將去，正氣將復矣。乃忽煩且躁，至口噤不能言者，知作戰汗解也。設非皆至之脉，則又爲内入躁擾之候，不言可知。《卷十六·脉法》

　　張錫駒曰（《傷寒直解》）：少陰篇云：陰陽俱緊，屬少陰，法當吐利。脉緊者，少陰之陰寒甚也，故至於吐利，而緊脉獨不解，入内也。若緊脉去則吐利止而内安，故爲欲解，解者，緊去而寒解也。若緊雖去而復遲，此寒雖去而中土虛不能制水，故至六七日不欲食，謂之晚發。晚者，後也，以水陰之寒發在先而少陰之水發在後，水停於中故也。寒得水氣，兩寒相得，故爲未解。食自可者，陽明土氣勝，少陰水勢衰，故爲欲解。三部脉皆至，陰陽同等之脉也。夫寒水之邪必藉火土以制勝，煩出於心，在心主言，君火之氣與寒水之氣相持，故大煩口噤不能言。其人躁擾者，寒水退，君火盛，故爲欲解。脉和者，胃土柔和之脉也，胃絡上通于心，故大煩；黃者，土之色，目重瞼内際，土之位也，土氣勝，水氣退，亦爲欲解。篇中四欲解，一寒去而解，一水去而解，一藉君火之氣而解，一得中土之氣而解，四者得一則解也。《卷一·辨脉法》

　　魏荔彤曰（《傷寒論本義》）：此段又根上二段來，言脉陰陽俱緊，初盛之證既叙明，而其變遷更可申言之。前段言邪上沖，欲嘔吐，邪下注，欲作利，今既吐且利矣。而脉之陰陽俱緊獨不退減，所以吐利仍不遽止也。必也診之脉緊漸去，吐利方可息，而人方能病愈得安也。……若脉之緊者不見去，六七日之久，應寒濕變熱而脉見緊數矣。乃不數而反遲，此豈寒濕之邪不盡變熱乎？非也。當問其人能食否。如不能食，則非濕邪歷久不變熱也，此熱特因脉見遲，故晚發耳。以其人素停水飲，與寒濕之邪相混，故不能變熱易直也。水飲停蓄，雖亦濕邪，而有形之水邪，不可即謂同於無形之濕邪。水停雖爲害於平日，却能使濕邪不即變熱。必久需時日，與水邪亦相混爲一，二邪斯皆變熱，故其發較晚也。……何以知有水停，以不能食得知也，且以脉遲知之也。遲則爲寒，遲見於緊中，外濕内水，兩相爲患，可於此決發熱之早晚，爲害之輕重也。如忽能食，身亦少可自適，此必水邪漸消，而濕邪亦必喪朋矣。再診之，緊亦漸去，遲中更得緩象，此可知其病爲欲解耳。《卷首·辨脉法》

　　吳謙曰（《醫宗金鑒》）：病至六七日，手足陰陽三部脉皆至而浮，忽然大煩，口噤不能言，躁擾不寧者，此邪正俱實，爭勝作汗之象。故曰：必欲解也。脉和而大煩者，其解未可卜也。若其人目重瞼者，是瞼復下垂目欲合也，爲陰來濟陽之兆。内際黃者，爲胃氣來復之征，故曰：此欲解也。《卷一·太陽上篇》

　　周學海曰（《辨脉平脉章句》）：不於欲嘔欲利之時預爲善治，竟至吐利，恐其脉更緊而病不能解也，必緊脉去，而吐利止，乃爲欲解。若解後脉復變遲，至六七日不欲食，此爲餘邪續發。無形之寒邪去，而有形之寒水停在也，必使水邪去，胃陽復，食自可者，則全愈矣。……

　　至六七日，寸口跌陽少陰三部脉皆盛至，所謂緊去也，是陽氣内充也。大煩者，陽氣已擁于膻中，急欲透出重陰也。口噤不能言，是寒邪與陽氣相逼於經絡也。其人躁擾，揚手擲足，是陽氣漸達於四肢，《內經》所謂陰出之陽則怒是也。其人躁擾句用特筆，是著眼處，若無此，則脉盛而煩，即氣脫於外也。口噤不言，即邪陷於內也。死生所判，須當識此。

若其人不躁擾者，必其緊脉去，又不過盛而和，是陰陽已平也。大煩者，陽乍開而外發也。目重者，目不欲開，陰欲合而內斂也。二證當先後迭見，非同時異見也。瞼內黃者，中樞已運也，則表裏皆和矣。上節是邪强正盛，力戰而解，此是邪已衰而正漸復，故無口噤躁擾格斗之象也。《卷上·辨脉章句》

原文 脉浮而數，浮爲風，數爲虛，風爲熱，虛爲寒，風虛相搏，則洒淅惡寒也。（32）

成無己曰（《注解傷寒論》）：《內經》曰：有者爲實，無者爲虛。氣併則無血，血併則無氣。風則傷衛，數則無血。浮數之脉，風邪併于衛，衛勝則榮虛也。衛爲陽，風搏于衛，所以爲熱。榮爲陰，榮氣虛，所以爲寒。風併于衛者，發熱、惡寒之證具矣。

張璐曰（《傷寒纘論》）：脉浮而數，爲虛風發熱之候，證雖發熱而本屬虛寒，是以仍灑淅惡寒，明所以當用溫順散邪，不可竟行表散也。《卷下·脉法》

程應旄曰（《傷寒論後條辯》）：浮而數，傷寒中多有此脉，何以不曰在表，在府也？蓋浮脉雖不大失其爲風，而數脉無力之甚則爲虛。風爲陽邪，雖不失其爲熱，而虛因藏得，自不免爲寒。其所以不見沉遲而反見浮數者，只因表邪擁盛，寒自不能安于藏，故鼓而上升，此風虛相搏之由也。于何徵之，風與寒搏，則發熱而惡寒，今只灑淅惡寒，知所搏者，非外寒而虛寒，經所云：無熱惡寒者，發於陰也。故於浮而數中，辨出其爲表證夾陰之脉，又不必遲爲在藏，而後謂之陰脉也。《卷一·辨脉法》

黃元御曰（《傷寒懸解》）：脉浮而數，浮爲風之在表，數爲陽虛而陰乘也。風爲陽鬱而爲熱，虛則陰束而爲寒，風虛相合，陽內閉而爲熱，則陰外束而爲寒，是灑淅惡寒之故也。《卷二·脉法下篇》

章楠曰（《傷寒論本旨》）：浮爲風者，邪在表也，數爲虛者，氣不固也。風邪在表則身熱，中氣不固則內寒。風虛相搏者，猶言相糅也，故發熱而又灑淅惡寒，此明本虛而感外邪之脉也。《卷二·太陽上篇》

周學海曰（《辨脉平脉章句》）：浮者，風爲陽，邪在表也；數者，所謂出疾入遲，外實內虛也。風在表則生外熱，真氣虛則生內寒，以衛陽爲風所累，不能內濟故也。風虛相搏，陰陽不相順接，則外證時時灑淅惡寒也。《卷上·辨脉法章句》

原文 脉浮而滑，浮爲陽，滑爲實，陽實相搏，其脉數疾，衛氣失度，浮滑之脉數疾，發熱汗出者，此爲不治。（33）

成無己曰（《注解傷寒論》）：浮爲邪氣併于衛，而衛氣勝；滑爲邪氣併于榮，而榮氣實。邪氣勝實，擁於榮衛，則榮衛行速，故脉數疾。一息六至曰數，平人脉一息四至，衛氣行六寸，今一息六至，則衛氣行九寸，計過平人之半，是脉數疾，知衛氣失其常度也。浮滑數疾之脉，發熱汗出而當解，若不解者，精氣脱也，必不可治。經曰：脉陰陽俱盛，大汗出不解者死。

盧之頤曰（《仲景傷寒論疏鈔金錍》）：先言浮滑，所重在陽實。徵以數疾，更重陽，更實實。加諸以熱以汗，陽倍陽實。三倍以上已，寧不絕陽，生寸而成尺，故必死。《卷十・辨脉法》

張錫駒曰（《傷寒直解》）：此言熱傷經脉，陰液消亡，有陽無陰也。脉浮而滑，浮爲陽熱在外，滑爲熱實於經。陽實相搏，則脉流薄疾，衛氣失其行陰行陽之常度矣。衛氣失其常度，則不止浮滑，而更加數疾，此陰陽乖錯，度數不循其常也。發熱者，陽氣盛也，汗出者，陰液亡也，孤陽無陰，故爲不治。《卷一・辨脉法》

吳謙曰（《醫宗金鑒》）：浮滑數疾有餘之脉，見發熱無汗有餘之證，脉證相和，則爲可治；若見發熱汗出不足之證，脉證不合，不治明矣。《卷十六・辨脉法》

章楠曰（《傷寒論本旨》）：浮爲陽，滑爲實者，陽邪表實也。以滑爲熱邪，實爲熱甚，故脉浮滑而兼數疾，衛氣因之行速而失度。脉既浮滑數疾，而又發熱汗出者，邪盛而元氣外脱，爲不治也。若汗出而邪退者，必身涼脉靜矣。《內經》言，汗出而脉躁，身熱者死，義與此同。《卷八・脉證合參》

周學海曰（《辨脉平脉章句》）：浮爲陽邪，滑爲氣實，數疾，躁駃也。浮滑而躁駃，溫熱太盛，津液耗傷，衛氣失其常度，得汗而脉靜者生；脉仍躁駃，熱不退而汗常出不禁者，此不治也。以衛氣不能自固，而津液將盡也。《卷上・辨脉法章句》

原文 傷寒欬逆上氣，其脉散者死。謂其形損故也。（34）

成無己曰（《注解傷寒論》）：《千金方》云：以喘嗽爲咳逆，上氣者肺病，散者心脉，是心火刑於肺金也。《內經》曰：心之肺謂之死陰，死陰之屬，不過三日而死，以形見其損傷故也。

盧之頤曰（《仲景傷寒論疏鈔金錍》）：皮毛者，肺之合，邪氣以從其合也，乃得內外合邪，相擊成咳，數數相擊，寧免損傷。且咳而逆，逆而上氣，一唯下而上，無復上而下矣。更徵效象之形容，散渙而無所止息，一唯內而外，無復外而內矣。顧生氣已絕於內，故死。蓋形者，所以載氣者也，形已損，氣失所載矣，安望神與形俱，盡終其天年，度百歲乃去。《卷十四・辨脉法》

周揚俊曰（《傷寒論三注》）：患證即篤，而復見克賊之脉者，謂之形損。今既傷於表矣，又咳逆上氣，則熱邪內入而不外出，上乘而不下緩，已爲危候，兼之脉散，則正氣相離而元神隨絕矣，欲無亡，得乎？《卷十六・脉法》

張志聰曰（《傷寒論集注》）：此言寒傷形藏而氣無所歸也。咳逆上氣者，肺藏受邪，上下不通，表裏不和也。夫肺朝百脉，其脉散者，諸經之氣不能上歸于肺也，故死。又申明所以致死者，謂其咳逆上氣形藏傷損。《卷六・辨脉法》

魏荔彤曰（《傷寒論本義》）：傷寒之咳，肺受風寒，外鬱於表，熱生於裏，熏肺作咳，輕證也。至於咳而逆，必兼嘔吐，亦不爲甚重，又加以上氣，則喘急矣。諦其息，審其在胸在臍，如息高在臍，其脉必浮數，即大而空，亦尚未必即死。若息高在胸，診其脉已根絶，下微而上浮，是散脉也。何也？氣將絶，則脉將散也。是必傷寒誤治，大吐、大汗、大下，傷其中氣，孤陽飛沖，上作咳逆，逆極而氣不能返降、陰起於下，隨陽漸高，虛陽飛舉，寸寸逼之，陽從上脱而死。又與陽從表越而脱，證異而理同也，故原文自明之曰：其形損故也。傷寒誤吐下，發熱。非損其形者乎？損不止於形之氣血，氣血盡而神亦傷矣，形損神傷，所以死也。《卷之首·辨脉法》

黄元御曰（《傷寒懸解》）：咳逆上氣，是胃土上逆，肺金不降。肺主氣而性收，脉散者，金氣之不收也，氣敗則死。蓋氣所以熏膚而充身，氣散則骨枯肉陷而形損故也。《卷二·脉法下篇》

周學海曰（《辨脉平脉章句》）：傷寒咳逆上氣者常也，《內經》曰：形寒寒飲則傷肺，逆氣而上急。第寒則脉緊，不當散，散者，寬薄浮泛，不見邊際，輕按即無也。肺爲嬌藏，或久咳，或內癰，致損其形也。形損則氣無所歸，故脉散而死也。……或曰形損即肉脱也，亦通。《卷上·辨脉法章句》

平脉法第二

原文 問曰：脉有三部，陰陽相乘，榮衛血氣，在人體躬。呼吸出入，上下於中，因息游布，津液流通。隨時動作，效象形容，春弦秋浮，冬沉夏洪。察色觀脉，大小不同，一時之間，變無經常，尺寸參差，或短或長。上下乖錯，或存或亡。病輒改易，進退低昂。心迷意惑，動失紀綱。願爲具陳，令得分明。師曰：子之所問，道之根源。脉有三部，尺寸及關，榮衛流行，不失衡銓，腎沉、心洪、肺浮、肝弦，此自經常，不失銖分。出入升降，漏刻周旋，水下百刻，一周循環。當復寸口，虛實見焉。變化相乘，陰陽相干。風則浮虛，寒則牢堅；沉潛水滀，支飲急弦；動則爲痛，數則熱煩。設有不應，知變所緣，三部不同，病各異端。大過可怪，不及亦然，邪不空見，終必有奸，審察表里，三焦別焉，知其所舍，消息診看，料度府藏，獨見若神。爲子條記，傳與賢人。（35）

成無己曰（《注解傷寒論》）：寸爲上部，關爲中部，尺爲下部。衡銓者，稱也，可以稱量輕重。《內經》曰：春應中規，夏應中矩，秋應中衡，冬應中權。榮行脉中，衛行脉外，榮衛與脉相隨，上下應四時，不失其常度。腎，北方水，王於冬，而脉沉。心，南方火，王於夏，而脉洪。肺，西方金，王於秋，而脉浮。肝，東方木，王於春，而脉弦，此爲經常，銖分之不差也。人身之脉，計長一十六丈二尺，一呼脉行三寸，一吸脉行三寸，一呼一吸爲一息，脉行六寸。一日一夜，漏水下百刻，人一萬三千五百息，脉行八百一十丈，五十度周於身。則一刻之中，人一百三十五息，脉行八丈一尺，水下二刻。人二百七十息，脉行一十六丈二尺，一周於身也。脉經之行，終而復始，若循環之無端也。經脉之始，從中焦注於手太陰寸口，二百七十息，脉行一周身，復還至于寸口。寸口爲脉之經始，故以診視虛實焉。經曰：虛實死生之要，皆見於寸口之中。風傷陽，故脉浮虛；寒傷陰，故脉牢堅；畜積於內者，謂之水畜，故脉沉潛；支散於外者，謂之支飲，故脉急弦。動則陰陽相搏，相搏則痛生焉。數爲陽邪氣勝，陽勝則熱煩焉。脉與病不相應者，必緣傳變之所致。三部以候五藏之氣，隨部察其虛實焉。太過、不及之脉，皆有邪氣干於正氣，審看在表在裏，入府入藏，隨其所舍而治之。

方有執曰（《傷寒論條辨》）：根源者，言人之五臟六腑吉凶死生皆取決於脉，所以爲斯道之根本淵源也。孫思邈曰：從肘腕中，橫行至掌魚際後紋，却而十分之，而入取九分，是爲尺。從魚際後紋，却還度取十分之一，則是寸。寸十分之而入取九分之中，則寸口也。關，界尺寸之間，古無定說。朱子曰：俗傳脉訣，詞最鄙淺，非叔和書明甚，乃能直指高骨爲關，似得《難經》本旨。然則關有定位，自脉訣始。滑氏曰：寸爲陽，爲上部，主頭項已下至心胸之分；關爲陰陽之中，爲中部，主臍腹肬脅之分也；尺爲陰，爲下部，主腰足脛股之分也。此寸關尺三部之說也。

榮衛在人身，可以性能言而不可以色象求，榮行脉中，衛行脉外，蓋亦以其分體分用者之大端言也。衡銓，稱其喻平準也。

腎爲水藏，水性就下，故其脉循骨而沉；心爲火藏，而合血脉，故其脉洪，洪猶水之洪大而有波瀾之謂也；肺爲金藏，而合皮毛，金得五行之清，其脉故浮；肝爲木藏，木性曲直，其脉循筋而行，故弦。經，正也；常，久也，亦經也。言平人之脉，以如此合四時爲正。言此四臟而不言脾者，脾之和平不可得見，故其經常不可言，欲人當自推也。

出而升，氣之上，來也；入而降，氣之下，去也。漏刻，以一日一夜水下百刻而言也。周旋，以周身之流行旋轉而言也。下二句乃申上文而詳言之也。

寸口，謂氣口也，居手太陰魚際，却行一寸之分。手太陰又爲百脉流注朝會之始也。脉行周身五十度，又當復始於寸口，所以謂之循環也。

乘，因也；干，犯也。言脉之變化，相因而乘，由陰陽相干而犯。風爲陽邪，浮虛者，陽主外也；寒爲陰邪，牢堅者，陰主內也。水飲則痰之異名，以其聚于內，故曰水畜，沈潛內伏也；以其薄于外，故曰支飲，急弦外暴也。浮沉牢弦皆脉名，虛堅潛急非脉名也，乃形容惟其浮則虛弱，牢則堅强，沈所以潛，弦所以急之謂也。動，則陰陽相搏而然也，搏聚不散，所以痛也。數，急疾也，陽盛則數，所以熱煩也。設或脉與病有不如此而相應者，則又當察識其別有傳變之緣故，況三部所屬不同，則變端亦各自有異。豈所言之數者，可以爲一定之限哉？太過不及，總虛實而言也。怪，非常也，言二者不常見，見則當知其爲怪異也。奸，傷犯也。舍，謂病邪客止之處所也。

此條乃設問答以敷陳脉道之大概，故爲首章，以發明診家入武之始事。《卷七·辨脉法上篇》

程知曰（《傷寒經注》）：脉以平和有胃氣爲無病，太過不及，皆有邪氣相干，當審查在表在裏，在上在中在下在府在藏而消息之。此篇所言，皆平脉之大旨也。《卷二·平脉法》

吳謙曰（《醫宗金鑒》）：此總叙平脉之根源，借問答以示其法也。脉者，血之府，氣血流行之動會也。三部者，寸爲上部，關爲中部，尺爲下部也。三部既定，陰陽屬焉，上部爲陽，下部爲陰。陰陽平則相易，陰陽偏則相乘，相易則和，相乘則病。人之體躬，衛統氣而行脉外，營統血而行脉中，故凡呼吸出入，上下於中，莫不因息以游布於四體，隨津液而流通於周身，故隨時動作，而效象夫脉之形容也。察色，察五藏之色也。肝青，心赤，肺白，腎黑，脾黄，各以其色合乎藏。然四藏又皆以黄色爲主，他色爲兼，以土寄旺於四季也。觀脉，觀五藏之脉也。肝弦，心洪，肺浮，腎沉，脾緩，各以其脉主乎藏。然四藏又皆以緩脉爲本，蓋人以胃氣爲本也。其間，色或參差相錯，脉或大小相乘，一時之間，變無經常，病輒改易，或存或亡，無定象也。師曰：子之所問，脉爲醫道之根源，當以平旦復會於寸口之時診之，而虛實見焉。寸口脉浮無力，爲虛爲風，牢堅有力，爲實爲寒。脉沉爲水濇，脉弦爲支飲，脉動爲痛，脉數爲熱，設或病脉不應，則於其二部太過不及，陰陽變化相乘之裏，消息診看。料度藏府，則順逆吉凶，自然獨見若神也。《卷十六·平脉篇》

黃元御（《傷寒懸解》）：子之所問，乃醫道之根源，脉有三部，寸尺及關也。營衛之流行，有一定之度數，無銖兩分寸之差，其出入升降，應乎漏刻，以爲周旋。漏水下百刻，乃日之一周。一日之中，自寅至丑，脉氣循環五十周，共計八百一十丈，明日寅時初刻，復出於寸口，謂之一大周。脉之虛實大小，俱見於此。其問變化之相乘，陰陽之相干，可得而言也。如中風則脉浮虛，傷寒則脉堅牢，蓄水則脉沉潛，支飲則脉急弦，脉動則爲痛，脉數則爲熱煩，此一定之理也。設有不應，知其變易之所由，緣必有其故也。三部之脉，各有所主，其爲病不同，脉之太過固可怪，脉之不及亦復然。凡脉邪無空見之理，一見脉邪，中必有奸，審察內外表裏之異，上下三焦之別，知其病所舍止在於何處，當消息而診看之，即氣之度數而料度藏府之虛實，獨見之明若神。《卷一·脉法上篇》

〈傷寒論〉歷代名家集注

原文 師曰：呼吸者，脉之頭也。初持脉，來疾去遲，此出疾入遲，名曰內虛外實也。初持脉，來遲去疾，此出遲入疾，名曰內實外虛也。（36）

成無己曰（《注解傷寒論》）：《難經》曰：一呼脉行三寸，一吸脉行三寸。以脉隨呼吸而行，故言脉之頭也。外爲陽，內爲陰。《內經》曰：來者爲陽，去者爲陰。是出以候外，入以候內。疾爲有餘，有餘則實；遲爲不足，不足則虛。來疾去遲者，陽有餘而陰不足，故曰內虛外實；來遲去疾者，陽不足而陰有餘，故曰內實外虛。

方有執曰（《傷寒論條辨》）：呼者氣之出，脉之來也；吸者氣之入，脉之去也。頭，頭緒也。脉隨氣之出入而來去，名狀雖多，呼吸則其源頭也。然脉有二，此以尺寸之脉言，若以周身言之，則循環無端，截不斷，無頭尾之可言。

來者，自骨肉之分而出於皮膚之際，氣之升而上也；去者，自皮膚之際而還於骨肉之分，氣之降而下也。出，呼而來也；入，吸而去也。經曰：來者爲陽，去者爲陰。此之謂也。疾即上條之太過，亦陽也；遲即上條之不及，亦陰也。然則內虛外實者，陰不及陽太過也。內實外虛者，陰太過而陽不及也。然來去出入者，脉之大關鍵也；內外虛實者，病之大綱領也；知內外之陰陽，明其孰爲虛，孰爲實者，診家之切要也。《卷七·辨脉法上篇》

盧之頤曰（《仲景傷寒論疏鈔金錍》）：肺主氣，其聲呼，蓋藏真高於肺，以行營衛陰陽也。不獨脉奉氣呼氣吸之指揮，營衛陰陽，莫不指揮而行也。蓋氣呼氣吸有一息之不行，百脉宗氣，營衛陰陽，亦有一息之不行焉。氣吸氣呼，有關人生者大矣。《卷十五·平脉法》

張志聰曰（《傷寒論集注》）：此言平脉準于呼吸，審其來去之遲疾，則知內外之虛實也。夫脉者，周身經脉之氣會聚於兩手之寸關尺，因息而動，故曰呼吸者脉之頭。言以呼出吸入之氣而爲脉之肇端也。初持脉者，所以平脉也。平脉者，猶秤物而得其平也。來疾去遲，此出疾入遲，出主外，疾主有餘，是爲外實，入主內，遲主不足，是爲內虛，故名曰內虛外實也。若初持脉來遲去疾，此出遲入疾，出主外，遲主不足，是爲外虛，入主內，疾主有餘，是爲內實，故名曰內實外虛也。《卷六·辨脉法》

魏荔彤曰（《傷寒論本義》）：脉頭始於呼吸，以之元氣爲脉之本源，自母胎中，即藉母之息與天地之氣相通，有生以後，白以息氣與天地之氣相通，蓋人之後天生氣，本於先天，而爲脉之頭耳。《卷之首·平脉法》

吳謙曰（《醫宗金鑒》）：人一呼脉再動，一吸脉再動，呼吸定息脉四動，乃平人不病之緩脉也。閏以太息故五動，亦爲平脉。非呼吸不能定其至數，持脉時必從此始，故曰：呼吸者脉之頭也。《卷十六·平脉法》

黃元御曰（《傷寒懸解》）：脉之流行，氣鼓之也。一息脉六動，氣行六寸，人之經絡，六陽六陰，以及任督兩蹻，計長一十六丈二尺。平人一日一夜，一萬三千五百息，一日百刻，二百七十息，水下二刻，脉行十六丈二尺，是謂一周。一萬三千五百息，水下百刻，脉行五十周，共計八百一十丈，一日之度畢矣。故呼吸者脉之頭也。《卷一·脉法上篇》

章楠曰（《傷寒論本旨》）：此發《內經》未發之義也，蓋人禀天地之氣以生，結成太極之象爲命蒂。太極動而生陽，靜而生陰，其動靜不已，故陰陽生化不息也。陰陽有合闢，故氣有升降，而生發於命蒂，流行於周身，出入於口鼻，通貫天地之氣而爲呼吸，故受天地偏駁之氣則病，與天地之氣阻隔則悶絕而死。所以言人生在地，懸命於天，悟天人合一之道者，可以參贊化育也。脉者，二氣流行，升降出入之象也，發源於呼吸，故呼吸爲脉之頭也。命蒂即太極，又爲呼吸之根，呼吸即陰陽之合闢，而氣血形體所由生，而實根於天地之氣，故與天地之氣隔絕，則死矣。

《內經》言：呼則出，吸則入，天地之精氣，常入三出七。蓋言常人呼出身中之氣有七，吸入天地之氣只三，故必賴穀食之氣以助養也。若其修道及患病之人，勞動與靜坐之人，其氣之出入，各有多寡不同，皆可驗之於脉也。如初按脉自沉而浮者，爲氣之來，此從內出外也，自浮而沉者，爲氣之去，此從外入內也，以氣有升降，故脉有出入也。出疾入遲者，其氣外出速而內入遲，以勢盛於身表，故爲內虛外實也。出遲入疾者，其氣外出遲而內入速，以熱勢盛於身里，故爲內實外虛也，則其氣之出入多寡，皆可知矣。《卷八·脉證合參》

周學海曰（《辨脉平脉章句》）：頭者，紀數之名也。《內經》曰：脉之行也，以息往來，故以呼吸爲脉之紀也。來去者，氣之出入也，出入者，陰陽血氣之內外也。來疾去遲，是出多入少，則氣聚於外，故外實；來遲去疾，是出少入多，則氣聚於內，故內實。外實者，陰之吸力微，故內虛；內實者，陽之鼓力微，故外虛也。初持脉句宜著眼，蓋察脉之神，全在有意無意之間，惟初持則指下乍來，心無成見，能得其真，若久持或不免矜心作意，曲委揣摩而反失其真矣，故診脉久持而心神洸瀁，真象惝恍者，即宜舉指離脉，洗心凝神，重行按下，以審諦也。此章言診脉須知來去出入，以察其神，洵秘訣也。《卷下·平脉法章句》

原文 問曰：上工望而知之，中工問而知之，下工脈而知之，願聞其說。師曰：病家人請云，病人苦發熱，身體疼，病人自臥。師到，診其脈，沉而遲者，知其差也。何以知之？若表有病者，脈當浮大，今脈反沉遲，故知愈也。假令病人云，腹內卒痛，病人自坐。師到，脈之，浮而大者，知其差也。何以知之？若裏有病者，脈當沉而細，今脈浮大，故知愈也。（37）

　　成無己曰（《注解傷寒論》）：望以觀其形證，問以知其所苦，脈以別其表里。病苦發熱、身疼，邪在表也，當臥不安，而脈浮數。今病人自臥，而脈沉遲者，表邪緩也，是有裏脈而無表證，則知表邪當愈也。腹痛者，裏寒也。痛甚則不能起，而脈沉細。今病人自坐，而脈浮大者，裏寒散也，是有表脈而無裏證也。則知裏邪當愈。是望證、問病、切脈三者相參而得之，可爲十全之醫。《針經》曰：知一爲上，知二爲神，知三神且明矣。

　　方有執曰（《傷寒論條辨》）：沉遲屬陰，故知表邪已解也；浮大屬陽，故知裏邪已散也。《卷七·辨脈法上》

　　張志聰曰（《傷寒論集注》）：合下三節，首節言脈而知之，次節言問而知之，末節言望而知之。病家云發熱身體疼，病人云腹內卒痛，所謂問也。夫惟問之，是以告之。病人自臥，病人自坐，所謂望也，然雖問望必以脈之沉遲浮大爲憑，所謂脈而知之者如此。《卷二·平脈法》

　　魏荔彤曰（《傷寒論本義》）：發熱身痛，自是表感風寒之證，師至，望其人自臥，不畏風寒，不令人撫按身體，既不發熱，又不踡足，不似感太陽，亦不似中少陰，診之得沉而不浮，遲而不數之脈，故知其昔疾而今愈矣。

　　腹痛在裏，自應沉，痛皆結滯，自應細，外證腹痛，自應臥亦不寧，何得寧坐，故就證之情狀，脈之消息，而可知其已差也。差者，漸次減輕之意，雖未全愈，亦必差減矣。此脈浮大，亦只就反乎沉細言，非過於浮大，將另有他病也。《卷之首·平脈法》

　　章楠曰（《傷寒論本旨》）：邪在表者，脈必浮大，反沉遲者，故知其邪退而愈也。然此明其大端，非定理也。如太陽下篇，有頭痛發熱身痛之表邪而脈反沉，爲陽證見陰脈，用四逆湯救裏者，故必兼審外證，方可斷之。讀仲景書，必將前後各條互勘，始識其義，不可拘一隅而以辭害義也，以下各條皆然。

　　腹痛者，陰邪內結，脈當沉細，若反浮大，其氣已通，故知其病愈也。上條表邪，此條裏邪，皆憑其脈而明其大端也。《卷八·脈證合參》

原文 師曰：病家人來請云，病人發熱，煩極。明日師到，病人向壁臥，此熱已去也。設令脈不和，處言已愈。設令向壁臥，聞師到，不驚起而盼視，若三言三止，脈之，嚥唾者，此詐病也。設令脈自和，處言此病大重，當須服吐下藥，針灸數十百處，乃愈。（38）

　　成無己曰（《注解傷寒論》）：發熱、煩極，則不能靜臥。今向壁靜臥，知熱已去。

詐病者，非善人，以言恐之，使其畏懼，則愈。醫者意也，此其是歟？

盧之頤曰（《仲景傷寒論疏鈔金錍》）：發熱煩極者，中外靡寧，起卧不安也。恬然向卧，熱清煩雪矣。設令脉不和，狂飇雖息，餘浪之未平耳。詐病者，治以隤越鑚憔，此亦懲詐反取之一法。《卷十五·平脉法》

程應旄曰（《傷寒論後條辯》）：陽熱證多外向，陰寒證多內向。發熱煩極而向壁卧，陽以得陰而解，今日之望，殊於昨日之問聞，脉縱不和而必和，可以斷矣。《卷二·平脉法》

張錫駒曰（《傷寒直解》）：此雖切脉而不以脉爲憑也。發熱煩極之症而向壁安卧，知熱煩已去也，脉雖不和，處言已愈，憑其症不憑其脉也。以發熱煩極之症，聞師到當驚起盼視，語言無序，津液不足，今言止有次序，而脉之咽唾，此爲詐病。詐病者，非藥之所能愈，宜驚嚇之，彼自愈也。《卷一·平脉法》

魏荔彤曰（《傷寒論本義》）：此段就病人情狀，察識其證之真偽，而必以脉爲定見也。發熱可以揣摩即知，身涼向壁卧，則向陰得静，可知不復煩也。再診之，設令，疑詞，縱脉稍不合，亦可審處而言其已愈。何也？病方愈而尚微有不和，亦可知徐徐自平矣。設令向壁卧之病人，師到不知驚而致敬，起而請診，豈神識昏迷乎？然卧而盼視，目光如常，問之有發言不竟而自止，豈氣弱乎？及脉之乃咽唾，唾足則津盛，津盛則氣調，又非氣歉，然則有意三言三止，詐病欺師，以相嘗試耳。《卷之首·平脉法》

吳謙曰（《醫宗金鑒》）：不和當是自和，若不和如何言愈。……病家人來言，病者發熱煩極，師未即去，明日到，病人向壁靜卧，此熱已去，因知其差。假令脉不和緩，未可言愈，必和緩，而始可斷其已愈也，推之腹痛亦然。此篇首所云：設有不應，消息診看。消息者，謂今日之望，異于昨日之問、聞也。

此設治詐病之法也。蓋仲景不欲人售其欺，亦不欲醫爲其欺而妄治也。醫者玩此而揣摩之，則彼不敢欺，而我不妄治矣。《卷十六·平脉法篇》

章楠曰（《傷寒論本旨》）：發熱煩極，邪熱本重也，次日向壁卧，知邪已衰去，其人安静，設脉小有不和，亦强弩之末矣，處言已可向愈也，此由望而知之者也。

向壁卧，其人安静也？不驚而起，左右盼視，身健心清也。問其病狀，三言三止，吞吐支吾，無痛苦可說也。脉之咽唾，無呻吟聲，而脉自和，則灼知其爲詐病矣。即以危言恐之，彼畏毒藥針灸，其病自愈，是以詐治詐之妙法也。《卷八·脉證合參》

周學海曰（《辨脉平脉章句》）：發熱煩急，有邪氣勝而正氣無主者，是真液受傷也。有正氣盛於內，欲逼邪外出而相爭者，所謂大煩口噤不能言而躁擾者，爲欲解也。方煩熱時，氣迫於內，必欲向空而自發揚，今向壁卧，是邪退而神倦，欲自息養也。脉不和者，僅不和而無邪脉也，是陰陽未平也。

詐病，有試醫者，有因事者，此以言恐之，蓋惡其試醫也，若因事，當別有權衡。《卷下·平脉法章句》

原文 師持脉，病人欠者，無病也。脉之，呻者，病也。言遲者，風也。搖頭言者，裏痛也。行遲者，表强也。坐而伏者，短氣也。坐而下一脚者，腰

痛也。裏實護腹，如懷卵物者，心痛也。（39）

成無己曰（《注解傷寒論》）：《針經》曰：陽引而上，陰引而下，陰陽相引，故欠。陰陽不相引，則病；陰陽相引則和。是欠者，無病也。呻，爲呻吟之聲，身有所苦，則然也。風客於中，則經絡急，舌強難運用也。裏有病，欲言，則頭爲之戰搖。表強者，由筋絡引急，而行步不利也。短氣者，裏不和也，故坐而喜伏。《內經》曰：腰者，身之大關節也。腰痛，爲大關節不利，故坐不能正，下一脚，以緩腰中之痛也。心痛，則不能伸仰。護腹以按其痛。

盧之頤曰（《仲景傷寒論疏鈔金錍》）：持脉而欠，陰陽自和矣。陽引而下，陰引而上則欠，欠者，病無病矣。脉時呻者，聲以引氣而吟唔，則呻呻者病也。言遲者，分氣弛，會厭軟，發聲機殼緩，故遲言，風行氣渙所致也。搖頭言者，痛深聲楚則艱言，搖頭斯聲發而言出。行遲者，大筋軟短則爲拘，小筋弛長則爲痿，表強之所致也。坐而伏者，短氣不足以息，而若蟄若傴之猶伏也。坐而下一脚者，求伸若屈，求屈若伸，痛腰所致爾。裏實者，按之則痛劇，護腹者，防莫之按而按，誠莫之護而護也。如懷卵物者，心痛痛心，則偏難直轉，有若胎形，如懷卵物，以從合也。《卷十五·平脉法》

張志聰曰（《傷寒論集注》）：師持脉者，猶言師但持脉而不問也。欠者，陽引而上陰引而下，此陰陽自和，爲無病也。呻者，氣道不利故太息以呻出之，此爲病也。言遲爲風者，風傷氣，氣機不捷則言遲也。搖頭言爲裏痛者，人之聲音腎間之動氣而發，裏痛則苦於發聲，故搖頭言也。行遲爲表強者，爲太陽主筋主表，筋不柔和，表氣強急則行遲矣。坐伏爲短氣者，呼吸之氣發原在下，氣短則上下不相接續，故坐而伏也。下一脚爲腰痛者，腰之筋脉與髀骨相連，腰痛則脚不能俱伸，故坐而下一脚也。護腹心痛者，正虛於內，邪實於里，恐人按之，故護腹如懷卵物，乃心氣不能轉舒，故曰心痛也。此皆察人之神情，得人之病機，雖持脉而不憑脉，所謂望而知之者如此。《卷六·辨脉法》

魏荔彤曰（《傷寒論本義》）：欠者，引伸其兩臂也，勞或有之，病則未有此狀也。蓋表與裏皆安舒方引伸而欠也。脉之呻者，中有所苦，故呻吟。……言語遲滯，風邪中人，志識昏昏，不了了也。搖頭言者，裏痛也，裏痛必消阻，必煩心，是以搖頭方語，如在憂患，疾首蹙額之狀。行遲者，表強也，表受風寒，如頭痛項強，身疼體痛，身體沉重幾幾然，皆行遲之象也。坐不能坐，身必伏，中虛氣弱，不能直竪其腰背也。坐而下一脚，腰痛則兩股不能并屈，故伸一屈一，以趁腰之硬直也。再者病情狀如腹裏有實物，抱護之如懷卵藏物者，心痛也。心痛難持，抱腹護裏以安心也。《卷之首·平脉法》

章楠曰（《傷寒論本旨》）：此明望診之法也。陰陽之氣相引則有呵欠，陽氣將入於陰而欲寐，其陰陽相交，故爲無病也。呻者，腎病也；言語遲澀者，內風痰阻也；裏痛難忍，故搖頭而言也；表氣強急不和，故行遲不捷也；氣短不得息，故坐而伏也；腰痛不能正坐，故下一脚也；兩手護腹，如懷有卵物，以裏有實邪而心痛也。《卷八·脉證合參》

《傷寒論》歷代名家集注

原文 師曰：伏氣之病，以意候之，今月之內，欲有伏氣。假令舊有伏氣，當須脉之。若脉微弱者，當喉中痛似傷，非喉痹也。病人云：實咽中痛，雖爾，今復欲下利。（40）

成無己曰（《注解傷寒論》）：冬時感寒，伏藏於經中，不即發者，謂之伏氣。至春分之時，伏寒欲發，故云今月之內，欲有伏氣。假令伏氣已發，當須脉之，審在何經。得脉微弱者，知邪在少陰，少陰之脉，循喉嚨，寒氣客之，必發咽痛；腎司開闔，少陰治在下焦，寒邪內甚，則開闔不治，下焦不約，必成下利。故云：雖爾咽痛，復欲下利。

程應旄曰（《傷寒論後條辯》）：此於望問外，更示人以意候之法，特出伏氣一證例之。今月之內，欲有伏氣，謂此月正當發伏氣之月。假令舊有伏氣，當須脉之，謂此時之病，輒防舊有伏氣，診脉便當留意於此。伏氣一病，多得之於冬。得寒而伏者，必得暖而伸，所以此病發於春夏交者多。若從前腎陰受虧者，發則爲溫病；只少陰經氣自縮者，發則爲伏氣。一爲陽邪，一爲陰邪，從藏府而分寒熱，分清濁也。病本得之於寒，故脉微弱。病屬少陰，故咽痛而復下利，腎司二便而其脉夾咽故也。然必以意候之何也？以喉痹一證，挾時行之氣，亦多發於春夏交，彼則隨感隨發，此從伏氣而來，同證有表裏寒熱之不同，故意之而仍脉之。喉痹屬實熱。痛必喉傷，伏氣屬虛寒，痛而無傷，故曰似。病涉疑信，輒不可不敬慎如此。《卷二·平脉法》

張志聰曰（《傷寒論集注》）：此一節言伏氣發病，始則從陰出陽，既則從陽入陰也。伏氣之病者，春之風氣，夏之暑氣，秋之濕氣，冬之寒氣，感之則潛匿於幕原肌腠之中，不形於脉，故當以意候之。今月之內，欲有伏氣者，是以意候之也。如三春風盛，九夏暑盛，醫者當知今月之內，時令太過，欲有伏氣，感之則潛匿於形身而爲伏氣之病矣。假令舊有伏氣，今時乃發，當須脉之。若脉微弱者，中土內虛，風木之邪相克也，故當喉中痛似傷。喉者，天氣也，痛似傷者，火氣也。此伏邪從陰出陽也。非喉痹者，言非陰寒內閉之喉痹也。病人云實咽中痛者，喉主天氣爲陽，咽主地氣爲陰，先病喉痛，後病咽痛，是先病陽而後病陰也。雖爾，今復欲下利者，所以申明咽主地氣之意。《卷六·平脉法》

張錫駒曰（《傷寒直解》）：此節言伏氣之病由內而出，非若時行卒病，由外而至也。伏氣者，春之風氣，夏之暑氣，秋之濕氣，冬之寒氣。伏氣之病伏藏於內，不即見於病，亦不見於脉，故當以意候其何氣之伏藏也。伏於今月之內，當發於他月之中，故曰今月之內，欲有伏氣，是謂以意候之也。假令舊有伏氣，今時乃發，既見於病，亦必見於脉，故當須脉之。若脉微弱者，此春傷於風，風木之邪賊於中土，而脉微弱也。傷于風者，上先受之，故當喉痛似傷，此伏氣之爲病，非若時行卒至之喉痹也。然不特喉痛，而且咽痛，以風氣通於肝，地氣通於咽，脾主地，木克土也。春傷於風，邪氣流連，乃爲洞泄，故雖爾今復欲下利。蓋謂留連於上則咽喉痛，留連於下則下利，上下之交通，一氣之相感也。此論春之風氣，而三時之暑濕寒氣亦可類推矣。《卷一·平脉法》

吴謙（《醫宗金鑒》）：四時令氣，正氣也；非時之氣，邪氣也。正氣之中人也淺，感之甚者即病，微者藏在肌膚，不即爲病，壯實之人可以自已。邪氣之中人也深，感之雖微，亦即爲病，甚則直入于藏不能自已，虛者死焉。此篇所謂伏氣之病，即四時令氣正病，非四時不正之邪與非常異氣之疫邪也。所爲伏氣者，如感冬令之風寒，其重者，傷於榮衛，即時而發者，名爲中風、傷寒是也；其感之輕者，伏藏于肌膚，過時而發，名爲溫病是也。故時氣、伏氣之爲病，二者不可不辨焉。春三月名曰發陳，是伏氣欲發之月也。假令舊有伏氣之人，乘冬不藏精之隙而病者，當須以脉識之。今月之內，初病傷寒、溫病者，脉若微弱，是少陰脉也，若喉中痛，是少陰證也。然其痛必緩，非若外感時氣之喉痹腫傷暴痛也。今既云實咽中痛，而脉又微弱，故知爲少陰伏氣內發之陰火也。雖爾咽痛，恐復欲下利，不可以時氣外感陽火之喉痹治之也。《卷十二·溫病篇》

周學海曰（《辨脉平脉章句》）：《內經》曰：天地之氣，勝復之作，不形於診也。《脉法》曰：天地之變，無以脉診，此之謂也。故曰，伏氣之病，以意候之，今月之內，欲有伏氣，正描摩以意候之，謂某月之內，天氣不正，當有伏氣也。假令舊有伏氣，謂伏氣欲發，發必動於經氣，即可診脉而知其發於何經也。若微弱者，少陰之病脉也，少陰當咽痛而下利，故可決其喉中似傷，且將下利也，餘經仿此。《卷下·平脉法章句》

原文 問曰：人恐怖者，其脉何狀？師曰：脉形如循絲，累累然，其面白脫色也。（41）

成無己曰（《注解傷寒論》）：《內經》曰：血氣者，人之神。恐怖者，血氣不足，而神氣弱也。脉形似循絲，累累然，面白脫色者，《針經》曰：血奪者，色夭然不澤。其脉空虛，是知恐怖爲血氣不足。

方有執曰（《傷寒論條辨》）：內氣餒者，則外色奪，所以有卒然之變也。《卷七·辨脉法上篇》

盧之頤曰（《仲景傷寒論疏鈔金錍》）：恐則腎氣獨沉，致抑心君炎上之體用，動經者面如漆紫，傷情者面白脫色矣。蓋藏真下於腎，腎藏骨髓之氣也。藏真通於心，心藏血脉之氣也。水亡其下，火失其通，寧復權衡以平，氣口成寸，如環之無端乎？《卷十五·平脉法》

程知曰（《傷寒經注》）：恐怖則精氣奪，脉如循絲，細弱甚也；累累然，又似有結滯之狀也；面白脫色，腎氣怯而精血不榮於上也。《卷二·平脉篇》

張志聰曰（《傷寒論集注》）：合下三節，言脉起於腎，生於胃而主於心也。此節言脉起於腎。人恐怖則腎氣傷，腎氣傷則精不上交於心，故脉形如循絲之微而累累然，其面白脫色而不光榮也。《卷六·平脉法》

魏荔彤曰（《傷寒論本義》）：病恐怖，自屬心臟神明之宅，血虛不能養心，神志擾亂，易於恐怖。診之脉形如循絲，細也，累累然，弱也，必於寸口得之，其人必有驚疑恍惚之病矣。再望之其面白，面白亦人之常，但面白不可脫色，色脫則血虛可知，惟血虛所以有心藏之疾也。《卷首·平脉法》

吴谦曰（《醫宗金鑒》）：人病恐怖者，陽神不足也。陽不足則恐，神不足則怖。恐則血隨氣下，故面白脫色不潤澤也。怖則氣隨神亂，故脉形如循絲累累然而亂也。《卷十六·平脉法》

章楠曰（《傷寒論本旨》）：《經》曰：恐則氣下。其陽氣沉鬱，故脉如絲，累累澀滯。心之華在面。心氣抑而不升，故面白脫色也。《卷八·脉證合參》

周學海曰（《辨脉平脉章句》）：人病恐怖，是病也，非有所見也。脉形如循絲累累然者，肝膽氣索也，膽寒故常病自恐。《內經》曰：腎肝併小弦，欲驚。又曰：膽虛則恐，如人將捕之。《卷下·平脉法章句》

原文 問曰：人不飲，其脉何類？師曰：脉自澀，唇口乾燥也。（42）

成無己曰（《注解傷寒論》）：澀爲陰，雖主亡津液，而唇口乾燥，以陰爲主內，故不飲也。

方有執曰（《傷寒論條辨》）：血少則脉澀，所以唇口乾燥。然此以不飲而然，非由此而不飲也。（《卷上·辨脉篇上篇》）

盧之頤曰（《仲景傷寒論疏鈔金錍》），脉者，水穀之精粹，人不飲，脉從何來乎？津從何起乎？《卷十五·平脉法》

周揚俊曰（《傷寒論三注》）：澀，陰脉也。陰不足主亡津液，所以乾燥。然澀見者固主陰虛，而陽亦未嘗不虛，故雖乾燥而不飲耳。《卷十六·脉法》

張志聰曰（《傷寒論集注》）：此節言脉生于胃。《經》云，穀入於胃，脉道乃行，水入於經，其血乃成。人不飲者，胃氣虛也，胃虛故脉自澀。津液內竭，不榮於唇口，故唇口乾燥也。《卷六·平脉法》

張錫駒曰（《傷寒直解》）：飲入於胃，游溢精氣，上輸於脾肺，布散于五經，今胃虛不飲，肺無以布，脾無以輸、脉道不利，津液不行，故脉澀而唇口乾燥也。《卷一·平脉法》

魏荔彤曰（《傷寒論本義》）：其人終日不欲飲水，其脉何類？其脉必澀也。澀則中有停水寒痰凝滯膠固，胃陽不足而氣行不暢，故見澀也。望之其唇口必反乾燥，何也？水濕之邪，隔阻正津，不能化津，滋潤喉舌，而唇口外露，必致乾燥。《卷之首·平脉法》

章楠曰（《傷寒論本旨》）：飲字下脫落一食字也。人不飲食，則胃無津液生化；營血少而脉澀也，脾胃之氣榮于唇口，而津氣不升，故唇口乾燥也。《卷八·脉證合參》

原文 問曰：人愧者，其脉何類？師曰：脉浮，而面色乍白乍赤。（43）

成無己曰（《注解傷寒論》）：愧者，羞也。愧則神氣怯弱，故脉浮，而面色變改不常也。

張志聰曰（《傷寒論集注》）：此節言脉主於心。心之所藏者，神也。人愧則神氣消

阻，故脉浮。浮者，虚浮也。心氣内歉故面色乍白乍赤，乍白乍赤者，恍惚而無定也。《卷六·平脉法》

張令韶曰（《傷寒直解》）：愧屬心，心有所慚愧則神消氣阻，中無有主，故脉氣外浮，面色赤白而無定也。《卷一·平脉法》

原文 問曰：《經》說，脉有三菽、六菽重者，何謂也？師曰：脉人以指按之，如三菽之重者，肺氣也；如六菽之重者，心氣也；如九菽之重者，脾氣也；如十二菽之重者，肝氣也；按之至骨者，腎氣也。菽者小豆也。假令下利，寸口、關上、尺中，悉不見脉，然尺中時一小見，脉再舉頭一云按投。者，腎氣也。若見損脉來至，為難治。腎謂脾所勝，脾勝不應時。（44）

成無己曰（《注解傷寒論》）：菽，豆也。《難經》曰：如三菽之重，與皮毛相得者，肺部也；如六菽之重，與血脉相得者，心部也；如九菽之重，與肌肉相得者，脾部也；如十二菽之重，與筋平者，肝部也；按之至骨，舉指來疾也，腎部也。各隨所主之分，以候藏氣。《脉經》曰：冷氣在胃中，故令脉不通。下利不見脉，則冷氣客於脾胃。今尺中時一小見，為脾虛腎氣所乘。脉再舉頭者，脾為腎所乘也。若尺中之脉更或減損，為腎氣亦衰，脾復勝之，鬼賊相刑，故云難治。是脾勝不應時也。

方有執曰（《傷寒論條辨》）：經，《難經》也。菽，大豆也。肺居最上，主候皮毛，故其脉如三菽之重；心在肺下，主血脉，故其脉如六菽之重；脾在心下，主肌肉，故其脉如九菽之重；肝在脾下，主筋，故其脉如十二菽之重；腎在肝下，主骨，故其脉按之至骨。腎不言菽，以類推之，當如十五菽之重。蓋五臟以上下之次弟而居，故其氣之至，離皮膚有如此遠近之約摸。乃越人教人如此用指着意候按而取診耳。輕重以下指之法言，故胡氏曰：越人云菽，大抵是個約摸的法，見得有輕重差等，非真如菽之重耳。《卷七·辨脉法上篇》

盧之頤曰（《仲景傷寒論疏鈔金錍》）：假令飲濁注下，致數更衣，食中兩指，按尺及關，審層察部，悉不及脉，猶無名指下，是為尺中，脉固絕響，然時一小見，遂再舉而上，若浪之頭，應指而湧，此泉達之機，腎真之氣，如樹之猶有根也。若見指脉之來，再呼吸至，不能自還，名曰無魂，為難治也。《卷十五·平脉法》

程應旄曰（《傷寒論後條辯》）：脉本於陰陽，從五行生，而五行合乎五藏。五藏氣之所朝，各有層屬，五藏氣之所次，各有方位，其間體象則肖乎形，稟受則依乎胃，休旺則從乎時，勝負則存乎制。陰陽離合之間，生死系焉，是則各藏氣之脉，所宜首考也。考之則自腎始，天一之所生故也。就腎藏而列及各藏之層暑，之方位，其餘若體象則不可假借，而胃氣之脉，制勝之脉，從令之脉，可彼此互考而得之，故舉一藏而五藏之氣存焉。浮中沉，五藏氣所朝之層暑；舉按尋，診家指下之權衡。三菽六菽，從舉字內分輕重，以別心肺之氣；十二菽按至骨，從按字內分輕重，以別肝腎之氣；九菽從舉之下，按之上，得輕重之勻，以別脾氣。所云菽者，特約略言之，非有其形也。以後言肝脉、心脉、肺脉，皆照此以定舉按，舉按輕重之間，可以得五藏氣有餘不足矣。《卷

《傷寒論》歷代名家集注

張志聰曰（《傷寒論集注》）：診法又有以寸關尺爲候者，故假下利以申明之。假令下利，寸口關上尺中悉不見脉，是因下利無脉也。然尺中時一小見，脉再舉頭者，因尺中小見而三部之脉得以再舉。尺脉主腎，故曰腎氣也。夫尺主腎氣，則關主肝脾之氣，寸主心肺之氣，可不煩言而意會矣。《卷六·平脉法》

魏荔彤曰（《傷寒論本義》）：此段申明少陰下利難治之證。少陰見下利病，恐成上厥下竭，已爲厪慮，診之三部皆不見脉，而尺中尚時一小見，又常中止而再舉頭，此代脉也，更爲危候。如再見損脉來至，損脉者，即下文所言慄卑相搏名曰損也……蓋弱脉也。時一至又止而復來，且兼弱焉，腎氣將絶，自無易治之理矣，故曰難治。《卷之首·平脉法》

吳謙曰（《醫宗金鑒》）：至於寸口關上尺中亦各有所主之位，以候藏氣。左寸心也，右寸肺也，左關肝也，右關脾也，尺中腎。今特舉腎藏之部例之，以概其餘也。假令下利而甚，元氣暴奪於中，寸口、關上、尺中全不見脉，法當死。其不死者，必是尺中時有一小見之脉也。再舉頭者，謂一呼再起頭，一吸再起頭，合爲四至也。夫尺中時一小見之脉四至，則是腎間生氣之源未絶，即下利未止，尚爲易治。若一息二至，名曰損脉，是氣衰無胃，故爲難治也。《卷十六·平脉法》

黃元御曰（《傷寒懸解》）：損脉者，遲脉也。《難經》一呼一至曰離經，二呼一至曰奪精，三呼一至曰死，四呼一至曰命絶，此損之脉也。《卷二·脉法上篇》

章楠曰（《傷寒論本旨》）：營行脉中，而營氣起於中焦，下利中氣陷，故寸關尺之脉俱不見，然尺中時一小現，而脉再舉頭者，謂先由尺中小現，而關寸再舉頭而出，此以腎氣未絶，而營氣接續也。凡一呼一吸各一息，一息脉三至爲遲，兩至爲損，若雖舉頭而現損脉，其根本已敗，爲難治也。《卷八·脉證合參》

原文 問曰：脉有相乘、有縱、有橫、有逆、有順，何謂也？師曰：水行乘火，金行乘木，名曰縱；火行乘水，木行乘金，名曰橫；水行乘金，火行乘木，名曰逆；金行乘水，木行乘火，名曰順也。（45）

成無己曰（《注解傷寒論》）：金勝木，水勝火。縱者，言縱任其氣，乘其所勝；橫者，言其氣橫逆，反乘所不勝也。縱橫，與恣縱、恣橫之義通。水爲金子，火爲木子，子行乘母，其氣逆也；母行乘子，其氣順也。

方有執曰（《傷寒論條辨》）：乘其所勝，其事易直，故曰縱；侮所不勝，其事不值，故曰橫；子來犯母，其勢悖，故曰逆；母之及子，其勢從，故曰順也。上條言脉原于五臟，合二五而成部位之次弟，乃推明脉之所以始也；此條言脉具五行刑生制化之意，乃五臟六腑吉凶死生之樞機，脉之大要也，而其所以爲斯道之根源可見矣。《卷七·辨脉法上篇》

盧之頤曰（《仲景傷寒論疏鈔金錍》）：縱橫逆順，可以脉象求，可以時序求，可以府藏求，可以氣運求，可以五氣求，可以五色求，可以五色人求，可以五行人求，悉不

越我勝勝我，生我我生而決斷之，法不可勝用也。《卷十五·平脉法》

張錫駒曰（《傷寒直解》）：五藏屬五行，而五行自有一定生克不易之理，其有當克而克，有不當克而克，俱謂之相乘。乘者，因其間隙而乘之也。水行乘火，金行乘木，我所乘者而復乘之，則縱勢而往，無所顧慮，故名曰縱；火行乘水，木行乘金，我所不勝者而敢乘之，則橫肆妄行，無復忌憚，故名曰橫；水行乘金，火行乘木，生我者我反乘之，以下犯上，背逆無道，名曰逆也；金行乘水，木行乘火，我生者而我乘之，以尊臨卑，名正言順，名曰順也。此經脉不和，五藏自相乘勝而爲病，故論脉而只列縱橫逆順之名，不列縱橫逆順之脉，學者可以意推矣。《卷一·平脉法》

魏荔彤曰（《傷寒論本義》）：此段就五行生克之理，辨脉之衰旺。乘者爲病邪，而所乘者爲正氣也。五臟之邪，即乘犯五臟之正。以乘所勝者爲縱，放縱欺侮之也；以乘所不勝爲橫，亢橫凌犯之也；乘生我者爲逆，邪盛犯本也；乘我生者爲順，邪衰轉屬也。病證百端，四乘可盡，以此察正與邪之盈絀，可知治法之難易，所謂言簡而意該，守約而施博也。《卷首·平脉法》

章楠曰（《傷寒論本旨》）：五臟稟五行之氣，各有本臟之脉形，臟氣不和，互相乘侮，即推五行生克之理，以明縱橫逆順之道也。假如腎爲水，其脉沉静，而現於左寸心部，是爲水乘火位也。肺爲金，其脉浮短，而現於左關肝部，是爲金乘木位也。水本克火，金本克木，而又乘其位，是放縱無忌也，故名縱。如心爲火，其脉浮洪，而現於兩尺腎部，是爲火乘水位也。肝爲木，其脉弦長。而現出右寸肺部，是爲木乘金位也。火本受水克，木本受金克，而反乘其位，是强橫之甚也，故名橫。如腎脉現於肺部，是爲水乘金位也。心脉現於肝部，是爲火乘木位也。水本從金生，火本從木生，而反乘其位，如子之侮父，故名逆也。如肺脉現於腎部，是爲金乘水位也。肝脉現於心部，是爲木乘火位也。金本生水，木本生火，而乘其位，如父來生子，故名順也。其火乘金爲縱，金乘火爲橫，可例知矣。此舉心肝肺腎四臟，而不及脾土何也？蓋脾胃之脉和緩，其氣通貫四臟，如辰戌丑未之旺于四季也。若四臟之脉不兼和緩，即互相乘侮爲病，故言脉以胃氣爲本也。若四臟脉象現於右關脾胃之部，如火生土，土生金，木克土，土克水，則其縱橫逆順善惡吉凶，可類推而知矣。此條當與《難經》論一脉十變者參看，則義理更明也。《卷八·脉證合參》

周學海曰（《辨脉平脉章句》）：五行之氣，己强則乘人，己弱則爲人所乘，故脉有相乘也。華佗：如火病入木，爲難治，子不合乘母之逆也。觀於縱橫逆順之名，其虛實難易可睹矣。《卷下·平脉法章句》

原文 問曰：脉有殘賊，何謂也？師曰：脉有弦、緊、浮、滑、沉、濇，此六脉名曰殘賊，能爲諸脉作病也。（46）

成無己曰（《注解傷寒論》）：爲人病者，名曰八邪，風寒暑濕傷於外也，饑、飽、勞、逸傷於內也。經脉者，榮衛也。榮衛者，陰陽也。其爲諸經脉作病者，必由風寒暑濕，傷於榮衛，客於陰陽之中，風則脉浮，寒則脉緊，中暑則脉滑，中濕則脉濇，傷於陰則脉沉，傷於陽則脉浮。所以謂之殘賊者，傷良曰殘，害良曰賊，以能傷害正氣也。

方有執曰（《傷寒論條辨》）：殘，傷也；賊，害也。浮滑，陽盛也；沈、澀、弦、緊，陰盛也。陽盛爲太過，陰盛爲不及，皆可怪之脉，能傷害血氣者也。諸脉，謂各部之脉也，作，起也，言六者若見於各部之脉中，則皆能爲其部生起病端。如太陽之爲病脉浮，傷寒脉陰陽俱緊之類。所謂邪不空見者，此之謂也。《卷七·辨脉法上篇》

程應旄曰（《傷寒論後條辯》）：相乘爲正氣虛之脉，隨其所虛而傳及之謂，殘賊爲邪氣實之脉，持彼之強而虐及我之謂。殘賊乃暴虐之名，脉中有此，當屬實邪，然亦有辨。殘則明傷，作病於暴，屬實者多；賊則暗襲，作病於漸，屬虛者半。弦緊浮滑沉澀六者，不論何部脉中，兼見此脉，輒防邪至，凡傷寒瘧痢之類，種種皆是，在虛人尤爲可慮。《卷二·平脉法》

魏荔彤曰（《傷寒論本義》）：此段申明病脉有害於如經之脉，故曰殘賊。弦緊者，陰病脉，殘賊陽正脉之柔緩也。浮滑者，陽病脉，殘賊陰正脉之和緩也。浮而兼滑，大而尤也。沉澀者，亦陰病脉，殘賊陽正脉之流行充暢也。舉此六者以概之，然凡病脉，皆能殘賊正脉，使之變動而弗安其常者也，故正脉不調而病證日加也，特爲害有大小而已，此六脉爲關要，故舉而示人。《卷之首·平脉法》

黃元御曰（《傷寒懸解》）：殘賊者，殘害而賊克之也。脉弦緊浮滑沉澀，木旺則脉弦，土虛者忌之；水旺則脉緊，火虛者忌之；表盛則脉浮，里虛者忌之；里盛則脉沉，表虛者忌之；血盛則脉滑，氣虛者忌之；氣盛則脉澀，血虛者忌之。此六脉名爲殘賊，能爲諸脉做病也。《卷二·脉法第二》

章楠曰（《傷寒論本旨》）：弦者，肝氣肆橫也；緊者，陰邪固結也；浮者，氣逆不和也；滑者，痰火壅盛也；沉者，氣閉不伸也；澀者，營血虛滯也。有一部見此六脉，能使諸部之脉爲病，故名殘賊。假如弦脉乘脾胃，或爲疼痛嘔吐，餘可類推矣。《卷八·脉證合參》

原文 問曰：脉有災怪，何謂也？師曰：假令人病，脉得太陽，與形證相應，因爲作湯。比還送湯如食頃，病人乃大吐，若下利，腹中痛。師曰：我前來不見此證，今乃變異，是名災怪；又問曰：何緣作此吐利？答曰：或有舊時服藥，今乃發作，故爲災怪耳。（47）

成無己曰（《注解傷寒論》）：醫以脉證與藥相對而反變异，爲其灾可怪，故名灾怪。

盧之頤曰（《仲景傷寒論疏鈔金錍》）：評脉證以處方，已而吐利，遂名灾怪。此以舊時服藥，卒爾發作故也。然則先之脉證不爲藥所轉者，藥不勝病乎？病不勝藥乎？《卷十五·平脉法》

程應旄曰（《傷寒論後條辯》）：望問固醫家之事，亦須病家毫無隱諱，方能盡醫家之長，因復出此條，爲病家服藥瞞醫之戒。灾因自作，而反怪及醫，故曰灾怪。《卷二·平脉法》

張志聰曰（《傷寒論集注》）：脉得太陽與形證相應者，如太陽之爲病，脉浮頭項強痛而惡寒，此脉與形證之相應也。大吐下利，腹中痛，前來原無此證，今卒然變異，是名灾怪。或有舊時服藥，今乃發作者，言送湯如食頃，所投之藥未周於經，故必舊時服藥之故矣。《卷一·平脉法》

魏荔彤曰（《傷寒論本義》）：灾怪者，非理法之常也。然此利何由而作？或者作湯治表之誤乎？乃舊藥之誤也。必舊服寒涼之藥存於里，得治表之藥，必散邪升陽之品，寒邪在表，未及驅逐，而寒藥在裏，先發作矣。上吐下利，湯之辛温，破陰行陽所致，故曰灾怪。然寒藥中存者，得發作而吐瀉，表邪亦不治必自除矣。何也？裏氣自內發作，邪不能戀於表，吐上越必有汗，可以解也。則此湯似誤，實有大功也。《卷之首·平脉法》

章楠曰（《傷寒論本旨》）：診病時按脉證與藥，並無錯誤，藥甫進，即變吐下腹痛，與原診時病證不合，故爲灾怪。或因舊服有不合之藥，或重感別邪，或誤食他物，皆當詳審，以免枉遭尤怨也。《卷八·脉證合參》

周學海曰（《辨脉平脉章句》）：脉有灾怪，非脉也，病也。亦非病也，乃病人所自作也。謂無妄之灾，可怪者也。此病家不以情告醫之過也。《卷下·平脉法章句》

原文 問曰：東方肝脉，其形何似？師曰：肝者木也，名厥陰，其脉微弦濡弱而長，是肝脉也。肝病自得濡弱者，愈也。假令得純弦脉者，死。何以知之？以其脉如弦直，此是肝藏傷，故知死也。（48）

成無己曰（《注解傷寒論》）：《難經》曰：春脉弦者，肝，東方木也，萬物始生，未有枝葉，故脉來濡弱而長，故曰弦。是肝之平脉，肝病得此脉者，爲肝氣已和也。純弦者，爲如弦直而不軟，是中無胃氣，爲真藏之脉。《內經》曰：死肝脉來，急益勁，如新張弓弦。

方有執曰（《傷寒論條辨》）：凡脉言濡皆讀軟。微非脉名，蓋脉以有胃氣爲吉，微微之弦，有胃氣之謂也。《難經》曰：春脉者，肝也，東方木也，萬物之所始生也，故其氣來軟弱輕虛而滑，端直以長，故曰弦。蓋肝主筋，故其脉如此。純弦，即《素》《難》所謂真肝脉至；如弦直，即《素》《難》所謂中外急如循刀刃，責責然，如按琴弦，如新張弓弦是也。《卷七·辨脉法上篇》

張志聰曰（《傷寒論集注》）：五藏外合五行，故曰肝者木也。五藏上合三陰，故曰名厥陰。其脉微弦濡弱而長，是肝脉而得木體之條達也。肝病自得濡弱者，得胃氣也，故愈。得純弦脉者，不得胃氣也，故死。《平人氣象篇》曰：春胃微弦曰平，弦多胃少曰肝病，但弦無胃曰死。此之謂也。《卷六·平脉法》

魏荔彤曰（《傷寒論本義》）：東方肝屬木，天三之陽氣生之，地八之陰氣成之也。名爲厥陰，盡陰也。厥陰其經名，而肝則本臟也。木氣者曲直也，曲而必直，直則暢茂條達矣，然喜和柔而忌堅硬。和柔，生木之水氣也；堅硬者，伐木之金氣也。是故其本脉微弦，而濡弱以直也。然必微弦不甚弦，且帶濡弱，此濡弱乃和柔之象也。微弦而帶濡弱，如短促，亦非木脉之本性，又必兼長脉，是象木之柔和而修長，此肝臟之本脉。肝脉見此，肝臟無病，如有微疾，亦易愈也。假令所謂弦者並不和柔，乃得弦而緊之純弦，此木不得春令，而受冰霜之寒烈，水凍土寒，水無生氣，如樹木將枯，枝干干硬，所以可知其死。蓋肝臟純寒，厥陰中無少陽以煦之也，所以其脉如弓弦，挺直而堅硬，此肝臟之生氣傷而將絕，故可卜其死也。《卷首·平脉法》

吳謙曰（《醫宗金鑒》）：東方屬木，主春令風。在天爲風，在地爲木，在人爲肝，故曰肝者木也，名足厥陰肝經，其脉當弦。若得微弦濡弱而長，此弦而有胃，是肝平脉也，病自易愈也。若得微弦而長，而少濡弱和緩，爲弦多胃少，肝病脉也。若得純弦而急，無濡弱和緩，爲但弦無胃，是肝死脉也。下三藏雖無純洪，純浮，純沉之文，省文也，當仿此。《卷十六·平脉法篇》

> **原文** 南方心脉，其形何似？師曰：心者火也，名少陰，其脉洪大而長，是心脉也。心病自得洪大者，愈也。假令脉來微去大，故名反，病在裏也。脉來頭小本大，故名復，病在表也。上微頭小者；則汗出；下微本大者，則爲關格不通，不得尿。頭無汗者可治，有汗者死。西方肺脉，其形何似？師曰：肺者金也，名太陰，其脉毛浮也。肺病自得此脉，若得緩遲者，皆愈；若得數者，則劇。何以知之？數者南方火，火克西方金，法當癰腫，爲難治也。（49）

韓祇和曰（《傷寒微旨論》）：頭者，寸也，尾者，尺也。《卷上·傷寒平脉篇》

成無己曰（《注解傷寒論》）：心王於夏，夏則陽外勝，氣血淖溢，故其脉來洪大而長也。心脉來盛去衰爲平，來微去大，是反本脉。《內經》曰：大則邪至，小則平。微爲正氣，大爲邪氣。來以候表，來微則知表和；去以候裏，去大則知裏病。《內經》曰：心脉來不盛去反盛，此爲不及，病在中。頭小本大者，即前小後大也。小爲正氣，大爲邪氣，則邪氣先在裏，今復還于表，故名曰復。不云去而止云來者，是知在表。《脉經》曰：在上爲表，在下爲裏。汗者心之液。上微爲浮之而微，頭小爲前小，則表中氣虛，故主汗出。下微爲沉之而微，本大爲後大，沉則在裏，大則病進。《內經》曰：心爲牡藏，小腸爲之使。今邪甚下行，格閉小腸，使正氣不通，故不得尿，名曰關格。《脉經》曰：陽氣上出，汗見於頭。今關格正氣不通，加之頭有汗者，則陽氣不得下通而上脱也。其無汗者，雖作關格，然陽氣未衰，而猶可治。輕虛浮曰毛，肺之平脉也。緩遲者，脾之脉，脾爲肺之母，以子母相生，故云皆愈；數者，心之脉，火克金，爲鬼賊相刑，故劇。肺主皮毛，數則爲熱，熱客皮膚，留而不去，則爲癰瘍。經曰：數脉不時，則生惡瘡。

方有執曰（《傷寒論條辨》）：《素》《難》皆言心脉如鈎。鈎以性情言，洪大以體勢言。肺主皮毛，上爲華蓋，故脉毛浮。緩遲者，脾土之脉也，兼得緩遲爲愈者，肺金得土爲逢生也。法當癰膿者，金逢火化也。《卷七·辨脉法上篇》

程知曰（《傷寒經注》）：來去，即上下之義。自尺部上於寸中爲來，氣之升也；自寸口下於尺部爲去，氣之降也。心火上炎，故以來盛去衰爲平，若來微去大則反矣。若脉來之形，前小後大，則爲陽復於下。蓋陰反在上，而表陽不足外發也，故上既微矣，又見頭小，則陽虛於外而汗出。若下既微矣，本反見大，則爲陽關於下，格陰不通而不小便。若頭無汗，是陰猶不上脫也。若有汗則陽關於上，陰絕於上，不可治矣。《卷二·平脈法》

程應旄曰（《傷寒論後條辯》）：來去頭本上下字，俱在診家一個指頭上。來去以脈勢言，頭本以脈體言，上下以指法言。診南方心脈，只在左寸六菽上定其有餘不足，豈容浮沉寸尺移動。來微去大微字，非微小之微，乃衰微之微，言著指於六菽上，脈形雖大，而來勢不如去勢之盛，蓋大而不洪也。第二句來字，第三四句微字，俱從此句來微字剔出。來雖不微，而頭小本大，其體尖而短，大不能過於本位，蓋大而不長也。第三句頭小，第四句本大字，又從此句頭小本大字剔出。頭小即該本大，上句不言本，本大可知，下句不言頭，頭小可知。上微頭小者，言所謂來微之勢，若從上邊頭小處微將句，雖是不洪不長，而大猶有根，若從下邊本大處微將句，則大並無根，有陰無陽，心火滅盡矣。緣必心脈純陽，火炎盛上，洪大長三字，有一不具，便屬陰邪所干，火體失旺。病在裏者，陰反消其陽於內也，病在表者，陰復占其陽於外也。汗出者，陰盛於上，無陽以御衛也；關格不通，不得尿者，陰盛於下，無陽以化氣也。頭汗出，則陽從上脫，孤陰獨盛，其與趺陽脈伏而澀之關格，脈雖有異，而有陰無陽，其理則同，難治宜矣。《卷二·平脈法》

張志聰曰（《傷寒論集注》）：心病自得洪大者，言心病而脈洪大，自得其位，爲有胃氣，故愈。假令脈來微去大，則來去不倫。夫心者，火也，火性上炎，脈當來大去微。今來微去大，反其火性，故曰反。此心氣內鬱不充於外，故病在裏也。脈來頭小本大，則上下不均，夫心者，火也，火性上炎，脈當頭大本小，今頭小本大，是下者反上，上者反下，故名復。此心氣外虛，不榮於內，故病在裏也。上微而脈頭小者，心氣外虛，故汗出；下微而脈本大者，心氣內鬱，故關格不通，不得尿。夫關格不尿，若頭無汗者，津液內藏，故爲可治，若頭有汗者，津液上泄，故死。《卷六·平脈法》

張錫駒曰（《傷寒直解》）：毛浮者，肺之本脈也，緩遲者，脾胃柔和之脈也。肺病自得其旺脈固愈，若得緩遲之脈，不特得其胃氣，抑且子病而得母氣之相生，故爲皆愈。數爲心脈，心火克金，謂之賊邪。《經》云，諸痛癢瘡瘍皆屬於心火，又云，熱勝則腫。火爍金消，故難治也。肝木言其本藏太過而死，心火言其本藏不及而死，肺金言其爲他藏所克而死，此文氣之變幻也，非謂肝木不可太過，心火不可不及，肺金不可相克，舉一隅而三隅反也。《卷一·平脈法》

吳謙曰（《醫宗金鑒》）：南方屬火，主夏令熱，在天爲火，在地爲熱，在人爲心，故曰：心者火也，名少陰經，其脈當洪。若得洪大和緩，此洪而有胃，是心平脈也，雖有心病，自易愈也。若得洪大而少和緩，此洪多胃少，是心病脈也。若得洪大而無和緩，此但洪無胃，是心死脈也。

西方屬金，主秋令燥。在天爲燥，在地爲金，在人爲肺，故曰肺者金也，名手太陰經，其脈當浮。若得毛浮緩遲。此浮而有胃，是肺平脈也，雖有肺病，自易愈也。若得毛浮而少緩遲。此浮多胃少，是肺病脈也。若得毛浮而無緩遲，此但浮無胃，是肺死脈

也。若得毛浮而數，則爲病劇。何以知之？數者南方火也，火克西方金。法當發癰腫而難治也。《卷十六・平脈法篇》

周學海曰（《辨脉平脉章句》）：心脉洪大而長，心爲肝子，長者肝脉，子不離母也。諸家只謂浮大而散，是泥於《難經》，而未喻其真也。

來微去大，即所謂來不盛去反盛也。病在裏者，陰盛也。脉來者，專指來之形勢也。脉之動也，陽氣前至，陰氣後至，故有頭有本，此頭小本大，非陽虛陰實也，乃邪格於表，氣來不能暢達，而鬱於後也，故名復。上，寸口也，微，略也，頭小者汗出，陽虛不固，故見小弱。下，尺中也，本大者，關格不通不得尿，陰燥氣浮，故見盛大。……此于脉來過指之時，分別首尾大小，以決表裏上下虛實之病，是診法之極細者。……

秋，揫也，斂之義也。人氣乍斂，則外不能盛，而炎夏久汗，津液不充，則內不能實。毛浮者，略沉於夏脉而浮候輕虛如毛，不及夏脉之洪大也。故《內經》曰：秋曰下膚。非極浮薄中空無根如毛之輕也。癰腫脉數，非難治，癰腫在肺，而肺脉數，則難治也。《卷下・平脈法章句》

原文 問曰：二月得毛浮脉，何以處言至秋當死。師曰：二月之時，脉當濡弱，反得毛浮者，故知至秋死。二月肝用事，肝屬木，脉應濡弱，反得毛浮脉者，是肺脉也。肺屬金，金來克木，故知至秋死。他皆仿此。（50）

成無己曰（《注解傷寒論》）：當春時反見秋脉，爲金氣乘木，肺來克肝，奪王脉而見，至秋肺王，肝氣則絕，故知至秋死也。

方有執曰（《傷寒論條辨》）：此承上條，復以四時脉氣屬五行生克應病，以主吉凶死生之理。揭一以例其餘，所以示人持脉之要法也。（《卷七・辨脉法上篇》）

盧之頤曰（《仲景傷寒論疏鈔金錍》）：二月，處春半之中分，陰陽相離時也。得毛浮金脉者，乘木序之危，凑虛而給侮之，木斯鬱矣。及秋也，金虛其位，火亦乘其危而縱復之，金斯絕矣。出爾反爾，凌奪之所必至。《卷十五・平脉法》

程應旄曰（《傷寒論後條辯》）：克我者死，前已見之，但彼屬藏氣而未及月令，故復出此條足之。濡弱字，兼有微弦而長四字在內，金來克木，雖該寸關尺而言，而肝部尤爲關系。脉氣稟於陰陽，陰陽按乎四季，脉氣之生旺休囚，于己不覺，而時令早已兆之，故其制克合符於臟氣者如此。（《卷二・平脉法》）

張錫駒曰（《傷寒直解》）：此言五藏宜相生而不宜相克也，舉一肺金肝木而他藏仿此矣。二月肝旺之時，不能自旺，反爲勝我者而乘之，肝氣憊矣。然不即死者，以尚有旺氣相扶，所謂自得其位也。至秋而死者，木絕於申，金旺木空，藏絕孤危，全無所倚，故死。《卷一・平脉法》

吳謙曰（《醫宗金鑒》）：春肝木旺，秋肺金旺，二月肝旺之時，尚得毛浮肺脉，其衰可知，至秋金氣旺，金乘木，木愈受克則絕，故知至秋當死也。餘藏皆仿此。《卷十六・平脉法》

周學海曰（《辨脉平脉章句》）：此即《內經》所謂"春胃有毛曰秋病，毛甚曰今病"，又所謂"脉不得胃氣者，肝不弦"是也。二月木氣用事，反見金氣，則木氣已微，故至秋死也。不但此也，木氣從水生，脉當兼沉，乃爲有根，毛浮者，陰竭無根也，夏陽得令，氣與時順，故猶可持，至秋則氣當內斂，而內無陰以接引之，故不能內濟，而外脫以死也。《卷下·平脉法章句》

原文 師曰：脉，肥人責浮，瘦人責沉。肥人當沉，今反浮；瘦人當浮，今反沉，故責之。（51）

成無己曰（《注解傷寒論》）：肥人肌膚厚，其脉當沉；瘦人肌膚薄，其脉當浮。今肥人脉反浮，瘦人脉反沉，必有邪氣相干，使脉反常，故當責之。

盧之頤曰（《仲景傷寒論疏鈔金錍》）：此舉按浮沉之相反，若肥人脉瘦，瘦人脉肥，肥人脉澀，瘦人脉滑，肥人脉弱，瘦人脉強，各宜料簡。《卷十五·平脉法》

張志聰曰（《傷寒論集注》）：此言人形合脉宜於生旺。不宜於克賊也。肥人責浮者，以土行敦厚之人而得如水漂木之浮脉，木克土矣，故肥人責浮。瘦人責沉者，以木行修干之人而得質重如金之沉脉，金克木矣，故瘦人責沉。此以人形合脉而言其克賊也。肥人當沉者，土生金也，瘦人當浮者，木氣旺也，此以人形合脉而言其生旺也。夫生旺相宜，故曰當；克賊不宜，故曰反，以其反也，故責之。《卷六·平脉法》

魏荔彤曰（《傷寒論本義》）：責之者，如今俗言着落也。《經》曰：虛者責之，實者責之。責其虛實，治法即着在此虛實上，而更不他移轉之謂也。《卷之首·平脉法》

章楠曰（《傷寒論本旨》）：營衛調和，則脉行肉中，自然相稱，其肥者肉厚，脉必沉實，若反浮者，營血虛而氣不固也，瘦者肉薄，脉必浮露，若反沉者，營氣弱而血不充也，故皆當責之。《卷八·脉證合參》

原文 師曰：寸脉下不至關，爲陽絕；尺脉上不至關，爲陰絕。此皆不治，決死也。若計其餘命生死之期，期以月節克之也。（52）

成無己曰（《注解傷寒論》）：《脉經》曰：陽生於寸，動於尺；陰生於尺，動於寸。寸脉下不至關者，爲陽絕，不能下應於尺也；尺脉上不至關者，爲陰絕，不能上應於寸也。《內經》曰：陰陽離決，精氣乃絕。此陰陽偏絕，故皆決死。期以月節克之者，謂如陽絕死於春夏，陰絕死於秋冬。

盧之頤曰（《仲景傷寒論疏鈔金錍》）：陽生於尺，動於寸，故寸脉下不至關，則陽無所生，陽無所出，是謂陽絕；蓋陰生於寸，動於尺，故尺脉上不至關，則陰無所生，陰無所入，是謂陰絕。陰陽既絕，本末已伐，此皆不治，決死也。蓋計其餘命生死之期，期以月節克之者，蓋候氣承接，如環無端，刻期弟遞，無容問者，陽已絕，陰已絕，寧復與時消息，交通得表，命固得施乎？《卷十五·平脉法》

程應旄曰（《傷寒論後條辯》）：陰陽出入，以關爲界，而藏氣循環，實終而復始。

自下而上，則陰升爲陽，自上而下，則陽降爲陰。陰陽互換，而亦互根，其所以爲之換而爲之根者，關之職也。關則必有津梁，陽欲降，不能自降，陰欲升，不能自升，得津梁爲之迎送，而升者升，降者降矣，此之謂互換。關則必設防隘，陽欲降，何者不降，陰欲升，何者不升，有防隘爲之閉別，而陽可降，陽之清者不許降，陰可升，陰之濁者不許升也，此之謂互根。唯其互換，所以互根，今則寸脉下不至關，是心肺之陽爲之阻絕於上矣；尺脉上不至關，是肝腎之陰爲之阻絕於下矣。陰陽方欲互換以爲根。而關河隔斷，欲渡無梁，是則斷絕之形實由於關，而陰陽乃致阻絕。以關之不治，而成尺寸之皆不治，則斷絕於始，阻絕於中者，必死絕于末。縱有一藏之游氣爲余命，不過野馬塵埃耳，一逢月節之克而旺氣被奪，無能爲矣。《卷二·平脉法》

張錫駒曰（《傷寒直解》）：寸不能下至關爲陽絕於上，尺不能上至關爲陰絕於下，陰陽乖離，上下脫絕，不治之脉，決死也。若未即死，不過苟延於旦夕，逢月節克之期而死也。陽絕謂陽與陰相絕，陰絕爲陰與陽相絕，上下不相交接，兩相隔絕，非陰陽之真氣絕也。若真氣已絕，立死矣，何待月期也。《卷一·平脉法》

魏荔彤曰（《傷寒論本義》）：月節相克，如陰絕必死於子寅辰午申戌陽建之月，陽絕必死於丑卯巳未酉亥陰建之月也。蓋陰陽交則陽得陰，陰得陽，有相濟之義；如不交，則陽見陰爭，陰見陽奪，必相尅也。《卷之首·平脉法》

吳謙曰（《醫宗金鑒》）：寸位乎上，候心肺之陽，主升。升極而降，降不至關，是爲孤陽，故曰：寸脉下不至關爲陽絕也。尺位乎下，候肝腎之陰，主降。降極而升，升不至關，是爲獨陰，故曰：尺脉上不至關，爲陰絕也。關位乎中，以候脾，界乎尺寸，所以升降出入者也。今上下不至關，是升降出入息矣。故曰：此皆不治，決死也。若陰陽已離，胃氣未絕，尚可計餘命之期，期以月節克之，如經曰：陰勝則陽絕，難夏不能冬；陽勝則陰絕，能冬不能夏。肝死於秋，心死於冬，脾死於春，肺死於夏，腎死於長夏之類是也。推之於日於時亦然。《卷十六·平脉法》

章楠曰（《傷寒論本旨》）：此條陽絕陰絕，諸家有解作斷絕者，非也！如果陰陽之氣斷絕，則立時而死，又何待月節克之也。且寸爲陽，陽絕，應無寸脉，何以言寸脉下不至關，反爲陽絕乎？尺爲陰，陰絕應無尺脉，何以言尺脉上不至關，反爲陰絕乎？可知言絕者，謂陰陽拒絕，不相交通。蓋天氣下降，地氣上升，名爲交泰，若寸脉下不至關。則陽氣被陰拒絕而不降，尺脉上不至關，則陰氣被陽拒絕而不升，此或因邪阻，或因偏亢，必須急治，若皆不治之，決定死也。陰陽拒絕，則五行氣乖，更遇月節克之，而使偏勝則死，或遇旺氣助之，而使調和則生，故曰餘命生死之期，非言必死者也。《卷二·太陽上篇》

周學海曰（《辨脉平脉章句》）：寸脉，是僅寸有脉也，下不至關，是尺無脉也，故爲陽絕於陰，尺脉上不至關仿此。兩絕字，如極字之義，謂絕類離群而孤立也。不然上部無脉。下部有脉，是謂有根，豈遽曰決死不治耶？蓋凡脉之上下不至關者，有上越下脫，亦有上格下鬱。何以別之？察其脉之有神無神而知之，期以月節克之者，月節五行之氣與藏府五行之氣相感通者也。《卷下·平脉法章句》

原文 師曰：脉病人不病，名曰行尸，以無王氣，卒眩仆不識人者，短命則死。人病脉不病，名曰內虛，以無穀神，雖困無苦。（53）

成無己曰（《注解傷寒論》）：脉者，人之根本也。脉病人不病，為根本內絕，形雖且強，卒然氣脫，則眩運僵仆而死，不曰行尸而何。人病脉不病，則根本內固，形雖且羸，止內虛爾。穀神者，穀氣也。穀氣既足，自然安矣。《內經》曰：形氣有餘，脉氣不足死；脉氣有餘，形氣不足生。

方有執曰（《傷寒論條辨》）：形體之中覺見憔悴，精神昏憒。食不忻美，而脉得四時之從，無過不及之偏，是人病脉不病也。形體安和而脉息乍大乍小，或至或損，弦、緊、浮、滑、沈、澀不一，殘賊沖和之氣，是脉息不與形相應，乃脉病人不病也。經曰：形氣有餘，脉氣不足者死。行尸之謂也。又曰，人受氣於穀，穀入於胃，乃傳於五臟六腑，五臟六腑皆受於氣。然則內虛以無穀神者，穀氣弗充之謂也。《卷七·辨脉法上篇》

盧之頤曰（《仲景傷寒論疏鈔金錍》）：此脉病者，非紊時序之縱橫，即急虛暴脫之卒絕與五臟真臟之脉見者，不可言脉病。縱見弦緊浮滑沉濇之殘賤，亦屬病之與脉，當參相應也。《卷十五·平脉篇》

張志聰曰（《傷寒論集注》）：旺氣者，五行主四時木火土金水，四時相生之五氣也。穀神者，中土水穀之精而歸於形身也。脉病人不病，是形體無傷而經脉有虧，故名曰行尸。所以名行尸者，以無四時生旺之氣。無旺氣者，春木不生夏火，夏火不生季土，季土不生秋金，秋金不生冬水，故卒然眩仆不識人者，若短命則死。人病脉不病，是形體有虧而經脉無傷，故名曰內虛。所以名內虛者，以無中土水穀之神。無穀神者，土氣虛也。陰陽合化而穀神自生，故雖困無害。所以申明旺氣而生此穀神者如此。《卷六·平脉法》

吳謙曰（《醫宗金鑒》）：脉者，人之根本也。脉病人不病者，謂外形不病，而見真藏病脉。其內本已絕，雖生猶死，不過尸居餘氣耳！故曰行尸也。餘氣者，未盡五藏生旺之餘氣也。若旺氣一退，即卒然眩仆不識人而死矣。若良工早察於旺氣未退之先而圖之，未必無所補也。人病脉不病，謂外形羸瘦似病，其脉自和，以根本尚固，不過穀氣不足，故曰內虛，非行尸可比，雖困無害。胃氣復，穀氣充，自然安矣。穀神即穀氣也。《卷十六·平脉法》

章楠曰（《傷寒論本旨》）：脉根於命蒂，流行於周身，脉病則根本損，而無生旺之氣，其肢體反覺無病，則根本枝葉已不相貫，如尸之行動，故卒然眩仆而死也。人病脉不病者，肢體受傷，而根本無損，以無穀氣助神，名曰內虛，病退穀進，則自愈，故雖困無害也。《卷二·太陽上篇》

周學海曰（《辨脉平脉章句》）：王氣，即四時五行之王氣具於五藏者也，氣當王而不能王，是根株已絕，藏氣不能自主，故將卒眩仆不識人，不能盡其天年而死也。卒者，不知何時，旦暮不保之意也。五色以候外，五脉以候內，內虛者，內無邪氣也，穀神者，胃氣也，無當為有。諸家曲說，不足信也，果無穀神，猶得曰脉無病耶！《卷

原文 問曰：翕奄沉，名曰滑，何謂也？師曰：沉爲純陰，翕爲正陽，陰陽和合，故令脉滑。關尺自平，陽明脉微沉，食飲自可。少陰脉微滑，滑者緊之浮名也，此爲陰實，其人必股內汗出，陰下濕也。（54）

許叔微曰（《新編張仲景注解傷寒發微論》）：古人論滑脉，雖云往來前却，流利展轉，替替然與數相似，曾未若仲景三語而足也。翕，張也。言脉升而開張也。忽焉沉，言脉降而復也。奄，言奄忽之間，與奄觀鉦艾同義。仲景論滑脉？可謂諦當矣。然其言雅，恐淺識者未易曉。《卷下·論滑脉》

成無己曰（《注解傷寒論》）：脉來大而盛，聚而沉，謂之翕奄沉，正如轉珠之狀也。沉爲藏氣，故曰純陰；翕爲府氣，故曰正陽。滑者，陰陽氣不爲偏勝也。關尺自平，陽明脉微沉者，當陽部見陰脉，則陰偏勝而陽不足也。陽明胃脉，胃中陰多，故食飲自可。少陰脉微滑者，當陰部見陽脉，則陽偏勝而陰不足也，以陽湊陰分，故曰陰實。股與陰，少陰之部也，今陽熱湊陰，必熏發津液，洩達於外，股內汗出而陰下濕也。

方有執曰（《傷寒論條辨》）：翕，起而盛起於上，旋復叢聚而合也。奄，忽然復也。沈，沒於下也。純陰，以其沒於下言也；正陽，以其盛於上言也。和合，陰陽併集無偏盛也。陽明，胃也。食飲自可，言胃不病也。少陰，腎也。微滑，水沈如石之滑，故謂緊之浮名也。陰實，言邪在腎也。腎主水，滑爲陽，陽主熱，陽陷入陰，熱鬱而蒸發，所以股內汗出而陰下濕也。《卷七·辨脉法上篇》

王肯堂曰（《傷寒準繩》）：翕奄沉三字狀得滑字最好。夫翕者，合也，奄者，忽也。當脉氣合聚而盛之時，奄忽之間即已沉去，是名滑也。仲景恐人誤認滑脉爲沉，故下文又曰滑者緊之浮名也。曰沉曰浮，若異而同，更須慧解，觀上文緊者如轉索無常也一句，則知浮爲轉索無常之浮，非輕手便得有常之名也。沉爲翕奄之沉，非重取乃得一定之說也。《帙之八·脉法》

周揚俊曰（《傷寒論三注》）：翕，浮也，舉之有也；沉，陰也，按之有也。翕奄沉曰滑，是現成句，故設以爲問。奄者，或注以爲忽忽之義，豈足以盡之？如《綱目》云，大軍奄至。言部伍整齊，卒然而來，不可測度名狀。形容浮沉間彼此相洽，自然流利，則知非病脉之滑。而和合二字，是奄字義也。故仲景申之曰：純陰正陽，兩相和合，故令脉滑。純正二字妙絶，見本無邪氣夾雜其間，此元氣自然所至，關尺二部，又安有不平者哉！以下遂分關尺而言也。如陽明脉猶是陽位，不宜見沉，然下半已近于陰，設見微沉，雖屬胃不強，而飲食猶自可。至少陰則純是陰位，不宜更見陽脉，設見微滑，則陽邪深入陰分，股汗陰濕，勢所必至。何也？滑者，緊之浮名，洵是邪實，爲陰陽不和之滑，而非翕奄沉之謂矣。《卷十六·脉法》

張志聰曰（《傷寒論集注》）：合下兩節論滑脉緊脉之所由來，此言陽交於陰則翕奄沉而脉滑，陰交於陽則緊之浮而脉滑也。翕，聚也，奄，忽也。翕奄沉者，脉體聚而忽沉，名曰滑也。沉爲純陰者，少陰也；翕爲正陽者，陽明也。陰陽和合者，陽明之陽，少陰之陰兩相和合，戊癸合化，故令脉滑也。關尺自平者，關脉屬陽明，尺脉屬少陰，陰陽和合而脉滑，故關尺自平。陽明脉微沉，食飲自可，則關脉平矣。少陰脉微滑，則尺脉平矣。此言陽交於陰而爲滑脉者如此。夫陽明關脉微沉是陽交於陰；少陰尺脉微滑是陰交於陽，故承少陰微滑而申言：滑者，乃緊之浮名也。夫陰陽相持，其脉則緊，緊之而浮，乃從陰出陽，非若翕奄沉之從陽入陰也。此爲少陰陰氣內實，其人必股內汗出、陰下濕，是乃陰實之徵，此言陰交於陽而爲滑脉者如此。《卷六·平脉法》

　　魏荔彤曰（《傷寒論本義》）：脉雖主氣，氣雖屬陽，而氣中又分陰陽，行衛表者，純陽氣之脉也。行榮裏者，純陰氣之脉也，陽上升爲浮，陰下降爲沉，一定之理也。故沉爲純陰，而浮爲純陽可推矣。純陽純陰不能獨立，必相合焉，故合而奄者，乃純陰合乎純陽，陽得陰以相濟，則不爲亢陽，故之曰正陽。陰陽相合則和矣，故謂之爲陰陽和合，所以得此滑脉，流利充暢，爲如經之脉。《卷之首·平脉法》

　　黃元御曰（《傷寒懸解》）：翕者，浮動之意，脉正浮動，忽然而沉，其名曰滑。沉爲純陰，翕爲正陽，陽升於寸則爲浮，陰降於尺則爲沉，陰陽合和，故令或浮或沉而脉滑。如是者，關尺之脉，必自均平也。關爲陰陽之交，浮沉之中，關平則陰陽和合而爲滑，尺平則沉而不滑也。若使關不平，陽明脉微沉，陰氣稍盛矣，而未至大盛，食飲猶自可也。尺不平，少陰脉微滑，雖稱曰滑，其實乃緊而浮之名也。此爲腎家陰實，不能溫升肝木，木氣鬱動，故令脉滑，非陰陽和合之滑也。肝氣鬱動於下焦，不遂其發生之性，風木疏泄，其人必股內汗出，陰器之下常濕也。《卷二·脉法下篇》

> **原文** 問曰：曾爲人所難，緊脉從何而來。師曰：假令亡汗、若吐，以肺裏寒，故令脉緊也。假令咳者，坐飲冷水，故令脉緊也。假令下利，以胃虛冷，故令脉緊也。（55）

　　韓祗和曰（《傷寒微旨論》）：緊脉者，寒也。按之指下如繩，動而無常是也。病人三部脉爲停，或浮而緊，表傷寒也；或沉而緊，胃中寒也。若不惡寒，不自汗，不胸滿，不腹痛，勿妄治之，此是傷於寒氣而傳受也。《卷上·傷寒平脉篇》

　　成無己曰（《注解傷寒論》）：《金匱要略》曰：寒令脉急。經曰：諸緊爲寒。

　　王肯堂曰（《傷寒準繩》）：陽舒緩，陰縮急，陰化爲寒，攣然收斂，氣血以堅，其爲脉也寧得不急？經曰：緊脉帶數，如切繩狀。一曰如轉索無常，故有寒則見。《帙之八·脉法》

　　盧之頤曰（《仲景傷寒論疏鈔金錍》）：緊者，切繩狀，轉索狀，試令手把，又狀如蛇，斂之疾，切之疾，數之急，轉之急，把握不寬，動轉轉數也。蓋緊則名寒，緊則名陰。若亡汗，若吐者，肺裏寒；若咳者，若嗽者，飲水寒；若下者，若利者，胃中寒，緊脉之所繇來也。《卷十五·平脉篇》

　　程應旄曰（《傷寒論後條辯》）：更于六脉中，單舉一緊脉，以例夫脉之能爲賊者狀。夫滑以陰實，而遂被浮緊之名，則緊之爲正陽害者殊深，故不特浮緊之爲傷寒，沉緊之爲中寒，殘我多端，只就條中一問三答例之，乘機竊伏，賊狀如此。則凡養生君子，且慢祛邪，只宜防正，以飲食起居之間，莫不有賊，賊不關外感也。只舉一緊脉，而凡弦浮滑沉濇之爲賊者，可類推矣。《卷二·平脉篇》

張錫駒曰（《傷寒直解》）：觀此則諸緊爲寒可不言而喻矣。《卷一·平脉法》

吳謙曰（《醫宗金鑒》）：曾爲人所難，問緊脉爲寒實之診，虛冷亦見緊脉，是從何而來也？師曰：假令其人亡汗表虛，若吐胸虛，下利裏虛，寒邪乘虛爲病，或外感寒邪，或內飲冷水，或中寒陰化，皆令脉緊也。若與浮同見，無汗，則爲傷寒實邪；有汗，則爲亡陽虛邪。與沉同見，腹痛不便，則爲中寒實邪；腹痛下利，則爲中寒虛邪。由此推之，凡諸實脉從虛化者，即未可謂之實也。《卷十六·辨脉法》

周學海曰（《辨脉平脉章句》）：三個假令，自是發凡之例詞，緊脉之原，固不止此，然大義已盡，客寒外襲與虛寒內生而已。汗吐而肺寒，是以汗吐傷陽以致肺寒也。下利而胃冷，是因胃冷以致下利也。《卷上·平脉章句》

原文 寸口衛氣盛，名曰高。高者暴狂而肥。榮氣盛，名曰章。章者暴澤而光。高章相搏，名曰綱。綱者身筋急脉強直故也。衛氣弱，名曰慄。慄者心中氣動迫怯。榮氣弱，名曰卑。卑者心中常自羞愧。慄卑相搏，名曰損。損者五臟六腑俱乏氣虛慨故也。衛氣和，名曰緩。緩者四肢不能自收。榮氣和，名曰遲。遲者身體俱重但欲眠也。緩相搏，名曰沉。沉者腰中直腹內急痛但欲臥不欲行。（56）

許叔微曰（《新編張仲景注解傷寒發微論》）：仲景云：衛氣和名曰緩，榮氣和名曰遲，緩遲相搏名曰沉。注云：緩者四肢不收；遲者身體俱重；沉者腰中直腹內急痛。若然，則三者皆病脉也，安得謂之和？注者乃以脉訣中沉、緩、遲論之，不知仲景傷寒脉與雜病脉異。何以言之？上文云：衛榮盛爲高、章、綱，榮衛弱爲卑、慄、損。至此三脉謂之和，則不盛不弱，乃平和脉。蓋傷寒脉，高、章、綱者陽證類；慄、卑、損者陰證類。即是而言，則緩、遲、沉者，陰陽向安之脉也。不特此爾，下文云寸口脉緩而遲，緩則陽氣長，遲則陰氣盛，陰陽相抱，榮衛俱行，剛柔相得，非安平而何？《卷上·論仲景緩遲沉三脉》

成無己曰（《注解傷寒論》）：高者，暴狂而肥。《內經》曰：陰不勝其陽，則脉流薄疾，併乃狂。衛爲陽氣，衛盛而暴狂者，陰不勝陽也。《針經》曰：衛氣者，所以溫分肉、充皮毛、肥腠理、司開闔者也。衛氣盛，爲肥者氣盛於外也。章者，暴澤而光。榮者，血也，榮華於身者也。榮盛故身暴光澤也。綱者，身筋急脉直，榮衛俱盛，則筋絡滿急。慄者，心中氣動迫怯。衛出上焦，弱則上虛，而心中氣動迫怯也。卑者，心中常自羞愧。《針經》曰：血者，神氣也。血弱則神弱，故常自羞愧。損者，五藏六府之虛慨也。衛以護陽，榮以養陰，榮衛俱虛，則五藏六府失於滋養，致俱乏氣虛慨也。緩者，四肢不能自收。衛氣獨和，不與榮氣相諧，則榮病。《內經》曰：目受血而能視，足受血而能步，掌受血而能握，指受血而能攝，四肢不收，由榮血病，不能灌養故也。

遲者，身體重，但欲眠也。榮氣獨和，不與衛氣相諧，則衛病，身體重而眠。欲眠者，衛病而氣不敷布也。沉者，腰中直，腹內急痛，但欲臥，不欲行，榮氣獨和於內，衛氣獨和於外，榮衛不相和諧，相搏而爲病。腰中直者，衛不利於外也；腹內痛者，榮不和於內也；但欲臥不欲行者，榮衛不營也。

方有執曰（《傷寒論條辨》）：高者，豐隆而有充滿之貌；章者，文采而有潤澤之貌；剛，言血氣俱盛，則脉有綱維之意。

慄，震懼也，言衛氣不足者，則心常自怖；卑，伏下也，言榮氣不足者，則心常自抑。損，減也，傷也，言榮衛俱弱，外不足以固護，內不足以榮養，則臟腑爲之有所減而傷損也。

緩，縱也，言榮不與衛和而衛自和，則血不足以榮筋，病則四肢縱强而不能收，痿類是也。遲，滯也，言衛不與榮和而榮自和，則氣乏神昏，病則百體滯殆，倦怠而嗜臥，瘵類是也。沉，溺也，言溺於所偏則病也。《卷七·辨脉法上篇》

王肯堂曰（《傷寒準繩》）：寸口通關尺而言。高謂脉來浮而有力。衛氣主表，浮以候之，其體在上。今浮中有力，是衛氣盛也，以其其在下，故謂之高，有升而不降之義焉。章，明也，條也。往來分明有條理也。今滑脉爲血實之診，殆近是乎？綱，總也，以榮衛俱盛故謂之總。舉之濡弱恍惚故謂之慄。榮主血爲陰，按以候之，其脉沉而無力，故謂之卑。慄卑相搏，陰陽俱虛，總謂之損，舉按俱無力也。緩爲胃脉，胃合衛氣，衛氣和故見緩脉。遲爲脾脉，脾和榮氣，榮氣和故見遲脉。榮衛俱和，故遲緩相搏，不亦强乎？《帙之八·脉法》

張卿子曰（《張卿子傷寒論》）：章字，責其暴著也，成注暴澤而光，安得爲病脉。總，滿盈也，以榮衛俱盛，正與下損字相反。高者，衛盛於外，卑者，榮弱於內。《卷一·平脉法第二》

程應旄曰（《傷寒論後條辯》）：力來堅硬而頂指曰高，現頭現脚而向前曰章。慄對章言，縮頭縮脚而退後曰慄；卑對高言，隨指無力而低下曰卑。高則必章，卑則必慄，故上下互對言之，人縱不識脉，而高卑之形，進退之勢未有不識者，故以高而章者名曰綱，有攬權當令之意。苟邪氣有餘，則未有不綱者。以慄而卑者名曰損，有見凌披削之意，苟正氣不足，則未有不損者。只此二脉分强弱，則不必辨及諸脉之名與體，脉勢高章，雖陰脉可進之爲綱，脉態卑慄，雖陽脉可抑之爲損。若於二者之態狀均無所擬，只屬尋常之脉，雖遲與緩，只可名之曰沉。以此取脉，所以遲與緩有時名之曰强，必於遲緩中有高章之氣勢也，浮與大有時名之曰虛，必於浮大中有慄卑之體態也。推仲景之意，亦只是教人於有力無力間討分曉。《卷二·平脉法》

張志聰曰（《傷寒論集注》）：此節以寸口論榮衛之氣盛之高章有餘，慄卑不及，緩遲和平也。寸口衛氣盛，榮氣盛者，言榮衛之氣盛而有餘，皆出乎陽，故名曰高，名曰章，謂崇高而章著也。高章相搏名曰綱者，榮衛氣盛總執一身之大綱也。衛氣弱名曰慄，慄，怯也，榮氣弱名曰卑，卑，下也，慄卑相搏名曰損者，榮衛氣弱而減損於中也。衛氣和名曰緩，緩，徐緩也，榮氣和名曰遲，遲，舒遲也，緩遲相搏名曰沉者，榮衛和平沉實而不虛浮也，此以寸脉論榮衛之有餘不及和平者如此。《卷六·平脉法》

魏荔彤曰（《傷寒論本義》）：此一段就脉辨其過不及與得中相和而察病機也。獨言寸口，寸口者，諸脉之總會之首，該三部九候而辨之也。《卷之首·平脉法》

吳謙曰（《醫宗金鑒》）：衛主氣爲陽以候表，營主血爲陰以候裏。脉隨指有力上來，衛氣盛也，謂之高；脉隨指有力下去，營氣盛也，謂之章。高者長盛也，章者分明也。高章相合名曰綱。綱者以營衛俱有餘，有總攬之意也。脉隨指無力上來，衛氣弱也，謂之慄；脉隨指無力下去，營氣弱也，謂之卑。慄者恍惚也，卑者縮下也。慄卑相合，名曰損。損者以營衛俱不足，有消縮之意也。若高章、慄卑之脉，與不疾、不徐，緩遲之脉同見，則爲盛者不過，弱者不衰，皆名和脉。強者，即下文所著是也。《卷十六·平脉法》

黃元御曰（《傷寒懸解》）：寸口，寸以候衛，衛氣盛者名曰高，衛主氣，氣盛則崇高也。尺以候營，營氣盛名曰章，營主血，血盛則章顯也。高章相合名曰綱，是諸陽脉之首領也。衛氣弱名曰慄，慄者，悽怯之意，陽弱而悽怯也。營氣弱名曰卑，卑者，柔退之意，陰弱則柔退也。慄卑相合名曰損，是諸陰脉之削弱者也。衛氣和名曰緩，營氣和名曰遲，緩遲者，從容之謂，對緊數言也。緩遲相合名曰沉，人之元氣，宜秘不宜泄，泄則浮而秘則沉。《素問·生氣通天論》：陰陽之要，陽秘乃固，陰平陽秘，精神乃治。陽藏之機，全在乎土，土運則陰升而陽降也。緩遲者，土氣之沖和，土和則中樞運轉，陰常升而陽常降也。陽降則根深而不拔，是謂陽秘，陽秘則脉沉，是陽旺而脉沉，非陰盛而脉沉也。《卷二·脉法上篇》

章楠曰（《傷寒論本旨》）：此言寸口不言脉者，兼尺膚而言也，蓋經通營分，絡通衛分，經絡相貫，故營衛互通，營氣歸經而候於脉，衛氣歸絡候于肌膚，故《內經》曰：尺膚與脉之相應，若桴鼓也。衛氣盛者，尺膚堅厚，故名高也。營氣盛者，脉形充滿，故名章也。高章相搏，營衛俱盛，足爲一身之綱維，故名綱也。衛氣弱者，肌肉松薄，故名慄，猶怯也。營氣弱者，脉形不振，故名卑也。慄卑相搏，營衛俱弱，則一身氣血皆虧，故名損也。衛氣和者，肌肉柔而不松，平而不削，名曰緩者，中和之象也。營氣和者，脉來浮沉相稱，流利舒徐，名曰遲者，從容之象也。緩遲相搏，營衛俱和，名曰沉者，氣血沉靜，即經所謂陰平陽秘，精神乃治也。熟玩此條，如或衛強營弱，衛弱營強，或營和衛不和。衛和營不和，俱可瞭然各辨，是皆發《內經》所未發也。《卷八·脉證合參》

> **原文** 寸口脉緩而遲，緩則陽氣長，其色鮮，其顏光，其聲商，毛髮長；遲則陰氣盛，骨髓生，血滿，肌肉緊薄鮮鞕。陰陽相抱，榮衛俱行，剛柔相得，名曰強也。（57）

成無己曰（《注解傷寒論》）：緩爲胃脉，胃合衛氣，衛溫分肉、充皮毛、肥腠理、司開闔，衛和氣舒，則顏色光潤、聲清、毛澤矣。遲爲脾脉，脾合榮氣，榮養骨髓、實肌肉、濡筋絡、利關節，榮和血滿，則骨正髓生，肌肉緊硬矣。陰陽調和，二氣相抱，而不相戾，榮衛流通，剛柔相得，是爲强壯。

方有執曰（《傷寒論條辨》）：陽氣長者，言胃氣有餘也，顏色聲音毛髮皆陽也。鮮，麗也；光，輝也；商，清也；長，美也。形容胃之有餘也。陰氣盛者，言脾氣充足也。骨髓血肉皆陰也。緊薄，薄結也；鮮硬，堅也。形容脾陰之充足也。相抱，言和洽也；俱行，言周流也；相搏，言合一也。極言二氣得以和平，皆由脾胃盈餘之所致也。如此則其人健旺而強壯，故曰強也。《卷七·辨脉法上篇》

張卿子曰（《張卿子傷寒論》）：遲緩之脉，多屬平和。又以榮衛內外分貼，故緩貼陽，遲貼陰。又以遲緩二字與浮躁反，故下曰沉，俗所謂沉静之意。《卷一·平脉法第二》

張錫駒曰（《傷寒直解》）：衛爲陽主氣，緩則陽氣長，長則其色鮮而明，其顏光而澤，其聲商而清，毛髮盛且長。榮爲陰主血，遲則陰氣盛，盛則髓日益生，血日益滿，肌肉緊薄而鮮硬，此榮衛之充滿於內，流溢於外也。陰陽相抱者，彼此相顧而不相背也。榮衛俱行者，榮衛流行不失衡銓也。剛柔相得者，剛以濟柔，柔以濟剛也。強者，健也，自強而不息也，謂榮衛之氣運行於內外而不息也。《卷一·平脉法》

吳謙曰（《醫宗金鑒》）：此承上條，以釋強字之義，言凡人稟陽氣盛，則得高章之盛；稟陰氣盛，則得慄卑之弱，此平人之常。若能兼見緩遲平脉，斯爲陰陽相抱，營衛相和。始名曰強。強者，即色鮮顏光，血滿肉緊之謂也。《卷十六·平脉法》

章楠曰（《傷寒論本旨》）：此言脉與形色相應，以明四診之道也，脉緩而遲者，謂緩則升降出入，和緩調勻，此《內經》所謂少火生氣，故其陽氣生長，色澤鮮明，顏面光彩也。商者，金聲，清亮且長也，氣旺生血，血有餘，則毛髮長也。謂遲者，至數分明，從容不迫也，陽既不亢，則陰氣充盛，骨髓生，而血滿於肌肉，故腠理緊密，皮薄色鮮而肉硬，硬者，堅也。若斯者，其陰陽相抱，營衛俱循度而行，剛柔相得而不偏，則骨肉融洽，而氣血和平，名曰強也。《卷八·脉證合參》

周學海曰（《辨脉平脉章句》）：此與下節合寸口趺陽以明陰陽氣血強實太過之病變也。此緩而遲，與上章義同，非是榮衛相和也。衛和則緩，緩則陽氣長，而其色鮮顏光，聲商髮長，陽主外也；榮和則遲，遲則陰氣盛，而骨髓生、血滿、肌肉緊薄鮮硬，陰主內也。此所謂陰陽相抱，榮衛俱行也。陽剛陰柔，二氣相搏，其人似強，故名曰強也。雖然強矣，滿於中而溢於外，至於色鮮顏光肌肉緊薄，未免有肥盛大過，壅實之虞矣。《卷下·平脉章句》

原文 趺陽脉滑而緊，滑者胃氣實，緊者脾氣強。持實擊強，痛還自傷，以手把刃，坐作瘡也。（58）

成無己曰（《注解傷寒論》）：趺陽之脉，以候脾胃。滑則穀氣實，是爲胃實；緊則陰氣勝，是爲脾強。以脾胃一實一強，而相搏擊，故令痛也。若一強一弱相搏，則不能作痛。此脾胃兩各強實相擊，腑臟自傷而痛，譬若以手把刃而成瘡，豈非自貽其害乎。

張卿子曰（《張卿子傷寒論》）：玩後趺陽脉數條，一云大而緊當即下利，又云緊而浮膈氣乃下，又曰趺陽脉滑則爲噦，責虛取實，此爲醫咎，皆本虛寒，故此亦脾胃之爲實爲强，非真實真强也。若不劑量邪正，以實持之，以强擊之，誤於攻削，乃自取傷耳，故重嘆之，即此爲醫咎同意。痛字，惜之也。《卷一·平脉法第二》

張璐曰（《傷寒纘論》）：此言胃受有形而實，脾爲熱盛而强，藏府相併，爲患而痛，故言以實擊强。治當量其虛實，虛則消導，實則攻下可也。《卷下·脉法》

周揚俊曰（《傷寒論三注》）：趺陽之脉滑緊而分胃與脾者，必輕取滑多於緊，重取緊多於滑也。以府氣有形，痰飲結聚而藏氣窒塞，不爲健運，則是府藏不復宣通，陰陽不相和合矣。兩相搏擊，則兩相受傷，痛何可言哉！辟之刃瘡如刀割也。曰自傷者，明爲內傷，非外感也。《卷十六·脉法》

張志聰曰（《傷寒論集注》）：寸口之脉主氣血，故以寸口論榮衛，趺陽之脉主中土，故以趺陽論脾胃。此言趺陽脉滑而緊主胃實脾强而自貽其害也。趺陽脉滑則土氣有餘，故爲胃氣實，趺陽脉緊則陰陽相持，故爲脾氣强。夫既滑且緊，是持胃氣之實而擊脾氣之强，兩土相擊，痛還自傷，猶之以手把刃而自作刀瘡也。此承上文强健之意而言不可過强者如此。《卷六·平脉法》

魏荔彤曰（《傷寒論本義》）：此段承上段言强，併前段言陰實，乃專就脾胃表裏，以明脉見實與强，有時可以爲平脉，有時亦將爲病脉，是在人善于體察耳。如趺陽候之滑而緊，知陽明胃陽之盛而實，併太陰脾陰之盛而强。何以知之？滑者，洪大也，故曰陽實；緊者，弦長也，故曰陰强。一實一强，似乎吉脉，不知皆病也。胃爲陽腑，陽體而用陰，脾爲陰臟，體陰而用陽，因臟腑自爲表裏，相合相生，則脉必和平，何取於實於强也乎？如持陽實以擊陰强，則水火相射，不相逮者，真爲相搏矣。雖似仇敵，然非外患，自相殘傷耳。如以手把刃，坐而自戕其軀體，以成瘡瘍也。《卷之首·平脉法》

吳謙曰（《醫宗金鑒》）：以手把刃成瘡者，猶之操刀自割，而貽其害也。《卷十六·辨脉法》

黃元御曰（《傷寒懸解》）：趺陽脉滑而緊，滑者胃氣之實，緊者脾氣之强，一實一强，兩者不和，必至相擊。持胃氣之實，擊脾氣之强，强不受擊，則痛還自傷，譬之以手抱刃，坐作金瘡也。《卷一·脉法上篇》

章楠曰（《傷寒論本旨》）：脾胃之脉本和緩，則陰陽均平，今滑爲陽脉，胃爲陽腑，故爲胃氣實，緊爲陰脉，脾爲陰臟，故爲脾氣强，以其邪熱在胃而脉滑，食積傷脾而脉緊，邪積互擾而痛，猶持實擊强而斗，如手把刃，坐之作瘡，以喻脾胃自相傷殘，非由他臟腑所傳之病也。《卷八·脉證合參》

周學海曰（《辨脉平脉章句》）：寸口脉緩而遲，固曰强矣，必趺陽脉亦緩而遲，乃爲胃氣如經而無患也。若滑而緊，滑者陽盛，故爲胃氣實，緊者堅實之意也，陰盛，故爲脾氣强。胃實脾强，飲食倍進，氣血愈實，本强矣，而又以實益之，是謂持實擊强。本已髓生血滿，肌肉緊薄鮮硬矣，後益者何所容耶？氣血過實必壅，肌肉必見痹痛，其經絡之中，悶脹萬狀，必將持刃自傷，如有邪崇，而非崇也。《靈樞》所謂"脉氣輩至，即自齧舌腮"之類是也。《卷下·平脉章句》

原文 寸口脉浮而大，浮爲虛，大爲實。在尺爲關，在寸爲格。關則不得小

便，格則吐逆。（59）

成無己曰（《注解傷寒論》）：經曰：浮爲虛。《內經》曰：大則病進。浮則爲正氣虛，大則爲邪氣實。在尺，則邪氣關閉下焦，裏氣不得下通，故不得小便；在寸，則邪氣格拒上焦，使食不得入，故吐逆。

盧之頤曰（《仲景傷寒論疏鈔金錍》）：脉浮而大，浮爲虛，大爲實。顯諸尺者，大三倍於寸矣，猶關，關則不得小便；顯諸寸者，大三倍於尺矣，猶格，格則吐逆。《卷十五·平脉法》

程知曰（《傷寒經注》）：浮大之脉爲陽，陰氣不足故浮，陽氣內實故大。見于寸者，陽氣偏盛，陰不得和之也，故爲陽氣格拒而主吐逆。見於尺者，陰血不足，陽往乘之也，故爲陽氣關閉，不得小便。《卷二·平脉法》

張志聰曰（《傷寒論集注》）：此承上文過強之意而言陰陽不相交接則爲關格也。寸口脉浮而大，主正虛邪實，故浮爲正氣虛，大爲邪氣實。浮大之脉在於尺則陰氣不能上交而關陰於下，故名曰關。浮大之脉在於寸，則陽氣不能下交而格陽於上，故名曰格。夫關陰而不得陽熱之化則不得小便；格陽而不得陰液之資則吐逆。《卷六·平脉法》

黃元御曰（《傷寒懸解》）：浮爲虛，大爲實，既虛而又實者，人身之氣，實則清空而虛則痞塞，所謂實則虛而虛則實也。蓋陰平陽秘，則陽交於陰而不見浮大；陰盛陽虛，則陽泄於外而浮大見焉。其浮者，陽之內虛也，其大者，陽之外實也。此脉在尺則陽氣下陷而爲關，在寸則陰氣上逆而爲格。關者，陰闔於下，清氣沉鬱而不升也。肝木一陷，疏泄之令莫行，故不得小便。格者，陽浮於上，濁陰沖塞而不降也。胃土既逆，受盛之官失職，故吐逆也。《卷一·脉法上篇》

章楠曰（《傷寒論本旨》）：寸口者，統指兩手之脉也。浮爲虛者，本元虛而氣不固也；大爲實者，邪氣實而閉不通也。由是升降失調，陰陽不相交通，故在尺，則下焦關閉不得小便，在寸，則上焦格拒而爲吐逆也。《卷八·脉證合參》

周學海曰（《辨脉平脉章句》）：此與下節合寸口趺陽以辨關格也，論曰：脉浮大者，氣實血虛也。大者來盛氣衰也，血陰氣陽，陰虛陽實則病根於陰，證見於陽，故實者在尺，是陽氣下併而爲關，實者在寸，是陽氣上越而爲格。關者，陰爲陽擾，不得清肅下降也；格者，孤陽獨行，厥氣上逆也。《卷下·平脉章句》

原文 趺陽脉伏而濇，伏則吐逆，水穀不化，濇則食不得入，名曰關格。（60）

成無己曰（《注解傷寒論》）：伏則胃氣伏而不宣，中焦關格，正氣壅塞，故吐逆而水穀不化；濇則脾氣濇而不布，邪氣拒於上焦，故食不得入。

張卿子曰（《張卿子傷寒論》）：玩二條，脉浮而大，脉伏而濇，正相反，皆名關格，皆爲吐逆。一則言不得小便，一則言食不得入。浮者見病於下，伏者見病於上，趺陽寸口，上下正別。《卷一·平脉法第二》

盧之頤曰（《仲景傷寒論疏鈔金錍》）：趺陽，胃脉也，故伏則上焦失其納而反出，中焦失其腐化而完穀，若澀則並傷三焦之原，窒遏胃氣，食不得入，亦曰關格。《卷十五·平脉法》

程應旄曰（《傷寒論後條辯》）：或關或格，雖屬陰陽水火不交，而上下部只成偏勝之局，苟中焦升降之職未經革除，關尚可開，格尚可撤。今趺陽脉復伏而澀，慄卑如此，則胃中之陽已亡，脾中之陰亦槁，中州之氣索然矣。吐逆水穀不化，是無火也，食不得入，是無水也，水火兩亡，則上焦之陽爲死陽，下焦之陰爲死陰，格而且關，不特不得小便，而且無小便之得矣。《卷二·平脉法》

吳謙曰（《醫宗金鑒》）：前論以浮沉、尺寸候關格，此以趺陽候關格之診法也。趺陽者，胃脉也。脉伏而澀，伏則尺寸之陰陽停升降也，澀則三焦之元氣不流通也。不升降流通，故上則吐逆，下則不得小便，病名曰關格。《卷十六·辨脉法》

黃元御曰（《傷寒懸解》）：趺陽脉伏而澀，伏則胃虛不能化穀而吐逆，澀則胃逆不能納穀而食不得入，名曰關格。水穀不化而吐逆，是反胃之病，食不得入而噎塞，是膈噎之病。伏者胃氣之鬱伏，陽衰於下，故不化穀；澀者胃氣之凝澀，陰填於上，故不納食。《卷一·脉法上篇》

章楠曰（《傷寒論本旨》）：趺陽在足跗，胃之動脉也，仲景以統主脾胃之病，蓋脾胃之氣本相連貫也。然後世習熟，診於手之右關，或遇脉證不合者，再診足脉以決之可也。其脉伏而澀者，中焦絕無陽和之氣，伏則胃氣閉結，故舊存水穀不化而吐逆，澀則脾氣不運，故新食不得入也。中焦病，則上下之氣不通，故亦名關格，然以溫中調氣，猶可治之，不比前條之陰陽偏亢而偏絕也。《卷八·脉證合參》

周學海曰（《辨脉平脉章句》）：寸口浮大，關格之病已見矣，而趺陽之脉，亦有關格，與寸口不同。伏者，沉之極也，陽氣衰微，不能鼓動，故胃寒而吐逆，水穀不化也；澀則陰氣鬱結，中焦不暢，故食不得入。趺陽主胃，胃主中焦，中焦不通，則上下亦將隔絕矣，故亦名曰關格。前關格分主上下，此關格只主中焦，今謂之寒膈是也。《卷下·平脉章句》

原文 脉浮而大，浮爲風虛，大爲氣強，風氣相搏，必成癮疹，身體爲癢。癢者名泄風，久久爲痂癩。眉少髮稀身有乾瘡而腥臭也。（61）

成無己曰（《注解傷寒論》）：痂癩者，眉少、髮稀，身有乾瘡而醒臭。《內經》曰：脉風成厲。

張志聰曰（《傷寒論集注》）：此復申明浮大之脉見於寸口則爲泄風痂癩，非必如上文之吐逆也。脉浮而大即上文寸口脉浮而大也。上文浮爲虛者，正氣虛也，此言浮爲風虛者，正氣虛而風薄之也。上文大爲實者，邪氣實也，此言大爲氣強者，風邪在表而氣機強盛也。風氣相搏於皮膚肌腠之間，故必成癮疹而身體爲癢。癢者陽也，風乃陽邪，外干皮腠，故名泄風，久久則從皮膚肌腠而入於經脉，故爲痂癩。痂癩者，歷風也。《卷六·平脉法》

魏荔彤曰（《傷寒論本義》）：寸口脉浮而大，浮則爲表陽虛，風乘而入，故曰風虛。大爲衛得風邪，助其氣盛，故表氣反强。……衛氣挾風在表，則皮膚分肉，皆强硬而不和柔。既風邪與衛氣相搏於表，亦必變熱，熱鬱於表，則生癮疹，如熱鬱於里，則生癰腫也。風熱之邪在表，皮膚筋肉，此時不强矣，變癢爲患，名之曰泄風。因陽不固，身必多汗，風乘疏隙而入，蓋由陽常宣散，得風愈泄，故名之曰泄風也。若不驅邪固表，則癮疹入久，必爲痂癩。《卷首·平脉法一》

黃元御曰（《傷寒懸解》）：脉浮而大，浮則風氣之虛，風泄於外也，大爲衛氣之强，氣閉於内也。外風與内氣相搏，風外泄而氣内閉，營鬱不宣，必成癮疹。蓋風性疏泄而氣性收斂，風欲泄而氣閉之，泄之不透，則營鬱而爲熱。血熱外發則爲斑點，而不能透發，鬱於皮腠之内，隱而不顯，是爲癮疹之家。營鬱衛閉，欲發不能，則身體爲癢，癢者是爲泄風。《素問·風論》：外在腠理，則爲泄風。泄風者，風之欲泄而不透者也。風不透泄，經血鬱熱，久則營氣蒸腐，則爲痂癩。《卷一·脉法上篇》

章楠曰（《傷寒論本旨》）：前條脉浮而大，爲關格之病者，是内傷邪實，其脉必强急不和；此言浮爲風虛，大爲氣强者，風邪虛浮在表，而元氣未傷，脉必柔緩也。又必有外證而成癮疹，邪閉皮膚，其身必癢，病名泄風也。久而不解，則成癩瘡矣。故雖同稱浮大之脉，而合其證，必有强急柔緩之殊，外感内傷之異也。《卷八·脉證合參》

原文 寸口脉弱而遲，弱者衛氣微，遲者榮中寒。榮爲血，血寒則發熱；衛爲氣，氣微者，心内饑，饑而虛滿不能食也。（62）

成無己曰（《注解傷寒論》）：衛爲陽，榮爲陰。弱者，衛氣微，陽氣不足也；遲者，榮中寒，經中客邪也，榮客寒邪，搏而發熱也。陽氣内微，心内雖饑，饑而虛滿不能食也。

方有執曰（《傷寒論條辨》）：寒之爲言虛也，與貧之稱寒同。虛寒發熱者，血氣之在人身，猶水火之在天地，水乾則火熾也。饑而虛滿者，陽主化穀，衛陽衰微不化穀，故虛滿而不能食也。《卷七·辨脉法上篇》

張志聰曰（《傷寒論集注》）：弱者衛氣微，言寸口脉弱而衛氣虛微也；遲者榮中寒，言寸口脉遲而榮内虛寒也。夫榮爲血，其氣外交於衛，故血寒則發熱於外矣。衛爲氣，其氣内交於榮，故衛微者心内則饑矣。此言榮衛之相交也。夫榮衛相交，歸於中土，今衛微榮寒，不歸中土，故饑而腹滿不能食也。《卷六·平脉法》

張錫駒曰（《傷寒直解》）：此言榮衛氣血俱出中焦脾土化生，若中土虛寒，則榮衛亦虛寒矣，榮衛虛寒，則中土更虛寒矣，榮衛中土交相爲資者也。弱爲陽微，故寸口脉弱爲衛氣微，遲爲陰寒，故寸口脉遲爲榮中寒。夫榮爲血，陰虛者陽必湊之，故血寒則發熱；衛爲氣，氣微者，則上焦空虛，故心内饑也，心虛則饑，脾虛則滿，心虛於上，脾虛於中，故饑而虛滿不能食也。《卷一·平脉法》

魏荔彤曰（《傷寒論本義》）：寸口脉弱而遲，自必於浮沉兩取而得之，浮取見弱，陽不足於中，則衛外之陽氣弱也，沉取之見遲，陽不足於氣，行血之氣，在榮中亦寒，寒故遲也。榮雖屬血，然賴氣以行，賴陽以溫，如陽氣衰，榮血寒，其證反見發熱何也？寒在血則行遲，遲則必鬱，鬱則必熱矣，此血寒陰實之證也。至於衛氣之微，由於胃中氣不足充塞，故心常饑，饑而飲食不化則滿，虛氣亦能作滿，虛氣滿布，正陽無力，雖饑焉能食耶，此氣弱陽虛之證也。此二證或兼見，或專見，又在於臨時諦之，可知其治法矣。《卷首·平脉法》

黃元御曰（《傷寒懸解》）：營爲血，血寒則濕氣外散而發熱；衛爲氣，氣微則心內空虛而若饑，然陽虛氣滯，胃口痞滿，雖饑而不能食也。《卷一·脉法上篇》

周學海曰（《辨脉平脉章句》）：此合下節以明胃陽不足之脉證也。弱者，形無力也；遲者，勢不振也。弱爲氣衰，故衛氣微；遲爲氣滯，故榮中寒。榮主血，血寒者，衛氣不能內溫也，衛不內溫，則必外越，故發熱；衛主氣，氣微者，榮氣不能內充也，榮不內充，則津涸而氣亢，故心內苦饑，而又虛滿不能食也。《卷下·平脉章句》

原文 跌陽脉大而緊者，當即下利，爲難治。（63）

成無己曰（《注解傷寒論》）：大爲虛，緊爲寒。胃中虛寒，當即下利，下利脉當微小，反緊者邪勝也，故云難治。經曰：下利脉大者，爲未止。

盧之頤曰（《仲景傷寒論疏鈔金錍》）：跌陽在中，厚德以載物也，緊則陽剝，大則散解，失其所載矣，遂利者難治。《卷十五·平脉》

張志聰曰（《傷寒論集注》）：跌陽者，胃脉也。戊癸合化，下交少陰。跌陽脉大而緊者，胃氣虛而邪氣實也。陽明戊土不與少陰癸水相交，故當即下利。水陰下泄，土不柔和，故爲難治。《卷六·平脉法》

吳謙曰（《醫宗金鑒》）：下利者，不論寒熱，皆中虛之病，故脉宜小宜緩，爲病脉相宜，則易治也。今跌陽胃脉大而緊，爲病虛脉實，則不相宜，故爲難治也。《卷十二·辨脉法》

原文 寸口脉弱而緩，弱者陽氣不足，緩者胃氣有餘。噫而吞酸，食卒不下，氣填於膈上也。一作下。（64）

成無己曰（《注解傷寒論》）：弱者，陽氣不足。陽能消穀，陽氣不足，則不能消化穀食。緩者，胃氣有餘，則胃中有未消穀物也，故使噫而吞酸，食卒不下，氣填於膈上也。《金匱要略》曰：中焦未和，不能消穀，故令噫。

方有執曰（《傷寒論辨》）：陽氣以胃中之真氣言，不足則不能化穀。胃氣以胃中之穀氣言，有餘，言有宿食也。有宿食則鬱而生熱，故噫飽而吞酸。此蓋以飲食之內傷者言也。《卷十·辨脉法上篇》

張卿子曰（《張卿子傷寒論》）：胃氣有餘，即經云陳氣二字，不必指定未消穀物說。下文噫而吞酸，氣填膈上，又曰緩者胃氣實，實則穀消而水化也。正是治之以蘭，除陳氣之證。《卷一·平脉法第二》

程應旄曰（《傷寒論後條辯》）：食入於陰，長養於陽，陽氣不足，則無從克化，而食宿於胃。是以陽氣之不足成其胃氣之有餘也。《卷二·平脉法》

張錫駒曰（《傷寒直解》）：此又以寸口之脉候上中二焦不足有餘之氣也。陽氣者，上焦之陽氣也。胃氣者，中焦之胃氣也。上焦出胃上口，陽氣不足則厥逆從下上散，復出于胃，故爲噫。不能宣五穀味，故吞酸。中焦亦併胃中，胃氣有餘于中，則無所藉於外，故食卒然不下也。吞酸不食，則膈氣與胃氣俱填於膈上而不得下也。《卷一·平脉法》

魏荔彤曰（《傷寒論本義》）：寸口脉弱而緩，寸口雖候胸膈，然膻中陽氣足。亦由於胃中陽氣足也，今見弱，則上焦之陽氣虛，而中焦之陽氣亦必不足也。然兼見緩，胃之本脉，胃之陽氣雖弱，尚有根本，不過虛弱，所以飲食入而不遽能消耳。飲食實物，在胃能助胃氣，亦能滯胃氣，正氣稍不足，則食物之氣勝於胃氣。善噫者，食物不消，氣上逆也。氣上逆而食物在內，變熱作酸，上不能吐，復下而爲吞酸也。此由於食卒不能化而下腸，故遂逆氣填于膈上也。斯有噫而吞酸之症也。胃氣似有餘，乃食物之氣，非胃正氣，胃正氣終不足也。雖得緩之本脉，恐氣日消，陽日微，緩變遲，遲兼緊，則不易爲治矣。此證已得本脉尚易治，但恐人以噫氣吞酸爲熱邪，誤爲胃氣有餘而下之，所以明其似有餘而實不足，且爲陽虛陰實之見端也。《卷首·平脉法》

吳謙曰（《醫宗金鑒》）：寸口脉弱而緩，弱者陽氣不足，緩者胃氣有余，不足則脾失健運，有餘則胃強能食。此胃強脾弱，所以雖能食而不能消化也，故使吞酸而噫，食卒不化，氣填脹悶于膈中也。《卷十六·辨脉法》

黃元御曰（《傷寒懸解》）：有餘者，胃氣上逆，壅滿不降。名爲有餘，實則胃陽之不足也。上脘壅滿，則噫氣吞酸，食卒不下，濁氣填塞於膈上也。《卷一·脉法上篇》

周學海曰（《辨脉平脉章句》）：此合下節以明胃陽不宣之脉證也。前弱而遲，是陽衰於內，此弱而緩，是陽鬱於內。弱者，應指無力，故爲陽氣不足。陽氣者，衛外爲固，發於肺者也。緩者，脉體柔軟，故爲胃氣有餘。胃氣者，水穀之津液，即榮氣是也。榮強衛弱，胃氣不能流通，而陷積於中焦。胃以降爲功者也，今陽氣不足，遏其胃氣之外行，猶瓶之窒其上口，而其下滴水不能漏也。故噫而吞酸，食卒不下，氣填膈上者，胃中濁氣不降而上蒸，使胸中否滿也。故凡治吞酸，不宜用熱藥者，以其非陽虛也，寒濕上盛，陽爲所遏，宣導之斯愈矣。《卷下·平脉法章句》

原文 趺陽脉緊而浮，浮爲氣，緊爲寒。浮爲腹滿，緊爲絞痛。浮緊相搏，腸鳴而轉，轉即氣動，膈氣乃下。少陰脉不出，其陰腫大而虛也。（65）

成無己曰（《注解傷寒論》）：浮爲胃氣虛，緊爲脾中寒，胃虛則滿，脾寒則痛，虛寒相搏，腸鳴而轉，轉則膈中之氣因而下泄也。若少陰脉不出，則虛寒之氣，至於下焦，結於少陰，而聚於陰器，不得發泄，使陰腫大而虛也。

方有執曰（《傷寒論條辨》）：腹滿者，胃氣虛而邪氣實也。絞痛者，脾家寒而邪壅滯也。鳴者氣之鼓也，轉則氣之運也，下則氣之壅滯者極甚而反也。少陰之脉，循陰器

而主水，脉不出，其陰腫大者，正虛邪實，水不得泄，蓋趺陽之土敗，而少陰所以無制也。《卷七·辨脉法上篇》

張志聰曰（《傷寒論集注》）：趺陽脉緊而浮，乃寒邪內入而陽氣外出。故浮爲氣，陽氣外出也；緊爲寒，寒邪內入也。浮爲腹滿，陽氣外浮而土虛也；緊爲絞痛，寒邪內入而相持也。浮緊相搏，陽氣寒氣兩相搏擊也。腸鳴而轉，陽氣寒氣從中土而行於大腸也。夫腸胃皆屬於土，少陰君火之氣從膈而下，少陰腎水之氣從陰而上，皆歸中土。轉即氣動，膈氣乃下，是君火之氣下歸中土。少陰脉不出，其陰腫大而虛，是腎水之氣不歸中土，水氣不上，聚水而從其類，故陰器腫大而虛浮也。《卷六·平脉法》

魏荔彤曰（《傷寒論本義》）：趺陽脉緊而浮，浮者陽氣虛也，緊者陰寒實也。陽虛則主胃弱，而脾藏與胃表裏，亦必弱矣，故證見太陰之腹滿。陰實則寒邪上攻，而腹中絞痛者，陰邪在腹內腸間，與陽氣相繚繞，故其痛如結，而所行無定也。此陽虛陰實邪正相搏也，是以又必腸鳴而轉。轉者，上下往來也，皆邪正二氣相攻擊也。下氣動於腹里而攻膈，上氣亦動於中焦而下轉，陰實之邪有駸駸日上之勢矣。再候之於尺部，少陰脉不出，則腎藏虛寒，爲此證之根柢也。外證其陰必腫大，而實不堅硬，但虛腫致大而已。胃陽虛於上，連及於膈，腎陰實於下，腫見於陰，泂知此亦陽虛陰實類病矣。《卷之首·平脉法》

吳謙曰（《醫宗金鑒》）：其陰腫大而虛之虛字，當是痛字，細玩可知。外感六脉浮緊，寒氣在外，故骨節煩痛；內傷胃脉浮緊，寒氣在內，故腹滿絞痛。寒氣相搏，腸鳴而轉，轉則寒氣下趨洞泄也。若少陰脉浮不出，則下焦陽虛，寒氣聚於陰器，不得發泄，故病疝陰腫大而痛也。《卷十六·辨脉法》

章楠曰（《傷寒論本旨》）：浮者，邪氣逆也；緊者，陰寒結也。氣逆故腹滿，寒結故絞痛也。相搏者，氣寒相攪，故腸鳴而轉，轉即邪動，而膈氣下行，壅於下焦，故少陰脉閉而不出，以致陰腫而虛大，是寒氣下墜，如疝病之類也《卷八·脉證合參》

原文 寸口脉微而濇，微者衛氣不行，濇者榮氣不逮。榮衛不能相將，三焦無所仰，身體痹不仁。榮氣不足，則煩疼，口難言；衛氣虛，則惡寒數欠。三焦不歸其部，上焦不歸者，噫而酢吞；中焦不歸者，不能消穀引食；下焦不歸者，則遺溲。（66）

成無己曰（《注解傷寒論》）：人養三焦者血也，護三焦者氣也。榮衛俱損，不能相將而行，三焦無所依仰，身體爲之頑痹而不仁。《內經》曰：榮氣虛則不仁。《針經》曰：衛氣不行，則爲不仁。榮爲血，血不足則煩疼；榮屬心，榮弱心虛，則口難言。衛爲陽，陽微則惡寒；衛爲氣，氣虛則數欠。三焦因榮衛不足，無所依仰，其氣不能歸其部。《金匱要略》曰：上焦竭，善噫；上焦受中焦氣，中焦未和，不能消穀，故令噫耳；下焦竭，即遺溺失便。以上焦在膈上，物未化之分也，不歸者不至也，上焦之氣不至其部，則物未能傳化，故噫而酢吞。中焦在胃之中，主腐熟水穀，水穀化則思食，中焦之食不歸其部，則水穀不化，故云不能消穀引食。下焦在膀胱上口，主分別清濁，溲，小便也，下焦不歸其部，不能約制溲便，故遺溲。

方有執曰（《傷寒論條辨》）：衛主氣，不行，言不用事也；榮主血，不逮，不及也。不能相將，言榮衛不相和諧，不能相與也。仰，依賴也。痹，頑痹也。不仁，言不知痛癢，不省人事也。難言者，心虛神短舌強而聲不出也。惡寒數欠者，衛疏表不固，不能御寒，所以氣乏而好爲欠也。不歸其部，言不還足其所有之分內也。酢吞，吞酸也。吞酸則受納妨矣。不能消穀飲食者，言不司腐熟也。遺溲者，言不司約制也。蓋上焦主受納，中焦主腐熟，下焦分清濁，主出而專約制，此甚言榮衛不相和諧，致三焦皆失其常，故各廢其所司之職事也。《卷七·辨脉法上篇》

程應旄曰（《傷寒論後條辯》）：營衛三焦，本同一氣，營衛固本三焦，三焦亦資營衛，盛衰共之。今營衛之脉微澀，則慄卑之狀，各自羞避之不遑，豈能相扶而行。營衛不能相將而行，則三焦無所仰賴，亦不能游行於上下間矣。凡三焦不到之處，營衛亦不能達，雖有氣血，又成死氣血，所以身體痹不仁也。煩痛口難言者，痹氣着營而心受之也。惡寒數欠者，痹氣着衛而肺受之也。三焦不歸其部者，無營衛爲之置郵，凡所當到之處不能到也。所以當受納者不受納，當腐熟者不腐熟，當約制者不約制，三焦有令不能行，而酢吞諸證遞見矣。此時方恨無一高章之脉勢爲之綱，尚何邪氣之可逐哉？《卷二·平脉法》

張錫駒曰（《傷寒直解》）：此言營衛之氣出於中土，而三焦之氣，又仰藉於榮衛也。寸口脉微則衛氣不行，澀則榮氣不足，不行不足，則榮衛不能相將，而三焦無所仰藉以游行出入於內外矣。三焦無所仰，則不能出氣以温肌肉，而身體痹不仁矣。榮爲血，血不足則無以榮筋骨而煩痛，無以榮口唇而難言。衛者，衛外而爲固也，衛氣虛則不能衛外而惡寒，衛氣行於陰則寐，今欲下行於陰，故數欠。三焦各有部署，三焦無所仰，則不能歸其部矣。上焦之部出胃上口，不歸則噫而酢吞；中焦之部併胃中，不歸則不能消穀引食；下焦之部別回腸注膀胱，不歸則遺尿，以是知三焦之氣俱藉榮衛之氣以游行出入者也。《卷一·平脉法》

吳謙曰（《醫宗金鑒》）：凡經脉內外，榮衛也；藏府內外，三焦也。故經曰：榮行脉中，衛行脉外。上焦心肺主之，中焦脾胃主之，下焦肝腎主之。分而言之，榮也，衛也，三焦也；合而言之，皆本乎一氣之流行，隨其所在而得名也。脉微而澀，榮衛不足，不足則榮衛不能相將而行，三焦無所仰賴，故身體周痹不仁。榮氣不足，故身煩痛，口難言語；衛氣不足，故惡寒數欠也。上焦司降，降者，清中之濁；下焦司升，升者，濁中之清；中焦司升降，清者令其上升，濁者令其下降。今榮衛不相將而行，三焦無所仰賴，故不能各歸其部，而失其職矣。上焦不歸，則濁氣不降，噫氣而吞酸；中焦不歸，則升降相違，故不能消穀飲食；下焦不歸，則清氣不升，故不能約束而遺溲也。《卷十六·辨脉法》

原文 趺陽脉沉而數，沉爲實，數消穀。緊者，病難治。（67）

成無己曰（《注解傷寒論》）：沉爲實者，沉主裏也。數消穀者，數爲熱也。緊爲肝脉，見於脾部，木來克土，爲鬼賊相刑，故云難治。

方有執曰（《傷寒論條辨》）：沉以候裏，故在脾胃則主實，穀氣實也。數爲熱，陽也；緊爲寒，陰也。言趺陽主脾胃，脾胃主穀，谷氣實，若脉見數而陽熱甚，陽能化穀，雖病不足爲害。若脉得緊而陰寒勝，陰不化穀，病爲難治。《卷七·辨脉法上篇》

張志聰曰（《傷寒論集注》）：趺陽脉沉而數，沉則土氣不虛，故沉爲實，數則火氣有餘，故消穀。上文云中焦不歸者，不能消穀飲食，今數消穀是中焦內歸中土。然三焦之氣貴乎游行出入，若陰陽相持而不悖，只入而不出，故又言緊者病難治。此三焦內歸中土以消穀，尤貴游行出入者如此。《卷六·平脉法》

黃元御（《傷寒懸解》）：趺陽脉沉而數，沉爲內實，數則消穀，是謂氣之盛者也。設使兼緊者，則病爲難治矣。緊者，陽爲邪鬱而不達也。《卷一·脉法上篇》

章楠曰（《傷寒論本旨》）：沉爲氣實，數爲熱盛，故能消穀，若兼緊者，積與邪熱膠結，而無陽和之氣，則如中消之病，爲難治也。《卷八·脉證合參》

原文 寸口脉微而濇，微者衛氣衰，濇者榮氣不足。衛氣衰，面色黃；榮氣不足，面色青。榮爲根，衛爲葉。榮衛俱微，則根葉枯槁，而寒慄欬逆、唾腥、吐涎沫也。（68）

成無己曰（《注解傷寒論》）：衛爲氣，面色黃者，衛氣衰也；榮爲血，面色青者，榮血衰也。榮行脉中爲根，衛行脉外爲葉。榮爲陰，衛爲陽；榮爲根，衛爲葉。根葉俱微，則陰陽之氣內衰，致生寒慄而咳逆，唾腥吐涎沫也。

王肯堂曰（《傷寒準繩》）：子能令母虛，肺主氣，氣虛則脾色見於面而黃。心主血，血衰則肝色見於面部而青。肺臭腥脾液涎也。榮虛則寒慄，衛虛則咳逆。《帙之八·脉法》

程應旄曰（《傷寒論後條辯》）：營衛兩虛，則心肺不得不各竊母氣以爲養，面色有黃有青，則肺金母氣反爲心火母氣所克，所以金失土養而受火刑，寒慄咳逆唾腥吐涎沫，而癆瘵之證成矣。緣此證衛脉之微實由營脉之濇成之，血液枯滯而水不濟火，肺傷則衛傷故也。法屬陰虛，故曰營爲根，衛爲葉。此證無一綱脉爲邪，則知外證之陰陽乘我原淺，而正氣一虛，正無奈自身之水火木金，互爲殘蝕，而損之又損也。《卷二·平脉篇》

張錫駒曰（《傷寒直解》）：此言榮衛外合於肺而充於皮毛也。《經》云：肺者，氣之本，其華在毛，其充在皮。今榮衛之氣衰微，不能外合於肺，華於毛，充於皮，故面色青黃也。榮行脉中，故榮爲根，衛行脉外，故衛爲葉。榮衛俱微則根葉枯槁，而衛不能衛於外故寒慄而咳逆，榮不能榮於中故唾腥而吐涎沫也。咳逆者，肺之病，腥者，肺之味，涎沫者，肺之液也。所謂榮衛皆虛不能合肺而充皮毛者如此。《卷一·平脉法》

吳謙曰（《醫宗金鑒》）：此詳申榮衛上焦之證也。面色黃青，榮衛不足之色也。惡寒而慄，咳嗽唾腥，吐痰涎沫，肺損之證也。肺主皮毛，皮毛者，榮衛之所居，故肺損則皮聚而毛落，榮衛枯槁也。《卷十六·辨脉法》

章楠曰（《傷寒論本旨》）：衛衰陽虛，故面黃；營虛血少，故面青。營出于臟，故為根；衛出於腑，故為葉。今營衛俱虛，面色青黃，其臟腑之虧損可見矣。既虛而寒，故寒慄，中寒則水液不化，上泛逆肺，則咳而唾腥吐涎沫，當用吳茱萸湯治之也。《卷八·脈證合參》

周學海曰（《辨脈平脈章句》）：此合下節以明勞損之脈證也。前言微者衛氣不行，不行者，以其衰也。衛衰面黃者，氣不行則血滯，血滯則色黃；榮微面青者，血不足則膚夭，膚夭則色青。血虛且滯，青黃雜見，榮根衛葉，根裏葉表，二氣俱微，表裏俱病，不但面色蒼黃見於外，而且寒慄咳逆唾腥吐涎沫諸證生於內也。寒慄者，真火不足於三焦，而腎經寒水之氣上犯心包也；咳逆者，寒水之氣上犯於肺也，此衛氣不溫也。唾腥吐涎沫者，津液上湧也，津液本藉大氣以通行腠理者也，衛衰則榮索，其飲食既不能化津液以充肌膚，其肌腠固有之津液又將日漸內縮，隨逆氣而上出，體瘦甲錯，即由於此，此榮氣不潤也。《卷下·平脈章句》

原文 趺陽脈浮而芤，浮者衛氣虛，芤者榮氣傷，其身體瘦，肌肉甲錯，浮芤相搏，宗氣微衰，四屬斷絕。（69）

成無己曰（《注解傷寒論》）：經曰：衛氣盛，名曰高。高者，暴狂而肥。榮氣盛，名曰章。章者，暴澤而光。其身體瘦而不肥者，衛氣衰也；肌肉甲錯而不澤者，榮氣傷也。宗氣者，三焦歸氣也。四屬者，皮肉脂髓也。榮衛衰傷則宗氣亦微，四屬失所滋養，致斷絕矣。

方有執曰（《傷寒論條辨》）：浮為風虛，故曰衛氣衰；芤為失血，故曰榮氣傷。身體瘦者，衛衰而形損也；肌肉甲錯者，榮傷而枯坼也。宗氣，三焦隧氣之一也；四屬，皮肉骨髓也。蓋三焦乃氣之道路，衛氣衰而榮氣傷，所以宗氣亦衰微，四屬不相維而斷絕也。《卷七·辨脈法上篇》

程應旄曰（《傷寒論後條辯》）：趺陽脈浮而芤，則浮已無根，芤成中脫，固知衛氣之虛，莫虛於此，營氣之傷，莫傷於此。根基中墮，一身誰主，因知衛虛而乏資生之氣，營傷而成枯槁之形矣。故不特肌消肉槁而成索澤，抑且呼吸莫續而見宗氣衰微。夫宗氣者，營衛之精氣積於胸中而名氣海者是也。氣海以其所積者，主呼吸而布之經隧，是為藏氣之所稟。宗氣衰微，知無所積，何有所布，是以四屬斷絕。《卷二·平脈法》

張志聰曰（《傷寒論集注》）：上文皆以寸口論榮衛，趺陽論中土，此節以趺陽論榮衛者，言中土主榮衛陰陽之氣也。趺陽脈浮者，衛氣虛而不歸於中土也；趺陽脈芤者，榮氣傷而不歸於中土也。中土主榮衛陰陽之氣循行於身體之肌肉，今脈浮芤，故其身體瘦。瘦者，衛氣不充也。肌肉甲錯，甲錯者，榮氣不充也。浮芤相搏，中土內虛，不能上行而循宗氣，故宗氣衰微不能外達而行四肢，故四屬斷絕。《卷六·平脈法》

魏荔彤曰（《傷寒論本義》）：趺陽胃脈。即中焦亦主之，中焦之氣出於胃也。脈見浮，中氣虛而衛氣自衰；見芤，中氣虛而榮氣必傷。傷亦虧損之義，然或指諸亡血而言，芤即前言之大而空也。榮衛衰傷，見於面色，必施於四肢，於是身體則日消瘦；肌肉間氣血凝滯，則爲甲錯，皮膚不潤澤而乾燥，撫之如鱗甲之雜錯也。此浮與芤之陽虛陰實者相搏也。搏之義，或相攻或相和，皆可名之曰相搏，知其宗氣微矣。……宗氣既微於里，股肱四肢，榮衛之氣豈止不足，將斷絕矣。《卷首·平脉法》

吳謙曰（《醫宗金鑒》）：胃脉浮芤，浮者胃脉衰，芤者營氣傷。衛氣衰，故身體瘦也，營氣傷，故肌肉甲錯也。浮芤相搏，日久而宗氣衰微，生氣少矣！四屬斷絕，謂皮、肉、脂、髓四者俱竭，故一身枯瘦失滋養矣。《卷十六·辨脉法》

章楠曰（《傷寒論本旨》）：營衛根於脾胃者也，營行脉中，衛行脉外，衛衰則肉松薄，故脉浮，榮傷則血虛脫，故脉芤，由于脾胃虧損也。肌肉脾胃所主，故體瘦而肌肉甲錯，以無津液而枯燥也。水穀之氣，外達四肢，上聚於胸，名宗氣，脾胃損，故宗氣衰，而四肢之氣斷絕，則痿弱無力矣。《卷八·脉證合參》

周學海曰（《辨脉平脉章句》）：寸口微澀而見上文諸證，則勞損已成，而趺陽脉必浮而芤矣。浮者，泛泛然而來去無力也，故爲衛衰；芤者，按之內虛，故爲榮傷。榮傷則無以充肌肉而潤皮膚，必身體瘦而肌肉甲錯矣。……浮芤相搏，氣既不能生血，血愈不能養氣，衛散榮敗。宗氣者，榮衛之所合也，積於胸中以行呼吸，而主一身之動靜者也。將見宗氣衰微，呼吸喘促，而四肢斷絕，手足不用，著床不起矣。斷絕者，謂血氣不至其處也。《卷下·平脉章句》

原文 寸口脉微而緩，微者衛氣疏，疏則其膚空；緩者胃氣實，實則穀消而水化也。穀入於胃，脉道乃行，水入於經，其血乃成。榮盛，則其膚必疏，三焦絕經，名曰血崩。（70）

成無己曰（《注解傷寒論》）：衛爲陽，微爲亡陽。脉微者，衛氣疏，衛溫分肉、肥腠理，衛氣既疏，皮膚不得溫肥，則空虛也。經曰：緩者胃氣有餘，有餘爲實，故云緩者胃氣實。《內經》曰：食入於胃，淫精於脉。是穀入於胃，脉道乃行也。《針經》曰：飲而液滲於絡，合和於血，是水入於經，其血乃成也。胃中穀消水化而爲血氣，今衛疏榮盛，是榮氣強而衛氣弱也。衛氣弱者，外則不能固密皮膚，而氣爲之疏，內則不能衛護其血，而血爲之崩。經，常也。三焦者，氣之道路。衛氣疏，則氣不循常度，三焦絕其常度也。

方有執曰（《傷寒論條辨》）：疏言不能固護。衛主溫分肉，肥腠理，疏則分肉不溫，腠理不肥，故曰空也。緩爲胃氣有餘。實，猶言強也，所以穀消而水化。穀入於胃，至其血乃成，乃承上文而言。水穀化消，則胃益實，而能淫精於脉，以成其血，而使榮盛。榮盛則衛益衰，故曰其膚必疏也。三焦者，氣之道路也。經，徑也。絕經，言血不歸經也。崩，山壞之名也。陰血大下而曰崩者，言其不能止靜，與山壞之勢等也。《卷七·辨脉法上篇》

張卿子曰（《張卿子傷寒論》）：玩實字，乃胃病也。實則穀消而水化，是胃虛不能使水穀入經，循其脉道，故外則膚空，內則血崩。榮盛二字，謂不能與衛和；膚疏二字，謂不能固其榮，非云榮強而衛弱也。《卷一·平脉法第二》

程應旄曰（《傷寒論後條辯》）：衛疏膚空，陽氣衰乏故也，胃氣實，無陽化氣致積瘀凝胃而成燥熱故也。瘀而兼躁，所以穀入胃而徒消去，水入胃而徒化去，不復游溢精氣，上輸下淫，使水精之四布，五經之並行也。夫穀入于胃脉道乃行，水入於經，而血乃成，恒人之常也。今則穀消而水化，則消化之水穀不能入胃而充其膚之疏者，當自挾瘀而積成營之盛，營盛則膚愈疏，灌溉不到故也。營以不行脉，不入經之水穀而盛，則所盛者死陰之屬，不但其衛愈疏，而三焦亦成阻絕，盛血無經可歸，必當妄溢而爲吐衄類。《卷二·平脉法》

周揚俊曰（《傷寒論三注》）：此言陰血有餘而陽氣不足也。陰隨陽運，陽生陰長，氣既衰矣，而血之盛者獨何爲乎？夫寸口陽部也，脉微而緩，微爲亡陽，知衛疏而不能溫分肉腠理之間，故曰其膚空也。緩爲胃脉，脉緩則胃無礙，雖能消穀化水，徒養其血於經脉之間，而營氣偏盛，已不能附氣，又何能流行於肌肉，周輸於上下乎？故曰營盛則其膚必疏，三焦絕經也。三焦者，行氣之道也，衛氣失其常行之路，未得健運於一身，則營無所附，勢必不爲周行而爲下脫矣。《卷十六·脉法》

吳謙曰（《醫宗金鑒》）：寸口脉微而緩，微者衛氣疏，疏則其表空虛也；緩者胃氣實，實則消化水穀也。穀入於胃，脉道之氣乃行，水入於經，脉絡之血乃成。今榮愈勝而衛愈疏，血愈多而氣愈少，氣血失其經常之道，故曰：三焦絕經。氣不能制血，血不能歸經，故血妄行而崩也。《卷十六·辨脉法》

黃元御（《傷寒懸解》）：微者衛氣之疏，疏則皮膚空豁而不緻；緩者胃氣之實，實則穀消而水化也。血脉者，水穀之所化生，穀入于胃，布散于外，脉道乃行，水入於經，變化而赤，而血乃成，穀消水化而入血脉，則營成矣。肺主氣，氣盛則清凉而收斂；肝主血，血盛則溫暖而發散。營爲衛根，二氣調和，則營不獨盛。營血獨盛則血愈溫散，而氣不清斂，汗孔開泄，是以其膚必疏，疏則三焦經絡之血，盡化汗液洩於皮毛，是以名曰血崩。所謂奪汗者勿血，奪血者勿汗，汗即血之醞釀而成者也。《卷一·脉法上篇》

原文 趺陽脉微而緊，緊則爲寒，微則爲虛，微緊相搏，則爲短氣。（71）

成無己曰（《注解傷寒論》）：中虛且寒，氣自短矣。

方有執曰（《傷寒論條辨》）：脾胃虛寒則不化穀，短氣者，穀氣不充而神氣不用足也。以上叔和皆以寸口、趺陽相間而成篇者，寸口爲脉之大會，五臟六腑之所終始，趺陽主脾胃，吉凶生死之樞機系焉，二部爲脉道之切要一也。《卷七·辨脉法上篇》

盧之頤曰（《仲景傷寒論疏鈔金錍》）：趺陽者，遲緩爲經，微則陽失撐持，緊則陽和驟斂，微緊相搏，寧復伸蘇揚溢。短氣不足以息，在所必致。《卷十五·平脉法》

張錫駒曰（《傷寒直解》）：此言肺主氣而又藉中土以司呼吸也，趺陽脉微而緊，則中土虛寒矣。微緊相搏，則既虛且寒，肺氣無所資，上下不相接續而短氣矣。《卷一·平脉法》

吳謙曰（《醫宗金鑒》）：脉見浮微而沉緊，虛寒之診也。趺陽胃脉似有似無爲陽

虚，重按似緊爲中寒，胃陽虛寒則氣短矣。緊脉主痛而不痛者，以緊兼微，雖緊不勁，故不痛也。《卷十六·辨脉法》

章楠曰（《傷寒論本旨》）：微爲氣虛，兼緊則爲寒邪內閉，陽不得伸，故短氣息不舒也。《卷八·脉證合參》

周學海曰（《辨脉平脉章句》）：趺陽脉候胃脘之陽氣者也……若微而緊，是氣本虛而血又寒，寒則血凝，氣不能運，呼吸短氣，是不但在表之衛氣不足，而在裏之宗氣亦不足矣。《卷下·平脉章句》

原文 少陰脉弱而濇，弱者微煩，濇者厥逆。（72）

成無己曰（《注解傷寒論》）：煩者熱也。少陰脉弱者，陰虛也。陰虛則發熱，以陰部見陽脉非大虛也，故生微煩。厥逆者，四肢冷也。經曰：陰陽不相順接便爲厥，厥者手足厥冷是也。少陰脉濇者，陰氣濇不能與陽相順相接，故厥逆也。

張璐曰（《傷寒纘論》）：氣虛則脉弱而煩，血虛則脉濇而厥。《卷下·脉法》

周揚俊曰（《傷寒論三注》）：少陽之脉，弱濇兼見，則陽虛而水虧矣。陽虛何以反微煩？惟陽虛則外邪之入轉深於里，不能無煩也。水虧何以反厥逆，惟水虧則陰陽之氣不相接順，不能不厥也。然弱似無陽，濇似無陰，少陰藏中明陰陽本合，故亦互言以見相因之道耳。《卷十六·脉法》

張志聰曰（《傷寒論集注》）：此承上文血崩短氣之意，而言少陰主氣主血也。少陰脉弱則心血內虛，少陰脉濇則生陽不足。弱者微煩，心血虛而內煩也；濇者厥逆，生陽不足而厥逆也，少陰下爲生氣之原，上主心包之血，故主血而主氣者如此。《卷一·平脉法》

黃元御曰（《傷寒懸解》）：弱則血虛而微煩，濇則血寒而厥逆也。《卷一·脉法上篇》

章楠曰（《傷寒論本旨》）：少陰者，腎脉也，腎爲坎象，陰陽之根本也。弱而無力者，陰虛，則水不濟火，而心火炎，故微煩；濇不流利者，陽鬱，則循行不周，而經絡閉，故厥逆。是內損根本之脉也。《卷八·脉證合參》

原文 趺陽脉不出，脾不上下，身冷膚硬。（73）

成無己曰（《注解傷寒論》）：脾胃爲榮衛之根，脾能上下，則水穀消磨，榮衛之氣得以行。脾氣虛衰不能上下，則榮衛之氣不得通營於外，故趺陽脉不出。身冷者，衛氣不温也。膚硬者，榮血不濡也。

方有執曰（《傷寒論條辨》）：脾不上下，言其不能灌輸水穀之精氣以榮養周身之上下也。身冷膚硬者，脾胃主肌肉，胃陽不爲温而脾陰不爲潤也。《卷七·辨脉法上篇》

張志聰曰（《傷寒論集注》）：趺陽者，中土也，五藏六府之所歸也。趺陽脉不出，則藏府之氣不歸中土而外出，故脾不上下，身冷膚硬。夫胃爲陽土，脾爲陰土，相爲上

下，行於周身，達於膚腠，今趺陽脉不出，則脾藏之氣亦不上下，身冷膚硬如此。《卷六·平脉法》

魏荔彤曰（《傷寒論本義》）：趺陽脉更不能微而緊，且不出矣。按之不能得也，則胃氣中虛陽衰，而脾臟之氣亦失運矣。脾氣不運，則陽氣不能流布於四肢百體，身不止冷厥，皮膚亦皆堅硬。《卷之首·平脉法》

章楠曰（《傷寒論本旨》）：脾胃主肌肉，趺陽脉不出者，脾不鼓運，而氣不上下周流，則肉無陽和以溫之，身冷膚硬，脾胃敗矣。《卷八·脉證合參》

周學海曰（《辨脉平脉章句》）：不出者，伏而無脉也，是其氣機以窒，脾濇不通，氣不上下矣，身冷膚硬，所謂尸厥也。《卷下·平脉章句》

原文 少陰脉不至，腎氣微，少精血，奔氣促迫，上入胸膈，宗氣反聚，血結心下，陽氣退下，熱歸陰股，與陰相動，令身不仁，此爲尸厥。當刺期門、巨闕。（74）

成無己曰（《注解傷寒論》）：尸厥者，爲其從厥而生，形無所知，其狀若尸，故名尸厥。少陰脉不出，則厥氣客於腎，而腎氣微，少精血，厥氣上奔，填塞胸膈，壅遏正氣，使宗氣反聚，而血結心下。《針經》曰：五穀入於胃，其糟粕、津液、宗氣，分爲三隧。宗氣積於胸中，出於喉嚨，以貫心肺，而行呼吸。又曰：榮氣者，泌其津液注之於脉，化而爲血，以營四末。今厥氣大甚，宗氣反聚而不行，則絕其呼吸，血結心下而不流，則四體不仁。陽氣爲厥氣所擁，不能宣發，退下至陰股間，與陰相動。仁者柔也，不仁者，言不柔和也，爲寒熱痛癢俱不覺知者也。陽氣外不爲使，內不得通，榮衛俱不能行，身體不仁，狀若尸也。《內經》曰：厥氣上行，滿脉去形。刺期門者，以通心下結血；刺巨闕者，以行胸中宗氣，血氣流通，厥氣退，則蘇矣。

方有執曰（《傷寒論條辨》）：奔氣，言厥氣上奔也。尸厥，言厥逆若尸之不溫也。蓋三焦主行呼吸，反聚而呼吸不行，則血結心，阻遏陽氣不得上升，反下陷入於陰中，與陰相搏而動。陰寒甚，所以令人身體不仁而成尸厥也。《卷七·辨脉法上篇》

張璐曰（《傷寒纘論》）：腎中真陽之氣，不能統於周身，則陰氣上迫於陽位，所以宗氣鬱聚，血結心下。陽氣因而不伸，陷入至陰之地。周身有陰無陽，遂至不仁而厥也。當刺期門以下結血，刺巨闕以行宗氣，宗氣布而陽氣自復，厥自退矣。《卷下·脉法》

張志聰曰（《傷寒論集注》）：此言少陰主心腎陰陽氣血，少陰脉不至而歸於純陰也。少陰之脉，心腎主之，少陰脉不至，主腎氣微而精血少。腎氣微則上下不交，致奔氣促迫，上入胸膈，不能合宗氣而司呼吸，故宗氣反聚，由是則腎氣宗氣不相交合矣。少精血則心腎不交，血結心下者，腎氣不交於心，心主之氣不循經周遍而血爲之下結也。陽氣退下，熱歸陰股者，腎氣不交於心，陽熱之氣不循經周遍而反退歸於陰也。由是則陽入陰中而惟陰無陽矣，故但與陰相動。動而不和，故令身不仁。身不仁者，其狀若尸，故曰此爲尸厥。當刺期門巨闕者，刺期門以啓衝脉之氣，刺巨闕以啓任脉之氣。

衝脉任脉皆起於胞中，從中極而上，刺之則下陷之陽庶可從經而上，此假尸厥以明陽歸於陰而爲純陰者如此。《卷六·平脉法》

魏荔彤曰（《傷寒論本義》）：少陰腎氣既微，則陽微少精，陰盛亦少血。血者氣所化，盛陰不化血，如邪陽不生氣，壯火反食氣，邪陽不消穀，同一理也。陰實於下必上沖……直沖入陽分最高之處而混入宗氣之中，反相結聚。宗氣雖有部分，却無形體，亦陽氣也。虛則陰實者乘之，以填其虛。……血得陰寒而結心下，血寒則凝也。陽氣之在胸膈者，勢虛力弱，不得不退而下行，陰升則陽必降，以往來自然之機。軀殼內只有如許之大，其間皆氣之所填，既分爲陰陽，則此來彼必去，此進彼必退……於是陽氣降退。乃歸陰股之中。陰來奪陽所居，陽自遜入陰分矣。陽氣所至，熱必生焉，所以陰股內熱。熱氣與陰血相搏，陰血必動，動則非外出必內耗，榮血遂亦空虛。熱發於表，衛表原疏，得熱而腠理時開，風邪乘入，居於榮衛，則中風不仁。倏忽風入，倉卒得厥，名之曰尸厥。厥則似尸，固爲不仁言其狀，但平日之不厥，亦行尸耳，此時方厥，故亦可謂之尸厥也。《卷之首·平脉法》

黃元御曰（《傷寒懸解》）：少陰腎脉不至，則腎氣微弱而少精血。腎中陰氣逆奔，促逼清道，上於胸膈，胸中宗氣爲腎陰所迫，反聚而不散。氣聚則血凝，故血結心下。血結而遏其清陽，不得上奉，故陽氣退下。肝氣不達，鬱而生熱，歸於陰股，與下之陰氣兩相鬱動，令身不仁。身之所以靈覺者，以清陽之升發也。今結血迷心，清陽淪陷，故身無知覺而不仁也，此爲尸厥。當刺厥陰之期門，任脉之巨厥，下洩陰股之鬱熱，上通心下之結血，令其清陽上達，神氣通暢，則明白如初矣。《卷一·脉法上篇》

章楠曰（《傷寒論本旨》）：陰陽之氣，根於腎元，由下而升，轉旋行於營衛，上至於頂，仍從內降，下歸於根，表里上下，循環不已者也。少陰脉不至，則腎氣微而精血少，不足以循序周行，或有勞動，氣即上奔促迫，上入胸膈，胸中宗氣，反致結聚，不得四布，營血不循經絡，而結於心下。其血既結，陽氣散而退下，不能歸源，故熱歸陰股，與陰血互相動亂，令身體不仁。不仁者，不知痛癢也，病名尸厥。以其表裏陰陽之氣皆厥逆，而神昏如尸，比手足厥逆而病在經絡者重也。當刺期門以通血結，刺巨闕以行宗氣，氣血流行，而厥可回，更當大培根本也。《卷八·脉證合參》

周學海曰（《辨脉平脉章句》）：不至者，沉細不能應指也。腎氣者，真陰之氣也。真陰微少，則真陽無所涵養依戀，而精血奔氣促迫，上入胸膈。胸膈者，宗氣之部也。下焦虛陽之氣逼迫上焦，則宗氣不得調暢，呼吸短促，有升無降，且血隨氣升，亦結於心下而不散矣。血即痰涎之類也，《內經》謂“大怒氣逆，血菀於上，使人薄厥”亦此意也。宗氣與血結聚心下，陽氣之促迫上奔者，既不能上通，又不能四達，因退下而熱歸陰股，不行於陽，只動於陰，是血併於上，氣并於下，上實下虛，心迷無知，而身不仁矣。扁鵲之治虢太子，即其事也。《卷下·平脉章句》

原文 寸口脉微，尺脉緊，其人虛損多汗，知陰常在，絶不見陽也。（75）

成無己曰（《注解傷寒論》）：寸微爲亡陽，尺緊爲陰勝。陽微陰勝，故云虛損。又加之多汗，則愈損陽氣，是陰常在，而絕不見陽也。

盧之頤曰（《仲景傷寒論疏鈔金錍》）：寸口脉微，微則惟陰；尺脉緊，緊則惟寒。損因虛致，無關外薄，益陰必賴陽以爲堤防。寸微惟陰，是失所護，液溢多汗，無所止息，故曰知陰常在，絕不見陽也。《卷十五·平脉法》

張錫駒曰（《傷寒直解》）：此承上文陽氣退下，熱歸陰股之意而言絕不見陽，乃歸於太極之静而不動，渾然合一之義。寸口脉微，陽氣虛於上也，尺脉緊，陽氣加於陰也。陽氣虛於上，故其人虛損。陽氣加於陰，故其人多汗。虛損多汗，則知陰氣常在。夫陽生於陰，由静而動，知陰常在，則動静皆陰，無聲無臭，渾然太極，絕不見陽也。《卷六·平脉法》

魏荔彤曰（《傷寒論本義》）：寸口脉微已屬陽氣衰弱矣，兼遲則陰實於中焦也。尺脉復緊，下焦亦陰盛而陽衰。其人即無證可名，而虛甚且損，虛可爲而損難爲矣。就多汗驗之，陽欲外越，陰久内結，是陰常在體。所見皆陰之病脉，求陽之病脉且絕不可得而見，則其人陽氣存焉者寡矣。《卷之首·平脉法》

章楠曰（《傷寒論本旨》）：兩手脉皆微，而尺兼緊。微爲陽氣亡，而虛損多汗；尺緊，則下有寒邪。而陽氣根於下者也，一身陽氣已微，而根本之地又寒，則知其陰常在，絕不見有陽和之氣也。此言内傷兼外感者也。《卷八·脉證合參》

原文 寸口諸微亡陽，諸濡亡血，諸弱發熱，諸緊爲寒。諸乘寒者，則爲厥，鬱冒不仁，以胃無穀氣，脾澀不通，口急不能言，戰而慄也。（76）

成無己曰（《注解傷寒論》）：衛，陽也。微爲衛氣微，故云亡陽。榮，血也。濡爲榮氣弱，故云亡血。弱爲陰虛，虛則發熱。緊爲陰勝，故爲寒。諸乘寒者，則陰陽俱虛，而爲寒邪乘之也。寒乘氣虛，抑伏陽氣不得宣發，遂成厥也。鬱冒，爲昏冒不知人也。不仁，爲强直而無覺也。爲尸厥焉。以胃無穀氣，致脾澀不通於上下，故使口急，不能言。戰者，寒在表也；慄者，寒在裏也。

方有執曰（《傷寒論條辯》）：諸乘寒者之諸，指上文四句而總言之也。鬱冒不仁以下，詳厥而言也。無穀氣，厥則飲食不通也。脾統血，無血故澀也。口爲脾之竅，言，心聲也，心主血，血不榮，則筋牽急而舌强，故不能言。戰而慄，虛寒甚也。《卷七·辨脉法上篇》

張志聰曰（《傷寒論集注》）：諸者，承通篇寸脉而言也。夫寸脉不和，爲病不一，概而言之，寸脉屬肺，肺主氣，故諸微爲亡陽；寸脉屬心，心主血，故諸濡爲亡血；血弱爲陰虛，陰虛則陽盛，故諸弱發熱。緊爲邪入，與正相持，故諸緊爲寒。諸乘寒者，言寒邪内乘，正氣不與相持，則内外皆寒，故爲厥。厥者手足逆冷也。鬱冒不仁，陽氣虛而内逆，不行於上則鬱冒，不出於外則不仁。夫脉資生於胃，藉後天穀精之氣注於脾，行於心，出於肺，以生先天之脉氣。今手足厥冷，鬱冒不仁，以胃無穀精之氣不能内注於脾，則脾澀不通，不能上行於心，則口急不能言，不能外出於肺，則戰而慄也。《卷六·平脉法》

黄元御曰（《傷寒懸解》）：諸微亡陽，陽虛則脉微也；諸濡亡血，血脱則脉濡也；諸弱發熱，脉弱則血虛而發熱也；諸緊爲寒脉，脉緊則陰盛而生寒也。諸乘寒者則爲厥，鬱冒不仁，寒水旺盛，而諸藏諸府乘之。因乘而愈盛，寒氣發作，侵侮脾胃。則四肢厥逆，怫鬱昏冒而無知覺。以胃無穀氣，水邪莫畏，脾土寒濕，氣塞不通，故一身頑昧而弗用，口急不能言語，戰搖而寒慄也。《卷二·脉法下篇》

章楠曰（《傷寒論本旨》）：寸口諸微者，統言兩手諸部之脉微也。脉象模糊無力名微，爲陽氣亡也；浮而無力名濡，爲營血亡也；沉而無力名弱，爲陰虛陽陷而發內熱也；絞急名緊，爲寒氣凝斂之象也。乘寒者，感受寒邪，則陽鬱爲厥，而經氣上冒，則營衛皆閉，故身體不仁。不仁者，不知痛癢也。良由胃乏穀氣，脾弱不運，則氣濇不通，故口急舌强不能言而又戰慄也。《卷八·脉證合參》

周學海曰（《辨脉平脉章句》）：諸，賅詞，皆也，但也。言三部九候，皆但見此，不雜和他脉也。微者，來去不盛也，故爲亡陽；濡者，浮而應指無力也，按之即芤，故爲亡血；弱者，緩之甚也，形體縱馳，而無所斂，是陰虛也，故發熱；緊者，斂之甚也，陰盛而不得陽以和之，故爲寒。諸，賅微濡弱而言也，寒即緊也，言其人平日脉見微濡弱，是爲內虛而亡陽亡血發熱，氣血有妄行之勢矣，忽乘之以寒，而脉見緊，是遏其氣血之妄行者，使積於一偏而鬱而不宣也，故遂厥而鬱冒不仁矣。所以然者，由于胃無穀氣，津液不充，脾濇不通，氣機不利，故外寒乘之，即陽結於內，陰肆於外，而口急不能言，戰而慄也。《卷下·平脉章句》

原文 問曰：濡弱何以反適十一頭。師曰：五藏六府相乘故令十一。（77）

成無己曰（《注解傷寒論》）：濡弱者，氣血也。往反有十一頭，頭者五藏六府共有十一也。

方有執曰（《傷寒論條辨》）：義未詳，或曰，濡弱者，萬物之初始莫不皆先濡弱。適，往也，言五藏六府相乘而往反，初皆濡弱，故濡弱者，通該夫十一者之首事，未知是否。《卷七·辨脉法上篇》

盧之頤曰（《仲景傷寒論疏鈔金錍》）：合觀上條，不特濡弱反適十一頭，即微緊諸乘，亦併適十一頭，謂五藏六府，各具有濡弱微緊相乘，斯之謂諸濡諸弱，諸微諸緊，諸乘寒者則爲厥。《卷十五·平脉法》

程知曰（《傷寒經注》）：此總揭脉之大要，言脉得濡弱則可以和適五藏六府也。經曰：呼吸者脉之頭。濡弱者，軟和以滑，《內經》謂之有胃氣是也。五藏六府之邪，不能不相乘，惟諸相乘中，有軟和以滑之意，則爲易愈，故濡弱可以和透十一藏脉氣也。《卷二·平脉法》

程應旄曰（《傷寒論後條辯》）：濡弱字，承上文諸濡亡血，諸弱發熱言，而諸微亡陽包在其中。適猶言便也，頭猶言最也，虛脉莫甚於微與濡弱。在諸脉中，便於十一之來乘者，算濡弱爲第一。《卷四·平脉法》

黄元御曰（《傷寒懸解》）：濡弱者，脉之最虛，何以反居十一種之先？濡弱木象，木居五行之先，此以五藏六府，因其濡弱而相乘，故令脉具十一之形象也。如濡弱而見弦，是肝藏之乘也；見微弦，是膽府之乘也。心脉鈎，脾脉緩，肺脉毛，腎脉石，仿此類推。《卷二·脉法下篇》

周學海曰（《辨脉平脉章句》）：此因上節而推論也。濡弱既各有主病矣，何以反適十一頭，俱宜兼濡弱耶？適，猶通也，宜也。頭者，紀數之名，今謂之項，古謂之首。乘者，交和之義也。答言，此是五藏六府之本氣自相乘，所謂胃氣也，與正氣虧虛病脉之濡弱，自不同耳。《卷下·平脉章句》

原文 **問曰：何以知乘府，何以知乘藏。師曰：諸陽浮數爲乘府，諸陰遲濇爲乘藏也。（78）**

成無己曰（《注解傷寒論》：府，陽也。陽脉見者，爲乘府也。藏，陰也。陰脉見者，爲乘藏也。

盧之頤曰（《仲景傷寒論疏鈔金錍》）：此之曰府，非六府之爲府。府者，數也，熱也，諸陽也，在外也；此之曰藏，非五藏之爲藏。藏者，遲也，寒也，諸陰也，在裏也。《卷十五·平脉法》

張錫駒曰（《傷寒直解》）：何以知乘府者，言何以知胃氣之乘六府也，何以知乘藏者，言何以知胃氣之乘五藏也。答以五藏六府，不外陰陽，諸陽浮數而濡弱爲胃氣之乘於六府，諸陰遲濇而濡弱爲胃氣之乘於五藏，以是知胃爲五藏六府之本，十二經脉之長，氣血生始之根。《素問》千言萬語，總以胃氣爲本，而《傷寒論》自始至終又無不歸重於胃氣，《傷寒》《素問》先聖後聖，其揆一也。《卷一·平脉法》

吳謙曰（《醫宗金鑒》）：府，陽也；浮數，陽也。藏，陰也；遲濇，陰也。陽乘陽，陰乘陰，各從其類而相乘也。其陰邪乘陽，陽邪乘陰，府邪乘藏，藏邪乘府，各以脉證錯綜參之，可類推也。《卷十六·平脉法》

周學海曰（《辨脉平脉章句》）：乘府乘藏，厥之所以辨吉凶也。諸陽諸陰，以部位言，寸也，浮也，趺陽也，爲諸陽；尺也，沉也，少陰也，爲諸陰。浮數爲陽脉見於陽部，其氣有外達之機，故乘府即愈。遲濇爲氣血兩虧，陰脉見於陰部，其氣有内息之勢，故乘藏者危也。蓋氣機不轉，始厥而繼脱矣。《卷下·平脉章句》

傷寒例第三

原文 四時八節二十四氣七十二候決病法

立春正月節斗指艮　雨水正月中指寅

驚蟄二月節指甲春分二月中指卯

清明三月節指乙谷雨三月中指辰

立夏四月節指巽小滿四月中指巳

芒種五月節指丙夏至五月中指午

小暑六月節指丁大暑六月中指未

立秋七月節指坤處暑七月中指申

白露八月節指庚秋分八月中指酉

寒露九月節指辛霜降九月中指戌

立冬十月節指乾小雪十月中指亥

大雪十一月節指壬冬至十一月中指子

小寒十二月節指癸大寒十二月中指丑

二十四氣，節有十二，中氣有十二，五日爲一候，氣亦同，合有七十二候，決病生死，此須洞解之也。

　　汪琥曰（《傷寒論辨證廣注》）：此仲景《傷寒論》一部綱領，以故爲例之首，至王叔和反以脉法列於前者，此撰次之僭也。推前人立法之意，以傷寒一證，寒邪之氣自外而傷於人，則人在氣交之中，同是受寒，當分四時之不同。蓋春之寒，必兼溫氣而至；夏之寒，必兼暑氣而至；秋之寒，必兼燥氣而至；長夏四季之寒，必兼濕氣而至；惟冬之寒爲正寒。……大抵病兼異氣，必因乎時；藥有異宜，亦因乎時。……所以傷寒之稱，一名時氣。知時知氣，斯醫之爲道可判然於胸中矣。《卷二》

　　魏荔彤曰（《傷寒論本義》）：傷寒例，叔和氏修緝醫聖之書，發其凡例也，列於論首，名之曰例。標題原未有序字，後人以其文近於序，故更名之曰序例。成氏注之，方氏删之，喻氏駁之，程氏嘻笑且怒罵之，以爲僭濫，以爲悖謬。愚平心静氣論之，其意亦未大舛，特欲推廣傷寒於傷寒外耳，不知《傷寒論》原非專論傷寒内也。《卷首》

原文 《陰陽大論》云：春氣溫和，夏氣暑熱，秋氣清涼，冬氣冰列，此則四時正氣之序也。冬時嚴寒，萬類深藏，君子固密，則不傷於寒，觸冒之者，乃名傷寒耳。其傷於四時之氣，皆能爲病，以傷寒爲毒者，以其最成殺厲之氣也。（79）

龐安時曰（《傷寒總病論》）：《素問》云：冬三月，是謂閉藏，水冰地裂，無擾乎陽。又云：彼春之暖，爲夏之暑，彼秋之忿，爲冬之怒。是以嚴寒冬令，爲殺厲之氣也。故君子善知攝生，當嚴寒之時，周密居室而不犯寒毒。《卷一·叙論》

成無己曰（《注解傷寒論》）：春夏爲陽，春溫夏熱者，以陽之動，始於溫，盛於暑故也。秋冬爲陰，秋涼而冬寒者，以陰之動，始於清，盛於寒故也。冬三月，純陰用事，陽乃伏藏，水冰地坼，寒氣嚴凝，當是之時，善攝生者，出處固密，去寒就溫，則不傷於寒。其涉寒冷，觸冒霜雪爲病者，謂之傷寒也。春風、夏暑、秋濕、冬寒，謂之四時之氣。熱爲陽，陽主生；寒爲陰，陰主殺。陰寒爲病，最爲肅殺毒厲之氣。

陸懋修曰（《校正王樸莊傷寒論注》）：仲景原文首着"四時之氣"四字，則《傷寒論》之不獨言冬月傷寒，而併春夏秋三時之溫熱濕燥論之，豈不顯然。《傷寒例新注》

原文 中而即病者，名曰傷寒。不即病者，寒毒藏於肌膚，至春變爲溫病，至夏變爲暑病。暑病者，熱極重於溫也。是以辛苦之人，春夏多溫熱病者，皆由冬時觸寒所致，非時行之氣也。（80）

韓祗和曰（《傷寒微旨論》）：夫傷寒之病，醫者多不審察病之本源，但只云病傷寒，即不知其始自陽氣內鬱結，而後爲熱病矣。自冬至之後，一陽漸生，陽氣微弱，猶未能上行，《易》曰"潛龍勿用"是也。至小寒之後，立春以前，寒毒殺厲之氣大行，時中於人，則傳在臟腑，其內伏之陽被寒毒所折，深浹於骨髓之間，應時不得宣暢。所感寒氣淺者，至春之時，伏陽早得發泄，則其病輕，名曰溫病；感寒重者，至夏至之後，真陰漸發，其伏陽不得停留，或遇風寒，或因飲食沐浴所傷，其骨髓間鬱結之陽氣爲外邪所引，方得發泄，伏陽既出肌膚，而遇天氣炎熱，兩熱相干，即病證多變，名曰熱病。按《素問·生氣通天論》云：冬傷于寒。注云：冬寒且凝，春陽氣發，寒不爲釋，陽怫於中，與寒相持，故病溫。又《熱論》云：人之傷於寒也，則病熱。注云：寒毒薄於肌膚，陽氣不得散發而內怫結，故傷寒者反爲熱病也。以此證之，即傷寒之病，本於內伏之陽爲患也。《卷上·傷寒源》

龐安時曰（《傷寒總病論》）：君子善知攝生，當嚴寒之時，周密居室，而不犯寒毒。其有奔馳荷重勞力之人，皆辛苦之徒也。當陽氣閉藏，反擾動之，令鬱發腠理，津液强漬，爲寒所搏，膚腠反密，寒毒與榮衛相渾，當是之時，勇者氣行則已，怯者則著而成病矣。其即時成病者，頭痛身疼，肌膚熱而惡寒，名曰傷寒。其不即時成病，則寒毒藏于肌膚之間，至春夏陽氣發生，則寒毒與陽氣相搏於榮衛之間，其患與冬時即病候無異，因春溫氣而變，名曰溫病也；因夏暑氣而變，名曰熱病也；因八節虛風而變，名曰中風也；因暑濕而變，名曰濕病也；因氣運風熱相搏而變，名曰風溫也。其病本因冬時中寒，隨時有變病之形態爾，故大醫通謂之傷寒焉。其暑病、濕溫、風溫，死生不同，形狀各異，治別有法。《卷一·叙論》

成無己曰（《注解傷寒論》）：《內經》曰：先夏至日爲溫病，後夏至日爲暑病。溫暑之病，本傷於寒而得之，故大醫均謂之傷寒也。

郭雍曰（《傷寒補亡論》）：傷寒時氣，證類亦多，或名傷寒，或名溫病，或曰時行，或曰溫疫，或曰溫毒，或以爲輕，或以爲重，論說不一，益令人惑。大抵其病往往有二種，即時發者必輕，經時而發者必重也。且如傷寒一病，仲景以爲冬傷於寒，中而即病者名曰傷寒，蓋初感即發，無蘊積之毒氣，雖爲傷寒，其病亦輕。仲景又曰：不即病，寒毒藏於肌膚，至春變爲溫病，至夏變爲熱病。是則既傷於寒，又感於溫，兩邪相搏，合爲一病，如人遇盜，又有同惡濟之者，何可支也。故傷寒冬不即發，遇春而發者，比於冬之傷寒爲重也。又有夏至而發者。蓋寒毒淺近在膚腠，正氣易勝，故難久留，是以即發；其毒稍深，則入於肌肉，正氣不能勝，必假春溫之氣開疏腠理而後可發，是以出爲溫病；又其毒之甚者，經時既久，深入骨髓，非假大暑消爍，則其毒不可動，此冬傷於寒至夏爲熱病者，所以又重於溫也。故古人謂冬傷於寒，輕者夏至以前發爲溫，甚者夏至以後發爲暑病也。此三者，其爲傷寒本一也，惟有即發不即發之異，隨脉變動，遂大不同。《卷十八》

李中梓曰（《傷寒括要》）：仲景方法，爲冬月即病之正傷寒設也，後世混將冬月傷寒之方，通治春夏溫熱之病，遺禍至今，未有能改。《卷上·傷寒總論》

陸懋修曰（《校正王朴莊傷寒論注》）：此言溫病熱病，皆非疫病，而皆由觸寒所致，故皆名傷寒。又案：讀此兩語，則仲景明明告人以溫熱之病即在《傷寒論》中矣。《傷寒例新注》

原文 凡時行者，春時應暖而反大寒，夏時應熱而反大涼，秋時應涼而反大熱，冬時應寒，而反大溫，此非其時而有其氣，是以一歲之中，長幼之病多相似者，此則時行之氣也。（81）

龐安時曰（《傷寒總病論》）：天行之病，大則流毒天下，次則一方，次則一鄉，次則偏着一家，悉由氣運鬱發，有勝有伏，遷正退位，或有先後，天地九室相刑，故令升之不前，降之不下，則天地不交，萬化不安，必偏有官分。受斯害氣，莊子所謂運動之洩者也。《卷五·天行溫病》

成無己曰（《注解傷寒論》）：四時氣候不正爲病，謂之時行之氣。時氣所行爲病，非暴屬之氣，感受必同，是以一歲之中，長幼之病多相似也。

程知曰（《傷寒經注》）：此明冬時即病爲傷寒；冬傷於寒，至春夏而發爲溫熱病；冬有非常之暖，夏有非常之凉，則爲時行疫氣。《王叔和傷寒例》

柯琴曰（《傷寒論翼》）：溫熱利害，只在一人；溫疫移害，禍延鄰裏。《卷上·溫暑指歸》

王丙曰（《傷寒例新注》）：四時失其正氣，必即時發病，而長幼多相似，故曰時行，言外見治時行與傷寒有別。而傷寒之病又有重感時行者，不可不審也。

原文 夫欲候知四時正氣爲病及時行疫氣之法，皆當按斗曆占之。九月霜降節後宜漸寒，向冬大寒，至正月雨水節後宜解也。所以謂之雨水者，以冰雪

解而爲雨水故也。至驚蟄二月節後，氣漸和暖，向夏大熱，至秋便凉。（82）

成無己曰（《注解傷寒論》）：四時正氣者，春風、夏暑、秋濕、冬寒是也。時行者，時行之氣是也。温者，冬時感寒，至春發者是也。疫者，暴屬之氣是也。占前斗建，審其時候之寒温，察其邪氣之輕重而治之。

又曰：冬寒、春温、夏熱、秋凉，爲四時之正氣也。

陸懋修曰（《校正王朴莊傷寒論注》）：冬寒、春温、夏熱之外，另有時氣，乃謂之疫，則疫之非即温熱可知，温熱之不即爲疫氣可知。《傷寒例新注》

原文 從霜降以後至春分以前，凡有觸冒霜露，體中寒即病者，謂之傷寒也。九月十月寒氣尚微，爲病則輕；十一月十二月寒冽已嚴，爲病則重；正月二月寒漸將解，爲病亦輕。此以冬時不調，適有傷寒之人，即爲病也。其冬有非節之暖者，名爲冬温。冬温之毒與傷寒大異，冬温復有先後，更相重沓，亦有輕重，爲治不同，證如後章。（83）

龐安時曰（《傷寒總病論》）：有冬時傷非節之暖，名曰冬温之毒，與傷寒大異。即時發病温者，乃天行之病耳。其冬月温暖之時，人感乖候之氣，未即發病，至春或被積寒所折，毒氣不得泄，至天氣暄熱，温毒乃發，則肌肉斑爛也。《卷五·天行温病》

成無己曰（《注解傷寒論》）：從霜降以後，至春分以前，凡有觸冒霜露，體中寒即病者，謂之傷寒也……。此爲四時正氣，中而即病者也。

其冬有非節之暖者，名曰冬温……。此爲時行之氣，前云"冬時應寒而反大温"者是也。

張璐曰（《傷寒纘論》）：冬温者，時當大寒，而反大温，東風時至，則肌腠疏豁，忽然大寒，而衣袂單薄，寒鬱其邪，其病即發者，爲冬温，以其所感非時温氣，故言與傷寒大異。若不即發，藏於皮膚，則入傷血脉，至春發爲温病；藏於經絡，則入傷骨髓，至夏發爲熱病矣。《卷下》

汪琥曰（《傷寒論辨證廣注》）："體中寒"，《傷寒纘論》作"體虛中寒"，甚通。夫寒爲冬月之正氣，正氣何能傷人？其爲寒中者，因其人體氣先虛故也。中字作傷字解。《卷二》

王丙曰（《傷寒例新注》）：此言冬之時行也。非節之暖，必挾燥火，爲冬時不正之氣過甚，則成毒矣。傷寒者，傷於冬之正氣，正氣非毒，以其殺厲，故成毒，然與冬温之毒大異。冬温宜辛凉，傷寒宜辛温，治不同也。

原文 從立春節後，其中無暴大寒，又不冰雪，而有人壯熱爲病者，此屬春時陽氣發於冬時伏寒，變爲温病。（84）

成無己曰（《注解傷寒論》）：此爲温病也。《內經》曰：冬傷於寒，春必病温。

王肯堂曰（《傷寒準繩》）：外邪喚出內邪也。《帙之一》

原文 從春分以後至秋分節前，天有暴寒者，皆爲時行寒疫也。三月四月或有暴寒，其時陽氣尚弱，爲寒所折，病熱猶輕；五月六月陽氣已盛，爲寒所折，病熱則重；七月八月陽氣已衰，爲寒所折，病熱亦微。其病與溫及暑病相似，但治有殊耳。（85）

成無己曰（《注解傷寒論》）：此爲疫氣也。是數者，以明前斗曆之法，占其隨時氣候，發病寒熱輕重不同耳。

汪琥曰（《傷寒論辨證廣注》）：此亦時行之氣，即前第九節云春時反寒、夏時反涼者是也。然不曰春寒夏涼病而曰寒疫者，此是外寒之氣鬱其溫熱故也。按前第九節又云，秋時反熱，此與冬溫病相似，其不曰秋熱病，而亦曰寒疫者，可見秋時之氣，亦寒鬱其熱也。愚以此等病即是傷寒之類，俗云四時傷寒是也。成注云：此是疫氣。夫冬溫獨非疫耶？大抵時行之反氣皆是疫，何也？氣與時反，人不及備，所以病無長幼，率多相似，如徭役之役。字從殳者，乃省文也，此非若正氣之傷人，必待體虛而後中也。……又按本節云寒疫輕重，以三、四、五、六、七、八月陽氣盛衰立論，其言亦不可拘，即如十月爲純陰，陽氣已斂，斯時爲寒所折，其病竟不發熱者耶？倘其人病中寒，或不發熱，若是傷寒，吾恐其病熱比之五六月時其勢更盛，難言輕矣。《卷二》

王丙曰（《傷寒例新注》）：此言時行之寒疫也。不當寒而寒，則陽氣爲寒所折，而爲壯熱，熱盛於表，病與溫暑相似，然必先解外寒。於初起時，急用老君神明散、務成子螢火丸、東坡聖散子、《準繩》神效沃雪丹服之，不可遲也；內熱甚者，大青龍湯。

原文 十五日得一氣，于四時之中，一時有六氣，四六名爲二十四氣。然氣候亦有應至仍不至，或有未應至而至者，或有至而太過者，皆成病氣也。但天地動靜，陰陽鼓擊者，各正一氣耳。是以彼春之暖，爲夏之暑；彼秋之忿，爲冬之怒。是故冬至之後，一陽爻升，一陰爻降也；夏至之後，一陽氣下，一陰氣上也。斯則冬夏二至，陰陽合也；春秋二分，陰陽離也。陰陽交易，人變病焉。此君子春夏養陽，秋冬養陰，順天地之剛柔也。小人觸冒，必嬰暴疹。須知毒烈之氣，留在何經，而發何病，詳而取之。是以春傷於風，夏必飧泄；夏傷於暑，秋必病瘧；秋傷於濕，冬必咳嗽；冬傷於寒，春必病溫。此必然之道，可不審明之。（86）

龐安時曰（《傷寒總病論》）：君子春夏養陽，秋冬養陰，順天地之剛柔也。謂時當溫，必將理以涼，時當暑，必將理以冷，涼冷合宜，不可太過，故能扶陰氣以養陽氣也；時當涼，必將理以溫，時當寒，必將理以熱，溫熱合宜，不可太過，故能扶陽氣以養陰氣也。陰陽相養，則人氣和平。《卷六·解仲景脉說》

成無己曰（《注解傷寒論》）：節氣十二，中氣十二，共二十四。《內經》曰：五日謂之候，三候謂之氣，六氣謂之時，四時謂之歲。

疑脫或有至而不去句，今补，按《金匱要略》曰：有未至而至，有至而不至，有至而不去，有至而太過，何故也？師曰：冬至之後，甲子夜半少陽起，少陽之時陽始生，天得溫和。以未得甲子，天因溫和，此爲未至而至也；以得甲子，而天未溫和，此爲至而不至也；以得甲子，天大寒不解，此爲至而不去也；以得甲子，而天溫如盛夏五六月時，此爲至而太過也。《內經》曰：至而和則平，至而甚則病，至而反者病，至而不至者病，未至而至者病。即是觀之，脫漏明矣。

《內經》曰：陰陽者，天地之道。清陽爲天，動而不息；濁陰爲地，靜而不移。天地陰陽之氣，鼓擊而生，春夏秋冬，寒熱溫凉，各正一氣也。春暖爲夏暑，從生而至長也；秋忿爲冬怒，從肅而至殺也。

十月六爻皆陰，坤卦爲用，陰極陽來，陽生於子。冬至之後，一陽爻升，一陰爻降，於卦爲復，言陽氣得復也。四月六爻皆陽，乾卦爲用，陽極陰來，陰生於午。夏至之後，一陽氣下，一陰氣上，於卦爲姤，言陰得遇陽也。《內經》曰：冬至四十五日，陽氣微上，陰氣微下；夏至四十五日，陰氣微上，陽氣微下。陽生於子，陰生於午，是陰陽相接，故曰合。陽退於酉，陰退於卯，是陰陽相背，故曰離。《內經》曰：氣至之謂至，氣分之謂分。至則氣同，分則氣異。天地陰陽之氣，既交錯而不正，人所以變病。《內經》曰：陰陽相錯而變由生也。

《內經》曰：養生者必順於時，春夏養陽，以凉以寒；秋冬養陰，以溫以熱。所以然者，從其根故也。不能順四時調養，觸冒寒溫者，必成暴病。醫者當在意審詳而治之。當春之時，風氣大行，春傷於風，風氣通於肝，肝以春適王，風雖入之，不能即發，至夏肝衰，然後始動。風淫末疾，則當發於四肢。夏以陽氣外盛，風不能外發，故攻內而爲飧泄。飧泄者，下利，米穀不化而色黃。當秋之時，濕氣大行，秋傷於濕，濕則干於肺，肺以秋適王，濕雖入之，不能即發，至冬肺衰，然後濕始動也。雨淫腹疾，則當發爲下利。冬以陽氣內固，濕氣不能下行，故上逆而爲咳嗽。當夏之時，暑氣大行，夏傷於暑，夏以陰爲主內，暑雖入之，勢未能動，及秋陰出，而陽爲內主，然後暑動搏陰而爲痎瘧。痎者二日一發，瘧者一日一發。當冬之時，寒氣大行，冬傷於寒，冬以陽爲主內，寒雖入之，勢未能動，及春陽出而陰爲內主，然後寒動搏陽而爲溫病。是感冒四時正氣爲病必然之道。

汪琥曰（《傷寒論辨證廣注》）：按上正文云，春秋二分，爲陰陽離。成注云：是陰陽相背，故曰離。夫陰陽豈有離背之理？但歷家以冬夏二至爲日至南至北，春秋二分爲日離南離北。日循黃道而行，至春秋分，日行中天，纏於赤道，當黃赤二道之交，其時晝夜等分，不寒不暑，陰陽和平，二氣相交而各半，言六陰六陽之氣於地之上下各分其三，而無偏也。若然，則是離字之義當作麗，乃陰陽各施其半，兩相附麗之意。此即周子所云陰根陽，陽根陰，五氣布，四時行之謂歟。

天地陰陽之氣既相交錯，而春夏秋冬四時於焉更易，斯人氣亦隨之而變遷，苟不得其養，則諸病生焉。

……春三月，風氣用事，春傷於風，風氣通於肝，肝邪有餘，來侮脾土，留連至夏，暑濕之氣相併，當爲飱泄之證。飱泄者，水穀不化而完出也。夏三月，暑氣用事，夏傷於暑，暑當與汗皆出，勿止，若夏傷暑而汗不出，留連至秋，清涼之氣搏其暑熱，當爲痎瘧之證。痎瘧者，寒熱往來之久瘧也。秋三月，燥氣用事，秋傷於燥，燥亦火之餘氣，火乘肺金，留連至冬，復與外寒相觸，當爲咳嗽之證。冬三月，寒氣用事，冬傷於寒，寒氣通於腎，腎失閉藏之令，內鬱所傷之寒，久而成熱，留連至春，更遇外來之溫氣，引出內鬱之熱邪，因而成溫病也。是則觸冒四時之正氣，留連致疾，勢所必然，醫者所當詳審而責治之也。《卷二》

王丙曰（《傷寒例新注》）：卦有陰陽，爻有消長，以此之長，知彼之消。冬至於卦爲復，五陰聚而一陽爲主，陰合於陽也；夏至於卦爲姤，五陽聚而一陰爲主，陽合於陰也；春分卦爲大壯，四陽進而二陰漸退，陰離於陽也；秋分卦爲觀，四陰進而二陽漸退，陽離于陰也。陰陽消長之機日夜不息，人在氣交，苟不得養，未有不病者。況天地之氣候亦有乖戾之時，則病氣更爲迭變矣。……蓋風暑濕寒原爲正氣，故當時有不即病者，其夏之飱泄，升極必降也；秋之痎瘧，散極必蓄也；冬之咳嗽，降極必升也；春之溫病，蓄極必散也，故曰必然之道也。

陸懋修曰（《校正王朴莊傷寒論注》）：諺有"老年人身如歷日"，謂每交大節必病也。夫人何以交節而病？蓋以每交大節，皆爲寒熱更替之時，人老氣衰，易於感冒。只須去其新受之寒熱，以還其既衰之氣，原無妨也；若於此時一用補藥，則所受之寒熱因補而滯，滯則最足於虛人，故愈補而愈虛，皆因不明此理之故。《傷寒例新注》

原文 傷寒之病，逐日淺深，以施方治。今世人傷寒，或始不早治，或治不對病，或日數久淹，困乃告醫，醫人又不依次第而治之，則不中病。皆宜臨時消息制方，無不效也。今搜採仲景舊論，錄其證候、診脈聲色、對病真方有神驗者，擬防世急也。（87）

成無己曰（《注解傷寒論》）：《內經》曰：未滿三日者，可汗而已；其滿三日者，可泄而已。

仲景之書，逮今千年而顯用於世者，王叔和之力也。

沈元凱曰（《傷寒大乘》）：雖不可拘泥日數，然傷寒傳變莫測，故須逐日深淺而施方治，蓋與雜病不同也。

風寒始客於毛腠則易於溫散，故宜早治，不然則變生而難制矣。傷寒傳經，逐日更遷，故須臨時消息制方也。《卷一》

原文 又土地溫涼，高下不同；物性剛柔，飱居亦異。是故黃帝興四方之問，岐伯舉四治之能，以訓後賢，開其未悟者。臨病之工，宜須兩審也。（88）

龐安時曰（《傷寒總病論》）：如桂枝湯，自西北二方居人，四時行之，無不應驗；自江淮間，地偏暖處，唯冬及春可行之。自春末及夏至以前，桂枝、麻黃、青龍內宜黃芩也；自夏至以後，桂枝內又須隨證增知母、大青、石膏、升麻輩取汗也。……又一州之內，有山居者，爲居積陰之所，盛夏冰雪，其氣寒，腠理閉，難傷於邪，其人壽，其有病者多中風、中寒之疾也；有平居者，爲居積陽之所，嚴冬生草，其氣溫，腠理疏，易傷於邪，其人夭，其有病者多中濕、中暑之疾也。凡人稟氣各有盛衰，宿病各有寒熱，因傷寒蒸起宿疾，更不在感異氣而變者。假令素有寒者，多變陽虛陰盛之疾，或變陰毒也；素有熱者，多變陽盛陰虛之疾，或變陽毒也。《卷一‧叙論》

成無己曰（《注解傷寒論》）：東方地氣溫，南方地氣熱，西方地氣凉，北方地氣寒，西北方高，東南方下，是土地溫凉、高下不同也。東方安居食魚，西方陵居華食，南方濕處而嗜酸，北方野處而食乳，是餐居之異也。東方治宜砭石，西方治宜毒藥，南方治宜微針，北方治宜灸焫，是四方醫治不同也。醫之治病，當審其土地所宜。

方有執曰（《傷寒論條辨》）：問風土之異，東南偏暖，西北偏寒，故說者謂東南之人，不病風寒，偏病暑濕，西北之人，不病暑濕，偏病風寒，其說然否？曰：難以此拘也。《靈樞》謂：夫天之生風者，非以私百姓也，其行公平正直，犯者得之，避者得無，殆非求人而人自犯。然則四氣之所以爲人病，在人之自犯不自犯何如耳，不在四氣之偏不偏乃爾也。以犯而言，則東南之人，何嘗不病其東南之風寒；西北之人，豈可不病其西北之暑濕。何也？事有偶然，機有不測，理不可以一途取也。……是地雖限人以偏，天則全人以性。天地以生物爲心，而謂以其氣之所不能齊者適所以病人，豈天地之自然哉。《或問》

原文 凡傷於寒，則爲病熱，熱雖甚不死。若兩感於寒而病者，必死。（89）

成無己曰（《注解傷寒論》）：《內經》曰：風寒客於人，使人毫毛畢直，皮膚閉而爲熱，是傷寒爲病熱也。《針經》曰：多熱者易已，多寒者難已，是熱雖甚不死。表裏俱病者，謂之兩感。

方有執曰（《傷寒論條辨》）：問兩感。曰：以虛者受病言之。風寒之病，表虛而病也，表虛則裏實，故曰熱雖甚不死。然則兩感於寒而病，必不免於死者，蓋以表裏俱虛言也，惟其俱虛，故爲不治。《或問》

汪琥曰（《傷寒論辨證廣注》）：此承上文春傷於風之節而言。推仲景之意，以四時之氣皆能傷人，其留連不愈者，已爲飧泄、痎瘧、咳嗽、溫病矣；其有病暴而不留連者，即爲四時傷寒之病，故特舉一凡字該之。若但論冬月之傷寒，則不曰凡矣。或問於春何以云寒？殊不知春風中寒氣偏多，所以仲景辨太陽病，先言中風條也。夏月暑氣大行，早晚間時有雷雨、陰濕之寒，所以潔古論中暑爲靜而得之，其證頭疼身熱無汗，亦傷寒也。秋月燥氣固勝，早晚間每多霧露清凉之氣，五行家以秋屬金，金體本凉，而其氣亦同寒也。至冬月寒水用事，不待更解。凡此四時之中，皆有傷寒之病，其實非寒而皆爲熱。《卷二》

王丙曰（《傷寒例新注》）：兩感者，感於表則由衛而藏於肌膚，感於裏則由鼻而藏於骨髓，先後併受，謂之兩感。按岐伯論溫瘧，得之冬中於風，寒氣藏骨髓之中，遇溫暑而發，則寒有藏於骨髓者矣。

原文 尺寸俱浮者，太陽受病也，當一二日發。以其脉上連風府，故頭項痛，腰脊强。

尺寸俱長者，陽明受病也，當二三日發。以其脉夾鼻絡於目，故身熱，目疼，鼻乾，不得臥。

尺寸俱弦者，少陽受病也，當三四日發。以其脉循脅絡於耳，故胸脅痛而耳聾。

此三經皆受病，未入於府者，可汗而已。

尺寸俱沉細者，太陰受病也，當四五日發。以其脉布胃中，絡於嗌，故腹滿而嗌乾。

尺寸俱沉者，少陰受病也，當五六日發。以其脉貫腎絡於肺，系舌本，故口燥舌乾而渴。

尺寸俱微緩者，厥陰受病也，當六七日發。以其脉循陰器，絡於肝，故煩滿而囊縮。

此三經皆受病，已入於府，可下而已。（90）

　　韓祇和曰（《傷寒微旨論》）：此三陰三陽受病之日，乃是聖人立條目之法，不必一日巨陽二日陽明爲次也。但會三陰三陽所直之日，與邪氣相逢，各相有形證也。假令一日或耳聾，或鼻乾，或頭痛，或腹滿，或舌乾而渴，或囊縮，此是邪氣隨陰陽之經絡所傳也。餘日仿此。《卷上》

　　成無己曰（《注解傷寒論》）：太陽爲三陽之長，其氣浮於外，故尺寸俱浮，是邪氣初入皮膚，外在表也，當一二日發。風府，穴名也，項中央。太陽之脉，從巓入絡腦，還出別下項，是以上連風府。其經循肩膊內，俠脊、抵腰中，故病頭項痛、腰脊强。

　　陽明血氣俱多，尺寸俱長者，邪併陽明，而血氣淖溢也。太陽受邪不已，傳於陽明，是當二三日發。其脉俠鼻者，陽明脉起於鼻交頞中，絡於目。陽明之脉，正上頞顙，還出系目系。身熱者，陽明主身之肌肉，《針經》曰：陽明氣盛，則身以前皆熱。目疼鼻乾者，經中客邪也。不得臥者，胃氣逆，不得從其道也，《內經》曰：胃不和，則臥不安。

　　《內經》曰：陽中之少陽，通於春氣。春脉弦，尺寸俱弦者，知少陽受邪也。二三日陽明之邪不已，傳於少陽，是當三四日發。胸脅痛而耳聾者，經壅而不利也。

　　三陽受邪，爲病在表，法當汗解。然三陽亦有便入府者，入府則宜下，故云未入於府者，可汗而已。

　　陽極則陰受之，邪傳三陽既遍，次乃傳於陰經。在陽爲在表，在陰爲在裏。邪在表則見陽脉，邪在裏則見陰脉。陽邪傳陰，邪氣內陷，故太陰受病而脉尺寸俱沉細也。自三陽傳於太陰，是當四五日發也。邪入於陰，則漸成熱。腹滿而嗌乾者，脾經壅而成熱也。

　　少陰，腎水也，性趣下。少陰受病，脉尺寸俱沉也。四五日太陰之邪不已，至五六

115

日則傳於少陰也，是少陰病當五六日發。人傷於寒，則爲病熱，謂始爲寒，而終成熱也。少陰爲病，口燥舌乾而渴，邪傳入裏，熱氣漸深也。

緩者，風脉也。厥陰脉微緩者，邪傳厥陰，熱氣已劇，近於風也。當六七日發，以少陰邪傳於厥陰。煩滿而囊縮者，熱氣聚於內也。

三陰受邪，爲病在裏，於法當下。然三陰亦有在經者，在經則宜汗，故云已入於府者，可下而已。經曰：臨病之工，宜須兩審。

湯尹才曰（《傷寒解惑論》）：黃帝云：未滿三日可汗，滿三日可洩。且病人有虛實，邪氣有遲速，豈可拘以日數？日雖多，尚有表證而脉浮數，猶當發汗；日數雖少，已有裏證而脉沉細，即當下。但隨證虛實與脉而汗下之，不可拘以日數也。

郭雍曰（《傷寒補亡論》）：問曰：汗下系乎經或系之日何也？雍曰：日猶經也。大抵受病皆有常變，其經與日不相應者，則變也。循常則易治，既變則難通。然變當從證，常可從日，故《素問》又曰：若其未滿三日者，可汗而已，其滿三日者，可洩而已。此言常道也。《卷四·六經統論》

又曰：三陰可下，三陽可汗，此言其大略也。陽之中自有可汗不可汗證，陰之中自有可下不可下證，故陰陽之中，又當各詳其可汗可下而施行之。《卷七·厥陰經證》

萬全曰（《傷寒摘錦》）：按經中所序六經之證，專主於足，未及手之六經，遂使有傷寒傳足不傳手之說。殊不知手之三陽接於足之三陽，足之三陰接於手之三陰，上下周流，脉絡通貫，風寒之中，未有不俱受病者。不明乎此，故謂只傳足經不傳手經也。且如太陽病發熱，小腸也；陽明病鼻乾，大腸也；少陽病耳聾，三焦也；太陰病嗌乾，肺也；少陰病舌乾口燥，心也；厥陰病舌卷煩渴，心包絡也。以類求之，斯如傷寒之邪，手經亦有之矣。《卷下·六經傳盡後論解》

又曰：三陽受病，未入於府，可汗而已。雖云可汗，自有輕重。太陽自有諸汗法，如陽明多用桂枝解之，少陽則無可汗之理，若欲解表，但用小柴胡加姜桂也。如太陽病雖十日去，表證不罷者，猶爲一日也。太陽有一二日入府者，即可下之，謂表證罷入裏也，又不可拘以日數。陽明、少陽同法。……三陰受病，已入於府，可下而已。三陰亦有在經未入府者，可汗之。……證應隨脉升沉而汗下之，不可拘以日數。蓋六經者，俱有表裏二證，但有表證，即發汗；但有裏證，即宜下。或表裏二證俱見，陽證便實者，先解其表，後攻其裏；陰證下利者，先救其裏，後攻其表。病在半表半裏者，和解之。《內經》曰"謹察陰陽所在而調之，以平爲期"，此之謂也。《卷下·六經汗下論解》

李中梓曰（《傷寒括要》）：人之表裏虛實不同，邪之傳變異氣各別，奈何拘於日數不審形證耶？且寒邪傷人，原無定體，或自太陽始，日傳一經，六日傳至厥陰而愈者；或不罷而留滯一經者；或間經而傳者；或但傳二三經而止者；或始終只在一經者；或越經而傳者；或陽經一齊合病者；或陽經後先併病者；或初入太陽，不作鬱熱，便入少陰而成陰症者；或直中陰經而爲真寒者；或傷生冷而爲內傷寒者，必審脉驗症，辨名定經，確然無疑，然後投劑。日數雖多，但見表症脉浮者，猶宜汗之；日數雖少，但見裏症脉沉者，即當下之。《卷上》

張璐曰（《傷寒纘論》）：傷寒經絡傳變，原不可以日數推測。此六經受病，不過設以爲例，粗工不察病機，每以三四日當汗，六七日當下，誤人多矣。設伏氣發溫之三四日，可汗之乎？病傳厥陰之六七日，可下之乎？若此可不辨哉？

又曰：凡云尺寸，則關在其中，可不言而喻。《卷下》

王丙曰（《傷寒例新注》）：此言傳經之序也。受病者，寒鬱久而化熱，六經中次第受此病熱之氣，而入於經脉也。人身之氣與天地相合，始厥陰，而少陰，而太陰，而少陽，而陽明，而太陽，循環終始，莫窺其端，病則退行而爲逆矣。太陽爲諸陽主氣，脉連風府，寒邪本從此入，故病必發於太陽而一逆無不逆也。此因帝問熱病有死在六七日之間者，故歧伯論及之，不可謂凡傷寒病必日傳一經也。

原文 若兩感於寒者，一日太陽受之，即與少陰俱病，則頭痛、口乾、煩滿而渴；二日陽明受之，即與太陰俱病，則腹滿、身熱、不欲食、讝語；三日少陽受之，即與厥陰俱病，則耳聾、囊縮而厥，水漿不入，不知人者，六日死。若三陰三陽、五藏六府皆受病，則榮衛不行，藏府不通，則死矣。（91）

成無己曰（《注解傷寒論》）：陰陽俱病、表裏俱傷者，爲兩感。以其陰陽兩感，病則兩證俱見。至於傳經，則亦陰陽兩經俱傳也。始得一日，頭痛者太陽，口乾煩滿而渴者少陰；至二日則太陽傳於陽明，而少陰亦傳於太陰，身熱譫語者陽明，腹滿不欲食者太陰；至三日陽明傳於少陽，而太陰又傳於厥陰，耳聾者少陽，囊縮而厥者厥陰，水漿不入，不知人者，胃氣不通也。《內經》曰：五藏已傷，六府不通，榮衛不行，如是之後，三日乃死，何也？岐伯曰：陽明者，十二經脉之長也，其血氣盛，故云不知人三日，其氣乃盡，故死矣。謂三日六經俱病，榮衛之氣，不得行於內外，府藏之氣，不得通於上下，至六日府藏之氣俱盡，榮衛之氣俱絕，則死矣。

原文 其不兩感於寒，更不傳經，不加異氣者，至七日太陽病衰，頭痛少愈也；八日陽明病衰，身熱少歇也；九日少陽病衰，耳聾微聞也；十日太陰病衰，腹減如故，則思飲食；十一日少陰病衰，渴止，舌乾，已而嚏也；十二日厥陰病衰，囊縱，少腹微下，大氣皆去，病人精神爽慧也。（92）

成無己曰（《注解傷寒論》）：六日傳遍，三陰三陽之氣皆和，大邪之氣皆去，病人精神爽慧也。

萬全曰（《傷寒摘錦》）：此言大略也。傷寒有巡經傳者；有越經傳者；有始終只在一經者；有始在陽經，即傳陰經者；有在經即入府者，入府不復再傳矣。信如經言，前六日以次而傳，後六日以次而衰，則前後合併，陰陽混雜，脉證難辨，而治法莫知適從也。況太陽病未罷，復傳陽明者，謂之並病；陽經與陰經同病者，謂之兩感。但聞三陽並病，未聞併於三陰者。病兩感者，六日死，未聞延至十二日也。夫六經傳變，太陽傳陽明，太陽證罷也；陽明傳少陽，陽明證罷也；陽去入陰，少陽之證亦罷也。傳至太陰，只太陰一經病；傳至少陰，只少陰一經病；傳厥陰，只厥陰一經病。病至厥陰，其經已盡，邪之輕者，調理不乖者，六日之後邪氣漸衰，正氣漸復，其病愈矣。若邪或甚，或醫之咎，病且不間，將為再經，或在於陽，或在於陰，安可必其如前六日以次再傳耶？經之所序，蓋云以是經得病，亦以是經病終也。數其日者，自當發之日計之，皆得六日也。管見如斯，識者擇之也。《卷下》

李中梓曰（《傷寒括要》）：不兩感者，非表裏雙傳也；更不傳經者，邪在此經，更不傳彼經也；不加異氣者，不復感寒、感風、感溫、感熱、感濕，而變為他病也。如是則可以期六經病愈之日矣。太陽篇曰：發於陽者，七日愈。以是計之，乃知六經之病，自一日受者，七日當衰；二日受者，八日當衰。故七日邪在太陽，不傳陽明，更無變症，則至七日，太陽病衰，頭痛少愈；二日傳陽明，更不傳變，至八日陽明病衰，身熱少歇；三日傳少陽，更不傳變，至九日少陽病衰，耳聾微聞；四日傳太陰，更不傳變，至十日太陰病衰，腹減如故，則思飲食；五日傳少陰，更不傳變，至十一日少陰病衰，渴止，舌乾已而嚏；六日傳厥陰，至十二日厥陰病衰，頭痛少愈，大氣皆去，精神爽慧。《卷上·六經七日病愈論》

張璐曰（《傷寒纘論》）：更不傳經，不加異氣，則邪氣傳盡，正氣將復，愈日可期。然亦立法大意，不可拘執也。至若更加異氣，乃病中之病，莫可限於時日矣。《卷下》

程知曰（《傷寒經注》）：加異氣者，謂重感於風寒之氣與時行之疫氣也。《王叔和傷寒例》

沈元凱曰（《傷寒大乘》）：《經》言傷寒先太陽，次序而傳，但言其常也。然其間變證不一，或有發於陽者，或有發於陰者，或有始終止在一經而不傳他經者，或有止傳二、三經而即止者，或有夾食傷寒而逕入陽明者，皆當隨證施治，不可拘於六經日數次序也。《卷一》

原文 若過十三日以上不間，寸尺陷者，大危。（93）

成無己曰（《注解傷寒論》）：間者，瘳也。十二日傳經盡，則當瘳愈。若過十三日已上不瘳，尺寸之脈沉陷者，即正氣內衰，邪氣獨勝，故云大危。

汪琥曰（《傷寒論辨證廣注》）：病少差為間。此承上文而言傷寒過十三日，諸經之病熱猶然不差，其脈尺寸沉陷者。……此一節乃仲景以證合脈，脈證相參之大法也。《卷二》

王丙曰（《傷寒例新注》）：《素問》言熱病，其愈皆十日以上，茲更補出十三日以上不間之脈，因其正氣內衰，斷以必危。

原文 若更感異氣，變為他病者，當依後壞病證而治之。若脈陰陽俱盛，重感於寒者，變成溫瘧。陽脈浮滑，陰脈濡弱者，更遇於風，變為風溫。陽脈洪數，陰脈實大者，更遇溫熱，變為溫毒，溫毒為病最重也。陽脈濡弱，陰脈弦緊者，更遇溫氣，變為溫疫。一本作瘧。以此冬傷於寒，發為溫病，脈

之變證，方治如說。（94）

成無己曰（《注解傷寒論》）：異氣者，爲先病未已，又感別異之氣也。兩邪相合，變爲他病。脉陰陽俱盛者，傷寒之脉也。《難經》曰：傷寒之脉，陰陽俱盛而緊澀。經曰：脉盛身寒，得之傷寒，則爲前病熱未已，再感於寒，寒熱相搏，變爲溫瘧。

此前熱未歇，又感於風者也。《難經》曰：中風之脉，陽浮而滑，陰濡而弱，風來乘熱，故變風溫。

此前熱未已，又感溫熱者也。陽主表，陰主裏，洪數實大皆熱也，兩熱相合，變爲溫毒。以其表裏俱熱，故爲病最重。

此前熱未已，又感溫氣者也。溫熱相合，變爲溫疫。

程知曰（《傷寒經注》）：當日當依證而治之。蓋誤治不愈之病，謂之壞病；重感於風寒時疫之氣者，不得謂之壞病也。《王叔和傷寒例》

又曰：此明冬傷於寒，春必病溫，有溫瘧、風溫、溫毒、溫疫四證之不同。考之《內經》，溫瘧正冬不藏精，寒毒藏於骨髓，遇大暑大汗而始發之病，其氣先從內出之於外，故先熱而後寒，故叔和謂之重感於寒也。風溫爲病，發汗已，身猶灼熱，正冬不藏精，感於寒氣，遇於春時之風而發，故叔和謂之更遇於風也。溫毒，乃溫病之極重者，故叔和謂之更遇溫熱，謂其發於溫暑之時也。溫疫者，天地不正之氣，似有鬼物，役役而走，闔門沿境，長幼相似，凡饑饉兵荒之後，死亡相逐，尤多斯疾，故溫而謂之瘟，故叔和謂之更遇瘟氣也。《王叔和傷寒例》

王丙曰（《傷寒例新注》）：桂枝、柴胡證後皆有壞證，是由誤治而壞者，此則因感異氣而壞，不可混也。

……陽浮陰濡，風脉也，浮而兼滑，感於風之熱也；濡而兼弱，則熱之灼陰也。傷寒病前熱未已，更遇風中之熱，與冬溫之風溫無二，故云變爲風溫也。此風溫證必自汗出，而不必盡身重、多眠睡，脉又不必陰陽俱浮也。

此溫毒與《金匱》陽毒、陰毒同。洪數者，氣之熱；實大者，血之熱。溫熱之氣挾毒戾而入陽明，變爲溫毒，凡一切斑疹，皆其類也。毒之陷伏者，即不治，故云爲病最重也。

溫疫即濕溫也。時行之氣不外寒熱燥濕四者，寒變溫瘧，熱變溫毒，燥變風溫，濕變溫疫，故《總病論》敘四種溫病，直以溫疫爲濕溫。濡弱者，天氣之濕客於上，故陽脉見之；弦緊者，地氣之濕客於下，故陰脉見之。溫氣者，春夏間先時太過之熱蒸動地濕之氣，傷寒病後受之，蘊而成身熱多汗不解之證。此氣易於傳染，能使長幼病多相似，故名爲疫。言溫疫者，以別於寒疫也。寒疫必兼寒濕，溫疫必兼濕熱，此其大略者也。

原文 凡人有疾，不時即治，隱忍冀差，以成痼疾。小兒女子，益以滋甚。時氣不和，便當早言，尋其邪由，及在腠理，以時治之，罕有不愈者。患人忍之，數日乃說，邪氣入藏，則難可制。此爲家有患，備慮之要。凡作湯

藥，不可避晨夜，覺病須臾，即宜便治，不等早晚，則易愈矣。如或差遲，病即傳變，雖欲除治，必難爲力。（95）

許叔微曰（《傷寒發微論》）：仲景云：凡作湯藥，不可避晨夜，覺病須臾，即宜便治，不等早晚，則易愈矣。如或差遲，病即傳變，雖欲除治，必難爲力。今之醫者不究根源，執以死法，必汗之於四日之前，必下之於四日之後，殊不知此大綱也。又云甚者，病不服藥，猶得中醫。此爲無醫處而設也，苟大小便不通，可待其自差乎？蓋前後不得溲，必腹脹，不過數日而死矣。又況結胸、瘀血、發狂、發黃、發斑之類，未有勿藥而喜者。智者知變，愚者執一，所以取禍也。須是隨病淺深，在表在裏，早爲治療，如救火拯溺，庶易差也。《素問》云：邪風之至，疾如風雨，故善治者治皮毛，其次治肌膚，其次治筋脉，其次治六府，其次治五藏，治五藏者，半死半生也。扁鵲望齊桓侯而走者，其以此歟？《卷下‧論傷寒須早治》

又曰：仲景論中，雖云不避晨夜，即宜便治，醫者亦須顧其表裏，待其時日。若不循次第，雖暫時得安，損虧五藏，以促壽期，何足尚也。昔範雲爲梁武帝屬官，得時疫熱疾，召徐文伯診視。是時武帝有九錫之命，期在旦夕，云欲預盛禮。謂文伯曰：可便得愈乎？文伯曰：便瘥甚易，政恐二年外不復起爾。雲曰：朝聞道，夕死可矣，況二年乎？文伯于是先以火煅地，布桃柏葉，布席，置雲其上，頃刻汗出，以溫粉裹之，翌日遂愈。雲甚喜，文伯曰：不足喜。後二年果卒。夫取汗先期，尚促壽限，況不顧表裏，不待時日，便欲速愈者耶？今病家不耐病，才病三四日，晝夜督汗，醫者隨情順意，鮮不致斃。故予感此，而以爲龜鑒也。《卷上‧論治傷寒須依次第》

成無己曰（《注解傷寒論》）：凡覺不佳，急須求治，苟延時日，則邪氣入深，難可復制。《千金》曰：凡有少苦，似不如平常，即須早道；若隱忍不治，冀望自差，須臾之間，以成痼疾，此之謂也。小兒氣血未全，女子血室多病，凡所受邪，易於滋蔓。腠理者，津液腠泄之所，文理縫會之中也。《金匱要略》曰：腠者，是三焦通會元真之處，爲血氣所注；理者，是皮膚藏府之文理也。邪客於皮膚，則邪氣浮淺，易爲散發，若以時治之，罕有不愈者矣。《金匱玉函》曰：主候長存，形色未病，未入腠理，針經及時，服將調節，委以良醫，病無不愈。邪在皮膚，則外屬陽而易治；邪傳入裏，則內屬陰而難治。《內經》曰：善治者，治皮毛，其次治肌膚，其次治筋脉，其次治六府，其次治五藏。治五藏者，半死半生也。昔桓侯怠於皮膚之微疾，以至骨髓之病，家有患者，可不備慮。《千金》曰：凡始覺不佳，即須治療，迄至於病，湯食競進，折其毒勢，自然而差。傳爲常也，變無常也。傳爲循經而傳，此太陽傳陽明是也；變爲不常之變，如陽證變陰證是也。邪既傳變，病勢深也。《本草》曰：病勢已成，可得半愈；病勢已過，命將難全。

原文 服藥不如方法，縱意違師，不須治之。（96）

成無己曰（《注解傷寒論》）：《內經》曰：拘於鬼神者，不可與言至德；惡於針石者，不可與言至巧；病不許治者，病必不治，治之無功矣。

王丙曰（《傷寒例新注》）：方後有煎法、服法，皆不可忽。

原文 凡傷寒之病，多從風寒得之。始表中風寒，入裏則不消矣。未有溫復而當不消散者。不在證治，擬欲攻之，猶當先解表，乃可下之。若表已解，而內不消，非大滿，猶生寒熱，則病不除。若表已解，而內不消，大滿大實堅有燥屎，自可除下之，雖四五日，不能爲禍也。若不宜下，而便攻之，內虛熱入，協熱遂利，煩躁諸變，不可勝數，輕者困篤，重者必死矣。（97）

成無己曰（《注解傷寒論》）：凡中風與傷寒爲病，自古通謂之傷寒。《千金》曰：夫傷寒病者，起自風寒，入於腠理，與精氣分爭，榮衛偏隔，周身不通而病。始自皮膚，入於經絡，傳於藏府是也。風寒初客於皮膚，便投湯藥，溫暖發散而當者，則無不消散之邪。先解表而後下之，則無復傳之邪也。表證雖罷，裏不至堅滿者，亦未可下之。是邪未收斂成實，下之則裏虛而邪復不除，猶生寒熱也。外無表證，裏有堅滿，爲下證悉具。《外臺》云：表和裏病，下之則愈。下證既具，則不必拘於日數。下之不當，病輕者，證猶變易而難治，又矧重者乎。

汪琥曰（《傷寒論辨證廣注》）：以上系仲景語，以下叔和之論居多。《卷二》

王丙曰（《傷寒例新注》）：表解乃可攻裏，此仲景之訓，千古不易者也。

……太陽證罷，熱已入胃，是內不消矣，然必按其胃實之微甚。蓋實則必滿，若非大滿，是胃實未甚，猶能從半表而出，知其必爲往來寒熱，正當用大、小柴胡湯。而遽下之，未免失諸太早，惟與不當下而下者有別，故但云病不除耳。

滿猶脹也，實堅則按而得之者也。凡診病，須按其中、下二脘，以實者爲陽明病。熱邪與宿垢相搏，故大滿大實堅，下其燥屎，而熱自除也。云四五日不爲禍者有二義：一則欲人之詳審，可先與小承而次及大承；一則欲人之不失其時。恐遲至六七日而枯槁難回也。

兩“熱”字指表熱言。表熱乘內虛而入，因而下利，是協在表之熱以爲利，而氣機愈亂，諸變所由作也，可不慎哉！

原文 夫陽盛陰虛，汗之則死，下之則愈；陽虛陰盛，汗之則愈，下之則死。夫如是，則神丹安可以誤發，甘遂何可以妄攻？虛盛之治，相背千里，吉凶之機，應若影響，豈容易哉！況桂枝下咽，陽盛即斃；承氣入胃，陰盛以亡。死生之要，在乎須臾，視身之盡，不暇計日。此陰陽虛實之交錯，其候至微，發汗吐下之相反，其禍至速。而醫術淺狹，懵然不知病源，爲治乃誤，使病者殞沒，自謂其分，至令冤魂塞于冥路，死屍盈於曠野，仁者鑒此，豈不痛歟！（98）

韓祗和曰（《傷寒微旨論》）：凡治傷寒病，先辨脉之浮沉，次於浮沉中察寸尺之虛盛。何謂虛盛？病人兩手三部脉或浮或沉，關前寸脉小，關後尺脉大，曰陽虛陰盛；關前寸脉大，關後尺脉小，曰陽盛陰虛。今之醫者則不然，皆云脉浮爲陽，豈可更言陰？脉沉爲陰，豈可更言陽？……《脉經·辨脉陰陽大法》云：脉有陽盛陰虛、陰盛陽虛，何謂也？曰：浮之損小，沉之實大，故曰陰盛陽虛；沉之損小，浮之實大，故曰陽盛陰虛，是陰陽虛實之意也。……《脉經》中立此辨脉陰陽大法，蓋總言雜病脉浮之損小、沉之實大，沉之損小、浮之實大，爲陰陽虛盛之說，非爲傷寒病立言也。傷寒病脉浮當以關前爲陽，關後爲陰，脉沉亦關前爲陽，關後爲陰也。……仲景《傷寒例》曰：桂枝下咽，陽盛則斃，承氣入胃，陰盛乃亡。假令脉浮爲陽，合投桂枝湯，仲景何言陽盛則斃？蓋謂三部脉浮，寸脉力大，關尺脉力小爲陽盛，若投桂枝湯，足以助陽爲毒，是病人必死矣。假令脉沉爲陰，合投承氣湯，仲景何言陰盛則亡？蓋謂三部脉沉，寸脉力小，關尺脉力大爲陰盛，若投承氣湯，足以助陰爲毒，是病人必亡矣。此仲景汗下之戒，正與《難經》陰陽虛盛文意同也。《卷上·陰陽盛虛篇》

龐安時曰（《傷寒總病論》）：陰陽虛盛者，非謂尺寸也。榮衛者，表陽也；腸胃者，裏陰也。寒毒爭於榮衛之中，必發熱惡寒，尺寸俱浮大，內必不甚躁，設有微煩，其人飲食欲溫而惡冷，謂陽虛陰盛也，可汗之則愈，若誤下則死也。若寒毒相薄於榮衛之內，而陽勝陰衰，極陰變陽，寒盛生熱，熱氣盛而入裏，熱毒居腸胃之中，水液爲之乾涸，燥糞結聚，其人外不惡寒，必蒸蒸發熱而躁，甚則譫語，其脉浮滑而數，或洪實，或汗後脉雖遲，按之有力，外證已不惡寒，腹滿而喘，此皆爲陽盛陰虛，當下，下之則愈，若誤汗則死也。仲景載三等陽明，是陽盛陰虛證矣。《調經論》云：陽虛則外寒，陰虛則內熱，陽盛則外熱，陰盛則內寒，以此別之。《卷一·叙論》

成無己曰（《注解傷寒論》）：表爲陽，裏爲陰。陰虛者，陽必湊之，陽盛之邪，乘其裏虛而入於府者，爲陽盛陰虛也。經曰：尺脉弱，名曰陰不足。陽氣下陷入陰中，則發熱者是矣。下之，除其內熱而愈，若反汗之，則竭其津液而死。陰脉不足，陽往從之；陽脉不足，陰往乘之。陰邪乘其表虛，客於榮衛之中者，爲陽虛陰盛也。經曰：假令寸口脉微，名曰陽不足。陰氣上入陽中，則灑淅惡寒者是矣。汗之，散其表寒則愈，若反下之，則脫其正氣而死。經曰：本發汗而復下之，此爲逆也。本先下之，而反汗之，爲逆。

神丹者，發汗之藥也。甘遂者，下藥也。若汗下當則吉，汗下不當則凶，其應如影隨形，如響應聲。桂枝湯者，發汗藥也。承氣湯者，下藥也。《金匱玉函》曰：不當汗而强與汗之者，令人奪其津液，枯槁而死；不當下而强與下之者，令人開腸洞泄，便溺不禁而死。投湯不當，則灾禍立見，豈暇計其日數哉。

湯尹才曰（《傷寒解惑論》）：仲景云：桂枝下咽，陽盛則斃；承氣入胃，陰盛則亡。是謂實實虛虛，損不足而益有餘，醫殺之耳。假如陽證反用桂枝，是謂實實；陰證反用大黃，是謂虛虛。陽證用熱藥，是謂益有餘；陰證用凉藥，是謂損不足。

張璐曰（《傷寒纘論》）：陽乘陰位，則爲陽盛陰虛，故可下而不可汗；陰乘陽位，則爲陽虛陰盛，故可汗而不可下，即表病裏和、裏病表和之謂也。蓋表實裏虛而邪入府，汗之則死，下之則愈；裏實表虛而邪鬱於經，下之則死，汗之則愈。

又曰：桂枝下咽，陽盛則斃；承氣入胃，陰盛以亡，一概言汗下，關系非細，不過借此爲例，非誤用二湯，必致不救也。《卷下》

汪琥曰（《傷寒論辨證廣注》）：陽盛之病，裏熱已極，如誤投桂枝湯，乃辛熱發表之藥反濟其裏熱之火，其人焉得不斃。然叔和何不曰麻黃下咽，而必曰桂枝也？愚以仲景論桂枝證皆系發熱汗出，其陽明胃家實之證亦身熱汗自出，則是上言陽盛者，乃承氣湯證也，當用承氣，誤投桂枝，此以陽明汗多實熱之條，錯認作太陽汗出發熱之候，所以承氣、桂枝，彼此多兩相誤服也。若麻黃湯，乃太陽經無汗之的藥，與陽明濈然汗出之證兩不相侔，不待智者，自能分辨，曷由而致誤也？《卷二》

王丙曰（《傷寒例新注》）：神丹者，《外臺秘要》原注云，即崔氏六味丸，用人參、烏頭、半夏、茯苓、硃砂、附子，蜜丸，姜湯下。甘遂者，原注云，水導散也，用甘遂、白芷，搗篩，水服。大抵一時習用之藥，服之而死亡接踵，恬不爲怪。

沈元凱曰（《傷寒大乘》）：或有陽病見陰脉者，陰病見陽脉者，或有似虛而反實，似實而反虛者，故曰交錯也。若宜汗而反下之，則爲協熱、結胸之類；宜下而反汗之，則爲亡陽、厥逆之類，故曰相反也。《卷下》

原文 凡兩感病俱作，治有先後，發表攻裏，本自不同。而執迷用意者，乃云神丹甘遂合而飲之，且解其表，又除其裏，言巧似是，其理實違。夫智者之舉錯也，常審以慎；愚者之動作也，必果而速。安危之變，豈可詭哉！世上之士，但務彼翕習之榮，而莫見此傾危之敗，惟明者居然能護其本，近取諸身，夫何遠之有焉。（99）

許叔微曰（《傷寒發微論》）：仲景論兩感傷寒云：凡傷於寒，熱雖甚不死。若兩感於寒而病者，必死。又云：兩感病俱作，治有先後，發表攻裏，本自不同。既云必死，又云治有先後，何也？大抵此病表裏雙傳，藏府俱受，得此者十不全一，故云必死。然仲景豈以己見而重誣後人哉？故有發表攻裏之說以勉後世，恐萬世之下，一遇大聖而得之者，不欲絕望於後人也，則仲景仁心可知矣。《卷上·論兩感傷寒》

成無己曰（《注解傷寒論》）：兩感病俱作，欲成不治之疾，醫者大宜消息，審其先後次第而治之。若妄意攻治，以求速效者，必致傾危之敗。

王丙曰（《傷寒例新注》）：詭，欺也。惟愈故安，妄則必死於欺己欺人，當其用神丹、甘遂之時，未嘗不冀其轉危爲安，然無是理也。……居然者，安重之貌，言凝然不動，守其本心而不爲名利所搖者，不過視人之病如己之病，不置他人生死於度外而視同秦越也。

原文 凡發汗溫煖湯藥，其方雖言日三服，若病劇不解，當促其間，可半日中盡三服。若與病相阻，即便有所覺。病重者，一日一夜當晬時觀之，如服一劑，病證猶在，故當復作本湯服之。至有不肯汗出，服三劑乃解。若汗不出者，死病也。（100）

成無己曰（《注解傷寒論》）：發汗藥，須溫煖服者，易爲發散也。日三服者，藥勢續也。病勢稍重，當促急服之，以折盛熱，不可拘於本方。設藥病不相對，湯入即便知之，如陰多者，投以涼藥，即寒逆隨生；陽多者，飲以溫劑，則熱毒即起，是便有所覺。晬時者，周時也，一日一夜服湯藥盡劑，更看其傳，如病證猶在，當復作本湯，以發其汗；若服三劑不解，汗不出者，邪氣太甚，湯不能勝，必成大疾。《千金》曰：熱病脉躁盛而不得汗者，此陽脉之極也，死。

王丙曰（《傷寒例新注》）：溫煖方藥，統桂、麻、青龍三方言。覺有所阻，又當就本方消息加減之。

原文 凡得時氣病，至五六日而渴欲飲水，飲不能多，不當與也。何者？以腹中熱尚少，不能消之，便更與人作病也。至七八日，大渴欲飲水者，猶當依證而與之。與之常令不足，勿極意也。言能飲一斗，與五升。若飲而腹滿，小便不利，若喘若噦，不可與之也。忽然大汗出，是爲自愈也。（101）

龐安時曰（《傷寒總病論》）：凡病非大渴，不可與冷水。若小渴、口咽乾，小小呷，滋潤之。若大渴，煩躁甚，能飲一斗者與五升，能飲一升者與半升，若乃不與則乾燥，無由作汗，煩喘而死者多矣，但勿令足意飲也。若大汗將來，躁渴甚者，但足意飲之勿疑。常人見因渴飲水而得汗，見小渴遂强與之，致停飲，心下滿結，喘而死者亦多矣。其有熱脉數，尚可作汗而解者，出於天幸也。《卷二·可水不可水證》

成無己曰（《注解傷寒論》）：熱在上焦，則爲消渴，言熱消津液，而上焦乾燥，則生渴也。大熱則能消水，熱少不能消之，若强飲，則停飲，變爲諸病。至七八日陽勝氣溫，向解之時，多生大渴也，亦須少少與之，以潤胃氣，不可極意飲也。若飲而腹滿，小便不利，若喘若噦者，爲水飲內停而不散，不可更與之。忽然陽氣通，水氣散，宣發於外，作大汗而解。

沈元凱曰（《傷寒大乘》）：傷寒至七八日，蓋向解之時也，而大渴欲飲水者，陽氣內與邪爭也。不與水則胃燥而生煩，多與水則停飲而致患，故當少與而潤之也。《卷一》

原文 凡得病，反能飲水，此爲欲愈之病。其不曉病者，但聞病飲水自愈，小渴者乃强與飲之，因成其禍，不可復數也。（102）

成無己（《注解傷寒論》）：小渴者，爲腹中熱少。若强與水，水飲不消，復爲諸飲病也。

王丙曰（《傷寒例新注》）：凡病必胃氣有餘，始能多飲，胃得水穀，敷布於外，使風邪隨水氣升騰，從皮毛出。若過多則胃反受困，火被水鬱，陽氣不伸，病既不愈，轉生諸變。

原文 凡得病，厥脉動數，服湯藥更遲，脉浮大減小，初躁後靜，此皆愈證也。（103）

成無己曰（《注解傷寒論》）：動數之脉，邪在陽也，湯入而變遲者，陽邪愈也。浮大之脉，邪在表也，而復減小者，表邪散也。病初躁亂者，邪所煩也，湯入而安靜者，藥勝病也。是皆爲愈證。

張璐曰（《傷寒纘論》）：厥脉動數，猶言其脉動數，不可連上句讀。《卷下》

原文 凡治溫病，可刺五十九穴。（104）

成無己曰（《注解傷寒論》）：五十九穴者，以瀉諸經之溫熱。《針經》曰：熱病，取之諸陽五十九穴，刺以瀉其熱而出其汗，實其陰而補其不足。所謂五十九刺，兩手內外側各三，凡十二痏；五指間各一，凡八痏；足亦如是。頭入髮際一寸，旁三分各三，凡六痏；更入髮三寸，邊五，凡十痏；耳前後、口下各一，項中一穴，凡六痏；巔上一、顖會一、髮際一、廉泉一、風池二、天柱二。又《內經》曰：熱俞五十九，頭上五行。行五者，以瀉諸陽之熱逆也。大杼、膺俞、缺盆、背俞，此八者，以瀉胸中之熱也；氣冲、三里、巨虛、上下廉，此八者，以瀉胃中之熱也；雲門、髃骨、委中、髓空，此八者，以瀉四支之熱也；五藏俞旁五，此十者，以瀉五藏之熱也。凡此五十九穴者，皆熱之左右也。

程知曰（《傷寒經注》）：五十九穴，詳《靈》《素》二書。穴法有不同者，《素問》治熱之標，《靈樞》治熱之本，各有緩急所宜也。《王叔和傷寒例》

汪琥曰（《傷寒論辨證廣注》）：凡治傷寒家，不可不知此法。蓋以熱邪之氣注入經絡，一時湯藥不能取效，非針則無以泄其熱。《卷二》

原文 又身之穴三百六十有五，其三十穴灸之有害，七十九穴刺之爲災，並中髓也。（105）

成無己曰（《注解傷寒論》）：穴有三百六十五，以應一歲。其灸刺之禁，皆肉薄骨解之處，血脉虛少之分，針灸並中髓也。

原文 脉四損，三日死。平人四息，病人脉一至，名曰四損。脉五損，一日死。平人五息，病人脉一至，名曰五損。脉六損，一時死。平人六息，病人脉一至，名曰六損。（106）

成無己曰（《注解傷寒論》）：四藏氣絶者，脉四損；五藏氣絶者，脉五損；五藏六府俱絶者，脉六損。

王丙曰（《傷寒例新注》）：此詳熱病之死證也。《內經》帝問：五藏已傷，六府不通，榮衛不行，如是之後，三日乃死何也？岐伯曰：陽明者，十二經脉之長也，其血氣盛，故不知人，三日其氣乃盡，故死。四損、五損、六損，在此三日中次第現出，《辨脉法》所謂"遲爲在藏"者，此也。人知數爲熱，不知真寒證亦有一息七八至者；人知遲爲寒，不知真熱證亦有五六息一至者。

原文 脉盛身寒，得之傷寒；脉虛身熱，得之傷暑。（107）

成無己曰（《注解傷寒論》）：《內經》曰：脉者，血之府也。脉實血實，脉虛血虛。寒則傷血，邪併于血，則血盛而氣虛，故傷寒者，脉盛而身寒。熱則傷氣，邪併於氣，則氣盛而血虛，故傷暑者，脉虛而身熱。

王丙曰（《傷寒例新注》）：盛者，大而緊也；虛者，大而芤也。言熱病有二：新邪引動伏邪者，得之暴寒則脉盛而惡寒也，得之傷暑則脉虛而惡熱也。

原文 脉陰陽俱盛，大汗出不解者，死。（108）

成無己曰（《注解傷寒論》）：脉陰陽俱盛，當汗出而解，若汗出不解，則邪氣內勝，正氣外脫，故死。《內經》曰：汗出而脉尚躁盛者，死。《千金》曰：熱病已得汗，脉尚躁盛，此陽脉之極也，死。

原文 脉陰陽俱虛，熱不止者，死。（109）

成無己曰（《注解傷寒論》）：脉陰陽俱虛者，真氣弱也；熱不止者，邪氣勝也。《內經》曰：病溫，虛甚者，死。

汪琥曰（《傷寒論辨證廣注》）：是爲正氣已虛，不勝邪熱故也。《卷二》

原文 脉至乍數乍疏者，死。脉至如轉索，其日死。（110）

成無己曰（《注解傷寒論》）：爲天真榮衛之氣斷絕也。爲緊急而不軟，是中無胃氣，故不出其日而死。

王丙曰（《傷寒例新注》）：承上文言汗出不解，熱不止，而脉變乍疏乍數，則正氣之衰者自衰，邪氣之實者自實，邪正不能分争，勢必斷絕其榮衛之氣，而死期近矣。後脉又如轉索，則《經》所謂"死腎脉來，發如奪索，辟辟如彈石"者也。

原文 讝言妄語，身微熱，脉浮大，手足溫者生；逆冷，脉沉細者，不過一日死矣。（111）

成無己曰（《注解傷寒論》）：譫言妄語，陽病也。身微熱，脉浮大，手足溫，爲脉病相應；若身逆冷，脉沉細，爲陽病見陰脉，脉病不相應，故不過一日而死。《難經》曰：脉不應病，病不應脉，是爲死病。

原文 此以前是傷寒熱病證候也。（112）

　　方有執曰（《傷寒論條辨》）：醫道之方法具備，自仲景始，故世稱仲景方法之祖。《傷寒論》，乃其書也。考求其方法，義例明甚。何謂例？如中風，一也；傷寒，二也；兼風寒俱有而中傷，三也。三病不同，以皆同在太陽，故皆發汗，發汗云者，非以例言乎？何謂義？如發中風之發，發之以桂枝湯；發傷寒之發，發之以麻黃湯；發兼風寒俱有而中傷之發，發之以大青龍湯。一例發汗，而三湯則不同，非以其各有所宜之義乎？然則方法者，道之用也；例者，所以行其方法也；義則其行而宜之之謂是已。是皆相須而不相離，一致之謂道也，旹此爲然哉。其餘各屬，悉皆類此，條目具在也。夫成無己之《注解》，不省義例原屬方法中，法外又獨有傷寒之例，獨例傷寒而置諸各屬，舍義而獨曰例，豈仲景之言？其爲後人之僞，明亦甚矣。僞例者誰，或曰叔和，謂叔和者，以其編述也。編述論而出始，則叔和之於論，誠功之首也。乃若又僞此例，則後之醫傷寒者，不知通求各屬，但務專擬於傷寒，仿例而行，仲景之道反愈晦，而至今愈不明，究其叛亂，不由厄於此例以至如此乎？以此言之，則叔和者，亦一罪之魁耳。賢如叔和，愚意其智不乃爾也。或曰無己，謂無己者，以其注解也。此則近似，何也？己任注解，則當精辨《論》之條目，詳悉各屬本義，以迪諸後，不當愎強苟且，一概徇己，朦朧訓爲傷寒，比之於例，儼然一家口語，以此擬己，夫復何疑。且例苟在己前，亦當暴白其非，不令得以迷誤繼述是也，奈何憒此不爲，乃固爲尾之以阿順可乎？律以春秋大義，譬如專國政之趙卿，以不討賊而直受弒君之惡，罪不能辭，己亦有也。雖然，事屬久遠，理在難明，必欲求其人以實之，斯亦鑿矣。僞不有，無之可也，既應無之，削之是矣，故從削。《削傷寒例》

　　汪琥曰（《傷寒論辨證廣注》）：按上仲景傷寒例，其中雜入叔和之論頗多，金時成無己隨文溷注，不爲分別。至明萬歷間，歙人方中行著《傷寒條辨》，以其例非仲景書而削之。近今時有西昌喻嘉言云，此例乃叔和所作，遂從而駁正其失；復有程子郊倩，更起而嫚罵之，其毀訕前人，失之太過。愚家有宋板《傷寒論》，其例首有四時八節氣候決病法，此實出仲景手述，非叔和所能道及。今讀方、喻、程三家之書，知尊仲景矣，獨略仲景決病法而不載，何昧昧也。愚以傷寒例原系仲景之書，其中有與《內經》相悖處，大都是叔和所撰。然叔和之言，亦有可采處，學者須悉心體認，則前人之得失迥然自出。《卷二》

辨痓濕暍脉證第四

原文 傷寒所致太陽病，痓、濕、暍此三種，宜應別論，以爲與傷寒相似，故此見之。（113）

成無己曰（《注解傷寒論》）：痓，當作痙，傳寫之誤也。痙者，惡也，非强也。《內經》曰：肺移熱於腎，傳爲柔痓。柔爲筋柔而無力，痓謂骨痓而不隨。痙者，强也，《千金》以强直爲痙。經曰：頸項强急，口噤背反張者痙。即是觀之，痓爲痙字明矣。

郭雍曰（《傷寒補亡論》）：三者皆在太陽一經，與傷寒爲難辨，故仲景論於傷寒之先，以不能先別此三者，則必不能辨傷寒也。……仲景獨先痓濕暍者，爲其與傷寒同爲一經，根源不異，症亦多同，誤治則殺人，是以不得不先之。《卷十七·痓濕暍叙論》

又曰：先兄子言明醫道，常疑醫經中痓痙二字當只是一字傳寫之誤。蓋漢晋之書皆作痓，如仲景言：結胸病，項亦强，如柔痓狀；《千金》載之曰：項亦强，如柔痓狀，其二字傳寫之誤明矣。然《素問》《靈樞》二經亦有痓痙二病不同，則自仲景以來，諸書皆有當爲痓，當爲痙者，後世傳錄者俱不復辨別也。政和間，先人客京師，有家人病，招東平劉寅診視，劉曰：此痓病也，治之愈。因問痓痙之別，劉曰：病以時發者謂之痙，不以時發者謂之痓。……劉醫之言不見於諸書，東平昔多名醫，必有由來。後雍頗讀醫經，始悟劉醫之言雖當而不盡也。蓋二字之誤固多有之，在漢晋之書中有當爲痓者，亦有當爲痙者，在隋唐之書中亦有當爲痓、當爲痙者，方知痓、痙必竟二字。蓋痓者，病名，如曰中風、傷寒之類也；痙者，證名，如曰結胸、痞氣之類也。如此言痓、濕、暍三病，則痓是病名，不可作痙也。……痙是經脉與筋强直反張之病，故爲病中之一證，所以諸風有痙，傷寒亦有痙，痓病之中亦有痙、不痙者。大抵痙爲輕，痓爲重，痓而又痙者爲尤重。《卷十七·痓痙》

方有執曰（《傷寒論條辨》）：此篇相傳謂爲叔和述仲景《金匱》之文，雖遠不可考，觀其揭首之辭，信有之也。然既曰以爲與傷寒相似而致辨焉，則亦述所當述者，是故後人稱之爲仲景之徒云。

又曰：痓見下，《素問》"諸痓項强"是也。濕，霑潤不乾也。天之雨露，上濕也；地之水潦，下濕也；人之汗液，身中之濕也。凡著霑潤，經久不乾，皆能致病，傷濕之謂也。暍，傷暑也。……叔和之意，蓋謂三者皆風寒之變證。既成變證，則當別爲立論，然自風寒變來，本屬太陽，猶有風寒涉似之疑，須當併爲辨論，故揭己意而述之。《卷七》

張錫駒曰（《傷寒直解》）：傷寒所致太陽病者，言因傷寒而致太陽病也。傷寒之外，別有痓、濕、暍三種，不因於寒，宜應別論於《金匱要略》中。然所因雖不同，而俱傷太陽之氣與傷寒相似，故於傷寒之後見之。《卷六》

吳謙曰（《醫宗金鑒》）：傷寒，太陽經中之一病，非謂太陽經惟病傷寒也。蓋以六氣外感之邪，人中傷之者，未有不由太陽之表而入者也。痓，風邪也。濕，濕邪也。暍，暑邪也。夫風寒暑濕之病，固皆統屬太陽，然痓、濕、暍三種，雖與傷寒形證相似，但其爲病傳變不同，故曰：宜應別論也。《卷十三》

胡嗣超曰（《傷寒雜病論》）：痓、濕、暍本是傷寒有五之濕熱症，乃仲景論中之雜病也。叔和不解卒病之旨，而以爲與傷寒相似，宜應別論，謬極。《卷五》

原文 太陽病，發熱無汗，反惡寒者，名曰剛痓。（114）

成無己曰（《注解傷寒論》）：《千金》曰：太陽中風，重感寒濕，則變痓。太陽病，發熱無汗，爲表實，則不當惡寒，今反惡寒者，則太陽中風，重感於寒，爲痓病也。以表實感寒，故名剛痓。

方有執曰（《傷寒論條辨》）：此以傷寒而致變言。無汗反惡寒，寒傷榮也。剛，寒性勁急也。《卷七》

盧之頤曰（《仲景傷寒論疏鈔金錍》）：既曰太陽病，例同太陽爲病總綱，脉浮、頭項强痛、惡寒八字，總一病字該攝之矣。《卷十三》

張璐曰（《傷寒纘論》）：本寒傷榮，故發熱無汗；病至痓，邪入深矣；而猶惡寒者，經虛故也。寒傷榮血，則經脉不利，故身强直，而爲剛痓也。《卷下·痓》

錢潢曰（《傷寒溯源集》）：夫痓病雖爲中風傷寒之變體，然終不離乎中風傷寒之見證，故仍以風寒之見證分剛柔也。謂之剛者，寒本陰邪，以寒邪收引勁急，故頸項强急背反張也；謂之柔者，風本陽邪，以風邪性緩，雖頸項亦强，而筋骨稍覺弛軟，汗出不惡寒，則異于剛痓也。《卷五》

章楠曰（《傷寒論本旨》）：太陽傷寒，邪在經絡，發熱無汗，則必惡寒。痓病邪深入筋，發熱而不惡寒，今反惡寒者，邪既傷筋，又外寒閉其營衛也，故惡寒而無汗與傷寒同，其筋急而脉沉則不同。以其無汗邪閉，則筋更急，乃名剛痓也。《卷六》

原文 太陽病，發熱汗出，而不惡寒，名曰柔痓。（115）

成無己曰（《注解傷寒論》）：太陽病，發熱汗出爲表虛，則當惡寒，其不惡寒者，爲陽明病。今發熱汗出而不惡寒者，非陽明證，則是太陽中風，重感於濕，爲柔痓也。表虛感濕，故曰柔痓。

方有執曰（《傷寒論條辨》）：此以中風而致變言。汗出不惡寒，風傷衛也。柔，風性軟緩也。《卷七》

程應旄曰（《傷寒論後條辨》）：如得太陽寒傷營證而發熱無汗反惡寒，究竟非寒傷營病也，筋受寒而現太陽之寒證，但可名之曰剛痓耳。如得太陽風傷衛證而發熱汗出不惡寒，究竟非風傷衛病也，筋受熱而現太陽之風證，但可名之曰柔痙耳。剛柔別而寒熱虛實分，不特痙與非痙有區別，而痙之爲痙又有區別矣。《卷三》

尤怡曰（《傷寒貫珠集》）：此分痙病剛柔之異，以無汗惡寒者，爲陰爲剛，有汗不惡寒者，爲陽爲柔，陰性勁切而陽性舒散也。然必兼有頭動面赤，口噤，背反張，頸項強等證，仲景不言者，以痙字該之也。不然，何異太陽中風傷寒證，而謂之痙證耶？《卷二·太陽類病》

吳謙曰（《醫宗金鑒》）：痙病既屬太陽，當以太陽虛實例之。故曰：太陽病發熱無汗惡寒，爲實邪，名曰剛痙；發熱汗出不惡寒，爲虛邪，名曰柔痙。此詳申上二條（編者按：指118、116二條）痙病虛實，非謂太陽病發熱無汗惡寒，汗出不惡寒，即名之曰剛、柔痙病之證也。《卷十三》

徐大椿曰（《傷寒約編》）：此以表氣之虛實分剛柔，推其本而名之，即可知其人受病輕重，稟氣強弱，而爲之施治，庶無差謬也。柔痙炙甘草湯，剛痙桂枝加葛根湯。《卷二》

沈金鰲曰（《傷寒論綱目》）：剛者，實也；柔者，疏也。無汗則皮毛閉而實，汗出則腠理泄而疏。《卷十六》

原文 太陽病，發熱，脉沉而細者，名曰痙。（116）

成無己曰（《注解傷寒論》）：太陽主表，太陽病發熱爲表病，脉當浮大，今脉反沉細，既不愈，則太陽中風，重感于濕，而爲痙也。《金匱要略》曰：太陽病，其證備，身體強，几几然，脉反沉遲，此爲痙，栝蔞桂枝湯主之。

郭雍曰（《傷寒補亡論》）：詳剛痙即與太陽傷寒證同，柔痙即與太陽中風證同，然傷寒脉浮緊，中風脉浮緩，痙病脉沉細，當以脉別之。《卷十七·痙痓》

方有執曰（《傷寒論條辨》）：此揭痙之狀。發熱，太陽未除也；沉，寒也；細，濕也。中風傷寒，病猶在太陽，而脉變如此者，則是重感寒濕而變痙，不可仍以中風傷寒稱也。《卷七》

盧之頤曰（《仲景傷寒論疏鈔金錍》）：太陽病，發熱脉沉細者痙，然濕痺亦沉細，少陰病發熱亦沉細，是必身背反張，太陽經形畢現，乃可名痙。設僅發熱脉沉細，不顯太陽爲病者，不可名痙。或僅太陽爲病脉沉細，而無發熱身背反張者，亦不可名痙。《卷十三》

張璐曰（《傷寒纘論》）：脉沉細者，濕勝而致痙也。病發熱，脉當浮數，而反沉細，知邪風爲濕氣所著，所以身雖發熱，而脉不能浮數，是陽證見陰脉，故《金匱》指爲難治也。治此者，急宜麻黃附子細辛湯溫經祛濕，勿以沉細爲濕證之本脉而忽之也。《卷上·痙》

錢潢曰（《傷寒溯源集》）：邪在太陽，若中風之脉，則當浮緩，傷寒之脉，則當浮緊，此則同是太陽發熱之表症，而其脉與中風傷寒特異，反見沉細者，因邪不獨在太陽之表也。大凡沉則在裏，沉則爲寒，細則爲虛，細則爲寒，脉沉而細，當爲寒邪在裏矣。而外猶發熱，邪氣尚在太陽之表，則表裏皆有風寒邪氣，浸淫於皮膚筋骨藏府經絡之間，非若中風傷寒之邪，先表後裏，以次傳變之可比，乃邪之甚而病之至者，故謂之痙，乃難治危惡之證也，所以《金匱》此條之下有"爲難治"三字也。《卷五》

張錫駒曰（《傷寒直解》）：《金匱要略》云"痙脉按之緊如弦，直上下行"，今不弦緊而沉細，是病太陽之表而得少陰之裏脉，故《要略》云"爲難治"。《卷六》

吳謙曰（《醫宗金鑒》）：太陽病發熱，脉當浮大，脉若沉細，兼少陰也。今發熱脉沉細，而名曰痙者，何也？以其已病痙證，而得沉細脉，不可名太陽、少陰傷寒之脉，當名太陽風濕痙病之脉也。因風邪鬱於陽，故病發熱也。濕邪凝於陰，故脉沉細也。此承上條（編者按：指第118條）痙病得沉細脉之義，非謂太陽病發熱，脉沉細，即名之曰痙病也。

章楠曰（《傷寒論本旨》）：太陽傷風寒，其脉浮，以邪淺在營衛也；痙病邪深傷筋，故脉沉緊弦，直上下行也。其不緊弦而沉細，則邪入深而氣血大虛，正不勝邪，邪何能出？故爲難治。在傷寒條中，則曰"陽病見陰脉者死"，其理一也。

原文 太陽病，發汗太多，因致痙。（117）

成無己曰（《注解傷寒論》）：太陽病，發汗太多，則亡陽。《內經》曰：陽氣者，精則養神，柔則養筋。陽微不能養筋，則筋脉緊急而成痙也。

方有執曰（《傷寒論條辨》）：《千金》曰：太陽中風，重感寒濕則變痙。然則發汗太多者，重感寒濕而變痙之原因也。蓋中風自汗，傷寒發汗，汗出過多，衣被必濕，濕勝寒生，過時不更，汗後新虛，易於感受，濕漬寒侵，滲注關節，所以有痙之變也。《卷七》

柯琴曰（《傷寒論翼》）：夫痙之始也，本非正病，必夾雜於他病之中。人之病此者，世醫悉指爲風，所以不明其理。善醫者，必於他症中審察而預防之。如頭項强痛，即痙之一端，是太陽之血虛，故筋急也。今人但知風寒，不惜津液，所以發汗太多，因致痙者多矣。《卷上·痙濕异同》

程應旄曰（《傷寒論後條辨》）：虛以實治，爲害匪淺，以太陽病發汗太多因致痙之一端推之，則知此病得之亡津亡血而因虛致寒、因虛致燥者不少。蓋陽氣者，柔則養筋，發汗太多則亡其陽而損其經脉之血液故也。《卷三》

鄭重光曰（《傷寒論條辨續注》）：中風有汗，誤汗過多，經虛亡津，即是亡陽。蓋陽氣者，柔則養筋。經虛失養，因而成痙，證似風邪，乃因汗而致虛，因虛而致燥，又非栝蔞桂枝湯之所能治也。必仿誤用大青龍湯發汗亡陽之法，真武湯、尤附散以救療之也。《卷十二》

張錫駒曰（《傷寒直解》）：此言所以致痙之由，蓋因發汗太多，傷其血液，不能榮養經脉，以致身强急而成痙也。《卷六》

尤怡曰（《傷寒貫珠集》）：痙病有太陽風寒不解，重感寒濕而成者，亦有亡血竭氣，損傷陰陽，筋脉不榮而變成痙者。病在太陽，發汗太多，因致成痙，知其爲液脫筋急之痓，而非風淫濕鬱之痓矣。《經》云：氣主煦之，血主濡之。又云：陽氣者，精則養神，柔則養筋。陰陽既衰，筋脉失其濡養，而强直不柔也。此痓病標本虛實之辨也。《卷二》

吳謙曰（《醫宗金鑒》）：已上論痓，皆外感風、寒、濕而爲病也。若太陽病發汗太多，津液大亡，表氣不固，邪風乘虛而入，因成痓者，乃內虛之所致也，不可以柔痓、剛痓例之，宜以桂枝加附子湯，以固表祛風爲主治。由此推之，凡病出汗過多，新產亡血過多，而變生此證者，皆類此也。《卷十三》

原文 病身熱足寒，頸項强急，惡寒，時頭熱面赤，目脉赤，獨頭面搖，卒口噤，背反張者，痓病也。（118）

成無己曰（《注解傷寒論》）：太陽中風，爲純中風也，太陽傷寒，爲純傷寒也，皆不作痓。惟是太陽中風，重感寒濕，乃變爲痓也。身熱足寒者，寒濕傷下也。時頭熱面赤，目脉赤，風傷於上也。頭搖者，風主動也，獨頭搖者，頭爲諸陽之會，風傷陽也。若純傷風者，身亦爲之動搖，手足爲之搐搦，此者內挾寒濕，故頭搖也。口噤者，寒主急也。卒口噤者，不常噤也，有時而緩，若風寒相搏，則口噤而不時開，此者加之風濕，故卒口噤也。足太陽之脉，起於目內眦，上額交巔上，其支別者，從巔入絡腦，還出別下項，循肩膊內，夾脊抵腰中，下貫臀，以下至足。風寒客於經中，則筋脉拘急，故頸項强急而背反張也。

方有執曰（《傷寒論條辨》）：此以痓之具證言。身熱、頭熱、面赤、目脉赤，陽邪發於陽也；足寒，陰邪逆於陰也；獨頭面搖者，風行陽而動於上也。卒，忽然也。噤，寒而口閉也。蓋口者脾之竅，胃爲脾之合而脉挾口環唇，脾虛胃寒，故忽然唇口吻合，噤急而飲食不通也。背反張者，太陽之脉挾背，故寒則筋急而拘攣，熱則筋緩而縱弛也。然剛、柔二痓，則各見證之一偏，惟風寒俱有而致變者，則具見也。《卷七》

程應旄曰（《傷寒論後條辨》）：凡病有名有證，名指受病之源，證指外見之證。痓病在筋，筋固不可以名病，而致筋成痓之病，又種種多端，或寒濕爲拘，或火熱爲燥，或亡血失津而不得滋養，皆能病筋而成痓。是痓之來路，不能指定一病名之，自不得不於證上定名耳。身熱足寒，頸項强急，惡寒，時頭熱面赤，目脉赤，由下虛而上盛，中枯而外熾也。然此太陽中同有之證，模糊疑似之間，不足定其爲何病，須於其獨處觀之。獨者何？頭面搖，卒口噤，背反張是也。身熱足寒等證，因筋既拘急，則一身之經絡盡爲筋束，筋統於肝，故無浮脉；而經絡統於太陽，太陽受鬱，總不得宣暢，故有此。身熱足寒、頸項强急、惡寒、時頭熱面赤目脉赤皆屬表，內惟頸項强急，則亦屬筋病，其餘皆太陽經分之證。至於頭面搖者，頭以下之筋被束，則頸以上之筋失統，遂縱緩而搖動也；口噤者，舌絡之筋被掣縮而不得舒也；背反張者，人一身之筋皆督脉統之，督脉通於背，筋强而不得伸，得督脉所過之處皆攣急而不得直也。有此三證，顯出筋病，則痓與非痓可一望而決矣，傷寒不能混也。《卷三》

張志聰曰（《傷寒論集注》）：病身熱足寒者，太陽之氣主周身，故身熱；太陽經脉循足指，故足寒。頸項強急、惡寒者，太陽經脉行於背，故頸項強急；太陽之氣本於寒，故惡寒。時頭熱者，太陽主開，標陽之氣上行於頭，故時頭熱。面赤者，陽氣怫鬱在表也。目脉赤者，太陽經脉起於目內眥也。凡此皆太陽經氣爲病，或傷於寒，或中於風，皆有是病，而非痙病之真。痙病則風入經俞，風隨經脉而動於上，獨頭面搖；風隨經脉而壅於內，獨卒口噤；風隨經脉而入于俞，獨背反張。必如是，而後爲痙病也。由是而知上文之剛痙、柔痙，及名曰痙與因致痙等證，皆當有頭面搖，卒口噤，背反張，而始爲痙病者如此。《卷五》

張錫駒曰（《傷寒直解》）：此形容痙病之象，以明痙病不與傷寒中風同也。《經》云"因於風者，上先受之"，故上而身熱；未及於下，故下而足寒也。頸項強急者，風傷太陽之經也；惡寒者，風傷太陽之氣也；時頭熱面赤者，陽氣上行於頭面也。太陽之脉起於目內眥，風熱傷於經脉，故目脉赤也。夫頸項強急則不能轉舒而動搖，故獨頭面搖也，此風性動搖之象也。風邪客於會厭，故卒然而口噤；風邪客於經輸，故背反張。此剛、柔二痙其見病有如此也。《卷六》

吳儀洛曰（《傷寒分經》）：暍者上先受之，濕者下先受之，濕暍交勝，則身熱而足寒，頸項強急。其惡寒而時顯頭熱、面赤、目脉赤者，濕上甚爲熱也。太陽脉足走至頭，濕熱在經，陽氣不舒，筋脉牽掣，故獨頭搖。濕熱內外感召，痰涎壅塞，故卒口噤。太陽行身之背，濕熱乘之，筋脉拘急，背反張者，太陽之痙病也。《卷六》

孟承意曰（《傷寒點精》）：脉沉者，營氣微也；細者，陽氣少也。身熱足寒，下焦虛也；頭項強急、惡寒，尚有太陽也；時頭熱面目赤，將轉陽明也。頭面搖、卒口噤、背反張者，痙病之本面目也，認痙症者全在此。治法當滋陰以和里，慎勿以脉沉細而大用溫藥也。《卷一》

唐宗海曰（《傷寒論淺注補正》）：剛痙、柔痙，皆非痙之正病，惟此兩節是正言痙病。《卷七》

原文 太陽病，關節疼痛而煩，脉沉而細—作緩。者，此名濕痹。一云中溫。濕痹之候，其人小便不利，大便反快，但當利其小便。（119）

許叔微曰（《傷寒百證歌》）：大抵中濕、發黃，先利小便使快。《卷五·八十八證》

成無己曰（《注解傷寒論》）：《金匱要略》曰：霧傷皮腠，濕流關節。疼痛而煩者。濕氣內流也。濕同水也，脉沉而細者，水性趣下也。痹，痛也。因其關節煩疼，而名曰濕痹，非脚氣之痹也。《內經》曰：濕勝則濡泄。小便不利，大便反快者，濕氣內勝也。但當利其小便，以宣泄腹中濕氣。古云：治濕之病，不利小便，非其治也。

方有執曰（《傷寒論條辨》）：此以濕之入裏者言。關節疼痛者，寒濕之氣走注內滲，所以脉沉而細也。痹以疼痛言。小便不利，大便反快者，濕即水，甚則橫流，不遵故道，妄逆而暴亂也。利其小便者，導其遵故道而行，禹之治功也。《卷七》

張璐曰（《傷寒纘論》）：大抵此證，當利小便以通陽氣。今爲濕氣內勝，故小便不利，利之則陽氣行，雖在關節之濕，亦得宣泄矣。設小便利已，而關節之痹不去，又當

133

從表治之。《卷下・濕》

程應旄曰（《傷寒論後條辨》）：濕屬陰邪，其性凝滯而沉着，所以見出此證此脉。經絡雖屬太陽，卻與風寒表入之邪各別，只可名之曰濕痹耳。痹之爲言着也，濕流關節，着而不行也。至於沉細之脉，加以大便反快，不無微似三陰，卻有小便不利一證以辨之，所以利其小便遂爲濕痹之專治。蓋周身陽氣總被陰濕所遏，一利其小便，使濕邪有所去，而陽氣自得疏通，固與風寒表治迥別也。《卷三》

錢潢曰（《傷寒溯源集》）：夫濕者，六氣之一也。然一氣之中，猶有別焉。霧露之氣，爲升於地之輕清而上騰者，故爲濕中之清，傷人皆中於上；雨雪泥水之濕，爲著於地之重濁而在下者，爲濕中之濁，傷人皆中於下。《經》云：清邪中上，濁邪中下。所以《金匱要略》云：濕傷於下，霧傷於上，霧傷皮腠，濕流關節也。亦稱太陽病者，以風寒暑濕之邪皆由衛氣不密，其氣得從皮毛而入，以營衛皆屬太陽故也。關節，筋骨肢節之間也，凡濕邪中人，必流注於肢節而煩疼腫痛。……沉細者，寒濕流於皮肉筋脉之間，血凝氣滯，營衛不快於流行，故脉細而疼痛也。濕痹之候，寒濕內淫，則三焦不能施化，氣化不得流行，其人小便不利，是以水穀不能泌別，濕氣流溢於大腸，故大便不得燥結而反快也。若此者，不必以燥濕爲治，其濕氣淫溢，非燥濕之所能勝，故但當利其小便。《卷五》

張錫駒曰（《傷寒直解》）：此論濕流關節也。關者，機關之室，真氣之所過也；節者，骨節之交，神氣之所游行出入者也。神真之氣爲濕邪所傷，故關節疼痛而煩也。濕爲陰邪，故脉沉細。此名濕痹，痹者閉也。然風寒濕三氣皆能爲痹，非獨濕也，故又申言濕痹之候，必水道不行而小便不利，濕淫於內，而大便反快。但當利其小便，水逆行而濕邪去矣。《卷六》

尤怡曰（《傷寒貫珠集》）：濕爲六淫之一，故其感人，亦如風寒之先在太陽，但風寒傷於肌腠，而濕則流入關節；風脉浮，寒脉緊，而濕脉則沉而細。濕性濡滯而氣重着，故名濕痹。痹者，閉也。然中風者，必先有內風，而後召外風；中濕者，亦必先有內濕，而後感外濕。由其人平日土德不及而濕動於中，由是氣化不速，而濕侵於外，外內合邪，爲關節疼痛，爲小便不利，大便反快。治之者，必先逐內濕，而後可以除外濕，故當利其小便。東垣亦云：治濕不利小便，非其治也。《卷二・太陽類病》

吳謙曰（《醫宗金鑒》）：濕家脉浮細，濕在外也，當汗之。今太陽病，關節疼痛而煩，小便不利，大便反快，脉不浮細而沉細，是濕邪內盛而爲濕痹不通之候也。故但當利其小便，使濕從小便而去，乃濕淫於內之正治也。《卷十三》

徐大椿曰（《傷寒約編》）：《金匱》雖云濕痹當利小便，設小便利而關節之痹不去，又必自表治之。《卷二》

沈金鰲曰（《傷寒論綱目》）：煩本陽重，濕病不宜煩而曰煩者，太陽之氣爲濕所遏，不能宣暢，故煩也。《卷十六》

孟承意曰（《傷寒點精》）：風濕相搏者，當法汗；風去濕在者，當利小便，此兩大法。吐、下、火攻，非其治也。《卷一》

原文 濕家之爲病，一身盡疼，發熱，身色如似熏黃。（120）

成無己曰（《注解傷寒論》）：身黃如橘子色者，陽明瘀熱也。此身色如似熏黃，即非陽明瘀熱。身黃發熱者，梔子蘗皮湯主之，爲表裏有熱，則身不疼痛。此一身盡疼，非傷寒客熱也，知濕邪在經而使之。脾惡濕，濕傷，則脾病而色見，是以身發黃者，爲其黃如烟熏，非正黃色也。

萬全曰（《傷寒摘錦》）：此濕邪在經，治在脾也……五苓散加茵陳湯。《卷下》

方有執曰（《傷寒論條辨》）：一身盡疼者，人身之土，內則主脾胃，外則主肌肉，土惡濕，濕自外入，肌肉先傷也。發熱，濕鬱而蒸也。熏黃者，土本黃色，濕則昏滯，故黧暗而不明也。《卷七》

張遂辰曰（《張卿子傷寒論》）：此白朮附子湯證。《卷二》

盧之頤曰（《仲景傷寒論疏鈔金錍》）：熱勝於濕者，形如橘色；濕勝於熱者，身似熏黃，明晦之有殊，勝劣之有別耳。《卷十三》

張璐曰（《傷寒纘論》）：濕證發黃，須分寒熱表裏。濕熱在裏，茵陳蒿湯；在表，梔子柏皮湯。寒濕在裏，白朮附子湯；在表，麻黃加朮湯。此寒濕在表而發黃也。《金匱》有云：濕家身煩疼，可與麻黃加朮湯發其汗爲宜，慎不可以火攻之。蓋濕與寒合，故令身疼，以濕著在表，表間陽氣不盛，故不可大發其汗，是以用麻黃湯，必加白朮以助脾祛濕也。麻黃得朮，則汗不致於驟發；朮得麻黃，而濕滯得以宣通。然濕邪在表，惟可汗之，不可火攻，火攻則增其熱，必有發黃之變，故戒之。《卷下·濕》

尤怡曰（《傷寒貫珠集》）：濕外盛者，其陽必內鬱，濕外盛爲身疼，陽內鬱則發熱，熱與濕合，交蒸互鬱，則身色如熏黃。熏黃者，如烟之熏，色黃而晦，濕氣沉滯故也。若熱黃則黃而明，所謂身黃如橘子色也。《卷二》

黃元御曰（《傷寒懸解》）：濕盛則氣滯，故疼作，陽鬱故發熱，土鬱故色黃。黃而兼黑，色如烟熏，故曰熏黃。《卷十三·傷寒類證》

原文 濕家，其人但頭汗出，背強，欲得被覆向火。若下之早則噦，胸滿，小便不利，舌上如胎者，以丹田有熱，胸中有寒，渴欲得水而不能飲，口燥煩也。（121）

成無己曰（《注解傷寒論》）：濕家，有風濕，有寒濕，此寒濕相搏者也。濕勝則多汗，傷寒則無汗，寒濕相搏，雖有汗而不能周身，故但頭汗出也。背，陽也；腹，陰也。太陽之脉，夾脊抵腰，太陽客寒濕，表氣不利，而背強也。裏有邪者，外不惡寒，表有邪者，則惡寒。欲得被覆向火者，寒濕在表而惡寒也。若下之早，則傷動胃氣，損其津液，故致噦而胸滿，小便不利。下後裏虛，上焦陽氣因虛而陷於下焦，爲丹田有熱，表中寒乘而入於胸中，爲胸上有寒，使舌上生白胎滑也。藏燥則欲飲水，以胸上客寒濕，故不能飲而但口燥煩也。

張璐曰（《傷寒纘論》）：此寒濕相搏也。太陽寒氣在經，故令人欲得被覆向火，背强頭汗，若認作裹有實熱上蒸頭汗而誤下之，必致於噦而胸滿、小便不利也。下後陽氣下陷，故丹田有熱，而胸中反有寒飲結聚，妨礙津液，是以口燥煩渴不能飲也。何以見其胸中有寒，以舌上如胎白滑，故知之。《卷下·濕》

尤怡曰（《傷寒貫珠集》）：寒濕居表，陽氣不得外通而但上越，爲頭汗出，爲背强，欲得被覆向火，是宜用溫藥以通陽，不可與攻法以逐濕。乃反下之，則陽更被抑而噦乃作矣。或上焦之陽不布而胸中滿，或下焦之陽不化而小便不利，隨其所傷之處而爲病也。舌上如胎者，本非胃熱，而舌上津液燥聚如胎之狀，實非胎也。蓋下後陽氣反陷於下，而寒濕仍聚於上，於是丹田有熱而渴欲得水，胸上有寒而復不能飲，則口舌燥煩，而津液乃聚耳。《卷二》

吳謙曰（《醫宗金鑒》）：濕家但頭汗出，乃濕氣上淫之汗，非陽明之熱不得越也。濕家背强，乃濕氣澀滯之重强，非痙病之拘强也。欲得復被向火，非外惡寒。乃濕盛生內寒也。若誤以濕淫之頭汗爲陽明瘀熱之頭汗而下之，寒濕之氣乘虛入胸則胸滿。入胃則噦矣。寒濕不化，故小便不利。胸中有寒，故舌上滑白如胎。丹田有熱，故口燥渴。欲得水而不能飲，由胸中有寒濕故也。《卷十三》

沈金鰲曰（《傷寒論綱目》）：背强惡寒，尚屬太陽，寒濕本當汗解，不汗而下，必致陽氣擾上焦而滿，傷中焦而噦，傷下焦而小便不利，既三焦受病矣。口燥煩而舌上胎，由丹田之有熱；不能飲水，是濕猶在中。當從五苓散去桂枝易肉桂。《卷十六》

孟承意曰（《傷寒點精》）：濕家但頭汗出，而身必無汗，是濕鬱於里也；背强欲得被覆向火，是濕侵太陽之表也。若誤下之，則噦而胸滿，舌上如胎者，是胸中有寒也；小便不利，渴欲得水，口燥煩，是濕邪入裏生熱，丹田有熱也。而不能飲，仍是濕之本面也。《卷一》

胡嗣超曰（《傷寒雜病論》）：頭汗出者，陽爲濕遏也；背强者，陽爲濕持也；欲得覆被向火者，濕甚於內也。是宜溫經通陽，若誤下則腸胃冷而作噦，或陽氣虛而胸滿，或氣化滯而小便不利，舌上如胎矣。此是熱瘀於下焦，濕滯於中焦，故陽熱則思飲，濕淫則不能飲，口中但覺煩燥也。《卷五》

原文 濕家下之，額上汗出，微喘，小便利一云不利者死。若下利不止者亦死。（122）

成無己曰（《注解傷寒論》）：濕家發汗則愈。《金匱要略》曰：濕家身煩疼，可與麻黃加尤四兩，發其汗爲宜。若妄下則大逆。額上汗出而微喘者，乃陽氣上逆也。小便自利或下利者，陰氣下流也。陰陽相離，故云死矣。《內經》曰：陰陽離決，精氣乃絶。

方有執曰（《傷寒論條辨》）：額上汗出微喘者，陽亡於上也；小便利與下利不止者，陰脫於下也。然治濕當利其小便，而以小便利主死，何也？誤治而陰陽散亡也。《卷七》

錢潢曰（《傷寒溯源集》）：治濕但有汗法及利小便法，而無下法。……夫濕邪在表，本宜於汗，若誤下之，致虛陽欲亡而上奔，額上汗出而喘，乃孤陽絶於上也。濕邪

在裏，唯恐其小便不利，下後而小便反利及下利不止者，腎主二陰之竅而不攝，是真陽脱於下也。上絶下脱，故皆爲死證也。《卷五》

張錫駒曰（《傷寒直解》）：此言下之而上脱下泄，而爲不治之死證也。陽明之脉交額中，額上汗出者，陽明之氣絶而真液上泄也。太陽之氣與肺氣相合而主皮毛，微喘者，太陽之氣絶而真氣上脱也。少陽三焦主司決瀆而出水道，小便利者，少陽之氣絶而陰津下注也。三陽氣絶，上下離脱，故死。若下利不止者，中土敗而地氣陷，不必三陽氣絶而亦死也。《卷六》

吳謙曰（《醫宗金鑒》）：此承上條濕家誤下之逆也。濕家誤下，胸滿而噦，小便不利，舌上如胎，口燥渴不能飲，已屬逆矣，尚在可治。此誤下後，額汗不已，微喘不止，是陽脱於上也；小便反利，下利不止，是陰脱於下也。陰陽相離，故死也。《卷十三》

> **原文** 問曰：風濕相搏，一身盡疼痛，法當汗出而解。值天陰雨不止，醫云此可發汗，汗之病不愈者，何也？答曰：發其汗，汗大出者，但風氣去，濕氣在，是故不愈也。若治風濕者，發其汗，但微微似欲出汗者，風濕俱去也。（123）

成無己曰（《注解傷寒論》）：值天陰雨不止，明其濕勝也。《内經》曰：陽受風氣，陰受濕氣。又曰：傷於風者，上先受之；傷於濕者，下先受之。風濕相搏，則風在外而濕在内。汗大出者，其氣暴，暴則外邪出，而裏邪不能出，故風去而濕在。汗微微而出者，其氣緩，緩則内外之邪皆出，故風濕俱去也。

方有執曰（《傷寒論條辨》）：陰雨不止，則濕不除，所以益當發汗也。然風濕本由汗出當風而得。則汗之大出者，必反濕轉加甚可知也。微微似欲汗出而不見出，則濕消而風散矣。此固發汗之微機，後之動輒以大汗爲言者，其去道奚啻尋常而已哉。《卷七》

張遂辰曰（《張卿子傷寒論》）：風濕相搏，法當汗出而解，正如前條麻黄加尤，使微微蒸發，表裏氣和，風濕聚去。若成注，似以表言風，以裏言濕，則不可。《卷二》

盧之頤曰（《仲景傷寒論疏鈔金鎞》）：風之乘罅也微，濕之侵人也漸，渙汗大號，非其治矣。……微微似欲汗出，法與病相應也。《卷十三》

錢潢曰（《傷寒溯源集》）：此又設爲問答，以明風濕兼治之法也。風濕相搏，謂風濕兩相搏聚，而使一身盡疼也。天陰雨不止，言又值濕氣盛行之時。汗大出而濕氣尚在者，以風乃無形之邪，外襲皮毛，故隨汗可去；濕乃重濁之氣，淫著於肌肉，流滯於關節之間，不能隨迅發之大汗而驟出，故大汗則風氣去而濕氣在也。若治風濕之法，固當發其汗矣，然服藥之後，但令其熱氣從内達外，如蒸蒸發熱之狀，使微微似欲汗出，氣蒸膚潤，久令如此，則風濕留著之邪，漸出而俱去矣。《卷五》

尤怡曰（《傷寒貫珠集》）：風濕雖並爲六淫之一，然風無形而濕有形，風氣迅而濕氣滯。值此雨淫濕勝之時，自有風易却而濕難驅之勢，而又發之速而驅之過，宜其風去而濕不與俱去也。故欲濕之去者，但使陽氣內蒸而不驟泄，肌肉關節之間充滿流行，而濕邪自無地可容矣。此發其汗，但微微似欲汗出之旨歟。《卷二》

章楠曰（《傷寒論本旨》）：值天陰雨不止，則其濕勝於風，若大發其汗，陽氣奔騰，而風爲陽邪，隨氣而泄，濕邪陰滯，故反遺留，而病不愈也。若治風濕者，必通其陽氣，調其營衛，和其經絡，使陰陽表裏之氣周流，則其內濕隨三焦氣化由小便而去，表濕隨營衛流行化微汗而解。陰濕之邪既解，風邪未有不去者。此治風濕與治風寒不同者，雖寒濕同爲陰邪，而寒清濕濁，清者易散，濁者粘滯，故發汗大有區別也。《卷六》

原文 濕家病，身上疼痛，發熱面黃而喘，頭痛鼻塞而煩，其脉大，自能飲食，腹中和無病，病在頭中寒濕，故鼻塞，內藥鼻中則愈。（124）

成無己曰（《注解傷寒論》）：病有淺深，證有中外，此則濕氣淺者也。何以言之？濕家不云關節煩疼，而云身上疼痛，是濕氣不流關節而外客肌表也；不云發熱身似熏黃，復云發熱面黃而喘，是濕不干於脾而薄於上焦也。陰受濕氣，則濕邪爲深。今頭痛鼻塞而煩，是濕客於陽，而不客於陰也。濕家之脉，當沉細，爲濕氣內流；脉大者，陽也，則濕不內流，而外在表也。又以自能飲食，胸腹別無滿痞，爲腹中和無病。知其濕氣微淺，內藥鼻中，以宣泄頭中寒濕。

張璐曰（《傷寒纘論》）：濕家必脉沉細，飲食減少，今脉大能食，但頭痛鼻塞，正《內經》所謂"因於濕，首如裹"是也。與瓜蒂散內鼻中，取下黃水則愈。《卷下·濕》

周揚俊曰（《傷寒論三注》）：身上疼痛、發熱、獨面黃而喘、頭痛鼻塞，證系上焦；至脉大、能食，中焦不病可知。此正經云霧露之氣，上先受之也，故曰病在頭中。內瓜蒂散於鼻內，取下黃水而自愈耳。《卷十二》

張錫駒曰（《傷寒直解》）：此言寒濕傷於高表，裏氣自和。宜通其空竅而自愈也。病身上疼痛者，身以上疼痛也；發熱者，得陽熱之化也。頭、面、鼻皆身以上也，面黃、頭痛、鼻塞皆身以上之病也。表氣不疏故喘，陽不遇陰故煩，病在表陽故脉大，胃氣和故自能飲食，脾氣舒故腹中和。無病者，腹內無病也。寒濕在於頭中而爲病，故止現身半以上之病而如鼻塞之類也。內藥鼻中，空竅通而寒濕之邪從空竅而出，諸症自愈也。《卷六》

尤怡曰（《傷寒貫珠集》）：寒濕在上，則清陽不布。身疼頭痛鼻塞者，濕上盛也；發熱面黃煩喘者，陽被鬱也。而脉大則非沉細之比，腹和無病則非小便不利大便反快之比，是其病不在腹中而在頭。療之者，宜但治其頭而無犯其腹，內藥鼻中，如瓜蒂散之屬，使黃水出，則寒濕去而愈，不必服藥以傷其中也。《卷二》

陳念祖曰（《傷寒論淺注》）：病淺不必深求，毋庸致劑，止內辛香開發之藥于鼻中，宣泄頭中之寒濕則愈。《卷六》

唐宗海曰（《傷寒論淺注補正》）：頭中寒濕之中，當讀仄聲。《卷七》

原文 病者一身盡疼，發熱日晡所劇者，此名風濕。此病傷於汗出當風，或

久傷取冷所致也。（125）

成無己曰（《注解傷寒論》）：一身盡疼者，濕也；發熱日晡所劇者，風也。若汗出當風而得之者，則先客濕而後感風；若久傷取冷得之者，則先傷風而後中濕。可與麻黄杏仁薏苡仁甘草湯，見《金匱要略》中。

方有執曰（《傷寒論條辨》）：發熱日晡所劇者，陽明主胃而屬土，土主濕，所以熱甚於陽明之王時也。然汗出當風而爲風濕，則是以身中之濕言。此其所以陽明王而熱則劇，與久傷取冷，與夏月傷於冷水之意同。《卷七》

盧之頤曰（《仲景傷寒論疏鈔金錍》）：病者一身盡疼，明乎其因以濕爲本矣。第發熱日晡所劇者，此又協風淫之不循氣門，暮而收拒，每翕翕然汗發而增劇者，此名風濕。蓋此病傷於汗出承濕當風，或汗出承濕，久傷取冷所致也。《卷十三》

程應旄曰（《傷寒論後條辨》）：濕與風濕之別，不只一身盡疼，兼有發熱日晡所劇之證別之。以其微挾陽邪，怫鬱在表，此名之風濕耳。《卷三》

張錫駒曰（《傷寒直解》）：上節言治風濕之法而未及致風濕之因，故特申明其故，以終濕痹之意。病者一身盡疼，即風濕相搏，一身盡疼痛也。發熱日晡所劇者，日晡而陽氣衰，陰氣盛，濕爲陰邪，故至旺時而甚也。如此者，乃名風濕。然所以致此風濕者，乃病傷於汗出當風，汗隨風復入皮腠而爲風濕也。或又久傷取冷，亦能致此風濕之病。所以致風濕者以此，而其所以致寒濕者，亦可以類推矣。《卷六》

吳謙曰（《醫宗金鑒》）：病者，謂一身盡痛之病人也。濕家一身盡痛，風濕亦一身盡痛。然濕家之痛，則重著不能轉側；風濕之痛，則輕掣不可屈伸，此痛之有別者也。至於發熱，濕家之熱，早暮不分微甚；風濕之熱，則日晡必劇。此得之於汗出當風，或久傷濕，復受風冷所致也。《卷十三》

沈金鰲曰（《傷寒論綱目》）：風濕身疼與傷寒身疼各不同。蓋傷寒身疼無止時，風濕身疼多在日晡時發，若更遇陰雨，與天氣相合，則疼更甚，亦不必拘於日晡時矣。《卷十六》

原文 太陽中熱者，暍是也。其人汗出惡寒，身熱而渴也。（126）

成無己曰（《注解傷寒論》）：汗出惡寒，身熱而不渴者，中風也。汗出惡寒，身熱而渴者，中暍也。白虎加人參湯主之，見《金匱要略》中方。

郭雍曰（《傷寒補亡論》）：問曰：中暑、中暍、熱病何以別之？雍曰：冬傷於寒，因暑氣而後發者，爲熱病；冬不傷於寒，而夏傷於暑，爲中暑，中暑即中暍也，皆太陽經受病，故熱病正爲傷寒，而中暑爲與傷寒相似。《活人書》云：夏月發熱惡寒，頭疼，身體肢節痛重，其脉洪盛者，熱病也；夏月自汗惡寒，身熱而渴，其脉微弱者，中暑也。大抵中暑與熱病外症相似，但以脉盛脉虛別之。……傷寒肢節痛重，其脉洪盛，按之有力，此冬月感寒深，至夏發耳。中暑則背寒面垢，手足微冷，煩渴口燥，但覺倦怠，四肢却不痛重，其脉微弱，按之無力，白虎湯主之。其厥逆惡寒者，橘皮湯主之。

頭痛惡寒，心煩躁，心下不快者，五苓散爲最良。《卷十七·中暍證》

方有執曰（《傷寒論條辨》）：蒸熱謂之暑，傷暑謂之暍。汗出惡寒者，太陽表不固也；身熱者，暑邪傷陽也；渴者，亡津液而內燥也。然渴爲內證，太陽主表而有渴，何也？炎暑之時，陽浮外越，人之津液本少，渴爲常事，況更汗出而重亡津液乎？且太陽溫病已有渴，況暍病乎？《卷七》

盧之頤曰（《仲景傷寒論疏鈔金錍》）：太陽中熱者，炎暍之爲氣也，侵乎形，薄乎氣，致動太陽層署，而膚受之也。《卷十三》

周揚俊曰（《傷寒論三注》）：詳受病之先，必其人元氣不實，外衛不固，故與熱淫易相感召，傷其清肅之氣，則肺金被爍矣。肺爍則陽已傷，而衛氣爲之益虛，故身熱汗出惡寒，即《內經》所謂"心移熱於肺，傳爲膈消"也。肺金既虛，水無所生，兼之熱淫於內，汗溢於外，又焉有不渴者乎？此仲景出白虎加人參湯爲之主治。《卷十二》

錢潢曰（《傷寒溯源訂》）：中暍一症，非盛夏之熱氣，乃暑熱中之邪氣也，即《熱論》所謂"後夏至日者爲病暑"是也。其氣之中人也，亦必由營衛而入，與風寒無異，故曰太陽。但較之中風，則同一發熱汗出惡寒，而多一渴證。其所以渴者，非若風寒本屬寒因，至鬱熱之邪入裏，胃中熱燥，方見渴證；暍乃暑熱之邪，其氣本熱，不待入裏，故中人即渴也。若陽明證，雖亦發熱汗出，然不惡寒而反惡熱矣。若邪入陽明之裏而渴欲飲水，則亦無惡寒者矣。此中風與中暍、太陽與陽明之辨也。然溫病亦發熱而渴，以不惡寒者，方爲溫病；暍雖身熱而渴，則又惡寒矣。此又中暍與溫病之殊也。溫病與中暍皆夏令暑熱之邪，暍症惡寒而溫病不惡寒者，以溫邪爲夏至已前之病，純陽當令之時，其溫熱之邪布於皮膚，充於肌肉，漸至入裏，則表裏皆熱，故不惡寒也；暍證爲夏至已後之病，陽極陰生之後，陰氣已長，當暑汗大出之時，腠理開張，衛陽空疏，表氣已虛，不能勝受外氣，故汗出惡寒也。《卷五》

張錫駒曰（《傷寒直解》）：此三節論暍傷太陽。暍者，暑也。夏間腠理開發，暑邪直入於中，故曰太陽中熱者，暍是也。暑干肌腠而表氣虛微，故其人汗出；太陽以寒爲本，故惡寒；暑熱之邪內合太陽之標熱，故身熱而渴也。《卷六》

尤怡曰（《傷寒貫珠集》）：中熱，亦即中暑，暍即暑之氣也。惡寒者，熱氣入則皮膚緩，腠理開，開則灑灑然寒，與傷寒惡寒者不同。汗出發熱而渴，知其表裏熱熾，胃陰待涸，求救於水，乃中暑而無濕者之證也。《卷二》

黃元御曰（《傷寒懸解》）：太陽夏月感冒而中暑熱，其名曰暍。熱盛於經，外蒸皮毛，是以汗出；風寒外束，陽鬱不達，是以惡寒；肺金被爍，津液耗傷，故身熱而渴。《金匱》主人參白虎，清金益氣，生津止渴，暍病之定法也。《卷十三》

原文 太陽中暍者，身熱疼重，而脉微弱，此以夏月傷冷水，水行皮中所致也。（127）

許叔微曰（《傷寒百證歌》）：身熱，惡風，頭痛，心煩，躁渴，熱病、中暑其證相似，但脉不同耳。……熱病脉必浮大洪緊，傷暑之脉，必虛細而弱。《卷二·二十許叔微曰（《傷寒發微論》）：仲景云脉虛身熱，得之傷暑，又云其脉弦細芤遲，何也？《素問》曰：寒傷形，熱傷氣。蓋傷氣而不傷形，則氣消而脉虛弱，所謂弦細芤遲，皆虛脉也。仲景以弦爲陰，而朱肱亦云中暑脉細弱，則虛脉也可知矣。《卷下·論中暑脉不同》

成無己曰（《注解傷寒論》）：經曰：脉虛身熱，得之傷暑。身熱脉微弱者，暍也。身體疼重者，水也。夏時暑熱，以水灌洗而得之。一物瓜蒂散主之，見《金匱要略》中方。

方有執曰（《傷寒論條辨》）：身熱疼重，而曰夏月傷冷水，水行皮中所致者，土主肌肉而惡濕，水滲土而蒸發也。脉微弱者，熱則血乾而氣耗也。然夏日則飲水，古人之常事，而曰傷何哉？良由暑迫，飲之過多，或得之澡洗，暑反內入也。《卷七》

盧之頤曰（《仲景傷寒論疏鈔金鎞》）：太陽病身熱，正乎其以中暍爲因矣。熱而疼重，此又以夏月傷冷水，水行皮膚中所致也。……繇是觀之，即，此暍氣，亦非炎熱之爲氣，或因炎暍之時，自取水冷之浸傷，或過饕水寒之快胃，過時而發，乃得與傷寒所致太陽病互相辨論，互相評論者以此。《卷十三》

程應旄曰（《傷寒論後條辨》）：可見中暍之病，大都陽氣在表而胃中虛冷，所以身熱疼重而脉微弱。夏月飲冷水，裏陰鬱住表陽，水氣不得宣泄而行於皮中，多有此證。此則開鬱宣陽，又爲暍證中增一義也。《卷三》

鄭重光曰（《傷寒論條辨續注》）：此條乃水熱之在皮膚，宜疏經氣以解邪。身熱者，熱在氣分；疼重者，水在皮中。推其所因，取涼風者，感霧露者，浴冷水者，食生冷者，處濕地者，凡此之類，皆足以寒水鬱伏暑火。或表或裏，隨證治之可也。《卷十二》

尤怡曰（《傷寒貫珠集》）：暑之中人也，陰虛而多火者，暑即寓於火之中，爲汗出而煩渴；陽虛而多濕者，暑即伏於濕之內，爲身熱而疼重。故暑病恒以濕爲病，而治濕即所以治暑。故《金匱》以一物瓜蒂，去身面四肢之水，水去而暑無所依，將不治而自解。此中暑兼濕之證也。《卷二》

黃元御曰（《傷寒懸解》）：冷水洗浴，汗孔未閤，水漬經絡，而皮毛閉塞，經熱不泄，故身熱而疼；水阻氣滯，故肢體重濁；熱傷肺氣，故脉微弱。肺氣遏閉，必生痰飲，《金匱》以瓜蒂吐之，是定法也。《卷十三》

徐大椿曰（《傷寒約編》）：身熱脉微，得之傷暑，暑傷乎氣也；身疼惡寒，得之傷寒，寒傷乎形也。暑爲寒鬱，陽氣不伸，宜疏利調中。《卷二》

陳念祖曰（《傷寒論淺注》）：此言暑熱常合濕邪爲患，《金匱》治以一物瓜蒂湯。……無形之熱傷其肺金，用白虎湯救之；有形之濕壅其肺氣，用瓜蒂湯通之。《卷六》

原文 太陽中暍者，發熱惡寒，身重而疼痛，其脉弦細芤遲，小便已，洒洒然毛聳，手足逆冷，小有勞，身即熱，口開，前板齒燥。若發汗則惡寒甚，

加溫針則發熱甚，數下之則淋甚。（128）

成無己曰（《注解傷寒論》）：病有在表、有在裏者，有表裏俱病者。此則表裏俱病者也。發熱惡寒，身重疼痛者，表中暍也；脉弦細芤遲者，中暑脉虛也；小便已，洒洒然毛聳，手足逆冷者，太陽經氣不足也；小有勞，身即熱者，謂勞動其陽，而暍即發也；口開，前板齒燥者，重有熱也。《內經》曰：因於暑汗，煩則喘喝。口開，謂喘喝也，以喘喝不止，故前板齒乾燥。若發汗以去表邪，則外虛陽氣，故惡寒甚；若以溫針助陽，則火熱內攻，故發熱甚；若下之以除裏熱，則內虛而膀胱燥，故淋甚。

程應旄曰（《傷寒論後條辨》）：安見暍病與傷寒相似？發熱惡寒，身重而疼痛是也。安見暍病在太陽宜應別論？其脉弦細芤遲是也。脉既不同，病源自異。寒則傷形？責其實；熱則傷氣，責其虛，所以小便已，洒洒然毛聳，手足逆冷，小有勞，身即熱，口開，前板齒燥。諸證不惟熱甚傷陰，抑且邪陽盛而正陽虛，火盛克金，元氣不足。以其火盛，故不可溫；以其陰陽兩虛，故不可汗，亦不可下。益氣生津，不求驅暍而求御暍，另有法在也。《卷三》

鄭重光曰（《傷寒論條辨續注》）：發熱惡寒，身重而疼，太陽證也，脉當浮而反弦細芤遲，脉既不同，病源自異，所以為太陽中暍，乃暑熱之傷氣也。熱邪相搏，故發熱；氣為熱傷，故惡寒；陽氣虛故身重而痛也。暑熱傷氣，氣不足，不能鼓動其脉，所以弦細芤遲。膀胱為州都之官，氣化則出，小便則氣下行，故便已洒洒然毛聳也。手足為諸陽之本，因便氣下，陽熱內陷，故手足逆冷。煩勞則陽氣彰，故身發熱，口開齒燥，乃陽明熱甚而津液乾也。以上諸證，不惟暑熱傷陽，抑且亢陽灼陰。若發汗，愈傷其表陽；加燒針，益傷其裏陰；數下之，則氣分之熱邪隨入於經而迫血下淋矣。三治皆不可，然治之奈何？……《金匱》以白虎加人參湯主之。《卷十二》

尤怡曰（《傷寒貫珠集》）：中暍，即中暑，暑亦六淫，太陽受之，則為寒熱也。然暑，陽邪也，乃其證反身重疼痛，脉反弦細而遲者，雖名中暍，而實兼濕邪也。小便已，洒洒毛聳者，太陽主表，內合膀胱，便已而氣餒也。手足逆冷者，陽內聚而不外達，故小有勞，即氣出而身熱也。口開，前板齒燥者，熱盛於內而氣淫於外也。蓋暑雖陽邪，而氣恒與濕相合，陽求陰之義也。暑因濕入，而暑反居濕之中，陰包陽之象也。治之者，一如分解風濕之法，辛以散濕，寒以清暑可矣。若發汗則徒傷其表，溫針則更益其熱，下之則熱且內陷，變證隨出，皆非正治暑濕之法也。《卷二》

徐大椿曰（《傷寒約編》）：中暑挾寒，其脉弦細或芤遲，其證發熱惡寒，身重疼痛，總是元氣為暑所傷，形體為寒所鬱。小便後不得爽然，口開齒燥，是暑傷津液之象。汗之則表陽愈虛，故惡寒反甚；火攻則陰津愈竭，故發熱愈甚；下之則水行穀道，而成淋也。《卷二》

孟承意曰（《傷寒點睛》）：汗則傷陽，下則傷陰，溫針則引火內入也。陽明先有蘊結燥熱，所以才見太陽感寒浮緊之脉，而內伏鬱熱一齊涌出，與表邪相搏。獨表、獨裏，均非治法，故有發汗、攻下、燒針之禁。清裏熱、解表邪兼治為宜。《卷一》

章楠曰（《傷寒論本旨》）：暑邪從外受，故發熱而惡寒。此條濕重火輕，故無渴；

若火邪重者，如下條（編者按：即第126條）之必渴矣。以其濕重，故身重而疼痛，其脉弦細芤遲，屬太陰之證也。濕閉三焦，陽氣不達於表，則必惡寒。《內經》曰："三焦膀胱者，腠理毫毛其應"，故小便已，表氣欲通不得通，則洒然毛聳，如水洒身，而手足逆冷，全是濕鬱其陽氣之故也。濕中原有熱伏，故小有勞，則邪熱動而身即熱也。脾胃氣虛，而口開不闔；邪熱熏蒸而前板齒燥也。此濕盛閉熱之證，當先開泄其濕以利小便，使陽氣通則熱外透，即可一清而愈。如不知此理，見其發熱惡寒，認作外感風寒而發其汗，則陽氣走泄而表益虛，濕邪反閉而不去，故惡寒更甚也。或見其惡寒甚，又加溫針，反助其濕中之火，故發熱又甚也。或見其發熱甚，誤和傷寒之傳裏化熱而數下之，則三焦氣陷，小便閉澀，濕熱下墜，則淋痛不止也。

胡嗣超曰（《傷寒雜病論》）：氣虛體弱，暑濕內逼，元府開而汗出多，陽益虛而暑邪熾，於是發熱惡寒。身重者，邪甚而陽不通也；疼痛者，暑濕相搏也；弦細芤遲，總是陽虛之脉；小便已灑灑然毛聳者，陽下泄而邪乘也；手足逆冷者，陽不運於四支也；身熱口開者，陽氣煩勞則張也；前板齒燥者，陽明津乾也。汗則表益虛，溫針則助火，數下則暑濕鬱，故皆不可。

唐宗海曰（《傷寒論淺注補正》）：此節以弦細芤遲之脉爲主，言其人素虛，而驟得此熱喝之病也，故以汗、下、溫針爲戒。謂其人素虛寒則可，謂其人中陰暑則不可。陰暑二字，皆後世之謬談，萬不可引入仲景書中。

辨太陽病脉證并治上第五

原文 太陽之爲病，脉浮，頭項强痛而惡寒。（1）

成無己曰（《注解傷寒論》）：經曰：尺寸俱浮者，太陽受病。太陽受病，太陽主表，爲諸陽主氣。脉浮，頭項强痛而惡寒者，太陽表病也。

方有執曰（《傷寒論條辨》）：太陽者，膀胱經也。乃六經之首，主皮膚而統榮衛。所以爲受病之始也。《難經》曰：浮脉在肉上行也。滑氏曰：脉在肉上行，主表也。表即皮膚，榮衛麗焉，故脉見尺寸俱浮，知爲病在太陽之診也。項，頸後也，强痛者，皮膚榮衛一有感受，經絡隨感而應，邪正爭擾也。惡寒者，該風而言也。風寒初襲表而鬱於表，故不勝復被風寒外迕而畏惡之。及其過表而入裏，則不復惡。仇讎之意也。以下凡首稱太陽病者，皆指此而言之也。《卷一·太陽上篇第一》

萬全（《傷寒摘錦》）：太陽者，足膀胱，壬寒水也，一曰巨陽，其標熱，其本寒，此經行身之後，從頭下至足，乃有頭疼脊强惡風寒之證。專主表，是一身之綱維，爲諸陽之主氣，四通八達，貫五臟六腑之俞，邪從此入，能巡經傳，亦能越經傳，治之若逆，其變不可勝言矣。其脉浮，經曰：尺寸俱浮者，太陽受病也。浮而緩者爲中風，風性解緩也；浮而緊者爲傷寒，寒性勁急也。其證有汗惡風者，風傷衛，爲表虛，宜解表；無汗惡寒者，寒惕營，爲表實，宜發表。《卷上·太陽經脉證治法》

盧之頤曰（《仲景傷寒論疏鈔金錍》）：之爲二字，內含八字，惟除"而"字。如云太陽之脉爲浮，太陽之經經爲頭項强痛，太陽之化氣爲惡寒，則下凡云太陽病者，雖略"之爲"二字，總一"病"字該攝之，則八字在其中矣。《卷三·辨太陽第三》

柯琴曰（《傷寒論翼》）：仲景六經各有提綱一條，猶大將立旗鼓使人知有所向，故必擇本經至當之脉症而標之。讀書者須緊記提綱以審病之所在。然提綱可見者只是正面，讀者又要看出底板，再細玩其四旁，參透其隱曲，則良法美意始得了然。如太陽提綱提出脉浮頭項强痛惡寒八字，是太陽受病之正面，讀者要知三陽之脉俱浮，三陽俱有頭痛症，六經受寒俱各惡寒，惟頭項强痛，是太陽所獨也，故見頭連項强痛，知是太陽受病。蓋太陽爲諸陽主氣，頭爲諸陽之會，項爲太陽之會故也。如脉浮惡寒發熱，而頭不痛，項不强，便知非太陽病；如頭但痛不及於項，亦非太陽定局。如頭項强痛反不惡寒，脉反沉。不可謂非太陽病，或溫邪內發，或吐後內煩，或濕流關節，或病關少陰，法當救裏者也。因當浮不浮，當惡不惡，故謂之反，所謂看出底板法者以此。《卷下·太陽病解第一》

程應旄曰（《傷寒論後條辯》）：太陽在六經爲綱，牧皮膚而主表，凡外邪之來，必先犯之，捍御在我，縱有盛衰，終不能越我疆而侵彼界，故凡云太陽病，便知爲皮膚受邪，病在腠理營衛間而未涉乎府藏也。病固莫可形似，而脉與證則有以驗之。脉浮者，太陽主表，浮爲陽爲表故也。頭項强痛者，太陽經脉行頭項，邪客則觸動其經脉故也。惡寒者，太陽爲邪所襲，鬱而不宣故也。《卷四·辨太陽》

沈明宗曰（《傷寒六經辨證治法》）：此互太陽風寒脉證之總綱也。……以後凡言太陽一經，風傷衛，寒傷營，風寒兩傷營衛，必具此脉證也。

脉浮頭項强痛而惡寒，是屬太陽脉證，若浮緩汗出惡風，乃風傷衛氣而爲中風；浮緊而無汗惡寒，乃寒傷營血而爲傷寒；若浮緊無汗而見煩躁，乃風寒兩傷，寒多風少之證；或傷寒脉浮緩，即風多寒少之證也。或見本證而無本脉，不可直施麻桂青龍等湯，當察氣血陰陽虛實之偏，或挾舊疾致病，當固元氣爲主。然太陽一經，非惟冬月，而四時皆有，但分風寒火熱燥濕之異。若在春月，頭項强痛，惡風脉緩或弦，爲風；夏月脉浮而洪，爲火；季夏脉沉而細，爲濕；秋月脉浮細緊，爲燥。若以篇中六經風傷衛證推治春夏感風溫熱諸病，易如反掌。但邪入腠理，太陽爲先，而當今之經，應接顯病，不可不識。《卷一·太陽上篇》

張錫駒曰（《傷寒直解》）：太陽者，三陽也，太陽之爲病，兼氣與經而言也。何謂氣，太陽之上，寒氣主之是也。何謂經，太陽之脉連風府，上頭項，挾脊抵腰至足，循身之背是也。脉浮者，太陽之氣主表而主外，故弦應之而浮也。頭項强痛者，太陽之經脉不和也。太陽以寒爲本，惡寒者，惡本氣之寒也。此太陽經氣之爲病而爲太陽之總綱也。

《天元紀大論》云：寒暑燥濕風火，天之陰陽也，三陰三陽上奉之。又曰：厥陰之上，風氣主之；少陰之上，熱氣主之；陽明之上，燥氣主之；太陰之上，濕氣主之；太陽之上，寒氣主之。天有此六氣，人亦有此六氣，與天同體者也。天之寒氣感於人，人即以己之寒氣應之，所謂兩寒相得，兩氣相從者也。《靈樞·本藏篇》云：三焦膀胱者，腠理毫毛其應。是太陽又主通體之毫毛而爲膚表之第一層，故必首傷太陽也。然亦有不從太陽而竟至於陽明少陽以及於三陰者，此又值三陰三陽所主之部位而受之也。如《靈樞·病形篇》云：中於面則下陽明，中於項則下太陽，中於頰則下少陽，其中於膺背兩脅亦中其經。又曰：中於陰者，常從跗臂始。此皆不必拘於首傷太陽者也。至於傳經之法，一日太陽，二日陽明，六氣以次相傳，周而復始，一定不移，此氣傳而非病傳也。本太陽病不解，或入於陽，或入於陰，不拘時日，無分次弟，如傳於陽明則見陽明證，傳於少陽則見少陽證，傳於三陰則見三陰證，如下文陽明少陽證不見者，爲不傳也，傷寒三日三陽爲盡，三陰當受其邪，其人反能食而不嘔者，此爲三陰不受邪也，此病邪之傳也。須知正氣之相傳，自有定期，病邪之相傳，隨其證而治之，而不必拘於日數，此傳經之大關目也。不然豈有一日太陽則見頭痛發熱等症，至六日厥陰不已，七日來復於太陽，復又見頭痛發熱之證乎？此必無之理也。《卷二·辨太陽脉證篇》

尤怡曰（《傷寒貫珠集》）：人身十二經絡，本相連貫，而各有彊界，是以邪氣之中，必各有所見之證與可據之脉。仲景首定太陽脉證曰脉浮頭項强痛惡寒。蓋太陽居三陽之表，而其脉上額交巔，入絡腦，還出別下項，故其初病，無論中風傷寒，其脉證皆如是也。《卷一·太陽正治法第一》

吳謙曰（《醫宗金鑒》）：太陽，膀胱經也。太陽之爲病，謂太陽膀胱經之所爲病也。太陽主表，表統榮衛，風邪中衛，寒邪傷榮，均表病也。脉浮，表病脉也。頭項强痛惡寒，表病證也。太陽經脉，上額交巔，入絡腦，還出別下項，連風府，故邪客其經，必令頭項强痛也。惡寒者，因風寒所傷，故惡之也。首揭此條，爲太陽病之提綱。凡上、中、下三篇內稱太陽病者，皆指此脉證而言也。《卷一·太陽上篇》

　　徐大椿曰（《傷寒約編》）：脉浮頭項强痛惡寒八字，爲太陽一經受病之綱領，無論風寒溫熱，疫癘雜病，皆當仿此，以分經定證也。《卷一·太陽篇》

　　胡嗣超曰（《傷寒雜病論》）：《經》曰，太陽爲開，開折則肉節潰而暴疾起者，以其是陽之表而爲諸陽之主也。諸陽者何？上焦衛陽，中焦胃陽，下焦腎陽是也。諸陽周流於人身，各有部署而不紊，皆太陽爲之統攝，而捍於表，故曰諸陽之主。病者，氣血不調于內之謂也。之爲病，言太陽經之一切病也。脉者，氣血之循環，隨呼吸而自爲於寸口者也。蓋經有陰陽，脉亦有陰陽，浮，陽脉也，得浮脉即知是太陽病者，以太陽爲陽經，浮爲陽脉也。頭項强痛，惡寒者，邪傷經絡也。無論傷寒雜病，得此脉症，即謂之太陽病，或見此一二症與脉，亦謂之太陽病。無論始得之，謂之太陽病，即日久而有此脉症，亦謂之太陽病，或汗吐下和溫後，此脉此症猶在者，總謂之太陽病也。夫病無定體，治有經權，必須將脉症虛實處處爲之忖度，一一爲之印合，絲毫無差，心指了然，縱使內外之邪變態萬千，而範圍在我，何難由內因外因而識其經病邪傷之分合哉？《卷四·太陽上篇》

　　高學山曰（《傷寒尚論辨似》）：太陽者，其包裹如天之體，其高明如日之象，常應在上在外之用，故受病居六經之首，而爲風寒從入之門戶也。脉浮者，資性好高鶩外，一經邪觸而面目自露也。頭爲太陽之都會，項爲太陽之要衝，陽得陰則和軟而不强，陰得陽則通暢而不痛，客邪犯之，則不受陰偶而不爲陰用，故强痛。太陽持於邪氣，不能掌衛外之權，而陰氣夾呈於陽分，故惡寒也。斯風寒之因未分，故但曰爲病耳。《太陽經上篇》

原文 太陽病，發熱，汗出，惡風，脉緩者，名爲中風。（2）

　　龐安時曰（《傷寒總病論》）：惡寒者，不當風而憎寒；惡風者，當風而憎寒，皆屬表證。《卷二·可發汗證》

　　成無己曰（《注解傷寒論》）：風，陽也。寒，陰也。風則傷衛，發熱，汗出，惡風者，衛中風。榮病，發熱，無汗，不惡風而惡寒；衛病，則發熱，汗出，不惡寒而惡風。以衛爲陽，衛外者也，病則不能衛固其外而皮腠疏，故汗出而惡風也。傷寒脉緊，傷風脉緩者，寒性勁急而風性解緩故也。

　　方有執曰（《傷寒論條辨》）：發熱，風邪干於肌膚而鬱蒸也；汗出，腠理疏，玄府開而不固也；惡風大意見上。此以風邪鬱衛，故衛逆而主于惡風。緩，即下文陽浮而陰弱之謂，風性柔和，所以然也。中，當也。風，謂天之八風也。言即有上條所揭云云之太陽病，加之發熱汗出惡風而脉緩者，則其病乃是觸犯於風而當之也。風之爲風，其性屬陽。其中人也，從衛而入。衛，氣道也。風之所以從衛入者，衛亦陽，從其類也。此承上條而又再揭太陽病分病之紀一，篇內凡首稱太陽中風者，則又指此而言也。《卷一·太陽上篇第一》

張志聰曰（《傷寒論集注》）：此言風傷太陽通體之肌腠而爲中風證也。夫風者，如冬令之寒風，寒爲太陽之本氣，風乃寒中所生之動氣也。發熱者，風傷太陽之標陽也；汗出者，風性鼓動開發毛腠故也。汗出而毛腠虛故惡風，風爲陽邪，傷人陽氣，兩不相持故脈緩也。此風邪開發太陽之毛竅而薄於通體之肌腠，故名爲中風。《卷一·太陽經上篇》

魏荔彤曰（《傷寒論本義》）：其證發熱與下文傷寒同，似難辨，而汗出自別也。惡風惡寒亦與下文傷寒同，似難辨，而脈緩自別也。觀此則風傷衛，寒傷榮，昭然大明而中風之治法得矣。《卷之一·太陽經上篇》

尤怡曰（《傷寒貫珠集》）：此太陽中風之的脈的證也。太陽篇中，原有傷寒、中風、風溫、溫病、中濕、風濕、濕溫、痓暍等證，仲景蓋以諸病皆有發熱，皆能傳變，與傷寒同，其實所受之邪則不同，故特列而辨之，所以清傷寒之源也。《卷一·太陽正治法第一》

吳謙曰（《醫宗金鑒》）：太陽病，即首條脈浮，頭項強痛而惡寒之謂也。衛爲表陽，風屬陽邪，風邪中人，則衛受之，從其類也。風呈於衛即發熱者，以風、衛皆陽，其性本熱，故變熱甚捷，不似傷寒待其閉鬱而始熱也。衛病不能固表，又爲陽邪所蒸，故腠理疏而汗出也。汗出表虛，爲風所忤，故惡風也。風性柔軟，故脈緩也。此承上條言太陽病又兼見此脈證者，名曰中風，以爲中風病之提綱。後凡稱中風者，皆指此脈證而言也。《卷一·太陽上篇》

黃元御曰（《傷寒懸解》）：太陽之經，有營衛之分，營行脈中，衛行脈外，風寒客之，各有所傷，風則傷衛，寒則傷營。衛傷則閉其營血，故發熱。營傷則閉其衛氣，故惡寒。營爲寒閉則無汗，衛爲風鼓則有汗，以衛氣初閉，營鬱猶得外泄也。汗出衛泄，是以表虛而惡風，寒性凝澀，傷寒則皮毛閉塞故脈緊，風性動蕩，傷風則經氣發泄故脈緩。《卷三·太陽上篇》

陳念祖曰（《傷寒論淺注》）：太陽脈浮頭項強痛之病，若得病而即見發熱，風爲陽邪，其性迅速也。且見汗出，風干肌腠，而外不固也。惡寒之微，見風始惡，而爲惡風。風性散漫，於浮脈之中而覺其怠緩者，此病名爲中風。其名爲中，奈何？蓋以風者，善行而數變，由毫毛直入於肌腠，如矢石之中人也。《卷一·太陽上篇》

章楠曰（《傷寒論本旨》）：標太陽病者，即提綱首條之脈證也。首條云脈浮惡寒，合於此條，即脈浮緩，惡風寒也。其頭痛等證，括於太陽病一句中，以下凡稱太陽病者，皆當如此參合。若惡寒，必兼惡風，惡風，必兼惡寒，但有微甚之別。此風傷衛，爲病發於陽，故先標發熱而惡風，風爲陽邪，性疏泄，故腠開而自汗。自汗尤爲風傷衛之確證，下凡稱中風者，皆指此條之脈證也。風寒在營衛，統屬太陽表分，故其脈浮則同，而提綱所標也。風傷衛，其脈緩而自汗，寒傷營，其脈緊而無汗，正爲陽性疏泄，陰性凝斂，故二者脈證相反也。以此分辨，則無錯誤，其餘諸證。或有或無，或同或

異，皆不可定，論中逐條標出，教人就脉證而辨陰陽表里虛實寒熱，必與治法方藥相和始爲真確也。《卷二·太陽上篇》

高學山曰（《傷寒尚論辨似》）：太陽病，具首節而言，後仿此。發熱者，太陽一經，衛陽營陰，本寒標熱，自爲調暢，邪犯其衛與標，則先從衛氣標陽之化，故發熱，此發熱者，風寒之所同也。汗出者，風性疏洞，傷其外藩，是衛不爲營守，而漏其不攝之津液也。惡風者，衛氣既疏，似無外廓，有直侵其分肉之狀，雖與惡寒約略相兼，實有天壤之隔。蓋惡寒非厚衣重衾不可除，而惡風只塞坰堨户可以已也。脉緩者，風柳輕柔，風繩不急之象。《太陽經上篇》

原文 太陽病，或已發熱，或未發熱，必惡寒，體痛，嘔逆，脉陰陽俱緊者，名爲傷寒。（3）

龐安時曰（《傷寒總病論》）：傷寒之脉緊，盛而按之澀是也。脉浮而緊，浮爲風，緊爲寒。風傷衛，寒傷榮，榮衛俱病，骨節煩痛。外證必發熱，無汗而喘。其人但憎寒，手足指末必微厥，久而復溫，掌心不厥。此傷寒無汗用麻黃湯證。《卷二·可發汗證》

許叔微曰（《傷寒百證歌》）：傷寒最要辨表裏虛實爲先。有表實，有表虛；有裏實，有裏虛；有表裏俱實；有表裏俱虛。先辨此六者，然後用藥，無不差矣。蓋脉浮而緩，又惡風有汗，此表虛中風證也。脉浮緊而濇，尺有力，惡寒無汗，此表實傷寒證也。《卷一·表裏虛實歌》

又曰（《新編張仲景注解傷寒發微論》）：仲景以浮緩脉爲中風脉，浮濇而緊爲傷寒脉。中風有汗，傷寒無汗，何也？《內經》曰：滑者，陰氣有餘也。濇者，陽氣有餘也。陽氣有餘則身熱無汗，陰氣有餘則多汗身寒，大抵陰陽欲其適平而已。陽氣不足，陰往乘之，故陰有餘。陰氣不足，陽往乘之，故陽有餘。風傷於衛，則榮不受病，故陽不足而陰有餘，是以中風脉浮而緩，必多汗也。寒傷於榮，則衛未受病，故陰不足而陽有餘，是以傷寒脉浮濇而緊，亦爲無汗也。仲景辨二者脉證，亦有所受者也。《卷下·論中風傷寒脉》

成無己曰（《注解傷寒論》）：經曰，凡傷於寒，則爲病熱。爲寒氣客於經中，陽經怫結而成熱也。中風即發熱者，風爲陽也。及傷寒云或已發熱，或未發熱，以寒爲陰邪，不能即熱，鬱而方變熱也。風則傷衛，寒則傷榮，衛虛者惡風，榮虛者惡寒。榮傷寒者，必惡寒也。氣病者則麻，血病者則痛。風令氣緩，寒令氣逆，體痛嘔吐者，榮中寒也。經曰：脉盛身寒，得之傷寒。脉陰陽俱緊者，知其傷寒也。

郭雍曰（《傷寒補亡論》）：太陽一經，何其或有汗或無汗也？雍曰：系乎營衛之氣也。營行脉中，衛行脉外，亦以內外合諧而後可行也。風邪之氣中淺，則中衛。中衛則衛強，衛強不與營相屬，其標悍之氣隨空隙而外出，則爲汗矣。故有汗者，衛氣遇毛孔而出者也。寒邪中深則涉衛中營，二氣俱受病，無一強一弱之證。寒邪營衛相結而不行，則衛氣無自出，必用藥發其汗，然後邪去而營衛復通，故雖一經有有汗、無汗二

證，亦有桂枝解表，麻黃發汗之治法不同也。《卷四·太陽經證治》

沈明宗曰（《傷寒六經辨證治法》）：此太陽寒傷營之本脉證也。營氣屬陰，寒亦屬陰，以陰從陰，所以寒邪傷營，壅遏陽氣，標化爲熱，謂已發熱。若邪始入，未鬱陽氣爲熱，爲未發熱。少頃陽鬱，即發熱矣。蓋邪傷太陽寒水之經，陰凝血滯，營衛不利，故已發熱未發熱之間，必有惡寒體重。寒應胃關而爲嘔逆。寒主堅剛，故脉陰陽俱緊，謂之傷寒。《卷二·太陽中篇》

錢潢曰（《傷寒溯源集》）：傷寒者，寒傷營也，營在衛內而屬陰，寒本陰邪，其性鋒銳，故深入而傷營也。寒邪入腠，玄府緊閉，陽氣不得發泄，未有不鬱而爲熱者，此言或已發熱，或未發熱者，言其發熱之候，雖有或早或遲，而皆必惡寒體痛嘔逆也。稱惡寒而不言風者，以寒傷營而言也。下文雖有惡風無汗之條，蓋以營衛表里相連，寒邪由衛入營，營傷則衛必先傷，是以亦惡風也。體痛者，寒傷營分也。營者，血中精專之氣也，血在脉中，隨營氣而流貫，滋養夫一身者也……此因寒邪入於血脉之分，營氣澀而不快於流行，故身體骨節皆痛也。嘔逆，氣逆而嘔也。……脉緊者，如索之緊絞也……脉陰陽俱緊者，言取之浮候故緊，而按之沉候也緊也。……此以寒邪鋒銳，深入營分，寒邪由衛入營，營衛俱受傷，故脉之陰陽俱緊也。《卷二·太陽中篇》

尤怡曰（《傷寒貫珠集》）：此太陽傷寒之的脉的證也，與前中風條參之自別。蓋風爲陽邪，寒爲陰邪，陽氣疾，陰氣徐，故中風身熱，而傷寒不即熱也。風性解緩，寒性勁切，故中風汗出脉緩，而傷寒無汗脉緊也。惡寒者，傷於寒則惡寒，猶傷於風則惡風，傷於食則惡食也。體痛嘔逆者，寒傷於形則痛，胃氣得寒則逆也。然竊嘗考諸條，中濕風濕，並兼體痛，中風中暍，俱有惡寒，風邪上壅，多作乾嘔，濕家下早，亦成噦逆，故論太陽傷寒者，當以脉緊無汗，身不即熱爲主。《卷一·太陽正治法第一》

沈金鰲曰（《傷寒論綱目》）：脉陰陽俱緊者，脉浮爲陽，沉爲陰，言不論浮沉，俱帶緊象，不專指尺寸也。《卷一·太陽經證》

胡嗣超曰（《傷寒雜病論》）：傷寒與中風相混者，以其同在太陽也，同有發熱也，同有惡寒也，同有痛，同有嘔，而且同此浮脉也。然其熱也，或寒盛則已生，或氣鬱而未發，已未之間，其異而可別者有三症焉：曰惡寒，曰身疼痛，曰嘔逆。蓋表既秘固，其惡寒也必甚，不似中風之微惡寒，而中風之無身疼痛，更可想而知。其嘔也，氣逆而喘，又不似中風之鼻鳴乾嘔。至于有汗無汗，不待辨及，而其异處已大相徑庭矣。況脉則陰陽俱緊，更不比中風之陽浮陰弱，脉症了了，毫無疑義，乃可名之曰：此傷寒也。《卷四·太陽上篇》

陳恭溥曰（《傷寒論章句》）：脉陰陽俱緊者。陰陽指尺寸言，亦指左右手言。緊爲陰陽相搏，然必兼浮，名曰傷寒。《卷一·太陽篇》

黃竈臣曰（《傷寒辨證集解》）：已發熱者，其人陽氣盛，寒邪入即鬱而爲熱也。未發熱者，其人陽氣弱，寒邪初入，尚未鬱而爲熱，頃之乃發熱也。必惡寒者，無論已熱未熱，而必惡之也。體痛者，寒邪外束太陽通體之氣也。嘔逆者，以相傳之序，太陽當傳陽明，今寒邪內侵，胃氣尚盛，拒而不納故也。陰陽脉俱緊者，以太陽本寒，加以外寒。兩寒相聚，故尺寸浮沉俱見勁急也。此承首條言太陽病又兼此脉此證名曰傷寒。後

凡稱傷寒者，皆指此脉證而言也。《卷一·太陽上篇》

原文 傷寒一日，太陽受之。脉若靜者，爲不傳。頗欲吐，若躁煩，脉數急者，爲傳也。（4）

龐安時曰（《傷寒總病論》）：天寒之所折，則折陽氣，足太陽爲諸陽主氣，其經夾脊脊，貫五藏六府之俞，上入腦，故始則太陽受病也。以其經貫五藏六府之俞，故病有藏府傳變之候。《卷一·序論》

成無己曰（《注解傷寒論》）：太陽主表，一日則太陽受邪，至二日當傳陽明，若脉氣微而不傳。陽明胃經受邪則喜吐，寒邪傳裏者則變熱。如頗欲吐，若煩燥，脉急數者，爲太陽寒邪變熱，傳於陽明也。

方有執曰（《傷寒論條辨》）：一日太陽受之，太陽主表而屬外，故外者先當也。靜謂恬退而和平也。緊退恬靜和平，其爲不傳而欲愈可診矣。頗欲吐屬上，言不甚，待吐而不吐，嘔逆未全止也。燥，乾也。數，五六至以上也，其主熱。急，躁疾也，欲傳而加進可知也。《卷二·太陽中第二》

盧之頤曰（《仲景傷寒論疏鈔金錍》）：靜非寧靜，對數急言。傷寒一日太陽受之，脉當陰陽俱浮緊，證當頭項強痛，發熱惡寒，體痛嘔逆，正脉靜而證亦靜也。《卷三·辨太陽第三》

柯琴曰（《傷寒論注》）：太陽之浮，不兼傷寒之緊，即所謂靜也。脉靜證亦靜也，無嘔逆煩躁可知，今又有發熱惡寒，頭項強痛，不須七日衰，一日自止者，正此不傳之謂也。若受寒之日，頗有吐意，嘔逆之機見矣。若見煩躁，陽氣重可知矣。脉急數，陰陽俱緊之互文。傳者，即《內經》人傷於寒而傳爲熱之傳，乃太陽之氣，生熱而傳於表，即發於陽者傳七日之謂也。非太陽與陽明少陽經絡相傳之謂也。欲字若字，是審其將然，脉之數急，是診其已然，此因脉定證之法也。《卷一·太陽脉證》

程知曰（《傷寒經注》）：傷寒一二日太陽，二三日陽明，三四日少陽，四五日太陰，五六日少陰，七日厥陰，此第言其常耳。其中變證不一，有專經不傳者，有越經傳者，有傳一二經而即止者，有發於陽即傳入少陰者，有不發於陽即直中三陰者，有邪入面腹即徑犯陽明者，有邪入肝膽即偏犯少陽者，有足經冤熱而傳手經者，有誤服藥而致傳變者。大抵熱邪乘虛之經即傳經，實即不受邪而不傳也。邪在陽經則易治，邪在陰經則難治也。自表而傳之裏則難治，自裏而復傳之表則有愈機也。然大抵陽邪勝則傳，陰邪勝多不傳也，故經謂太陽之邪，脉靜爲不傳，脉數急爲欲傳。《卷三·太陽辨證》

程應旄曰（《傷寒論後條辯》）：脉浮緩者安於緩，脉浮緊者安於緊，總無躁動之脉相乘，此之謂靜，靜則不傳。《卷四·辨太陽》

張志聰曰（《傷寒論集注》）：傷寒者言邪，太陽者言正，脉若靜者，太陽正氣自和，故爲不傳。頗欲吐者，即少陰之欲吐不吐也。若躁煩者，感少陰陰寒之氣則躁，感少陰君火之氣則煩。脉數急者，諸數爲熱，諸急爲寒，寒熱相持而脉不靜。此太陽受邪而感少陰之氣化者，爲傳也。《卷一·太陽上篇》

尤怡曰（《傷寒貫珠集》）：寒氣外入，先中皮膚，太陽之經，居三陽之表，故受邪為最先。而邪有微甚，證有緩急，體有強弱，病有傳與不傳之異。邪微者，不能撓乎正，其脉多靜，邪甚者，得與正相爭，其脉則數急，其人則燥煩而頗欲吐。蓋寒邪稍深，即變而成熱，胃氣惡邪，則逆而欲吐也。《卷一·太陽病正治法第一》

吳謙曰（《醫宗金鑒》）：傷寒一日，太陽受之，當脉浮緊，或汗或未汗，若脉靜如常，此人病脉不病，為不傳也。初病或嘔未止頗欲吐，若躁煩脉數急者，此外邪不解，內熱已成，病勢欲傳也。宜以大青龍湯發表解熱，以殺其勢；或表裏有熱證者，則當以雙解湯兩解之也。《卷二·太陽中篇》

沈金鰲曰（《傷寒論綱目》）：一日，約辭，非定指一日也。脉靜者，太陽傷寒脉浮緊，仍是浮緊之脉，未嘗他變也，故病仍在太陽，而亦未他傳，此據脉知之，而太陽諸症自在可見。若更驗之於症，胸中之陽為在表之寒所鬱，因而欲吐躁煩，脉又不靜，而浮緊變為數急，太陽之邪，勢必入裏而傳陽明。蓋欲吐躁煩，皆陽明胃症也，此又兼審脉症而知之。《卷首·傳變》

陳念祖曰（《傷寒論淺注》）：人之言傷寒者，動曰傳經，其所以然之理難言也。有正傳，有邪傳，有陰陽表裏之氣相傳，有六經連貫之氣相傳。請以陰陽表裏之氣相傳者言之：傷寒一日，太陽之氣受之，然太陽與少陰相表裏，脉若安靜而不數急者，為只在太陽，而不傳于少陰也。頗欲吐者，即少陰欲吐不吐之見證，若兼見足少陰之躁，手少陰之煩，診其脉數急而不安靜者，過病太陽之氣，中見少陰之化，為傳也。傷寒如此，中風亦然。《卷一·太陽篇上》

黃竹臣曰（《傷寒辨證集解》）：仲景原序云：撰用素問九卷。是傳經之說，本于《素問·熱論》篇，於此明言之矣。而注家每闢之者，為拘泥不通者言也。若柯氏注謂一日太陽，二日陽明，三日少陽是見證之期，非傳經之日，試思非傳何以能見耶。《卷一·太陽上篇》

原文 傷寒二三日，陽明、少陽證不見者，為不傳也。（5）

成無己曰（《注解傷寒論》）：傷寒二三日，無陽明少陽證，知邪不傳，止在太陽經中也。

方有執曰（《傷寒論條辨》）：上條舉太陽而以脉言，此復舉陽明、少陽而以證言，次第反復互相發明也。然不傳有二：一則不傳而遂自愈，一則不傳而猶或不解。若陽明、少陽雖不見，太陽也不解，則始終太陽者有之。餘經同推，要皆以脉證所見為準，若只蒙朧拘拘數日以論經，則去道遠矣。《卷二·太陽中篇第二》

柯琴曰（《傷寒論注》）：傷寒一日太陽，二日陽明，三日少陽者，是言見證之期，非傳經之日也。岐伯曰：邪中於面則下陽明，中於項則下太陽，中於頰則下少陽，其中膺背兩脅，亦中其經。蓋太陽經部位最高，故一日發；陽明經位次之，故二日發；少陽經位又次之，故三日發。是氣有高下，病有遠近，適其至所為故也。夫三陽各受寒邪，不必自太陽始，諸家言二陽必自太陽傳來者，未審斯義耳。若傷寒二日，當陽明病，若

151

不見陽明表證，是陽明之熱不傳於表也。三日少陽當病，不見少陽數證，是少陽之熱不傳於表也。《卷一·太陽脉證》

張志聰曰（《傷寒論集注》）：傷寒傳經併一日太陽，二日陽明等，自古未明，今愚略陳其概。《素問·至真要大論》論六氣司天，六氣在泉，皆始於厥陰，終於太陽。無病之人，六氣循行，亦從厥陰而少陰，少陰而太陰，太陰而少陽，少陽而陽明，陽明而太陽。若傷寒一日，太陽受病，則從陽而陰，從三而一。須知本論中紀日者，言正氣也；傳經者，言病氣也。正氣之行，每日相移，邪病之傳，一傳便止。本論有脉靜爲不傳者，有不見陽明少陽證爲不傳者，有作再經者，有過經十餘日不解者。夫病解則其行復舊，仍從一而三，不解則從三而一，此紀日傳經之大概也。若謂風寒之邪一日太陽，二日陽明，三日少陽而傳三陰，四日太陰，五日少陰，六日厥陰而傳三陰，則非矣。《凡例》

張錫駒曰（《傷寒直解》）：傷寒二三日，當陽明少陽主氣之期，若陽明少陽證不見者，爲氣之相傳，而病不與氣俱傳也。可見傷寒不拘時日，總以見證爲主，若不見症，即陽明少陽主氣之期，亦不得爲傳也，他經亦然。《卷二·太陽篇》

吳謙曰（《醫宗金鑒》）：傷寒二日，陽明受之，三日少陽受之，此其常也。若二三日，陽明證之不惡寒、反惡熱、身熱心煩、口渴不眠等證，與少陽證之寒熱往來、胸脅滿、喜嘔、口苦、耳聾等證不見者，此爲太陽邪輕熱微，不傳陽明、少陽也。《卷一·太陽上篇》

陳念祖曰（《傷寒論淺注》）：又以六經之氣相傳言之，傷寒二日，當陽明主氣之期，三日當少陽主氣之期，陽明之身熱自汗，不惡寒反惡熱之外證不見，少陽之口苦咽乾目眩之外證不見者，爲氣之相傳，而病不與氣俱傳也。傷寒如此，中風可知矣，二經如此，他經可知矣。《卷一·太陽篇》

原文 太陽病，發熱而渴，不惡寒者，爲溫病。若發汗已，身灼熱者，名風溫。風溫爲病，脉陰陽俱浮，自汗出，身重，多眠睡，鼻息必鼾，語言難出。若被下者，小便不利，直視失溲。若被火者，微發黃色，劇則如驚癇，時瘈瘲，若火熏之。一逆尚引日，再逆促命期。（6）

許叔微曰（《新編張仲景注解傷寒發微論》）：仲景云：太陽病，發熱而渴，不惡寒者，爲溫病。若發汗已，身灼熱者，名風溫。風溫爲病，脉陰陽俱浮，自汗出，身重，多眠睡，鼻息必鼾，語言難出。若被下者，小便不利，直視失溲。若被火者，微發黃色，劇則如驚癇，時瘈瘲。又云：陽脉浮滑，陰脉濡弱，更遇於風，變成風溫。大抵溫氣大行，更感風邪，則有是證，今當春夏病此者多。醫作傷寒漏風治之，非也。不可火，不可下，不可大發汗，而仲景無藥方。古法或謂當取手少陰火，足厥陰木，隨經所在而取之，如麻黃薏苡仁湯，葳蕤湯之輩。予以謂敗毒、獨活、續命減麻黃，去附子益佳。《卷上》

成無己曰（《注解傷寒論》）：發熱而渴，不惡寒者，陽明也。此太陽受邪，知爲溫病，非傷寒也。積溫成熱，所以發熱而渴，不惡寒也。傷寒發汗已，則身涼；若發汗已，身灼熱者，非傷寒，爲風溫也。風傷於上，而陽受風氣，風與溫相合，則傷衛。脉陰陽俱浮，自汗出者，衛受邪也。衛者氣也，風則傷衛，溫則傷氣，身重，多眠睡者，衛受風溫而氣昏也。鼻息必鼾，語言難出者，風溫外甚，而氣擁不利。若被下者，則傷藏氣，太陽膀胱經也。內經曰：膀胱不利爲癃，不約爲遺溺。癃者，小便不利也。太陽之脉起目內眥；內經曰：瞳子高者，太陽不足，戴眼者，太陽已絕。小便不利、直視、失溲，爲下後竭津液，損藏氣，風溫外勝。經曰：欲絕也爲難治。若被火者，則火助風溫成熱，微者熱瘀而發黃；劇者熱甚生風，如驚癇而時瘈瘲也。先曾被火爲一逆，若更以火熏之，是再逆也。一逆尚猶延引時日而不愈，其再逆者，必致危殆，故云促命期。

郭雍曰（《傷寒補亡論》）：常器之補治論曰：轉下火熏皆爲逆也，可白虎加人參湯、桂枝柴胡各半湯、桂枝去芍藥加蜀漆龍骨牡蠣救逆湯。雍曰：救逆湯治被火熏則無疑。桂枝柴胡各半湯即柴胡桂枝湯也，然有三證。汗多亡陽，外證未去，雖有譫語亦不可下，當和榮衛通津液，用柴胡桂枝湯，此未被下時，可用也。若已發汗又復下之，小便不利，渴而不嘔，此爲未解，宜柴胡桂枝乾薑湯，此被下後小便不利而渴者可用也。若傷寒八九日，下之，胸滿煩驚，小便不利，用柴胡加龍骨牡蠣湯，此被下後小便不利，有煩驚證者可用也。惟白虎加人參湯治大渴飲水，口乾舌燥，無表證者可服，脉浮表未解者不可服。今溫病，風溫表未解者皆脉浮，則不可服明矣。《卷四·太陽經證治》

方有執曰（《傷寒論條辨》）：發熱，溫亦陽，故熱亦即發也。渴，熱傷血也。不惡寒，無陰寒之仇也。溫，春令之氣也。氣之於時，或則未應至而至，或則應至未至而不齊，故冬夏雖有溫，要必以春爲正，是故必也證候顯見有如此者，始可以言是觸犯於溫而病也。此揭溫病之名實，而不出其治者，論溫以辨明傷寒，故不之及也。說者以爲有論無治而不自滿。吁！烏足以論經之大苗哉？

灼熱，謂熱轉加甚也。風溫，謂觸犯於溫而有風也。陰陽俱浮，太陽本浮而風溫皆陽，故上下皆見浮也。自汗出，亦衛受傷也。身重多眠睡，鼻息必鼾，語言難出者，風擁則氣昏，熱甚則氣鬱也。小便不利者，太陽主膀胱而風溫皆陽，下則反攻陰，徒亡其津液，而膀胱之氣傷也。直視者，太陽之筋，支者爲目上綱，故不轉睛而上竄也。失溲，言小便甚失其常度也。火，灸熨之類也。微，言攻之微則變亦微。發黃者，火熱則土燥，故其色外奪也。劇，言攻之劇則變亦劇，如驚癇時瘈瘲者，火甚熱極而生風也。熏，亦火劫也。一逆，言乍誤也。尚引日，言猶可以俄延。再逆，言復誤也。促命期，言夭枉人之天年，其致警之義深矣。《卷六·辨風溫雜病脉證並治第九》

盧之頤曰（《仲景傷寒論疏鈔金錍》）：太陽病發熱至語言難出，爲辨證，因證既定，方可得而制矣；若被下者至瘈瘲，爲簡誤，遷變既確，義可得而施矣；若火熏之至促命期，爲示期，決斷既嚴，咎莫得而歸矣。得是三者，診料盡矣。《卷三·辨太陽第三》

張璐曰（《傷寒纘論》）：發熱而渴不惡寒，提挈溫病自內而發之大綱。凡初病不惡寒，便發熱煩渴，三四日間或腹滿，或下利者，此溫病也。若先惡寒發熱，三四日後，表邪傳裏變煩渴者，此又傷寒熱邪傳裏而顯內實也。《卷下·溫熱》

程應旄曰（《傷寒論後條辯》）：欲明傷寒者，宜兼明夫異氣之病，蓋風寒暑濕，病雖異而不失其爲同，以邪皆自表而入，故皆見太陽惡寒證。縱傷寒亦有熱渴而不惡寒者，然必俟寒邪變熱，轉屬得之。乃今於太陽初得之一日，便發熱而渴，便不惡寒，是則邪乍外交，氣早內變，其外交者太陽，特其發端而內變者，熱畜固非一朝一夕矣。溫之所以爲溫者如此。《卷四·辨太陽》

汪琥曰（《傷寒論辨證廣注》）：溫病誤發其汗變作風溫是爲一逆，復誤下，或誤火，是爲再逆。《卷三·太陽病上》

周揚俊曰（《傷寒論三注》）：溫病由伏邪自內發出，一達於外，表裏俱熱，熱勢即壯，鬱邪耗液，故發而即渴，其表本無邪鬱，內方喜寒，故不惡寒，延至三四日間，或腹滿，或下利者，即此證也，與傷寒先表後裏者大異。然獨系太陽，以未顯他經之證，明自少陰發出爲表裏也。《卷十五·溫病篇》

吳人駒曰（《醫宗承啓》）：不惡寒，非因外邪初受。發熱而渴，乃屬內熱達表。此蘊熱爲患，《經》云，冬傷於寒，春必病溫者是也。溫非世稱溫疫之溫，每歲春初之候，多患咳嗽痰喘，及腫腮喉齒等患，皆因冬時伏熱，至此而發，亦溫病之一端，但不若發熱而渴之爲甚也。曰太陽病者，以太陽主表。推本從表而之裏，今則自裏而之表，非太陽之初證也。《卷二》

尤怡曰（《傷寒貫珠集》）：此溫病之的證也。溫病者，冬春之月，溫暖太甚，所謂非節之暖，人感之而即病者也，此正是傷寒對照處。傷寒變乃成熱，故必傳經而後渴，溫邪不待傳變，故在太陽而即渴也。傷寒陽爲寒鬱，故身發熱而惡寒，溫病陽爲邪引，故發熱而不惡寒也，然其脉浮，身熱頭痛，則與傷寒相似，所以謂之傷寒類病云。

此風溫之的脉的證也，亦是傷寒反照處。傷寒寒邪傷在表，汗之則邪去而熱已，風溫溫與風得，汗之則風去而溫勝，故身灼熱也。且夫風溫之病，風傷陽氣而溫損陰氣，故脉陰陽俱浮，不似傷寒之陰陽俱緊也。風泄津液而溫傷肺氣，故自汗出身重，不同傷寒之無汗而體痛也。多眠睡者，熱勝而神昏也。鼻息鼾，語言難出者，風溫上壅，湊於肺也。是當以辛散風而涼勝溫，乃不知而遽下之，則適以傷藏陰而陷邪氣。藏陰傷，則小便難，目直視，邪氣陷，則時復失溲也。被火，如溫針灼艾之屬，風溫爲陽邪，火爲陽氣，以陽遇陽，所謂兩陽相熏灼，其身必發黃也。然火微則熏於皮膚，而身發黃色，火劇則逼入心藏而如發驚癇，且風從火出，而時時瘛瘲，乃所以爲逆也。若已被火而復以火熏之，是謂逆而再逆。一逆尚延時日，再逆則促命期。此醫家之大罪也，仲景示人風溫溫病之大戒如此。《卷二·太陽類病法第五》

吳謙曰（《醫宗金鑒》）：溫病、熱病不惡寒者，表熱也；口渴引飲者，裏熱也。表熱無寒，故不宜汗；裏熱無實，故不宜下。表裏俱熱，尤不宜火。曰一逆者，若汗、若下、若火也；再逆者，汗而復下，下而復火。一逆已令陰竭，尚可延引時日；再逆則陰立亡，故曰促命期也。《卷十二·溫病篇》

吳貞曰（《傷寒指掌》）：傷寒類證雖多，惟溫熱關於傷寒爲尤重，以今之傷寒，大半屬於溫熱也，且治法與傷寒不侔。傷寒入足經，溫邪兼入手經，傷寒宜表，而溫邪忌汗，傷寒藥宜辛溫，而溫邪藥宜辛凉，苟不辨明，必有誤治。《卷一·類傷專辨》

陳念祖曰（《傷寒論淺注》）：且夫太陽病之即發者，有中風傷寒之異，至於不即發者，《內經》謂冬傷于寒，春必病溫，爲伏氣蘊釀成熱，邪自內出，其證脉浮，頭項强痛，故亦謂之太陽病。但初起即發熱而渴，不惡寒者，須於中風傷寒之外，區別爲溫病。治宜寒凉以解散，順其性以導之，如麻杏石甘湯之類。若無頭項强痛之太陽病，但見發熱而渴，不惡寒之證，是太陽底面少陰爲病，《內經》謂冬不藏精，春必病溫是也。如心中煩不得卧者，黃連阿膠湯主之。稍輕者，陽盛陰虛之人，周身之經絡，渾是熱氣布護，治法只宜求之太陽署之裏，陽明署之表。如所云心中懊憹，舌上胎者，栀子豉湯主之；渴欲飲水，口干舌燥者，白虎加人參湯主之；脉浮發熱，渴欲飲水，小便不利者，豬苓湯主之之類。切不可用辛溫以發汗。若醫者誤用辛溫之劑汗之，其內蘊之熱，得辛溫而益盛，不特汗後身不凉静，而且發汗已，身發灼熱者，是溫病爲風藥所壞，遂變重症，名曰風溫。風溫之爲病若何？其脉陰尺陽寸俱浮，其證自汗出，猶爲太陽中風之本象，而大可患者，全顯出少陰之危象。腎主骨，熱在骨，故身重；熱入陰分，故神昏而多眠睡。鼻息必鼾，爲腎熱壅於肺；語言難出，爲腎熱而壅於心，以腎脉上連心肺也。若被誤下者，津液竭於下，而小便不利，津液竭於上，則目系緊急而急視。且既竭之余，腎氣將絶，不能約太陽之氣而失溲。危乎！危乎！若更被火灸或燒針者，以熱攻熱，腎敗而現出克攻之象，微爲皮膚發黃色，爲土克水，劇則熱冗攻心，如驚癇。熱極生風，時瘛瘲，其皮膚不止發黃，竟若火熏之，現出黃中帶黑之色。是被下爲一逆，被火爲再逆，一逆尚可引日，再逆則促其命期。推而言之，凡服一切消導之藥，皆犯被下之禁，凡服一切辛熱之藥，皆犯被火之禁，醫者其可不慎哉！《卷一·太陽篇上》

陳恭溥曰（《傷寒論章句》）：一誤尚能遷延時日，用藥救治，再誤則不可救矣。再下再火皆爲再誤，不特用火，即誤用熱燥之藥亦與誤火同，由是而知治溫病與風溫須用養液作汗，持邪外出之法，而非麻桂等方所可治矣，雖不出方，意在言外。《卷一·太陽篇》

唐宗海曰（《傷寒論淺注補正》）：後世溫熱各書，皆謂仲景只論傷寒，不論溫熱，不知仲景開章，先以風寒溫三者爲提綱，而以下分經用藥，只言某經某證，當用某藥，而並不辨其爲風爲寒爲溫。蓋仲景已將三者爲提綱，而三者變見諸證，但歸某經見某證，即用某藥。雖三者來歷不同，而歸經則一，誰謂仲景六篇無溫熱證哉！至于疫瘴，從口鼻而入，治法自有小異，然其見各經之證，仍當按經治之。觀近代溫疫論，何嘗出仲景範圍哉！甚矣六經立法，誠萬病之�括也。今人讀仲景此段，多視爲借賓定主之文，謂仲景此段，撇去溫病，以後乃單論傷寒，不知仲景此段，與上文傷寒、中風，爲三大綱，讀者當會其意也。《卷一·太陽篇上》

原文 病有發熱惡寒者，發於陽也；無熱惡寒者，發於陰也。發於陽，七日愈；發於陰，六日愈。以陽數七、陰數六故也。（7）

龐安時曰（《傷寒總病論》）：發於陽者，隨證用汗藥攻其外；發於陰者，用四逆輩溫其內。《卷一·太陽證》

許叔微曰（《傷寒百證歌》）：仲景云：發熱惡寒者，發於陽也。大抵三陽多發熱。太陽證云，嗇嗇惡寒，翕翕發熱。故太陽發熱則寒慄也。陽明證云，身熱汗出，不惡寒，反惡熱。故陽明發熱則自汗也。少陽證云，頭痛發熱，脅下硬滿，干嘔。故少陽發熱則嘔。《卷二·發熱歌》

成無己曰（《注解傷寒論》）：陽為熱也，陰為寒也。發熱而惡寒，寒傷陽也；無熱而惡寒，寒傷陰也。陽法火，陰法水。火成數七，水成數六。陽病七日愈者，火數足也；陰病六日愈者，水數足也。

方有執曰（《傷寒論條辨》）：此原中風傷寒之所以始，以要其所以終之意。凡在太陽皆惡寒也。發熱惡寒者，中風即發熱，以太陽中風言也。發於陽之發，起也，言風為陽，衛中之，衛亦陽，其病是起於陽也。無熱惡寒者，傷寒或未發熱，故曰無熱，以太陽傷寒言也。發於陰者，言寒為陰，榮傷之，榮亦陰，其病是起於陰也。七，少陽之數也；六，老陰之數也。風寒中傷人，漸次入身六經之部位而傳進，以一日一經言之，中風六日，經雖傳變，必七日陽進而病自愈者，陽主生也。傷寒六日，經傳遍，陰退極，病乃愈者，陰主殺也。然則中風傷寒之所以為病，其始也，各從其類而起，其既也，各得其數而愈，二氣相因，天人一致，道妙自然，其機如此。《卷七·太陽上篇第一》

盧之頤曰（《仲景傷寒論疏鈔金錍》）：此條雖列太陽篇中，不必拘定太陽，統論陰陽表裏寒熱淺深之簡別法也，故不曰"太陽病"，但曰"病有"，亦不曰風與寒之致病，但曰發於陽發於陰也。

此條概論諸經陰陽致病之微甚，表裏之淺深，為全書一大總綱，不可僅作太陽篇讀也。設列他經便倒置矣，故於太陽篇首見之。曰"病有"者，統言三陰三陽之為病也；發於陽發於陰者，明人身氣機惟陰陽為之旋轉，或寒或化，隨隙而乘，此陰陽大法，則表裏內外淺深輕重之旨可判然矣。

凡病必求其本，本，因也，蓋人之致疾，不外陰陽二氣，身之受病，亦不越三陰三陽之為病也，或陰或陽，必求其因而施治之。若傷寒，所謂本者，惟寒，標者，惟陽惟陰。論曰發於陽者，在陽見陽標之象，惟發熱足以徵之，而惡寒，其本氣也；發於陰者，在陰見陰標之象，惟無熱足以據之，而惡其本，又其標也。乃知吾身陽盛則發於陽，陽衰則發於陰矣。此統論陰陽大法，非太陽一經之所獨有也。

病有發熱惡寒有無熱惡寒者，均屬邪薄吾身，而惡寒則同，熱不熱則異，是以知發陰發陽之差別也。……兩惡寒字稍輕看，發熱無熱兩熱字最為吃緊，蓋能熱即稱陽，不能熱即稱陰，非拘定三陰三陽之為陰陽也。《卷三·辨太陽第三》

張璐（《傷寒纘論》）：此條以有熱無熱證陽病陰病之大端。言陽經受病，則惡寒發熱，陰經受病則無熱惡寒。《尚論》以風傷衛氣為陽，寒傷營血為陰，亦屬偏見。發於陽者，七日愈，陽，奇數也，陽常有餘，故六日周變六經，餘熱不能即散，至七日汗出身涼而愈；陰，偶數也，陰常不足，故六日周遍六經，則陽回身暖而愈也。《卷上·太陽上篇》

柯琴曰（《傷寒論注》）：無熱，指初得病時，不是到底無熱。發陰，指陽證之陰，非指直中於陰。陰陽指寒熱，勿鑿分營衛經絡。按本論云：太陽病，或未發熱，或已發熱。已發熱，即是發熱惡寒；未發熱，即是無熱惡寒。斯時頭項強痛已見，第陽氣閉鬱，尚未宣發，其惡寒、體痛、嘔逆、脉緊，純是陰寒爲病，故稱發於陰，此太陽病發於陰也。又陽明篇云：病得之一日，不發热而惡寒，斯時寒邪凝斂，身熱惡熱，全然未露，但不頭項強痛，是知陽明之病發於陰也。推此則少陽往來寒熱，但惡寒而脉弦細者，亦病發於陰。而三陰之反發熱者，便是發於陽矣。《卷一·傷寒總論》

張志聰曰（《傷寒論集注》）：以寒邪而病太陽之標陽，故發熱惡寒而發於太陽也；以寒邪而病少陰之標陰，故無熱惡寒而發於少陰也。《卷一·太陽上篇》

錢潢曰（《傷寒溯源集》）：此一節提挈綱領，統論陰陽，當冠於六經之首。……蓋仲景以外邪之感，受本難知，發則可辨，因發知受，有陰經陽經之不同，故分發熱無熱之異，以定陽奇陰偶之愈期也。發於陽者，邪入陽經而發也，發於陰者，邪入陰經而發也。即《陰陽應象論》所謂陽勝則身熱，陰勝則身寒，陰陽更勝之變也。《卷一·陰陽發病六經統論》

尤怡曰（《傷寒貫珠集》）：發於陽者，病在陽之經也，以寒加陽，陽氣被鬱，故發熱而惡寒；發於陰者，病在陰之經也。以陰加陰，無陽可鬱，故無熱而但惡寒耳。夫陽受邪者，必陽氣充而邪乃解，陰受病者，必陰氣盛而病始退。七日爲陽氣來復之日，六日爲陰氣盛滿之候，故其病當愈耳。然六日七日，亦是概言陰陽病愈之法大都如此，學者勿泥可也。《卷一·太陽權變法第二》

吳謙曰（《醫宗金鑒》）：病謂中風、傷寒也。有初病即發熱而惡寒者，是謂中風之病，發於衛陽者也。有初病不發熱而惡寒者，是謂傷寒之病，發於榮陰者也。發於陽者七日愈，發於陰者六日愈，以陽合七數，陰合六數也。《卷一·太陽上篇》

沈金鰲曰（《傷寒論綱目》）：三陽病俱有不發熱者，便是發於陰，三陰病俱有發熱者，便是發於陽。《卷首·脉證總論》

王丙曰（《傷寒論注》）：首句但言病字，統三陽之病言，發熱惡寒一時併現，知其中陽而溜於經，若不發熱惡寒，即使後仍發熱，而原其始，必中陰而溜府者也。《卷一·太陽病用桂枝湯法》

陳念祖曰（《傷寒論淺注》）：太陽底面，即是少陰，治太陽病，即宜預顧少陰，二經標本寒熱不同，醫者必先了然於心，然後絲絲入扣。《內經》云：太陽之上，寒氣主之。以寒爲本，以熱爲標也。又云：少陰之上，君火主之。以寒爲標也。病有發熱惡寒者，發於太陽之標陽也，無熱惡寒者，發於少陰之標陰也。《卷一·太陽篇上》

章楠曰（《傷寒論本旨》）：在天地者，風爲陽，寒爲陰也，在人身者，衛爲陽，營爲陰也。火就燥，水流濕，陰陽之理，同類相感，是故風邪必先傷衛，以陽邪客於陽分，則發熱，而陽性疏泄，腠開汗出，表氣不固，而後惡寒，故曰病有發熱惡寒者，發於陽也。若寒傷營者，以陰邪客於陰分，則無熱，而先惡寒，陰性凝斂，腠閉無汗，身中陽氣久鬱，然後身熱，故曰無熱惡寒者，發於陰也。此蓋指病初發時即可辨其風傷衛，寒傷營之證有不同，故下文云：太陽病，或已發熱，或未發熱，必惡寒，體痛，嘔逆，脉陰陽俱緊者，名曰傷寒。是言寒傷營者，初病時，必無熱而但惡寒，及醫診之，其病發已經時日，此時或已發熱，或未發熱，皆不可定，要必有惡寒、體痛、嘔逆、脉陰陽俱緊者，爲寒傷營之病也。故言發熱惡寒，無熱惡寒，但指初發病時，非謂終於無熱也。……歷來注家以病發於陽，病發於陰，有解作陽經陰經病者，非也！何故？即如論中云：少陰病，始得之，反發熱者，麻黃附子細辛湯主之，則病發於陰經，非一定無熱者，此其一也。若病發陰經而無熱者，多厥逆吐利之危證，非四逆附子等湯不能救，豈有不藥自愈。而反速於陽經之病者乎？此其二也。且下文云：病發於陽而反下之，則成結胸；病發於陰而反下之，則成痞。若病發於陰經，當用四逆等湯者，反下之，即厥脫而死，豈止成痞而反輕於結胸者乎？此其三也。下文又云：寸口脉浮而緊，浮則爲風，緊則爲寒，風則傷衛，寒則傷營。又云：脉浮而緊，而復下之，緊反入裏，則成痞，按之自濡，但氣痞耳。則是言脉浮而緊者，寒傷營也，而復下之，其緊脉之寒邪，反入於裏而成痞。然則言病發於陰，爲寒傷營益可見矣。寒邪由營而陷入，則成痞，心主營，故治痞者，主以瀉心湯也。風邪由衛而陷入，則成結胸，肺主衛而居胸中，故治結胸，主以陷胸湯也。由此觀之，則此條之言病發於陽，是言風傷衛，病發於陰，是言寒傷營，皆歷歷可證，確乎不易者也。其解作病發於陽經陰經者，爲大錯矣。《卷二·太陽上篇》

胡嗣超曰（《傷寒雜病論》）：病字作一句讀，包傷寒兼雜病而言也。大綱既明，則據症而求其有無，誠爲先務矣。第六經羅列，何所區別耶？要知六經雖分部署，而不外乎陰陽，陰陽之道雖微，而不外乎寒熱。蓋陰陽者，人身之正氣，寒熱者，人身之病氣，熱不離乎陽，寒不離乎陰，所謂陰道虛，不期寒而寒至，陽道實，不期熱而熱至也，故一切病在三陽者，必發熱惡寒，在三陰者，必無熱惡寒。然惡寒雖同，而陰陽宜分；發熱無熱雖異，而表裏有別。經同而所受之因大不同；病異而所見之症或不異。來路認得清，去路看得準，則凡病之有無虛實，無非此寒熱之進退矣。雖然寒熱之勝復無常經，而陰陽之始終可預料，縱其間或有盈虛消長之殊，而七日六日之剝復，斷不能違，此定數者，天地之道也，《易》：知柔知剛。又曰：原始要終。其斯之謂乎。《卷四·太陽上篇》

高學山曰（《傷寒尚論辨似》）：發熱惡寒，發熱與惡寒併見，無熱惡寒，猶云未發熱而先惡寒也。陰陽指太陽中之營衛陰陽而言，俗解作內外經，非。何則？謂陽經之愈於七日，尚說得去，謂直中陰經之愈於六日，便說不去矣。陽數滿於七，而極於九，陰數滿於六，而極於八，發於陽，則陰原未病，發於陰，則陽原未病，七日六日，病氣滿而將移，治氣暗爲交換，故愈，即《刺熱篇》所謂"今日得汗，待時而已"之義。此言病邪留於太陽營衛間者，有此七日六日之分，並未及於傳經之例，諸家所解俱誤。《太陽經上篇》

黃寶臣曰（《傷寒辨證集解》）：此條之首不言太陽，但著一病字，則發於陽，發於陰當非專指太陽一經，知六經皆然，即諸凡雜病，亦莫不然也。《卷一·太陽上篇》

原文 太陽病，頭痛至七日以上自愈者，以行其經盡故也。若欲作再經者，

針足陽明，使經不傳則愈。（8）

成無己曰（《注解傷寒論》）：傷寒自一日至六日，傳三陽三陰經盡，至七日當愈。
經曰：七日太陽病衰，頭痛少愈。若七日不愈，則太陽之邪再傳陽明，針足陽明爲迎而
奪之，使經不傳則愈。

盧之頤曰（《仲景傷寒論疏鈔金錍》）：設不了了，仍欲內旋，此屬部署，不涉形
層。陽明居太陽次，故針足陽明絕其環繞，如鐘鳴按指，鳴隨指歇；亦如行舟點棹，舟
住水止。一點微茫，萬鈞之力。

針足陽明絕其進路者，乘其將進未進之際，乃可針之，此因其勢而拒絕之也。蓋太
陽開陽明闔，設已內進，猶復針之，譬之穿窬入室，轉閉門户，勢必內潰，反生叢
挫矣。

又曰：經云：病在上者取之下。針屬兌，屬兌在大指次指端，去爪甲角如韭葉許，
爲井，蓋所出爲井，以出邪也。謂其起脉之上，旁納太陽之脉，針之，上病者解矣。

《卷三·辨太陽第三》

李中梓曰（《傷寒括要》）：傷寒傳經，自表入裏，由淺漸深，故六經以次受之。六
經傳盡，無出而再傳之理也。太陽爲三陽，最在於外。陽明爲二陽，在太陽內。少陽爲
一陽，在陽明內。此三陽爲表也。太陰爲三陰，在少陽內。少陰爲二陰，在太陰內。厥
陰爲一陰，在少陰內。此三陰爲裏也。皆由內以數至外，故一二三之次第如此。一二日
始於太陽，二三日傳於陽明，三四日少陽，四五日太陰，五六日少陰，六七日厥陰，此
論其常耳。若論其變，或間經，或越經，或始終一經，不可以第次拘，不可以日數限
也。大抵傳至厥陰，爲傳經已盡，不復再傳矣。乃成氏云，六日厥陰爲傳經盡，七日常
愈。七日不愈者，再自太陽傳，至十二日復至厥陰爲傳經盡，十三日常愈。十三日不愈
者，謂之過經，其說謬矣。善哉，馬仲化曰：自太陽以至厥陰，猶人從户外而升堂而入
室也，厥陰復出而傳於太陽，奈有少陰，太陰、少陽、陽明以隔之，豈有遽出而傳太陽
之理乎？仲景云：太陽病，頭痛七日以上自愈者，以行其經盡故也，若欲作再經者，針
足陽明，使經不傳則愈。此言始終只在太陽一經者也，故太陽篇曰：發於陽者七日愈，
陽數七故也。若七日不愈者，欲再傳陽明矣。當針足陽明，迎而奪之也。試玩行其經
盡，不曰傳其經盡，則仲景之意顯然矣。成氏誤認行其經盡爲傳遍六經，乃有自太陽再
傳之說耳。或問曰：霍亂篇云，十三日愈者，經盡故也。此非六日傳遍六經，後六日再
傳經盡，十三日當愈者歟？仲景云：十三日不解，過經譫語者，當下之，此非十二日傳
盡，十三日不愈爲過經者歟？答曰：經盡者，行其經盡之謂也。如太陽受病于一日，至
七日爲行太陽經盡之例推之，則諸經皆可屆指而期矣。陽明受病于二日，至八日自愈
者，行陽明經盡也。少陽受病于三日，至九日自愈者，行少陽經盡也，四五六日至三陰
經，次第至十二日愈者，行厥陰經盡也。十三日大氣皆去，精神爽惠之期，故曰，過十
三日以上不問，尺寸俱陷者，大危。何嘗有再傳經盡，謂之過經之旨哉？詳考仲景所謂
過經，或言過太陽經成裏證者，或泛言過經者。陽明篇曰：汗出譫語，燥屎在胃，此爲
風也，過經乃可下之。謂燥屎在胃而譫語，風邪在表而汗出，須過太陽經無表證乃可下

之，此言過太陽經成裏證者也。果如成氏十三日再傳經盡謂之過經，則燥屎在胃，必待十三日乃下乎？霍亂篇曰：下利後常使硬，硬則能食者愈，今反不能食，到後經中，頗能食，復過一經能食，過之一日當愈，不愈者不屬陽明也。此泛言過經者也，何嘗有再傳經盡，謂之過經之旨哉？《卷上·辨成氏再傳之論》

張璐（《傷寒纘論》）：針足陽明，言刺衝陽，使邪歸併陽明，不犯他界也。他經則不然，蓋陽明中土，萬物所歸，無所復傳之地也。或言傷寒多有六七日尚頭痛不止者，經言七日太陽病衰，頭痛少愈，則知其病六日猶在太陽，至七日而始衰也。所謂七日經盡者，言邪氣雖留於一經，而人之營衛流行，六日周遍六經，至七日復行受邪之經，正氣內復，邪氣得以外解也。若七日不罷，則邪熱勢盛，必欲再經而解，非必盡如一日太陽，二陽陽明，六日傳盡六經之為準則也。《卷上·太陽上篇》

柯琴曰（《傷寒論注》）：仲景未嘗有日傳一經之說，亦未有傳至三陰而尚頭痛者。曰頭痛者，是未離太陽可知。曰行則與傳不同。曰其經，是指本經而非他經矣。不曰傳足陽明，而曰欲作再經，是太陽過經不解，復病陽明而為併病也。針足陽明之交，截其傳路，使邪氣不得再入陽明之經，則太陽之餘邪亦散。《卷一·傷寒總論》

又曰（《傷寒論翼》）：本論傳字之義，各各不同，必牽強為傳經則謬。傷寒一日，太陽受之，脉若靜者為不傳，是指熱傳本經，不是傳陽明之經絡。陽明無所復傳，始雖惡寒，二日自止，是指寒傳本經，不是傳少陽之經絡。傷寒二三日，陽明少陽症不見者，為不傳，皆指熱傳本經，不是二日傳陽明，三日傳少陽之謂。太陽病至七日已上自愈者，以行其經盡故也，言七日當來復之辰，太陽一經之病當盡，非曰傳一經，七日復傳太陽之謂。若復傳，不當曰盡，若日一經，不當曰行其經矣。若欲作再經，是太陽不罷而併病。陽明傳經不傳，是使陽明之經不傳太陽之熱，非再傳少陽之謂也。《風寒辨惑第四》

吳謙曰（《醫宗金鑒》）：太陽病，頭痛至七日已上自愈者，以行其經盡故也，謂太陽受病，其邪傳行六日，三陽、三陰經盡，至七日已上，三陽、三陰之病日衰，大邪皆去，此不作再經，故自愈也。再者，再傳陽明經也，謂其邪已傳經盡，熱盛不衰，欲再轉屬陽明故也。針足陽明，以泄其熱，使其邪不再傳，則愈矣。《卷一·太陽上篇》

王丙曰（《傷寒論注》）：凡中風病以六日七日為一經，行盡此一經則愈。經者，常期也，非經絡之經。頭痛者，舉太陽之一證以為例，若過一經未愈，則為作再經，又當以六七日為期也。然此六七日中，最慮傳入陽明，故針以補之，使不受太陽之邪，邪無所容，必自達矣。《卷一·太陽病用桂枝湯法》

吳坤安曰（《傷寒指掌》）：傷寒斷無日傳一經之理，仲景既無明文，其說始于誤解經義。《素問·熱論篇》云：傷寒一日，巨陽受之，故頭項痛，腰背強；二日陽明受之，故身熱目痛，鼻乾不得眠；三日少陽受之，故胸脅痛而耳聾。此言三陽受邪發病之期，有淺深先後之次序，非謂傳經之日期也，故下文云：七日巨陽病衰，頭痛少愈；八日陽明病衰，身熱少愈；九日少陽病衰，耳聾微聞。此言病之向愈，大約以七日為期，以七日始行盡本經也，故太陽病至七日始衰，而頭痛少愈，則六日內只在本經，非傳至厥陰明矣。註疏者以六日為傳經已盡，以七日巨陽病衰為再傳經釋之，致後人皆以日傳一經爲常例，不知六氣之傷人無常，或入於陽，或入於陰。《靈樞》云：中於面則下陽明，中於項則下太陽，中於頰則下少陽。以此可知三陽各自受邪，非必從太陽傳入也，則太陽受病一日發，陽明受病二日發，其義顯然。故傷寒非必始太陽而終厥陰，亦非一經只病一日，亦非一經獨病相傳。大抵今之傷寒，無不兼經而病，即古人所稱合病併病之症。後學不解此旨，而欲拘拘於六經傳次，印證今病，宜無一症合其式矣。《卷一·六經本病》

陳念祖曰（《傷寒論淺注》）：何以謂發於陽者七日愈，請言其所以愈之故。如太陽病頭痛等證，至七日以上應奇數而自愈者，以太陽病自行其本經已盡七日之數故也。若未愈欲作再經者，陽明受之，宜針足陽明足三里穴，以泄其邪，使經不傳則愈。推之發於陰者，六日愈，亦可比例得其旨矣。

此節承上文而言病愈之期，又提出行其經三字，謂行其本經，與傳經不同，曲盡傷寒之變幻。六經皆有行有傳，舉太陽以爲例。《卷一·太陽篇上》

章楠曰（《傷寒論本旨》）：標太陽病者，統風寒營衛而言也。頭痛至七日已上，其邪未離太陽也。風傷衛，爲病發於陽；寒傷營，爲病發於陰。發於陽者，七日愈，發於陰者，六日愈，蓋邪之進退，由正氣之强弱。强者雖日久，其邪只隨太陽經氣流行於表，而六日人身陰氣旺，七日陽氣旺，故七日已上自愈者，人身陰陽氣旺，而流行於太陽經之邪盡也。若邪未盡，而人身旺氣已過，其邪勢欲再作內傳一經者，針足陽明，截其進路而泄之，使不得傳經，則自愈矣。舊注有解作邪已行盡六經，至厥陰而復出太陽，欲再傳陽明，而針之自愈。果爾，何不於初傳陽明即針，而必待傳遍六經，再傳始針乎？此固非理也，且邪即深入厥陰，與太陽相隔四經，並不相通，焉有一日即出太陽之理，此更不通矣。況論中明言，邪入厥陰，必得其人陽旺，而厥少熱多，其邪傳府，或便膿血而洩方愈，否則多死也。論中即無復出太陽之言，亦斷無復出太陽之理，歷來以訛傳訛，不可不辨。《卷二·太陽上篇》

胡嗣超曰（《傷寒雜病論》）：若欲作再經者，是病在所發之經，七日以下而猶未解也。針足陽明者，以其爲萬物所歸，無所復傳者，刺之則邪歸陽明經，不復傳而自已。蓋治法不一，而其要在胃。何者？胃爲後天之本，生化之源，病之所以或順或逆，治所以爲得爲失，莫不先見乎此也。《卷四·太陽上篇》

原文 太陽病欲解時，從巳至未上。（9）

成無己曰（《注解傷寒論》）：巳爲正陽，則陽氣得以復也。始於太陽，終於厥陰。六經各以三時爲解，而太陽從巳至未，陽明從申至戌，少陽從寅至辰；至于太陰，從亥至丑，少陰從子至寅，厥陰從丑至卯者，以陽行也速，陰行也緩，陽主於晝，陰主於夜。陽三經解時，從寅至戌，以陽道常饒也；陰三經解時，從亥至卯，以陰道常乏也。《內經》曰：陽中之太陽，通於夏氣，則巳午未太陽乘王也。

方有執曰（《傷寒論條辨》）：太陽者，盛陽也，故王於巳午未，經曰，自得其位而起者，此之謂也。《卷一·太陽上篇第一》

盧之頤曰（《仲景傷寒論疏鈔金錍》）：日中而陽氣隆，太陽主時，承其旺時，邪自分解。至未上者，交未之首，盡午之終也。《卷三·辨太陽篇第三》

　　程應旄曰（《傷寒論後條辯》）：巳午雖乘陽王，而必藉令未土，土者陰陽之冲氣也。緣病之發也，非虛發，必陰陽之乖氣有乘吾之經氣者，而病之解也，不徒解，必陰陽之冲氣有王吾之經氣者。時晷且然，辰與季可知矣。《卷四·辨太陽》

　　周揚俊曰（《傷寒論三注》）：太陽病自解因如是矣，服湯而解，亦如是乎？曰，然。縱使服湯有先後，則其解應無定期，然亦必至其所王之時而精神爽惠也。此該太陽病言之，營衛皆然也。《卷一·太陽上篇》

　　張錫駒曰（《傷寒直解》）：從巳至未上者，巳午二時也，日中而陽氣隆，太陽之所主也，言邪欲退正欲復，得天氣之助，值旺時而解也。以是知天之六淫能傷人之正氣，天之十二時又能助人之正氣也。《卷二·辨太陽脉證篇》

　　陳念祖曰（《傷寒論淺注》）：察陰陽之數，既可推其病愈之日，而六經之病欲解，亦可於其所旺時，推測可知之。太陽病欲解之時，大抵從巳至未上者，以巳午二時，日中而陽氣之所主，邪欲退，正欲復，得天氣之助，值旺時而解矣。《卷一·太陽篇上》

　　章楠曰（《傷寒論本旨》）：太陽名巨陽，以其統領營衛。營氣通心，衛氣通肺。心爲君主，肺爲相傳，故太陽爲諸陽主氣也。人身陰陽，隨天地之陰陽衰旺，陽氣初生名少，旺於平旦，陽氣既盛名太，旺於中午，兩陽合明名陽明，是陽極陰生，而旺於日晡。人身經氣旺，則邪解，故太陽病欲解時，從巳至未上也。邪之内傳，初太陽，次陽明，次少陽者，以其由淺入深，故與人身陽氣衰旺之序不同，蓋淺深，是經之層次，衰旺是氣之流行，病之内傳外解，是邪之進退也。《卷二·太陽上篇》

　　高學山曰（《傷寒尚論辨似》）：太陽之標，爲真陽之所盤旋，真陽官巳旺午而亢未，陽勝則邪退也。《太陽上篇》

　　黃寶臣曰（《傷寒辨證集解》）：陳祥風曰：六經解時，所以發明六經之王時耳，非謂病必解於此時也。如陽明王于申酉戌，若陽明盛，則日晡所病反加矣。由此推知，太陽盛巳午未，豈非加病時乎。愚按，陳子謂所以發明六經之王時誠然，但正與邪各有盛衰，如邪盛正衰，則至王時反加，若邪衰正盛則至王時而解，固非謂病必解於此時也。況六經各着此一條，皆言欲解之時，則正盛邪衰可知矣。《卷一·太陽上篇》

原文 風家，表解而不了了者，十二日愈。（10）

　　龐安時曰（《傷寒總病論》）：方言曰，南楚疾愈或謂之差，或謂之了。《卷一·太陽證》

　　成無己曰（《注解傷寒論》）：中風家，發汗解後，未全快暢者，十二日大邪皆去，六經悉和則愈。

　　方有執曰（《傷寒論條辨》）：了了，猶惺惺也。言中風之病，外證俱罷，大勢已除，餘邪未盡，猶未復初也。十二日，經盡之時也，言至此時，則餘邪當悉去而初當復也。蓋曉人當靜養以待，勿多事反擾之意。《素問》曰：食養盡之，毋使過之，傷其正

也。此之謂也。《卷一·太陽上篇第一》

盧之頤曰（《仲景傷寒論疏鈔金錍》）：表里踵巔，統屬氣機，曰六日愈，十二日愈者，此氣機之旋轉，非六經之傳遞也。正如水受石擊，擊重者暈更作，擊輕者暈隨止，雖暈之作止有不同，而石之擊所無移易。《卷三·辨太陽第三》

尤怡曰（《傷寒貫珠集》）：風家表解，邪退而正安矣，而猶不能霍然無患者，邪去未盡故也。十二日經氣已周，餘邪畢達，故必自愈。《卷一·太陽病正治法》

吳謙曰（《醫宗金鑒》）：風家，謂太陽中風也。表解，謂用桂枝湯病已解也。不了了者，不清楚也。言用桂枝湯其表已解而猶不清楚者，在經餘邪未盡耳。十二日經盡之時，餘邪盡，自然愈也。《卷一·太陽上篇》

吳儀洛曰（《傷寒分經》）：風家服桂枝湯表已解而神氣不即了了者，蓋陽氣擾攘，不宜妄行施治，當靜以俟之，至十二日再經之候，餘邪盡出，正氣平復，自然清爽而愈。《卷一上·太陽上篇》

陳念祖曰（《傷寒論淺注》）：邪解後未全暢快，曰病衰，曰少愈，皆可以不了了三字該之。風陽邪也，如太陽中風家，七日陽得奇數，邪氣從表而解，然雖解而餘邪不了了淨盡者，俟過五日。五日為一候，五藏元氣始充；合共十二日，精神慧爽而愈。推之寒為陰邪，如發於陰之病，六日陰得偶數而解，既解而不了了者，亦須復過一候，大抵十一日而愈矣。若誤治，又不在此例。《卷一·太陽篇上》

章楠曰（《傷寒論本旨》）：風家者，病風傷衛之人也，解表而不了了者，元氣傷而餘邪未清，精神不爽也。十二日子午一周，陰靜陽生而氣和，則精神復而餘邪淨，自愈。此教人靜養，勿亂治也。《卷二·太陽中篇》

高學山曰（《傷寒尚論辨似》）：凡家字，俱指宿病而言，與後衄家、淋家、亡血家同。風家表解不了了，喻氏為陽氣擾攘，未得遽寧，程氏為餘邪不無散漫，皆是夢中說夢。蓋了了者，心中之神明也，而所以了了之源，則以胃中水穀之精華，化為營陰，以上供其滋潤，猶之燈火之所以清亮者，油之為用也。故《經》曰：心統營血。風家汗疏而營血傷，今又因汗以解表，而胃中之津液，一時不能輸用，故神明時露燥澀之象耳。誠觀陽明汗出胃燥，便致譫語，譫語者，不了了之甚也。夫陽氣可以驟還，而陰津不能即復，至十二日，則地支之數已周，而飲食之滋生，水穀之浸潤，漸能灌溉，故愈也。《太陽上篇》

原文 病人身大熱，反欲得衣者，熱在皮膚，寒在骨髓也；身大寒，反不欲近衣者，寒在皮膚，熱在骨髓也。（11）

許叔微曰（《傷寒百證歌》）：病人身熱欲得衣，寒在皮膚熱在肌。先與桂枝傷寒已，小柴加桂次溫之。病人身寒衣褫退，寒在皮膚熱在髓。白虎加參先除熱，桂黃各半解其外。病有標本併始末，先後不同當審察。裏寒表熱脉沉遲，裏熱表寒脉必滑。（《卷一·表裏寒熱歌》）

成無己曰（《注解傷寒論》）：皮膚言淺，骨髓言深；皮膚言外，骨髓言內。身熱欲得衣者，表熱裏寒也；身寒不欲衣者，表寒裏熱也。

湯尹才曰（《傷寒解惑論》）：傷寒當辨陰陽二證，此有大利害，當用藥詳審。有陰證似陽證者，何謂陰證似陽證？仲景云：陰發躁，熱發厥。物極則反也，大凡以脉爲主。華佗云：諸數爲熱，諸遲爲寒。病人身體熱，面赤，脉反沉而遲，皆陰證也。身微熱者裏寒也，面戴陽者下虛也，若醫者不察脉，以虛陽上膈熱躁誤以爲實熱，反下之，又用涼藥，則氣消而成大病矣。《外臺秘要》云：陰盛發躁名曰陰躁。欲坐井中，宜以熱藥治之。少陰證臂者强發汗，必動血，或從口鼻出。亦陰證似陽證也。何謂陽證似陰證？仲景云：重陽必陰，重陰必陽，寒暑之變也。假令手足逆冷，大便秘，小便赤，大便或黑，脉按至骨，沉而滑者陽證。仲景云，厥應下者此也。《陰陽證辨》

盧之頤曰（《仲景傷寒論疏鈔金錍》）：在寒在骨髓熱在骨髓二句上體會，則欲近衣與不欲近衣之故了然矣，不必拘定太陽，此爲寒熱淺深簡別法也。

又曰：但言身大熱、身大寒，是征寒熱於形藏，與惡熱、惡寒不同例者何也？曰：惡則實見可憎，病者如不自勝，診者亦可色取；如大熱、大寒，肌形固罹其楚，病者不見可畏，診者捫而後得。故知大熱欲近衣、大寒不欲近衣，病反於常證者，寒熱固顯於皮膚，真邪直著於骨髓耳。《卷三·辨太陽第三》

張璐曰（《傷寒纘論》）：惡寒爲寒在表，或身熱惡寒爲熱在皮膚，寒在骨髓者，皆誤也。而《活人書》以此爲表裏言之，詳仲景論，止分皮膚骨髓而不曰表裏者，蓋以皮肉脉筋骨五者，主于外而充于身者也。惟曰藏曰府，方可言裏，可見皮膚即骨髓之上，外部浮淺之分，骨髓即皮膚之下，外部深沉之分，與經絡屬表，藏府屬裏之例不同。凡虛弱素寒之人，感邪發熱，熱邪浮淺，不勝沉寒，故外怯而欲得近衣，此所謂熱在皮膚，寒在骨髓，藥用辛溫汗之。至於壯盛素熱之人，或酒客輩感寒之初，寒未變熱，陰邪閉其伏熱，陰凝於外，熱鬱於內，故內煩而不欲近衣，此所謂寒在皮膚，熱在骨髓，藥用辛涼必矣。一發之後，表解正和，此仲景不言之妙。若以皮膚爲表，骨髓爲裏，則麻黃湯證骨節疼痛，其可名爲有表復有裏之證乎。《卷上·太陽上篇》

程知曰（《傷寒經注》）：此辨太陽病有惡寒有不惡寒之故也。風寒病熱在皮膚，故身雖熱而惡寒，溫熱病熱在骨髓，故身雖寒而不惡寒，觀此而風寒病之熱與溫熱病之熱又了然矣。《卷三·太陽辨證》

程應旄曰（《傷寒論後條辯》）：以寒熱辨陰陽，表裏誠莫逃矣，然有真熱即有假熱，有真寒即有假寒，不察乎人之苦欲，無以測真寒真熱之所在而定本標也。病人身大熱，反欲得近衣者，沉陰內錮而陽外浮，此曰表熱裏寒；身大寒，反不欲近衣者，陽邪內菀而陰外凝，此曰表寒裏熱。寒熱之在皮膚者，屬標屬假；寒熱之在骨髓者，屬本屬真。本真不可得而見，而標假易惑我以形，故直從欲不欲處斷之。《卷四·辨太陽》

汪琥曰（《傷寒論辯證廣注》）：身大熱者，足太陽病已發熱之時也；欲得近衣，是表惡風寒也；熱在皮膚，是寒鬱而肌表蒸熱也；寒在骨髓，是風寒之氣，束人肌骨間也。凡人病外傷風寒，則遍身骨節入體疼痛，而作惡寒之狀，捫其皮膚，則大熱烙手，此系太陽表證，故列入太陽上篇。身大寒者，謂病傳三陰，邪已入府，表無熱也；不欲近衣，是內熱發煩躁也；寒在皮膚，謂內熱亢甚，肌表反作冷也；熱在骨髓，是爲鬱熱在裏，深入藏府間也。凡人病外傷風寒，表之不散，傳入於府，胃府實熱，久不得泄，揚手擲足，大作煩躁之狀，捫其肢體間，厥逆冷手。此非太陽病例，仲景舉此對待而言之耳。《卷三·太陽病上》

張志聰曰（《傷寒論集注》）：皮膚者，太陽表氣之所主也，骨髓者，少陰裏氣之所主也。身大熱而反欲近衣，太陽標陽外呈而少陰之陰寒方盛於內，故反欲近衣也。大寒而反不欲近衣，太陽本寒外呈而少陰之火熱方盛於裏，故反不欲近衣也。《卷一·太陽上篇》

吳謙曰（《醫宗金鑒》）：身體爲表，藏府爲裏，此以內外分表裏也。皮膚爲表，骨髓爲裏；六府爲表，五藏爲裏，此以身體之淺深，藏府之陰陽分表裏也。病人，已病之人也。身大熱，謂通身內外皆熱，三陽證也。反欲得近衣者，乃是假熱，雖在皮膚之淺，而真寒實在骨髓之深，陰極似陽證也。身大寒，謂通身內外皆寒，三陰證也。反不欲近衣者，乃是假寒，雖在皮膚之淺，而真熱實在骨髓之深，陽極似陰證也。

此以人之苦欲，測其寒熱真假，而定陰陽之證也。當與少陰、厥陰病論中表熱裏寒、裏熱表寒、脉滑而厥、惡寒不欲近衣、口燥咽乾等條參看。《卷七·少陰篇》

章楠曰（《傷寒論本旨》）：皮膚爲軀體之表，骨髓爲軀體之裏，若風寒在表，陽氣被鬱而身熱，其必惡寒欲近衣者，以陽鬱於表，則裏反寒，欲得近衣也。若邪入裏，陽鬱於內，則身表寒，而裏熱甚，則不欲近衣也。此專論外邪之表裏也。又病之脉證，皆有真假，熱在皮膚，寒在骨髓者，所謂外假熱而內真寒，故欲近衣，其病多虛也。寒在皮膚，熱在骨髓者，所謂外假寒而內真熱，故不欲近衣，其病多實也。虛者，本元虛也，實者，邪氣實也。虛實陰陽，表裏寒熱，爲辨百病之綱要，惟憑於脉證，而脉證皆有真假，故必互相推勘，方免錯誤也。《卷二·太陽上篇》

胡嗣超曰（《傷寒雜病論》）：夫寒熱有勝復，即有疑似，不從病能上分別出欲不欲來，何以辨虛實而定有無。如病人身大熱，熱應思涼，不欲近衣矣，而反欲近衣者，假熱也。真寒在內，而假熱反張，所謂寒極則熱是也。身大寒，寒應思溫，宜欲近衣矣，而反不欲近衣者，假寒也。真熱在內，而假寒外見，所謂熱極則寒是也。皮膚表也，骨髓裏也，真者隱裏而難知，假者著表而易淆，此所以欲得其情，莫若於好惡間辨之。好惡者情也，情則有真而無偽。《卷四·太陽上篇》

辨太陽病脉證并治上第五

原文 太陽中風，陽浮而陰弱，陽浮者，熱自發，陰弱者，汗自出。嗇嗇惡寒，淅淅惡風，翕翕發熱，鼻鳴乾嘔者，桂枝湯主之。（12）

龐安時曰（《傷寒總病論》）：凡桂枝湯證，病者常自汗出，小便不數，手足溫和，或手足指梢露之則微冷。復之則溫，渾身熱，微煩而又憎寒，始可行之，若病者身無汗，小便數，或手足逆冷，不惡寒，反惡熱，或飲酒後，慎不可行桂枝湯也。《卷二·可發汗證》

成無己曰（《注解傷寒論》）：陽以候衛，陰以候榮。陽脉浮者，衛中風也；陰脉弱者，榮氣弱也。風併於衛，則衛實而榮虛，故發熱汗自出也。經曰：太陽病，發熱汗出者，此爲榮弱衛强者是也。嗇嗇者，不足也，惡寒之貌也。淅淅者，灑淅也，惡風之貌也。衛虛則惡風，榮虛則惡寒，榮弱衛强，惡寒復惡風者，以自汗出，則皮膚緩，腠理疏，是亦惡風也。翕翕者，熇熇然而熱也，若合羽所復，言熱在表也。鼻鳴乾嘔者，風擁而氣逆也。與桂枝湯和榮衛而散風邪也。

郭雍曰（《傷寒補亡論》）：中風傷寒二證，本以有汗無汗而分，桂枝麻黄二湯，亦分有汗無汗而用。故汗出亦有惡寒者，亦屬中風，王叔和亦用桂枝。不以惡寒而改用麻黄者，謂其有汗也。《卷二·太陽經證治》

方有執曰（《傷寒論條辨》）：陽浮而陰弱，乃言脉狀以釋緩之意也。《難經》曰，中風之脉，陽浮而滑，陰濡而弱是也。關前陽，外爲陽，衛亦陽也。風邪中於衛則衛實，實則太過，太過則强。然衛本行脉外，又得陽邪而助之强於外，則其氣愈外浮，脉所以陽浮。陽主氣，氣鬱則蒸熱，陽之性本熱，風善行而數變，所以變熱亦快捷，不待閉鬱而即自蒸發，故曰陽浮者熱自發也。關後陰，內爲陰，榮亦陰也。榮無故，則榮比之衛爲不及，不及則不足，不足則弱。然榮本行脉內，又無所助，而但是不足於內，則其氣愈內弱，脉所以陰弱。陰主血，汗者血之液，陰弱不能內守，陽强不爲外固，所以致汗亦直易，不待復蓋而即自出泄，故曰陰弱者汗自出也。嗇嗇惡寒，淅淅惡風，乃雙關之句，蓋原太陽本惡寒，而明其所以亦惡風之情狀也。嗇嗇，言惡寒出於內氣餒，不足以就當其滲逼，而惡之甚之意。淅淅，言惡風由於外體疏，猶驚恨雨水卒然淅瀝其身，而惡之切之意。蓋風動則寒生，寒生則膚粟，惡則皆惡，未有惡寒而不惡風，惡風而不惡寒者。所以經皆互文而互言之。翕翕發熱，乃形容熱候之輕微。翕，火炙也，團而合也，言猶雌之伏卵。翕爲溫熱而不蒸，蒸，大熱也。鼻鳴者，氣息不利也。乾嘔者，氣逆不順也。陽熱壅甚，故鼻窒塞而息鳴，氣上逆而乾嘔也。方之爲言，義之所在也，言中風之治，宜在是物也。主，主當也，言以是爲主當，而損益則存乎人。《卷一·太陽上篇第一》

萬全曰（《傷寒摘錦》）：其證常自汗出，小便不數，手足溫和，或手足指稍露之則微冷，覆之則溫，渾身熱，微煩而又憎寒，可用桂枝湯。若身無汗，或小便數，或手足逆冷，或不惡寒反惡熱者，勿與服。《卷上·太陽經治法》

盧之頤曰（《仲景傷寒論疏鈔金鎞》）：陽浮陰弱者，陽浮以致陰弱，該尺寸及表裏兼體言。……故在陽，即陽浮，在脉，即寸浮，陽該表之部署形層，脉亦舉之浮也；在陰，即陰弱，在脉，即尺弱，陰該裏之部署形層，脉亦按之弱也。陽浮熱自發者，風令飛揚，令陽氣浮，故熱自發；陰弱汗自出者，陰必賴陽以爲堤防，堤防松疏，故液溢而爲汗矣。嗇嗇者，毛孔粟慄，甲錯不滑也；惡寒者，即惡標之寒化也。淅淅者，灑然毛聳，起滅不常也；惡風者，即惡風之本氣也。翕翕者，合起動斂，升沉不定也；發熱者，即發標之陽象也。而嗇嗇、而淅淅、而翕翕，正風性鼓動肅殺之伏耳。鼻鳴者，鼻息吸入則萬竅開，呼出則萬竅闔，故鼻獨爲萬竅之總樞，故風之中人也，使人肌層閉拒，致萬竅不能應呼吸以爲開闔，則氣之出入惟鼻息之，呼吸亦猛，故令鼻鳴。乾嘔者，肩脊傴曲，有聲無物也，固自汗則毛孔雖開而肌層仍闔，闔則氣窒不通，故令乾嘔也。《卷三·辨太陽第三》

張璐（《傷寒纘論》）：嗇嗇惡寒，內氣餒也；淅淅惡風，外體疏也。惡風未有不惡寒者，世俗相傳謂傷風惡風，傷寒惡寒，誤人多矣。翕翕發熱，乃熱蒸濕潤之熱，比傷寒之乾熱不同。鼻鳴者，陽氣上壅也。乾嘔者，陽邪上逆也。若外邪不解，熱必傳裏，鼻鳴乾嘔便是傳入陽明之候。是以嘔則傳，不嘔則不傳也，故用桂枝湯解肌表之陽邪，而與發汗驅出陰寒之法，迥乎角立也。《卷上・太陽上篇》

程應旄曰（《傷寒論後條辯》）：陽浮而陰弱，釋緩字之體狀也。陰陽以浮沉言，非以尺寸言，觀傷寒條只曰脉陰陽俱緊，併不着浮字可見。《卷五・辨太陽》

魏荔彤曰（《傷寒論本義》）：陽強陰弱與脉之陽浮陰緊而不弱者，其異如是也。陽浮之熱，爲自發而快捷，陰弱之汗，爲自出而直易，熱爲翕翕之溫熱，與或已發或未發遲遲之熱，其異如是也。嗇嗇淅淅之惡風寒與惡風無汗，其異又如是也。鼻鳴乾嘔與嘔逆而喘，同爲陽鬱，而大分緩急，其異又如是也。辨之既詳，主之自決，桂枝一方，不容再疑。《卷一・平脉法》

吳謙曰（《醫宗金鑒》）：陰陽指榮衛而言，非指尺寸浮沉也。陽浮，即越人曰，三菽之浮，肺之浮也。肺主皮毛，取之而得者，即衛分之浮也。六菽之浮，心之浮也。心主血脉，取之而得者，即營分之浮也。營分之浮較之衛分之浮，則無力而弱，故曰：陽浮而陰弱也。衛爲風客，則衛邪強而發熱矣，故曰：陽浮者熱自發。營受邪蒸，則營不固而汗出矣，故曰：陰弱者汗自出。營衛不和，則肌表疏緩，故有嗇嗇之惡寒，淅淅之惡風，翕翕之發熱也。然在皮膚之表，非若傷寒之壯熱無汗，惡寒雖近烈火而不減，惡風雖處密室而仍畏也。皮毛內合於肺。皮毛不固，風邪侵肺，則氣壅而鼻鳴矣。胸中者，陽氣之本。衛陽爲風邪所干，不能敷布，則氣上逆而爲乾嘔矣。故宜桂枝湯，解肌固表，調和營衛也。《卷一・太陽上篇》

陳念祖曰（《傷寒論淺注》）：太陽中風，風爲陽邪，而中於肌腠，其脉陽寸浮而陰尺弱。陽浮者，風勢迅發，不待閉鬱而熱自發；陰弱者，津液漏泄，不待復蓋而汗自出。而且嗇嗇欲閉之狀而惡寒，淅淅欲開之狀而惡風，翕翕難開難合之狀而發熱，陽邪上壅而鼻鳴，陽邪上逆而乾嘔者，中風之脉證的確無疑，桂枝湯主之。《卷一・太陽篇上》

胡嗣超曰（《傷寒雜病論》）：脉浮頭項强痛而惡寒，知爲太陽病。病不論傷我之風寒，只論我傷之虛實，實者曰傷寒，虛者曰中風。中風者，邪襲太陽，表虛自汗之症也。既已異於傷寒，而爲中風矣，則中風之所以爲中風者，自應將脉症細細分別，而出治法焉。衛偏强，故陽脉浮；營偏弱，故陰脉緩。陽已浮，浮脉之所以發熱也；陰已弱，緩脉之所以汗出也。嗇嗇者，氣斂而縮也；淅淅者，衛疏而悚也；翕翕者，乍微乍甚之意。鼻鳴，肺張也；乾嘔，胃逆也。症是營衛不諧，脉則浮緩無力，今而後而以解肌矣，可以主之以桂枝湯矣。《卷四・太陽上篇》

黃寶臣曰（《傷寒辨證集解》）：脉關前爲陽，關後爲陰。風爲陽邪，衛爲陽道，風傷衛故陽脉浮。衛分受邪不能護營，故營陰脉弱。風勢迅捷，不待閉鬱而熱自發，營被邪蒸不能固守而汗自出。營衛不和則表疏，故皮毛間有嗇嗇然欲閉之狀而惡寒，淅淅然欲開之狀而惡風，翕翕然難開難閉之狀而發熱。皮毛內合於肺，皮毛不固，風邪侵肺，則氣壅而鼻鳴。太陽與陽明經氣相通，太陽中風，勢必及於陽明，而胃氣尚盛，拒而不納故乾嘔。主以桂枝湯者，和營衛而散風邪也。《卷一·太陽上篇》

唐宗海曰（《傷寒論淺注補正》）：寸陽浮，則主衛陽外越，故熱自發；尺陰弱，則主營血受傷，營為衛之守，營不守衛，故衛氣外泄，而自汗出。成無己注，以為風傷衛，寒傷營，非也，蓋寒當傷衛，風當傷營。何以言寒當傷衛哉？寒者，太陽之本氣也，太陽之陽，發於至陰而充於皮毛，是皮毛一層，衛所居也，衛陽虛招外寒，則寒傷衛，而皮毛閉塞，故無汗。何以言風傷營哉？風在六氣，屬厥陰肝木，厥陰主營血，血虛則招外風，故風傷營。營血雖與衛氣偕行，而究之皮毛一層，為衛所司，肌肉一層，為營所宅，故風傷營，則歸於肌肉中而營不守衛，是以衛氣漏出為汗。況無汗用麻黃，明是治衛氣之藥，有汗用桂枝，明是和營血之藥，注家何得混亂哉！又原文嗇嗇惡寒，淅淅惡風，翕翕發熱，此三句是三層，《淺注》尚欠分明。蓋嗇嗇惡寒，是言皮毛一層，自汗皮毛開，故遇寒則欲閉，而作嗇嗇之狀，因皮毛間衛氣失守，故惡寒也；淅淅惡風，是言肌肉一層，汗既漏出，如淅米之狀，故曰淅淅，風來乘之，直入肌肉，則營血受傷，故惡風也；翕翕發熱，是言腠理一層，腠理在肥肉之內，瘦肉之外，夾縫中有紋理，故名腠理，邪在肌肉營分之中，而衛氣從腠理透出，與營分合，則相併作熱，故曰翕翕發熱。鼻鳴者，腠理之氣不外達，則內壅於鼻，而息有聲；乾嘔者，腠理屬三焦，三焦之氣，不能透出腠理，則逆入胃中而嘔，是以乾嘔本少陽證，而桂枝證中也有此者，因亦連及三焦故也。究竟其邪只在肌肉中，故不必治腠理，亦不必治皮毛，但用桂枝湯解肌，而皮毛腠理之邪自解。《卷一·太陽篇上》

原文 桂枝湯方

桂枝三兩，去皮　芍藥三兩　甘草二兩，炙　生薑三兩，切　大棗十二枚，擘
上五味，㕮咀三味。以水七升，微火煮取三升，去滓。適寒溫，服一升。服已須臾，歠熱稀粥一升餘，以助藥力。溫覆令一時許，遍身漐漐，微似有汗者益佳，不可令如水流漓，病必不除。若一服汗出病差，停後服，不必盡劑；若不汗，更服依前法；又不汗，後服小促其間，半日許令三服盡；若病重者，一日一夜服，周時觀之。服一劑盡，病證猶在者，更作服；若汗不出，乃服至二、三劑。禁生冷、粘滑、肉麵、五辛、酒酪、臭惡等物。

龐安時曰（《傷寒總病論》）：凡發汗，須如常復腰以上，厚衣復腰以下，以腰足難取汗故也。半身無汗，病終不解。凡發汗後，病證仍存，於三日之內，可二三發汗，令腰腳周遍為度。《卷一·序論》

韓祗和曰（《傷寒微旨論》）：凡投解表及發表藥，每一日可飲三服，病甚者可至五服外，不可頻投藥也。如證未解，可投熱粥，內加蔥白亦佳。如有汗出，勿厚衣蓋復，恐出汗太過，作亡陽證。《卷上·可汗篇》

許叔微曰（《新編張仲景注解傷寒發微論》）：仲景桂枝湯加減法，凡十有九證，但云芍藥。《聖惠方》皆用赤芍藥，孫尚方皆用白芍藥。《聖惠》乃太宗朝命王懷德等編

集，孫兆爲累朝醫師，不應如此背戾。然赤白補瀉，極有利害。嘗見仲景桂枝第四十七證云：病發熱汗出，此爲榮弱衛強，故使汗出，欲救邪風，宜桂枝湯。蓋風傷衛而邪乘之，則衛強，榮雖不受邪，終非適平也。故衛強則榮弱。仲景以桂枝發其邪，以芍藥助其弱，故知用白芍藥也。榮即弱而不受病，乃以赤芍藥瀉之，決非仲景意。至於小建中，爲尺遲血弱而設也，舉此皆用白芍藥，而仲景亦止稱芍藥，可以類推矣。《卷上·論桂枝湯用赤白芍藥不同》

成無己曰（《傷寒明理論》）：桂枝湯，本專主太陽中風，其於腠理緻密，榮衛邪實，津液禁固，寒邪所勝者，則桂枝不能發散。必也皮膚疏湊，又自汗，風邪干於衛氣者，乃可投之也。仲景以解肌爲輕，以發汗爲重，是以發汗吐下後，身疼不休者，必與桂枝湯而不與麻黃湯者，以麻黃湯專于發汗，其發汗吐下後，津液內耗，雖有表邪，而止可解肌，故須桂枝湯小和之也。桂枝辛熱，用以爲君，必謂桂猶圭也，宣導諸藥，爲之先聘，是猶辛甘發散爲陽之意。蓋發散風邪，必以辛爲主，故桂枝所以爲君也。芍藥味苦酸微寒，甘草味甘平，二物用以爲臣佐者，《內經》所謂風淫所勝，平以辛，佐以苦，以甘緩之，以酸收之，是以芍藥爲臣，而甘草爲佐也。生薑味辛溫，大棗味甘溫，二物爲使者，《內經》所謂風淫於內，以甘緩之，以辛散之，是以薑棗爲使者也。薑棗味辛甘，固能發散，而此又不特專於發散之用。以脾主爲胃行其津液，薑棗之用，專行脾之津液而和榮衛者也。麻黃湯所以不用薑棗者，謂專於發散，則不待行化，而津液得通矣。用諸方者，請熟究之。《桂枝湯》

許宏曰（《金鏡內臺方議》）：赤芍藥性寒，能瀉榮氣；白芍藥性平，能補榮氣。雖皆芍藥，補瀉不同。若證果惡風自汗，脉皆陽浮而陰弱，又復遲緩，此乃榮弱無疑，此必用白芍藥以補榮而固其衛。如《經》中所云榮弱衛強，故使汗出是也。如症自汗惡風，脉却陽浮而陰盛，榮脉反壯，其內熱甚，又更其人稟質素壯，血氣有餘，此必用赤芍藥以瀉其盛經之氣也，豈可反補哉？自張氏今往，寥寥數千載間，聖道遙遠，人鮮能明，考之聖經，不言而會。如桂枝加芍藥湯，乃下之腹滿時痛，屬太陰，此脾虛也，故用白芍以補之；如桂枝加大黃湯，乃下之因爾腹大實痛，乃脾氣實也，故用赤芍藥加大黃以利之；如建中湯、當歸四逆湯、真武湯等，皆用白芍；如大柴胡湯、葛根湯、麻黃升麻湯皆用赤芍。此皆古人所蘊未言之妙也，惟智者能推究之。《卷一·桂枝湯》

方有執曰（《傷寒論條辨》）：微火者，取和緩不猛而無沸溢之患也。滓，澱籤也。古人藥大劑，金鐺中煮，綿絞漉湯，澄濾取清，故曰去滓。歠，大飲也。熱稀粥者，桂枝湯劫敵之奇兵，應赤幟於必勝之陣也。助藥力，微旨也。譬如釋氏之憚機，志氏之玄關，儒家之心法也。漐漐，和潤而欲汗之貌。微似二字，最爲要緊，有影無形之謂也。不可，禁止之詞也。如水流漓，言過當也。病必不除，決言不遵節制，則不效驗也。小促，役催促值事也。禁者，若物皆病之反也。凡此事宜，皆責之醫家耳，病家安能料理。今人之醫，惟務拱默，以自崖岸，至不獲效，則反疑猜多口於桂枝。諸家集方，何嘗見啜熱稀粥四字，徒以發汗相授受。微似視爲羨文，殊不知桂枝神算，皆在出奇，苟簡之弊，牢不可破。《卷一·太陽上篇第一》

王肯堂曰（《傷寒證治準繩》）：風邪傷表，雖反疏腠理而不能閉，然邪既客則表之

169

正氣受傷，而不能流通，故亦發熱也。必以辛甘溫之藥發其邪，則邪去而腠理自密矣。此桂枝湯之所由立也。《帙一·總例》

盧之頤曰（《仲景傷寒論疏鈔金鎞》）：太陽爲開，開病故反闔。此方辛甘宣散，能令肌層開發，外入之風使之內出，開闔之樞乃利也。又太陽從本從標，故病則從本而帶標，方則從標而逆本，所謂陰陽對待之法。……

又曰：寒風總歸汗法，但致汗之原大有徑庭。寒屬水，抑心火，法則透火之用，揚心之液而爲汗；風屬木，鬱脾土，法則運土之用，宣水穀味，熏膚，充身，澤毛，若霧露之溉，所謂汗生于穀，穀生于精，精勝則邪却矣。故云遍身漐漐微似有汗者益佳，不可令如水流漓，病必不除。否則，雖如其方，不如其法，不特不除，且多變故。《卷三·辨太陽第三》

柯琴曰（《傷寒附翼》）：此爲仲景群方之魁，乃滋陰和陽，調和營衛，解肌發汗之總方也。凡頭痛發熱惡風惡寒，其脉浮而弱，汗自出者，不拘何經，不論中風，傷寒，雜病，咸得用此發汗；若妄汗妄下，而表不解者，仍當用此解肌。如所云頭痛、發熱、惡寒、惡風、鼻鳴乾嘔等病，但見一症即是，不必悉具，惟以脉弱自汗爲主耳。《卷上·太陽病總方》

程知曰（《傷寒經注》）：桂枝味辛氣薄，妙用全在歠稀熱粥以助藥力，使穀氣充而邪氣散，此方中之法也。然止取解肌散邪，令遍身漐漐微似有汗，恐汗之過而內動血脉，此又方中之法也。世之汗者，不識此意，非失之太過，則失之不及，太過則邪未入而先擾其榮，甚則汗不止而亡陽，不及則邪未徹而早閉其門，必至病不除而生變。禁生冷，爲其寒也，粘滑肉面，爲其滯肌竅也，五辛酒酪臭惡物，爲其奪藥性也。《卷三·太陽辨證》

周揚俊（《傷寒論三注》）：桂枝血分藥也，仲景用以治風傷衛之證者，其義何居？夫營行脉中，衛行脉外，風既傷衛，則衛氣疏泄，不能內護其營，而汗因以自出矣。汗者血之液也，苟非以血藥直透營分，和營散邪，苟藥護營固裏，則不但外邪不能即出，且必內入而爲府患。然後知營則外邪出，邪出則衛自密，更不必用固表之藥而汗自止矣。《卷一·太陽上篇》

尤怡曰（《傷寒貫珠集》）：此方用桂枝發散邪氣，即以苟藥攝養津氣，炙甘草合桂枝之辛，足以攘外，合苟藥之酸，足以安內，生薑大棗，甘辛相合，補益營衛，亦助正氣去邪氣之用也。……服已須臾，啜熱稀粥一升餘，所以助胃氣，即所以助藥力，蓋藥力必藉胃氣以行也。溫復令微汗，不使流漓如水者，所謂汗出少者爲自和，汗出多者爲太過也。一服汗出病差停後服者，中病即止，不使過之以傷其正也。若不汗，後服小促，及服至二三劑者，期在必克，以汗出爲和而止也。仲景示人以法中之法如此。《卷一·太陽正治法第一》

陳念祖曰（《傷寒真方歌括》）：此方最切于時用，中風汗自出者用之，服麻黃湯復煩者用之，下後脉仍浮者用之，氣冲利不止者用之，陰症脉浮爲欲愈亦用之。

桂草辛甘化陽，助太陽融會肌氣，苟草苦甘養陰，啓少陰奠安榮血，薑佐桂枝行陽，棗佐苟藥行陰，此方本不發汗，藉熱粥之力，充胃氣以達於肺，令風邪從皮毛而

解，不傷氣血，爲諸方之冠。《卷一·桂枝湯》

陳蔚曰（《長沙方歌括》）：桂枝辛溫，陽也，芍藥苦平，陰也。桂枝又得生薑之辛，同氣相求，可恃之以調周身之陽氣。芍藥而得大棗、甘草之甘，苦甘合化，可恃之以滋周身之陰液，師取大補陰陽之品，養其汗源，爲勝邪之本，又啜粥以助之，取水穀之津以爲汗，汗後毫不受傷，所謂立身於不敗之地，以圖萬全也。《卷一·太陽方》

文通曰（《百一三方解》）：此方其味甘，其氣平，其劑緩，所謂甘藥調之者也，在中風得之爲解肌之劑，在雜症得之爲調榮之方。《上卷·桂枝湯》

章楠曰（《傷寒論本旨》）：論中每言當發其汗，宜桂枝湯，則是無汗者可使其發汗也。又曰，發熱汗出者，此爲營弱衛強，故使汗出，欲救邪風者，宜桂枝湯，則是有汗者，又可使其收汗也。又曰，桂枝本爲解肌，若脉浮緊，發熱汗不出者，不可與，勿令誤也，則是無汗者不但不能使其發汗，且恐誤用爲害也。何其一方之功用，而各相悖有如是耶？……《經》曰：飲入於胃，游溢精氣，上輸於脾，脾氣散精，上歸於肺，通調水道，下輸膀胱，水精四布，五經併行。則是一身之氣血輸布周流，皆出於脾胃水穀之所生化者也。夫藥之功用，全在氣味，辛甘化陽，酸甘化陰，必由脾胃生化，上歸於肺，達於周身，故脾胃爲營衛之本，營衛爲脾胃之標，凡治營衛之病，必從脾胃立法也。此方薑桂之辛，配甘棗之甘以化陽，芍藥之酸，配甘棗之甘以化陰，陽走表而入衛，陰走裏而入營，陽勝則陰從陽，陰盛則陽從陰，陰主收攝，陽主疏通，以其薑桂之辛多，芍藥之酸少，則陽勝于陰，陰從陽而疏通者也。假使陰陽均平，則疏通之力少，若陰勝于陽，則陽從陰而收攝矣。故論中每言當發其汗，宜桂枝湯者，用以疏通營衛也。疏通之氣，由脾胃生發，則水穀之氣流行，化汗達於周身，其邪即隨汗解矣，故曰當發其汗，宜桂枝湯。若風爲陽邪而傷衛，衛爲陽而受陽邪，故謂之衛強，營爲陰，陽強則陰從陽而疏泄汗出，故謂之營弱，是陰陽偏傾不相融會矣，故用之以疏通，使營衛調和，則胃氣敷布，表裏周行，其邪自去，邪去則熱退，而汗亦收矣，故曰欲救邪風者，宜桂枝湯也。以其邪汗既出，津液耗傷，反不足以化正汗，《經》曰，汗生於穀，故又啜粥以助正汗也。則是此方之功用，全在疏通營衛，而營衛在肌肉中，營衛受邪，則肌肉窒滯，故有身熱疼痛等證，營衛疏通，則肌肉融和，窒滯解散，所以言桂枝本爲解肌也。若脉浮緊者，營行脉中，陰邪凝斂之象，是寒傷營也。邪必由衛而入，衛陽不伸，鬱而發熱，腠理皆閉，而汗不出者，則非疏通營衛之法所能勝任。既不能開泄其邪，則薑桂反助其鬱熱，如將不勝賊，反被其害，故曰不可與，勿令誤也。……此方立法，從脾胃以達營衛，周行一身，融表裏，調陰陽，和氣血，通經脉，非攻伐，非補助，而能使窒者通，逆者順，偏者平，格者和，是故無論內傷外感，皆可取法以治之，要在因宜裁制，以陰陽表裏爲尺度。若欲陽勝走表，如桂枝去芍藥湯，桂枝加桂湯之類也。若欲陰勝走裏，如桂枝加芍藥湯，小建中湯之類。至於欲寒欲熱，欲補欲瀉，由此權衡變化而推廣之，則全論諸方之法，皆可一以貫之，而治萬病之法，亦不外乎此矣，可不究心乎哉！《卷九·太陽篇方》

陳恭溥曰（《傷寒論章句·方解》）：桂枝湯，宣達陰陽，調和榮衛，解肌達表，能發能收之方也，謂之太陽中風有汗之主方也，可，謂之六經風傷肌腠之總方也，可，謂

之雜病調和氣血之方也，亦無不可。《卷五·桂枝湯》

原文 太陽病，頭痛，發熱，汗出，惡風，桂枝湯主之。（13）

成無己曰（《注解傷寒論》）：頭痛者，太陽也；發熱汗出惡風者，中風也。與桂枝湯，解散風邪。

方有執曰（《傷寒論條辨》）：前條有脉無頭痛以揭病名，此有頭痛無脉以言治，互相詳略耳，無異殊也。《卷一·太陽病上篇第一》

盧之頤曰（《仲景傷寒論疏鈔金錍》）：此非文有簡略，乃氣有微甚故也。設無頭痛便非風至太陽，設無發熱便屬形神俱菀，設無汗出不可治以桂枝，設無惡風便非本於風氣。故一涉風中太陽，雖氣有微甚，而此四證不可缺一，但不若氣甚者全具項強、鼻鳴、乾嘔、惡寒等證耳。《卷三·辨太陽第三》

柯琴曰（《傷寒論注》）：此條是桂枝本證，辨症爲主，合此症即用此湯，不必問其爲傷寒中風雜病也。今人鑿分風寒，不知辨症，故仲景佳方置之疑窟。四症中頭痛是太陽本症，頭痛發熱惡風，與麻黃症同，本方重在汗出，汗不出者，便非桂枝症。《卷一·桂枝湯證上》

錢潢曰（《傷寒溯源集》）：頭痛雖見之於太陽總證，而未見於中風之首條，首條雖具脉證，以正中風之名，而尚未顯言其治法，此條雖有證無脉，而前後互見，併詳明其治法矣。其脉證治法，于三處互見，仲景立言，或詳或略，忽現忽隱，正神龍見首不見尾，見尾不見首之妙，開後學辨證施治之法門，其爲天下後世慮也深也。《卷一·太陽上篇》

黃元御曰（《傷寒懸解》）：風爲陽邪，衛爲陽氣，風邪中人，則陽分受之，故傷衛氣。衛秉肺氣，其性收斂，風鼓衛氣，失其收斂之職，是以汗出。風愈泄而衛愈斂，則內遏營血，鬱蒸而爲熱，是衛氣被傷而營血受病也，故傷在衛氣而治在營血。桂枝湯甘草大棗補脾精以滋肝血，生薑調藏府而宣經絡，芍藥清營中之熱，桂枝達營中之鬱也。汗者營衛之所蒸洩，孔竅一開而營鬱外達，則中風愈矣。《卷三·太陽上篇》

陳念祖曰（《傷寒論淺注》）：桂枝湯調陰陽，和營衛，爲太陽中風之主方，而其功用不止此也。凡中風傷寒雜證，審系太陽之爲病，醫者必於頭痛發熱等公同證中，認出汗出一證爲大主腦，汗出則毛竅空虛，亦因而惡風者，桂枝湯主之，不必問其爲中風傷寒雜病也。第審其汗出斯用之，無有不當矣。

此一節承上節，而推廣桂枝湯之用。《卷一·太陽篇上》

胡嗣超曰（《傷寒雜病論》）：桂枝有桂枝之症，症不妨與麻黃之發熱惡風相同，而頭痛汗出之桂枝症自在也。脉不必盡浮緩，有是症即有是藥，所謂略脉而從症者此也。《卷四·太陽上篇》

高學山曰（《傷寒尚論辨似》）：此言桂枝湯之全症，但四症重在後二症，尤重在汗出一症。蓋頭痛發熱與麻黃湯症同，而惡風亦惡寒中之所兼見。《太陽上篇》

原文 太陽病，項背强几几，反汗出惡風者，桂枝加葛根湯主之。（14）

成無己曰（《注解傷寒論》）：几几者，伸頸之貌也。動則伸頸，搖身而行。項背强者，動則如之。項背几几者，當無汗，反汗出惡風者，中風表虛也，與桂枝湯以和表，加麻黃葛根以祛風，且麻黃主表實，後葛根湯證云：太陽病，項背强几几，無汗惡風，葛根湯主之。藥味正與此方同。其無汗者，當用麻黃，今自汗出，恐不加麻黃，但加葛根也。

方有執曰（《傷寒論條辨》）：邪湊太陽，則項背强，加陽明則頸亦病，故曰几几也。反，轉也。言太陽未罷，汗轉出不已，而惡風猶在也。以太陽尚在，故用桂枝爲主方，以初有陽明，故加葛根爲引用。《卷一·太陽上篇第一》

王肯堂曰（《傷寒準繩》）：《詩·幽風》狼跋云：赤舃几几。注云：几几，絢貌。絢，謂拘着。舃，履頭，爲行戒，狀如刀衣，鼻在履頭。言取自拘持，使低目不妄顧視。按此可以想見項背拘强之狀者。作鳥羽釋，則幾當音殊，而於拘强之義反不切矣。《帙二·太陽病》

張璐曰（《傷寒纘論》）：仲景以所顯證全似太陽，其間略兼項背几几爲陽明之候，未至兩經各半，故不用合病二字。然雖不名合病，其實乃合病之初證也。《卷上·合病并病》

張錫駒曰（《傷寒直解》）：此病太陽之經輸也。太陽之經輸在背，《經》云，邪入於輸，腰脊乃强。項背强者，邪入於輸而經氣不舒也。……夫邪之中人，始於皮膚，次及於肌絡，次及於經輸，邪在於經輸，則經輸實而皮毛虛，故反汗出而惡風也。宜桂枝以解肌，加葛根以宣通經絡之氣。《卷二·辨太陽脉證篇》

高學山曰（《傷寒尚論辨似》）：項與太陽頭項强痛之項不同，蓋太陽之言項，在後髮際，此言結喉旁，人迎是也。几几，禽鳥伸頸之狀，以陽明之經隧從頭維，歷項前人迎等穴而下行，今太陽之邪傳之，則人迎躁盛而項不可俯，故强也。背亦强而惡風者，太陽未罷之候，言本太陽病，今未罷，而又見陽明經病。有汗者，即從解太陽之桂枝湯內加葛根，無汗者，即從解太陽之桂枝湯內加麻黃葛根，則太陽解，而陽明初受之經邪亦釋矣。《合病》

原文 桂枝加葛根湯方

葛根四兩　麻黃三兩，去節　芍藥二兩　生薑三兩，切　甘草二兩，炙　大棗十二枚，擘　桂枝二兩，去皮

上七味，以水一斗，先煮麻黃、葛根，減二升，去上沫，納諸藥，煮取三升，去滓。溫服一升。覆取微似汗，不須歠粥，餘如桂枝法將息及禁忌。臣億等謹按：仲景本論，太陽中風自汗用桂枝，傷寒無汗用麻黃，今證云汗出惡風，而方中有麻黃，恐非本意也。第三卷有葛根湯證云無汗惡風，正與此方同，是合用麻黃也。此云桂枝加葛根湯，恐是桂枝中但加葛根耳。

許宏曰（《金鏡內臺方議》）：汗出惡風者，乃中風證也，屬桂枝湯主之。今此汗出惡風而反几几，又復項背強者，乃風盛於表也，此屬桂枝湯中加葛根主之。几几者，如鳥飛伸頸之貌，既項背強，又復几几者，當無汗，今反汗出惡風者，故知風盛於表也。葛根性平，能祛風邪解肌表，以此用之爲使，而佐桂枝湯之用。《卷一·桂枝加葛根湯》

方有執曰（《傷寒論條辨》）：蓋葛根者，走陽明之經者也，然則桂枝加葛根之所以爲湯，其太陽陽明差多差少之兼解歟？舊本以葛根湯方爲增補，謬甚，今依經文桂枝加例補注。太陽一經，分榮分衛，桂枝麻黃所以同主一經；陽明、少陽，經絡藏府耳，葛根、柴胡，所以各專一經矣。《卷一·太陽上篇第一》

盧之頤曰（《仲景傷寒論疏鈔金錍》）：桂枝、麻黃、葛根三藥，區分功力，何以別之？曰：悉屬象形。桂枝象人經脉，經脉凝澀者流行之，仍使如環之無端也。麻黃象人毛孔，毛孔閉塞者開通之，仍使開合之無間也。葛根象人理腠，理腠過閉者分解之，仍使皮膚藏府，交合乎理文，三焦氣血，通會於元真也。曰：桂枝之解肌，解肌層之經脉，葛根之解肌，解肌層之理腠，一屬貫注，一屬敷布之有別歟。曰：然則葛根之與麻黃，互爲關鍵者矣。曰：理腠係毛孔之關機，毛孔係理腠之橐鑰，決之開則開，決之合則合。理有一息過密，則竅有一息之閉拒，竅有一息之閉拒，則理有一息之過密。欲析其機，必先經脉始，經脉貫注，斯理腠敷布，斯毛孔開合，否則開者折其開，合者折其合，互爲關鍵者以此。《卷二·太陽病辨證第二》

王子接曰（《絳雪園古方選注》）：桂枝加葛根湯，治邪從太陽來，才及陽明，即於方中加葛根，先於其所往，以伐陽明之邪。因太陽未罷，故仍用桂枝湯以截其後，但於桂枝芍藥各減一兩，既不使葛根留滯太陽，又可使桂枝芍藥併入陽明，以監其發汗太過。其宣陽益陰之功，可謂周到者矣。《上卷·和劑》

文通曰（《百一三方解》）：此桂枝湯加減之法也。夫病若兼他經，尚不臨症加減，所謂治一經損一經，則寒病未已，熱病復起矣。故加減之妙，乃先師示人活法，不出規矩之中而神明變化於規矩之外，此良醫之能事，粗工之眩亂者也。非若後世之庸醫，不論何經當以何方爲主，而匯藥治病，謂之加減，廣絡原野，以幸弋獲者可比。此方因中風之人，項背几几，故知其胃中有熱，胃熱則絡熱，所謂極熱傷絡者也。若與桂枝則胃熱不受而傷絡，必致有嘔血吐膿之患，不然，陽明一熱，必厥而後汗出，汗出必大渴不已，又須平其陽明，豈非治一經損一經乎！蓋背乃肺地，胃熱蒸肺，與寒相爭，故項背几几，仲景只於桂枝湯中，加葛根四兩以平胃熱，減桂枝一兩以治中風，則二分葛根監一分桂枝，防胃熱又不傷絡，而中風可愈矣。《上卷·桂枝加葛根湯》

陳恭溥曰（《傷寒論章句·方解》）：桂枝加葛根湯，和解肌腠，宣通經輸之方也。……余推而用之，凡遇有桂枝證，或兼有臂膊痛者，或兼有腰腿強者，每以此方與之，無不應手，蓋臂膊腰腿皆經輸也。《卷五·桂枝加葛根湯》

原文 太陽病，下之後，其氣上衝者，可與桂枝湯，方用前法。若不上衝者，不得與之。（15）

龐安時曰（《傷寒總病論》）：太陽病下之後，其氣上衝，其脉必浮，可依證發汗。不與汗則成結胸也。凡發汗脉浮大，雖大便秘、小便少者，可發汗而解也。合汗不汗，諸毛孔閉塞，悶絕而死。《卷二·可發汗症》

成無己曰（《注解傷寒論》）：太陽病屬表，而反下之，則虛其裏，邪欲乘虛傳裏。若氣上衝者，裏不受邪，而氣逆上，與邪爭也，則邪仍在表，故當復與桂枝湯解外；其氣不上衝者，裏虛不能與邪爭，邪氣已傳裏也，故不可更與桂枝湯攻表。

方有執曰（《傷寒論條辨》）：氣上衝者，陽主氣而上升，風屬陽，所以乘下後裏虛。入裏而上衝也。但上衝而不他變，則亦有可下之機而不足爲大誤，然終以不先解表，致有上衝之逆，故曰：可與桂枝湯，方用前法。言以桂枝湯與前番所下之湯法合湯，再行表裏兩解之，如桂枝加大黃之類是也。若不上衝，則非陽邪可知，故曰不可與之。《卷一·太陽上篇》

盧之頤曰（《仲景傷寒論疏鈔金錍》）：無故而隕，縱不致洞瀉留中，裏陰業經疏泄，以致表失橫克，勢偏上越，桂枝湯宣發穀精，鼓生陽揚溢乎中外。外而內者，內而外，下而上者，上而下矣。《卷三·辨太陽第三》

柯琴曰（《傷寒論注》）：氣上衝者，陽氣有餘也，故外雖不解，亦不內陷，仍與桂枝湯汗之，上衝者因而外解矣。《卷一·桂枝湯證》

張錫駒曰（《傷寒直解》）：太陽病下之後，則太陽之氣當從肌腠而下陷矣，若不下陷而氣上衝者，是不因下而內陷，仍在於肌腠之間，可與桂枝湯以解肌中之邪。若不上衝者，邪已隨氣而內陷，桂枝不得與之。《卷二·辨太陽脉證篇》

魏荔彤曰（《傷寒論本義》）：病發於陽，下之應成結胸，今不成結胸而氣上街，若不治則將成結胸矣。蓋上街者，陽邪被苦寒之品引入胸膈，其人胸膈之陽素盛，不受陷，故上衝，方與陰寒之藥力相拒爭耳。設陽氣素微，不能爭而衝，斯凝而結矣。……蓋病在表而下之，則陽已陷入，幸而不結胸而上衝，則陽氣仍欲透表，故仍用本湯，服依原法，使陽仍透表而出矣。《卷一·太陽上篇》

吳謙曰（《醫宗金鑒》）：太陽病，表未解而下之，裏實者，邪陷則爲結胸，大陷胸湯證也；裏虛者，邪陷則爲下利，桂枝人參湯證。胸實者，邪陷則爲胸中痞硬，氣上衝咽喉不得息，瓜蒂散證也。今胸虛邪陷於胸，故但爲氣上衝，是表尚未罷，然無壅滿不得息痞硬之證，故不可吐下，仍當解表，可與桂枝湯，如法汗之。使陷胸之邪，不受外束，胸中之氣，得以四達，自不致內壅而上衝矣。若不上衝者不可與也。《卷一·太陽上篇》

王丙曰（《傷寒論注》）：風寒邪在肌膚者，下之則陷，其有中焦不肯受邪而氣上衝者，尚能從表而出，可與桂枝湯。《卷一·太陽症用桂枝湯法》

章楠曰（《傷寒論本旨》）：下後其氣上衝，而太陽病證如故，因下之胃氣空虛，邪欲內入，而下焦氣衝，蓋衛氣起於下焦而行於表，表邪內逼，則衛氣不得敷布，由中直衝，故與桂枝湯解表，用前啜粥之法，助胃以達邪，其營衛自調，氣亦不衝也。下之氣不上衝者，必有別證變現，不可與桂枝湯矣。《卷五·汗吐下後並誤治諸證》

陳恭溥曰（《傷寒論章句》）：凡言下者，不必泥用藥下之，即自下利亦謂之下，今

醫少有用下藥者。《卷一·太陽篇》

鄭壽全曰（《傷寒恒論》）：應外解之病，而誤下之，脉浮邪仍在表者，俱可以桂枝湯，若因下而病現上衝，此間須宜詳察。蓋以爲上衝者，病邪欲外，故仍以桂枝湯，不衝者，邪不外出，故不可與。謂上衝而脉浮可與桂枝湯，上衝而脉不浮不可與。然上衝之候，多因誤下傷及胸中之陽，不能鎮納下焦濁陰之氣，以致上衝者極多，法宜收納溫固，又非桂枝所能也，學者務於病情脉息聲音動静有神無神處求之，則得其要矣。《卷一·太陽上篇》

高學山曰（《傷寒尚論辨似》）：太陽誤下後，原只兩路，裏氣虛者，表邪內陷而成結胸；裏氣實者，則雖泄而猶能拒邪於外，太陽之表症如故也。此條是二者夾空處一症。蓋下之而氣機以餒，邪氣之勢欲陷，幸而上衝者非别，蓋所謂氣也，反敗爲功，有復趨肌表之势，故仍用解肌之桂枝耳。若不上衝，則裏已受邪，再與桂枝，是既下以傷其陰津，復汗以竭其陽液矣，故戒。至於方用前法，言不得因下後而變其歠粥、微汗等之成法也。《太陽上篇》

原文 太陽病三日，已發汗，若吐、若下、若溫針，仍不解者，此爲壞病，桂枝不中與之也。觀其脉證，知犯何逆，隨證治之。桂枝本爲解肌，若其人脉浮緊，發熱，汗不出者，不可與之也。常須識此，勿令誤也。（16）

成無己曰（《注解傷寒論》）：太陽病，三日中曾經發汗、吐下、溫針，虛其正氣，病仍不解者，謂之壞病，言爲醫所壞病也。不可復與桂枝湯。審觀脉證，知犯何逆，而治之逆者，隨所逆而救之。

脉浮，發熱，汗出惡風者，中風也，可與桂枝湯解肌；脉浮緊，發熱，不汗出者，傷寒也，可與麻黃湯。常須識此，勿妄治也。

方有執曰（《傷寒論條辨》）：此原所以用桂枝之奥意，以見藥有反對，勉人當精其義以求的當之意。《卷一·太陽上篇第一》

盧之頤曰（《仲景傷寒論疏鈔金錍》）：桂枝湯法謂風薄肌層，邪留皮内，陽失所衞，則外者内侵，内者外溢，桂枝湯力輔生陽，袪邪翼正，正勝則邪負，風因亦汗解矣。若汗不出者，爲寒客膚層，毛孔閉拒，設僅以桂枝分解肌層，邪從何出？轉致反戈内潰，禍亂彌深，故必麻黄湯洞開萬竅，斯御縱有方。常須識此，珍重珍重。《卷三·辨太陽第三》

張璐曰（《傷寒纘論》）：寒傷營之脉證，不可復用桂枝湯，以中有芍藥收斂寒邪，漫無出路，留連肉腠，貽患無窮，故爲首禁。《卷上·太陽上篇》

柯琴曰（《傷寒論注》）：治之不當，故病仍不解。壞病者，即變症也。若誤汗，則有遂漏不止，心下悸，臍下悸等症。妄吐，則有饑不能食，朝食暮吐，不欲近衣等症。妄下，則有結胸痞硬，協熱下利，脹滿清穀等症。火逆，則有發黄圊血，亡陽奔豚等症。是桂枝症已罷，故不可更行桂枝湯也。桂枝以五味成方，減一增一，便非桂枝湯，非謂桂枝竟不可用。《卷一·桂枝湯方》

程知曰（《傷寒經注》）：病在太陽，治之不當，即成壞病，故初治不可不慎。桂枝不中與，以桂枝證罷也，若桂枝證仍在，則不謂之壞病矣。觀其脉證，隨所逆以施治，此治壞病法也。《卷三·太陽辨證》

鄭重光曰（《傷寒論條辨續注》）：壞，言歷過諸治法而不愈者，謂已汗已吐已下已溫針，病猶不解，則反復雜誤之餘，難以正名也。桂枝不中與，則桂枝證已罷可知，末三句，乃所以治之之法，必須辨脉辯證，察前所誤，今犯何逆，然後隨其證而治之。《卷一·太陽上篇》

尤怡曰（《傷寒貫珠集》）：若與或同，言或汗或吐或下或溫針，而病仍不解，即爲壞病，不必諸法雜投也。壞病者，言爲醫藥所壞，其病形脉證不復如初。不可以原法治也。《卷二·太陽救逆第四》

吳謙曰（《醫宗金鑒》）：太陽病三日，邪在三陽時也。若已經發汗，若吐、若下、若溫針，其法備施，病仍不解者，此爲壞病，由施治失宜也。此時即有表證，桂枝亦不中與，當觀其脉證，知所誤犯者何逆，而隨證治之，不可以成法拘也。《卷十一·壞病脉證篇》

黃元御曰（《傷寒懸解》）：太陽風寒有正治之法，桂枝麻黃是也。陽偏盛者，恐異日之入陽明，則有大青龍、白虎湯，早清其燥熱；陰偏盛者，恐異日之入三陰，則有小青龍、五苓散，預去其濕寒。處治不差，病在太陽一經，自當應藥而妥，不成壞病。醫不知此，實其實而虛其虛，若汗，若吐，若下，若溫針，補瀉異施，遂成壞病，非復太陽本色矣。壞病者，即後日之陽明與三陰也。陽盛而泄其陰則入陽明，陰盛而亡其陽則入三陰，桂枝麻黃之證變爲亢陽孤陰，是以曰壞。至於陽明，俟其府熱內實，一下而愈，猶爲逆中之順，然而府邪傷陰，失於急下，亦伏死機，則順中之逆，正自不少；若夫三陰陰盛陽負，動罹危亡，則逆居强半，而順不十三，仲景於是有救逆之法，隨證處治，轉逆爲從，元通微妙，良工苦心矣。《卷四·太陽中篇》

又曰：桂枝本解肌表以散風邪，若其人脉浮而緊，發熱汗不出者，是寒傷營血。營傷則束其衛氣，是當去芍藥之泄營血而用麻黃以泄衛氣，桂枝不可與也。與之表寒不解，反益經熱，是爲之誤。風家用桂枝所以不助經熱者，以其皮毛無寒，孔竅不閉，無須麻黃發表，但以芍藥之酸寒泄其營血，桂枝之辛溫通其經絡，血熱自能外達。若傷寒服之，衛鬱莫洩，經熱愈增，是助邪也。《卷三·太陽上篇》

王丙曰（《傷寒論注》）：太陽過開，則風邪由皮膚而留於肌，以桂枝湯解其肌，不欲其過開也。若傷於寒氣，則太陽合而不能開，豈可反治其開乎？《卷一·太陽病用桂枝湯法》

陳念祖曰（《傷寒論淺注》）：太陽病三日，已三陽爲盡，發汗則肌表之寒自解，若吐則中膈之邪當解，若下則腸胃之邪當解，若溫針則經脉之邪當解，當解而仍不解者，此爲醫者誤治壞病，壞病不關肌腠，故桂枝湯不中與也。觀其脉證，知犯何逆，或隨其發汗之逆，或隨其吐下溫針之逆，分各證而救治之可也。且更有必不可與者，不得不重叮嚀，桂枝湯本爲解肌，與麻黃湯爲膚表之劑迥別，蓋邪之傷人，先傷膚表，次及肌腠，惟風性迅速，從膚表直入肌腠，則肌腠實而膚表虛，所以脉浮緩汗自出，不曰傷而

177

曰中也。若其人脉浮緊，發熱汗不出者，明明邪在膚表，不在肌腠，不可與也。甚矣哉，桂枝湯爲不汗出之大禁，當須識此，勿令誤也。《卷一·太陽篇上》

章楠曰（《傷寒論本旨》）：太陽病僅三日，汗吐下溫針遍試之，邪仍不解，再誤三誤，氣血攪亂，證狀錯雜，只可名爲壞病，桂枝湯不中與也。當觀其脉證，細審來因，知犯何逆，隨其所逆之證而治之。《卷五·汗吐下後併誤治諸症》

又曰：此特明桂枝湯爲調營衛之法，非發汗之方也。營衛在肌膚之間，故解肌則營衛調和，桂枝湯爲此而設也。若其人脉浮緊，發熱汗不出者，是寒傷營而衛氣閉，須用發汗之方也。若誤用桂枝湯，而中有芍藥，則衛不能開，反閉其營，邪無出路，故常須識此，勿令誤也。《卷二·太陽中篇》

胡嗣超曰（《傷寒雜病論》）：人知桂枝宜於解肌矣，而不知有宜於此，即不宜於彼，毫厘千里，可不慎歟！解肌者，救肌也，言救其肌表而邪自解也。蓋血爲營，營行衛內，衛爲氣，氣行營外，統而言之，則營衛均爲太陽之表，分而言之，則營爲表之裏，衛爲表之表。脉浮同者，均爲表也，緩緊不同，汗出汗不出異者，表裏分也。是故二氣並行而表裏殊途，一經受病而虛實異治。此營衛氣餒，風寒外感，表虛自汗，法當解之者，和其虛而陰陽調也；表實無汗，法當宣之者，發其實而表裏通也。所以表虛陰泄，病屬中風，用和解之甘溫而惟恐不逮；表實氣張，病屬傷寒，用宣發之辛熱而須防太過。惟於同處得其所以同，則其獨異者自不能不異，此桂枝之所以不可與也。……仲景緣太陽經中表裏殊治，虛實互見，有異經同病者，有同經異病者，紛紛不一，故再三叮囑，不欲以桂枝誤表實，自不致以麻黃誤表虛也。《卷之四·太陽上篇》

黃寶臣曰（《傷寒辨證集解》）：按解肌二字，即微發汗解肌表之意。後人泥於肌字，遂謂桂枝湯非發汗之劑，顯悖經旨。且泥於内經邪風中人之次，而創出皮毛、膚表、肌腠種種層次名目，以麻黃桂枝兩方分屬之，無異痴人說夢。試觀桂枝湯方後所載與篇中宜用桂枝湯各條，當亦爽然自失矣。要之，桂枝湯爲發汗輕劑，麻黃湯爲發汗重劑，至若大青龍湯表裏分解，則又爲發汗之峻劑。以此區別，庶或近之，若以皮毛膚表肌腠等名目纏繞胸中，恐仲景之堂真無階可升矣。似又反不如營衛分屬之爲得也。《卷一·太陽上篇》

慶恕曰（《醫學摘粹》）：太陽病三日，經盡發汗、吐、下、溫針諸法仍然不解，此非入陽明之府，即入太陰之藏，是爲太陽壞病。是緣下汗補泄，治法錯誤而然。蓋陽盛而亡其陰，則入於府；陰盛則亡其陽，則入於藏。雖太陽表證未解，然不可作太陽病治。相其脉證，知其所犯何逆，隨證治之可也。《傷寒證六經提綱》

原文 若酒客病，不可與桂枝湯，得之則嘔，以酒客不喜甘故也。（17）

成無己曰（《注解傷寒論》）：酒客内熱，喜辛而惡甘，桂枝湯甘，酒客得之，則中滿而嘔。

方有執曰（《傷寒論條辨》）：酒客者，酒性濕熱，所謂胃家濕熱甚者，無喻此也。嘔，亦吐也，得湯則嘔，以酒客不喜甘。然即酒客不喜甘，得湯則嘔而推之，則凡服桂

枝湯而吐者，其義皆可以比類而察識矣。《卷一·太陽上篇第一》

盧之頤曰（《仲景傷寒論疏鈔金錍》）：秝穀成酒，氣偏慓悍，飲則令人氣高。薑桂性成，炎上作火，更兼芍藥，駢馳疾驅，大棗甘草，濡遲中土，得之轉激其性矣。自爾引氣上行，致作嘔逆，如石擊水，搏之過顙，理勢然也。《卷三·辨太陽第三》

張璐曰（《傷寒纘論》）：辛甘之法不可用，則用辛涼以撤其熱，辛苦以消其滿，自不待言矣。後人不察，每以葛根爲酒客所宜，殊不知又犯太陽經之大禁也。《卷上·太陽上篇》

張志聰曰（《傷寒論集注》）：《經》云：飲酒者，隨衛氣先行皮毛，先充絡脉。若酒客者，蓋假酒客以喻病在皮毛絡脉也。在皮毛則涉肌腠之外，在絡脉則涉肌腠之內，故不可與桂枝湯。蓋桂枝本爲解肌，又主辛甘發散之劑，得之則皮毛之邪從肌腠而入於中胃，故嘔。夫辛走氣而甘緩中，得之則嘔者，以酒客不喜甘味以緩中故也。《卷一·太陽上篇》

陳裕曰（《傷寒句解釋義》）：酒客病，脉浮自汗，由濕熱熏蒸，非肌表虛也。不可與桂枝湯，得湯則嘔，甘能助湧，以酒客不喜甘故也。《卷二·太陽上》

吳謙曰（《醫宗金鑒》）：酒客，謂好飲之人也。酒客病，謂過飲而病也。其病之狀：頭痛、發熱、汗出、嘔吐，乃濕熱熏蒸使然，非風邪也。若誤與桂枝湯服之，則嘔，以酒客不喜甘故也。《卷一·太陽上篇》

陳念祖曰（《傷寒論淺注》）：桂枝本爲解肌，以汗自出爲據，然亦有不可固執者。若酒客病，濕熱蘊於內，其無病時，熱氣熏蒸，固多汗出，及其病也，脉緩汗出可知矣。然其病却不在肌腠之內，故不可與桂枝湯。若誤與之，得此湯以助濕熱，甘能壅滿，且則爲嘔。蓋以酒客喜苦，而不喜甘故也。推之不必酒客，凡素患濕熱之病者，皆可作酒客翻也。《卷一·太陽篇上》

陳恭溥曰（《傷寒論章句》）：酒客皮毛空疏，邪中之先傷皮毛，未入肌理，且中胃虛而多濕，桂枝開肌理，開則邪入中胃，故不可與之。得之得嘔，中胃虛不受甘味，故上逆。《卷一·太陽篇》

高學山曰（《傷寒尚論辨似》）：酒之爲性，體濕氣熱，濕則留滯而易致滿，熱則炎上而易致逆，甘者浮而緩，緩能增其留滯而愈滿，浮能益其炎上而愈逆，故酒家得湯則嘔也。然此條，當與中篇四條，嘔家不可與建中湯合看，蓋風寒之在太陽者，正宜保此陽明胃府之元氣，以爲內拒後應，倘只顧一邊，而忘其爲酒客嘔家，投以甘甜之劑，引其嘔吐，而藥仍不受，一則欲解肌而反虛其中氣，一則欲建中而轉傷其胃元，是非治太陽，而速之入陽明也。其爲禍可勝道哉。《太陽上篇》

黃竇臣曰（《傷寒辨證集解》）：酒客病，謂中風而見發熱汗出惡風之病也。不可與桂枝湯者，以酒客不喜甘，故得之則嘔也。推之，酒客即非患中風之病亦不可與，又在言外矣。《卷一·太陽上篇》

原文 喘家，作桂枝湯，加厚朴、杏子佳。（18）

成無己曰（《注解傷寒論》）：太陽病，爲諸陽主氣，風甚氣擁，則生喘也。與桂枝湯以散風，加厚朴、杏仁以降氣。

張志聰曰（《傷寒論集注》）：此承上文言皮毛之邪不從肌腠而入於中胃，則閉據皮毛而爲喘。夫喘家肺氣之不利，由於脾氣之不輸，故桂枝湯加厚朴以舒脾氣，杏子以利肺氣乃佳，不宜但用桂枝以解肌也。《卷一·太陽上篇》

錢潢曰（《傷寒溯源集》）：此示人用藥之活法，當據理合法加減，不可率意背理妄加也。言凡作桂枝解肌之劑，而遇有氣逆喘急之兼症者，皆邪壅上焦也。蓋胃爲水穀之海，肺乃呼吸之門，其氣不利，則不能流通宣布，故必加入厚朴杏仁乃佳。杏子，即杏仁也，前人有以佳字爲仁字之訛者，非也。《卷一·太陽上篇》

黃元御曰（《傷寒懸解》）：平素喘家，胃逆肺阻，作桂枝湯解表，宜加朴杏，降逆而破壅也。《卷四·太陽中篇》

陳念祖曰（《傷寒論淺注》）：桂枝本爲解肌，若喘則爲邪據於表，表氣不通而作，宜麻黃而不宜桂枝矣。然亦有桂枝證悉具，惟喘一證不同，當知是平日素有喘之人，名曰喘家，喘雖愈，而得病又作。審係桂枝證，亦不可專用桂枝湯，宜加厚朴，從脾而輸其氣，杏子從肺以利其氣佳。《卷一·太陽篇上》

原文 凡服桂枝湯吐者，其後必吐膿血也。（19）

成無己曰（《注解傷寒論》）：內熱者，服桂枝湯則吐，如酒客之類也。既亡津液，又爲熱所搏，其後必吐膿血。吐膿血，謂之肺痿。《金匱要略》曰：熱在上焦爲肺痿。謂或從汗或從嘔吐，重亡津液，故得之。

方有執曰（《傷寒論條辨》）：胃家濕熱本甚者，復得桂枝之大熱，則兩熱相搏於中宮。搏則必傷，甘又令人中滿，壅氣而上溢，所以胃不司納，反上湧而逆出也。然胃屬土，土者金之母，肺屬金，金者土之子，母病固傳子，胃家濕熱甚，則必傳之肺，肺受胃之濕熱，與邪熱搏鬱而蒸，久熱爲火，肺爲金，膿血者，金逢火化也。《卷七·太陽上篇第一》

柯琴曰（《傷寒論注》）：桂枝湯不特酒客當禁，凡熱淫於內者，用甘溫辛熱以助其陽，不能解肌，反能湧越，熱勢所過，致傷陽絡，則吐膿血可必也。《卷一·桂枝湯證》

程應旄曰（《傷寒論後條辨》）：桂枝用之於中風，則爲解肌，用之於傷寒，則爲閉邪。邪無出路，反得挾辛熱之助，怫鬱其營中之血，泛溢上升，吐而繼以膿血，所必然也。《卷五·辨太陽》

錢潢曰（《傷寒溯源集》）：其後必吐膿血句，乃未至而逆料之詞也。言桂枝性本甘溫，設太陽中風，投之以桂枝湯而吐者，知其人本陽邪獨盛於上，因熱壅上焦，以熱拒熱，故吐出而不能容受也。若邪久不衰，熏灼肺胃，必作癰膿，故曰其後必吐膿血也。此以不受桂枝而知之，非誤用桂枝而致之也。《卷一·太陽上篇》

吳謙曰（《醫宗金鑒》）：凡酒客得桂枝湯而嘔者，以辛甘之品能動熱助涌故也。若其人內熱素盛，服桂枝湯又不即時嘔出，則益助其熱，所以其後必吐膿血也。然亦有不吐膿血者，則是所傷者輕，而熱不甚也。《卷一·太陽上篇》

高學山曰（《傷寒尚論辨似》）：桂枝湯爲辛甘之劑，甘則胃喜受之，辛則肺喜行之，故能有容而達於肌分。服之反吐者，是胃濕而滿，不能受，肺熱而阻，不得行，即所謂酒客，嘔家是也。夫以濕熱之因，而致一藏一府，惡其所喜，將來鬱爲潰膿，出爲痰血，故曰其後。然則於吐何尤，而特於吐桂枝之日早卜之耳。喻注吐則熱勢淫溢於上焦。蒸爲敗濁，故必吐膿血，是謂吐膿血之故，由於桂枝之吐也。請問濕熱極盛之人，假令不吐，假令不服桂枝，其能免於吐膿血乎？無濕熱者，即服桂枝而探吐之，遂至吐膿血乎？非長沙公遺意也。《太陽亡篇》

原文 太陽病，發汗，遂漏不止，其人惡風，小便難，四肢微急，難以屈伸者，桂枝加附子湯主之。（20）

韓祇和曰（《傷寒微旨論》）：凡投發表藥，只要消解陰勝之氣，不務汗多爲法。若汗出太過，則成亡陽之病。仲景桂枝湯證云，令遍身漐漐然，微似有汗，不可如水流漓。今既見可汗證，當投發表藥，古人何故却云不可如水流。足知發表藥不謂汗多爲愈也。《卷上·治病隨證加減藥》

成無己曰（《注解傷寒論》）：太陽病，因發汗，遂汗漏不止而惡風者，爲陽氣不足，因發汗，陽氣益虛而皮腠不固也。《內經》曰：膀胱者，州都之官，津液藏焉，氣化則出。小便難者，汗出亡津液，陽氣虛弱，不能施化。四肢者，諸陽之本也。四肢微急，難以屈伸者，亡陽而脫液也。《針經》曰：液脫者，骨屬屈伸不利。與桂枝加附子湯，以溫經復陽。

盧之頤曰（《仲景傷寒論疏鈔金錍》）：太陽病發汗遂漏不止者，有甚如水流漓，卒使陽氣表亡，無所止息矣。其人惡風小便難者，風行渙汗，則衛氣解散；汗流液涸，則毛脉失精。四肢微急，難以屈伸者，謂諸陽之本，筋失養潤，關機廢馳，與有傷於筋，縱，其若不容，及液脫者屬骨，屈伸不利，足太陽氣絕，手足不可屈伸同一樞紐。附子功同火化，力堪再造，主潤宗筋，束骨而利關機也。桂枝仍得復走太陽，逆本拯標，化合土成，子令母實，喪亡者得以歸源，洩漏者方能固密。《卷三·辨太陽第三》

汪琥曰（《傷寒論辨證廣注》）：此條乃風寒之邪，始從太陽，直中少陰，其人肌表空疏，衛外之陽本虛，無熱可鬱，誤投麻黃湯，大發其汗，成注云，亡陽脫液，系真寒之證。《卷三·太陽上》

鄭重光曰（《傷寒論條辨續注》）：太陽中風，本自汗出，誤汗遂漏不止，即如水流漓之互辭也。既漏不止，腠理大開，外風復入，而惡風愈甚矣。小便難者，津液外洩，水道枯竭，且太陽本屬膀胱，諸陽主氣，氣從外洩，則氣化不及州都矣。四肢微急，難以屈伸者，脾主四肢，胃司津液，汗亡津液，筋失所養，有似拘攣。此陽氣與陰津兩傷，固表驅風，桂枝是主；回陽固汗，附子專司。《卷一·太陽上篇》

尤怡曰（《傷寒貫珠集》）：發汗傷陽，外風復襲，汗遂不止，《活人》所謂漏風是

也。夫陽者，所以實腠理，行津液，運肢體者也。今陽已虛，不能護其外，復不能行于裏，則汗出小便難。而邪風之氣，方外淫而旁溢，則惡風四肢微急，難以屈伸。是宜桂枝湯解散風邪，兼和營衛，加附子補助陽氣，并御虛風也。《卷一·太陽斡旋法第三》

沈金鰲曰（《傷寒論綱目》）：此四症併見，卻以汗不止，小便難為重，以二者由于心腎，故專治之，而惡風四肢急俱痊也。蓋太陽雖當汗，汗不止則亡陽，風乘虛入，故又惡風，汗多必津竭，故小便難。四肢者，諸陽之本，陽亡則不能榮筋，故筋急而屈伸不利也。《卷一·太陽經證》

陳修園曰（《傷寒論淺注》）：太陽病固當汗之，若不取微似有汗，為發汗太過，遂漏不止。前云如水流漓，病必不除，故其人惡風猶然不去。汗渙於表，津竭於裏，故小便難。四肢為諸陽之本，不得陽氣以養之，故微急，且至難以屈伸者，因亡陽以脫液，必以桂枝加附子湯主之。方中取附子以固少陰之陽，固陽即所以止汗，止汗即所以救液，其理微矣。《卷一·太陽篇上》

胡嗣超曰（《傷寒雜病論》）：又有腠理不密，一經發汗，遂如屋之漏水，綿綿不已者，於是衛氣虛則惡風，津液傷則小便難，汗暴出則無陽，汗不止則奪陰，陰陽兩虧，故四肢微急，難以屈伸也。桂枝湯斂汗液而和營衛，加附子扶陽也。《卷四·太陽上篇》

黃寶臣曰（《傷寒辨證集解》）：主以桂枝加附子湯，於固陽斂汗之中，和營衛而解肌表也。《卷一·太陽上篇》

原文 桂枝加附子湯方

桂枝三兩，去皮　芍藥三兩　甘草三兩，炙　生薑三兩，切　大棗十二枚，擘　附子一枚，炮，去皮，破八片

上六味，以水七升，煮取三升，去滓。溫服一升。本云桂枝湯，今加附子，將息如前法。

許宏曰（《金鏡內臺方議》）：病人陽氣不足，而得太陽病，因發汗，汗就出多不能止，名曰漏也。或至二三日不止，其人反惡風，此乃陽氣內虛，而皮腠不固也。又小便難者，汗出多，則亡津液，陽氣內虛，不能施化也。四肢者，諸陽之本，今亡而脫液，則四肢微急，難以屈伸，故與桂枝湯中加附子，以溫其經而復其陽也。

問曰：附子性大熱，今此太陽病服之，得無咎乎？答曰：陽極生陰，陰極生陽，此必然之理也。今本太陽病汗而成漏，則陽氣脫泄，其陰將長。縱用薑桂，亦無所應，必須附子剛烈之性，方能復其正陽之氣，而溫其經，用之既正，則無咎也，此乃傷寒法中溫經救急之法也。《卷一·桂枝加附子湯》

張璐曰（《傷寒纘論》）：用桂枝湯者，和在表之營衛，加附子者，壯在表之元陽，本非陽虛，是不用四逆也。《卷上·太陽下篇》

柯琴曰（《傷寒附翼》）：此離中陽虛，不能斂液，常用桂枝湯補心之陽，陽密則漏汗自止，惡風自罷矣。坎中陽虛，不能制水，必加附子以固腎之陽，陽回則小便自利，

四肢自柔矣。《卷上·桂枝加附湯》

王子接（《絳雪園古方選注》）：桂枝加附子，治外亡陽而內脫液。熟附雖能補陽，終屬燥液，四肢難以屈伸，其爲液燥，骨屬不利矣。仲景以桂枝湯輕揚力薄，必藉附子剛烈之性直走內外，急急溫經復陽，使汗不外泄，正以救液也。《卷上·和劑》

陳元犀曰（《長沙方歌括》）：太陽之臟即是少陰，太陽病本宜發汗，發之太過而爲漏不止，必用附子以固之。重至肢厥，必用四逆輩以救之。若惡風，小便難，四肢微急，難以屈伸者，皆汗出過多脫液，尚喜腎中之真陽未亡，只用附子大補少陰之氣，得桂枝湯爲太陽之專藥，令陰交於陽則漏止，漏止則液不外脫，而諸證俱除矣。《卷一·太陽方》

呂震名曰（《傷寒尋源》）：此治汗出漏風之方也。……太陽病當取漐漐微似有汗者佳，不可令如水流漓。大發其汗，衛撤藩籬，營不能守，遂至漏不止矣。腠理既開，風無所御，而津液盡隨陽氣外泄，無復滲膀胱而柔筋脉，乃至小便難，四肢微急，難以屈伸。種種變證，皆因衛氣撤護，致在內之津液，直趨於外，有莫御之勢，亟當乘津液尚未涸之時，固其衛氣，使趨外之津液，不返於內，故主桂枝湯加附子，以固衛之法，爲救液之法也。

此證全是衛氣外泄，津液內奪之象，而附子乃燥液之品，仲景偏用之救液，此何義也？蓋衛陽將脫，非得附子之大力，必不能迅走衛分以回陽，今但使衛陽亟固，先斷其外泄之路，則就吾身固有之津液，還返於內，陽回而津自復，更無藉他藥生津潤燥之力，此其立方之所以聖也。《下集·桂枝加附子湯》

陳恭溥曰（《傷寒論章句·方解》）：加附子於桂枝湯中，以固少陰真陽之品，爲補太陽表陽之用。《卷五·桂枝加附子湯》

鄭壽全曰（《傷寒恒論》）：桂枝加附子湯，意在用附子取內以固其根蒂，得桂枝外以祛其未盡之邪，內外兼備，斯無大害。庶不失立方之妙也。《卷上·太陽上篇》

慶恕曰（《醫學摘粹》）：腎氣者，諸陽之本，汗漏不止，則腎中陽根洩而不藏，故用桂枝達肝木之鬱陷，芍藥斂風氣之疏泄，薑甘大棗補脾精而和中氣，附子暖腎水以益陽根也。《傷寒十六證類方》

原文 太陽病，下之後，脉促、胸滿者，桂枝去芍藥湯主之。（21）

成無己曰（《注解傷寒論》）：脉來數，時一止復來者，名曰促。促爲陽盛，則不因下後而脉促者也。此下後脉促，不得爲陽盛也。太陽病下之，其脉促不結胸者，此爲欲解。此下後脉促而復胸滿，則不得爲欲解，由下後陽虛，表邪漸入而客於胸中也。與桂枝湯以散客邪，通行陽氣，芍藥益陰，陽虛者非所宜，故去之。

盧之頤曰（《仲景傷寒論疏鈔金鎞》）：誤下裏氣既疏，表反揚越，故令脉促。蓋裏者表之守也，裏失其守，表雖揚越，勢難久持，持久將隕，隕復旋越，脉亦效象，其來益數，時一止，續復來也。胸滿者，偏於揚越，則失於橫克，不能分布諸氣，壅塞而成滿悶，諸陽之氣，起於胸中故也。去芍藥者，恐其上達，表盡越矣。甘草大棗，建立中

央，桂枝生薑，自中橫偏，揚越而上者，既得其憑，機衡仍得出而蕃茂，降而容平矣。《卷三·辨太陽第三》

柯琴曰（《傷寒論注》）：促爲陽脉，胸滿爲陽症。然陽盛則促，陽虛亦促；陽盛則胸滿，陽虛亦胸滿。此下後脉促而不汗出，胸滿而不喘，非陽盛也。是寒邪內結，將作結胸之症。桂枝湯陽中有陰，去芍藥之酸寒，則陰氣流行，而邪自不結，即扶陽之劑矣。《卷一·桂枝湯證》

張志聰曰（《傷寒論集注》）：太陽病下之後，則內亡其陰矣。脉促胸滿者，太陽之氣不得陰氣相接而仍在於外也，故宜桂枝湯調和太陽之氣於肌腠，閑芍藥苦泄，恐更亡其陰，故去之。《卷一·太陽上篇》

張錫駒曰（《傷寒直解》）：太陽之氣由胸而出入，今下後陽虛，不能出入於外內，以致外內之氣不相順接，故脉促而胸滿，宜桂枝湯調和太陽之氣，使之出入於外內。太陰篇云，設當行大黃芍藥者，宜減之。是芍藥味苦氣泄，尤非下後所宜，故去之。《卷二·太陽篇》

吳謙曰（《醫宗金鑒》）：太陽病，表未解而下之，胸實邪陷，則爲胸滿，氣上衝咽喉不得息，瓜蒂散證也。胸虛邪陷，則爲氣上衝，桂枝湯證也。今下之後，邪陷胸中，胸滿脉促，似乎胸實而無衝喉不得息之證，似乎胸虛又見胸滿之證，故不用瓜蒂散以治實，亦不用桂枝湯以治虛，惟用桂枝之甘辛，以和太陽之表，去芍藥之酸收，以避胸中之滿。《卷一·太陽上篇》

沈金鰲曰（《傷寒論綱目》）：胸滿本陽症，但下後滿而不喘，則是寒邪內結，將作結胸矣。故知胸滿不但陽盛，即陽虛者亦然也。《卷三·胸脅脹滿疼痛》

陳念祖曰（《傷寒論淺注》）：太陽之氣，由胸而出入，太陽病，誤下之後，陽衰不能出入於外內，以致外內之氣，不相交接，其脉數中一止，其名爲促，氣滯於胸而滿者，桂枝去芍藥湯主之。蓋桂枝湯爲太陽神方，調和其氣使出入於外內，又恐芍藥之苦寒以緩其出入之勢，故去之。《卷一·太陽篇上》

原文 桂枝去芍藥湯方

桂枝三兩，去皮　甘草二兩，炙　生薑三兩，切　大棗十二枚，擘
上四味，以水七升，煮取三升，去滓。溫服一升。本云桂枝湯，今去芍藥，將息如前法。

龐安時曰（《傷寒總病論》）：芍藥微酸，脉促胸滿恐成結胸，故去芍藥之佐，全用辛甘，發散其毒氣也。《卷二·可發汗證》

許宏曰（《金鏡內臺方議》）：太陽病不應下而下之，則脉促而滿。此爲表邪未盡，而動藏府，則邪結於胸中而不得散。陽氣內虛，榮衛奔亂，其脉促也。不可便言結胸，只屬桂枝去芍藥湯主之，芍藥能益陰氣，今邪客胸中，不宜益其陰也，故去之。《卷一·桂枝去芍藥湯》

王子接曰（《絳雪園古方選注》）：芍藥專益陰氣。桂枝湯去芍藥者，誤下陽虛，濁

陰必僭於中焦，故去芍藥之酸寒，存一片陽和甘緩之性，得以載還中焦陽氣，成清化之功。《卷上·和劑》

陳蔚曰（《長沙方歌括》）：《傷寒論》大旨，以得陽則生。上節言汗之遂漏，慮其亡陽，此節言下後脉促胸滿，亦恐亡陽。蓋太陽之氣，由至陰而上於胸膈，今因下後而傷胸膈之陽，斯下焦濁陰之氣僭居陽位而爲滿，脉亦數中一止而爲促，治宜急散陰霾，於桂枝湯去芍藥者，恐其留戀陰邪也。《卷一·太陽方》

呂震名曰（《傷寒尋源》）：胸滿非下後陽邪之內陷，實因下後陰邪之上搏，但當扶陽逐邪，不宜再益陰氣，故治法仍主桂枝，而方中芍藥，自在急刪之列也。《下集·桂枝去芍藥湯》

慶恕曰（《醫學摘粹》）：下後脉促，表邪未解，而益以胸滿，則陽衰胃逆，濁氣冲塞，故用桂枝生薑以驅表裏之寒，用大棗甘草以補脾精也。《傷寒十六證類方》

原文 若微寒者，桂枝去芍藥加附子湯主之。（22）

成無己曰（《注解傷寒論》）：陽氣已虛，若更加之微惡寒。則必當溫劑以散之，故加附子。

張志聰曰（《傷寒論集注》）：若微寒者，陽氣已虛，故加熱附以固補其生陽。《卷一·太陽上篇》

尤怡曰（《傷寒貫珠集》）：若微惡寒者，其人陽不足，必加附子以助陽氣而逐陰邪，設徒與前法，則藥不及病，雖病不增劇，亦必無濟矣。《卷二·太陽救逆法第四》

吳謙曰（《醫宗金鑒》）：若汗出微惡寒者，去芍藥方中加附子主之者，以防亡陽之變也。《卷一·太陽上篇》

邵仙根曰（《傷寒指掌》邵評）：風寒在經，本無下法，誤下而陽氣大傷，其脉必促而無力，胸中虛滿，按之必軟而不痛，乃邪客胸中而無實熱，其邪仍在陽分，胃陽固下而傷，寒邪將結而未聚，故用辛甘溫藥，從陽引而去之。微惡寒者，陽虛而陰氣凝聚，前方恐不勝任，故加附子以通陽而逐陰邪也。《卷二·救逆述古》

陳念祖曰（《傷寒論淺注》）：若脉不見促而見微，身復惡寒者，爲陽虛已極，桂枝去芍藥方中加附子湯主之。恐薑桂之力微，必助之附子而後可。《卷一·太陽篇上》

章楠曰（《傷寒論本旨》）：此脉促胸滿，邪將入裏，故當用桂枝湯去芍藥之斂，而以純溫辛甘之法，助陽達邪，使其仍從表解也。若微惡寒者，陽氣已傷，更加附子溫裏以達表也。《卷五·汗吐下後并誤治諸法》

原文 桂枝去芍藥加附子湯方
桂枝三兩，去皮 甘草二兩，炙 生薑三兩，切 大棗十二枚，擘 附子一枚，炮，去皮，破八片
上五味，以水七升，煮取三升，去滓。溫服一升。本云桂枝湯，今去芍藥，加附子，將息如前法。

許宏曰（《金鏡內臺方議》）：此太陽病陽氣未實，而表邪未解，下之太早，則陽氣內虛，故微惡寒；表邪未解，則脉促胸滿。急則治其標，必用附子先救其陽，去芍藥以損其陰。《卷一·桂枝去芍藥加附子湯》

柯琴曰（《傷寒論注》）：若微見惡寒，則陰氣凝聚，恐薑桂之溫，力薄不能散邪，加附子之辛熱，爲純陽之劑矣。仲景於桂枝湯一減一加，皆成温劑，而更有淺深之殊也。《卷一·太陽上篇》

陳蔚曰（《長沙方歌括》）：若見惡寒，爲陽虛已極，徒抑其陰無益，必加熟附以壯其陽，方能有濟。《卷一·太陽方》

章楠曰（《傷寒論本旨》）：此方既以附子之純陽易芍藥，而反不減生薑者，以其惡寒，不特因誤治亡陽，而表邪猶未去也。故以附子配甘草大棗固元陽，仍藉生姜佐桂枝達表去邪，而與桂枝去芍藥湯證治大異也。《卷九·汗吐下後篇方》

呂震名曰（《傷寒尋源》）：上條脉促胸滿，是下後陽虛，陰邪搏膈，但當薑桂助陽散邪，不宜芍藥益陰增滿，若微惡寒，則搏膈之陰邪，漸將侵越衛外，瞬有亡陽之變矣。前方去芍藥而薑桂之力尚不足以勝回陽之任，故必藉附子之剛烈，迅走衛外，以驅陰而復陽，預杜亡陽之變也。《下集·桂枝去芍藥加附子湯》

慶恕曰（《醫學摘粹》）：微惡寒者，不止脾陽之虛，而腎陽以敗，故加附子之辛温以驅里寒也。《傷寒十六證類方》

原文 太陽病，得之八九日，如瘧狀，發熱惡寒，熱多寒少，其人不嘔，清便欲自可，一日二三度發。脉微緩者，爲欲愈也；脉微而惡寒者，此陰陽俱虛，不可更發汗、更下、更吐也；面色反有熱色者，未欲解也，以其不能得小汗出，身必癢，宜桂枝麻黃各半湯。（23）

成無己曰（《注解傷寒論》）：傷寒八九日，則邪傳再經又遍三陽，欲傳三陰之時也。傳經次第，則三日傳遍三陽，至四日陽去入陰，不入陰者爲欲解。其傳陰經，第六日傳遍三陰，爲傳經盡而當解。其不解傳爲再經者，至九日又遍三陽，陽不傳陰則解。如瘧，發作有時也。寒多者爲病進，熱多者爲病退。經曰，厥少熱多，其病爲愈，寒多熱少，陽氣退，故爲進也。今雖發熱惡寒，而熱多寒少，爲陽氣進，而邪氣少也。裏不和者，嘔而利，今不嘔，清便自調者，裏和也。寒熱間日發者，邪氣深也；日一發者，邪氣復常也；日再發者，邪氣淺也；日二三發者，邪氣微也。《內經》曰：大則邪至，小則平。言邪甚則脉大，邪少則脉微，今日數多而脉微緩者，是邪氣微緩也，故云欲愈。脉微而惡寒者，表裏俱虛也。陽，表也，陰，裏也。脉微爲裏虛，惡寒爲表虛，以表裏俱虛，故不可更發汗、更下、更吐也。陰陽俱虛，則面色青白，反有熱色者，表未解也。熱色爲赤色也。得小汗則和。不得汗，則得邪氣外散皮膚而爲癢也，與桂枝麻黃各半湯，小發其汗，以除表邪。

方有執曰（《傷寒論條辨》）：八九日，約言久也。如瘧狀，謂往來寒熱而無作輟之常也。發熱惡寒，熱多寒少者，風寒俱有而寒少風多也。不嘔不渴，清便欲自可，邪之往來，出入未徹表，入亦未及裏也。一日二三度發，乃邪居淺近，則往來易及而頻數，故脉亦微緩，而謂爲欲愈也。脉微而惡寒以下，重以不得解者言而出其治也。陰言後，陽言前，俱虛，故禁攻也。更，再也。不可汗，已過表也。不可吐下，未見有裏也。熱色，陽浮外薄也。然陽雖外薄，以陰寒持之而不能散，所以小汗亦不能得出，氣鬱而癢也。桂枝麻黃各半湯者，總風寒而兩解之之謂也。《卷一·太陽上篇》

盧之頤曰（《仲景傷寒論疏鈔金錍》）：太陽病得之八九日，如瘧狀之發熱惡寒，而熱多寒少，若嘔而寒熱，似半表裏，今其人不嘔；若便赤熱多，似裏有熱，今清便欲自可；亦不似瘧之有期，而發無常度。脉微緩者，微則病退，緩則正復，雖有寒熱不解，此脉陰陽爲和平，雖劇當愈。設脉但微，證但寒者，微即脉體細小，亦無波蕩抑揚之力，寒即陰象，亦將有似乎不能則爲病熱矣。故云陰陽俱虛，不可發汗。裏亦無熱，不可更下。邪不在胸，不可更吐。設面色反有熱色者，未欲解也。以其不能得小汗出，致熱氣上炎而色赤，拂鬱膚皮而作癢。亦不專主發表，亦不專主解肌，故亦各半之復方，調暢陰陽，葉和津液，遂得小汗而愈。《卷三·辨太陽第三》

張璐曰（《傷寒纘論》）：首節頗似小柴胡證，故以不嘔清便自調證之；次節雖脉微惡寒，止宜小建中加黃芪，以溫分肉，司開合，原非溫經之謂；後節面色反有熱色，言表邪未盡，故宜各半，不可與面合赤色比類而觀也。《卷上·太陽下篇》

秦之楨曰（《傷寒大白》）：內傷身癢，有實有虛；外感身癢，悉是表汗未出。故太陽症有身癢之條，陽明病有身如蟲行，皆是表邪無從而出，故身癢但坐以汗出不徹之故。夫表有風寒，則身痛；表有風熱，則身癢。總之，陽邪拂鬱於肌表不得汗出，則皮膚作癢。《卷二·身癢》

魏荔彤曰（《傷寒論本義》）：此條亦太陽風寒兩傷，分輕重之證立治法以示禁也。言太陽病，兼風寒傷表爲言也，遲至八九日，失於大青龍之治，而陰陽二邪交錯於表，因作寒熱如瘧狀。……蓋發熱，熱也，惡寒，寒也，然熱多寒少，寒之輕也，不嘔清便，熱之微也，所以欲自可。一日二三度發，二邪近在營衛之間，合則爭，離則息，作輟無時，非同真瘧之周身迂遠，間日一發，一日一發，有定時也。再診其脉而微緩，亦爲陰陽二邪輕微之象，所以不必施治，可以聽其自愈矣。……若脉亦同此微也，不如瘧之寒熱往來，但常常惡寒者，此則陰陽俱虛之證，與如瘧之證，迴不同也。前之脉微，正氣固微，然有發熱，有惡寒，邪氣交爭，而正氣能與之互勝，所以即言不可過於誅邪，惟恐其傷正，但勿治可矣。今不熱但寒，是陽虛於表，故惡寒也，陰虛于內，故無熱也。而脉方微，豈可更發汗，更下，更吐，以犯虛虛之戒哉？……再者脉雖微，身雖惡寒，面色反有熱色發見，則又與不發熱但惡寒者有間矣。仲師示之曰：未欲解也。又曰：以其不能得小汗出，身必癢。蓋其人陰陽雖虛，而陽氣尚能鬱而爲熱，見於面色。惟其正氣不足，故不能驅邪外出，故未欲解耳。未欲解者，邪氣欲解而正氣不能充足，遂其欲而解也。故不能得小汗出，亦因其正氣不足爲然也。又恐內真寒，外假熱，假熱之色見於面，惑人於微茫之間，復以身必癢三字征之。周身作瘡，陽氣欲出而不能，必須藥力催督之明矣。惟其風寒兩輕，正氣又微，故無所用其偏勝及重劑矣。桂枝麻黃各半，而配屬均停焉。《卷三·太陽下篇》

尤怡曰（《傷寒貫珠集》）：病在太陽至八九日之久，而不傳他經，其表邪本微可知。不嘔清便欲自可，則裏未受邪可知。病如瘧狀，非真是瘧，亦非傳少陽也。乃正氣內勝，數與邪爭故也。至熱多寒少，一日二三度發，則邪氣不勝而將退舍矣。更審其脉而參驗之，若得微緩，則欲愈之象也。若脉微而惡寒者，此陰陽俱虛，當與溫養，如新加湯之例，而發汗吐下，均在所禁矣。若面色反有熱色者，邪氣欲從表出，而不得小汗，則邪無從出，如面色緣緣正赤，陽氣怫鬱在表，當解之熏之之類也。身癢者，邪盛而攻走經筋則痛，邪微而游行皮膚則癢也。夫既不得汗出，則非桂枝所能解，而邪氣又微，亦非麻黃所可發，故合兩方爲一方，變大制爲小制，桂枝所以爲汗液之地，麻黃所以爲發散之用，且不使藥過病，以傷其正也。《卷一·太陽權變法第二》

黃元御曰（《傷寒懸解》）：太陽病，得之八九日之久，證如瘧狀，發熱惡寒，發熱多而惡寒少，此風多於寒，衛傷頗重而營傷頗輕。如其寒熱不能頻作，是後章桂二麻一之證也。若其人上不嘔下不洩，則中氣未傷；寒熱一日二三度發，是正氣頗旺，頻與邪爭；脉微和緩，則邪氣漸退，是爲欲愈，無用治也。若其脉微弱，而又惡寒者，此衛陽營陰之俱虛。蓋營虛則脉微，衛虛則惡寒，故不可更以他藥發汗吐下也。如其發熱脉浮，是後章桂枝越婢之證也。若外不惡寒而面上反有熱色者，是陽氣蒸發欲從外解，而表寒鬱迫，未欲解也。使得小汗略出，則陽氣通達，面無熱色矣。以其正氣頗虛，不得小汗，陽鬱皮腠，莫之能通，是其身必當發癢，解之以桂枝麻黃各半湯。《卷三·太陽上篇》

吳貞曰（《傷寒指掌》）：八九日過經不解，發熱惡寒如瘧狀，一日二三發，其人不嘔，非少陽也，小便清者，無裏熱也，面有熱色者，微邪未解也，身癢者，邪在皮膚中，欲出不得也，宜小汗之，桂枝麻黃各半湯。若有汗者，宜桂枝二麻黃一湯，熱多寒少，宜桂枝二越婢一湯。《卷一·太陽本病述古》

陳念祖曰（《傷寒論淺注》）：太陽頭痛項強發熱惡寒之病，得之八日已過至九日，正當少陽主氣之期，藉其氣以爲樞轉，故如瘧狀，亦見寒熱往來。究竟發熱惡寒，現出太陽本證，與真瘧不同。所幸者，寒熱並見之中，熱較多而寒卻少。太陽以陽爲主，熱多是主勝客負，露出吉兆。其人不嘔，邪不轉屬少陽。圊便欲自可，邪不轉屬陽明。其寒熱一日二三度發，不如瘧之有定候。太陽得少陽之樞轉，邪氣有不能自容之象。脉微者，爲邪衰，緩者，爲正復，皆爲欲愈之脉證也。設脉但見其微而不見其緩，是邪衰而正亦衰也。不見其發熱，而但見其惡寒者，是客勝主負也。蓋太陽底面，即是少陰，今脉微，即露少陰脉沉細之機，惡寒，即伏少陰厥逆及背寒之兆，此不獨太陽虛，而少陰與太陽俱虛，不可更發汗，更下，更吐也。雖然證脉如此，無宜其面色熱色矣，而面色反有熱色者，以諸陽之會在於面，猶幸陽氣未敗，尚能鼓鬱熱之氣而見於面，獨恨陽氣已虛，未能遂其所欲，自作小汗而解也。兹以其不能得小汗出，辨其面色有熱色，而知鬱熱之氣，欲達於肌表。又察其肌表之氣未和，而知周身必癢，邪欲出而不能出，宜桂枝麻黃各半湯以助之。《卷一·太陽篇上》

原文 桂枝麻黃各半湯方

桂枝一兩十六銖，去皮　芍藥　生薑切　甘草炙　麻黃去節，各一兩　大棗四枚，擘　杏仁二十四枚，湯浸去皮尖及兩仁者

上七味，以水五升，先煮麻黃一二沸，去上沫，納諸藥，煮取一升八合，去滓。溫服六合。本云桂枝湯三合，麻黃湯三合，并爲六合，頓服，將息如上法。臣億等謹按：桂枝湯方：桂枝、芍藥、生薑各三兩，甘草二兩，大棗十二枚。麻黃湯方：麻黃三兩，桂枝二兩，甘草一兩，杏仁七十個。今以算法約之，二湯各取三分之一，即得桂枝一兩十六銖，芍藥、生薑、甘草各一兩，大棗四枚，杏仁二十三個零三分枚之一，收之得二十四個，合方。詳此方乃三分之一。非各半也，宜云合半湯。

　　許宏曰（《金鏡內臺方議》）：桂枝湯治表虛，麻黃湯治表實，二者均曰解表，霄壤之異也。今此二方，合而用之者，乃解其表不虛不實者也。《卷一·桂枝麻黃各半湯》

　　盧之頤曰（《仲景傷寒論疏鈔金錍》）：環運再半，邪越肌層，侵淫皮表，此肌之外，膚之內，欲出無從，留連未已也。半以桂枝之奇，擊其惰返；半以麻黃之偶，導以前驅。所謂奇之不去，則偶之，是爲重方者以此。《卷三·辨太陽第三》

　　周揚俊曰（《傷寒論三注》）：風寒兩受，即所感或輕，而邪之鬱於肌表者，豈得自散，故面熱身癢，有由來也。於是立各半湯，減去分兩，使之小汗，豈非以邪微而正亦衰乎？《卷三·營衛俱傷證》

　　章楠曰（《傷寒論本旨》）：此方雖名麻桂各半，而桂枝重於麻黃，意在以和爲主，佐開腠泄邪。蓋桂枝湯本是調和營衛之法，因其感邪不重，爲日已多，風寒互持，脉微正虛，不能作汗，發如瘧狀。而熱多寒少，則風勝於寒，故以桂枝湯之調榮衛治風邪爲主，佐麻杏開腠以解寒，與大青龍之兩解風寒者相類而不同，彼因邪重，表陽鬱而煩躁，故重用發表，佐以清裏，此邪輕正虛，故以小劑和解之也。《卷九·太陽篇方》

原文 太陽病，初服桂枝湯，反煩不解者，先刺風池、風府，却與桂枝湯則愈。（24）

　　龐安時曰（《傷寒總病論》）：風池是少陽之經，陽維之會。不針天柱而取風池者，陽維維諸陽，巨陽與諸陽主氣故也。《卷二·可發汗證》

　　成無己曰（《注解傷寒論》）：煩者，熱也。服桂枝湯後，當汗出而身凉和；若反煩不解者，風甚而未能散也。先刺風池、風府，以通太陽之經，而泄風氣，却與桂枝湯解散則愈。

　　方有執曰（《傷寒論條辨》）：此乃默喻人以救服湯不如法，發汗不如經，因而生變者之微旨。讀者當以意逆，斯則得之，毋徒影射可也。蓋桂枝全在服法，發汗切要如經。若服不如法，汗不如經，經曰：病必不除。豈惟病不除，風愈得入而變愈劇，所以反煩。反，轉也。言轉加熱悶也。先刺風池風府者，預爲杜塞風之門路也。《卷一·太

張璐（《傷寒鑽論》）：服湯反煩，必服藥時不如法，不歠熱粥助藥力，肌竅未開，徒用引動風邪，漫無出路，勢必內入而生煩也。中風未傳變者，舍桂枝解肌，別無治法，故刺後仍服桂枝湯則愈。《卷上·太陽下篇》

柯琴曰（《傷寒論注》）：桂枝湯煮取三升，初服者，先服一升也。却與者，盡其二升也。熱鬱於心胸者，謂之煩，發於皮肉者，謂之熱。服湯反煩而外熱不解，非桂枝湯不當用也，以外感之風邪重，內之陽氣亦重耳。風邪本自項入，必刺風池，風府，疏通來路，以出其邪，仍與桂枝湯，以和營衛。《內經》曰，表裏刺之，服之飲湯，此法是矣。《卷一·桂枝湯證》

張錫駒曰（《傷寒直解》）：此言太陽之病涉於肌腠而復干於經脉也。病在肌腠，宜服桂枝湯，若初服之而反煩不解者，此由肌腠而干於經脉，宜先刺風池風府以瀉經中之邪，却後與桂枝湯以解肌則愈。《卷二·辨太陽脉證篇》

魏荔彤曰（《傷寒論本義》）：太陽中風之證，治或服藥不如法，出汗不如經，故煩而不解者有之，亦有風邪太盛，遽難得解，反增煩者有之，恐人認此煩為已傳裏之躁煩，故標出為示。言不解，則太陽之證俱在，但添一煩，知非傳裏之煩，而仍為表未解之煩也。必先刺風池風府者，正是因肌未得解，熱為風鬱，故刺二穴以泄之，却仍與桂枝湯，而服藥仍必如法，出汗仍必如經，表解而病即愈。《卷一·太陽上篇》

徐大椿曰《傷寒論類方》）：此非誤治，因風邪凝結於太陽之要路，則藥力不能流通，故不以解其結。蓋邪風太甚，不僅在衛而在經，刺之以泄經氣。《卷一·桂枝湯類》

章楠曰（《傷寒論本旨》）：初服一服，反煩不解，非藥不和，是因邪盛彌漫經脉，故先刺以泄之，却與桂枝湯則愈。蓋桂枝湯解肌調營衛，以中有芍藥收攝，未能開泄經脉之邪，故後又有桂枝湯去芍藥之法也。此教人認定風傷衛證，必用桂枝湯，不可因其變狀疑惑，而改用他法，則反誤矣。風池，少陽經穴，風府，督脉穴，皆在項後髮際，與太陽陽維通會者也。或曰：既不能開泄經脉之邪，何不即用桂枝去芍藥湯？余曰：因其自汗，營陰已傷，不得不用芍藥，故另用刺法，以洩經邪也。《卷二·太陽中篇》

高學山曰（《傷寒尚論辨似》）：風池、風府，經穴中之最能藏風而得名者。此平日素有風氣，伏於此穴，及外感風寒，相與固結，桂枝能解肌肉之邪，而不能搜剔穴中之隱蔽，且諸凡擊而不勝，俱能使其勢益張，故反煩也。刺二穴者，搗其宿病之巢穴，使之散於經絡，然後可以奏解肌之績耳。却與桂枝湯者，言脉症既對，不得為病情所眩惑而思變計也。《太陽上篇》

原文 服桂枝湯，大汗出，脉洪大者，與桂枝湯，如前法。若形似瘧，一日再發者，汗出必解，宜桂枝二麻黃一湯。（25）

成無己曰（《注解傷寒論》）：經曰：如服一劑，病證猶在者，故當復作本湯服之。服桂枝湯汗出後，脉洪大者，病猶在也；若形如瘧，日再發者，邪氣客於榮衛之間也。

與桂枝二麻黃一湯，解散榮衛之邪。

方有執曰（《傷寒論條辨》）：服桂枝湯證轉大汗出，脉轉洪大者，風多寒少，風邪欲散而寒持之，兩皆不得解而熱反甚也。與桂枝湯如前法者，重瘈之也。形如瘧日再發者，邪居淺而外向，終爲微寒所持，故曰汗出必解，言須發之也。桂枝二麻黃一湯者，重解風而輕於散寒也。《卷三·太陽下篇第三》

盧之頤曰（《仲景傷寒論疏鈔金錍》）：服違節制，病必不除，脉亦效明，爲洪爲大。本標未變，無藉他攻，仍與桂枝湯，依方制法，應爾霍然。若形似瘧，日再發者，此即未盡之邪伏留肌腠，固桂枝力遞橫充，復麻黃輔揚夏大，聽賴杏芍，突破端仙，復藉薑棗，奠安中夏，併力驅除，汗出乃散。《卷三·辨太陽脉證第三》

柯琴曰（《傷寒論注》）：服桂枝後大汗，仍可用之更汗，非若麻黃之不可復用也。即大汗出後，脉洪大，大煩渴，是陽邪內陷，不是汗多亡陽。此大汗未止，內不煩渴，是病猶在表，桂枝症未罷，當仍與之，乘其勢而更汗之，汗自漐漐，邪不留矣。是法也，可以發汗，汗生于穀也。即可以止汗，精勝而邪却也。若不用此法，使風寒乘汗客於玄府，必復惡寒發熱如瘧狀，然瘧發作有時，日不再發，此則風氣留其處，故曰再發耳。必倍加桂枝以解肌，少與麻黃以開表，所謂奇之不去則偶之也。《卷一·桂枝湯證》

錢潢曰（《傷寒溯源集》）：上半截，論但中風而無寒邪之證，自形如瘧以下，乃風寒均有之證也。言太陽中風，服桂枝湯，其風邪在衛而浮淺，當取微似汗，則傷衛之風邪解矣，使大汗出，則犯如水流漓之戒而病不除矣。脉洪大者，浮而洪大，中風鬱熱之所致，非傳入陽明之大也。若邪入陽明，當見陽明證矣。此所謂洪大，所以別其無寒緊之脉也。然中風之脉浮緩，此何以洪大乎？觀其服桂枝湯而不能解，知其爲風多而鬱熱之邪太重，故脉變洪大也。脉雖洪大而太陽中風之發熱汗出等證仍在，當仍與服桂枝湯如前法，令出微似汗可也。若往來寒熱，形狀如瘧而一日再發，則是風邪在表，爲寒氣所襲，遂成風寒並感，營衛兩傷之證。……則不但當用桂枝湯獨解衛分之邪，並當用麻黃兼發營中之汗矣。然一日再發，當以在衛之風邪爲主，入營之寒氣次之，故以桂枝二麻黃一湯治之。《卷四·太陽下篇》

秦之楨曰（《傷寒大白》）：似瘧者，發作有時而準也。按似瘧與潮熱，皆不失時候，但熱不寒者，名潮熱，先寒後熱者，名似瘧，表證也。《卷二·似瘧》

尤怡曰（《傷寒貫珠集》）：若其人病形如瘧，而一日再發，則正氣內勝，邪氣欲退之征，設得汗出，其邪必從表解，然非重劑所可發者，桂枝二麻黃一湯以助正而兼散邪，又約小其制，乃太陽發汗之輕劑也。《卷一·太陽斡旋法第三》

吳謙曰（《醫宗金鑒》）：服桂枝湯，大汗出，病不解，脉洪大，若煩渴者，則爲表邪已入陽明，是白虎湯證也。今脉雖洪大而不煩渴，則爲表邪仍在太陽，當更與桂枝湯如前法也。服湯不解，若形如瘧，日再發者，雖屬輕邪，然終是爲風寒所持，非汗出必不得解，故宜桂枝二麻黃一湯，小發榮衛之汗。其不用麻黃桂枝各半湯者，蓋因大汗已出也。《卷三·太陽下篇》

陳念祖曰（《傷寒論淺注》）：服桂枝湯取微似有汗者佳，若逼取大汗流漓而出，病反不除，其脉勢必變浮緩而爲洪大者，察其桂枝證未罷，當仍與桂枝湯，如前啜粥令微似汗之法。是法也，可以發汗，汗生于穀也，即可以止汗，精勝而邪却也，凡係肌腠之病，宜無不愈矣。若猶未能即愈，寒熱往來，其形如瘧，但瘧有定時，而此則作止無常，日再發而與瘧分別者，不獨肌病，兼見表病，表病汗出必解，宜桂枝二麻黃一湯，此服桂枝後少加麻黃之一法。《卷一·太陽篇上》

章楠曰（《傷寒論本旨》）：凡服表藥，只宜微微汗出，周身發透，則邪去正和，倘服藥不如法而大汗，其津氣奔越，邪反遺留。脉洪大者，氣浮而邪未净也，故宜桂枝湯調營衛，必如前啜稀粥之法而服，自可愈。若形如瘧，寒熱往來，一日再發者，兼有寒邪閉於營中，更須汗出而解，宜用桂枝湯二分調營衛，麻黃湯一分解風寒則愈。《卷二·太陽中篇》

原文 桂枝二麻黃一湯方

桂枝一兩十七銖，去皮　芍藥一兩六銖　麻黃十六銖，去節　生薑一兩六銖，切　杏仁十六箇，去皮尖　甘草一兩二銖，炙　大棗五枚，擘
上七味，以水五升，先煮麻黃一二沸，去上沫，納諸藥，煮取二升，去滓。溫服一升，日再服。本云桂枝湯二分、麻黃湯一分，合爲二升，分再服。今合爲一方，將息如前法。臣億等謹按：桂枝湯方：桂枝、芍藥、生薑各三兩，甘草二兩，大棗十二枚。麻黃湯方：麻黃三兩，桂枝二兩，甘草一兩，杏仁七十箇。今以算法約之，桂枝湯取十二分之五，即得桂枝、芍藥、生薑各一兩六銖，甘草二十銖，大棗五枚。麻黃湯取九分之二，即得麻黃十六銖，桂枝十銖三分銖之二，收之得十一銖，甘草五銖三分銖之一，收之得六銖，杏仁十五箇九分枚之四，收之得十六箇。二湯所取相合，即共得桂枝一兩十七銖，麻黃十六銖，生薑、芍藥各一兩六銖，甘草一兩二銖，大棗五枚，杏仁十六個，合方。

許宏曰（《金鏡內臺方議》）：聖人之用方，如匠者之用規矩，分毫輕重，不敢違越。且傷寒之方一百一十有三，其中有桂枝麻黃者大半，非曰繁復，在乎分兩之增減也。如桂枝湯加膠飴增芍藥，又曰小建中湯，加葛根麻黃，又曰葛根湯。如麻黃湯加石膏，又曰大青龍湯。若此者，不可盡紀，在乎智者之能精鑒也。今此一證，乃是服桂枝湯大汗出後，其形如瘧，日再發者，是原發汗不盡，餘邪在經所致也。爲其先發汗後，是以少與麻黃湯，多與桂枝湯，再和其榮衛，取微汗則解也。《卷一·桂枝二麻黃一湯》

柯琴曰（《傷寒附翼》）：服桂枝湯後，而惡寒發熱如瘧者，是本當用麻黃發汗，而用桂枝，則汗出不徹故也。凡太陽發汗太過，則轉屬陽明，不及則轉屬少陽，此雖寒熱往來，而頭項強痛未罷，是太陽之表尚在，故仍在太陽。此因風邪泊於營衛，動靜無常，故一日再發，或三度發耳。邪氣稽留於皮毛肌肉之間，固非桂枝湯之可解，已經汗過，又不宜麻黃湯之峻攻，故取桂枝湯三分之二，麻黃湯三分之一，合而服之，再解其

肌，微開其表，審發汗於不發之中，此又用桂枝後更用麻黃法也。《卷上·桂枝二麻黃一湯》

王子接曰（《絳雪園古方選注》）：桂枝銖兩多，麻黃銖數少，即啜粥助汗之變法。桂枝湯減用四分之二，麻黃湯減用四分之一，則固表護陰爲主，而以發汗爲復，假麻黃開發血脉精氣，助桂枝湯於衛分作微汗耳。第十六銖麻黃，不能勝一兩十七銖桂枝、一兩六銖白芍，則發汗之力太微，故又先煮麻黃爲之向導，而以桂芍襲其後也。《卷上·汗劑》

陳蔚曰（《長沙方歌括》）：服桂枝湯宜令微似汗，若大汗出脉洪大，爲汗之太驟，表解而肌未解也，仍宜與桂枝湯以啜粥法助之。若形似瘧，日再發者，是肌邪表邪俱未净，宜桂枝二以解肌邪，麻黃一以解表邪。《卷一·太陽方》

原文 服桂枝湯，大汗出後，大煩渴不解，脉洪大者，白虎加人參湯主之。（26）

成無己曰（《注解傷寒論》）：大汗出，脉洪大而不渴，邪氣猶在表也，可更與桂枝湯。若大汗出，脉洪大，而煩渴不解者，表裏有熱，不可更與桂枝湯。可與白虎加人參湯，生津止渴，和表散熱。

萬全曰（《傷寒摘錦》）：此太陽汗出不徹，循經復轉陽明也。白虎湯，陽明和解藥也。《卷上·太陽脉證治法》

張璐曰（《傷寒纘論》）：此本溫熱病，誤認寒疫，而服桂枝湯也。若是寒疫，則服湯後汗出必解矣，不知此本溫熱，誤服桂枝，遂至脉洪大，大汗煩渴不解，若誤用麻黃，必變風溫灼熱自汗等證矣。此以大汗傷津，故加人參以救津液也。《卷下·溫熱》

汪琥曰（《傷寒論辯證廣注》）：此條當是太陽證罷，轉屬陽明之證。因上條大汗出後，脉洪大，雖與桂枝湯，已有傳入陽明之勢，此增煩渴，的系白虎證，而非太陽病矣。《卷三·太陽病上》

張錫駒曰（《傷寒直解》）：此言太陽之氣由肌腠而通於陽明也。服桂枝湯當微似有汗者佳，今大汗出亡其陽明之津液也。胃絡上通於心，故大煩，陽明之上燥氣主之，故大渴，煩渴不解脉洪大者，陽氣盛也，故宜白虎加人參湯主之。《卷二·辨太陽脉證篇》

吳謙曰（《醫宗金鑒》）：大煩渴，陽明證也。洪大，陽明脉也。中風之邪，服桂枝湯，大汗出後不解，大煩渴脉洪大者，是邪已入陽明，津液爲大汗所傷，胃中乾燥故也。宜與白虎加人參湯，清熱生津，而煩渴自除矣。《卷一·太陽上篇》

邵仙根曰（《傷寒指掌》邵評）：服桂枝汗大出而大煩渴，脉見洪大，其邪已去太陽之表而入陽明之裏矣。陽明爲津液之府，熱邪內入，津傷火盛，故用白虎加人參湯，清熱存陰爲治。《卷二·救逆述古》

陳念祖曰（《傷寒論淺注》）：太陽之氣，由肌腠而通於陽明，服桂枝湯，當取微似有汗者佳，今逼取太過，則大汗出後，陽明之津液俱亡，胃絡上通於心，故大煩，陽明

之上，燥氣主之，故大渴不解，陽氣盛亢，診其脉洪大無倫者，白虎加人參湯主之。《卷一·太陽篇上》

　　鄭壽全曰（《傷寒恒論》）：服桂枝湯以致大汗，其人大渴者，由汗出過多，血液被奪，傷及胃中津液故也。原文主以人參白虎湯，取人參以救津液，取石膏以清內熱，的確之法也。《卷三·太陽下》

原文　白虎加人參湯方

知母六兩　　石膏一斤，碎，綿裹　　甘草二兩，炙　　粳米六合　　人參三兩

上五味，以水一斗，煮米熟，湯成，去滓。溫服一升，日三服。

　　柯琴曰（《傷寒附翼》）：此方乃清肅氣分之劑也。蓋胃中糟粕燥結，宜苦寒壯水以奪土，若胃口清氣受傷，宜甘寒瀉火而護金。甘寒之品，乃土中瀉火而生津液之上劑也。石膏大寒，寒能勝熱，味甘歸脾，性沉而主降，已備秋金之體，色白通肺，質重而含津，已具生水之用。知母氣寒主降，味辛能潤，洩肺火而潤腎燥，滋肺金生水之源。甘草土中瀉火，緩寒藥之寒，用爲舟楫，沉降之性，始得留連於胃。粳米稼穡作甘，培形氣而生津血，用以奠安中宮，陰寒之品，無傷脾損胃之慮矣。飲入於胃，輸脾歸肺，水精四布，煩渴可除也。更加人參者，以氣爲水母，邪之所湊，其氣必虛，陰虛則無氣，此大寒劑中，必得人參之力，以大補真陰，陰氣復而津液自生也。若壯盛之人，元氣未傷，津液未竭，只須滋陰以抑陽，不必加參而益氣，若元氣已虧者，但用純陰之劑，火去而氣無由生，惟加人參，則火瀉而土不傷，又使金能得氣，斯立法之盡善歟！《卷下·白虎加人參湯》

　　尤怡曰（《傷寒貫珠集》）：方用石膏，辛甘大寒，直清胃熱爲君，而以知母之咸寒佐之，人參甘草粳米之甘，則以救津液之虛，抑以制石膏之悍也。曰白虎者，蓋取金氣徹熱之義雲耳。《卷二·太陽幹旋法第三》

　　王子接曰（《絳雪園古方選注》）：陽明熱病化燥，用白虎加人參者，何也？石膏辛寒，僅能散表熱，知母甘苦，僅能降裏熱，甘草、粳米僅能載藥留於中焦，若胃經熱久傷氣，氣虛不能生津者，必須人參養正回津，而後白虎湯乃能清化除燥。《卷上·寒劑》

　　陳蔚曰（《長沙方歌括》）：大汗出外邪已解，而汗多亡陽明之津液。胃絡上通於心，故大煩；陽明爲燥土，故大渴；陽氣盛，故脉洪大。主以石膏之寒以清肺，知母之苦以滋水，甘草、粳米之甘，人參之補，取氣寒補水以制火，味甘補土而生金，金者水之源也。《卷一·太陽方》

原文　太陽病，發熱惡寒，熱多寒少。脉微弱者，此無陽也，不可發汗。宜桂枝二越婢一湯。（27）

　　方有執曰（《傷寒論條辨》）：風爲陽，病屬太陽而曰無陽，誠不可曉，闕疑可也。

或曰，無陽者，謂有疾在陰而無在陽也。審藥識病，即越婢觀之可知矣。越，踰也，過也。婢，女子之卑者也。女子，陰也。卑，少也。言其人本來虛弱，有宿疾在少陰，少陰之脉本身一弱，而有不可發汗之義，所以但責其難發汗之過在於少陰。法則謂之無陽，方則謂之越婢。《卷二·太陽下篇第三》

王肯堂曰（《傷寒準繩》）：前脉微緩面有熱色，身癢，以桂麻各半小汗之者，猶未弱也。此微而加弱焉，則又虛於前證矣，雖小汗亦不宜，故云不可發汗，決詞也。然病在太陽表證未罷，桂枝發散之藥終不可無，但不令汗而已。《帙二·太陽病》

張卿子曰（《張卿子傷寒論》）：無陽二字宜審，謂脾氣不發越耳。寒少，故桂枝少，熱多，故石膏多。《卷二·辨太陽病上》

盧之頤曰（《仲景傷寒論疏鈔金錍》）：太陽病發熱惡寒，熱多寒少，脉當浮大，反微弱者，則爲病熱較甚，轉致標陽剝落，脉亦效象，而微而弱矣，故言此無陽也。不可發汗者，不可更與麻黃湯，渙汗其大號也，宜桂枝二復越婢一湯。桂枝湯一名陽旦湯。陽旦者，而與物爲春，剝落卑下者，揚越而上，暖然齊春仁之潔矣。麻黃明兩作離，生薑溫暄宣攝，甘草大棗，執持中土，石膏石止維體，膏釋宣用，辛解葉標，高寒從化，則隕者越，卑者高，各有專向，毋希易簡，混没方制也。《卷三·辨太陽第三》

張璐曰（《傷寒纘論》）：無陽乃無津液之通稱，蓋津爲陽，血爲陰也。無陽爲脾胃衰，故不可更汗。然非汗則風寒終不解，惟取桂枝之二以治風邪，越婢之一以治鬱熱。越婢者，石膏之辛涼，以化胃之鬱熱，則熱化津生，而脾氣發越，得以行其胃液也。《卷上·太陽下篇》

程知曰（《傷寒經注》）：無陽與亡陽不同。亡陽者，發散之過，陽氣隨汗液而亡失也；無陽者，真陽虧少而無汗液可散也。太陽發熱宜桂枝，惡寒宜麻黃，熱多宜石膏，而脉微弱則爲陽氣虛少之候，而桂枝麻黃青龍三汗法俱不可用矣。然非得微汗，邪終不解，故以桂枝與越婢合用。越婢者，有麻黃之散寒而復有石膏之除熱，此於大青龍湯爲去杏仁之潤而加芍藥之收，而更狹小其制，則脉弱之人，不至大汗而亡陽矣，此用大青龍變法也。《卷三·太陽辨證》

張志聰曰（《傷寒論集注》）：太陽病發熱惡寒者，言病太陽標本之氣當發熱惡寒，今熱多寒少，乃寒已化熱，陽熱多而本寒少，脉微弱則表陽乘虛內陷，故曰此無陽也，謂內陷則無在表之陽。不可發汗者，不可發太陽之表汗也。此表陽從肌入裏，故宜桂枝二以解肌，越婢一以發越表陽之內陷。《卷一·太陽上篇》

沈明宗曰（《傷寒六經辨證治法》）：此風多寒少之治也，脉微弱，即陰陽俱虛，邪正兩衰，故爲無陽。所以不可更汗，再傷陽氣津液。然非汗則邪不能除，故用桂枝二越婢一湯，和營衛而取微汗散邪。《卷三·太陽下篇》

吳人駒曰（《醫宗承啓》）：微乃微甚之微而非微細之微，但不過强耳。既曰熱多，脉安得無陽，微者謂表之陽邪微，故不可更大汗，熱多者，謂肌之熱邪甚，故佐以石膏。越婢者，發越之力如婢之職，不似大青龍之張大也。

鄭重光曰（《傷寒論條辨續注》）：風爲陽，病屬太陽，而曰無陽，若真無陽，不當用麻黃石膏也。以不可更汗論之，必已經發汗亡津液，蓋亡津液，即亡陽之通稱，雖曰不可更汗，然風寒非汗不解，惟取桂枝之二以治風，越婢之一以治寒。越婢者，石膏之辛涼也，胃得之則熱化津生，以此兼解其寒，此證亦風多寒少之證。《卷三·太陽下篇》

魏荔彤曰（《傷寒論本義》）：太陽病，發熱惡寒，熱多寒少，脉復微弱，則風多寒少之病也。何以見之？無身疼腰痛，骨節疼痛，是寒之傷營也輕；脉微弱，即陽浮陰弱之診，是風之傷衛也重。即如此，則未見有寒也。不知陰弱，發熱，熱多寒少，而不見汗出，則亦有寒之爲病，在於營分也，明矣。既有風復有寒，大青龍之用，不須計矣。但脉已見微弱，則平日之陽，虛浮易動必矣。大青龍辛熱之劑，重發其汗，不幾驅陽出走乎？仲師示之曰，此無陽也，不可發汗。見當於發汗之中，寓不發汗之意也。乃於大青龍湯中去杏仁之辛散，加芍藥之酸收。不知者謂爲收陰，知者謂其固攝易動虛陽之根耳。明之曰，宜桂枝二越婢一湯。以桂枝主風多之治，以麻黃主寒少之治，以芍藥主脉微弱之治，一方而三善備矣。《卷三·太陽下篇》

吳謙曰（《醫宗金鑒》）：太陽病發熱惡寒，熱多寒少，此爲榮衛兼病，風邪多而寒邪少也。若脉浮緊，或脉浮數，是表有陽邪鬱蒸，則爲無汗熱多之實邪，以大青龍湯汗之可也。今脉陽微陰弱，乃爲虛邪之診，即有無汗熱多之實邪，亦不可用大青龍湯更汗也。蓋以脉微弱，是無太陽表脉也，故不可更大汗也。然既有無汗、熱多、寒少之表證，麻黃、桂枝、石膏之藥，終不可無，故只宜桂枝二越婢一湯之輕劑，令微微似汗，以解肌表而和榮衛也。《卷三·太陽下篇》

黃元御曰（《傷寒懸解》）：血藏於肝而內胎君火，實以陰質而抱陽氣，血虛脉弱，是無陽也，其惡寒雖少，不可不解，發熱既多，不可不清，但不可更以他藥發汗，宜桂枝二越婢一湯，重泄營血，輕泄衛氣，而兼清內熱，則表裏全瘳矣。《卷三·太陽上篇》

徐大椿曰（《傷寒論類方》）：此無陽與亡陽不同，并與他處之陽虛亦別，蓋其人本非壯盛，而邪氣亦輕，故身有寒熱而脉微弱。若發其汗，必至有叉手冒心，臍下悸等症，故以此湯清疏營衛，令得似汗而解。況熱多寒少，熱在氣分，尤與石膏爲宜，古聖用藥之審如此。《卷一·桂枝湯類》

陳念祖曰（《傷寒論淺注》）：太陽之氣，外行於陽，內行於陰，太陽與少陰爲表裏，其內行無論矣，而且有陷入於脾，不能外達者，將何以辨之？辨之於證與脉之相反。太陽爲病，其證皆發熱惡寒，太陽以陽爲主，若熱多寒少，爲主勝客負，是將愈之吉兆；脉宜緩而不弱，今脉微弱者，脉與證相反，是證爲太陽，其氣內陷於至陰之中，全隱其太陽真面目，不得不爲之區別。曰：此證爲陽，而脉則無陽也，陽主表，無陽則不可發其表汗，從脉不從證，斷斷然者，宜桂枝二越婢一湯方，從至陰中以發越之。《卷一·太陽篇上》

又曰（《長沙方歌括》）：論中無陽二字，言陽氣陷於陰中，既無表陽之證，不可發其表汗，故用越婢湯，方中石膏質重而沉滯，同麻黃之勇直入於裏陰之中，還同桂枝湯復出於肌表而愈。《卷一·太陽方》

呂震名曰（《傷寒尋源》）：無陽何以用石膏，因此諸家詮釋，不得其解。或謂無陽乃無津液之義，與亡陽有別，並與陽虛不同；或謂陽邪來乘，正陽爲其所奪；至柯韵伯，謂此條必有錯簡。愚按無陽二字，乃謂無陽邪也。發熱惡寒，熱多寒少，疑屬陽邪爲患，但脉見微弱，知邪不在陽分也。既無陽邪，不當更汗，文義便明白易曉，故主以桂枝之二，越婢之一，以和陰而宣陽也。《下集·桂二越一湯》

　　高學山曰（《傷寒尚論辨似》）：熱多寒少，明系風邪比寒邪較重，而寒蔽風因也。無陽二字，與他處不同，他處之無陽，指陽液短少而言，此處却指陽氣虛微耳，試看脉微弱句自見。更字，對無陽說，非重發汗之謂。蓋熱多寒少，脉宜大而且實，今見微弱，是陽氣不能鼓動之應，倘發汗更傷其陽，恐致亡陽之逆，故以桂枝之二薄爲解肌，越婢之一略爲發表之意云。《太陽上篇》

原文 桂枝二越婢一湯方

桂枝去皮　芍藥　麻黄　甘草炙，各十八銖　大棗四枚，擘　生薑一兩二銖，切　石膏二十四銖，碎，綿裹

上七味，以水五升，煮麻黄一二沸，去上沫，納諸藥，煮取二升，去滓。溫服一升。本云當裁爲越婢湯、桂枝湯，合之飲一升。今合爲一方，桂枝湯二分、越婢湯一分。臣億等謹按：桂枝湯方：桂枝、芍藥、生薑各三兩，甘草二兩，大棗十二枚。越婢湯方：麻黄二兩，生薑三兩，甘草二兩，石膏半斤，大棗十五枚。今以算法約之，桂枝湯取四分之一，即得桂枝、芍藥、生薑各十八銖，甘草十二銖，大棗三枚。越婢湯取八分之一，即得麻黄十八銖、生薑九銖、甘草六銖、石膏二十四銖，大棗一枚八分之七，棄之。二湯所取相合，即共得桂枝、芍藥、甘草、麻黄各十八銖，生薑一兩三銖，石膏二十四銖，大棗四枚，合方。舊云桂枝三，今取四分之一，即當云桂枝二也。越婢湯方，見仲景雜方中。《外臺秘要》一云起脾湯。

　　許宏曰（《金鏡內臺方議》）：婢即脾也，歲久傳寫之誤。所謂越婢湯者，以石膏、麻黄、甘草發越脾之正氣，以通行於津液，而散虛邪之留滯於經而不去者也。此因脉微弱無陽，而不敢大汗者之所設也。《卷二·桂枝二越婢湯》

　　成無己曰（《注解傷寒論》）：胃爲十二經之主，脾治水穀爲卑藏，若婢。《內經》曰：脾主爲胃行其津液。是湯所以謂之越婢者，以發越脾氣，通行津液。外臺方，一名越脾湯，即此義也。

　　方有執曰（《傷寒論條辨》）：是湯也，名雖越婢之輔桂枝，實則桂枝麻黄之合濟，乃大青龍以芍藥易杏仁之變制耳。去杏仁者，惡其從陽而主氣也。用芍藥者，以其走陰而酸收也。以此易彼而曰桂枝二，則主之以不發汗可知。而越婢一者，乃麻黄石膏之二物，則是寓微發於不發之中亦可識也。寓微發者，寒少也。主之以不發者，風多而宿疾在少陰也。《卷三·太陽下篇第三》

　　張璐曰（《傷寒纘論》）：此湯與各半證治相類，主亦相類，但彼以不得小汗而面熱身癢，故減小桂枝湯之治，而加麻黄杏仁，此以胃熱無津而不能作汗，故減小大青龍之制，去杏仁而加石膏。以杏仁下氣走表，非無津液者所宜，石膏辛凉化熱，正胃熱所喜爾。《卷下·正方》

尤怡曰（《傷寒貫珠集》）：桂枝麻黃各半湯、桂枝二麻黃一湯，桂枝二越婢一湯，三方並兩方合用，乃古之所謂復方也。細審其制，桂枝麻黃各半湯，助正之力，侔於散邪；桂枝二麻黃一湯，則助正之力多而散邪之力少，於法爲較和矣；其桂枝二越婢一湯，本無熱證而加石膏者，以其人無陽，津液不足，不勝桂枝之任，故加甘寒於內，少變辛溫之性，且滋津液之用。而其方制之小，示微發與不發之中，則三方如一方也。故桂枝湯不特發散邪氣，亦能補助正氣，以其方甘酸辛合用，具生陽化陰之妙，與麻黃合劑，則能盡麻黃之力，而並去其悍，與石膏同用，則能資石膏之益，而不撓乎權，是雖麻石併行，而實以桂枝爲主。蓋非滋養營衛，則無以爲發汗散邪之地耳。凡正氣不足，邪氣亦微，而仍須得汗而解者，宜於此三方取則焉。《卷一·太陽權變法》

陳蔚曰（《長沙方歌括》）：本方分兩甚輕，大抵爲邪氣輕淺者設也。太陽以陽爲主，所云熱多寒少，是陽氣欲勝陰邪之兆；所云脉微弱，是指脉不緊盛；所云無陽不可發汗，是指此證此脉，無陽邪之太盛，不可用麻黃湯發其汗，只用此湯清疏營衛，令得似汗而解也。書中陰陽二字，有指氣血而言，有指元陰元陽而言，有指腑臟而言，有指表裏而言，有指寒熱而言，有指邪正而言，非細心如法者，每致誤解。《卷一·太陽方》

章楠曰（《傷寒論本旨》）：此方即前各半湯去杏仁加石膏也，惟彼桂枝重於麻黃，此麻桂併用，而重加石膏，則發表之力不及於彼矣。彼因如瘧而熱多寒少者，邪閉營衛，故以和營衛而開洩表邪，此言脉弱無陽者，謂無陽津以化汗也，津少無汗，則陽邪勝，則熱多寒少，故重加石膏，合甘芍大棗，則甘寒微酸，化陰以滋胃液，配生薑麻桂，通表裏之陽，則液化生津，津生而汗出，則熱退，陽通而氣行，則寒去，其邪亦解矣。若論大意，用桂枝二分調和營衛，越婢一分，化氣生津，故與各半之辛溫解表者不同。《卷九·太陽篇方》

陳恭溥曰（《傷寒論章句·方解》）：桂枝二越婢一湯，治表陽內陷於太陰，發越在裏陽熱之方也。……夫發熱惡寒，應發汗證也。若脉微弱，則不可發汗。既曰熱多寒少，何以謂之無陽？以脉之微弱，而知外無表陽，以熱多寒少，而知陽陷於裏陰，方用桂枝湯以解在外之發熱惡寒，越婢湯以發在裏之陽熱，名曰越婢者，越，發越，婢，脾也。《卷五·桂枝二越婢一湯》

原文 服桂枝湯，或下之，仍頭項強痛，翕翕發熱，無汗，心下滿微痛，小便不利者，桂枝去桂加茯苓白朮湯主之。（28）

成無己曰（《注解傷寒論》）：頭項強痛，翕翕發熱，雖經汗下，爲邪氣仍在表也。心下滿，微痛，小便利者，則欲成結胸。今外證未罷，無汗，小便不利，則心下滿，微痛，爲停飲也。與桂枝湯以解外，加茯苓白朮利小便行留飲。

方有執曰（《傷寒論條辨》）：服桂枝湯病不解而證變者，不獨中風而且有寒也。又或下之，益誤也，仍頭項強痛翕翕發熱無汗者，風寒之表皆在而未除也。心下滿微痛者，誤下而證入里也。小便不利，下後亡津液而水停也。《卷三·太陽下第三》

盧之頤曰（《仲景傷寒論疏鈔金錍》）：原屬風至太陽，在翕翕發熱上見。但風當自汗，此無汗者，爲病開反合，不能宣氣輸皮毛，故無汗；不能攝氣轉決瀆，故小便不利；不能布氣周百骸，故心下滿微痛。蓋諸陽之氣起於胸中，搏痹罔釋，爲滿爲痛耳。是非汗下所能分解，故服桂枝湯或下之，仍頭項強痛，仍翕翕發熱無汗，仍心下滿微痛，仍小便不利也。桂枝去桂者，謂形氣咸痹，無藉桂枝之走太陽，亦虞本化似隱，易釀標象之陽。茯苓迭運松氣之精英，主利機關，環周四大。白朮備九土之厚載，秉制爲用，捭合開痹。更藉芍藥前通生氣，大棗整助經營，甘草奠安部署，生薑強理形層，斯因形氣易，化無停機，所謂氣形神變，不與覺時同也。《卷三·辨太陽第三》

張璐曰（《傷寒纘論》）：治風而遺寒，所以不解而證變，則在表之風寒未除，而在裏之水飲上逆，故變五苓而用白朮、茯苓爲主治，去桂枝者，已誤不可復用。《卷上·太陽下篇》

柯琴曰（《傷寒論注》）：汗出不徹而遽下之，心下之水氣凝結，故反無汗而外不解，心下滿而微痛也。然病根在心下，而病機在膀胱。若小便利，爲病在表，仍當發汗。如小便不利，病爲在裏，是太陽之本病，而非桂枝症未罷也。故去桂枝而君以苓朮，則薑芍即散邪行水之法，佐甘棗效培土制水之功，此水結中焦，只可利而不可散，所以與小青龍五苓散不同法。但得膀胱水去，而太陽表裏症悉除。《卷一·桂枝湯證下》

魏荔彤曰（《傷寒論本義》）：此條亦太陽風寒兩傷，誤治而成表裏之證，明其治以示禁也。太陽傷風之爲病，頭項強痛，翕翕發熱而汗出，今汗不出而頭項強痛，翕翕發熱者，則中風而兼傷寒矣，理應兩治其邪，若但與桂枝治風，不效矣。再復下之，是誤而再誤也。曰仍者，徒見其表證未解，不添裏證而已。心下滿微痛，小便不利，乃下藥陰寒之氣，挾寒邪入心下作痞，挾風邪作痛，動積飲而阻閉陽氣，上下不能動流之故耳。雖云表證在應治表，然表證輕則應治裏，桂枝湯去桂，加茯苓白朮，專主補土滲濕，使在裏下藥之陰邪先除，然後可徐徐治其表邪耳。《卷之三·太陽下篇》

吳謙曰（《醫宗金鑒》）：去桂當是去芍藥。此方去桂，將何以治仍頭項強痛、發熱無汗之表乎？細玩服此湯，曰餘依桂枝湯法煎服，其意自見。服桂枝湯已，溫復令一時許，通身漐漐微似有汗，此服桂枝湯法也。若去桂則是芍藥、甘草、茯苓、白朮，並無辛甘走營衛之品，而曰餘依桂枝湯法，無所謂也。且論中有脉促胸滿，汗出惡寒之證，用桂枝去芍藥加附子湯主之。去芍藥者，爲胸滿也。此條證雖稍異，而其滿則同，爲去芍藥可知矣。《卷二·太陽中篇》

黃元御曰（《傷寒懸解》）：服桂枝湯後，或又下之，仍復頭項強痛，發熱無汗，甚似表症未解，而加以心下滿痛，小便不利，是非風邪之外來，實緣濕邪之內動也。蓋土虛濕旺，脾陷而肝鬱，不能洩水，故小便不利；胃逆而膽鬱，不能降濁，故心下滿痛；濁氣衝塞，故頭痛發熱。桂枝去桂枝之解表，加茯苓白朮，泄濕而燥土也。《卷四·太陽中篇》

沈金鰲曰（《傷寒論綱目》）：此水結中焦，只可利而不可散也。因汗不徹而遽下之。致水氣結於心下，然病根雖在心下，病機仍在膀胱，今小便不利，則是太陽本病，

實非桂枝症未罷也，故用本方以散邪行水。《卷二·太陽經病》

王丙曰（《傷寒論注》）：解表後，下早則傷中，中虛生濕，濕盛則兼風化之象，故項強發熱似痓狀。以其無汗而不惡寒，知風邪已解，無須桂枝矣。心下滿微痛，濕飲內停也，小便不利，太陽氣化不行也，以芍藥薑棗和其中，加苓朮各三兩以宣其濕，此從太陰之開而太陽亦復其開之常也。《卷一·太陽病用桂枝湯法》

邵仙根曰（《傷寒指掌》邵評）：頭項強痛，發熱無汗，表未解也。心下滿微痛，飲在裏也。此表邪與水飲凝結不解，病根在心下，而病機在膀胱，當察其小便。若小便利，病爲在表，仍當發汗，若小便不利，病爲在裏，是太陽之本病，非桂枝未罷也，故去桂枝而加苓朮，不欲散邪于表，故但逐飲于里，飲去則表邪亦解矣。因此水結中焦，只可利而不可散，病不在表，而去桂枝，加苓朮者，所以利小便而燥停水也。《卷三·傷寒變症》）

陳念祖曰（《傷寒論淺注》）：太陽病服桂枝湯，服後未愈，醫者不審其所以未愈之故，或疑桂枝湯之不當，而又下之，仍然表證不解，而爲頭項強痛，翕翕發熱，無汗，且又兼見裏證，而爲心下滿，微痛，小便不利者。然無汗，則表邪無外出之路，小便不利，則裏邪無下出之路，總由邪陷入脾，失其轉樞之用，以致膀胱不得氣化而外出，三焦不行決瀆而下出。《內經》云：三焦膀胱者，腠理毫毛其應。是言通體之太陽也。此時須知利水法中，大有轉旋之妙用，而發汗亦在其中，以桂枝去桂加茯苓白朮湯主之。所以去桂者，不犯無汗之禁也，所以加茯苓白朮者，助脾之轉輸，令小便一利，而諸病霍然矣。《卷一·太陽篇上》

黃寶臣曰（《傷寒辯證集解》）：此條爲誤經汗下後，表裏之證不解而內有停飲者立治法也。《卷一·太陽篇》

唐宗海曰（《傷寒論淺注補正》）：此與五苓散互看自明，五苓散是太陽之氣不外達，故用桂枝，以宣太陽之氣，氣外達則水自下行，而小便利矣。此方是太陽之氣不下行，故去桂枝，重加苓朮，以行太陽之水，水下行，則氣外達，而頭痛發熱等證，自然解散，無汗者必微汗而愈矣。然則五苓重在桂枝以發汗，發汗即所以利水也，此方重在苓朮以利水，利水即所以發汗也。實知水能化氣，氣能行水之故，所以左宜右有。《卷一·太陽篇上》

原文 桂枝去桂加茯苓白朮湯方

芍藥三兩　甘草二兩，炙　生薑切　白朮　茯苓各三兩　大棗十二枚，擘
上六味，以水八升，煮取三升，去滓。溫服一升。小便利則愈。本云桂枝湯，今去桂枝，加茯苓、白朮。

方有執曰（《傷寒論條辨》）：去桂枝用芍藥甘草者，收重傷之陰而益裏傷之虛也。薑棗健脾胃而和中，下後用之更宜。故二物仍其舊也。茯苓淡滲以利竅，朮能益土以勝水，本其有停飲之故，所以加之，以爲拯前治之誤也。《卷三·太陽下篇第三》

王子接曰（《絳雪園古方選注》）：苓朮芍甘，治太陽裏水法也。解肌或下，水邪不

去，而反變症，是非解肌者矣，當去桂枝，而以苓、朮、生薑代桂枝行陽，存芍藥以收陰，不取辛甘發散於表，取苓、芍約陰利水，甘、棗培土制水，即太陽入裏用五苓表裏兩解之義也。《上卷·和劑》

陳念祖曰（《傷寒真方歌括》）：此治太陽裏症，俾膀胱水利而表裏之邪悉除，五苓散末云："多服煖水，汗出愈"，意重在發汗，故用桂枝。此方末云，"小便利則愈"，意重在利水，故去桂枝，但既去桂枝，仍以桂枝名湯者，以頭痛，發熱，桂枝症仍在。但不在太陽之經，而在太陽之府。因變其解肌之法而為利水，水利則滿減熱除，而頭項強痛亦愈矣。仲景因心下滿加白朮，今人以白朮壅滿，大悖聖訓矣。《卷一·太陽上篇方法》

陳蔚曰（《長沙方歌括》）：上節言太陽之氣內陷於脾而不能外達，此節言太陽之氣內陷於脾而不能轉輸也。用桂枝湯後，而頭痛項強，翕翕發熱，無汗之證仍在，其病機在於無汗二字，知桂枝湯之不能絲絲入扣也。或者悔桂枝湯之誤而下之，無如表證悉具，轉因誤下而陷於脾，以致心下滿微痛，小便不利，其病機在於小便不利四字。桂枝之長於解肌，不長於利水，服五苓散多飲煖水以出汗，師有明訓，知桂枝之不可不去也。太陽之氣陷於中土，心下為脾之部位，故滿而微痛，脾不能轉輸其津液，故小便不利，今用桂枝湯去桂而加白朮茯苓，則轉輸靈而小便自利，小便利而太陽之氣達於內外，而內外之邪俱淨矣。

經方分兩輕重，變化難言，有方中以分兩最重為君者，如小柴胡湯，柴胡八兩，餘藥各三兩之類是也。有方中數味平用者，如桂枝湯芍、桂、生姜各三兩而以桂枝為君是也。有一方各味等分者，如豬苓湯各味俱一兩，而以豬苓為君是也。有方中分兩甚少而得力者，如甘草附子湯中，為使之桂枝四兩，而所君之甘草只二兩是也，又如炙甘草湯中為使之地黃一斤，而所君之炙甘草只四兩是也。然此雖輕重莫測，而方中有是藥而後主是名，未有去其藥而仍主其名，主其名即所以主其功，如此證頭項強痛翕翕發熱，為太陽桂枝證仍在，因其誤治，遂變其解肌之法而為利水，水利則滿減熱除而頭項強痛亦愈，主方在無藥之處，神乎其神矣。《卷一·太陽方》

文通曰（《百一三方解》）：此亦桂枝湯加減方也，因服桂枝湯或下之，仍頭項強痛，係熱留於心不降，以至小便不利，無汗，心下滿微痛，故去桂枝之辛溫，加茯苓降心中之熱以利水，因下後胃虛，故加白朮以升胃中之氣而和其陰，使之出汗耳。此方與豬苓湯同意，都為太陽裏熱之方，但豬苓湯劑重，此方劑輕耳。《下卷·桂枝去桂加茯苓白朮湯》

胡嗣超曰（《傷寒雜病論》）：表見頭痛發熱等症，服湯是已，裏見心下滿微痛等症，下之是已，乃其人表裏仍不解者，是內外之邪雖緣汗下而却，而陰陽之氣亦因汗下而傷，脾胃虛而留飲滯，症相似而病實改也，故去桂加朮，健脾強胃，佐以茯苓，通因利水，甘芍薑棗，調和榮衛，俾陽強陰降，水道利而濁液化，則浮熱虛閉，不解自散。《卷四·太陽上篇》

呂震名曰（《傷寒尋源》）：此治太陽裏水法也。……頭項強痛，翕翕發熱，明是桂枝湯證，乃服湯已，或下之而本證仍在，反加無汗，汗不外出，水氣停於心下，因而滿痛。但滿而不硬，痛而尚微，又非誤下結胸之比。皆因小便不利，膀胱之水不行，致中焦之氣不運。雖見太陽諸證，病恰在府而不在經。病不在經，不當攻表，自宜去桂；病已入府，法當行水，宜加苓朮培土制水；而薑芍甘草，乃得協成利水散邪之功。以其證本太陽，故雖去桂而仍以桂枝名湯也。《下集·桂枝去桂加茯苓白朮湯》

原文 傷寒脉浮，自汗出，小便數，心煩，微惡寒，脚攣急，反與桂枝，欲攻其表，此誤也。得之便厥，咽中乾，煩躁吐逆者，作甘草乾薑湯與之，以復其陽。若厥愈足溫者，更作芍藥甘草湯與之，其脚即伸。若胃氣不和讝語者，少與調胃承氣湯。若重發汗，復加燒針者，四逆湯主之。（29）

成無己曰（《注解傷寒論》）：脉浮，自汗出，小便數而惡寒者，陽氣不足也。心煩、脚攣急者，陰氣不足也。陰陽血氣俱虛，則不可發汗，若與桂枝湯攻表，則又損陽氣，故爲誤也。得之便厥，咽中乾，煩燥吐逆者，先作甘草乾薑湯，復其陽氣，得厥愈足溫，乃與芍藥甘草湯，益其陰血，則脚脛得伸。陰陽雖復，其有胃燥、讝語，少與調胃承氣湯微溏，以和其胃。重發汗爲亡陽，加燒針則損陰。《內經》曰：榮氣微者，加燒針則血不流行。重發汗，復燒針，是陰陽之氣大虛，四逆湯以復陰陽之氣。

方有執曰（《傷寒論條辨》）：脚攣急者，足經始終于足，寒則拘攣也。已上言風寒俱有之表裏證，故謂與桂枝湯爲反。蓋桂枝是中風之主治。反，不順也。厥謂四肢冷也。咽中乾煩燥吐逆者，誤汗損傷陽，陽虛陰獨盛也。甘草益氣，乾薑助陽，復其陽者，充其氣之謂也。厥愈足溫，陽氣復也。芍藥用白，酸能斂陰而主血也；甘草用炙，甘能補中而益脾也。脚即伸，陰血行也。蓋以一誤治而表裏俱傷，故必求陰陽如此次弟而俱復。胃不和而讝語者，亡津液而胃實也。承氣而曰調胃者，以胃屬陽而主裏，故用甘草和陰陽而緩中也。重發汗而復加燒針，則二者皆有以大損於陽矣，故用偏於助陽之四逆，以救其陽也。《卷三·太陽下篇第三》

張璐曰（《傷寒纘論》）：此陽虛營衛俱傷，誤用桂枝，治風遺寒，治表遺里之變證也。脉浮自汗，固爲在表之風邪，而小便數，心煩，則邪又在裏。加以微惡寒，則在裏爲寒邪。更加脚攣急，則寒邪頗重矣。乃用桂枝獨治其表，則陽愈虛，陰愈無制，故得之便厥也。桂枝誤矣，麻黃青龍更可知也。陰寒內凝，總無攻表之理，甘草乾薑湯，復其陽者，即所以散寒也。厥愈足溫，不但不必治寒，且慮前之辛熱有傷其陰，而足攣轉錮，故隨用芍藥甘草以和陰，而伸其脚。設胃氣不和而讝語，則胃中津液爲熱所耗，故少與調胃承氣湯，以和胃而止其讝語，多與則爲下而非和矣。若不知此證之不可汗，而重發其汗，復加燒針，則陽之虛者，必造於亡，陰之無制者，必致犯上無等，此則有四逆湯以回其陽，尚恐不勝，況可兼陰爲治乎。《卷上·太陽下篇》

汪琥曰（《傷寒論辯證廣注》）：此條係真寒證，誤作桂枝湯攻其表而損其陽，陰陽氣血俱虛，故作甘草乾薑湯以復其陽氣，更作芍藥甘草湯以益其陰血，少與調胃承氣湯者，此反治法也，以四逆湯主之，此爲正治之法。《卷三·太陽病上》

張錫駒曰（《傷寒直解》）：此言病太陽之表而得少陰裏虛之症不可發汗也。傷寒脉浮者，浮爲在表也；自汗出者，太陽之表氣虛也；腎主二便，小便數者，頻出而不禁，謂少陰之水虛于下也；心煩者，謂少陰之火虛于上也；微惡寒者，病太陽之本少陰之標也；少陰之脉斜走足心，上股內後廉，腎氣微，少精血，無以榮筋，故脚攣急也。此病得太陽而見少陰之裏證，反與桂枝湯欲攻其太陽之表，此誤也。得之則太少表裏陰陽之氣不相順接便爲厥。咽中乾者，少陰之水不能上滋也；煩躁者，感少陰水火之氣也；吐逆者，少陰之陰寒甚也。太少爲水火之主，而中土爲之交通，故用溫中土之乾薑甘草以復其陽，若厥愈足溫者，更與芍藥甘草以復其陰，故其脚即伸。少陰上火而下水，又胃絡上通於心，若君火亢極，以致胃氣不和，神氣昏亂而譫語者，少與調胃承氣湯，上承熱氣於下；若以桂枝湯重發其汗復加燒針者，陽虛已極，四逆湯主之。《卷二·辨太陽脉證上篇》

尤怡曰（《傷寒貫珠集》）：脉浮自汗出，微惡寒者，雖傷於寒而表不實，乃桂枝湯證也。然小便數，心煩脚攣急，則陰虛而裏熱矣。是當以甘辛攻表，而以甘寒顧裏，及反與桂枝湯，治表而遺裏，宜其得之便厥也。咽中乾煩躁吐逆，皆陰虛陽逆之象，設非溫藥徒攻其表，何至此哉！《卷一·太陽斡旋法第三》

吳謙曰（《醫宗金鑒》）：傷寒脉浮，自汗出，中風證也；小便數，心煩，裏無熱之虛煩也；微惡寒者，表陽虛不能御也；脚攣急者，表寒收引拘急也。是當與桂枝增桂加附子湯，以溫經止汗，今反與桂枝湯攻發其表，此大誤也。服後便厥者，陽因汗亡也；咽乾者，陰因汗竭也；煩躁者，陽失藏也；吐逆者，陰拒格也。故作甘草乾薑湯與之，以緩其陰而復其陽。若厥愈足溫，則是陽已復，宜更作芍藥甘草湯與之，以調其陰而和其陽，則脚即伸也。若胃不和而譫語，知爲邪已轉屬陽明，當少少與調胃承氣湯，令其微溏，胃和自可愈也。若重發汗者，謂不止誤服桂枝湯，而更誤服麻黃湯也。或復加燒針劫取其汗，以致亡陽證具，則又非甘草乾薑湯所能治，故又當與四逆湯，以急救其陽也。《卷十一·壞病篇》

王丙曰（《傷寒論注》）：此伏寒之陰陽兩虛者也。脉浮汗出小便數，氣不足也，心煩惡寒脚攣急，血不足也。服桂枝即厥，因汗而重虛其陽也；咽中乾，因汗而重耗其陰也；煩躁吐逆，胃不和也。以甘草乾薑之辛甘合德者守定中陽，則胃氣達於四肢矣，不慮咽乾者，甘草倍於乾薑，足以固護咽喉也。芍藥甘草血虛之聖藥，和其榮以達於足，則脚伸矣。如是而咽乾煩躁吐逆猶未全愈，少與調胃承氣，仍不離甘草，蓋惟此可調陰陽之兩虛，而又見防病之變入厥陰者，全持胃氣爲重也。此條盤根錯節，而用藥絲絲入扣，故免轉入厥陰，若重發汗復加燒針，則陽氣散越於外，無暇顧陰，以便急與四逆先溫其裏，乃可徐圖耳。《卷六·發汗吐下後病狀》

邵仙根曰（《傷寒指掌》邵評）：此症即陰虛於下而又陽逆於上，則必先復陽氣，而後復其陰氣。《卷二·救逆述古》

陳念祖曰（《傷寒論淺注》）：傷寒脉浮，自汗出，小便數，心煩，微惡寒，脚攣急，此與桂枝證相似，但脚攣急不似。考少陰之脉，斜走足心，上股內後廉。凡辨證，當於所同處，得其所獨，今據此攣急之一證，便知太陽之標熱，合少陰之本熱，爲陰陽熱化之病。熱盛灼筋，故脚攣急。並可悟脉浮自汗，小便數皆係熱證。即有微惡寒一證，亦可知表之惡寒漸微，則裏之鬱熱漸盛，其與桂枝證，貌雖相似，而實懸殊。醫者反與桂枝湯，以攻其表，此誤也。病人陽盛於內，得此辛熱之藥，《周易》謂，亢龍有悔，陽亦外脫而亡，便見厥證。水涸而咽中乾，水火離而煩躁，水逆而吐逆者，此時投以甘寒之劑不受，惟以乾薑炮黑，變辛為苦，同氣以招之，倍用甘草以緩之，二味合用，作甘草乾薑湯與之，以從治之法復其陽。若厥愈足溫者，更作芍藥甘草湯與之，滋陰以退熱，熱退，其腳即伸。若胃氣不和，譫語者，是前辛熱之毒留於陽明而不去，少與調胃承氣湯，蕩滌其遺熱，取硝黃以對待乎薑桂也。他若太陽之本寒，合少陰之標寒為病，陰陽俱虛，重發其汗，則汗不止而亡陽，復加燒針者，更逼其汗而亡陽，必用四逆湯主之。《卷一·太陽篇上》

章楠曰（《傷寒論本旨》）：標傷寒脉浮者，風寒之邪也，脉浮自汗，本是風傷衛，因其裏虛，其脉雖浮，而邪已入少陰，少陰與太陽為表裏故也。邪不在太陽，故無發熱頭痛，所謂陰證現陽脉……邪入少陰，少陰之脉上絡於心，而外通膀胱，故小便數而心煩，風邪內擾也。衛陽不固而自汗，故微惡寒也。寒為陰邪，下先受之，拘急經脉，故腳攣急也。仲景明明說出：反與桂枝湯欲攻其表。此反字極重之辭，正指邪已入裏也，奈何諸解全不體會乎。既是少陰裏邪，反與桂枝湯攻表，而洩太陽津氣，則少陰更虛，故得之便厥，而津氣走洩，則咽乾也。少陰之邪反隨薑桂而升，從內逆上，本心煩者更添躁而吐逆也。此時若從少陰溫經散邪，則更劫其陰，若用補法，則遏其邪，細思實難措手也。仲景妙想天開，只用乾薑甘草二味溫助脾胃，誠非常見所能測識。蓋太陰行氣於三陰，陽明行氣於三陽，而以辛溫甘緩，從脾胃以行陰陽之氣而助之，則少陰之邪解散，太陽津氣還復，故可厥愈足溫。再用甘芍湯滋養營陰，則經脉柔和而足伸也。或有邪熱遺留，使胃不和而發譫語者，少少與調胃承氣湯，以甘苦咸寒降而和之，蓋胃以通降為順也。如此則表裏上下皆通泰而愈，倘服桂枝而厥之時，認作病重藥輕，又重發其汗，復加燒針，是再誤三誤，以致本元欲脫，急用四逆湯主之，先回其陽，必繼以調補之藥也。此條脉浮，是太陽之變證，故不入少陰篇，其下本又有一條，似後人附會，而非仲景之文，故不錄。《卷二·太陽下篇》

唐宗海曰（《傷寒論淺注補正》）：此一節是陽亢而反亡陽，乃亡陽中之變證，與虛寒亡陽者不同，故先辨陽亢亡陽之證，言其初宜從治以招來之，用甘草乾薑湯，繼宜正治以調和之，用芍藥甘草湯，終宜逆治以攻克之，用調胃承氣湯。曲折輕重，慎而又慎，則陽亢亡陽之變證，可治愈矣。又恐人誤認此證以為虛寒亡陽也，因又借證之曰：若轉發其汗，復加燒針，以致四逆者，乃為虛寒亡陽，宜四逆湯，與上文所論陽亢亡陽之證，大不同也。《卷一·太陽篇上》

原文 甘草乾薑湯方

甘草四兩，炙　乾薑二兩

上二味，以水三升，煮取一升五合，去滓。分溫再服。

成無己曰（《注解傷寒論》）：《內經》曰：辛甘發散為陽，甘草乾薑相合，以復陽氣。

王子接曰（《絳雪園古方選注》）：甘草乾薑湯，桂枝甘草湯，同爲辛甘化陽，而有分頭異治之道；桂枝走表，治太陽表虛；乾薑守中，治少陰裏虛。病雖在太陽，而見少陰裏虛證，當溫中土，制水寒以復其陽。至於二方分兩，亦各有別，彼用桂枝四兩，甘草二兩，是辛勝於甘；此用甘草四兩，乾薑二兩，爲甘勝於辛。辛勝則能走表護陽，甘勝則能守中復陽，分兩之間，其義精切如此。《上卷·溫劑》

陳蔚曰（《長沙方歌括》）：誤服桂枝湯而厥，其爲熱厥無疑，何以又用甘草、乾薑乎？而不知此方以甘草爲主，取大甘以化薑桂之辛熱，乾薑爲佐，妙在炮黑，變辛爲苦，合甘草又能守中以復陽也。論中乾薑俱生用，而惟此一方用炮，須當切記。或問亡陽由於辛熱，今乾薑雖經炮帶些苦味，畢竟熱性尚存，其義何居？答曰：此所謂感以同氣，則易入也。子能知以大辛回陽主薑附而佐以膽尿之妙，便知以大甘復陽主甘草而佐以乾薑之神也。《卷一·太陽方》

文通曰（《百一三方解》）：此收陽和中之劑也。少陰傷寒之症，誤用桂枝，則陽越於外而中虛，故以此湯回其陽而和其中，觀其重用甘草可知以收陽和中爲主，而不重在救陽也，觀下芍藥甘草湯可知其義，故甘草倍于乾薑。諸書皆以爲回陽溫中之劑，不知其實乃和中收陽之劑也。若欲回陽溫中，則有四逆理中在，又何賴此方之乾薑乎？《中卷·甘草干姜湯》

呂震名曰（《傷寒尋源》）：此方因系誤用桂枝，陽越於上，致有厥逆、咽中乾、煩躁、吐逆、譫語諸變，特出此復陽救逆之法，觀方中甘草倍乾薑，專任其甘緩之性，特微加乾薑爲向導，引陽還返於下，並非資乾薑之辛熱以復陽也，用者須識此意。《下集·甘草乾薑湯》

原文 芍藥甘草湯方

白芍藥　甘草炙，各四兩

上二味，以水三升，煮取一升五合，去滓。分溫再服。

成無己曰（《注解傷寒論》）：芍藥，白補而赤瀉，白收而赤散也。酸以收之，甘以緩之，酸甘相合，用補陰血。

王子接曰（《絳雪園古方選注》）：此亦桂枝湯之變，偏於營分，純一不雜之方。讀《傷寒論》反煩、更煩、心悸而煩，皆用芍藥止煩，不分赤白。孫尚、許叔微亦云白芍，惟許弘《方議》《聖惠方》是赤芍。今裏氣不和，陰氣欲亡，自當用白芍補營，佐以甘草，酸甘化陰止煩。觀其去薑棗，恐生薑散表，大棗洩營，是用白芍無疑。《上卷·和劑》

陳蔚曰（《長沙方歌括》）：芍藥味苦，甘草味甘，苦甘合用，有人參之氣味，所以大補陰血，血得補則筋有所養而舒，安有拘攣之患哉？時醫不知此理，謂爲戊己湯，以治腹痛，有時生熟并用，且云中和之劑，可治百病，凡病人素溏與中虛者，服之無不增劇，誠可痛恨。《卷一·太陽方》

文通曰（《百一三方解》）：此方純陰之劑，入脾腎胃膀胱小腸大腸，凡下部陰不足之症咸主之，然不可輕用。若遇當溫之症而陰又不足，妄投桂附，必厥，用此二味以救之，乃生陰和陽之神劑也。統治腰以下有熱之證。後世滋陰諸法，皆本此方，然仲景必不常用此方，乃救誤汗亡陰之劑，若誤服熱藥者，可用此救之，兼治熱痢熱瀉。《上卷·芍藥甘草湯》

呂震名曰（《傷寒尋源》）：陽越於上，既用甘草乾薑湯以復其陽，而攣急未解，明是津液不榮經脉，但以芍藥甘草和之，而脚即伸，亦正所以救桂枝之逆也，此法試之頗驗，不可以其平易而忽之。《下集·芍藥甘草湯》

慶恕曰（《醫學摘粹》）：汗出傷陰，木燥金縮，故用甘草舒筋而緩急，芍藥清風而潤燥也。《傷寒證六經提綱》

原文 問曰：證象陽旦，按法治之而增劇，厥逆，咽中乾，兩脛拘急而讝語。師曰：言夜半手足當溫，兩脚當伸。後如師言。何以知此？答曰：寸口脉浮而大。浮爲風，大爲虛，風則生微熱，虛則兩脛攣，病形象桂枝，因加附子參其間，增桂令汗出，附子溫經，亡陽故也。厥逆咽中乾，煩躁，陽明內結，讝語煩亂，更飲甘草乾薑湯。夜半陽氣還，兩足當熱，脛尚微拘急，重與芍藥甘草湯，爾乃脛伸。以承氣湯微溏，則止其讝語，故知病可愈。（30）

成無己曰（《注解傷寒論》）：陽旦，桂枝湯別名也。前證脉浮自汗出，小便數，心煩，微惡寒，脚攣急，與桂枝湯證相似，是證象陽旦也。與桂枝湯而增劇，得寸口脉浮大，浮爲風邪，大爲血虛，即於桂枝湯加附子，溫經以補虛，增桂令汗出以袪風。其有治之之逆而增厥者，與甘草乾薑湯，陽復而足溫，更與芍藥甘草湯，陰和而脛伸。表邪已解，陰陽已復，而有陽明內結，譫語煩亂，少與調胃承氣湯，微溏泄以和其胃，則陰陽之氣皆和，內外之邪悉去，故知病可愈。

郭雍曰《傷寒補亡論》）：此一段問答，重解釋前段誤用桂枝加附子之證。按法治之，謂令服桂枝湯也。以此推之，則證象陽旦者，小便不利則用桂枝加附子湯，小便數則用甘草乾薑湯、芍藥甘草湯，惟以小便爲準耳。《卷四·太陽經治法》

方有執曰（《傷寒論條辨》）：此申釋上文意，且明治不可苟，序不可紊，以致戒慎之意。《卷三·太陽下篇第三》

張卿子曰（《張卿子傷寒論》）：此二條見傷寒隨證用藥，如轉圓法也。表裏寒熱，意盡於此，則昔賢所云，用藥宜寒者爲傳邪，宜溫者爲直中，未爲確論。《卷二·太陽第六》

李中梓曰（《傷寒括要》）：浮爲風，合爲桂枝湯。大爲虛，虛而脛攣者，寒則筋急也。非附子不能溫經以舒筋，故加之。厥逆咽乾煩躁，此陰躁也。雖內結譫語，而陽氣未回，故以甘草乾薑溫理中氣，爲脾主四肢，又甘能緩急也。及陽氣已還，則除去溫劑，雖脛尚拘急，不過以芍藥和營而已。直待脛伸，寒症盡去，然後以承氣止其譫語。

蓋內結者，非承氣不能除耳。一症也，始而大溫之，既而微溫，又既而微寒之，終而大寒之，非有見垣之智者，未易語此。後人遇此症，豈復能出此手耶。《卷上》

張璐曰（《傷寒纘論》）：陽旦者，桂枝加黃芩之制，本治冬溫之的方也。以其心煩小便數，有似冬溫，而誤與之。因其人陽氣素衰，所以得湯便厥也。若重發汗，或燒針者，誤上加誤也，非四逆湯不能回其陽矣。此證既象陽旦，又云按法治之，即是按冬溫之法也。所以病人得之便厥，明明誤在黃芩助其陰寒，若單服桂枝，何至是耶。故仲景即行陰旦之法以救其失，觀增桂令汗出一語，豈不昭昭耶？陰旦不足，更加附子溫經，即咽中乾，陽明內結，譫語煩亂，渾不爲意。且重飲甘草乾薑湯，以俟夜半陽回足熱。後果如言，豈非先有所試乎？惟黃芩入口而便厥，未幾即以桂附乾薑尾其後，固知其厥必不久，所以可斷夜半手足當溫，況譫語咽乾，熱證相錯，其非重陰冱寒可知，故才得足溫，即便以和陰爲務，何其審哉。《卷上·太陽下篇》

張錫駒曰（《傷寒直解》）：此復設問答以申明上文之意也。桂枝一名陽旦，謂秉陽春平旦之氣也。言症象陽旦，按法治之而增以下之劇症，師用甘草乾薑等湯治之而愈，後如師言，果何以知之也。師答以寸口脉浮而大，浮爲風在表，大爲裏氣虛，風爲陽邪故生微熱，大爲陰虛故兩脛攣，病形象桂枝而實非，因加附子參于桂枝湯之間，即太陽病發汗漏不止，桂枝加附子是也。蓋以增桂令其汗出，復參用附子以溫其經者，恐桂枝亡陽故也。若不參用附子而徒用桂枝以發其汗，遂致太少陰陽之氣不相順接，而有厥逆，咽乾，煩躁，內結，譫語之症矣。更飲甘草乾薑湯而逆料其夜半陽生於子，陽氣當還，兩足當熱，有如此也。陽氣還而陰未復，故重與芍藥甘草湯以復其陰而腳即伸，復以承氣湯微和胃氣，則譫語止而病可愈矣。《卷二·辨太陽脉症篇》

吳謙曰（《醫宗金鑒》）：此設問答，申明上條之義也。桂枝證當用桂枝，值時令溫熱，或其人有熱，用陽旦湯，即桂枝湯加黃芩也。值時令寒冷，或其人有寒，用陰旦湯，即桂枝湯加乾薑也。證象陽旦，謂心煩似乎有熱也。按法治之，謂按法用陽旦湯也。蓋心煩小便數，咽中乾，似乎陽旦，而不審腳攣急，微惡寒之證，是陰寒也，即以陽旦湯攻其表，誤也。所以增劇，厥逆，咽中乾，兩脛拘急，譫語等壞證作也。師言夜半手足當溫，兩腳當伸，如其言者何也？答曰：診脉浮大，則爲風虛，非寒虛也，故此知用桂枝不足以治其寒，而加附子溫經。即有陽明內結，譫語煩亂等證，渾不爲意，且更與甘草乾薑湯，至夜半陽回足熱，脛尚微拘急，即與芍藥甘草湯以和其陰，爾乃脛伸，繼以承氣治其陽明內結，故微溏而譫語止，其病可愈矣。是皆由於救之得法耳！《卷十一·壞病篇》

陳念祖曰（《傷寒論淺注》）：問曰，證象陽旦，按桂枝加附子增桂，名陽旦湯之法治之而增劇，厥逆咽中乾，兩脛拘急而譫語，師曰，曰字衍文，言夜半陰陽交接，手足當溫，兩腳當伸，後如師言，何以知此？答曰：兩手六部，皆名寸口，其脉下指即見，爲浮。而脉形寬闊，爲大。浮則爲風，陽爲風邪也，大則爲虛，陰虛於內，不能爲陽之守也。風則以陽加陽，故生微熱，虛則陰液不足，故兩脛攣。病證象桂枝，因取桂枝湯原方加附子一枚參其間，增桂枝三兩，名陽旦湯，與服以令汗出，以附子溫經，亡陽故也。蓋附子爲溫經之藥，陰寒用事，得之則溫經以回陽，如桂枝加附子湯之治遂漏是也，陽熱內盛，得之則溫經以亡陽，如此湯之令汗出是也。審其厥逆咽中乾，陽明內結，譫語煩亂，知其因服辛熱之藥所致，遂更易其治法，飲甘草乾薑湯，引外越之陽以返內，夜半天之陽生，而人之陽氣亦還，兩足當溫，陰陽順接而厥回，但陰津尚未全復，故脛尚微拘急，重與芍藥甘草湯，苦甘生其陰液，爾乃脛伸。其譫語未止者，因誤服陽旦湯之熱，視桂枝湯爲倍烈，以致陽明內結，煩亂，是胃中有燥屎，徒用調胃承氣湯少與之，恐不足以濟事，必以大承氣湯，令大便微溏，燥屎亦下，則止其譫語，故病可愈。《卷一·太陽上篇》

陳恭溥曰（《傷寒論章句》）：陽，陽春，旦，平旦，皆生長之時也。桂枝湯能生長氣血，亦名陽旦。……因加附子參其間，此句疑在增桂令汗出之下。蓋增桂者，重與桂枝湯也，令汗出者，重發汗也，故下文有亡陽之句。其加附子者，加附子於甘草乾薑之間，而成四逆湯也。《卷一》

高學山曰（《傷寒尚論辨似》）：此條實當日救誤之醫案也。有此一案，故著爲上條之法，則上條宜在此條之後爲是，細細對讀之自見。桂枝加附，是救誤之主湯，甘草乾薑、芍藥甘草、調胃承氣三湯，乃隨症善後之劑。上條多一四逆湯，又從重汗燒針，案外立法之意。《太陽下篇》

黃寶臣曰（《傷寒辨證集解》）：此設爲問答，以復解上條之義。證象陽旦，謂其證似陽旦湯證也。按陽旦湯之法以治之而病增劇，厥逆，咽中乾，兩脛拘急而譫語，幾成壞證。及師用藥時，言夜半手足之厥者當溫，兩腳之攣急者當伸，後果如師言，何以知其必如此也。答曰：所以知此者，非憑之於證，乃憑之於脉。診其寸口六脉俱浮而大，蓋浮則爲風，風，陽邪也；大則爲虛，陰虛於內，不能維陽也。風則以陽加陽故生微熱，虛則陰液不足故兩脛拘攣。彼之誤治，以證象桂枝，因取桂枝湯原方加附子參其間，增桂而爲陽旦湯與服，令其汗出。殊不知附子辛熱，惟陰寒者宜之，陽熱不可用。若用之，是內之陽熱本盛，復溫經以逼其汗出而亡陽。所以致誤者，職此之故也。審其病厥逆咽中乾，陽明內結，譫語煩亂，皆過服辛熱之藥所致。此時倘不先回其陽而遽存其陰，恐陰亦不能獨治。于是更其誤治之法，飲以甘草乾薑湯，從陰中以回其陽。至夜半陽生之時，陽氣還而陰陽順接，兩足當溫，但脛尚微拘急。重與芍藥甘草湯以生其陰液，爾乃脛伸。其譫語之未止者，以誤服辛熱之藥，致陽明內結而煩亂也。故以調胃承氣湯，令大便微溏，則燥結去而止其譫語，故知其病可愈。自寸口脉以下言其致誤之由，更飲甘草乾薑湯以下言救誤之法，又以見用藥之有先後也。《卷一·太陽篇》

唐宗海曰（《傷寒論淺注補正》）：此節是申明上節之意，設爲問答以明之也。問曰：上節所謂脉浮自汗，小便數，惡寒，腳攣急之證，本象陽旦證也，按陽旦法用桂枝加附子治之，而反增劇，反見厥逆咽乾，脛反加拘急，而又譫語，此何故也。師曰：以似陽旦證，而實非陽旦也，誤作陽旦治之，則陽反飛越，故厥逆，陰液受傷，故拘急，必夜半陽氣回，手足當溫，陰氣復，則兩腳當伸。後如師言，因而再問曰：此何以知其似陽旦而非陽旦耶？答曰：以其寸口脉浮而大，浮則爲風邪，大則爲陰虛，風邪則生微熱，陰虛則血不養筋而腳攣急，證雖象桂枝之發熱惡寒，而蹉曲，然實則非桂枝證也。醫者誤以爲象桂枝證中之陽旦證，因加附子增桂令汗出，是誤也。此證象桂枝陽旦，而實則陰虛陽浮之風熱證，今以附子溫經，桂枝出汗，反逼其陽氣外越，則亡陽也，故致厥逆。然此非虛寒亡陽，外則亡陽而內則陰虛，加以熱甚，咽乾，譫語，煩亂，救陰救陽，極難措手。陰虛本不當用乾薑，然以其亡陽，更要用此甘草乾薑，以從治之。夜半陽回，兩足當溫，厥逆當愈矣。然外陽雖回，而內陰太竭，重與芍藥甘草湯以正治之，使復其陰，其腳即伸。然後陰陽俱存，可以專治其熱，用調胃承氣湯，微溏，則止其譫語。……又曰故病可愈者，以見此病虛中夾實，變證變法，極其難治，而能曲折進退，如此治者，乃可愈也。此仲景示人兢業之意，讀者當細心體玩。《卷一·太陽篇上》

辨太陽病脉證并治中第六

原文 太陽病，項背强几几，無汗，惡風，葛根湯主之。（31）

　　成無己曰（《注解傷寒論》）：太陽病，項背强几几，汗出惡風者，中風表虛也；項背强几几，無汗惡風者，中風表實也。表虛宜解肌，表實宜發汗，是以葛根湯發之也。

　　方有執曰（《傷寒論條辨》）：太陽病項背强几几與上篇同者，風寒過太陽之榮衛，初交陽明之經絡，經絡同，所以風寒皆然也。無汗者，以起自傷寒，故汗不出，乃上篇有汗之反對，風寒之辨別也。惡風乃惡寒之互交，風寒皆通惡，而不偏有無也。夫以太陽中風，項背强几几，汗出惡風，用桂枝加葛根而論之。則此太陽傷寒，項背强几几，無汗惡風，當用麻黃加葛根，而用葛根湯者何哉？蓋几几乃加陽明之時，喘已不作，故去杏仁，不用麻黃湯之全方，不可以麻黃加爲名，而用麻黃、桂枝、甘草、葛根以爲湯者，實則是麻黃加之規制也。用薑棗芍藥者，以陽明爲胃，胃爲中宮，薑棗皆和中之物，芍藥有緩中之義也。不須啜粥，麻黃類例也。《卷二·太陽中篇第二》

　　張錫駒曰（《傷寒直解》）：此病太陽之表而涉於經輸也，項背强几几解見前，邪拒于表，表氣實故無汗，邪入於經，經氣虛故惡風，葛根湯主之。葛根宣通經輸以治內，麻黃開發毛竅以達外，桂枝和解肌腠以調中，內而經輸，外而毛竅，中而肌腠，無所留滯，病自愈矣。《卷二·太陽篇》

　　吳貞曰（《傷寒指掌》）：身與骨節俱不疼痛，獨頭項痛而背强，牽引几几，脉浮，惡風無汗者，此風傷於太陽筋脉也。風能劫液，其牽引之狀，即變痙之端，宜葛根湯主之，以解肌表之風邪，而生陽明之津液，則筋脉舒而無牽引之患矣。《卷一·太陽本病述古》

　　章楠曰（《傷寒論本旨》）：此同爲太陽陽明合病，而無汗、惡風是寒閉腠理也，故與桂枝湯中加麻黃開腠，葛根解肌。名葛根湯者，表陽明經之主方，兼開太陽衛分之法也。《卷四·合病并病》

　　黃寶臣曰（《傷寒辨證集解》）：陽明證汗出而惡熱，今一則汗出而惡風，一則無汗而惡風，是太陽之邪初入陽明，尚未至兩經各半，故仍曰太陽病也。考《神農本草》，葛根治身大熱，乃陽明經藥。以太陽之邪將入陽明，故加此也。

原文 葛根湯方

葛根四兩　麻黃三兩，去節　桂枝二兩，去皮　生薑三兩，切　甘草二兩，炙　芍藥二兩　大棗十二枚，擘

上七味，以水一斗，先煮麻黃、葛根，減二升，去白沫，內諸藥，煮取三

升，去滓。温服一升。覆取微似汗，餘如桂枝法將息及禁忌，諸藥皆仿此。

成無己曰（《注解傷寒論》）：本草云：輕可去實，麻黄葛根之屬是也。此以中風表實，故加二物於桂枝湯中也。

柯琴曰（《傷寒附翼》）：此開表逐邪之輕劑也。葛根味甘氣凉，能起陰氣而生津液，滋筋脉而舒其牽引，故以爲君。麻黄生薑，能開玄府腠理之閉塞，祛風而出汗，故以爲臣。寒熱俱輕，故少佐桂芍，同甘棗以和里。此于麻桂二方之間，衡其輕重，而爲調和表里之劑也。故用之以治表實，而外邪自解，不必治裏虛，而下利自瘳。《卷上·葛根湯》

王子接曰（《絳雪園古方選注》）：葛根湯即桂枝湯加麻黄、倍葛根，以去營實，小變麻桂之法也。獨是葛根麻黄治營衛實，芍藥桂枝治營衛虛，方中虛實互復者，其微妙在法。先煮麻黄、葛根減二升，後内諸藥，則是發營衛之汗爲先，而固表收陰襲於後，不使熱邪傳入陽明也。故仲景治太陽病未入陽明者，用以驅邪，斷入陽明之路，若陽明正病中，未嘗有葛根之方。東垣、易老謂葛根是陽明經主藥，誤矣。《卷上·汗劑》

吳謙曰（《醫宗金鑒》）：是方即桂枝湯加麻黄、葛根也。麻黄佐桂枝，發太陽榮衛之汗；葛根君桂枝，解陽明肌表之邪。不曰桂枝湯加麻黄葛根，而以葛根命名者，其意重在陽明，以嘔利多屬陽明也。二陽表急，非溫服復而取汗，其表未易解也。或嘔，或利，裏已失和，雖啜粥而胃亦不能輸精於皮毛，故不須啜粥也。《卷九·合病并病篇》

陳蔚曰（《長沙方歌括》）：桂枝加葛根湯與此湯俱治太陽經輸之病，太陽之經輸在背，《經》云：邪入於輸，腰脊乃强。師於二方皆云治項背强几几……但前方治汗出，是邪從肌腠而入輸，故主桂枝，此方治無汗，是邪從膚表而入輸，故主麻黄。然邪既入輸，肌腠亦病，方中取桂枝湯全方加葛根、麻黄，亦肌表兩解之治，與桂枝二麻黄一湯同意，而用却不同，微乎！微乎！《卷二·太陽方》

吕震名曰（《傷寒尋源》）：此治太陽傷寒，傳入陽明，未離太陽，故以葛根爲君，並加麻黄於桂枝湯中，仍屬太陽與陽明同治，並非陽明經之主方也。《下集·葛根湯》

陳恭溥曰（《傷寒論章句·方解》）：葛根湯，兩解太陽陽明合病之方也。凡病太陽合於陽明，無汗下利者宜之。……夫太陽之分部，在項與背，本與陽明之經俞相合者也。太陽自病在分部，亦藉通陽明經俞之葛根，反汗出者，則於桂枝湯加之；無汗者，則以此方與之。……葛根能宣達陽明之氣，通經俞以止利，助麻黄出邪於膚表；桂枝湯，助津液血氣，充於肌表作微汗，則經俞通，而下利止矣。

高學山曰（《傷寒尚論辨似》）：葛根湯不從麻黄湯内加葛根，而於桂枝湯内加麻黄葛根者，以寒傷營，麻黄湯爲治營之藥明甚，然其所以治營者，桂枝也。君麻黄而名湯，正所謂變用之法，以麻黄能開衛閉，而後桂枝得行其解營之力故也。今用桂枝本湯以疏營氣，加麻黄以透衛氣，則太陽可解，加葛根，則陽明併解，此借山爲城，因河爲險之用。《合病》

慶恕曰（《醫學摘粹》）：營爲寒傷，閉束二陽衛氣，故用葛根泄陽明之衛，麻黄洩太陽之衛，桂枝芍藥通經絡而清營血，薑甘大棗和中氣而補脾精也。《傷寒證六經

原文 太陽與陽明合病者，必自下利，葛根湯主之。（32）

成無己曰（《注解傷寒論》）：傷寒有合病、有併病，本太陽病不解，併於陽明者，謂之併病。二經俱受邪，相合病者，謂之合病。合病者，邪氣甚也。太陽陽明合病者，與太陽少陽合病、陽明少陽合病，皆言必自下利者，以邪氣併于陰，則陰實而陽虛；邪氣併於陽，則陽實而陰虛。寒邪氣甚，客於二陽，二陽方外實而不主裏，則裏氣虛，故必下利，與葛根湯，以散經中甚邪。

方有執曰（《傷寒論條辨》）：必，定然之詞；自，謂自然而然也。蓋太陽者，膀胱也，膀胱主水。陽明者，胃經也，胃主穀。寒爲陰，陰氣主下降，故傷寒無他故，自然而然下利者，太陽陽明合病，經中之邪熱甚，胃氣弱不化穀，不分清，雜進而走注，所以謂之必也。以必定自然下利，故但用葛根湯散經中之寒邪，而以不治治利。以不治治利者，麻黃散太陽之表，葛根解陽明之肌，桂枝主榮衛之和，薑棗健脾胃之弱。甘草者，和中之國老，芍藥者，緩中而佐使，夫如是而經中之邪散，則胃中之正回，不分清者自分清，不顯治者而治在其中矣。《卷六·太陽中篇第二》

盧之頤曰（《仲景傷寒論疏鈔金錍》）：兩陽相合而感，相合而應，故名合病。太陽開，陽明闔，闔，則開者失其開，闔者失其闔矣。蓋焦府之受盛，藉開闔之迭應，斯宣化輸瀆，各循常道而能出，設開馳闔徹，則不分不泌，而下利矣。葛根湯起陰之開，發陽之闔，開者無失其爲開，闔者無失其爲闔。《卷三·并太陽脉證第三》

柯琴曰（《傷寒論注》）：不言兩經相合何等病，但舉下利而言，是病偏於陽明矣。太陽主表，不合下利，下利而曰必，必陽併于表，表實而裏虛耳。《卷二·葛根湯證》

又曰（《傷寒論翼》）：病有定體，故立六經而分司之，病有變遷，更求合病併病而互參之，此仲景二法之盡善也。《卷上·合并啓微第三》

汪琥曰（《傷寒論辨證廣注》）：太陽與陽明合病者，太陽惡寒發熱頭項强痛等證，與陽明熱渴目疼鼻乾等證，同時均發，無有先後也。而邪之氣交合而病甚於表，表邪既甚，則裏氣決不相和。太陽之裏爲膀胱，其府主水；陽明之裏爲胃，其府主穀。二府之氣不和，則水穀雖運化而不分清，所以必自下利也。治法與葛根湯以發散二經中合病之表邪而利自止。《卷三·太陽上》

吳謙曰（《醫宗金鑒》）：一經未罷，又傳一經，二經、三經同病，而不歸併一經者，謂之合病。太陽與陽明合病者，謂太陽之發熱，惡寒無汗與陽明之煩熱不得眠等證，同時均病，表裏之氣，升降失常，故不下利，則上嘔也。治法只須先解太陽之表，表解而陽明之裏自和矣。若利，則宜葛根湯表而升之，利自可止；嘔則加半夏，表而降之，嘔自可除也。《卷九·合病并病篇》

陳念祖曰（《傷寒論淺注》）：太陽之惡寒發熱，頭項强痛等證，與陽明之熱渴目痛鼻乾等證，同時均發，無有先後，名曰合病。合病者，兩經之熱邪並盛，不待內陷，而胃中之津液，爲其所逼而不守，必自下利。雖然下利，而邪猶在表，未可責之于裏。既

非誤下邪陷之裏虛，斷不可以協熱下利之法治之，仍將以兩經之表證爲急，故以葛根湯主之。《卷一·太陽篇中》

　　章楠曰（《傷寒論本旨》）：風性陽，性疏泄，擾于陽明，而腸胃水穀之氣下注，則必自利，與腸風飧泄，及春傷風，夏飧泄者，同屬一理，故亦主以葛根湯，升陽散風寒。使水穀之氣化汗而邪隨汗解，其下利自止。《卷四·合病并病》

　　黃竹臣曰（《傷寒辨證集注》）：合病則兩經之邪熱並盛，不待內陷，而胃中之津液爲其逼，不能內守，必自下利。然又不可以協熱下利之法治之也。仍當主以葛根湯，從兩經之表而解之。表解裏和，下利自止矣。《卷二·太陽篇下》

　　原文 太陽與陽明合病，不下利，但嘔者，葛根加半夏湯主之。（33）

　　成無己曰（《注解傷寒論》）：邪氣外甚，陽不主裏，裏氣不和，氣下而不上者，但下利而不嘔；裏氣上逆而不下者，但嘔而不下利。與葛根湯，以散其邪，加半夏以下逆氣。

　　方有執曰（《傷寒論條辨》）：合之爲言，相配偶也。輕重齊，多少等，謂之合。蓋陽明切近太陽，所以合也。不下利，乃對中篇必自下利而言兩相反之詞，所以爲彼此互相發明，以見中風傷寒之分別也。嘔，大吐也。蓋太陽，膀胱也，膀胱主水。陽明，胃也，胃主飲。風邪屬陽，陽主氣。陽邪協氣，泛溢水飲而上涌，得逆則與俱出，此嘔之所以爲嘔。太陽陽明相合而爲一家之證也。《卷一·太陽上篇第一》

　　尤怡曰（《傷寒貫珠集》）：合病下利者，裏氣得熱而下行也，不下利但嘔者，裏氣得熱而上行也。夫邪盛於外而之內者，仍當先治其邪，葛根湯合用桂枝麻黃湯而加葛根，所以解經中兩陽相合之邪。其不下利而但嘔者，則加半夏以下逆氣，而葛根解外，法所不易矣。《卷一·太陽正治法第一》

　　陳念祖曰（《傷寒論淺注》）：太陽與陽明合病，其機關全在乎下利，而茲不下利，而但作嘔者，當求其說。蓋太陽主開，陽明主闔，今陽明爲太陽所逼，本闔而反開，開於下則下利，開於上則爲嘔，即以葛根加半夏湯主之，蓋以半夏除結氣，以遂其開之勢而利導之也。《卷一·太陽篇中》

　　章楠曰（《傷寒論本旨》）：大抵風勝則疏泄，寒勝則冰凝，其寒邪與濁氣壅滯而不下利，則上逆而嘔，故以葛根湯中加半夏，散逆降濁以止嘔也。《卷四·合病并病》

　　原文 葛根加半夏湯方
葛根四兩　麻黃三兩，去節　甘草二兩，炙　芍藥二兩　桂枝二兩，去皮
生薑二兩，切　半夏半升，洗　大棗十二枚，擘
上八味，以水一半，先煮葛根、麻黃，減二升，去白沫，內諸藥，煮取三升，去滓。溫服一升。覆取微似汗。

　　沈明宗（《傷寒六經辨證治法》）：葛根湯升散兩經之風，加半夏一味，滌飲而止嘔

逆。《卷五·合病》

王子接曰（《絳雪園古方選注》）：葛根湯，升劑也。半夏辛滑，芍藥收陰，降藥也。太陽、陽明兩經皆病，開闔失機，故以升降法治之。麻、葛、薑、桂其性皆升，惟其升極即有降，理寓於其中。又有芍藥、甘草奠安中焦，再加半夏以通陰陽，而氣遂下，嘔亦止，是先升後降之制也。《卷上·汗劑》

文通曰（《百一三方解》）：前葛根湯主項背几几，無汗或自下利，若但嘔不下利者，是風熱寒熱搏於胃中而胃氣不降，故加半夏耳。《上卷·葛根加半夏湯》

原文 太陽病，桂枝證，醫反下之，利遂不止。脉促者，表未解也。喘而汗出者，葛根黃芩黃連湯主之。（34）

成無己曰（《注解傷寒論》）：經曰：不宜下，而便攻之，内虛熱入，協熱遂利。桂枝證者，邪在表也，而反下之，虛其腸胃，爲熱所乘，遂利不止。邪在表則見陽脉，邪在裏則見陰脉。下利脉微遲，邪在裏也。促爲陽盛，雖下利而脉促者，知表未解也。病有汗出而喘者，爲自汗出而喘也，即邪氣外甚所致。喘而汗出者，爲因喘而汗出也，即裏熱氣逆所致，與葛根黃芩黃連湯，散表邪、除裏熱。

盧之頤曰（《仲景傷寒論疏鈔金錍》）：脉促者，效裏陰之失守，狀表陽之揚越。喘而汗出者，盛滿之形也。固有表，復有裏，第病業反本，已遠寒嚴，得標之病矣。葛根析肌理之固結，起陰氣之下陷；黃芩承嶺寒之空，待協熱之腸澼；黃連稟凌冬之水化，濟反本之得標；甘草爰稼穡之作甘，建黃中之厚載。方以偶，劑以通，隕越咸調，表裏併萃矣！《卷三·辨太陽脉證第三》

柯琴曰（《傷寒論注》）：桂枝症上復冠太陽，見諸經皆有桂枝症，是桂枝不獨爲太陽設矣，葛根豈獨爲陽明藥乎？桂枝症脉本弱，誤下後而反促者，陽氣重故也。邪束於表，陽擾於内，故喘而汗出。利遂不止者，所謂暴注下迫，皆屬於熱，與脉弱而協熱下利不同。此微熱在表，大熱入裏，固非桂枝芍藥所能和，厚朴杏仁所宜加矣。故君葛根之輕清以解肌，佐連芩之苦寒以清裏，甘草之甘平以和中，喘自除而利自止，脉自舒而表自解，與補中逐邪之法迴別。《卷一·桂枝湯證》

吳人駒曰（《醫宗承啟》）：不從表解誤爲之下，乃令風邪入裏，利下不止者，風熱搏激，腸胃不能秘固也。喘而汗出者，風邪入舍，肺之不得寧也。其脉必促，促爲陽盛，表未得解也。芩連以清內熱；甘草以和中；葛根以達表，自表而入者，須自表而出。既已成熱，不得復以桂枝爲用，葛根，桂枝之凉者也。《卷二·太陽篇》

錢潢曰（《傷寒溯源集》）：桂枝證，風傷衛也。反下之，不汗解而反誤下之也。利遂不止，因誤下之故，熱邪隨之而内犯也。脉促者，非脉來數時一止復來之促也，即急促亦可謂之促也。促爲陽盛，下利則脉不應促，以陽邪熾盛，故脉加急促，是以知其邪尚在表而未解也。然未若協熱下利之表裏俱不解，及陽虛下陷，陰邪上結心下痞硬，故但言表而不言裏也。喘也汗出者，《經脉別論》云，太陽藏獨至，厥喘虛氣逆，是陰不足陽有餘也。蓋邪熱上盛，故脉促而氣喘也。汗出，汗自出也，若陰脉弱而汗自出，猶是桂枝證也。今脉促汗出而表未解，則知爲誤下之變，邪氣已誤越陽明之境矣。喻氏所謂太陽熱邪，未傳陽明之經，已入陽明之府矣。所謂桂枝湯不中與也，故以葛根解陽明之表，芩黄清邪熱之盛，而和之以甘草者，所以撫定中州也。《卷一·太陽上篇》

吴謙曰（《醫宗金鑒》）：此承上條又言協熱利之脉促者，以別其治也。太陽病桂枝證，宜以桂枝解肌，而醫反下之，利遂不止者，是誤下，遂協表熱陷入而利不止也。若表未解，而脉緩無力，即有下利而喘之裏證，法當從桂枝人參湯以治利，或從桂枝加杏子厚朴湯以治喘矣。今下利不止，脉促有力，汗出而喘，表雖未解，而不惡寒，是熱已陷陽明，即有桂枝之表，亦當從葛根黄芩黄連湯主治也。方中四倍葛根以爲君，芩、連、甘草爲之佐，其意專解陽明之肌表，兼清胃中之裏熱，此清解中兼解表裏法也。《卷一·太陽上篇》

王丙曰（《傷寒論注》）：桂枝證因脾約而妄下之，下後風邪入裏，挾素蘊之内風内火而鼓于中，下奔則利，上奔則喘，因其汗出，脉促，不至結胸，尚有可解之機耳。然非辛温可任，故以葛根之甘凉者君之，以熄其内外之風，而仍領邪以達於皮毛；佐以芩連，苦能泄肺之逆；又能止利也；使以甘草，甘以緩中也。《卷一·太陽病用麻黄湯法》

陸懋修曰（《校正王朴莊傷寒論注》）：桂枝證，本太陽病也，醫反下之，則太陽之表病因下而變陽明之裏熱矣。而脉促喘汗，則尚能爲陽明表證，故凡陽明表證，當以此爲主方，不必因乎誤下，亦不必有下利證，但見脉促喘汗，即可用此方耳。《卷上·太陽病用麻黄湯法》

邵仙根曰（《傷寒指掌》邵評）：本太陽桂枝症，法宜解表，而反下之，裏虚邪入，陽重熱利，表裏俱熱，症似虚而脉實，勿蹈盛盛之咎，用葛根之輕清以解肌，芩連苦寒以清裏，甘草和中，喘除利止，表裏俱解矣。

脉促者，數而時一止也，前條胸滿脉促，是陽虚寒入，用桂枝去芍藥，甚則加附子，辛温藥扶陽散寒；此條脉促，喘而汗也，是陽盛熱入，用葛根芩連，辛寒藥解肌清熱。同見促脉，辨其陽虚陽盛，寒邪熱邪，全在有力無力中分出，用藥之寒温，如同冰炭，學者可不細心辨乎？《卷二·救逆述古》

章楠曰（《傷寒論本旨》）：誤下而利不止，脉促者，表邪鬱而化熱，内迫水穀之氣下溜，肺逆不能調水道，故又喘而汗出，以葛根升泄陽明，芩連苦寒清熱，陽明氣升，下利可止，熱清邪解，喘汗自愈，此爲協熱下利也。《卷五·汗吐下後併誤治諸證》

胡嗣超曰（《傷寒雜病論》）：太陽病本無下症，醫反下之者，誤甚之詞也。下之而遂利不止，脉亦變爲陽盛之促，則裏熱甚於表矣。夫熱利兼痞硬，可從桂枝人參例，理中而利自止，熱利表未解，仍用桂枝解表而利可止，今乃利不止而脉促，更加以喘而汗出，正是一團熱邪上越下脱光景，故用葛根黄連黄芩一派苦寒，散表清熱。表症變爲裏熱，故改和表爲清解耳。《卷之四·太陽上篇》

原文 葛根黄芩黄連湯方

葛根半斤　甘草二兩，炙　黄芩三兩　黄連三兩上四味，以水八升，先煮葛根，減二升，內諸藥，煮取二升，去滓。分溫再服。

成無己曰（《注解傷寒論》）：《內經》曰：甘發散爲陽。表未解者，散以葛根、甘草之甘；苦以堅裏，氣弱者，堅以黃芩、黃連之苦。

許宏曰（《金鏡內臺方議》）：太陽病桂枝證，宜發肌表之汗。醫反下之，內虛協熱，遂利不止。脉促者，爲表邪未解，不當下而下之所致也。喘而汗出者，即裏熱氣逆所致。故用葛根爲君，以通陽明之津而散表邪。以黃連爲臣，黃芩爲佐，以通裏氣之熱，降火清金而下逆氣。甘草爲使，以緩其中而和調諸藥者也。且此方亦能治陽明大熱下利者，又能治嗜酒之人熱喘者，取用不窮也。《卷二·葛根黃芩黃連湯》

汪琥曰（《傷寒論辨證廣注》）：上方乃治陽明病內外挾熱，表裏均解之劑，其入太陽篇者，是因桂枝證誤下之所致也。《卷四·太陽病中》

周揚俊曰（《傷寒論三注》）：太陽誤下，脉促未解，何爲不用桂枝而用葛根？利不止，熱邪因下而入陽明府矣。但有未盡之表，恐其盡入，則以本經之藥提出之太陽。誤下而喘，又何不用杏子厚朴而改用芩連？利而脉促，熱邪因下而停陽明府矣。既有內滯之熱，未必下走，故以芩連之寒蕩滌之。然後知下利脉促喘汗，皆因熱入也。不去甘草，和其中也。《卷一·太陽上篇》

王子接曰（《絳雪園古方選注》）：是方即瀉心湯之變，治表寒裏熱，其義重在芩連蕭清裏熱，雖以葛根爲君，再爲先煎，無非取其通陽明之津，佐以甘草緩陽明之氣，使之鼓舞胃氣，而爲承宣苦寒之使。清上則喘定，清下則利止，裏熱解，而邪亦不能留戀于表矣。《上卷·寒劑》

陳蔚曰（《長沙方歌括》）：太陽桂枝證而反下之，邪由肌腠而內陷於中土，故下利不止；脉促與喘汗者，內陷之邪欲從肌腠外出而不能出，涌於脉道，如疾行而蹶爲脉促；涌於華蓋，肺主氣而上喘；肺主皮毛而汗出。方主葛根從裏以達於表，從下以騰於上，輔以芩連之苦，苦以堅之，堅毛竅而止汗，堅腸胃以止瀉，又輔以甘草之甘，妙得苦甘相合，與人參同味而同功，所以補中土而調脉道，真神方也。《卷二·太陽方》

章楠曰（《傷寒論本旨》）：桂枝證者，風傷衛也。風爲陽邪，本易化熱。誤下而邪入陽明，風熱疏泄，水液下溜，利遂不止；其脉促者，邪熱未離營衛，閉於肺衛之間，故又喘而汗出；以肌肉爲陽明之表，營衛在肉中，故曰表未解，非言太陽之表也。故以葛根之走肌肉者爲君，先煎緩其輕揚之性。使與芩連甘草和合，同解肌表之鬱熱，義與前之麻杏甘膏湯相同。彼由寒傷營之變證，此由風傷衛之變證也。若是表寒，必當用生薑桂枝，不應用葛根之辛涼矣。至於瀉心湯治痞，其邪在胃府之表也；承氣湯，瀉胃府之邪也；白虎湯，清胃經之熱也；此方治邪在胃經之表也。故凡六經，各有表裏淺深之異，仲景皆從脉證分辨。故讀仲景書，愈讀則愈見其精微，而立法之細密周至，尤爲萬世之範圍，學者可不盡心體究哉！《卷九·汗吐下後篇方》

原文 太陽病，頭痛發熱，身疼腰痛，骨節疼痛，惡風無汗而喘者，麻黃湯

主之。（35）

成無己曰（《注解傷寒論》）：此太陽傷寒也，寒則傷榮，頭痛，身疼，腰痛，以至牽連骨節疼痛者，太陽經榮血不利也。《內經》曰：風寒客於人，使人毫毛畢直，皮膚閉而爲熱者，寒在表也。風併于衛，衛實而榮虛者，自汗出而惡風寒也；寒併于榮，榮實而衛虛者，無汗而惡風也。以榮強衛弱，故氣逆而喘，與麻黃湯以發其汗。

萬全曰（《傷寒摘錦》）：其證發熱無汗，或喘，骨節煩痛，憎寒，手足指末微厥，掌心不厥，可用麻黃湯，若自汗出，反惡熱者，勿與服。《卷上·太陽經證法》

張璐曰（《傷寒纘論》）：人身之陽，既不得宣越於外，則必壅塞於內，故令作喘。寒氣剛勁，故令脉緊耳。汗者血之液，血爲營，營強則腠理閉密，雖熱汗不出，故以麻黃湯重劑發之。《卷上·太陽上篇》

柯琴曰（《傷寒論注》）：本條不冠傷寒，又不言惡寒而言惡風，先輩言麻黃湯主治傷寒不治中風，似非確論。蓋麻黃湯大青龍湯治中風之重劑，桂枝湯葛根湯治中風之輕劑，傷寒可通用之，非主治傷寒之劑也。《卷二·麻黃湯證》

程知曰（《傷寒經注》）：太陽經脉，起目內眥，循頭、背、腰骨，故所過疼痛。疼痛者，重着而痛，若冬氣之凝結也。寒邪外來，人身之陽不得宣越，故令發熱。寒邪在表，則不復任風寒，故惡風。凡惡寒未有不惡風者，惡風亦未有不惡寒者。故傷寒亦曰惡風，而中風亦曰嗇嗇惡寒，以交發其意也。寒主閉藏，故令無汗。人身之陽不得宣越於外，則必壅塞於內，故令作喘。《卷三·太陽辨證》

張志聰曰（《傷寒論集注》）：此論寒傷太陽通體之表氣而爲麻黃湯證。太陽病頭痛者，病太陽之氣在上也。發熱者，感太陽之標陽而爲熱也。太陽之氣爲寒邪所傷，故身痛腰痛。經云，節之交三百六十五，會神氣之所游行出入，寒傷神氣故骨節疼痛。肌表不和故惡風。寒邪凝斂於皮毛故無汗。表氣不通故喘。宜麻黃湯通達陽氣，以散表邪。
《卷一·太陽上篇》

吳謙曰（《醫宗金鑒》）：營病者惡寒，衛病者惡風，今營病而言惡風者，蓋以風動則寒生，惡則皆惡，未有惡寒而不惡風，惡風而不惡寒者。所以仲景於中風、傷寒證中，每互言之，以是知中風、傷寒，不在惡寒、惡風上辨，而在微甚中別之也。《卷二·太陽中篇》

沈金鰲曰（《傷寒論綱目》）：本症重在發熱身疼，無汗而喘。其喘者，因風寒外來，陽氣不伸而鬱於內也。太陽爲開，本症又宜開，故仲景立麻黃法以開之。《卷四·喘》

章楠曰（《傷寒論本旨》）：此更詳寒傷營證，而出治法也。脉象已詳上條，此又言惡風者，正表惡寒無不惡風，惡風無不惡寒，於中有微甚之殊耳。上條言嘔逆，此又言喘，互明寒閉肺胃也。所最要者，風傷衛則腠理疏而自汗，寒傷營則腠理閉而無汗。其餘脉證，皆互有同異，或有寒邪而脉不緊，或有風邪而脉不緩，蓋以人身陰陽有強弱，感邪有重輕，故以下各條，詳細分辨，此條特明其證，必無汗而喘，以麻黃湯主之。
《卷二·太陽中篇》

原文 麻黄湯方

麻黄三兩，去節　桂枝二兩，去皮　甘草一兩，炙　杏仁七十箇，去皮尖

上四味，以水九升，先煮麻黄，減二升，去上沫，內諸藥，煮取二升半，去滓。溫服八合。覆取微似汗，不須歠粥，餘如桂枝法將息。

成無己曰（《傷寒明理論》）：本草有曰：輕可去實。即麻黄、葛根之屬是也。實爲寒邪在表，皮膚堅實，榮衛勝，津液內固之表實也，非腹滿便難之內實也。《聖濟經》曰：汗不出而腠密，邪氣勝而中蘊，輕劑所以揚之。即麻黄、葛根之輕劑耳。麻黄味甘苦，用以爲君者，以麻黄爲輕劑而專主發散，是以爲君也。桂枝爲臣者，以風邪在表又緩而膚理疏者，則必以桂枝解其肌，是用桂枝爲臣。寒邪在經，表實而腠密者，則非桂枝所能獨散，必專麻黄以發汗，是當麻黄爲主，故麻黄爲君而桂枝所以爲臣也。《內經》曰，寒淫於內，治以甘熱，佐以辛苦者，是茲類歟？甘草味甘平，杏仁味甘苦溫，用以爲佐使者，《內經》曰：肝苦急，急食甘以緩之。肝者，榮之主也。傷寒榮勝衛固，血脈不利，是專味甘之物以緩之，故以甘草、杏仁爲之佐使。且桂枝湯主中風，風則傷衛，風邪併於衛，則衛實而榮弱，仲景所謂汗出惡風者，此爲榮弱衛強者是也。故桂枝湯佐以芍藥，用和榮也。麻黄湯主傷寒，寒則傷榮，寒邪併於榮，則榮實而衛虛，《內經》所謂氣之所併爲血虛，血之所併爲氣虛者是矣。故麻黄佐以杏仁，用利氣也。若是之論，實處方之妙理，制劑之淵微。該通君子，熟明察之，乃見功焉。《卷四·方論》

許宏曰（《金鏡內臺方議》）：麻黄湯乃正發汗之劑，不可不知戒也。經曰，有汗不得服麻黄是也。且此麻黄湯須用脉與證全在表，方可用也。有一不然，不可用之。苟或萬一陰虛陽實，強發其汗，則津液耗損，即成亡陽之證。正曰：不當汗而汗，爲亡陽，爲厥竭，爲譫語，且傷寒中不可發汗者最多。若可發汗者的用，須脉浮惡寒，頭體痛，無汗發熱，非麻黄湯則不能也。《卷二·麻黄湯》

方有執曰（《傷寒論條辨》）：麻黄味苦而性溫，力能發汗以散寒，然桂枝湯中忌麻黄，而麻黄湯中用桂枝何也？麻黄者，突陣擒敵之大將也，桂枝者，運籌帷幄之參軍也。故委之以麻黄，必勝之算也，監之以桂枝，節制之妙也。甘草和中而除熱，杏仁下氣而定喘，惟麻黄有專功之能，故不須歠粥之助。《卷二·太陽中篇第二》

王肯堂曰（《傷寒證治準繩》）：夫寒之初客於表也，閉腠理鬱陽氣而爲熱，故非辛溫之藥不能開腠理，此麻黄湯之所由立也。《帙一·總例》

凡用麻黄去節先滾醋略浸片時撈起以備後用，庶免太發，如冬月嚴寒腠理致密當生用。《帙二·太陽病》

張璐曰（《傷寒纘論》）：不須歠粥者，傷寒邪迫於裏，本不能食，若強與食，反增其劇也。《卷上·太陽上篇》

柯琴曰（《傷寒附翼》）：此爲開表逐邪發汗之峻劑也。……此湯入胃，行氣於玄府，輸精於皮毛，斯毛脉合精而溱溱汗出，在表之邪，其盡去而不留。痛止喘平，寒熱頓解，不煩啜粥而藉汗於穀也。蓋此乃純陽之劑，過於發散，如單刀直入之將，投之恰當，一戰成功，不當則不戰而召禍，故用之發表，可一而不可再，如汗後不解，便當以

桂枝代之。若汗出不透，邪氣留進於皮毛骨肉之間，又有麻桂合半與桂枝二麻黃一之妙用。若陽盛於內而無汗者，又有麻黃杏仁石膏，連翹赤小豆等劑，此皆仲景心法也。

《卷上·麻黃湯》

汪琥曰（《傷寒論辨證廣注》）：方後云，不須歡粥，成注無解，《條辨》云，麻黃發汗有專功之能，故不須歡粥之助。愚以寒傷於外，熱鬱於內，邪熱氣逆而發喘，其人不能食，若強以稀粥與之，《續論》所云，反增其劇也。《卷四·太陽病中》

周揚俊曰（《傷寒論三注》）：寒傷營血，何反用麻黃氣藥為主治？特因衛行於外，傷營未有不傷衛者，故爾時但用血藥發汗，而衛氣閉鬱，汗從何出，辟之關門逐寇，寇不能去，徒增躁擾，幾何不令人煩劇耶？所以仲景欲用桂枝調營，先用麻黃開竅發汗，使邪之在營者無論其已熱未熱，隨汗外泄，即欲暫留一分，不可得矣，又何至於入里為害乎？《卷二·太陽中篇》

王晉三曰（《絳雪園古方選注》）：麻黃湯破營方也。試觀立方大義，麻黃輕清入肺，杏仁重濁入心，仲景治太陽初病，必從心營肺衛之意也。分言其功能，麻黃開竅發汗，桂枝和陽解肌，杏仁下氣定喘，甘草安內攘外，四者各擅其長，有非諸藥所能及。兼論其相制七法，桂枝外監麻黃之發表，不使其大汗亡陽，甘草內守麻黃之出汗，不使其劫陰脫營，去薑棗者，薑性上升，又恐礙麻黃發表，棗味緩中，又恐阻杏仁下氣，輾轉回顧，無非欲其神速，一劑奏績。若喜功屢用，必不戢而召亡陽之禍矣，故服已又叮嚀不須歡粥，亦恐有留戀麻黃之性也。《上卷·汗劑》

吳謙曰（《醫宗金鑑》）：名曰麻黃湯者，君以麻黃也。麻黃性溫，味辛而苦，其用在迅升；桂枝性溫，味辛而甘，其能在固表。證屬有餘，故主以麻黃必勝之算也；監以桂枝，制節之師也。杏仁之苦溫，佐麻黃逐邪而降逆；甘草以甘平，佐桂枝和內而拒外。飲入於胃，行氣於元府，輸精於皮毛，斯毛脉合精，溱溱汗出，在表之邪，必盡去而不留。痛止喘平，寒熱頓解，不須歡粥而借汗於穀也。必須煮掠去上沫者，恐令人煩，以其輕浮之氣，過於引氣上逆也。其不用薑、棗者，以生薑之性橫散於肌，礙麻黃之迅升；大棗之性泥滯於膈，礙杏仁之速降，此欲急於直達，少緩則不迅，橫散則不升矣。然此為純陽之劑，過於發汗，如單刀直入之將，用之若當，一戰成功；不當，則不戢而召禍。故可一而不可再。如汗後不解，便當以桂枝代之。此方為仲景開表逐邪發汗第一峻藥也。庸工不知其制在溫復取汗，若不溫復取汗，則不峻也，遂謂麻黃專能發表不治他病。孰知此湯合桂枝湯，名麻桂各半湯，用以和太陽留連未盡之寒熱；去杏仁、加石膏，合桂枝湯，名桂枝二越婢一湯，用以解太陽熱多寒少之寒熱；若陽盛於內，無汗而喘者，又有麻黃杏仁甘草石膏湯，以解散太陰肺家之邪；若陰盛於內而無汗者，又有麻黃附子細辛甘草湯，以溫散少陰腎家之寒。《金匱要略》以此方去桂，《千金方》以此方桂枝易桂，皆名還魂湯，用以治邪在太陰，卒中暴厥，口噤氣絕，下咽奏效，而皆不溫復取汗。因是而知麻黃湯之峻與不峻，在溫復與不溫復也。此仲景用方之心法，豈常人之所得而窺耶！《卷二·太陽中篇》

舒詔曰（《傷寒集注》）：桂枝湯中用芍藥，以內護於營，麻黃湯中用桂枝，以外導於衛，此陰陽互根之妙也。後人不達，謬為麻黃性猛，必使桂枝以監之，此說一倡，誤人多矣。將特有桂枝則麻黃可肆用而無忌乎？蓋營行脉中，衛行脉外，營邪出表，必假道於衛，用麻黃發出營分之邪，用桂枝接應衛外，正所以助麻黃而成發表之功，何謂監邪？果爾桂枝能監其風傷衛者，單用桂枝豈不監住其邪乎！何以獨擅發表驅風之力，且以逼汗亡陽之事也。且觀大青龍湯得桂枝，則升騰變化，不可駕馭矣，越婢湯去桂枝，其柔緩之性，則逾越女婢之外，可見桂枝實有助麻黃之能，而非所以監麻黃者昭昭矣。《卷二·太陽中篇》

章楠曰（《傷寒論本旨》）：寒邪傷營，必從衛入，陰性凝斂，故腠閉無汗，表陽鬱而身熱，其裏不熱，故須辛溫通陽，以解表寒。麻黃辛散，以開腠理爲君，但味薄輕虛，止能達衛，必佐桂枝之辛甘色赤通營者，袪邪外出，此二味爲開洩營衛之主也。衛氣出於肺胃，營血生於心脾，杏仁甘苦，佐桂枝以通心陽，佐麻黃以利肺氣，加甘草和脾胃，以緩麻桂迅發之性，使陽氣敷布於心脾肺胃之間，以達周身經略，則三焦之水氣蒸騰以化汗，其邪自隨汗解矣。蓋三焦出水道，使其下行，則爲小便，升散走表，即化爲汗，不取胃中水穀之氣，故不須歠粥也。因此方純乎發表，故先煮麻黃，又用甘草以緩其性，使陽氣周遍，以取微似有汗。若發散迅速，大汗淋漓，陽氣不及周行而外奔，其邪反未能出也，故甘草只用一兩，不同桂枝湯之甘草重用，取其守中爲通調營衛之法，此爲治寒傷營之主方也。《卷九·太陽篇方》

原文 太陽與陽明合病，喘而胸滿者，不可下，宜麻黃湯。（36）

龐安時曰（《傷寒總病論》）：二陽合病，脉必浮大而長，外證必頭痛、腰痛、肌熱、目痛、鼻乾也。浮大者，太陽受病也。長者，陽明也。頭腰，太陽也。肌目，陽明也。《卷一·陽明證》

成無己曰（《注解傷寒論》）：陽受氣於胸中，喘而胸滿者，陽氣不宣發，壅而逆也。心下滿、腹滿，皆爲實，當下之。此以爲胸滿非裏實，故不可下，雖有陽明，然與太陽合病，爲屬表，是與麻黃湯發汗。

方有執曰（《傷寒論條辨》）：肺主氣，氣逆則喘，喘甚則肺脹。胸滿者，肺脹也。胸乃陽明之部分，喘乃太陽傷寒之本病，以喘不除，甚而至於胸滿，故曰合病。然肺不屬太陽、陽明，而太陽陽明合病之傷寒，病全在肺，何也？曰：肺爲五臟之華蓋，內受諸經百脉之朝會，其藏金，其性寒。寒邪湊於榮，肺以寒召寒，類應故也，不可下者，喘來自太陽之初，滿惟在胸，不在胃也。夫麻黃湯者，主治太陽傷寒之初病，有陽明，何以獨從太陽之主治也？曰：麻黃固善於散寒，其功尤能瀉肺家之實滿；杏仁惟其利於下氣，故其效則更長於定喘；桂枝雖佐，其實有綱維之妙；甘草雖使，其才有和緩之高。是故太陽表之治行，則陽明胸之功自奏也。《卷二·太陽中篇第二》

盧之頤曰（《仲景傷寒論疏鈔金錍》）：兩陽合病，必自下利者，開闔齊持，若嘔則從樞，此則惟從闔象者。過在太陽之爲開不得，致不能分布諸氣，爲喘爲滿，非邪入形層，之脅之胸耳。故不可下，只須治開，開開，闔自轉矣。但下利其常，喘嘔乃變。喘亦判爲兩闔者，謂有胸滿之兼證，而無兩陽之綱證，與經化本標，從逆反佐，大相徑庭

者也。既不兩從，亦不偏向，惟開闔樞鍵，迭爲呈變，設涉化令，便非兩闔，少關經形，即歸併病矣。《卷三·辨太陽第三》

汪琥曰（《傷寒論辨證廣注》）：或問陽明病已見胸滿之候，何以不兼治陽明？余曰：病因喘而致胸滿，胸前者，雖爲陽明之部分，其實乃肺之室也，喘而胸滿，則肺氣必實而脹，所以李東璧《本草》云：麻黃湯雖太陽發汗重劑，實爲發散肺經火鬱之藥。彼蓋以喘而胸滿，爲肺有火邪實熱之證，湯中有麻黃杏人，專於泄肺利氣，肺氣泄利，則喘逆自平，又何有於陽明之胸滿邪？《卷四·太陽病中》

張錫駒曰（《傷寒直解》）：上節合病，乃二陽之氣下而不上也，故用延蔓上騰之葛根，俾二陽之氣從下而上；此節合病乃二陽之氣內而不外也，故用中空外達之麻黃，俾二陽之氣從內而外。《卷二·辨太陽脉證篇》

尤怡曰（《傷寒貫珠集》）：胸中爲陽之位，喘而胸滿者，病發於陽而盛於陽也。邪在陽則可汗，在陰則可下，此以陽邪盛於陽位，故不可下之以虛其裏，裏虛則邪且陷矣。而宜麻黃湯汗之以疏其表，表疏則邪解矣。《卷一·太陽正治法第一》

魏荔彤曰（《傷寒論本義》）：二陽合病，獨見證於胸肺之間，喘而作滿，此正二經之表邪爲患，不可誤認胸膈屬裏，妄施攻下，如大小陷胸之類也。《卷八·合病》

吳謙曰（《醫宗金鑒》）：太陽陽明合病，不利不嘔者，是裏氣實不受邪也。若喘而胸滿，是表邪盛，氣壅於胸肺間也。邪在高分之表，非結胸也，故不可下，以麻黃湯發表通肺，喘滿自愈矣。《卷九·合病并病篇》

高學山曰（《傷寒尚論辨似》）：喘而胸滿，全是太陽麻黃湯症，且陽明尚未有利嘔之應，是太陽主闔之勢大，故獨任麻黃，不用葛根，以苟責無辜也。若以喘滿而下之，必致結胸之變，故戒。……客有問於余者曰：喘而胸滿，是太陽症，麻黃湯是太陽藥，條中並不載陽明一症，而首揭之曰太陽與陽明合病，何也？答曰：凡將患合病者，不必病合，而俱可先見者也。目眴如新臥起之狀者，知陽明之有積飲，忽忽善怨而巔疾，且善饑而不能多食，或脅下常微滿者，知少陽之有積熱，況於太陽邪盛，操必合之勢者乎！故可直指之曰合病也。《合病》

原文 太陽病，十日以去，脉浮細而嗜臥者，外已解也。設胸滿脅痛者，與小柴胡湯。脉但浮者，與麻黃湯。（37）

成無己曰（《注解傷寒論》）：十日以去，向解之時也。脉浮細而嗜臥者，表邪已罷也。病雖已利解之，若脉但浮而不細者，則邪氣但在表也，與麻黃湯發散之。

郭雍曰（《傷寒補亡論》）：太陽病，論有言至七日以上，有言十日已去，若此之類，求知傳經與不傳經也。雍曰：究其意義雖可見，又當以脉證辨之。且如七日以上自愈者，謂六日傳經已遍，而無變異也。十日已去，設有胸滿脅痛者，是傳陽明也。其脉浮而無他證者，只在太陽不傳，故仲景猶用麻黃也。所以朱氏言寒邪中人，不必皆始於太陽，兼有首尾止在一經，或間傳一二經，不可以一理推，但據脉與外證治之。若過日多，脉大浮數，按之不足者，尚責太陽，發汗而愈。此即仲景十日已去，脉但浮者，服

麻黃湯之意也。《卷四·太陽經治法》

柯琴曰（《傷寒論注》）：脉微細，但欲寐，少陰症也。浮細而嗜卧，無少陰症者，雖十日後，尚屬太陽，此表解而不了了之謂。設見胸滿嗜卧，亦太陽之餘邪未散，兼脅痛，是太陽少陽合病矣，以少陽脉弦細也。少陽爲樞，樞機不利，一陽之氣不升，故胸滿脅痛而嗜卧，與小柴胡和之。若脉浮而不細，是浮而有力也，無胸脅痛，則不屬少陽，但浮而不大，則不涉陽明，是仍在太陽也。太陽爲開，開病反闔，故嗜卧，與麻黃湯以開之，使衛氣行陽，太陽仍得主外而喜寤矣。《卷二·麻黃湯證》

錢潢曰（《傷寒溯源集》）：十日已去而脉見浮細，浮則按之無力，細則邪解正虛也。同一浮脉，浮緊則爲寒邪在表，以浮而緊也，緊則有力，故爲邪氣實。浮細則爲邪退正虛者，以浮而細也，細則弱小，故爲正氣虛。仲景所謂浮爲在表，浮則爲虛之別也。且嗜卧則正虛而倦怠，邪退而安静矣，故爲外已解也。設或胸滿脅痛者，是太陽雖罷，而邪已轉入少陽矣，故與小柴胡湯以和解半表半裏之邪。若其脉但浮而不細，又無胸滿脅痛之少陽見證，則是寒邪在太陽之表，故當以麻黃湯發汗也。《卷七·少陽全篇》

陳念祖曰（《傷寒論淺注》）：太陽病，頭項强痛之病，五日少陰，至十日已去，爲十一日，正值少陰主氣之期，其脉浮爲太陽，細爲少陰，而嗜卧者，太陽少陰之氣兩相和合，故知其外已解也。設令胸滿脅痛者，太陽之氣欲從胸脅而出，不得少陰之樞轉也。蓋少陰爲陰樞，少陽爲陽樞，惟小柴胡湯能轉其樞，兹與以小柴胡湯，藥證若對即立效。若脉但浮而不細者，是太陽之氣自不能外出，非關樞也，與麻黃湯以達表。《卷一·太陽篇中》

原文 太陽中風，脉浮緊，發熱，惡寒，身疼痛，不汗出而煩躁者，大青龍湯主之。若脉微弱，汗出惡風者，不可服之。服之則厥逆，筋惕肉瞤，此爲逆也。（38）

成無己曰（《注解傷寒論》）：此中風見寒脉也。浮則爲風，風則傷衛；緊則爲寒，寒則傷榮。榮衛俱病，故發熱惡寒，身疼痛也。風併於衛者，爲榮弱衛强；寒併於榮者，爲榮强衛弱。今風寒兩傷，則榮衛俱實，故不汗出而煩躁也。與大青龍湯發汗，以除榮衛風寒。若脉微弱，汗出惡風者，爲榮衛俱虛，反服青龍湯，則必亡陽，或生厥逆，筋惕肉瞤，此治之逆也。

方有執曰（《傷寒論條辨》）：太陽中風者，言有上篇第三條之證也。病屬太陽則脉浮，然浮以候風，緊以候寒。發熱者，中風熱即發也。惡寒身疼痛，不汗出，皆寒也。風爲煩，寒則躁，蓋謂風寒俱有而中傷，風多寒少之證，猶指言此風中有寒之謂也。《卷三·太陽下篇第三》

萬全曰（《傷寒摘錦》）：識證之妙，在不汗出煩躁五字，若無煩躁，乃麻黃湯證也。《卷上·太陽經治法》

盧之頤曰（《仲景傷寒論疏鈔金錍》）：此以中風爲本，反脉緊身疼痛，不汗出，反似寒本者，即首條所稱化氣盛於本氣者是也。故本之風氣似隱，標之寒化反顯，釋風寒兩感者謬矣。脉浮即標象；發熱即本病，惡寒即標化，雖風專令，此亦顯現，獨煩躁一證，表風木之動性，擾亂在內者，畏標寒斂束在外故也。

太陽本標兩從，寒風之可指示者，有汗無汗，脉緊脉緩，動靜二性無容隱匿者也。今本於風，反呈寒狀，宜乎謬詮，有寒風兩感之釋，殊不知風性本動，寒性本靜，一涉動搖，便非寧靜，動即是風，不得名寒，毋容兩著，反容兩性乎？若可風先後寒，第風行迅速，感而遂通，寧復寂然不動，以待寒凝之專令乎？若可寒先後風，寒獨閉藏，內不得出，外不得入，寧復善行數變，以待風生兩腋乎？此之風觸太陽，動干化氣，邪自我召，病自我至，是故本之風氣似隱，標之寒化反顯，而脉緊，而身疼痛，而不汗出，惟煩惟躁，擾捍於中藏，徵本徵性，不昧於岑寂，幾微之有失，死生在指顧間矣。蓋寒水化氣，得以專逞其令者，乘標陽之化薄，協上奉之天司，錮本氣之風行，縱化寒之斂切，類內所因也。方稱大青龍者，宣大根身之風木，振發標陽之委頓，雖匯七數之奇，實法反佐之復也。《卷三·辨太陽脉證之三》

李中梓曰（《傷寒括要》）：汗多亡陽，津液枯而筋肉失養，故筋惕惕而跳，肉瞤瞤而動也。《卷上·傷寒總論》

柯琴曰（《傷寒論注》）：風有陰陽，太陽中風汗出脉緩者，是中於鼓動之陽風，此汗不出而脉緊者，中於凜冽之陰風矣。風令脉浮，浮緊而沉不緊，與傷寒陰陽俱緊之脉有別也。發熱惡寒，與桂枝症同，身疼痛不汗出，與麻黃症同，惟煩躁是本證所獨，故制此方以治風熱相搏耳。熱淫於內，則心神煩擾，風淫末疾，故手足躁亂，此即如狂之狀也。風盛於表，非發汗不解，陽鬱於內，非大寒不除，此本麻黃症之劇者，故于麻黃湯倍麻黃以發汗，加石膏以除煩。《卷二·大青龍湯證》

程知曰（《傷寒經注》）：此為人之傷於寒而為熱者立治法也。脉浮緊發熱惡寒無汗，皆傷寒麻黃證也，而謂之中風，以其發於春溫之時也。衛中風邪，本宜有汗，乃更有寒以鬱其熱，故脉緊惡寒而汗不出也。汗不得出，故致煩躁。人之傷於寒而為熱者，其汗不得出之狀類然也。發熱煩躁，必得汗而後解，猶之酷熱炎蒸，必得雨而後涼。《內經》謂陽之汗，以天地之雨名之是也。龍為行雨之物，青龍為東方發散之神，故發躁熱之汗以青龍名之。謂之大者，以其力最猛，而功最神也。《卷三·太陽辨證》

張錫駒曰（《傷寒直解》）：脉浮弱汗出惡風者，此陰陽表裏俱虛，故不可服之，服之則陽亡而厥逆矣。陽氣者，柔則養筋，血氣盛則充膚熱肉，今虛則筋無所養，肉無以充，故筋惕而肉瞤。《卷二·太陽脉證篇》

魏荔彤曰（《傷寒論本義》）：脉見微弱，即上篇之陽浮陰弱也，又兼汗出惡風矣，此乃純為傷風之脉證，不則亦風多寒少之脉證也。麻黃湯原在不可服，大青龍自亦不可服，服之犯誤發大汗如水流漓之忌，其人陽素虛者，必筋惕肉瞤，陽亡不守。《卷三·太陽下篇》

尤怡曰（《傷寒貫珠集》）：此治中風而表實者之法，表實之人，不易得邪，設得之，則不能洩衛氣，而反以實陽氣。陽氣既實，表不得通，閉熱於經，則脉緊身痛，不汗出而煩躁也。是以當以麻黃桂薑之屬以發汗而洩表實，加石膏以除裏熱而止煩躁，非桂枝湯所得而治者矣。蓋其病已非中風之常病，則其法也不得守桂枝之常法。仲景特舉此者，欲人知常達變，不使拘中風之名而拘解肌之法也。若脉微弱汗出惡風，則表虛不實，設使大青龍湯發越陽氣，必致厥逆筋惕肉瞤，甚則汗多而陽亡矣，故曰此爲逆。逆者虛以實治，於理不順，所以謂之逆也。《卷一·太陽權變法第二》

吳謙曰（《醫宗金鑒》）：太陽中風，脉當浮緩，今脉浮緊，是中風之病而兼傷寒之脉也。中風當身不痛，汗自出，今身疼痛，不汗出，是中風之病而兼傷寒之證也。不汗出而煩躁者，太陽鬱蒸之所致也。風，陽邪也。寒，陰邪也。陰寒鬱於外則無汗，陽熱蒸於內則煩躁，此風寒兩傷，營衛同病，故合麻、桂二湯加石膏，制爲大青龍湯，用以解榮衛同病之實邪也。若脉微弱，汗出惡風者，即有煩躁，乃少陰之煩躁，非太陽之煩躁也。禁不可服，服之則厥逆、筋惕肉瞤之患生，而速其亡陽之變矣。故曰：此爲逆也。《卷三·太陽下篇》

黃元御曰（《傷寒懸解》）：營性發揚而寒性固澀，傷寒營欲發而寒閉之，故脉緊而無汗；衛性斂閉而風性疏泄，中風衛欲閉而風泄之，故脉緩而有汗。太陽中風，脉緊身痛，寒熱無汗，脉證悉同傷寒，此衛陽素旺，氣閉而血不能洩也。衛氣遏閉，營鬱熱甚，故見煩躁。大青龍湯甘草大棗補其脾精，生薑杏仁降其肺氣，麻桂洩其營衛之鬱閉，石膏清神氣之煩躁也。蓋氣欲閉而血欲洩，血強而氣不能閉，則營洩而汗出；氣強而血不能洩，則營閉而無汗。營熱內鬱，外無洩路，是以脉緊身痛，寒熱無汗，而生煩躁，異日白虎承氣諸證，皆此經熱之內傳者也，早以青龍發之，則內熱不生矣。《卷三·太陽上篇》

吳貞曰（《傷寒指掌》）：不汗出而煩躁，此內有伏火，爲外寒所鬱也，宜大青龍湯外散表寒，內清裏熱，則表裏俱解矣。《卷一·太陽本病述古》

陳念祖曰（《傷寒論淺注》）：太陽中風，脉浮，浮爲邪在於肌而表虛，表虛本有欲汗之熱，此則浮中兼緊，緊爲邪在於表而表實，表實而仍不得汗，是肌與表兼病也。發熱爲太陽標病，惡寒爲太陽本病，是標與本俱病也。太陽之氣，主周身之毫毛，太陽之經，連風府，上頭項，挾脊抵腰至足，今一身皆疼痛，是經與氣併病也。而且不得汗出，則邪熱無從外出，而內擾不安，爲煩躁者，是煩躁由不汗出所致，與少陰煩躁不同，以大青龍湯之發表清裏主之。若脉微弱，微爲水象，微而兼弱，病在坎中之陽，少陰證也。少陰證原但厥無汗，今汗出而惡風者，雖有煩躁證，乃少陰亡陽之象，全非汗不出而鬱熱內擾者比，斷斷其不可服。若誤服之，則陽亡於外而厥逆，陽亡於內而筋惕肉瞤，此爲逆也。《卷一·太陽篇中》

高學山曰（《傷寒尚論辨似》）：太陽一經，無獨傷陰寒之病，皆屬兩傷風寒。……失太陽常理，風爲陽邪，多在衛，寒爲陰邪，多在營，故除却單傷風，亦宜桂枝湯外，凡風寒兩傷，風表寒裏，有汗而惡風者，盡宜桂枝湯。若風寒倒置，風裏寒表，風欲出而寒持之，則無汗而惡寒，總有風因，便宜麻黃湯。至於本條，原與麻黃湯症相似，而必用大青龍湯者，蓋以其人平日腠理甚密，而其受風寒之邪又重，且寒表風裏，兩相把持。寒邪憑腠理之堅固，蓋住風邪，風邪以陽熱之性，逞外鼓之餘力，因而逼入胸分，以窺陽明之府，故於麻黃湯中，倍加麻黃，所以破其堅城，使風邪因之得出也。加石膏者，雖謂風邪之陽熱在內，故以甘寒救之，實以重墜之性，鎮麻黃之發越耳。名之曰大青龍者，《經》曰：陽之汗，猶天地之雨也。大概麻黃爲頭，桂枝爲項，杏仁爲身，甘草爲尾，薑棗爲風雲，石膏其馭龍之神乎？至若脉微弱者，是陽氣不能內鼓，汗出惡風，是衛氣不能守御，正宜桂枝加附子湯爲是，使誤投大青龍破壁洩陽之劑，有不致厥逆、筋惕肉瞤而亡陽者乎！《太陽下篇》

辨太陽病脉證并治中第六

原文 大青龍湯方

麻黃六兩，去節　桂枝二兩，去皮　甘草二兩，炙　杏仁四十枚，去皮尖
生薑三兩，切　大棗十枚，擘　石膏如雞子大，碎
上七味，以水九升，先煮麻黃，減二升，去上沫，內諸藥，煮取三升，去滓。溫服一升。取微似汗。汗出多者，溫粉粉之。一服汗者，停後服。若復服，汗多亡陽，遂一作逆。虛，惡風，煩躁，不得眠也。

龐安時曰（《傷寒總病論》）：溫粉法，白朮、藁本、白芷各兩二，末之，入英粉十二兩，和勻用之，無英粉以蟑粉代之。《卷二》

成無己曰（《傷寒明理論》）：青龍，東方甲乙木神也，應春而主肝，專發生之令，爲敷榮之主。萬物出甲，開甲則有兩歧，肝有兩葉，以應木葉。所以謂之青龍者，以發散榮衛兩傷之邪，是應肝木之體耳。桂枝湯主中風，麻黃湯主傷寒，二者發散之純者也，及乎大青龍湯則不然。雖爲發汗之劑，而所主又不一。必也中風脉浮緊，爲中風見寒脉，是風寒兩傷也。傷寒脉浮緩，爲傷寒見風脉，是風寒兩傷也。風兼寒，寒兼風，乃大青龍湯專主之也。見茲脉證，雖欲桂枝湯解肌以祛風，而不能已其寒，則病不去。或欲以麻黃湯發汗以散寒，而不能去其風，則病仍在。茲仲景所以特處大青龍湯以兩解之。麻黃味甘溫，桂枝味辛熱。寒則傷榮，必以甘緩之；風則傷衛，必以辛散之。此風寒兩傷，榮衛俱病，故以甘辛相合，而爲發散之劑。表虛膚緩者，則以桂枝爲主。此以表實腠理密，則以麻黃爲主。是以先麻黃後桂枝，茲麻黃爲君，桂枝爲臣也。甘草味甘平，杏仁味甘苦，苦甘爲助，佐麻黃以發表。大棗味甘溫，生薑味辛溫，辛甘相合，佐桂枝以解肌。石膏味甘辛微寒，風，陽邪也，寒，陰邪也，風則傷陽，寒則傷陰，榮衛陰陽，爲風寒兩傷，則非輕劑所能獨散也，必須輕重之劑以同散之，乃得陰陽之邪俱已，榮衛之氣俱和，是以石膏爲使。石膏爲重劑，而又專達肌表者也。大青龍湯，發汗之重劑也，非桂枝湯之所同，用之稍過，則又有亡陽之失。經曰：若脉微弱，汗出惡風者，不可服，服之則厥逆，筋惕肉瞤，此爲逆也。又曰：一服汗者，停後服，若復服，汗多亡陽遂虛，惡風煩躁不得眠也。即此觀之，劑之輕重可見矣。其用湯者，宜詳審之。《卷四·方論》

許宏曰（《金鏡內臺方議》）：余昔讀大青龍湯方，以症參之，嘗涉疑焉。既是太陽中風見傷寒，脉浮緊是也，又何發熱惡寒，身疼痛不汗出？若此證參之，皆是傷寒而加煩躁，又何得有中風之證在焉？故諸家皆無明載，只言傷寒見風脉，傷風見寒脉，以此正經論之，終是涉疑。一日，請於先師伯榮黃公，曰：乃此一症中全在不汗出三字上藏

機，且此不字，是微有汗而不能得出，因生煩躁也。無汗者，乃全無汗也，以此不字，方是中風。此乃古人智深識妙之處。今此中風證，復見脉浮緊，乃中風證見寒脉也。若與桂枝湯，則能治風而不能去寒，若與麻黃湯，則能治寒而不能去風。以此用桂枝麻黃各半湯中加石膏而治煩躁，名之曰大青龍者，以其能發越風寒而散邪氣者也。故用麻黃爲君，而散浮緊之脉；桂枝爲臣，而治不汗之風；杏仁、甘草、生薑、大棗合而爲使；石膏爲佐，而解風寒之併于經而加煩躁者也。《卷二·大青龍湯》

　　方有執曰（《傷寒論條辨》）：夫風寒二治，大法不外乎桂枝麻黃之二湯，然桂枝湯中忌麻黃，而麻黃湯中僅用桂枝，此中極深奧義，非言語文字可以形容暴白者，要在人之心領神會耳。大青龍者，桂枝麻黃二湯合劑之變制也，故爲併中風寒之主治。校之桂枝麻黃各半湯與桂枝二麻黃一湯，則少芍藥而多石膏，去芍藥者，不欲其收也，以其無芍藥而觀之，即麻黃湯方加石膏姜棗也。姜棗本桂枝湯中所有，其制則重在石膏。按《本草》石膏辛甘大寒，辛以散風，甘以散寒，寒以除熱，故爲併中風寒發熱之用。然青龍以桂枝麻黃得石膏之辛甘而有青龍之名……青乃木色，龍乃木神，木主春，春熱而煩躁，雷雨解而致和焉。人之汗，以天地之雨名之。龍興雲雨至，發煩躁之汗而榮衛以和。龍之所以爲湯，神湯之謂也。然均是龍也，而一則曰主之，一則曰發之，何也？主之者，以煩躁之急疾屬動而言，發之者，以但重之沉默屬靜而言之也。

　　張璐曰（《傷寒纘論》）：大青龍證爲其身中原有微汗，寒邪鬱閉，不能透出肌表，由是而發煩躁，與麻黃湯證之無汗者迥异。

　　程知曰（《傷寒經注》）：張子此方，實開河間升麻湯、通解散之門戶，易水九味羌活湯不過變此方而輕用之，而議者謂是書止爲即病之傷寒設，不爲不即病之溫暑設，過矣！《卷三·太陽辨證》

　　程應旄曰（《傷寒論後條辯》）：陽邪在衛而脉則浮緊，證則發熱惡寒，身疼痛，不汗出而煩躁，明是陰寒在表，鬱住陽熱之氣在經，而生煩熱，熱則併擾其陰而作躁也。煩躁須汗出而解，汗劑無如麻黃湯，然而辛熱之性散寒雖有餘，而壯熱則愈甚。故加石膏於麻黃湯中，名曰大青龍湯，使辛熱之劑變爲辛涼，則寒得麻黃之辛熱而外出，熱得石膏之甘寒而內解，龍升雨降，鬱熱頓除矣。《卷上·辨太陽》

　　錢潢曰（《傷寒溯源集》）：青龍之制，非但爲風寒併感之大綱，直爲溫病治表之一大柱也。《卷四·太陽下篇》

　　舒詔曰（《傷寒集注》）：石膏之性寒涼重墜，表藥中所不宜用，而青龍湯中用之，何以不牽制其升騰之勢，而反云能助，何也？曰：汗者，津液之餘也。其人津液素乏，邪陽內壅，則營衛失調，何由得汗耶？故於桂麻湯中，重加石膏以全津液而除煩躁，否則汗亦無所釀矣。是青龍之妙，最在於石膏，胃得之則熱化津生，煩躁乃解。方中有此，如龍之有水，故云能助也。《卷三·太陽下篇》

　　陳蔚曰（《長沙方歌括》）：太陽底面便是少陰，少陰證本無汗，而煩躁證少陰太陽俱有之，若太陽中風脉浮，爲肌病有欲汗之勢，緊爲表實，仍不得有汗，是肌與表兼病也。發熱爲太陽之標病，惡寒爲太陽之本病，是標與本俱病也。太陽之氣主周身之毫毛，太陽之經挾脊抵腰，身疼痛是經與氣併病也。風爲陽邪，病甚而汗不出，陽邪內擾，不可認爲少陰之煩躁，以致議溫有四逆湯，議寒有黃連阿膠湯之誤。只用麻黃湯以發表，桂枝湯以解肌，而標本經氣之治法俱在其中。去芍藥者，惡其苦降，恐引邪陷入少陰也。加石膏者，取其質重性寒，紋理似肌，辛甘發散，能使汗爲熱隔之證，透達而解，如龍能行雲而致雨也。更妙在倍用麻黃，挾石膏之寒盡行於外而發汗，不留於內而寒中，方之所以入神也。《卷二·太陽方》

文通曰（《百一三方解》）：此方即麻黃湯加減，因經中寒多，絡中熱閉，開三焦之熱，通包絡之寒，以發汗行水，故名青龍。《上卷·大青龍湯》

章楠曰（《傷寒論本旨》）：風寒互持，營衛俱閉，陽氣內鬱而煩躁，原非傳裏之實熱，故重用麻黃泄衛，乃佐桂枝通營，以發表爲主，佐石膏以清鬱熱。然石膏之寒少，實不敵薑桂之熱多，特取其質重走裏，不礙麻桂生薑之走表以解外寒，又取其辛寒，不使薑桂之助內熱，使表裏各奏其功而不相妨，此仲景用法之精妙也。其不用芍藥者，正欲桂枝通營以祛邪耳。由此觀之，仍是開達營衛之法，義與麻黃湯同也。因有鬱熱煩躁而加石膏，既加石膏，恐礙發表，故加麻黃，又恐礙裏，故加薑棗，用以互相節制，功與麻黃湯等，故義亦同，非專主洩衛也。《卷九·太陽篇方》

楊希閔曰（《傷寒論百十三方解略》）：尤氏破麻黃主寒傷營之非，謂未有營病而衛不病者，其言則是，其解方則非也。麻黃湯原有桂枝，原是照顧衛氣，況桂枝實營分藥，桂枝湯主風傷衛者，以衛斂則營鬱，故以桂枝達之也；麻黃實衛分藥，麻黃湯主寒傷營者，以營爲寒束，則衛陽不宣，故以麻黃洩之也。總之，桂枝麻黃二方，本各可以兼治風寒，而不妨互文見意，以麻黃主寒傷營亦何嘗礙於理而乖於法哉？至其論大青龍證方則甚合。《麻黃湯類》

原文 傷寒脉浮緩，身不疼，但重，乍有輕時，無少陰證者，大青龍湯發之。（39）

龐安時曰（《傷寒總病論》）：少陰當言太陰。按太陰證內有脉浮緩，手足自溫者，係太陰。太陰當發汗證，屬青龍湯。似桂枝證反無汗而脉緊，似麻黃證反身不痛而脉浮緩。《卷二·可發汗證》

許叔微曰（《新編張仲景注解傷寒發微論》）：仲景論表證，一則桂枝，二則麻黃，三則青龍。桂枝治中風，麻黃治傷寒，青龍治中風見寒脉，傷寒見風脉。此三者，人皆能言之，而不知用藥對病之妙處，故今之醫者，不敢用仲景方，無足怪也。且脉浮而緩者，中風也，仲景以桂枝對之；脉浮緊而澀者，傷寒也，仲景以麻黃對之；至於中風脉浮緊，傷寒脉浮緩，仲景皆以青龍對之，何也？予嘗深究三者，審於證候，脉息相對，用之無不應手而愈。何以言之？風傷衛，衛，氣也；寒傷榮，榮，血也。榮行脉中，衛行脉外。風傷衛，則風邪干陽氣，陽氣不固，發越而爲汗，是以自汗而表虛，故仲景用桂枝以發其邪，用芍藥以助其血。蓋中風則病在脉之外，其病稍輕，雖同曰發汗，特解肌之藥耳。故桂枝證云，令遍身漐漐，微似有汗者益佳，不可令如水流漓，病必不除。是知中風不可大發其汗。大發其汗，則反動榮血，邪乘虛而居其中，故不除也。寒傷榮，則寒邪干陰血，而榮行脉中者也。寒邪居中，則非特榮受病也。邪自內作，則併於衛氣犯之，久則浸淫及骨，是以汗不出而煩冤。仲景以麻黃大發其汗，又以桂枝辛甘，而其發散，欲捐其內外之邪，榮衛之病故爾。大抵二藥皆發汗，而桂枝則發其衛之邪，麻黃併與榮衛而治之，固有淺深也。何以驗之？仲景桂枝第十九證云：病嘗自汗出者，以爲榮氣和，榮氣和者外不諧，以衛氣不共榮氣諧和故耳。榮行脉中，衛行脉外，復發其汗，榮衛和則愈，宜桂枝湯。又第四十七證云：發熱汗出者，此爲榮弱衛强，故使汗出，欲救邪風，宜桂枝湯。是知中風汗出者，榮和而衛不和也。又第一卷云：寸口脉浮而緊，浮則爲風，緊則爲寒，風則傷衛，寒則傷榮，榮衛俱病，骨節煩痛，當發其汗。是知傷寒脉浮緊者，榮衛俱病也。麻黃湯中併桂枝而用，仲景之意歟！至於青龍，雖治傷寒見風脉，傷風見寒脉，然仲景云：汗出惡風者，服之則筋惕肉瞤，故青龍一證尤難用，必須形證諦當，然後可行。王實止以桂枝麻黃各半湯代之，蓋慎之者也。《卷上·論桂枝麻黃青龍用藥三證》

成無己曰（《注解傷寒論》）：此傷寒見風脉也。傷寒者身疼，此以風勝，故身不疼；中風者身重，此以兼風，故乍有輕時；不發厥吐利，無少陰裏證者，爲風寒外甚也。與大青龍湯，以發散表中風寒。

郭雍曰（《傷寒補亡論》）：龐氏因脉證相似，乃云當作太陰證。雖龐氏之誤，然太陰病亦不可發汗。三陰皆不可服，特少陰最爲緊急耳。仲景大青龍湯惟此兩證，以其汗出亡陽太暴，善醫者復不敢用，往往臨時審證，以他藥代之。若用桂枝麻黃各半湯亦好，惟是力緩，宜多服和解之。《卷四·太陽經治法》

方有執曰（《傷寒論條辨》）：緩者，風之診。身不疼，亦風也。但重，寒也，乍有輕時，亦爲有風而然也。無少陰證者，言若是但欲寐，則涉於少陰之疑似矣。今是但重，故曰無少陰證，亦謂風寒兩中傷，榮衛俱受病，寒多風少之證，猶指言此寒之中有風謂也。蓋風寒二者，大率多相因而少相離，有寒時，不皆無風，有風時，不皆無寒，所以單中單傷者，固嘗自是，相兼而中傷者，亦嘗多有，此大青龍之所以作也。二條者，互文而互相發明。《卷二·太陽下篇第三》

萬全曰（《傷寒摘錦》）：此傷寒見風脉也，識證之妙，在無少陰證四字，若有惡寒自利之裏證，乃少陰四逆湯治也。《卷上·太陽經治法》

柯琴曰（《傷寒論注》）：寒有重輕，傷之重者，脉陰陽俱緊而身疼，傷之輕者，脉浮緩而身重，亦有初時脉緊漸緩，初時身疼，繼而不疼者，脉浮緩下，當有發熱惡寒，無汗煩躁等證。蓋脉浮緩身不疼，見表證亦輕，但身重乍有輕時，見表證將罷，以無汗煩躁，合用大青龍。無少陰症，仲景正爲不汗出而煩躁之症，因少陰亦有發熱惡寒，無汗煩躁之症，與大青龍同，法當溫補，若反與麻黃之散，石膏之寒，真陽立亡矣。必細審其所不用，然後不失其所當用也。

前條是中風之重症，此條是傷寒之輕症。《卷二·大青龍湯證》

程知曰（《傷寒經注》）：此言冬傷於寒，其有內伏而爲熱病者，亦當發以大青龍也。既曰傷寒，則無汗不必言矣。然寒則脉緊，寒則身疼，此脉不緊而緩，身不痛而重，知其伏寒成熱也。熱氣壅塞，故身但重，而不若陰邪之痛，經以身重爲三陽合病是也。然乍有輕時，則是內熱未熾，可以汗解之，故雖煩躁未甚見，其脉來浮緩，即當發以大青龍，所謂圖患於未形，則易爲力也。然必無少陰裏證者乃可用之，若有少陰之脉微沉細諸證，則有溫經散寒兩相炤管之法，又不當以麻黃誤汗，竭其陰液也。《卷三·太陽辨證》

錢潢曰（《傷寒溯源集》）：前條冠之以中風，而所見傷寒之脉證俱多，注家遂以寒多風少，此條以傷寒二字爲首，而所見僅中風之脉證居多，注家又以爲風多寒少。不知仲景立法重訓，唯恐不明，故前以中風立名，則多見傷寒之脉證，此以傷寒立名，則多見中風之脉證，以見風寒兩停，皆前後轉換之法也。前云脉微弱汗出惡風者不可服，此云無少陰證者可用，皆所以互相發明其義耳，非有多少之別也。觀前後皆以大青龍湯微似汗以治之，則曉然矣。《卷四·太陽下篇》

尤怡曰（《傷寒貫珠集》）：傷寒脉浮緩者，脉緊去而成緩，爲寒欲變熱之證，經曰，脉緩者多熱是也。傷寒邪在表則身疼，邪入裏則身重。寒已變熱而脉緩，經脉不爲拘急，故身不疼而但重。而其脉猶浮，則邪氣在或進或退之時，故身體有乍重乍輕之候也。是以欲發其表，則經已有熱，欲清其熱，則表猶不解，而大青龍湯兼擅發表解熱之長，苟無少陰汗出厥逆等證者，則必以此法爲良矣。不云主之而云發之者，謂邪欲入裏，而以藥發之，使從表出也。舊注謂傷寒見風，故併用麻黃者非。《卷一·太陽權變法第二》

舒詔曰（《傷寒集注》）：發熱惡寒無汗煩躁，乃大青龍湯之主證也。有其主證，雖脉浮緩身不疼但重乍有輕時，即可用大青龍湯。然必辨其無少陰證方可用，否則不可用也。《卷三·太陽下篇》

原文 傷寒表不解，心下有水氣，乾嘔，發熱而欬，或渴，或利，或噎，或小便不利、少腹滿，或喘者，小青龍湯主之。（40）

成無己曰（《注解傷寒論》）：傷寒表不解，心下有水飲，則水寒相搏，肺寒氣逆，故乾嘔發熱而欬。《針經》曰：形寒飲冷則傷肺。以其兩寒相感，中外皆傷，故氣逆而上行，此之謂也。與小青龍湯發汗、散水。水氣內漬，則所傳不一，故有或爲之證，隨證增損，以解化之。

方有執曰（《傷寒論條辨》）：水氣，謂飲也。欬與喘，皆肺逆也。蓋肺屬金，金性寒，水者金之子，故水寒相搏則傷肺也。或爲多證者，水流行不一，無所不之也。《卷三·太陽下篇第三》

張卿子曰（《張卿子傷寒論》）：與柴胡證相似，此治表也，故近溫。彼半表半裏，故近清。《卷二·太陽病第六》

張志聰曰（《傷寒論集注》）：《經》云：在天爲寒，在地爲水。水氣即寒水之氣而無形者也。太陽秉膀胱寒水之氣，運行於膚表，出入於胸膈，今寒傷太陽，正氣不能運行出入，故表不解而致心下有水氣。水氣逆於心下，故乾嘔；表不解故發熱；水寒上逆故欬；氣不化而水不行，故有或渴或利或噎或小便不利少腹滿或喘諸證。但見一證即

是，不必悉具，小青龍湯主之。《卷一·太陽上篇》

吳謙曰（《醫宗金鑒》）：太陽受邪，若無水氣，病自在經；若有水氣，病必犯府。病府，則膀胱之氣化不行，三焦之水氣失道；停上焦則或欬、或喘、或噎；停中焦則或渴、或乾嘔、或滿；停下焦則或小便不利，少腹滿，或下利。凡水所行之處，皆得而病之也。小青龍湯外發太陽之表實，內散三焦之寒飲，亦汗法中之峻劑，與大青龍湯併得其名。一以治太陽表實之熱躁，一以治太陽表實之寒飲也。《卷三·太陽下篇》

邵仙根曰（《傷寒指掌》邵評）：發熱無汗是表不解，乾嘔而渴，是水氣為患，飲寒相搏，逆於肺胃之間也。飲之為病，隨氣升降，水氣下而不上，則或渴或利；上而不下，則或喘或噎；留而不行，則小便不利。表寒與水飲內外合邪用小青龍湯以兩解表裏之邪，立加減法以治或然之症也。《卷三·傷寒變證》

陳念祖曰（《傷寒論淺注》）：傷寒表之寒邪不解，而動裏之水氣，遂覺心下有水氣。蓋太陽主寒水之氣，運行於皮膚，出入於心胸，今不能運行出入。以致寒水之氣汛溢而無所底止。水停於胃則乾嘔；水氣與寒邪留戀而不解故發熱；肺主皮毛，水氣合之，則發熱而欬。是發熱而欬，為心下有水氣之陰證。然水性之變動不居，不得不於未然之時，先作或然之想。或水畜而正津不行，則為渴；或水漬入腸間，則為利；或逆之於上，則為噎；或留而不行，則為小便不利，少腹滿；或如麻黃證之喘，而兼證處顯出水證，則為水氣之喘者。以上諸證不必悉具，但見一二證即是也，以小青龍湯主之。《卷一·太陽篇中》

黃寶臣曰（《傷寒辨證集解》）：傷寒二字，自該中風而言，表不解，謂頭痛、發熱、身疼、腰痛、惡寒等證仍在也。心下有水氣者，以其人素有水飲，茲因復感外邪，發汗未透，邪不能隨汗而解，激動水飲，泛濫而無所歸，勢將上凌於手少陰也。然水氣雖在以下，尚未固結，故有他擾之虞。水停於胃，則乾嘔；浸於皮毛則發熱；內合於肺則欬。不但此也，或水蓄而正津不行而為渴；或漬乾腸間而為利；或逆乾上而為噎；或留於下而氣化不行為小便不利，少腹滿；或阻塞清道而為喘。以上諸證，不必悉具，但見一二證，即是水氣之為害也。宜小青龍湯主之，以散寒滌飲。《卷一·太陽病篇》

原文 小青龍湯方

麻黃去節　芍藥　細辛　乾薑　甘草炙　桂枝去皮，各三兩　五味子半升
半夏半升，洗

上八味，以水一斗，先煮麻黃減二升，去上沫，內諸藥，煮取三升，去滓。溫服一升。若渴，去半夏，加栝樓根三兩；若微利，去麻黃，加蕘花，如一雞子，熬令赤色；若噎者，去麻黃，加附子一枚，炮；若小便不利、少腹滿者，去麻黃，加茯苓四兩；若喘，去麻黃，加杏仁半升，去皮尖。且蕘花不治利，麻黃主喘，今此語反之，疑非仲景意。

成無己曰（《傷寒明理論》）：青龍象肝木之兩歧，而主兩傷之疾，中風見寒脈，傷寒見風脈，則榮衛之兩傷，故以青龍主之。傷寒表不解，則麻黃湯可以發；中風表不

解，則桂枝湯可以散。惟其表且不解，而又加之心下有水氣，則非麻黃所能發，桂枝湯所能散，乃須小青龍湯，始可祛除表裹之邪氣爾。麻黃味甘辛溫，爲發散之主，表不解，應發散之，則以麻黃爲君。桂味辛熱，甘草味甘平，甘辛爲陽，佐麻黃表散之用，二者所以爲臣。芍藥味酸微寒，五味子味酸溫，二者所以爲佐者，寒飲傷肺，欬逆而喘，則肺氣逆。《內經》曰：肺欲收，急食酸以收之。故用芍藥、五味子爲佐，以收逆氣。乾薑味辛熱，細辛味辛熱，半夏味辛微溫，三者所以爲使者，心下有水氣，津液不行，則腎氣燥。《內經》曰：腎苦燥，急食辛以潤之。是以乾薑、細辛、半夏爲使，以散水。逆氣收，寒水散，津液通行，汗出而解矣。心下有水氣，散行則所傳不一，故又有增損之證。若渴者去半夏，加栝蔞根。水蓄則津液不行，氣燥而渴，半夏味辛溫，燥津液者也，去之則津液易復。栝蔞根味苦微寒，潤枯燥者也，加之則津液通行，是爲渴所宜也。若微利去麻黃，加蕘花。水氣下行，漬於腸間，則爲利。下利者，不可攻其表，汗出必脹滿。麻黃專爲表散，非下利所宜，故去之。蕘花味苦寒，酸苦爲涌泄之劑，水去則利止，蕘花下水，故加之。若噎者，去麻黃加附子。經曰：水得寒氣，冷必相搏，其人即溏。又曰：病人有寒，復發汗，胃中冷，必吐蚘。噎爲胃氣虛竭，麻黃發汗，非胃虛冷所宜，故去之。附子辛熱，熱則溫其氣，辛則散其寒，而噎者爲當，兩相佐之，是以祛散冷寒之氣。若小便不利，少腹滿，去麻黃加茯苓。水蓄在下焦不行，爲小便不利，少腹滿。凡邪客於體者，在外者可汗之，在內者可下之，在上者可涌之，在下者可洩之。水蓄下焦，滲泄可也，發汗則非所當，故去麻黃。而茯苓味甘淡，專行津液。《內經》曰：熱淫於內，以淡滲之。滲尿行水，甘淡爲所宜，故加茯苓。若喘者，去麻黃，加杏仁。喘爲氣逆，麻黃發陽，去之則氣易順。杏仁味甘苦溫，加之以洩逆氣。《金匱要略》曰：其形腫者，故不內麻黃，乃內杏子，以麻黃發其陽。故喘逆形腫，標本之疾，加減所同，蓋其類矣！《卷四·方論》

方有執曰（《傷寒論條辨》）：夫風寒之表不解，桂枝麻黃甘草所以解之；水寒之相搏，乾薑半夏細辛所以散之；然水寒欲散而肺欲收，芍藥五味子者，酸以收肺氣之逆也。然則是湯也，乃直易於散水寒也。其猶龍之不難於翻江倒海之謂歟？夫龍，一也，於其翻江倒海也，而小言之；以其興雲致雨也，乃大言之。《卷三·太陽下篇第三》

張錫駒曰（《傷寒直解》）：麻黃桂枝所以散未解之表，配芍藥以疏經氣，甘草乾薑助中土以制水邪，半夏生當夏半，細辛一莖直上，皆能從陰達陽以升散其水氣，曲直作酸，五味助春生之木氣以透達其水寒，是以東方初生之木，潛藏始蟄之龍，能行洩蓄聚之水，故名曰小青龍，非若行雲施雨之大青龍也。若渴者，水蓄於下，火鬱於上，去半夏之燥，加瓜蔞根引水液而上升；利者，水寒在下，火不得下交，蕘花性雖寒，然用花萼之在上者，如雞子大熬令赤色以象心，導火氣之下交也；水得寒氣冷必相搏，其人即噎，故加附子；小便不利少腹滿者，土虛而不能制水，故加茯苓以補中土；喘者，水氣上逆而射肺，故加杏仁以疏肺氣。水逆於里而不逆於表，故皆去麻黃。《卷二·太陽水證篇》

秦之楨曰（《傷寒大白》）：曰表不解，不得不用麻桂；曰水氣內伏，又非麻黃桂枝大青龍三方所能治。故以乾薑、半夏辛散心下所伏之水飲，先散中焦，續得麻桂細辛引拔水飲，作汗出表，不使水邪干肺喘欬。又以白芍藥斂住肝家營血，五味子斂住腎家陰津。但欲辛散心下內伏水飲，作汗發出皮毛，內散水飲，外解表邪，不欲其陽液陰津，亦從麻桂細辛而出。《卷三·咳逆》

王子接曰（《絳雪園古方選注》）：小青龍湯，治太陽表裏俱寒，方義迥異於大青龍之治裏熱也。蓋水寒上逆，即涉少陰，腎虛不得已而發表，豈可不相縮照，獨洩衛氣，立鑣孤陽之根乎？故於麻桂二湯內，不但留芍藥之收，拘其散表之猛，再復乾薑、五味攝太陽之氣，監制其逆，細辛、半夏辛滑香幽，導綱藥深入少陰，溫散水寒從陰出陽。推測全方，是不欲發汗之意，推原神妙，亦在乎陽劑而以斂陰為用。偶方小制，故稱之曰小青龍。《小青龍湯》

黃元御曰（《傷寒懸解》）：中風大青龍之證，外有風而內有熱也，傷寒之小青龍證，表有寒而裏有水也。大小青龍外之解表則同，而內之溫清大異。大青龍可以泄裏熱而不可以溫內寒，小青龍所以佐大青龍之不逮也。傷寒之人，或表邪外鬱，或宿水裏發，或渴飲涼水，或停留不消，是以多有水氣之證，以其熱渴，雙解表裏之寒，小青龍乃不易之法也。《卷六·太陽上篇》

陳蔚曰（《長沙方歌括》）：此傷寒太陽之表不解而動其裏水也，麻桂從太陽以袪表邪，細辛入少陰而行裏水，乾薑散胸前之滿，半夏降上逆之氣，合五味之酸，芍藥之苦，取酸苦涌泄而下行，既欲下行而仍用甘草以緩之者，令藥性不暴，則藥力周到，能入邪氣水飲互結之處而攻之，凡無形之邪氣從肌表出，有形之水飲從水道出，而邪氣水飲一併廓清矣。《卷二·太陽方》

呂震名曰（《傷寒尋源》）：此治太陽寒水之法也，雖同名青龍，却與大青龍主治迥別。太陽表邪不解，與陽熱相搏，宜大青龍發之。太陽表邪不解，與寒飲相格，宜小青龍逐之。……方中用麻黃桂枝細辛之屬，以散寒而解表；用半夏乾薑五味之屬，以蠲飲而降逆；復以芍藥甘草，兩和表裏。但表裏錯雜之邪，病出恒不一致，若微利者，水已下趨，故去麻黃，加蕘花，順其勢以導之也；若渴者，寒已化熱，故去半夏，加栝蔞根，反其用以治之也；若噎者，寒格上焦也，故去麻黃，加附子以散寒；若小便不利，少腹滿者，水蓄下焦也，故去麻黃，加茯苓以利水；若喘者，水邪射肺也，故去麻黃，加杏仁以下肺氣。此方本不至發汗，故或用麻黃，或去麻黃，皆相表裏證之輕重，而為加減之圜機活法也。《中集·小青龍湯》

陳恭溥曰（《傷寒論章句·方解》）：小青龍湯，散行心下水氣之方也。凡太陽寒水之氣着於心下者宜之。……夫太陽秉膀胱寒水之氣，出入於胸膈，運行於肌表者也。今寒傷太陽之正氣，不能運行出入，故發熱，此表不解也。乾嘔，水逆心下也；欬，水氣射肺也。方用麻黃解表，桂枝解肌，甘草乾薑助中焦之火土，以散水邪，五味細辛啓下焦之陽，以溫肺氣，半夏降逆以旋轉，芍藥和陽以解肌。太陽之正氣運行，而心下之水氣散，嘔與欬俱平矣。……其或渴者，水氣逆而不行，火鬱於上，故去半夏之燥，加栝蔞根啓陰液以止渴；或利者，水氣下趨，君火不能下濟，故加蕘花導君火而下行以止利；或噎者，心下之水與少陰之水相搏也，故加附子以溫之；或小便不利少腹滿者，水氣下逆也，故加茯苓助脾氣以利之；或喘者，水氣上乘也，故加杏仁以利肺氣而定喘。

此皆水氣内逆之病，無與麻黃，故皆去之。《小青龍湯》

原文 傷寒，心下有水氣，欬而微喘，發熱不渴。服湯已渴者，此寒去欲解也。小青龍湯主之。（41）

成無己曰（《注解傷寒論》）：欬而微喘者，水寒射肺也；發熱不渴者，表證未罷也。與小青龍湯發表散水。服湯已渴者，裏氣溫，水氣散，爲欲解也。

張璐曰（《傷寒纘論》）：風寒挾水飲上逆，津液雖有阻滯而未即傷，故不渴。服湯後飲與津液俱亡，故反渴。渴則知津液暴傷而未得復，是爲寒去欲解之征，所以雖渴不必服藥，但當靜俟津回可也。《卷上·太陽上篇》

柯琴曰（《傷寒論注》）：水氣在心下則欬，爲必然之症，喘爲或然之症，亦如柴胡湯症，但見一症即是，不必悉具。欬與喘，皆水寒射肺所致。水氣上升，是以不渴，服湯已而反渴，水氣内散，寒邪亦外散也。《卷三·大青龍湯證》

吳謙曰（《醫宗金鑒》）：傷寒，心下有水氣，欬而微喘，發熱不渴，此爲外傷寒邪，内停寒飲，宜以小青龍湯兩解之。服湯汗解已後渴者，乃已汗寒去内燥之渴，非未汗飲停不化之渴，故曰：寒去欲解也。當少少與水飲之，以滋其燥，令胃和自可愈也。《卷三·太陽下篇》

吳貞曰（《傷寒指掌》）：表不解，欬而微喘，發熱不渴者，此心下有水氣，不得化汗，干肺而喘欬也，宜小青龍湯以行水發汗。《卷一·太陽本病述古》

陳念祖曰（《傷寒論淺注》）：且夫寒水之氣，太陽所專司，運行於膚表，出入於胸膈，有氣而無形。苟人傷於寒，則不能運行出入，停於心下，病無形之寒水，化而爲有形之水氣。水寒傷肺而氣上逆，則爲欬而微喘。病在太陽之表，則現出標陽而發熱。然水寒已甚，標陽不能勝之，雖發熱而仍不渴。審證既確，而以小青龍湯與服，服湯已而渴者，此寒去欲解則水猶未解也，仍以小青龍湯主之，再散其水氣而愈。《卷二·太陽篇中》

章楠曰（《傷寒論本旨》）：未曾服湯而渴者，水邪遏其陽氣，津液不升也，不渴者中寒也，服湯後渴者，知其寒去水行，其陽已伸，將欲解去。《卷二·太陽下篇》

黃寶臣曰（《傷寒辨證集解》）：欬而微喘，發熱不渴，此外傷風寒，内停水飲也。宜以小青龍湯散寒逐飲。服湯已渴者，乃汗後津液亡而水飲去之渴，非若上條水停津液不化之渴，故曰寒去欲解也。小青龍湯主之，應在發熱不渴之下，此乃倒裝文法。《卷一·太陽病篇》

原文 太陽病，外證未解，脉浮弱者，當以汗解，宜桂枝湯。（42）

成無己曰（《注解傷寒論》）：脉浮弱者，榮弱衛强也。

方有執曰（《傷寒論條辨》）：外證未解，謂頭痛項强惡寒等猶在也。浮弱，即陽浮而陰弱。此言太陽中風，凡在未傳變者，仍當從於解肌。蓋言不得早下之意。《卷下·

盧之頤曰（《仲景傷寒論疏鈔金錍》）：外證未解，浮已越表，弱乃營虛，遑非麻黃汗法矣，桂枝湯內和津液，外解肌層，穀精普遍，開闔自如矣。《卷四·辨太陽脉證第四》

張志聰曰（《傷寒論集注》）：太陽病外證未解，肌腠之邪未解也。浮爲氣虛，弱爲血弱，脉浮弱者，充膚熱肉之血氣兩虛，宜桂枝湯以助肌腠之血氣而爲汗。《卷一·太陽上篇》

黃元御曰（《傷寒懸解》）：太陽病，失於解表，經熱不洩，則自表達裏，然裏證雖成，而外證不能自解，凡脉見浮弱者，猶當汗解，宜桂枝湯也。外解後，審有裏證，乃可議下耳。脉浮弱，即前章陽浮陰弱之義。《卷三·太陽上第八》

陳念祖曰（《傷寒論淺注》）：太陽之病，皮膚爲表，肌腠爲外，外證未解，肌中之氣爲邪所傷，其脉因見浮弱者，當以甘溫之藥，資助肌腠之氣血，從汗而解，宜桂枝湯。《卷一·太陽篇中》

沈元凱曰（《傷寒大乘》）：浮者，表有邪也，弱者，裏有熱也，是蓋熱邪既傳于里而猶帶表證也。如脉但弱者，則病已傳裏，不可發汗。而尚可汗者，以其弱而帶浮也。《卷二·中風》

章楠曰（《傷寒論本旨》）：外證如頭痛、發熱、惡寒等未解也，脉不浮緩而浮弱，氣血虛也。桂枝湯爲調營衛，營衛調，則汗出邪解，故雖虛，亦宜用之。……曰宜者，酌宜而用，如一服病退，即止後服也。《卷二·太陽中篇》

胡嗣超曰（《傷寒雜病論》）：中風症既知如法用桂枝湯矣，而用之所宜，有從脉者，有從症者，有用于汗後者，有用于下後者，有用于汗下後者，并有症非中風而亦宜用者。從脉者何？如表症未經全解而見陽浮陰弱之脉，則是症雖稍減一二，而驗以浮弱之脉依然未減也。症不必悉具，有是脉即有是藥，所謂略症而從脉者此也。《卷四·太陽上篇》

鄭壽全曰（《傷寒恒論》）：此條既外證未解，可以再汗，但脉浮弱，其正必虛，故不能助藥力以祛邪外出，余意當於桂枝湯內或加飴糖或加附子，方爲妥當。《卷一·太陽上篇》

原文 太陽病，下之微喘者，表未解故也。桂枝加厚朴杏子湯主之。（43）

成無己曰（《注解傷寒論》）：下後大喘，則爲裏氣太虛，邪氣傳裏，正氣將脫也；下後微喘，則爲裏氣上逆，邪不能傳裏，猶在表也。與桂枝湯以解外，加厚朴、杏人以下逆氣。

柯琴曰（《傷寒論注》）：喘爲麻黃症，治喘者功在杏仁，此妄下之後，表雖不解，腠理已疏，故不宜麻黃而宜桂枝。桂枝湯中有芍藥，若但加杏仁，喘雖微，恐不勝任，復加厚朴以佐之，喘隨汗解矣。《卷一·桂枝湯證》

程應旄曰（《傷寒論後條辨》）：下後汗出而喘者，其喘必盛，屬裏熱壅逆，火炎故也。下後微喘者，汗必不大出，屬表邪閉遏，氣逆故也。表未解，仍宜從表治，于桂枝解表內，加厚朴杏子以下逆氣，不可誤用葛根芩連湯，使表邪淆入裏分。《卷五·辨太陽》

吳謙曰（《醫宗金鑒》）：太陽病，當汗而反下之，下利脉促，喘而汗出不惡寒者，乃邪陷於裏，熱在陽明，葛根黃芩黃連湯證也。今太陽病當汗而反下之，不下利而微喘，是邪陷於胸，未入於胃，表仍未解也。故仍用桂枝湯以解肌表，加厚朴、杏子以降逆定喘也。《卷一·太陽上篇》

黃元御曰（《傷寒懸解》）：表病而攻其裏，裏陰上逆，而表邪未解，肺氣壅阻，是以發喘，桂枝加厚朴杏子，降沖逆而破壅塞也。《卷四·太陽中篇》

陳蔚曰（《長沙方歌括》）：太陽病有在表在外之不同，以皮膚爲表，肌腠爲外也。太陽表病未解而下之，氣不因下內陷而仍在於表，不能宣發而微喘，用桂枝湯從肌而托之於表，加厚朴以寬之，杏仁以降之，表解而喘平矣。《卷二·太陽方》

胡嗣超曰（《傷寒雜病論》）：誤下而至於喘，氣上逆矣，然其喘尚微，則是裏氣因下而不利，陽邪被下而未散，故曰表未解，主用解肌之桂枝，加入行氣之朴杏可也。《卷四·太陽上》

黃寶臣曰（《傷寒辨證集解》）：太陽病當汗而反下之，不下利而微喘者，必其人中氣素強，邪不能入，上侵於肺，表邪未解，閉遏氣逆故也。仍用桂枝湯解表，加厚朴杏仁下氣定喘。《卷一·太陽病篇》

原文 桂枝加厚朴杏子湯方
桂枝三兩，去皮　甘草二兩，炙　生薑三兩，切　芍藥三兩　大棗十二枚，擘　厚朴二兩，炙，去皮　杏仁五十枚，去皮尖
上七味，以水七升，微火煮取三升，去滓。溫服一升。覆取微似汗。

方有執曰（《傷寒論條辨》）：喘者，氣奪於下而上行不利，故呼吸不順而聲息不續也。蓋表既未罷，下則裏虛，表邪入裏而上冲，裏氣適虛而下奪。上爭下奪，所以喘也。然微者，言氣但虧乏耳，不似大喘之氣脱也。以表尚在，不解其表，則邪轉內攻而喘不可定。故用桂枝解表也；加厚朴，利氣也。杏仁有下氣之能，所以爲定喘之要藥。《卷一·太陽上篇第一》

周揚俊曰（《傷寒論三注》）：厚朴杏仁爲下氣散結之聖藥，始誤投大黃，引邪入裏，因致喘逆，奈何更用下氣之藥乎？蓋誤下則引熱入內，既入不復外出，利其下行。散其熱結，邪去而喘自止矣。加入桂枝湯者，以表證未除也。《卷一·太陽上篇》

呂震名曰（《傷寒尋源》）：此亦當與葛根黃連黃芩湯參看……同屬喘之一證，有表有裏，不可不辨。下後汗出而喘者，其喘必盛，是裏熱壅遏，火炎故也；下後微喘者，其汗必不大出，是表邪閉遏，氣逆故也。表未解仍宜從表，治主桂枝解表，加朴杏以下逆氣。按本草厚朴杏仁，主消痰下氣，故又曰：喘家作桂枝湯，加厚朴杏子佳也。《下集·桂枝加厚朴杏仁湯》

原文 太陽病，外證未解，不可下也，下之爲逆。欲解外者，宜桂枝湯。（44）

成無己曰（《注解傷寒論》）：經曰：本發汗而復下之，爲逆也，若先發汗，治不爲逆。

方有執曰（《傷寒論條辨》）：下，通大便也，亦謂攻裏是也。夫所謂治病之道者，即其病之所在從而調理之，求所以去之之謂也。病在東而療西，欲其去也，其可得乎？蓋風寒者，外邪也，皮膚肌肉者，人之外體也。外邪外入，猶在外體，汗之所以逐其還復外散，則於理爲順，而於道爲合也。下而通大便，通府也。府，內也。病在外而求之內，欲何求哉？於理則不順，故於道則顛倒悖戾而謂逆也。《卷一·太陽病上篇第一》

魏荔彤曰（《傷寒論本義》）：此條總言太陽風傷衛病，無論未下已下，但表證不解，除桂枝更無治法也。初則失於解肌，屢有變證矣。繼則誤發汗，誤下誤吐，誤針灸，火薰，種種爲變不一，然仍應審諦其太陽中風之本證。自外而爲證者，仍治外以爲救，故再申明桂枝一方，以見千頭萬緒，本源自在，向來踏破鐵鞋，徒爲勞苦耳。然此爲風傷衛而言，推之至於寒傷營，外證未解，麻黃湯亦無容更易其法矣。《卷一·太陽上篇》

黃元御曰（《傷寒懸解》）：太陽病外證未解，雖有裏證，不可下也。下之衛陽內陷，此之爲逆，欲解外者，不越桂枝也，外解已，然後裏證可議下否耳。《卷三·太陽上篇》

章楠曰（《傷寒論本旨》）：此又恐孟浪者，或以爲日既多，或現煩滿等裏證，而不詳審其頭痛，發熱，惡寒等外證未解，而誤下之，則表邪內陷，即變結胸等危證，故爲逆也。欲解其外，宜桂枝湯爲主，是不論爲日多少，已未服藥，總以現在脈證爲準也。《卷二·太陽中篇》

原文 太陽病，先發汗不解，而復下之，脈浮者不愈。浮爲在外，而反下之，故令不愈。今脈浮，故在外，當須解外則愈，宜桂枝湯。（45）

成無己曰（《注解傷寒論》）：經曰：柴胡湯證具，而以他藥下之，柴胡湯證仍在者，復與柴胡湯。此雖已下之不爲逆，則其類矣。

盧之頤曰（《仲景傷寒論疏鈔金錍》）：汗下而屬誤施，邪氣猶留連膚腠間，固形氣之力足抵當，亦標陽之功先捍御也，是以脈狀效相而浮，正所以顯標見之高廣爾。第既經汗下，表裏不無疏漏，桂枝湯整蘇表裏，外內咸調矣。《卷四·辨太陽第四》

柯琴曰（《傷寒論注》）：誤下後而脈仍浮，可知表症未解，陽邪未陷。只宜桂枝湯解外，勿以脈浮仍用麻黃湯也。下後仍用桂枝湯，乃見桂枝方之力量矣。《卷一·桂枝湯證》

吳人駒曰（《醫宗承啓》）：脈者，人身之樞機，響應莫如其捷，而主宰端在於斯。孰云傷寒憑證不憑脈者，此未達之言也。是條示人重在憑脈。《卷二·太陽篇》

魏荔彤曰（《傷寒論本義》）：汗而病不解，太陽之證具在可知矣，下而脉仍浮，結胸下利諸變證未見可知矣。則其人必素稟壯盛，故一誤汗，再誤下，而本病本脉，無毫發之變也，則惟有仍依前法，服桂枝湯，以解肌透表而已。《卷一·太陽上篇》

吳謙曰（《醫宗金鑒》）：太陽病，先發汗表未解，仍宜汗之，而復下之，治失其宜矣。脉浮者不愈，蓋以脉浮，邪在外而反下之，故令不愈也。今誤下未成逆，脉仍浮，故知邪尚在外，仍宜桂枝湯解外則愈也。《卷一·太陽上篇》

陳念祖曰（《傷寒論淺注》）：未汗而遽下之，既以桂枝湯爲救誤之法，先汗而復下之，亦藉桂枝湯爲補救之资。《卷一·太陽篇中》

胡嗣超曰（《傷寒雜病論》）：汗後下後症不解者，宜桂枝矣，即汗下後，表脉猶在者，仍宜主之也。如病在太陽，先汗後下，治不爲逆，可以愈乎？而猶未也，愈不愈之辨在乎脉，病已去，脉必不浮，今脉浮知未離表也。則前此之發汗爲不及，後下爲誤治，故令不愈。夫從前之汗下無論矣，但據現在可也。現在之症無論矣，但辨其脉可也，今脉尚浮，則雖一誤再誤，而表脉不改者，仍主以解外，桂枝誰曰不宜。《卷四·太陽上篇》

原文 太陽病，脉浮緊，無汗，發熱，身疼痛，八九日不解，表證仍在，此當發其汗。服藥已微除，其人發煩目瞑，劇者必衄，衄乃解。所以然者，陽氣重故也。麻黄湯主之。（46）

龐安時曰（《傷寒總病論》）：脉浮緊無汗，服湯未中病，其人發煩，目瞑，極者必衄，小衄而脉尚浮者，宜麻黄湯。衄後脉已微者，不可再行也。《卷二·可發汗證》

成無己曰（《注解傷寒論》）：脉浮緊，無汗，發熱，身疼痛，太陽傷寒也，雖至八九日而表證仍在，亦當發其汗，既服溫煖發散湯藥，雖未作大汗亦微除也。煩者身熱也，邪氣不爲汗解，鬱而變熱，蒸於經絡，發於肌表，故生熱煩。肝受血而能視，始者氣傷榮，寒既變熱，則血爲熱搏，肝氣不治，故目瞑也。劇者，熱甚於經，迫血妄行而爲衄，得衄則熱隨血散而解。陽氣重者，熱氣重也。與麻黄揚以解前太陽傷寒之邪也。

萬全曰（《傷寒摘錦》）：蓋可汗不汗，則邪無從出，壅甚於經，迫血妄行。衄出於鼻，鼻爲肺竅，手太陽之脉，其支別者，從煩上鈇抵鼻會足太陽之脉於目內眥。熱久不解，連手太陽同病也。頭痛目瞑，皆太陽脉之經也。衄出解者，《針經》曰：奪血者無汗，奪汗者無血，汗即血也，衄則熱隨血散矣。桂枝麻黄非治衄藥也，衄者不可發汗，宜犀角地黄湯。仲景贅桂枝麻黄湯於衄證之下者，乃未衄之先宜服，非用於衄之後也。《卷上·太陽經治法》

張璐曰（《傷寒纘論》）：言汗後復衄，而熱邪仍未盡，重以麻黄湯散其未盡之邪，非也。若果邪熱未盡，則衄乃解三字從何着落。八九日不解則熱邪傷血已甚，雖急奪其汗，而營分之熱不能盡除，故必致衄，然後得以盡除其餘熱也。《卷上·太陽上篇》

柯琴曰（《傷寒論注》）：脉證同大青龍而異者，外不惡寒，內不煩躁耳。發於陽者七日愈，八九日不解，其人陽氣重可知。然脉緊無汗，發熱身疼，是麻黄證未罷，仍與麻黃，只微除在表之風寒，而不解內擾之陽氣，其人發煩目瞑，見不堪之狀，可知陽絡受傷，必逼血上行而衄矣。血之與汗，異名同類，不得汗，必得血，不從汗解，而從衄解，此與熱結膀胱血自下者同一局也。《卷二·麻黃湯證上》

魏荔彤曰（《傷寒論本義》）：脉浮緊無汗，發熱而身竟疼痛矣，則寒傷者重矣。八九日不解，表證仍在，未至傳裏，總應治表，此當發其汗，麻黃湯又宜矣。服已微除，而不全除，其人發煩目瞑者，知非麻黃湯治寒邪不效也。其人亦少帶中風之陽邪，故用麻黃辛熱發汗，至於發煩目瞑，劇者更必衄血也。設當日預審之精，知其寒重風輕，斟酌青龍用之，不致是矣。然寒邪雖因發汗未盡除，而風邪却因衄血已盡去，言乃解者，風邪乃解也。仲師又爲之明示其所以然。曰，陽氣重故也。以前感之寒邪，原帶風邪，本有陽氣，及獨用麻黃之辛熱，不濟以大青龍之辛凉，是陽以助陽，其勢必重，陽氣盛重，則必上升，驅血飛越而衄，職此故也。因知大青龍爲風寒兩傷之聖藥，用之則一了百當，不用則奏效迂回也。《卷三·太陽中篇》

尤怡曰（《傷寒貫珠集》）：脉浮緊，無汗發熱，身疼痛，太陽麻黃證也，至八九日之久而不解，表證仍在者，仍宜以麻黃湯發之，所謂治傷寒不可拘於日數，但見表證脉浮者，雖數日猶宜汗之是也。乃服藥已，病雖微除，而其人發煩目瞑者，衛中之邪得解，而營中之熱未除也。劇者血爲熱搏，勢必成衄，衄則營中之熱亦除，而病乃解。所以然者，陽氣太重，營衛俱實，故須汗血並出，而後邪氣乃解耳。陽氣，陽中之邪氣也。郭白雲云：麻黃湯主之五字，當在此當發其汗下。是。《卷一·太陽權變法第二》

陳念祖曰（《傷寒論淺注》）：太陽病，脉浮緊，是麻黃證的脉，無汗發熱身疼痛，是麻黃湯的證，醫者不知用麻黃湯，至八日當陽明主氣之期，九日當少陽主氣之期，不解，表證仍在，此雖爲日久，還當發其汗，麻黃湯主之。若服前藥已，只見表邪得汗出而微除，而三陽之陽熱內盛，陽盛則陰虛，故其人陽盛而發煩，陰虛而目瞑，劇者必逼血上行而爲衄。衄出而經絡之熱隨衄乃解。所以然者，以太陽主巨陽之氣，陽明主悍熱之氣，少陽主相火之氣，三陽合併而爲熱，陽氣重故也。《卷一·太陽篇中》

章楠曰（《傷寒論本旨》）：脉浮緊、無汗、發熱、身痛，全是寒傷營之脉證也。以八九日之久，故無惡寒，而太陽之表證仍在，則當發其汗，主以麻黃湯。因邪持日久，未能一汗而解，服藥後病已微除，旋又餘邪發動，擾亂氣血，故發煩目瞑，劇者必衄，其邪隨衄而解也。所以然者，其人陽氣重，邪閉不解，營熱已甚故也，營熱甚，故但發熱而無惡寒，腠理閉，故無汗而身疼也。《卷二·太陽中篇》

原文 太陽病，脉浮緊，發熱，身無汗，自衄者愈。（47）

成無己曰（《注解傷寒論》）：風寒在經，不得汗解，鬱而變熱，衄則熱隨血散，故云自衄者愈。

柯琴曰（《傷寒論注》）：汗者心之液，是血之變見於皮毛者也。寒邪堅斂於外，腠理不能開發，陽氣大擾於內，不能出玄府而爲汗，故逼血妄行而假道於肺竅也。今稱紅汗，得其旨哉。《卷二·麻黃湯證》

周揚俊曰（《傷寒論三注》）：浮緊無汗，麻黃證也，使早汗之，何至衄乎。惟未經發汗，則邪熱上行，勢必逼血而出於鼻，故衄既成流，則陽邪隨解，奪血無汗，此之謂也。《卷二·太陽中篇》

鄭重光曰（《傷寒論條辨續注》）：此即上條風多寒少之證，脉浮緊發熱身無汗與上條同，而無身疼痛則寒較輕，又無發煩目瞑，陽氣亦不重，所以自衄則解矣，勿妄治也。《卷三·太陽下篇》

吳謙曰（《醫宗金鑒》）：太陽病脉浮緊，發熱無汗，此傷寒脉證也，當發其汗。若當汗不汗，則爲失汗。失汗則寒閉於衛，熱鬱於營，初若不從衛分汗出而解，久則必從營分衄血而愈也。故太陽病凡從外解者，惟汗與衄二者而已。今既失汗於營，則營中血熱妄行，自衄，熱隨衄解，必自愈矣。《卷二·太陽中篇》

黃元御曰（《傷寒懸解》）：發熱無汗而脉浮緊，是宜麻黃發汗以泄衛鬱，若失服麻黃，皮毛束閉，衛鬱莫泄，蓄極思通，勢必逆冲鼻竅而爲衄證。自衄，則衛泄而病愈矣。《卷三·太陽上篇》

陳念祖曰（《傷寒論淺注》）：蓋血之與汗，異名同類，不得汗必得血，不從汗解，而從衄解，此與熱結膀胱血自下者，同一局也。《卷二·太陽篇中》

原文 二陽併病，太陽初得病時，發其汗，汗先出不徹，因轉屬陽明，續自微汗出，不惡寒。若太陽病證不罷者，不可下，下之爲逆，如此可小發汗。設面色緣緣正赤者，陽氣怫鬱在表，當解之、熏之。若發汗不徹，不足言，陽氣怫鬱不得越，當汗不汗，其人躁煩，不知痛處，乍在腹中，乍在四肢，按之不可得，其人短氣，但坐以汗出不徹故也，更發汗則愈。何以知汗出不徹？以脉濇，故知也。（48）

成無己曰（《注解傷寒論》）：太陽病未解，傳併入陽明，而太陽證未罷者，名曰併病。續自微汗出不惡寒者，爲太陽證罷，陽明證具也，法當下之；若太陽證未罷者，爲表未解，則不可下，當小發其汗，先解表也。陽明之經循面，色緣緣正赤者，陽氣怫鬱在表也，當解之、熏之，以取其汗。若發汗不徹者，不足言陽氣怫鬱，止是當汗不汗，陽氣不得越散，邪無從出，擁甚於經，故躁煩也。邪循經行，則痛無常處，或在腹中，或在四肢，按之不可得而短氣，但責以汗出不徹，更發汗則愈。《內經》曰：諸過者切之，濇者，陽氣有餘，爲身熱無汗。是以脉濇知陽氣擁鬱而汗出不徹。

王肯堂曰（《傷寒準繩》）：因太陽故當汗，因併陽明故當小發。先字最有次第，仲景之樞機也。《怢之三·自汗》

盧之頤曰（《仲景傷寒論疏鈔金錍》）：二陽併病，太陽初得病時，發其汗，汗先出而邪未徹，徒亡津液，致胃中乾，因轉屬陽明。續自微汗出，不惡寒之陽明外證，與不更衣胃家實之陽明內證者，此太陽病證已罷，轉屬陽明，法當從乎中治，宜承氣調胃輩。若太陽病證不罷者，仍在太陽，未成轉屬，不可下也，下之爲逆。如此可小發汗，以除未徹之邪。設面色緣緣正赤，相續不斷者，此非發汗不徹，爲當汗不汗，陽氣怫鬱在表，致面色緣緣正赤耳，仍當解之熏之。若發汗不徹，亦面色緣緣正赤者，不足言陽氣怫鬱不得越矣。果當汗不汗者，其人必躁必煩，不知痛處，乍在腹中，乍在四肢，按之不可得也。其人短氣，但坐以汗出不徹故也，更發汗則愈。何以知汗出不徹，以脉濇，故知內亡津液，是以脉濇。《卷四·辨太陽病脉證第四》

李中梓曰（《傷寒括要》）：合病者，兩陽經或三陽經齊病，不傳者也。併病者，一陽經先病未盡，又過一經而傳者也。太陽陽明併病，若併未盡，所謂太陽證不罷，面赤怫鬱，煩躁短氣，是傳未盡，尚有表證，當麻黃桂枝各半湯汗之。若併已盡，所謂太陽證罷，潮熱手足汗出，便硬譫語，當承氣湯下之。《卷上·傷寒總論》

錢潢曰（《傷寒溯源集》）：太陽初得病時，發其汗，汗先出不徹，其邪不得盡去，因而轉屬陽明。邪既轉屬陽明，隨即有自微汗出而不惡寒之陽明見證。非若太陽證之身熱惡寒無汗也。……若邪已轉屬陽明而太陽病證尚有不罷者，是表證猶未盡除，邪氣未歸陽明之裏，胃邪未實，爲不可下，下之爲逆。如此等未盡之表邪，不過因汗出不徹耳，其邪去多留少，可小小發其汗，邪當自解。設若病人之面色緣緣然正赤而浮現于面者，乃陽氣之寒邪所閉，怫鬱於表，當汗解之，或熏之取汗，此雖同一汗出不徹之證，其留邪甚多，一如全未解散之太陽表邪，若前所謂發汗不徹，可小發汗之說，又不足言矣。此因陽氣怫鬱，爲寒邪所束，怫鬱於皮膚腠理之間，不得發越，乃當汗不汗，致令人鬱悶煩躁也。不知痛處者，謂所受寒邪，若但在太陽之表，則如傷寒首條，有身疼腰痛骨節疼痛之證，其痛處自有定在。此因寒邪雖在太陽，已曾轉屬陽明，而陽明之經已在肌肉之分，且腹中四肢，皆陽明胃經之所屬也。……蓋因太陽邪氣初轉陽明，在經在府，未有定所，故覺乍在腹中，乍在四肢，按之不可得，其人氣短耳，即《素問·離合真邪論》所謂，此邪新客，溶溶未有定處也。見證如此，雖太陽初轉陽明，而太陽表證正盛，陽明不足論也。但坐以汗出不徹之故，更發其汗則愈矣。然何以知其汗出不徹乎？夫脉者，氣血流行之動處也，寒傷營血，不得汗出，陽氣鬱滯，血脉不快於流行則濇，此以脉濇，故知之也。《卷上·合併病證治》

尤怡曰（《傷寒貫珠集》）：發汗不徹下，疑脫一徹字，謂發汗不徹，雖徹而不足云徹，猶腹滿不減，減不足言之文。汗出不徹，則陽氣怫鬱不得越，陽不得越，則當汗而不得汗，於是邪無從出，攻走無常，其人躁煩，不知痛處，乍在腹中，乍在四肢，按之而不可得也。短氣者，表不得洩，肺氣不宣也。坐，猶緣也，言躁煩短氣等證，但緣汗出不徹所至，故當更發其汗，則邪氣外達而愈，非特熏解所能已其疾矣，以面色緣緣正赤者，邪氣怫鬱軀殼之表，躁煩短氣者，邪氣怫鬱軀殼之裏也。《卷三·陽明正治法第一》

吳謙曰（《醫宗金鑒》）：一經未罷，又轉一經，同病而後歸併一經自病者，名曰併病。二陽者，太陽、陽明也。太陽初得病時發汗，汗出不徹，未盡之邪，因而轉屬陽明，若續自微微汗出，不惡寒反惡熱，始爲陽明可下之證。若不微微汗出，而惡寒者，則是太陽之表猶未罷，不可下也，下之爲逆矣。如已經發汗，尚有未盡之表，宜仍與麻桂各半湯，或桂枝二越婢一湯，小小發汗，以和其表，自可解也。緣緣，接連不已也。正赤，不雜他色也，謂滿面接連赤色不已也。此由於汗出不徹，故陽氣怫鬱不得宣越，所以其人煩躁短氣，脉濇，不知痛處，乍在腹中，乍在四肢，求之而不可得也。是皆邪氣壅甚於經，漫無出路，但坐以汗出不徹之故耳。當更用大青龍湯或葛根湯，發其汗則愈矣。《卷九·合病并病篇》

陳念祖曰（《傷寒論淺注》）：二陽併病，緣太陽初得病時，當發其汗，汗先出不通徹，因轉屬陽明，故謂之併病。夫既屬陽明，則水穀之汗相續不絕，肌表中時自見其微汗出，若果不惡寒，則太陽之證已罷，可以議下矣。若太陽惡寒之病證不罷者，不可下，下之爲治之逆，必須發汗爲治之順。如此當知有小發汗，更發汗二法。可小發汗，爲偏於陽明在經之證。設面色緣緣正赤者，既面色有熱色之象，爲陽明之氣怫鬱在表，當以小發汗之劑解之，解之而不盡者，仍以藥氣熏之，中病則已。若太陽神氣俱病之重證，發汗不徹，不足言，僅爲陽氣怫鬱不得越，緣前此當發太陽之汗而不汗，然邪無從外出，其人內擾不安而煩躁。此煩躁由於不汗所致，與大青龍證之煩躁同例。邪無定位，不知痛處。腹中四肢，皆陽明之所主，太陽之病邪併之，或乍在腹中，或乍在四肢，按之不可得其定位。呼出爲陽，吸入爲陰，陰陽之氣不相交，故其人短氣，然其人所以短氣者，但坐以汗出不徹，以致陰陽之氣不交，出入不利故也。更發其汗則愈。何以知汗出不徹，以脉滯濇不流利，故知其汗液不通也。《卷一·太陽篇中》

高學山曰（《傷寒尚論辨似》）：併病之名，即傳經而本經未罷之謂，本經邪盛，如强秦兼併之義，故名。……

二陽謂太陽、陽明。不知痛處，寒閉風因，煩熱在脉中之應，按之則風邪挪散，故不可得其處也。短氣者，毛孔閉而氣不充暢也。蓋謂太陽併陽明之病，若病在太陽時，酌量輕重以發其汗，則病邪頓解，豈得復有併病乎？多以藥不勝病，或發而不得汗，或汗而不得透，則太陽之邪併及陽明，而爲二陽併病矣。如併後毛孔忽疏，微汗出而不惡寒，則太陽罷而爲陽明之正病，其胃實者，可下也。若太陽未罷，總然胃實，亦不可下，下之則爲結胸及痞之逆矣。可酌量用葛根湯之輕劑小發之，以找足未出之汗，則愈。若太陽不罷而面色正赤，此陽氣盛而拂鬱在表，全然不得越出，又非小發汗可愈，必解之，熏之，以大發其汗爲合。蓋汗不徹是前曾發過汗，今特不徹耳，等不得陽氣拂鬱不得越。夫陽氣拂鬱，是當汗之症，從來未曾汗過，故當見種種之候也。其言當汗不汗者至其人短氣句止，若所謂但坐汗出不徹之故者，重與汗之則愈，是可於浮濇之脉診之也。《合病》

原文 脉浮數者，法當汗出而愈。若下之，身重、心悸者，不可發汗，當自汗出乃解。所以然者，尺中脉微，此裏虛。須表裏實，津液自和，便自汗出愈。（49）

成無己曰（《注解傷寒論》）：經曰：諸脉浮數，當發熱而洒淅惡寒，言邪氣在表也，是當汗出愈。若下之，身重心悸者，損其津液，虛其胃氣。若身重心悸而尺脉實者，則下後裏虛，邪氣乘虛傳裏也。今尺脉微，身重心悸者，知下後裏虛，津液不足，邪氣不傳裏，但在表也。然以津液不足，則不可發汗，須裏氣實、津液足，但自汗出而愈。

　　郭雍曰（《傷寒補亡論》）：常器之曰：汗不出者，可與小柴胡湯。雍曰：若心下悸而煩，宜小建中湯。表裏俱虛，宜桂枝麻黃各半湯。設若用柴胡和解，亦宜用柴胡桂枝和其榮衛，以通津液。此證是下後裏虛，故仲景待其氣復，津液自和而汗出，不必更用藥。此一證非有證無治，其不用藥便是治法也。常氏必欲和解之，疑其用藥太重，故雍以柔劑，少殺其力，庶幾得中。要之能少忍，待其自和。從仲景不用藥法爲上也。《卷四·太陽經治法》

　　柯琴曰（《傷寒論注》）：裏虛者，必須實裏，欲津液和，須用生津液。若坐而待之，則表邪愈盛，心液愈虛，焉能自汗？《卷二·麻黃湯證上》

　　張志聰曰（《傷寒論集注》）：此論下焦之津血虛者，不可更發其汗也。脉浮數者，乃太陽標陽爲病，法當汗出而愈，若下之身重心悸者，津氣虛而身重，血氣弱而心悸也，故不可發汗，當自汗出乃解。所以然者，津血生於下焦，裏氣主之尺中，脉微，此裏虛矣，須俟其表裏實，津液自和，便汗出愈，而不可更發其汗也。《卷一·太陽上篇》

　　沈明宗曰（《傷寒六經辨證治法》）：因誤下而傷氣血，故身重心悸，然尺中脉微，乃腎中陽氣亦微，故爲裏虛。不可再發其汗而傷陽，必俟表裏陰陽氣實，津液自和，則自汗出而愈。蓋傷寒之邪，來如風雨，若不藥而待津液元氣自和，則邪入於裏，頃成敗證矣。此仲景意欲先用建中，和營衛而補正，不驅邪而邪自去。謂須表裏實，津液自和，非不服藥也。《卷二·太陽中篇》

　　魏荔彤曰（《傷寒論本義》）：脉浮數，應當發汗，汗出斯愈矣，若誤下之，則陽心內陷於陰中，而在表之寒邪亦隨之入裏。身重者，寒邪由表而入肌肉之內，凝滯於營血之分，使無輕快之致也；心悸者，正陽被陷，爲陰所制，其勢孤危，驚怖乃作，使無安貼之象也。今若因脉浮數未改，仍照原法發汗，而陽更亡於外，不可收拾矣。惟有不必施治，聽其陷入之陽徐徐自升而透表，則自能汗出而解矣。雖然，陽既誤下而陷入，何能自升乎？不知下後脉尚浮數，則知其人陽氣尚勃勃欲發，未能鬱鬱久居也。此所以應俟其自復也。《卷二·太陽中篇》

　　吳謙曰（《醫宗金鑒》）：傷寒未發熱，脉多浮緊，寒盛也。已發熱，脉多浮數，熱盛也。均宜麻黃湯發汗則愈。若不發汗而誤下之，不成逆壞者，必其人裏氣素實也。故惟見失汗身重之表，誤下心悸之裏，則不可復發其汗；當待其表裏自和，自然汗出而解。所以然者，因失汗表實，誤下裏虛，尺中脉微，表裏未諧，故不即解也。須待其裏亦實而與表平，平則和，和則陽津陰液自相和諧；所以便自汗出而愈也。使裏實之法，即下條用小建中湯法也。《卷二·太陽中篇》

　　原文 脉浮緊者，法當身疼痛，宜以汗解之。假令尺中遲者，不可發汗。何以知然？以榮氣不足，血少故也。（50）

　　龐安時曰（《傷寒總病論》）：陽明病脉遲，汗出多，微惡寒，宜桂枝湯，不責榮不

足，蓋尺脉長大而遲也。此若軟緊而遲，不可汗，宜小建中湯。《卷二·不可發汗證》

成無己曰（《注解傷寒論》）：《針經》曰：奪血者無汗。尺脉遲者，爲榮血不足，故不可發汗。

郭雍曰（《傷寒補亡論》）：此一證與前證略相似，宜小建中湯，次則柴胡桂枝湯，又不若待其別見證而治之。蓋前證是下後證，當無別證出，故仲景不用藥。此證是汗前證，須別有證出，故不若少待之。既知血少，不可使用小柴胡湯也。《卷四·太陽經治法》

盧之頤曰（《仲景傷寒論疏鈔金錍》）：浮如循榆莢，緊似切繩狀，法當身疼痛，形骸若爲之捆縛，不得舒轉自如，如被杖者矣。此邪侵機體，汗解固宜也。設尺中脉遲，徵腎氣之不足，汗又非所宜矣。然營行脉中，血少則來滯，氣馳則行遲，協內所因，不獨外皮膚所中也。《卷四·辨太陽脉證第四》

程應旄曰（《傷寒論後條辨》）：寒傷營，謂之陰盛乘陽，營被邪遏，不得宣泄，表裏俱實之病也。顧營之所主者血也，較之於衛，則又屬裏，血與裏俱從尺脉候之。若其人脉雖浮緊，證雖身疼痛，而尺中一遲，便知寒邪自盛，營血自虛。當發汗而不可發汗矣。蓋汗乃血之液而營主之，麻黃之發汗，只因營血壅閉，從其有餘者奪之，今營氣不足而血少，豈堪再奪乎？《卷五·辨太陽》

錢潢曰（《傷寒溯源集》）：尺中脉遲，則知腎藏真元衰少，營氣不足，血少之故，未可以汗奪血，所以尤不可發汗也。《卷二·太陽中篇》

鄭重光曰（《傷寒論條辨續注》）：脉浮緊遍身疼痛，乃傷寒脉證，理當發汗，以祛外邪者也。設其人元氣素薄，尺中脉遲，蓋尺以候腎，真陽寓焉，雖爲營血不足，遲爲陽虛，根本先虧，安可妄施汗法，此所以先建中而後汗也。《卷二·太陽中篇》

黃元御曰（《傷寒懸解》）：尺中遲者，營氣不足，以肝脾陽虛而血少故也。汗洩營中溫氣，則生亡陽諸變，故不可發汗。然者，答辭，與難經然字同義。《卷三·太陽下篇》

沈元凱曰（《傷寒大乘》）：脉浮緊而身疼痛者，病在表也，尺中遲者，裏虛甚也，裏虛而更發汗，則表裏俱虛，不可勝其病矣。凡遇此證，表且置之，但當溫救其裏也。《卷一·治禁》

章楠曰（《傷寒論本旨》）：脉浮緊，身疼痛而無汗，是寒傷營，當用麻黃湯發汗以解之也。尺中遲者，有竭蹷不前之狀，蓋由腎虛而營氣不足，其血少可見。而汗爲心液，心主血脉，營氣亦出於心，營虛血少，則不可發汗矣。《卷二·太陽中篇》

原文 脉浮者，病在表，可發汗，宜麻黃湯。（51）

成無己曰（《注解傷寒論》）：浮爲輕手得之，以候皮膚之氣。《內經》曰：其在皮者汗而發之。

方有執曰（《傷寒論條辨》）：表，太陽也。傷寒脉本緊，不緊而浮，則邪見還表而欲散可知矣。發，拓而出之也。麻黃湯者，乘其欲散而拓出之之謂也。《卷二·太陽中

篇第二》

張錫駒曰（《傷寒直解》）：此承上文兩節之意而言，脉遲而中焦榮氣不足者不可發汗，若脉浮在表，榮氣足者可發汗。脉微而裏虚者不可發汗，若脉浮而數，血液足者可發汗，俱宜麻黃湯。《卷二·太陽篇》

鄭重光曰（《傷寒論條辨續注》）：傷寒脉本緊，不緊而浮，乘其邪方在表，宜麻黃湯托出其邪，不使得入。《卷二·太陽中篇》

胡嗣超曰（《傷寒雜病論》）：凡用湯液，只要脉症辨得真，分得清，其間固不可忽略，而亦不可拘泥也，如麻黃湯本爲傷寒脉浮緊而設，假如其人病症與傷寒悉合，縱或浮脉單見而不兼緊，諸證已的，脉可從略，麻黃發汗，是爲合法。《卷四·太陽上篇》

原文 脉浮而數者，可發汗，宜麻黃湯。（52）

龐安時曰（《傷寒總病論》）：凡脉浮數或浮緊，無汗，小便不數，雖十餘日，尚宜麻黃湯也。《卷二·可發汗證》

成無己曰（《注解傷寒論》）：浮則傷衛，數則傷榮，榮衛受邪，爲病在表，故當汗散。

方有執曰（《傷寒論條辨》）：浮與上同，而此多數。數者，傷寒之欲傳也。可發汗而宜麻黃湯者，言乘寒邪有向表之浮，當散其數。而不令其至於傳也。《卷二·太陽中第二》

盧之頤曰（《仲景傷寒論疏鈔金錍》）：數效本病，浮形標象者，可發汗，宜麻黃湯。設無惡寒發熱及無汗而喘者，亦未可遽投。《卷四·辨太陽第四》

吳人駒曰（《醫宗承啓》）：數與緊相似，緊以形象言，數以至數言，皆屬陽盛有餘，表氣不得疏通而爲急迫之狀。助以麻黃桂枝，盛之極者必衰，汗孔開，而數自減可矣。《卷三·太陽篇》

魏荔彤曰（《傷寒論本義》）：寒傷營一證，惟有麻黃湯一方，別無可用。……脉證悉符者，宜用不須言矣，即脉緊少而浮多，但寒傷營諸證俱在，則不可因一而廢百，其仍用麻黃，不必致疑者，其一也。即或全無緊而但浮數，寒傷營諸證仍在，亦不可因變而改常，其仍用麻黃，不必致疑者，又一也。蓋言浮則表證，治表原不爲誤也，況有外證可印，何必膠固於脉之浮者定緊乎！《卷二·太陽中篇》

鄭重光曰（《傷寒論條辨續注》）：脉浮數者，傷寒之欲傳也，乘其脉浮在表，亦宜麻黃湯，擊其半渡而驅之使出，不令其傳也。《卷二·太陽中篇》

尤怡曰（《傷寒貫珠集》）：二條憑脉以言治，而不及證，且但舉浮與數，而不言緊，而云可與麻黃湯發汗，殊爲未備。然仲景自有太陽傷寒證與麻黃湯證，在學者當會通全書而求之，不可拘於一文一字之間也。《卷一·太陽正治第一》

吳謙曰（《醫宗金鑒》）：傷寒脉浮緊者，麻黃湯誠爲主劑矣。今脉浮與浮數，似不在發汗之列，然視其病皆傷寒無汗之表實，則不妨略脉而從證，亦可用麻黃湯汗之。觀其不曰以麻黃湯發之、主之，而皆曰可發汗，則有商量斟酌之意焉。《卷二·太陽

中篇》

胡嗣超曰（《傷寒雜病論》）：如其脉見浮數，似與浮緊不同，然爲陽鬱氣喘，表實無汗而脉見浮數也，即或表症未必悉具，而脉已浮數如此，症可從略，麻黃發汗亦爲合宜也。麻黃主治，其於脉症間不可拘泥有如此。《卷四·太陽篇》

原文 病常自汗出者，此爲榮氣和，榮氣和者，外不諧，以衛氣不共榮氣諧和故爾。以榮行脉中，衛行脉外。復發其汗，榮衛和則愈，宜桂枝湯。（53）

成無己曰（《注解傷寒論》）：風則傷衛，寒則傷榮。衛受風邪而榮不病者，爲榮氣和也。衛既客邪，則不能與榮氣和諧，亦不能衛護皮膚，是以常自汗出。與桂枝湯解散風邪、調和榮衛則愈。

郭雍曰（《傷寒補亡論》）：平人榮衛之氣常自和也，設衛中於風，而榮不中於寒，是衛有邪氣，而榮無邪氣也。有邪氣者強，無邪氣者弱。一強一弱，故榮不得與衛氣諧和而獨和，則衛氣無所依，以彪悍無所依之氣，又以邪氣濟之，兩氣盈溢，溪谷不能容。榮深而衛淺，故衛氣於皮膚間不得內和於榮，而外見隙穴則出爲自汗也。用桂枝解其肌，則衛之邪氣去。衛無邪氣，則其氣自衰，自然還內與榮和而汗止矣。《卷四·太陽經治法》

盧之頤曰（《仲景傷寒論疏鈔金錍》）：營行脉中，衛行脉外，復發其汗，宜桂枝湯者，爲能開發上焦，宣水穀味，熏膚充身澤毛，若霧露之溉，仍得清者營而濁者衛，陰藏精而陽衛外矣。《卷四·辨太陽脉證第四》

柯琴曰（《傷寒論注》）：發熱時汗便出者，其營氣不足，因陽邪下陷，陰不勝陽，故汗自出也。此無熱而常自汗者，其營氣本足，因陽氣不固，不能衛外，故汗自出。當乘其汗正出時，用桂枝湯歠稀熱粥，是陽不足者，溫之以氣，食入於陰，氣長於陽也。陽氣普遍，便能衛外而爲固，汗不復出矣。《卷一·桂枝湯證上》

張錫駒曰（《傷寒直解》）：此因上文榮氣不足而復及於衛氣也。衛氣者，所以肥腠理司開闔，衛外而爲固也，今不能衛外，故常自汗出，此爲榮氣和而衛不和也。衛爲陽，榮爲陰，陰陽貴乎和合，今榮自和而衛氣不與之和諧，故榮自行於脉中，衛自行於脉外，兩不相合，如夫婦之不調也，宜桂枝湯發其汗，調和榮衛之氣則愈。《卷二·辨太陽病脉證篇》

徐大椿曰（《傷寒論類方》）：自汗與發汗迥別。自汗乃營衛相離，發汗使營衛相合。自汗傷正，發汗驅邪。復發者，因其自汗而更發之，則榮衛和而自汗反止矣。《卷一·桂枝湯類》

陳念祖曰（《傷寒論淺注》）：病人常自汗出者，此爲榮氣本和，然榮氣和者而竟有常自汗之證奈何？蓋因衛外之衛氣不諧，以衛氣之虛，不能共營氣和諧故爾。蓋衛爲陽，營爲陰，陰陽貴乎和合，今營自和而衛不能與之和諧，以致營自行於脉中，衛自行於脉外，兩不相合，如夫婦之不調治者，當乘其汗正出時，與桂枝湯。歠粥，是陽不足者，溫之以氣，食入於陰，氣長於陽。既汗復發其汗，則陽氣振作，營衛因之以和，則

汗不復出而愈。《卷一·太陽篇中》

陳恭溥曰（《傷寒論章句》）：榮有餘衛不足，則衛氣不敢與榮氣相和，發其榮氣有餘血液之汗，則榮氣不偏強，衛氣得與榮和則愈。《卷一·太陽篇》

鄭壽全曰（《傷寒恒論》）：病常自汗，似不專主太陽營衛不和。如果屬太陽營衛不和，亦必有惡風畏寒足徵。茲云自汗出，其中有素稟陽虛，或多言，或稍勞動而即自汗出者，皆在不足之例，尚敢輕用桂枝湯乎！此條大抵專主營衛不和說法也。《卷一·太陽上篇》

唐宗海曰（《傷寒論淺注補正》）：成無己風傷衛，寒傷營之說本，此不知仲景並未分風寒，只論營衛，蓋此是營衛自病，不因外邪也。若傷寒中風之自汗，則是邪在營分，而衛不與偕，與此方治法雖同，而其理各別。《太陽篇中》

原文 病人藏無他病，時發熱，自汗出而不愈者，此衛氣不和也。先其時發汗則愈，宜桂枝湯。（54）

成無己曰（《注解傷寒論》）：藏無他病，裏和也。衛氣不和，表病也。《外臺》云：裏和表病，汗之則愈。所謂先其時者，先其發熱汗出之時，發汗則愈。

王肯堂曰（《傷寒準繩》）：時發熱自汗出謂有時而發熱自汗出有時而止，惟其時作時止，故病留連而不愈也。當其發熱自汗之時，不可與藥。當先其時作，候其時止而後與之，故曰先其時也。《素問》曰：當其盛而必毀，因其衰也事必大昌。其是之謂歟。《帙之二·太陽病》

盧之頤曰（《仲景傷寒論疏鈔金錍》）：藏非藏，藏者，裏也，對表言，設膚閉鬱蒸，時發熱，自汗出而熱不愈者，此衛強不能密，不與營氣諧和故也。先其未自汗時，發其汗，令正汗普遍，仍營平而衛秘矣。《卷四·辨太陽病辨證第四》

柯琴曰（《傷寒論注》）：藏無他病，知病只在形軀。發熱有時，則汗出亦有時，不若外感者發熱汗出不休也。《內經》曰，陰虛者陽必湊之，故時熱汗出耳。未發熱時，陽猶在衛，用桂枝湯歠熱稀粥，先發其汗，使陰出之陽，穀氣內充，而衛陽不復陷，是迎而奪之，令精勝而邪却也。《卷一·桂枝湯證上》

程應旄曰（《傷寒論條後辯》）：知桂枝湯之功在於和營衛而不專治風，則人病不止於太陽中風，而凡有涉於營衛之病，皆得準太陽中風之一法爲之繩墨矣。如病人藏無他病屬之裏分者，只發熱自汗出，時作時止，纏綿日久而不休，此較之太陽中風證之發無止時不同矣。既無風邪則衛不必強，營不必弱，只是衛氣不和，致閉固之令有乖。病既在衛，自當治衛，雖藥同於中風，服法稍有不同，先其時發汗，使功專於固衛，則汗自斂，熱自退而病愈。此不必爲太陽中風而桂枝湯可主者一也。《卷五·辨太陽》

張錫駒曰（《傷寒直解》）：上節衛氣之不和，乃衛氣不與榮氣相和也，此節衛氣之不和，乃衛氣之自不和也。藏無他病者，內無別病也，時發熱自汗出者，發作有時也，先其時發汗者，先其未發之時以桂枝湯發汗，衛氣和而愈矣。此二節皆言桂枝湯能和榮衛而發汗，亦能和榮衛而止汗也。《卷二·辨太陽病脉證篇》

尤怡曰（《傷寒貫珠集》）：人之一身，經絡綱維於外，藏府傳化於中，而其爲病，從外之内者有之，從内之外者有之。藏無他病，裏無病也，時發熱自汗，則有時不發熱無汗可知，而不愈者，是其病不在裏而在表，不在營而在衛矣。先其時發汗則愈者，於不熱無汗之時，而先用藥取汗，則邪去衛和而愈。不然，汗液方洩而復發之，寧無如水流漓之患耶。《卷一·太陽正治第一》

吳謙曰（《醫宗金鑒》）：藏，裏也。無他病，謂裏無他病也。有時發熱，有時不熱，有時汗出，有時不汗出，其表病流連而不愈者，非榮不和，是衛强不與榮和也。當於未熱未汗之時，預用桂枝湯解肌發汗，迎而奪之，以遏其勢，則熱退汗斂，而病自愈矣。《卷一·太陽上篇》

王丙曰（《傷寒論注》）：此重在藏無他病四字，藏指胃言，胃無他病，則非陽明之發熱自汗，而可斷爲衛氣之不知，先其時發汗，迎而奪之也。《卷一·太陽病用桂枝湯法》

陳念祖曰（《傷寒論淺注》）：病人藏府無他病，惟有定時發熱，因有定時自汗出，每熱則汗出，與無熱而常自汗出者不同。而推其所以不愈者，即《内經》所謂陰虚者陽必湊之，故少氣時熱而汗出，此衛氣因陽熱之湊而不和也。治者先於其未發熱之時發其汗，欲從汗以洩其陽熱，并以歠粥，遵《内經》精勝而邪却之旨則愈，宜桂枝湯主之。

上節言衛氣不和，乃衛氣不與營氣相和，此節言衛氣不和，乃衛氣之自不和也。《卷一·太陽篇中》

章楠曰（《傷寒論本旨》）：此又明桂枝湯爲調營衛之法，其人内臟無他病，或有時身涼，有時身熱，自汗出，纏綿不愈者，此衛氣不和，或病後餘邪不净，或其感邪本輕，當俟其未發熱之先，服桂枝湯以發汗則愈。蓋使營衛調，其汗自發，非同麻黄湯之發汗也。《卷二·太陽中篇》

胡嗣超曰（《傷寒雜病論》）：人知桂枝之於中風爲主方，而不知桂枝不獨專治風邪，爲其能通營衛而風寒自出也。故凡病在營，或在衛，均可準繩於此焉。如病人藏無他症，本無宿疾可知，發熱自汗出而無惡寒等症，乃是陽虚感邪，皮膚濕熱之氣，不能隨時宣洩，互相壅閉，故見症如此，而實營衛不諧也。桂枝治中風，其功效在通營而解肌，服之必須如法。治暑濕其功效在宣衛而和陰，當別有法。所以於未發熱自汗出之先者，恐氣已虚而血再奪，只欲宣其衛而陰自和也。《卷四·太陽上篇》

陳恭溥曰（《傷寒論章句》）：衛氣有餘，有餘則定時而發熱……，衛氣自强，榮氣不共衛氣和諧也，先其發熱之時，發其衛氣有餘之汗則愈。《卷一·太陽篇》

高學山曰（《傷寒尚論辨似》）：藏，指肝腎而言，蓋少厥二陰之精汁虧損，而虚火逆於少陽，往往有見時發熱之外症者，故揭之。言除此二藏有他病外，餘皆可以從症而主之也。《太陽上篇》

原文 傷寒脉浮緊，不發汗，因致衄者，麻黄湯主之。（55）

成無己曰（《注解傷寒論》）：傷寒脉浮緊，邪在表也，當與麻黄湯發汗。若不發汗，則邪無從出，壅甚於經，迫血妄行，因致衄也。

郭雍曰（《傷寒補亡論》）：小衄者，有發汗分津液之理，大衄者病必自解，當聽之。惟慮其衄不肯止，則依《活人書》以藥止之。若小衄，發汗無汗，則成大衄也。《卷十五·衄血吐血》

李中梓曰（《傷寒括要》）：成流者不須服藥，當與水解；點滴者邪猶在經，當散其邪。《卷上·傷寒總論》

張璐曰（《傷寒纘論》）：衄家不可發汗，亡血家不可發汗，以久衄亡血已多，故不可發汗，復奪其血也。此因當汗不汗，熱毒蘊結而成衄，故宜發其汗，則熱得汗而衄自止矣。《卷下·太陽上篇》

柯琴曰（《傷寒論注》）：脉緊無汗者，當用麻黃湯發汗，則陽氣得洩，陰血不傷，所謂奪汗者無血也。不發汗。陽氣內擾，陽絡傷則衄血，是奪血者無汗也。若用麻黃湯再汗，液脫則斃矣。言不發汗因致衄，豈有因致衄更發汗之理乎？觀少陰病無汗而强發之，則血從口鼻而出，或從目出，能不懼哉。《卷一·桂枝湯證上》

鄭重光曰（《傷寒論條辨續注》）：以傷寒爲首而承之以脉浮緊，是寒多風少之證也，寒多不發汗，所以致衄，既衄則風邪得解，所以惟用麻黃湯以發其未散之寒，而專從傷寒治法也。《卷三·太陽下篇》

尤怡曰（《傷寒貫珠集》）：傷寒脉浮緊者，邪氣在表，法當汗解，而不發汗，則邪無從達洩，內搏於血，必致衄也。衄則其邪當去，而猶以麻黃湯主之者，此亦營衛併實，如上條所云陽氣重之證。上條衛已解而營未和，故雖已發汗，猶須得衄而解；此條營雖通而衛尚塞，故既已自衄，而仍與麻黃湯發汗而愈。然必欲衄而血不流，雖衄而熱不解者，乃爲合法。不然，靡有不竭其陰者。《卷一·太陽正治法第一》

黃元御曰（《傷寒懸解》）：浮緊之脉應當發汗，失不發汗，衛鬱莫泄，因而致衄，是緣不早服麻黃故至此，當先以麻黃發之，勿俟其衄也。《卷三·太陽上篇》

王丙曰（《傷寒論注》）：凡雜病鼻衄責其裏熱，傷寒鼻衄責其表熱。表邪出於經則衄爲熱解，表邪入於經則衄爲熱鬱，其血必不成流，脉雖衄後，仍浮緊也。與麻黃湯，所謂奪汗者無血也。《卷一·太陽病用麻黃湯方》

陳念祖曰（《傷寒論淺注》）：前言邪從衄解，一在八九日，三陽熱盛，服麻黃湯之後而解也，一在太陽本經熱盛，亦有不服麻黃湯，可以自衄而解也。然二者皆於衄後而解，亦有衄後而不解者，不可不知。傷寒脉浮緊，不發汗因致衄者，其衄點滴不成流，雖衄而表邪未解，仍以麻黃湯主之，俾元府通衄乃止，不可以衄家不可發汗爲辭，謂汗後有額上陷脉緊，目急視不能瞬，不得眠之變也。蓋彼爲虛脱，此爲盛盈，彼此判然。且衄家是素衄之家，爲內因致衄，此是有因而致，爲外因。《卷一·太陽篇中》

原文 傷寒不大便六七日，頭痛有熱者，與承氣湯。其小便清者一云大便青，知不在裏，仍在表也，當須發汗。若頭痛者必衄。宜桂枝湯。（56）

成無己曰（《注解傷寒論》）：不大便六七日，頭痛有熱者，故宜當下。若小便清者，知裏無熱，則不可下。經曰：小便數者，大便必硬，不更衣十日無所苦也。況此不大便六七日，小便清者，不可責邪在裏，是仍在表也，與桂枝湯以解外。若頭疼不已，爲表不罷，鬱甚於經，迫血妄行，上爲衄也。

郭雍曰（《傷寒補亡論》）：仲景書桂枝無治衄法，麻黃有治衄法，故此一證，常氏疑有誤而改用麻黃也。設若頭不痛，則不衄。不衄則不可用麻黃，故宜用桂枝麻黃各半湯取小汗而已。更宜以有汗無汗決之，仲景書安得無傳寫之誤也。《卷四·太陽經治法》

張璐曰（《傷寒纘論》）：若小便清者，爲裏無熱，邪未入裏可知，則不可下，仍當散表。以頭痛有熱，寒邪怫鬱於經，熱必致衄，然無身疼目瞑，知邪氣原不爲重，故不用麻黃而舉桂枝，以解散營中邪熱，則寒邪亦得解散矣。《卷上·太陽上篇》

汪琥曰（《傷寒論辨證廣注》）：六七日不大便，明係在裏有熱，故雖頭痛，必是陽明熱蒸，此可與承氣湯。若其人小便清者，知熱不在裏，仍在表也，雖不大便六七日，當須發其汗以解在表之熱。若頭痛不已者，爲風寒之邪上壅，熱甚於經，勢必至衄，須乘其未衄之時，宜用桂枝湯以汗解之。《卷三·太陽病上》

秦之楨曰（《傷寒大白》）：不大便六七日，有裏熱，即頭痛，亦宜小承氣湯下之。但驗其小便，若不赤，邪熱未入裏，須當發汗，故宜用桂枝湯。若服後頭仍痛者，此熱邪得桂枝之熱，侵入陽明，必迫血從鼻而衄矣。宜桂枝湯句，應在須當發汗句之下。《卷一·頭痛》

吳謙曰（《醫宗金鑒》）：傷寒不大便六七日，裏已實，似可下也。頭痛熱未已，表未罷，可汗也。然欲下則有頭痛發熱之表，欲汗則有不大便之裏，值此兩難之時，惟當以小便辨之。其小便渾赤，是熱已在裏，即有頭痛發熱之表，亦屬裏熱，與承氣湯下之可也；若小便清白，是熱尚在表也，即有不大便之裏，仍屬表邪，宜以桂枝湯解之。然傷寒頭痛不論表裏，若苦頭痛者，是熱劇於榮，故必作衄，衄則榮熱解矣。方其未衄之時，無汗宜麻黃湯，有汗宜桂枝湯汗之，則不衄而解矣。《卷一·太陽上篇》

孟承意曰（《傷寒點精》）：宜桂枝句，直接發汗來，不是用桂枝止衄，亦非用在已衄之後也。讀者勿下詞害意可耳。《卷一·桂枝湯證》

陳念祖曰（《傷寒論淺注》）：傷寒不大便，六日六經之氣已周，七日又值太陽主氣之期，頭痛有熱者，熱盛於裏，而上乘於頭，與承氣湯上承熱氣於下，以洩其裏熱。其頭痛有熱而小便清者，知熱不在裏，仍在表也，當須發汗，以麻黃湯洩其表熱。此一表一裏之證，俱見頭痛，若頭痛不已者，勢必逼血上行而爲衄，此可於未衄之前，以頭痛而預定之也。然猶有言之未盡者，病在表者固宜麻黃湯，至於病在肌腠，其邪熱從肌腠而入經絡，頭痛亦必作衄，宜以桂枝湯於未衄之前而解之。《卷一·太陽篇中》

胡嗣超曰（《傷寒雜病論》）：不特中風之汗出宜桂枝，即傷寒頭痛未衄者，亦宜之。如傷寒不大便六七日，裏熱也，頭痛，表熱也，表裏之熱，何以辨，辨以小便可也。小便短赤而見頭痛，是裏熱上攻，不大便爲熱結，宜承氣以和之，小便清利而見頭痛，爲表盛在經，不大便爲虛秘，宜桂枝以解之。尚服湯後仍頭痛不解者，風熱尚盛，勢必迫血逆出上竅而爲衄，衄則熱隨血出而解矣，所謂略脈而從症者又一也。宜桂枝湯

句，當在若頭痛句上，漢文多此法。《卷四·太陽上篇》

原文 傷寒發汗已解，半日許復煩，脉浮數者，可更發汗，宜桂枝湯。（57）

成無己曰（《注解傷寒論》）：煩者，熱也。發汗身涼爲已解，至半日許，身復熱，脉浮數者，邪不盡也，可更發汗，與桂枝湯。

方有執曰（《傷寒論條辨》）：傷寒發汗者，服麻黃湯以發之之謂也。解，散也。復，重復也。既解而已過半日之久矣，何事而復哉？言發汗不如法，汗後不謹，重新又有所復中也。蓋汗出過多，則腠理反開，護養不謹，邪風又得易入，所以新又煩熱而脉轉浮數，故曰可更發汗。更，改也，言當改前法，故曰，宜桂枝湯。桂枝湯者，中風解肌之法，微哉旨也。庸俗不省病加小愈之義，不遵約制，自肆粗下，不喻汗法微似之旨，聘以大汗爲務。病致變矣，反謂爲邪不盡，汗而又汗，輾轉增劇，卒致莫救。《卷二·太陽中篇第二》

盧之頤曰（《仲景傷寒論疏鈔金錍》）：發汗已解，邪未盡除，故半日許復煩。脉浮數者，可更發汗，僅可從肌除撤，宜桂枝湯。《卷四·辨太陽脉證第四》

柯琴曰（《傷寒論注》）：此條因餘熱，衛解而營未解，故用桂枝更汗也。可知桂枝湯主風傷衛，治風不治寒之謬矣。浮弱是桂枝脉，浮數是麻黃脉，仲景見麻黃脉症，即用麻黃湯，見桂枝脉症，便用桂枝湯，此不更進麻黃而却與桂枝者，蓋發汗而解，則麻黃症已罷，脉浮數者，因內煩而然，不得仍認麻黃脉矣。麻黃湯純陽之劑，不可以治煩，桂枝湯內配芍藥，奠安營氣，正以治煩也。《卷一·桂枝湯證上》

沈明宗曰（《傷寒六經辨證治法》）：此寒解重感風邪也。傷寒發汗已解半日許，則知邪從汗去矣。然復煩而脉浮數，勢必重感風邪傷衛，故易其法，爲更發汗，所以不用麻黃而用桂枝也。《卷二·太陽中篇》

錢潢曰（《傷寒溯源集》）：風寒併有之證，但以麻黃湯發汗，則營邪去而解矣，解後半日許復煩者，因在衛之風邪未解故也。若按其脉但浮數而不緊者，則知寒邪已去矣。脉法云，浮則爲風，數則爲熱，是中風之陽邪未去，熱鬱而煩也，可更發其微似汗則解矣，宜桂枝湯。《卷四·太陽下篇》

尤怡曰（《傷寒貫珠集》）：傷寒發汗，解半日許復煩者，非舊邪去而新邪復乘也，餘邪未盡，復集爲病，如餘寇未盡，復合爲亂耳。脉浮數者，邪氣在表之徵，故可更發汗，以盡其邪。但以已汗復汗，故不宜麻黃之峻劑，而宜桂枝之緩法，此仲景隨時便宜之妙也。《卷一·太陽幹旋法第三》

黃元御曰（《傷寒懸解》）：傷寒服麻黃發汗已解，乃半日許復煩，脉見浮數，是衛鬱已洩而營鬱不達，可更發汗以洩其營，宜桂枝湯也。《卷三·太陽上篇》

陳念祖曰（《傷寒論淺注》）：傷寒服麻黃湯以發汗，服後汗出身涼，爲表邪已解，至半日許，復發熱而煩，是表邪解而肌邪未解也。又診其脉，不見桂枝之浮弱，仍見麻黃症之浮數者，知非麻黃症未罷，乃肌腠之邪不解，動君火之氣而爲煩所致，麻黃湯不可治煩，可更易麻黃湯之酸，而用啜粥調和之法以發其汗，宜桂枝湯主之，解肌以止

煩。《卷一·太陽篇中》

章楠曰（《傷寒論本旨》）：寒傷營證，以麻黄湯發汗，解半日許復煩者，餘邪未净而化熱，故浮緊之脉變爲浮數，而脉浮無裏證，必從表解，非可因脉數心煩，誤用凉藥以遏之也。更者，改也，以其汗後，津液已耗，故改用桂枝湯解肌以調營衛；如法啜稀粥助津氣，則其汗自發，而餘邪未去。《卷五·汗吐下後誤治諸證》

胡嗣超曰（《傷寒雜病論》）：傷寒證服麻黄湯發汗，諸證已退，乃半日許復煩而脉浮數者，蓋因汗後復感，肺胃氣逆而生煩，是其表已爲麻黄汗後之表，正似桂枝表熱之表，舍救肌無他法也，此桂枝之宜于汗後者。《卷四·太陽上篇》

原文 凡病，若發汗，若吐，若下，若亡血，亡津液，陰陽自和者，必自愈。（58）

成無己曰（《注解傷寒論》）：重亡津液，則不能作汗，必待陰陽自和，乃自愈矣。

盧之頤曰（《仲景傷寒論疏鈔金錍》）：陰陽自和者必自愈，猶地氣之上爲雲，天氣之下爲雨，雨生地氣，雲出天氣，斯熏膚充身澤毛，若霧露之溉歟。《卷四·辨太陽脉證第四》

柯琴曰（《傷寒論注》）：其人亡血亡津液，陰陽安能自和？欲其陰陽自和，必先調其陰陽之所自。陰自亡血，陽自亡津，益血生津，陰陽自和矣。凡看仲景書，當於無方處索方，不治處求治，才知仲景無死方，仲景無死法。《卷二·五苓散證》

程知曰（《傷寒經注》）：此以汗吐下後脉和辨其欲愈也。脉以三部匀停爲無病，故汗吐下後陰陽和者自愈，不必過治也。《卷五·太陽誤攻》

汪琥曰（《傷寒論辨證廣證》）：凡病，若發汗，若吐下之太過，以致亡津液者，雖其人汗吐下證仍在，不可復行汗吐下之法，姑慢服藥，俟其陰陽自和，則氣血回復，病必自愈，然此亦是當汗而汗，當吐下而吐下，故有陰陽和而自愈之日，非誤用汗吐下藥者所能比也。《卷四·太陽病中》

吳人駒曰（《醫宗承啓》）：津液者，後天水穀之所變化者也。陰陽者，先天之原陰原陽也。後天雖虧竭，而先天尚能有自爲之和者，病雖微而不死。《卷一·太陽篇》

張錫駒曰（《傷寒直解》）：此論汗吐下三法不可誤用也。蓋汗吐下三法，皆所以亡血亡津液者也，用之不當，不惟亡血亡津液，而且亡陰亡陽也。用之得宜，雖亡血亡津液而亦能和陰和陽也，故曰陰陽自和者必自愈。《卷二·辨太陽脉證篇》

尤怡曰（《傷寒貫珠集》）：陰陽自和者，不偏於陰，不偏於陽，汗液自出，便尿自調之謂。汗吐下亡津液後，邪氣既微，正氣得守，故必自愈。《卷一·太陽輸旋法第三》

吳謙曰（《醫宗金鑒》）：凡病，謂不論中風、傷寒一切病也，若發汗、若吐、若下、若亡血、若亡津液，施治得宜，自然愈矣。即或治未得宜，雖不見愈，亦不至變諸壞逆，則其邪正皆衰，可不必施治，惟當静以俟之，診其陰陽自和，必能自愈也。《卷四·太陽下篇》

吳儀洛曰（《傷寒分經》）：凡病，若發汗、若吐、若下、若亡血，亡其津液，以致不解，第脉之而陰陽自和者，此津液復生之候，必自愈。《卷一上·太陽上篇》

王丙曰（《傷寒論注》）：凡脉以寸口關上尺中三部皆平等者爲陰陽和，以其病屬外感，藥乃驟虚，根本未傷，必能自愈也。《卷六·發汗吐下後病狀》

陳念祖曰（《傷寒論淺注》）：汗吐下三者，攻邪之法也，凡病，若發汗，若吐，若下，用之得當，則邪去而病已，若汗吐下用之太過，爲亡津液，而且有亡陽之患，雖其汗吐下之症仍在，不可復行汗吐下之法，姑慢服藥，俟其陰陽之氣自和者，邪氣亦退，必自愈。《卷一·太陽中篇》

沈元凱曰（《傷寒大乘》）：是亦汗吐下治不爲逆者，故陰陽自和而愈。若汗吐下而逆，則陰陽焉得自和哉？《卷一·治禁》

章楠曰（《傷寒論本旨》）：發汗吐下，則必亡血亡津液，其治不如法，則正傷而餘邪留滯，或偏於陽而爲熱，或偏於陰而爲寒，隨其寒熱而調治之。若其陰陽之氣自和，而無寒熱之邪留結者，但静養自愈，不可亂治也。《卷五·汗吐下後并誤治諸證》

原文 大下之後，復發汗，小便不利者，亡津液故也。勿治之，得小便利，必自愈。（59）

成無己曰（《注解傷寒論》）：因亡津液而小便不利者，不可以藥利之。俟津液足，小便利必自愈也。

方有執曰（《傷寒論條辨》）：亡，無通。復之爲言，反也。未汗而下，謂之反下，已下而汗，謂之反汗。既反下，又反汗，謂之重亡津液。津液重亡，則小便少，應不利，非病變也，故曰勿治。言若治之以利其小便，則小便無可利者，不惟無益而反害，害則轉增變矣。《卷一·太陽上篇第一》

萬全曰（《傷寒摘錦》）：不可利小便指汗後之證也，若桂枝湯證又不喜小便利矣。蓋汗後脉浮，小便不利而渴者，宜用五苓散利之，不利則邪熱入胃而發黄也。必脉微澀遲弱者，因汗下亡去津液，小便不利。若非以上虚寒裏熱之證，五苓散忌藥也。强與利之是謂犯本，重亡津液而成蓄血之證矣，所以禁利小便也。《卷上·太陽經脉證治法》

柯琴曰（《傷寒論注》）：勿治之，是禁其勿得利小便，非待其自愈之謂也。然以亡津液之人，勿生其津液，焉得小便利。欲小便利，治在益其津液也。《卷二·五苓散證》

張錫駒曰（《傷寒直解》）：勿治之者，勿利其小便也，俟津液足，小便利而自愈矣。此汗下得宜，雖亡津液而小便利，然陰陽和必自愈。《卷二·辨太陽脉證篇》

吳謙曰（《醫宗金鑒》）：大下之後，復發其汗，重亡津液，小便當少，以水液内竭故也。勿治之，言勿利其小便也。須俟津液回而小便利，必自愈矣。《卷四·陽明篇》

章楠曰（《傷寒論本旨》）：下多亡陰液，汗多亡陽津，故小便不利，勿妄治之，以飲食調理，得津液生而小便利，必自愈也。《卷五·汗吐下後併誤治諸證》

原文 下之後，復發汗，必振寒，脉微細。所以然者，以內外俱虛故也。（60）

成無己曰（《注解傷寒論》）：發汗則表虛而亡陽；下之則裏虛而亡血。振寒者，陽氣微也；脉微細者，陰血弱也。

張璐曰（《傷寒纘論》）：誤汗亡陽，誤下亡陰，故內外俱虛，雖不出方，其用附子回陽，人參益陰，已有成法。不必贅也。《卷上・太陽下篇》

錢潢曰（《傷寒溯源集》）：誤下之後，復發其汗，陽氣大虛，必振慄惡寒而脉見微細，其所以然者，以下之則胃中之陽氣已虛，汗之則表間之衛陽又損，致脉證皆見虛寒，故曰內外俱虛也。《卷一・太陽上篇》

尤怡曰（《傷寒貫珠集》）：脉微爲陽氣虛，細爲陰氣少，既下復汗，身振寒而脉微細者，陰陽併傷，而內外俱虛也，是必以甘溫之劑和之養之爲當矣。《卷二・太陽救逆法》

陳念祖曰（《傷寒論淺注》）：下之後，復發汗，則氣虛於外，不能熏膚充身，故必振寒，血虛於內，不能榮行經脉，故脉微細。所以然者，以誤施汗下，內外氣血俱虛故也。《卷一・太陽篇中》

黃寶臣曰（《傷寒辯證集解》）：陽亡於外身必振寒，陰亡於內故脉微細。所以然者，以汗下誤施，內外氣血俱虛故也。《卷一・太陽篇》

唐宗海曰（《傷寒論淺注補正》）：振寒二字，振是戰振，凡老人手多戰動，皆是血不養筋之故。此因下後傷陰血，血不養筋，則筋強急，若不惡寒，則無所觸發，筋雖強急，亦不振動，茲因復發其汗，傷其陽氣，氣虛生寒，是以發寒而振。惟其風虛，則脉應而微，微者氣不能鼓出，故脉之動輕；惟其血虛，則脉應之而細，細者血管中血少，故縮而乍小。所以然者，內被下而血虛，外被汗而氣虛之故也。……此與苓桂朮甘，真武證之振振皆同，惟彼單論水寒，此兼論氣血，義自有別。《卷一・太陽篇中》

原文 下之後，復發汗，晝日煩躁不得眠，夜而安靜，不嘔，不渴，無表證，脉沉微，身無大熱者，乾薑附子湯主之。（61）

成無己曰（《注解傷寒論》）：下之虛其裏，汗之虛其表，既下又汗，則表裏俱虛。陽主于晝，陰欲復，虛不勝邪，正邪交爭，故晝日煩躁不得眠；夜陰爲主，陽虛不能與之爭，是夜則安靜。不嘔不渴者，裏無熱也；身無大熱者，表無熱也。又無表證而脉沉微，知陽氣大虛，陰寒氣勝，與乾薑附子湯，退陰復陽。

方有執曰（《傷寒論條辨》）：反下亡陰，陰既虛矣。又復發汗以亡其陽，則陽之虛，比之陰爲尤甚。然陽用事於晝，熱之煩，陽之亢也。躁雖陰，陽之擾也。不得眠者，陽不能勝陰而爭奪於陰也。陽用事於夜，安靜者，無陽事也。不嘔不渴，無表證，脉沉微，身無大熱，則陽大虛不足以勝陰爲諦矣。故用乾薑、附子偏於辛熱以爲湯者，恢復重虛之陽，而求以協和於偏勝之陰也。《卷二・太陽中篇第二》

盧之頤曰（《仲景傷寒論疏鈔金錍》）：下之後傷其陰，陽失內守矣；復發汗，亡其陽，陰無外使矣。始傷者陰，復亡者陽，故晝日煩躁不得眠，夜而安靜也。不嘔者，罔涉樞樞，不渴者，無關中化，外無表寒之斂束，內無大熱之燥堅，獨脉沒微，則標見表陽，運樞神氣，將有似乎消滅矣。附子充益火大，力堪再造，主束生陽，以利關機；乾姜溫煊宣發，捍御陰凝，疆理根深，神復形俱，七方之偶之急，十劑之宣之通也。《卷四·辨太陽病辨證第四》

柯琴曰（《傷寒論注》）：當發汗而反下之，下後不解，復發其汗，汗出而裏陽將脫，故煩躁也。晝日不得眠，虛邪獨劇於陽分也；夜而安靜，知陰不虛也。不嘔渴，是無裏熱；不惡寒頭痛，是無表證。脉沉微，是純陰無陽矣；身無大熱，表陽將去矣。幸此微熱未除，煩躁不寧之際，獨任乾姜生附，以急回其陽，此四逆之變劑也。《卷四·四逆湯證下》

吳謙曰（《醫宗金鑒》）：既下之以虛其裏，復發汗以虛其表，陰陽兩虛，陽無所附。夜而安靜，不嘔不渴，是內無陽證也；無表證，身無大熱，脉沉微，是外無陽證也。表裏無陽，內外俱陰，惟有晝日煩躁不得眠，一假陽證，則是獨陰自治于陰分，孤陽自擾于陽分，非相勝乃相離也，故以乾姜附子湯，助陽以配陰。蓋以陰雖盛而未相格，陽氣微而自不依附也。《卷三·太陽下篇》

邵仙根曰（《傷寒指掌》邵評）：此條下後復汗，晝煩夜靜，無表裏症而脉沉微，是純陰無陽之象，陽將去矣，幸此微熱未除，煩躁不寧之際，獨任乾姜附子，以急回其陽爲治也。《卷二·救逆述古》

陳念祖曰（《傷寒論淺注》）：下之後，復發汗，亡其陽氣。晝爲陽，陽虛欲援同氣之救助而不可得，故煩躁不得眠。夜爲陰，陰盛則相安於陰分而安靜。其於不嘔不渴，知其非傳裏之熱邪；其於無表證，知非表不解之煩躁也；脉沉微，氣虛於里也；身無大熱者，陽虛於表也。此際不急復其陽，則陽氣先絕而不可救，以乾姜附子湯主之。《卷一·太陽篇中》

唐宗海曰（《傷寒論淺注補正》）：仲景辨證，皆是同中辨似，此節煩躁不得眠，與陽甚煩躁無異，必辨其夜而安靜，不嘔不渴，無表證，身無大熱，方可斷爲亡陽，然使其脉不沉微，則恐是外寒內熱之煩躁，尚未可斷爲亡陽也。必視其脉沉微，乃爲陽虛之極。仲景全書辨證之細，皆如此類。《卷一·太陽篇中》

原文 乾薑附子湯方
乾薑一兩　附子一枚，生用，去皮，切八片
上二味，以水三升，煮取一升，去滓。頓服。

成無己曰（《注解傷寒論》）：《內經》曰：寒淫所勝，平以辛熱。虛寒大甚，是以辛熱劑勝之也。

王子接曰（《絳雪園古方選注》）：乾薑附子湯，救太陽壞病轉屬少陰者，由於下後復汗，一誤再誤，而亡其陽，致陰躁而見於晝日，是陽亡在頃刻矣。當急用生乾薑助生

附子，純用辛熱走竄，透入陰經，比四逆之勢力尤峻，方能驅散陰霾，復渙散真陽，若猶豫未決，必致陽亡而後已。《卷上·溫劑》

陳蔚曰（《長沙方歌括》）：太陽底面便是少陰，太陽證誤下之，以少陰之陽既虛，又發其汗，則一線之陽難以自主。陽王於晝，陽虛欲援同氣之救助而不可得，故煩躁不得眠；陰王於夜，陽虛必俯首不敢爭，故夜而安靜。又申之曰：不嘔不渴，脉沉微，無表證，身無大熱。辨其煩躁之絕非外邪，而爲少陰陽虛之的證也。證既的，則以回陽之姜附頓服，何疑！《卷二·太陽方》

吕震名曰（《傷寒尋源》）：下後則陰氣盛而陽已虛，復發汗以散其陽，則虛陽擾亂，故晝日煩躁不得眠也。夜而安靜，非吉兆也，只以入夜純陰用事，而衰陽欲躁擾不能也。此法不用甘草，較四逆湯尤峻，取其直破陰霾，復還陽氣，必審無嘔渴表證，脉沉微身無大熱者，則煩躁的爲虛陽擾亂之煩躁，乃可主以此方，而不致誤用也。《下集·干姜附子湯》

慶恕曰（《醫學摘粹》）：汗下亡陽，陽根已拔，是以煩躁不得眠，故用乾姜溫中以回脾胃之陽，附子溫下以復肝腎之陽也。《傷寒證六經提綱》

原文 發汗後，身疼痛，脉沉遲者，桂枝加芍藥生薑各一兩人參三兩新加湯主之。（62）

成無己曰（《注解傷寒論》）：汗後，身疼痛，邪氣未盡也。脉沉遲，榮血不足也。經曰：其脉沉者，榮氣微也。又曰：遲者，榮氣不足，血少故也。與桂枝湯以解未盡之邪，加芍藥、生薑、人參，以益不足之血。

盧之頤曰（《仲景傷寒論疏鈔金錍》）：發汗後脉沉遲，少陰裏脉也，幸身疼痛，邪猶懸太陽表，又幸無少陰中見證，還可用桂枝湯，倍生薑、芍藥，加人參三兩，安定中元，併力透出，不陷於少陰耳。《卷四·辨太陽病脉證第四》

李中梓曰（《傷寒括要》）：夫身痛一也，以脉浮緊爲邪盛，盛者損之；以脉沉遲爲血虛，虛者補之。此之身痛，因血虛而致，誤作表實而發之，則血愈虛而危矣。《卷下·新加湯》

張璐曰（《傷寒纘論》）：此本桂枝證誤用麻黃，反傷營血，陽氣暴虛，故脉反沉遲而身痛也。此脉沉遲與尺遲大異。尺遲，乃元氣素虛，此六脉皆沉遲，爲發汗新虛，故仍用桂枝和營，加芍藥收陰，生薑散邪，人參輔正，名曰新加湯，明非桂枝舊法也。《卷上·太陽下篇》

汪琥曰（《傷寒論辨證廣注》）：或問脉沉遲，身疼痛，焉知非中寒證，餘答云：中寒身疼痛如被杖，脉亦沉遲，與此證略同，然此證自太陽傷寒發汗後，身疼不止，脉變沉遲，非中寒比也。《卷四·太陽病中》

魏荔彤曰（《傷寒論本義》）：所以身疼痛脉沉遲者，營衛之間陽微而陰盛，凝滯閉塞，而氣血不通暢，斯身則疼痛而脉則沉遲耳。此正正陽不足於周身之衛，而陰獨凝於周身之營，法當培其陽以和其陰，則氣血溫暖而屈伸快利，診亦因之，易沉遲陰寒之象

爲冲和流暢之平脉矣。《卷之二·太陽中篇》

鄭重光曰（《傷寒論條辨續注》）：傷寒發汗後，身反疼痛，此邪氣驟去，陽氣暴虛，邪未盡去。脉見沉遲，更無疑矣。於桂枝湯中加生薑以去邪，加人參芍藥以收復其陰陽而益其虛也。《卷二·太陽中篇》

舒詔曰（《傷寒集注》）：此證衛外之陽不足，暴發其汗，以重傷其陽，則經脉塞澀，故脉沉遲，關節不流通而身疼痛，亦有溢飲之意也。《卷二·太陽中篇》

陳念祖曰（《傷寒論淺注》）：發汗後，邪已净矣，而身猶疼痛，爲血虛無以榮身。且其脉沉遲者，沉則不浮，不浮則非表邪矣，遲則不數緊，不數緊則非表邪之疼痛矣。以桂枝加芍藥生薑各一兩人參三兩新加湯主之，俾血運則痛愈。《卷一·太陽篇中》

《傷寒論》
歷代名家集注

原文 桂枝加芍藥生薑各一兩人參三兩新加湯方

桂枝三兩，去皮　芍藥四兩　甘草二兩，炙　人參三兩　大棗十二枚，擘生薑四兩

上六味，以水一斗二升，煮取三升，去滓。溫服一升。本云桂枝湯，今加芍藥、生薑、人參。

許宏曰（《金鏡内臺方議》）：發汗後身復痛者，餘邪未盡也。脉沉遲者，榮血不足也。故與桂枝湯以解餘邪，加白芍藥以益血，加人參生薑以益正氣，而散其邪也。《卷一·桂枝新加湯》

方有執曰（《傷寒論條辨》）：發汗後身疼痛，脉沉遲者，邪氣驟去，血氣暴虛也。用桂枝者，和其榮衛，不令暴虛易得重傷也。加人參、芍藥者，收復其陰陽以益其虛也。加生薑者，健其乍回之胃以安其穀也。《卷二·太陽中第二》

柯琴曰（《傷寒附翼》）：發汗後，又見身疼痛，是表虛，不得更兼辛散，故去生薑，脉沉爲在裏，遲爲藏寒，自當遠斥陰寒，故去芍藥。惟在甘草大棗以佐桂枝，則桂枝當入心養血之任，不復爲解肌發汗之品矣。然不得大補元氣之味以固中，則中氣不能遽復，故加人參以通血脉，則營氣調和而身痛自瘳，名曰新加者，見表未解者，前此補中法，今因脉沉遲，故爾始加也。《卷上·太陽總論》

周揚俊曰（《傷寒論三注》）：誤汗而身疼痛，所謂病必不除也。然汗出既多，陽氣外洩，浮緩之脉變爲沉遲，正氣虛矣，豈能俾邪外出乎？故加人參補正，庶解肌有功也。然必加芍藥生薑者，一以汗多，收陰且可以配人參，一以辛散，去邪並可以配芍藥。名之曰新加者，專爲證不改而散虛者立法也。《卷一·太陽上篇》

吳謙曰（《醫宗金鑒》）：汗後身疼痛，是榮衛虛而不和也，故以桂枝湯調和其榮衛。倍生薑者，以脉沉遲榮中寒也；倍芍藥者，以榮不足血少故也；加人參者，補諸虛也。桂枝得人參，大氣周流，氣血足而百骸理；人參得桂枝，通行内外，補榮陰而益衛陽，表虛身疼未有不愈者也。《卷二·太陽中篇》

陳念祖曰（《長沙方歌括》）：此言太陽證發汗後，邪已净而營虛也，身疼痛證雖似外邪，而血虛不能養營者必痛也。師恐人之誤認爲邪，故復申之曰脉沉遲，以脉沉者病

不在表，遲者血虛無以榮脉也。方用桂枝湯，取其專行營分，加人參以滋補血液生始之源，加生薑以通血脉循行之滯，加芍藥之苦平，欲斂薑桂之辛，不走於肌腠而作汗，潜行於經脉而定痛也。曰新加者，言邪盛禁用人參，今因邪净而新加之，注家謂有餘邪者誤也。《卷二·太陽方》

文通曰（《百一三方解》）：此方亦桂枝湯加減之方也，加白芍生薑人參爲溫脾固中之劑，如小建中之法，因汗後陰虛之故，乃病在血分中之陰虛也。若係氣分中之陰虛，當與附子同用爲附子湯矣。雖曰脉沉遲，必是左脉沉遲，若右脉亦沉遲，即爲附子湯症。故血分中之陰虛身痛用此湯，若一身手足盡疼，手足寒，骨節痛，則是氣分之陽虛，乃附子湯症也。《上卷·新加湯》

陳恭溥曰（《傷寒論章句·方解》）：謂之新加者，桂枝湯，古方也，仲景遵古法而加之，故特名新加焉。《卷一·太陽篇》

原文 發汗後，不可更行桂枝湯。汗出而喘，無大熱者，可與麻黃杏仁甘草石膏湯。（63）

成無己曰（《注解傷寒論》）：發汗後喘，當作桂枝加厚朴杏仁湯，汗出則喘愈，今汗出而喘，爲邪氣壅甚，桂枝湯不能發散，故不可更行桂枝湯。汗出而喘有大熱者，內熱氣甚也；無大熱者，表邪必甚也。與麻黃杏仁甘草石膏湯，以散其邪。

方有執曰（《傷寒論條辨》）：更行，猶言再用。不可再用桂枝湯，則是已經用過禁止也。蓋傷寒當發汗，不當用桂枝。桂枝固衛，寒不得洩，而氣轉上逆，所以喘益甚也。無大熱者，鬱伏而不顯見也。《卷二·太陽中第二》

盧之頤曰（《仲景傷寒論疏鈔金錍》）：蓋無汗，法當喘，汗出而喘者，有似白虎證之汗流喘喝，但無煩渴兩證耳。無大熱者，謂無痞滿燥堅之大熱，是以喘猶在表，汗出近標，故可轉與石膏，逆標而從本；復與麻黃、杏仁，逆本而從標；甘草在本，承制本氣之爲亢，在標，防御金火之相刑，所謂奇之不去偶之，偶之不去，則反佐以取之。

柯琴曰（《傷寒論注》）：仲景每於汗下後表不解者，用桂枝更汗而不用麻黃，此則內外皆熱而不惡寒，必其用麻黃湯後寒解而熱反甚，與發汗解半日許復煩，下後而微喘者不同。發汗而不得汗，或下之而仍不汗喘不止，其陽氣重也。若與桂枝加厚朴杏仁湯，下咽即斃矣。故于麻黃湯去桂枝之辛熱，加石膏之甘寒，佐麻黃而發汗，助杏仁以定喘，一加一減，溫解之方，轉爲凉散之劑也。《卷二·麻黃湯證下》

程知曰（《傷寒經注》）：由中風之誤下而喘用桂枝加厚朴杏子觀之，則知此之用麻黃加石膏，亦爲傷寒誤下而喘也。蓋傷風用桂枝，傷寒用麻黃，乃確然不可移易之定法。誤下則表證未除，故中風之喘，仍用桂枝加朴杏，傷寒之喘，仍用麻黃加杏膏也。仲景恐人以傷寒已得汗之證認爲中風有汗而誤用桂枝，故示禁焉。《卷五·太陽誤攻》

程應旄曰（《傷寒論後條辨》）：以其人原見寒喘之證，用桂枝湯發汗，汗雖出而喘仍不除，其汗出而喘也。雖無大熱之在表，亦無大熱之在裏，則知喘屬麻黃湯之本證，而汗乃肺金爲辛熱所傷，逼蒸成汗，非風傷衛之自汗也。其脉必浮數可知，不可更行桂

枝湯，仍可與麻黃湯以解表，去桂枝之熱，而加石膏之凉，此亦脉浮數者可發汗之一徵也。《卷五·辨太陽》

張錫駒曰（《傷寒直解》）：此節言發汗不解，邪熱内乘於肺而爲肺熱之證。……可與麻黃杏仁甘草石膏湯達肺氣於皮毛，發越標陽而外出。《卷二·辨太陽脉證篇》

秦之楨曰（《傷寒大白》）：大凡汗出而喘，似太陽中風桂枝湯症，深恐誤用桂枝，故曰若發汗後，不可更行桂枝。即自汗喘熱之表症，若身無大熱，但可用麻黃杏仁甘草石膏湯。蓋麻黃與石膏同用，化辛温而爲辛凉。麻黃同石膏，不惟散表，兼能清肺定喘。石膏得麻黃杏仁，不惟清肺，兼能散表。《卷三·自汗》

尤怡曰（《傷寒貫珠集》）：發汗後，汗出而喘無大熱者，其邪不在肌腠，而入肺中，緣邪氣外閉之時，肺中已自蘊熱，發汗之後，其邪不從汗而出之表者，必從内併於肺耳。《卷一·太陽斡旋法第三》

黄元御曰（《傷寒懸解》）：汗後表寒未解，鬱其肺氣，熱蒸皮毛，竅開而不能透洩，故汗出而喘。表得汗洩，故外無大熱。麻黃發表，杏仁降逆，石膏清金，甘草培土，則表裏俱解矣。此亦大青龍證之輕者，以在汗後，故不用青龍。《卷四·太陽中篇》

陳念祖曰（《傷寒論淺注》）：汗吐下不如法，而誤施之，既已增病，亦恐傷及五臟之氣，先以熱邪乘肺言之。蓋太陽之氣，與肺金相合，而主皮毛，若麻黃證標陽盛者，竟用桂枝湯啜粥以促其汗，發汗後，切不可更行桂枝湯，何也？桂枝之熱，雖能令其汗出，而不能除麻黃本證之喘，究竟汗爲熱汗，而麻黃本證之汗，未嘗出也。無大熱者，熱盛于内，上乘於肺而外熱反輕也，可與麻黃杏仁甘草石膏湯主之，取石膏止桂枝熱逼之汗，仍用麻黃，出本證未出之汗也。《卷一·太陽篇中》

章楠曰（《傷寒論本旨》）：前條言發汗後解半日許，復煩，脉浮數者，餘邪多在表分，故更用桂枝湯解表，此言不可更行桂枝湯者，以汗出而身無大熱，其表已解，餘邪入裏化熱，壅閉肺氣而喘，故用麻黃開肺竅，杏仁利肺氣，石膏清熱，甘草和中，載住石膏，勿使重而下走，以清上焦之熱，此大青龍之變制也。《卷五·汗吐下後并誤治諸證》

高學山（《傷寒尚論辨似》）：此當與本篇第八條"發汗解，半日復煩，脉浮數者，可更與桂枝湯"參看，蓋謂發汗後，又有不可更行桂枝湯者，如此條是也。夫汗出似自汗，無大熱似表尚未解，加之以喘，恐認爲桂枝加厚朴杏仁湯，故以此湯正之。然其治重在喘，不重在熱，蓋太陽傷寒，多有熱逼胸分，肺與胸中爲表裏，則肺受熱邪，常烊而馳，猝以凉水擊之，則寒包其熱，故肺葉拳緊而喘矣。用麻杏以利肺水，以治飲水、水灌之客寒，用石膏者，特取其治肺中之餘熱，且以汗後汗出，并鎮麻黃之發越耳。《太陽中篇》

原文 麻黃杏仁甘草石膏湯方

麻黃四兩，去節　杏仁五十箇，去皮尖　甘草二兩，炙　石膏半斤，碎，綿裹

上四味，以水七升，煮麻黃，減二升，去上沫，内諸藥，煮取二升，去滓。

温服一升。本云黄耳杯。

成無己曰（《注解傷寒論》）：《內經》曰：肝苦急，急食甘以緩之。風氣通於肝，風邪外甚，故以純甘之劑發之。

方有執曰（《傷寒論條辨》）：以傷寒之表猶在，故用麻黃以發之。杏仁下氣定喘，甘草退熱和中，本麻黃正治之佐使也。石膏有徹熱之功，尤能助下喘之用，故易桂枝以石膏，爲麻黃湯之變制，而太陽傷寒，誤汗轉喘之主治，所以必四物者而後可行也。《卷二·太陽中篇第二》

尤怡曰（《傷寒貫珠集》）：以麻黃杏仁之辛而入肺者，利肺氣，散邪氣，甘草之甘平，石膏之甘辛而寒者，益肺氣，除熱氣，而桂枝不可更行矣。蓋肺中之邪，非麻黃杏仁不能發，而寒鬱之熱，非石膏不能除，甘草不特救肺氣之困，抑以緩石膏之悍也。《卷一·太陽幹旋法第三》

王子接曰（《絳雪園古方選注》）：喘家作桂枝湯，加厚朴杏子，治寒喘也。今以麻黃石膏加杏子，治熱喘也。麻黃開毛竅，杏仁下裏氣，而以甘草載石膏辛寒之性，從肺發洩，俾陽邪出者出，降者降，分頭解散。喘雖忌汗，然此重在急清肺熱以存陰，熱清喘定，汗即不輟，而陽亦不亡矣。觀二喘一寒一熱，治法仍有營衛分途之義。《卷上·汗劑》

文通曰（《百一三方解》）：此專開三焦，涼降肺氣之方也。麻黃提三焦而使水氣達於表，杏仁降肺氣而使水氣下於里，甘草涼胃，石膏涼肺，則化源清而熱水行矣，若肺寒咳嗽者，斷不可服，此乃治肺熱作喘之神劑耳。《上卷·麻杏甘膏湯》

章楠曰（《傷寒論本旨》）：此方治汗出而喘無大熱者，汗出則表氣已通，故身無大熱，因其裏邪化熱，閉塞肺竅而喘，恐麻黃發表迅速，故先煮減水二升，以緩其性，使與諸藥和合，而內開肺竅，則甘草載住石膏清熱，佐杏仁利氣，俾氣降竅通，熱去喘定，而汗自止矣。《卷九·汗吐下後篇方》

呂震名曰（《傷寒尋源》）：此即麻黃湯去桂枝而加石膏也，即用以治發汗及下後，汗出而喘之證，然必審無大熱，方可用之。有大熱者，恐兼裏證，無大熱者，明是表邪未撤，留戀在肺。肺主衛，故仍宜麻杏直泄肺邪，去桂枝者，辛熱之性，不宜再擾動營血也。加石膏者，降肺金清肅之氣，用以生津而保液也。《麻杏甘膏湯》

原文 發汗過多，其人叉手自冒心，心下悸欲得按者，桂枝甘草湯主之。（64）

成無己曰（《注解傷寒論》）：發汗過多亡陽也。陽受氣於胸中，胸中陽氣不足，故病叉手自冒心。心下悸欲得按者，與桂枝甘草湯，以調不足之氣。

張璐曰（《傷寒纘論》）：發汗過多，誤用麻黃也，誤汗傷陽，胸中陽氣暴虛，故叉手冒心，虛而欲得按也。本桂枝證，故仍用桂枝甘草湯，以芍藥助陰，薑棗行津，汗後陽虛，故去之。《卷上·太陽下篇》

汪琥曰（《傷寒論辨證廣注》）：汗者心之液，發汗過多，則陽亡而心液虛耗，心虛則動惕而悸，故其人叉手自冒心胸之間，而欲得按也。用桂枝者，以固表而守其陽，用甘草者，以益氣而緩其悸也。要之陽氣得守。則津液歸復，漸長於心胸之分，復何悸之有焉？《卷四·太陽病中》

錢潢曰（《傷寒溯源集》）：陽本受氣於胸中，故膻中爲氣之海，上通於肺而爲呼吸，位處心胸之間。發汗過多，則陽氣散亡，氣海空虛，所以叉手自冒復其心胸，而心下覺惕惕然悸動也。……此條是誤汗所致，故以桂枝甘草湯和衛扶陽，補中益氣。但此方性味和平，力量淺鮮，如參芍之補斂，恐不可少，仲景立方，諒不只此，或有脫落，未可知也。《卷二·太陽中篇》

尤怡曰（《傷寒貫珠集》）：叉手自冒心者，裏虛欲爲外護也；悸，心動也；欲得按者，心中築築然不寧，欲得按而止之也。是宜補助心陽爲主。《卷一·太陽斡旋法第三》

吳謙曰（《醫宗金鑒》）：發汗過多，外亡其液，內虛其氣，氣液兩虛，中空無倚，故心下悸，惕惕然不能自主，所以叉手冒心，欲得自按，以護庇而求定也，故用桂枝甘草湯，以補陽氣而生津液，自可愈矣。《卷二·太陽中篇》

徐大椿曰（《傷寒論類方》）：發汗不誤，誤在過多，汗爲心之液，多則心氣虛，二味扶陽補中，此乃陽虛之輕者，甚而振振欲擗地，則用真武湯矣。《卷一·桂枝湯類》

陳念祖曰（《傷寒論淺注》）：此一節言發汗而傷其心氣也。《卷一·太陽中篇》

唐宗海曰（《傷寒論淺注補正》）：發汗傷其心氣者，又因汗多傷其營氣，心火隨營氣大洩，因致心氣虛，欲叉手冒心以護之。心下，指膈間言，心火從包絡下抵膈間，由肺入連綱，乃下行入氣海，今其心火不能布於膈間，故心下悸，主用桂枝以宣心陽，膈與胃相連接，故主用甘草以實其胃。《卷一·太陽篇中》

原文 桂枝甘草湯方
桂枝四兩，去皮　甘草二兩，炙
右二味，以水三升，煮取一升，去滓。頓服。

成無己曰（《注解傷寒論》）：桂枝之辛，走肺而益氣；甘草之甘，入脾而緩中。

方有執曰（《傷寒論條辨》）：汗多則傷血，傷血則心虛，心虛則動惕而悸，故叉手自冒覆而欲得人按也。桂枝走陰，斂液宅心，能固疏慢之表；甘草緩脾，和中益氣，能調不足之陽。然則二物之爲方，收陰補陽之爲用也。《卷二·太陽中篇第二》

盧之頤曰（《仲景傷寒論疏鈔金錍》）：桂枝功齊火大，輔心君燎原之用，且木得桂死，而辛益金肺。甘草含章土德，助子氣敦阜之體。且土力乘水，水氣不行，斯木平火熾也。方於桂枝湯去大棗者，謂其色褐多液，恐翼水凌心；去芍藥、生薑者，謂其從中透發，恐洩燎原之勢。只用桂枝之甲，甘草之已，合化中央，補助南方，子令母實，母令子虛故也。《卷四·辨太陽脈證第四》

柯琴曰（《傷寒附翼》）：桂枝本營分藥，得麻黃生薑，則令營氣外發而爲汗，從辛也；得芍藥，則收斂營氣而止汗，從酸也；得甘草，則內補營氣而養血，從甘也。此方

用桂枝爲君，獨任甘草爲佐，以補心之陽，則汗出多者，不至於亡陽矣。《卷上·太陽總論》

王子接曰（《絳雪園古方選注》）：桂枝湯中采取二味成方，便另有精蘊，勿以平淡而忽之。桂枝復甘草，是辛從甘化，爲陽中有陰，故治胸中陽氣欲失。且桂枝輕揚走表，佐以甘草留戀中宮，載還陽氣，仍寓一表一裏之義，故得以外止汗而內除煩。《上卷·方劑》

呂震名曰（《傷寒尋源》）：此於桂枝湯中摘取二味，遂變和營固衛之方而爲理虛護陽之劑也。……汗者心之液，發汗過多則心氣虛，虛故悸，又手冒心，心陽失護而求衛也；因虛而悸，故欲得悸。乃於桂枝湯中，盡撤生薑之辛散，大棗之泥滯，並無藉於芍藥之酸收，獨任桂枝入心營以助陽，又得甘草逗留中土，載還陽氣，則心君復辟，中宮謐泰矣。《下集·桂枝甘草湯》

原文 發汗後，其人臍下悸者，欲作奔豚，茯苓桂枝甘草大棗湯主之。（65）

成無己曰（《注解傷寒論》）：汗者，心之液。發汗後，臍下悸者，心氣虛而腎氣發動也。腎之積，名曰奔豚。發則從少腹上至心下，爲腎氣逆欲上凌心。今臍下悸爲腎氣發動，故云欲作奔豚。與茯苓桂枝甘草大棗湯，以降腎氣。

盧之頤曰（《仲景傷寒論疏鈔金錍》）：汗出於心，腎之液，入心乃成也。發汗後，臍下悸者，不惟強索腎液，亦強動腎間動氣矣。動氣既動，腎失舍藏，故欲作奔豚。奔豚者，腎之積，氣從少腹上冲心，如有豕鏑躅，橫猾難制，詩以況之，蓋言躁也。茯苓運迭樞機，吸元歸踵，象形從治，其已奔者，猶可馴趨而下，況欲作者乎。桂枝宣攝合和，宣心君火令，攝腎間動氣。甘草大棗，約束生陽，安清上下，轉輸穀精，填滿空涸。揚作甘瀾，焂涉波矣，搏激珠子，泛瀾流逐，即體顯用，用行體至，爲能充其類焉！《卷四·辨太陽病脈證第四》

柯琴曰（《傷寒論注》）：臍下悸者，腎水乘火而上克。豚爲水畜，奔則昂首疾馳，酷肖水勢上干之象，然水勢尚在下焦，欲作奔豚，尚未發也。當先其時而治之。《卷一·桂枝湯證下》

魏荔彤曰（《傷寒論本義》）：汗出過多，陽浮於上，陰陽二者，相維而不相離，陽既上浮，陰即不動。其臍下悸者，陰氣欲上乘而作奔豚，容不急溫中固陽以御之乎？陽盛於中，陰自安於下。蓋賊本乘國中空虛，故欲來攻襲，今兵威大盛，外侮潛背，斯奔豚欲作而終不能作也。《卷二·太陽中篇》

吳謙曰（《醫宗金鑒》）：發汗後心下悸者，乃虛其心中之陽，本經自病也。今發汗後，臍下悸，欲作奔豚者，乃心陽虛，而腎水之陰邪，乘虛欲上干於心也。主之以茯苓桂枝甘草大棗湯者，一以扶陽，一以補土，使水邪不致上干，則臍下之悸可安矣。《卷二·太陽中篇》

陳念祖曰（《傷寒論淺注》）：此一節言發汗而傷其腎氣也。《卷一·太陽中篇》

胡嗣超曰（《傷寒雜病論》）：水逆者，陽爲陰格也，奔豚者，陰欲霾陽也。奔，突也，豚，豕也。此方亥位屬水，邪從少腹上冲，如豕之突起，故曰奔豚。悸症有二，臍下者爲陰實，輕則心澹澹以動膈，重則手足揚而面目赤，心下者爲陽虛，輕則心搖搖如懸旌，重則避光明而就幽暗。此條是奔豚病之輕者，故於欲發未發之時，以桂苓洩陰安中也。《卷四·太陽上篇》

唐宗海曰（《傷寒論淺注補正》）：此兩節，發汗後何以能傷心氣傷腎氣？……蓋腎屬水，爲衛氣之主，心屬火，爲營氣之主，心火下交於腎，從丹田氣海之中，蒸動膀胱之水，合化爲氣，以充達于外，是爲營衛。營出於心，屬火屬血，衛出於腎，屬水屬氣，汗多則洩其衛陽而傷腎氣，是以臍下氣海虛怯而作悸。氣海中之陽，不能蒸化膀胱之水，則水欲泛於上，而作奔豚。其方不用補腎，但用甘棗茯苓，克制腎水，用桂枝導心火以交於臍下，則腎水化氣而愈矣。《卷一·太陽篇中》

原文 茯苓桂枝甘草大棗湯方

茯苓半斤　桂枝四兩，去皮　甘草二兩，炙　大棗十五枚，擘

上四味，以甘瀾水一斗，先煮茯苓，減二升，內諸藥，煮取三升，去滓。溫服一升，日三服。

作甘瀾水法：取水二斗，置大盆內，以杓揚之，水上有珠子五六千顆相逐，取用之。

成無己曰（《注解傷寒論》）：茯苓以伐腎邪；桂枝能洩奔豚；甘草、大棗之甘，滋助脾土，以平腎氣；煎用甘爛水者，揚之無力，取不助腎氣也。

方有執曰（《傷寒論條辨》）：茯苓淡滲勝水，能伐腎臟之淫邪；桂枝走陰降腎，能御奔豚之未至；甘草益氣，能補汗後之陽虛；大棗和土，能制爲邪之腎水。甘瀾水者，操之而使其性抵於純，不令其得以助黨而長禍也。《卷二·太陽中第二》

汪琥曰（《傷寒論辨證廣注》）：腎邪盛者，水克火也，湯中用茯苓爲君，謂非走陰，洩水氣之藥歟。桂枝之性，本上行而達表，其能伐腎邪而御奔豚者，得茯苓引用故也。蓋上條病但心下悸，故用桂枝甘草湯，此條病至臍下悸，故用前湯中加茯苓以引桂，加大棗以輔甘草，表裏兼主，上下咸宜，乃仲景用藥的當處。《卷四·太陽病中》

吳謙曰（《醫宗金鑒》）：以桂枝、甘草補陽氣，生心液，倍加茯苓以君之，專伐腎邪，用大棗以佐之，益培中土，以甘瀾水煎，取其不助水邪也。土強自可制水，陽建則能御陰，欲作奔豚之病，自潛消而默化矣。《卷二·太陽中篇》

陳蔚曰（《長沙方歌括》）：此治發汗而傷其腎氣也，桂枝保心氣於上，茯苓安腎氣於下，二物皆能化太陽之水氣，甘草、大棗補中土而制水邪之溢，甘瀾水速諸藥下行，此心悸欲作奔豚，圖於未事之神方也。《卷二·太陽方》

章楠曰（《傷寒論本旨》）：茯苓，取其味淡以洩水邪，既重用爲君，而又先煮，則更淡而力勝也。腎爲寒水之臟，腎氣上逆，欲作奔豚，故佐甘草大棗培土以制水，桂枝通太陽經腑之氣，則水寒之邪，隨茯苓從膀胱而泄矣。《卷九·汗吐下後篇方》

陳恭溥曰（《傷寒論章句·方解》）：茯苓桂枝甘草大棗湯，葆心氣以伐水邪，安中

土以妨水逆之方也，凡心脾兩虛，臍下動悸者用之。……水氣動而上竄，則成奔豚矣。今則初動於臍下，當乘其未成而治之，圖未事之先也。方中君茯苓以先煮之，重其伐水邪也，加桂枝甘草，共保心氣，甘草又合大棗，以安土氣，取火生土而土制水，則水邪平，而奔豚不作矣，用甘瀾水者，取其熟能速化，不助水邪也。《茯苓桂枝甘草大棗湯》

慶恕曰（《醫學摘粹》）：此證純是肝氣，木氣奔沖，原於陽亡而水寒，故用茯苓、桂枝泄癸水而疏乙木，甘草、大棗補脾精以滋肝血也。《傷寒十六證類方》

原文 發汗後，腹脹滿者，厚朴生薑半夏甘草人參湯主之。（66）

成無己曰（《注解傷寒論》）：吐後腹脹與下後腹滿皆爲實，言邪氣乘虛入裏爲實。發汗後外已解也。腹脹滿知非裏實，由脾胃津液不足，氣澀不通，壅而爲滿，與此湯和脾胃而降氣。

盧之頤曰（《仲景傷寒論疏鈔金錍》）：此條與下後腹脹滿者治不同法，下後者，大熱將成，汗後者，寒本侵界，如可成大熱者，則從本而逆標，未則爲病熱者，仍從標而逆本。《卷四·辨太陽病第四》

張璐曰（《傷寒纘論》）：吐下腹脹爲實，以邪氣乘虛入裏也。此本桂枝證，誤用麻黃發汗，津液外洩，脾胃氣虛，陰氣內結，壅而爲滿，故以益脾和胃，降氣滌飲爲治也。《卷上·太陽下篇》

程應旄曰（《傷寒論後條辨》）：發汗後陽虛於外，並令陰虛於中，津液爲陰氣搏結，腹中無陽以化氣，遂壅爲脹滿。主之以厚朴生薑甘草半夏人參湯者，益胃和脾培其陽，散滯滌飲遣去陰。緣病已在中，安中爲主，胃陽得安，外衛不固而自固，桂枝不復用也。《卷五·辨太陽》

張錫駒曰（《傷寒直解》）：此言發汗而傷其脾氣也，脾主腹，太陰之爲病腹滿，汗乃中焦水穀之津，汗後則津液亡脾氣虛矣，脾虛則不能轉輸而脹滿矣。《卷二·辨太陽病脈證》

魏荔彤曰（《傷寒論本義》）：汗出過多，陽浮於上者，則陰動於下，上條欲作奔豚是也，又有陽散於外而陰結滿於中者，則此證之腹脹滿是也。倘認爲實邪而施推下之治，必大誤矣。仲師主之以生薑甘草人參溫其中，培其陽，開以半夏之燥苦，洩以厚朴之溫苦，未敢少佐以寒涼，所以使由陰分內散出之陽，仍入陰分之中，則陰斂而脹滿消矣。陰何以脹，陽散而陰亦散也，又何以消，陽斂而陰亦斂也。《卷之二·太陽中篇》

邵仙根曰（《傷寒指掌》邵評）：此汗後氣虛，氣窒不行而腹脹滿，其人內雖作脹，外無脹形，故湯中用人參、甘草甘溫補中而益元氣，然徒補則愈窒凝，故用厚朴、薑、丹行氣而除腹滿，此補洩兼行之法也。《卷二·救逆述古》

章楠曰（《傷寒論本旨》）：氣虛多痰之人，發汗後陽氣外越，濁陰內壅不行而腹脹滿，故以薑半之辛溫，佐厚朴之苦降，通陽洩濁，甘草和中，人參補氣，則濁降清升，其病自愈。若因脹滿，妄用攻瀉。即變壞病矣。《卷五·汗吐下後并誤治諸證》

原文 厚朴生薑半夏甘草人參湯方

厚朴半斤，炙，去皮　生薑半斤，切　半夏半升，洗　甘草二兩　人參一兩

上五味，以水一斗，煮取三升，去滓。溫服一升，日三服。

成無己曰（《注解傷寒論》）：《內經》曰：脾欲緩，急食甘以緩之，用苦洩之。厚朴之苦，以洩腹滿；人參、甘草之甘，以益脾胃；半夏、生薑之辛，以散滯氣。

程知曰（《傷寒經注》）：發汗後外已解而腹脹滿，知非裏實之證，由脾胃氣虛，痰飲搏結壅而爲滿也。以厚朴之苦溫洩腹滿，人參甘草之甘平益脾胃，半夏生薑辛溫以散滯氣。《卷四·太陽汗後》

尤怡曰（《傷寒貫珠集》）：發汗後，表邪雖解而腹脹滿者，汗多傷陽，氣滯不行也，是不可以徒補，補之則氣愈滯，亦不可以遽攻，攻之則陽益傷，故以人參甘草生薑助陽氣，厚朴半夏行滯氣，乃補洩兼行之法也。《卷一·太陽斡旋法第三》

王子接曰（《絳雪園古方選注》）：厚朴寬脹下氣，生薑散滿升津，半夏利竅通陰陽，三者有升降調中之理。佐以甘草和陰，人參培陽。補之洩之，則陰結散，虛滿消。《卷上·和劑》

文通曰（《百一三方解》）：腹脹滿者，是氣與水結，小腸之氣不能上升，心氣不能下降，故水不行。方中以厚朴爲君，開小腸之結氣，而使通於心；半夏降心中之氣，而使交於小腸；生薑佐厚朴以散寒，人參甘草因汗後而理脾和中以固陰，則心與小腸交而水下行，脹滿自除矣。《上卷·厚朴生薑甘草半夏人參湯》

呂震名曰（《傷寒尋源》）：汗後陽虛不能化氣，陰邪內結，壅而爲滿，本方主厚朴除滿，而生薑半夏人參甘草，皆醒胃和脾，使氣得化而滿自除矣。《下集·厚薑半甘參湯》

慶恕曰（《醫學摘粹》）：汗洩中氣，陽虛濕旺，樞軸不運，脾陷胃逆，則生脹滿，故用人參、甘草補中而扶陽，朴夏生薑降濁而行鬱也。《傷寒證六經提綱》

原文 傷寒，若吐，若下後，心下逆滿，氣上衝胸，起則頭眩，脉沉緊，發汗則動經，身爲振振搖者，茯苓桂枝白朮甘草湯主之。（67）

成無己曰（《注解傷寒論》）：吐下後，裏虛氣上逆者，心下逆滿，氣上衝胸；表虛陽不足，起則頭眩；脉浮緊，爲邪在表，當發汗；脉沉緊，爲邪在裏，則不可發汗。發汗則外動經絡，損傷陽氣，陽氣外虛，則不能主持諸脉，身爲振振搖也，與此湯以和經益陽。

方有執曰（《傷寒論條辨》）：心下逆滿，伏飲上溢搏實於膈也。氣上衝胸，寒邪上涌，挾飲爲逆也。動經，傷動經脉；振振，奮動也。蓋人之經脉，賴津液以滋養。飲之爲飲，津液類也，靜則爲養，動則爲病。病宜制勝之，不宜發汗，既吐下後，脉又沉緊而復發汗，則重亡津液，氣血衰耗，故變如此。尤與茯苓，勝濕導飲，桂枝甘草，固表和中，故發汗動經，所需者四物也。《卷二·太陽中篇第二》

盧之頤曰（《仲景傷寒論疏鈔金錍》）：傷寒若吐若下後，損傷中氣，邪不內陷，病不得標，致令諸陽之氣，不能分布諸經，逆滿心下，氣上衝胸，起則頭眩，脉沉緊。緊則仍寒，沉則陰象矣。設更發汗，致强動諸經，自爲振振搖者，茯苓回宣衝逆，草朮安靖中黄，桂枝鼓鑄諸陽，四布經絡。蓋諸之氣，起於胸中，失於橫偏，則偏於豎窮，與得榮平，安堵如故矣。《卷四·辨太陽第四》

張璐曰（《傷寒纘論》）：此吐下後復汗，外邪已散，止存飲中之邪，故以桂枝加入制飲藥內，使飲中之邪盡散，津液得以四布而滋養其經脉也。至若吐下後，重發汗太過，亡陽厥逆，煩躁，或仍發熱心悸，頭眩身瞤動，振振欲擗地者，又屬真武湯證，非此湯可能治也。《卷上·太陽下篇》

柯琴曰（《傷寒論注》）：吐下後不能屬太陰而心下逆滿，氣上衝胸，陽氣內擾也。起則頭眩，表陽虛也。若脉浮者，可與桂枝湯如前法。今脉沉緊，是爲在裏，反發汗以攻表，經絡更虛，故一身振搖也。《卷一·桂枝湯證下》

張志聰曰（《傷寒論集注》）：此言吐下發汗而致肝氣之虛逆也。傷寒若吐若下後，則中胃虛微，以致肝氣上逆，故心下逆滿。氣上衝胸者，即厥陰之氣上撞心也。起則頭眩，風氣勝也。在表之邪內搏於陰，故脉沉緊。若發汗則動其肝藏之血而經脉空虛，故身爲振振搖。茯苓桂枝白朮甘草湯主之，白朮茯苓甘草補中土之虛，桂枝助肝木之氣。《卷一·太陽上篇》

錢潢曰（《傷寒溯源集》）：傷寒不以汗解，而妄吐下之，致胃中陽氣敗損，寒邪陷入而逆滿，陰氣上衝而頭眩也。陰寒在裏，故脉見沉緊也。陽氣已爲吐下所虛，若更發其汗，必致亡陽而致經脉動惕，身不自持而振振然動搖矣。動經振搖，與上篇心悸頭眩，身瞤動而振振欲擗地者幾希矣，故用桂枝以解散外邪，通行陽氣，而以茯苓白朮甘草補中氣而治其吐下之虛也。然傷寒而不忌桂枝者，以桂枝本能解表，且不用全湯，無芍藥之酸收故也。但藥物平易，尚用之而未效，真武湯或在可擬之列也。《卷二·太陽中篇》

尤怡曰（《傷寒貫珠集》）：此傷寒邪解而飲發之證，飲停於中則滿，逆於上則氣衝而頭眩，入於經則身振振而動搖。《金匱》雲：膈間支飲，其人喘滿，心下痞堅，其脉沉緊。又云：心下有痰飲，胸脅支滿，目眩。又云：其人振振身瞤動，必有伏飲是也。發汗則動經者，無邪可發，而反動其經氣。《卷一·太陽斡旋法第三》

吳謙曰（《醫宗金鑒》）：傷寒若過發汗，則有心下悸，又手冒心，臍下悸，欲作奔豚等證。今誤吐下，則胸虛邪陷，故心下逆滿，氣上衝胸也。若脉浮緊，表仍不解，無汗當用麻黄湯，有汗當用桂枝湯，一汗而胸滿氣衝可平矣。今脉沉緊，是其人必素有寒飲相挾而成，若不頭眩，以瓜蒂散吐之，亦自可除。今乃起則頭眩，是又爲胸中陽氣已虛，不惟不可吐，亦不可汗也。如但以脉之沉緊爲實，不顧頭眩之虛，而誤發其汗，則是無故而動經表，更致衛外之陽亦虛，一身失其所倚，故必振振而搖也。主之以苓桂朮甘湯者，滌飲與扶陽併施，調衛與和營共治也。《卷二·太陽中篇》

陳念祖曰（《傷寒論淺注》）：以傷其肝氣言之，傷寒若吐若下後，中氣傷矣，心下爲脾之部位，土虛而風木乘之，故逆滿。氣上衝胸，即厥陰之爲病，氣上撞心是也。起則頭眩，即《內經》所謂諸風掉眩，皆屬於肝是也。脉沉緊，肝木之脉也。發汗則動經。身爲振振搖者，經脉空虛，而風木動搖之象也。《金匱》知肝之病，當先實脾，却是不易之法也，茯苓桂枝白朮甘草湯主之。《卷一·太陽篇中》

黃寶臣曰（《傷寒辨證集解》）：太陽傷寒若誤吐若誤下後，脾胃之氣已傷，土衰不能制水，而風木乘之。水飲上僭，故心下逆滿，木氣肆虐，故氣上衝胸，起則頭眩，即厥陰之爲病，氣上撞心，《內經》所謂諸風掉眩皆屬於木是也。傷寒三脉，本自浮緊，今脉沉緊，總以誤經吐下，中氣虛耗，肝木挾痰飲而縱恣，故脉見沉緊也。若誤認爲脉緊爲表實，復發其汗，血液告匱，經脉失養，身無所倚，必振振而動搖矣。主以苓桂朮甘湯滌飲伐木而助脾胃之虛也。《卷一·太陽篇》

唐宗海曰（《傷寒論淺注補正》）：心下逆滿，是停水不化；氣上衝心，是水氣上泛，與真武證之心下悸同意；起則頭眩，與真武證之寒水上冒頭眩同意；若不發其汗，則雖內有寒水，而經脉不傷，可免振寒之證。若再發汗，洩其表陽，則寒氣浸淫，動其經脉，身遂爲振搖，與真武證之振振欲擗地亦同。但真武證重，故用附子以溫水，此證輕，故用桂枝以化水也。《淺注》不知脉沉緊爲寒水在內之診，而解爲肝之脉，非也。解氣上衝胸爲厥陰病，解頭眩爲諸風掉眩，不但與真武證不合，即與本方苓桂治水法，亦不合矣！《卷一·太陽篇中》

原文 茯苓桂枝白朮甘草湯方

茯苓四兩　桂枝三兩，去皮　白朮　甘草各二兩，炙

上四味，以水六升，煮取三升，去滓。分溫三服。

成無己曰（《注解傷寒論》）：陽不足者，補之以甘，茯苓、白朮，生津液而益陽也。裏氣逆者，散之以辛，桂枝、甘草，行陽散氣。

尤怡曰（《傷寒貫珠集》）：茯苓白朮，以蠲飲氣，桂枝甘草，以生陽氣，所謂病痰飲者，當以溫藥和之也。《卷三·太陽輸旋法第三》

王子接曰（《絳雪園古方選注》）：此太陽、太陰方也，膀胱氣鈍則水蓄，脾不行津液則飲聚。白朮、甘草和脾以運津液，茯苓、桂枝利膀胱以布氣化，崇土之法，非但治水寒上逆，並治飲邪留結，頭身振搖。《卷上·和劑》

吳謙曰（《醫宗金鑒》）：身爲振振搖者，即戰振身搖也；身振振欲擗地者，即戰振欲墮於地也。二者皆爲陽虛失其所恃，一用此湯，一用真武者，蓋真武救青龍之誤汗，其邪已入少陰，故主以附子，佐以生薑、苓、朮，是壯裏陽以制水也；此湯救麻黃之誤汗，其邪尚在太陽，故主以桂枝，佐以甘草、苓、朮，是扶表陽以滌飲也。至於真武湯用芍藥者，裏寒陰盛，陽衰無依，於大溫大散之中，若不佐以酸斂之品，恐陰極格陽，必速其飛越也；此湯不用芍藥者，裏寒飲盛，若佐以酸斂之品，恐飲得酸，反凝滯不散也。《卷二·太陽中篇》

呂震名曰（《傷寒尋源》）：此方主治太陰濕困，而膀胱之氣不行。……心下逆滿，乃伏飲搏膈，至於氣衝頭眩，則寒邪上涌，助飲爲逆。飲本寒邪，故脉見沉緊。脉沉不

宜發汗，誤汗則陽益不支，而身爲振搖，故以桂枝茯苓，扶陽化飲，而加白朮甘草，伸太陰之權，以理脾而勝濕，脾乃能爲胃行其津液，而膀胱之氣始化也。《下集·苓桂朮甘湯》

陳恭溥曰（《傷寒論章句·方解》）：茯苓桂枝白朮甘草湯，平肝扶土，保心滌水之方也，凡木氣凌土，水飲爲患者，皆可用之。……方用白朮甘草培土氣，桂枝達木氣，茯苓洩水氣，合桂枝又能保心氣，合白朮又能輸脾氣，土氣旺則木有養，木氣達則眩與振振皆定，水氣洩則心下之逆滿平。《金匱》之治支飲，亦此意也。《茯苓桂枝白朮甘草湯》

慶恕曰（《醫學摘粹》）：此證緣於水旺土濕，而風木鬱動，故用苓朮洩水，桂枝疏木，而甘草補中也。《傷寒十六證類方》

原文 發汗病不解，反惡寒者，虛故也。芍藥甘草附子湯主之。（68）

成無己曰（《注解傷寒論》）：發汗病解，則不惡寒；發汗病不解，表實者，亦不惡寒。今發汗病且不解，又反惡寒者，榮衛俱虛也。汗出則榮虛，惡寒則衛虛，與芍藥甘草附子湯，以補榮衛。

方有執曰（《傷寒論條辨》）：未汗而惡寒，邪盛而表實，仇讎之惡也。已汗而惡寒，邪退而表虛，怯懦之惡也。蓋汗出之後，大邪退散，榮氣衰微，衛氣疏慢，病雖未盡解，不他變而但惡寒，故曰虛，言表氣新虛而非病變也。然榮者，陰也，故用芍藥之酸以收之；衛者，陽也，陽氣疏慢，故用附子之辛以固之，甘草甘平，合榮衛而和諧之，乃國老之所長也。《卷二·太陽中》

錢潢曰（《傷寒溯源集》）：發汗病不解者，發汗過多而陽氣虛損，故生外寒，仍如未解之狀也。惡寒而曰反者，不當惡而惡也。本以發熱惡寒而汗之，得汗則邪氣當解而不惡寒矣，今病不解而反惡寒者，非風寒在表而惡寒，乃誤汗亡陽，衛氣喪失，陽虛不能衛外而惡寒也。或曰，既云發汗病不解，安知非表邪未盡乎？曰，若傷寒汗出不解，則當仍有頭痛發熱，脉浮緊之辨矣。而仲景非唯不言發熱，且毫不更用解表，而毅然斷之曰虛故也，即以芍藥甘草附子湯主之，則知所謂虛者，陽氣也。《卷二·太陽中篇》

陳念祖曰（《傷寒論淺注》）：虛人不宜發汗，汗之則爲虛虛，發汗後，病應解而不解，不應惡寒而反惡寒者，以其人本虛故也。虛則宜補，補正即所以却邪，以芍藥甘草附子湯主之。《卷一·太陽篇中》

唐宗海曰（《傷寒論淺注補正》）：虛故也，是指太陽膀胱之陽虛，蓋因發汗大發其陽，衛陽不能托邪外出，故病不解，陽虛故反惡寒。用附子爲主，以補膀胱之陽虛，其芍藥甘草，只是調營氣以戢其汗而已。營調則汗液不至太傷，陽氣復振，則衛外驅邪，病自不留。解虛字必指膀胱而言，乃於汗後惡寒，及用附子之法絲絲入扣。《卷一·太陽篇中》

原文 芍藥甘草附子湯方

芍藥　甘草炙，各三兩　附子一枚，炮，去皮，破八片

上三味，以水五升，煮取一升五合，去滓。分溫三服。疑非仲景方。

成無己曰（《注解傷寒論》）：芍藥之酸，收斂津液而益榮；附子之辛溫，固陽氣而補衛；甘草之甘，調和辛酸而安正氣。

盧之頤曰（《仲景傷寒論疏鈔金錍》）：發汗病不解，反惡寒者，本寒轉盛，標陽轉虛，芍藥時值陰凝，性偏宣發，馳騁疾驅，藉爲通使；甘草黃中通理，土性唯馨，承水寒之淫，復火熱之鬱；附子辛烈，逆本扶標，關樞已弛，匪此真火，未易還陽耳。《卷四·辨太陽病第四》

周揚俊曰（《傷寒論三注》）：既是傷寒，則發汗不誤，不誤何以病不解？必其人素虛，應建中而用麻黃也。汗多爲陽虛，而陰則素弱，補陰當用芍藥，回陽當用附子，勢不得不芍附兼資，然又懼一陰一陽兩不相和也，于是以甘草和之，庶幾陰陽諧而能事畢矣。《卷二·太陽中篇》

王子接曰（《絳雪園古方選注》）：芍藥甘草附子湯，太陽少陰方也。太陽致亡陽，本由少陰不內守，少陰表惡寒，實由太陽不外衛，故取芍藥安內，熟附攘外，尤必藉甘草調和，緩芍附從中斂戢真陽，則附子可招散失之陽，芍藥可收浮越之陰。《上卷·和劑》

陳念祖曰（《傷寒真方歌括》）：未發汗而發熱惡寒，宜汗之。既汗而表症仍在者，宜再汗之。今發汗後反惡寒，此因汗而亡陽也。然亡氣中之陽，用四逆湯；亡血中之陽，用此湯，惡寒而厥，宜四逆湯；寒而不厥，宜此湯。《卷一·太陽救誤變症方法》

陳元犀曰（《長沙方歌括》）：各家以此證爲發汗虛其表陽之氣，似是而非，於病不解三字說不去，且虛故也三字亦無來歷。蓋太陽之邪法從汗解，汗而不解，餘邪未淨，或復煩發熱，或如瘧狀，亦有大汗亡陽明之陽用白虎加人參湯，亡少陰之陽用真武四逆法，論有明訓也。今但云不解，可知病未退而亦未加也。惡寒而曰反者奈何？謂前此無惡寒證，因發汗而反增此一證也。惡寒若系陽虛，四逆輩猶恐不及，竟以三兩之芍藥爲主，並無薑桂以佐之，豈不慮戀陰以撲滅殘陽乎？師恐人因其病不解而再行發汗，又恐因其惡寒而遽用薑附，故特切示曰：虛故也。言其所以不解，所以惡寒，皆陰陽素虛之故，補虛自足以勝邪，不必他顧也。方中芍藥甘草，苦甘以補陰，附子甘草，辛甘以補陽，附子性猛，得甘草而緩，芍藥性寒，得附子而和，且甘草多而附子少，皆調劑之妙，此陰陽雙補之良方也。《卷二·太陽方》

陳恭溥曰（《傷寒論章句·方解》）：芍藥甘草附子湯，育陰扶陽之方也，凡表裏之陽俱虛而陰亦不足者，皆可用之。……夫裏陽素虛之人，發汗又虛其表陽，故病不解而反惡寒，且汗者血液也，發汗不去病，則傷血液，故陰血亦虛。用熟附以固表裏之陽，又當以芍藥甘草，以資陰分之血，斯陰陽和而病解。《芍藥甘草附子湯》

原文 發汗，若下之，病仍不解，煩躁者，茯苓四逆湯主之。（69）

成無己曰（《注解傷寒論》）：發汗若下，病宜解也，若病仍不解，則發汗外虛陽氣，下之內虛陰氣，陰陽俱虛，邪獨不解，故生煩躁。與茯苓四逆湯，以復陰陽之氣。

盧之頤曰（《仲景傷寒論疏鈔金鎞》）：發汗或下之，本氣病形仍未解，轉增煩躁者，太陽中見少陰火化也，急當救裏。反復假從中治，懲躁雪煩，主以四逆。原屬強汗妄下所致，更協人參，濟傾扶弱；佐以茯苓，吸化歸原。但是方急疾如火，非陰極躁煩，嫌於無陽者，行險而不失正。

又曰：太陽之上，寒氣主之，中見少陰。汗之失當，致寒水凌心，君火失化，故煩。下之失宜，致客陽留經，午蹈罔寧，故躁。人見其煩躁者，投之以寒涼，故貽害轉烈矣。此誠陽失其衛，陽亡其守，是非四逆湯，君茯苓之轉倫，佐人參之鞏固，安能解糾紛於繁劇，定變亂於倉皇乎？《卷四‧辨太陽第四》

汪琥曰（《傷寒論辨證廣注》）：傷寒汗下，則煩躁止而病解矣，若中寒證，強發其汗，則表疏亡陽，復下之，則裏虛亡陰。衛氣失守，營血內空，邪仍不解，而生煩躁。此亦虛煩虛躁，乃假熱之象也，止宜溫補，不當散邪，故以茯苓四逆湯主之也。《卷四‧太陽病中》

錢潢曰（《傷寒溯源集》）：既發其汗，則表邪當解，若又下之，裏邪亦當解矣，乃仍不解而煩躁者，此非鬱熱不解，大青龍之煩躁也。蓋因汗之太過，亡其衛外之陽，下之太甚，又損其胃脘之陽，致無陽而陰獨故也。煩躁者，陰盛迫陽，虛陽攪擾則作煩，陰邪縱肆則發躁，補虛復陽，乃其治也，故以茯苓四逆湯主之。然大青龍之煩躁，因熱邪不得發越所致，乃實邪也，故用汗洩涼解之劑，茯苓四逆之煩躁，因陰盛陽虛所致，乃虛邪也，故當用收復溫補之劑。《卷二‧太陽中篇》

張錫駒曰（《傷寒直解》）：此言汗下而虛其少陰水火之氣也。汗之則心液傷，下之則腎液傷，少陰心腎之精液兩虛，以致病仍不解，陰陽水火離隔而躁煩也。煩者，陽不得遇陰也，躁者，陰不得遇陽也，宜茯苓人參助心主以止陽煩，四逆補腎藏以定陰躁。《卷二‧辨太陽病脈證》

尤怡曰（《傷寒貫珠集》）：發汗若下之，不能盡其邪，而反傷其正，於是正氣欲復而不得復，邪氣雖微而不即去，正邪交爭，乃生煩躁，是不可更以麻桂之屬逐其邪，及以梔豉之類止其煩矣。是方乾薑生附之辛所以散邪，茯苓人參甘草之甘所以養正，乃強主弱客之法也。《卷二‧太陽救逆法第四》

陳念祖曰（《傷寒論淺注》）：虛人發汗且爲虛虛，汗而又下之，便入陰而爲危證矣。太陽病發汗病不解，若下之而病仍不解，忽增出煩躁之證者，以太陽底面，即是少陰，汗傷心液，下傷腎液，少陰之陰陽水火離隔所致也。以茯苓四逆湯主之。《卷一‧太陽篇中》

章楠曰（《傷寒論本旨》）：發汗復下皆誤治，故病仍不解，表裏皆虛，邪熱反盛，元陽無主而煩躁，將有厥脫之虞，故以四逆湯回陽，加人參茯苓安神補氣，庶得正復邪退也。《卷五‧汗吐下後并誤治諸證》

高學山曰（《傷寒尚論辨似》）：此條之惑人處，全在病仍不解四字，庸工從而再汗再下，則亡陰亡陽而死者多矣。長沙之慧眼，獨認定煩躁二字，蓋未經汗下之先，煩躁爲病邪之煩躁，既經汗下之後，則煩爲無陰，躁爲無陽之候。縱有發熱之表病不解，乃陽虛浮越之應，痞塞之裏病不解，乃賊邪上凌之應。故以薑附之辛熱，補陽以解躁，參甘之甘溫，生津以解煩，然後大加滲洩之茯苓，下水消陰，其庶乎坎水止乎北方，則孤陽不受扛抬之凌迫而亡越矣。然果陰氣伏藏，則痞滿等之裏病可解，陽氣寧靜，則發熱等之表病可解，及其成功，又不獨止煩躁而已也。《太陽下篇》

原文 茯苓四逆湯方

茯苓四兩　人參一兩　附子一枚，生用，去皮，破八片　甘草二兩，炙　乾薑一兩半

上五味，以水五升，煮取三升，去滓。溫服七合，日二服。

成無己曰（《注解傷寒論》）：四逆湯以補陽，加茯苓、人參以益陰。

方有執曰（《傷寒論條辨》）：誤汗則亡陽而表疏，誤下則亡陰而裏傷。煩躁者，風寒俱有而熱甚也。茯苓人參，入心以益虛，心安則液斂也。四逆湯者，回陽以復陰，陽倡則陰隨也。《卷三·太陽下篇第三》

錢潢曰（《傷寒溯源集》）：茯苓虛無淡滲而降下，導無形之火以入坎水之源。故以爲君，人參補汗下之虛，而益胃中之津液，乾薑辛熱，守中而暖胃，附子溫經，直達下焦，導龍火以歸源也。《卷二·太陽中篇》

吳謙曰（《醫宗金鑒》）：先汗後下，於法爲順，病仍不解，遽增晝夜煩躁，亦是陰盛格陽之煩躁也，用茯苓四逆，抑陰以回陽。茯苓感太和之氣化，伐水邪而不傷陽，故以爲君；人參生氣於烏有之鄉，通血脈於欲絕之際，故以爲佐；人參得薑、附，補氣兼以益火；薑、附得茯苓，補陽兼以瀉陰；調以甘草，比之四逆爲稍緩和，其相格故宜緩也。《卷三·太陽下篇》

文通曰（《百一三方解》）：此交心腎之法，四逆湯加減之方也。論曰：發汗，若下之。病仍不解，煩躁者，茯苓四逆湯主之。蓋汗之則陰液上升而心氣不降，下之則陽氣下降而腎液不升，故用四逆加人參以升其腎中之液，重用茯苓以降其心中之氣。煩乃心氣不降，躁乃腎液不升，水升火降，則督任交而煩躁可除矣。《下卷·茯苓四逆湯》

呂震名曰（《傷寒尋源》）：未經汗下而煩躁，屬陽盛，既經汗下後而煩躁，屬陽虛，且汗下之後，津液告竭，故於四逆湯中加茯苓以安下，人參以補虛也。《下集·茯苓四逆湯》

原文 發汗後，惡寒者，虛故也。不惡寒，但熱者，實也。當和胃氣，與調胃承氣湯。（70）

成無己曰（《注解傷寒論》）：汗出而惡寒者，表虛也；汗出而不惡寒，但熱者，裏實也。經曰：汗出不惡寒者，此表解裏未和。與調胃承氣湯和胃氣。

張璐曰（《傷寒纘論》）：惡寒者，汗出營衛新虛，故用法以收陰固陽而和其營衛。

不惡寒者，汗出表氣未虛，反加惡熱，則津乾胃實可知，故用法以洩實而和平，然曰與，似大有酌量，其不當徑行攻下，重虛津液，從可知矣。《卷上・太陽下篇》

沈明宗曰（《傷寒六經辨證治法》）：此汗有傷陰傷陽分治也。發汗病不解，反惡寒者，此傷表陽氣虛，故爲虛也。以芍藥甘草，和營衛而收陰氣之逆，熟附補陽散邪而退惡寒。若不惡寒而惡熱，則是汗傷胃中津液，邪氣已入陽明之腑，實熱內蒸，所以惡熱而爲實證，當與調胃承氣，專瀉胃中內熱之實也。《卷二・太陽中篇》

黃元御曰（《傷寒懸解》）：陽虛之人，汗則亡陽，陰虛之人，汗則亡陰。汗後惡寒者，氣洩而陽虛故也，故防入少陰；不惡寒反惡熱者，津傷而陽實故也，是已入陽明，將成大承氣證，宜早以調胃承氣和其胃氣，預奪其實也。《卷四・太陽中篇》

舒詔曰（《傷寒集注》）：此二條本氣不同也，凡真陽素虛之人，陽虛爲本，發表藥中不加附子，不但病不解，且衛陽耗散而惡寒反加。惡寒者，亡陽之漸也，急用附子以回其陽，陽回而病自愈。凡真陽素旺之人，陰虛爲本，發表藥中不加當歸地黃以養陰，不但病不解，且陰津被奪，腸胃枯涸而爲結燥，則反惡熱，惡熱者，胃實之驗也，故用調胃承氣滌熱以復其陰，陰復而病自愈。《卷二・太陽中篇》

陳念祖曰（《傷寒論淺注》）：此一節總結上文數節之意，言虛證固多，而實證亦復不少，而又提出胃氣二字，補出調胃承氣湯一方，其旨微矣！蓋太陽病從微盛而轉屬，陽微而轉屬少陽爲虛證，以太陽與少陽相表裏也；陽盛則轉屬陽明爲實證，以太陽與陽明遞相傳也。《卷一・太陽篇中》

> **原文** 太陽病，發汗後，大汗出，胃中乾，煩躁不得眠，欲得飲水者，少少與飲之，令胃氣和則愈。若脉浮，小便不利，微熱消渴者，五苓散主之。（71）

成無已曰（《注解傷寒論》）：發汗已解，胃中乾，煩躁不得眠，欲飲水者，少少與之，胃氣得潤則愈。若脉浮者，表未解也。飲水多，而小便少者，謂之消渴，裏熱甚實也；微熱消渴者，熱未成實，上焦燥也，與五苓散，生津液和表裏。

萬全曰（《傷寒摘錦》）：此亦太陽本經病不傳也。言發汗後大汗出，欲得飲水者，責以胃中乾燥也，少與之水以和胃氣。若發汗後脉浮小便不利，消渴者，責以汗出不徹，其邪隨經入府中而尿澀之證也。故用五苓散利之。《卷上・太陽經治法》

盧之頤曰（《仲景傷寒論疏鈔金鎞》）：太陽病，發汗後，大汗出，致胃中乾，煩躁不得眠，則入胃之飲，但游溢皮毛，失毛脉合精，行氣於府矣。欲得飲水自救者，少少與之，令胃氣和則愈。若脉浮，微熱，爲標見尚著，本氣猶存。消渴，小便不利，爲化令體用俱失，州都亦津竭液涸矣。法以丙合辛，化水體用。桂枝色赤，性生淩上，可作丙；餘同色白，質秉堅固，可作辛。澤瀉瀉澤上行，白朮力行閉痹，又復偏宣水用；茯苓潛伏潤下，豬苓止水爲豬，亦復專攝水體。蓋辛生丙合，木令乃行，體用斯備。茯豬秉松楓全體，能令母實，能復母仇；白朮具土德用，轉築堤防；桂枝仍得專走太陽，待本然標，攝元歸化，誠實明生潤，含偏百骸矣。《卷四・辨太陽病第四》

張璐曰（《傷寒纘論》）：不行解肌，反行發汗，致津液內耗，煩躁不眠，求救於水。若水入不解，脉轉單浮，則無他變而邪還於表矣。脉浮本當用桂枝，何以變用五苓耶？蓋熱邪得水，雖不全解，勢必衰其大半，所以邪既還表，其熱亦微，兼以小便不利，證成消渴，則府熱全具，故不單解而從兩解也。《卷上·太陽中篇》

柯琴曰（《傷寒論注》）：妄發其汗，津液大洩，故胃中乾。汗爲心液，汗多則離中水虧，無以濟火，故煩。腎中水衰，不能制火，故躁。精氣不能游溢以上輸於脾，脾不能爲胃行其津液，胃不和，故不得眠。內水不足，須外水以相濟，故欲飲水，此便是轉屬陽明症。水能制火而潤土，水土合和，則胃家不實，故病愈。但勿令恣飲，使水氣爲患而致悸喘等症也。所以然者，其人內熱尚少，飲不能多，勿多與耳。如飲水數升而不解者，又當與人參白虎湯矣。《卷二·五苓散證》

程應旄曰（《傷寒論後條辨》）：脉浮，小便不利，熱微消渴者，是則熱入膀胱而燥其津液，乃成消渴。謂水入即消，渴爲不止，膀胱無邪水之蓄可知。此證用五苓散者，取其化氣回津也，使膀胱之氣騰化而津液得生，故渴亦止而病愈。《卷五·辨太陽》

汪琥曰（《傷寒論辨證廣注》）：此條論當作兩段看，太陽病發汗後云云，至胃氣和則愈，此係胃中乾，煩躁作渴，止須飲水以和胃氣，非五苓散證也。若脉浮，小便不利，微熱消渴，此係水熱結於膀胱而渴，乃爲五苓散證。《卷四·太陽病中》

張錫駒曰（《傷寒直解》）：合下四節，論發汗後竭其胃中之津液而爲煩渴症也。太陽病發汗後大汗出則陽明水穀之津竭矣，故胃中乾也。胃無津液，故煩躁，胃不和，故不得眠。欲得飲水者，陽明燥熱之氣甚，欲得水寒以滋之也。然不可恣其所欲，宜少少與之，微和潤其胃氣則愈。浮則爲表，若脉浮小便不利者，乃脾氣不能轉輸而胃之津液不行也。微熱者，熱微在表也，消渴者，飲入而消，熱甚於裏也。以脉浮在表故微熱，以脾不轉輸故小便不利而消渴，宜五苓散布散其水氣。散者，取四散之意也。茯苓澤瀉豬苓淡味而滲泄者也，白朮助脾氣以轉輸，桂枝從肌達表，外竅通而內竅利矣，故曰多飲暖水，汗出愈也。《卷二·辨太陽病脉證篇》

尤怡曰（《傷寒貫珠集》）：傷寒之邪，有離太陽之經而入陽明之府者，有離太陽之標而入太陽之本者。發汗後，汗出胃乾，煩躁飲水者，病去表而之裏，爲陽明府熱證也。脉浮，小便不利，微熱消渴者，病去標而之本，爲膀胱府熱證也。在陽明者，熱能消水，與水即所以和胃，在膀胱者，水與熱結，利水即所以去熱。多服熱水汗出者，以其脉浮而身有微熱，故以此兼徹其表。《卷一·太陽斡旋法第三》

吳謙曰（《醫宗金鑑》）：若脉浮，小便不利，微熱消渴者，則是太陽表邪未罷，膀胱裏飲已成也。經曰，膀胱者，津液之府，氣化則能出矣。今邪熱熏灼，燥其現有之津，飲水不化，絕其未生之液，津液告匱，求水自救，所以水入即消，渴而不止也。用五苓散者，以其能外解表熱，內輸水府，則氣化津生，熱渴止而小便利矣。《卷一·太陽上篇》

吳貞曰（《傷寒指掌》）：汗後表熱未解，脉浮數，煩渴飲水，而小便不利者，此熱結膀胱，水停下焦也，五苓散微汗以利之。《卷一·太陽本病述古》

陳念祖曰（《傷寒論淺注》）：存津液爲治傷寒之要，太陽病，發汗後，大汗出，陽明水穀之津渴矣，故胃中乾。土燥於中，心不交腎，則煩；腎不能交心則躁；不得眠，即《內經》所謂胃不和則卧不安者是也。欲得飲水者，人身津液爲水之類，內水耗竭，欲得外水以自救，只宜少少與飲之，令胃得水而不乾，斯氣潤而和則愈，切不可誤與五苓散。若脉浮，小便不利，乃脾氣不能轉輸而胃之津液不行也。而微熱仍在，表之邪未解也。消渴者，飲入而消，熱甚于裏也。以脉浮在表，故微熱，以脾不轉輸，故小便不利而消渴，與五苓散能布散水氣，可以主之。《卷一·太陽篇中》

沈元凱曰（《傷寒大乘》）：凡邪將傳裏則渴，邪全在表則不渴，故傳裏而表證未罷則爲微渴，傳裏而表證已罷則爲甚渴，蓋初傳則熱微而渴微，傳深則熱深而渴深也。凡有表證而微渴者則屬五苓散，無表證而甚渴者則屬白虎湯。《卷二·煩渴》

高學山曰（《傷寒尚論辨似》）：發汗後大汗出，凡麻黃、青龍等湯對症而太過者皆是，不專指桂枝之如水流灕也。……胃中乾則煩，胃中乾而取資於腎則躁，不得眠者，衛陽欲進伏於營陰之內，而營陰不足以庇之也。欲飲水者，乾也，非熱也，故宜少少與之，然亦恐或成中篇二十一條之喘，故以多爲戒也。胃氣惟滋潤，而後能受脾家之燥化，以爲運動，今借資於外水而胃氣和，是餘熱且有下散之熱，故愈。脉浮已下，另有奧旨，非等閑表裏之比也。夫以表症爲重，則脉浮微熱，似宜桂枝；以裏症爲重，則消渴，似宜白虎。乃就前後病熱，及脉症之參差處，一眼注定小便不利，而專用五苓矣。蓋既曰太陽病，則汗非誤汗，而大汗之後，不見變症，則藥非誤藥，安得復有脉浮微熱之表症耶？脉但單浮，不言洪大，又安得有消渴之裏症耶？是知病表不必攻表，病裏不必救里，只因下焦赤澀之水，停而不流，上載中焦之熱，鬱勃於暵乾之胃分，故消渴，又襯托上焦之氣，彌漫於太陽之胸分，故脉浮微熱也。只消利去其下焦赤澀之入水，則中焦之熱展舒而消渴解，上氣平伏而浮熱除矣。此抽底平面之法也。《太陽上篇》

黃寶臣曰（《傷寒辨證集注》）：脉浮小便不利微熱消渴者，乃太陽之表邪未盡而膀胱之裏熱復熾，津液告匱，求水自救，水入即消而渴仍不止也。主以五苓散外解表熱，內輸水府。熱化津生渴止而小便利矣。《卷一·太陽篇》

原文 五苓散方

豬苓十八銖，去皮　澤瀉一兩六銖　白朮十八銖　茯苓十八銖　桂枝半兩，去皮

上五味，擣爲散。以白飲和服方寸匕，日三服。多飲煖水，汗出愈，如法將息。

成無己曰（《傷寒明理論》）：苓，令也，號令之令矣。通行津液，尅伐腎邪，專爲號令者，苓之功也。五苓之中，茯苓爲主，故曰五苓散。茯苓味甘平，豬苓味甘平。甘雖甘也，終歸甘淡。《內經》曰：淡味滲泄爲陽。利大便曰攻下，利小便曰滲洩。水飲內畜，須當滲洩之，必以甘淡爲主，是以茯苓爲君，豬苓爲臣。白朮味甘溫，脾惡濕，水飲內畜，則脾氣不治，益脾勝濕，必以甘爲助，故以白朮爲佐。澤瀉味咸寒，《內經》曰：咸味下泄爲陽。洩飲導尿，必以咸爲助，故以澤瀉爲使。桂味辛熱。腎惡燥，水蓄

不行則腎氣燥。《內經》曰：腎惡燥，急食辛以潤之。散濕潤燥，故以桂枝爲使。多飲暖水，令汗出愈者，以辛散水氣外洩，是汗潤而解也。《卷四·方論》

許宏曰（《金鏡內臺方議》）：五苓散乃汗後一解表藥也。且傷寒發汗後當解，今此不解者，爲有內熱，煩渴飲水，又加餘表不能盡解也。若與桂枝湯，又干內熱；若與白虎湯，又兼有表，故與五苓散，中用桂枝取微汗，以兩解也。《卷十一·五苓散》

柯琴曰（《傷寒附翼》）：水者，腎所司也，澤瀉味咸入腎，而培水之本；豬苓黑色入腎，以利水之用；白朮味甘歸脾，制水之逆流；茯苓色白入肺，清水之源委，而水氣順矣；然表裏之邪，諒不因水利而頓解，故必少加桂枝，多服暖水，使水精四布，上滋心肺，外達皮毛，溱溱汗出，表裏之煩熱兩除也。白飲和服，亦啜稀粥之微意，又復方之輕劑也。五苓原是治水，不是治渴，用以散所飲之水，而非治煩渴消渴之水也。且本方重在內煩外熱，用桂枝是逐以除煩，不是熱因熱用；是少發汗以解表，不是助四苓以利水。其用四苓是行積水留垢，不是疏通水道。後人不明此理，概以治水道不通，夫熱淫於內者，心下已無水氣，則無水可利，無汗可發，更進燥裂之品，津液重亡，其能堪耶？《卷上·太陽總論》

王子接曰（《絳雪園古方選注》）：苓，臣藥也。二苓相輔，則五者之中，可爲君藥矣，故曰五苓。豬苓、澤瀉相須，藉澤瀉之咸以潤下，茯苓、白朮相須，藉白朮之燥以升精。脾精升則濕熱散，而小便利，即東垣欲降先升之理也。然欲小便利者，又難越膀胱一腑，故以肉桂熱因熱用，內通陽道，使太陽裏水引而竭之，當知是湯專治留着之水，滲於肌肉而爲腫滿。若水腫與足太陰無涉者，又非對證之方。《卷上·下劑》

吳貞曰（《傷寒指掌》）：凡服五苓散，多飲暖水取汗者，欲其散達營衛，表裏俱解也。《卷一·傷寒辨證》

邵仙根曰（《傷寒指掌》邵評）：暖水可多服，則水逆者是冷水，水能治水而潤土，水土合和，則氣化流通，同五苓散解表洩熱，而病自愈也。然水亦不可恣飲，少少與之，胃和則愈，如多飲，必致水氣爲患，而有悸喘等病矣。《卷三·傷寒變證》

陳念祖曰（《傷寒真方歌括》）：本方重在內煩外熱，用桂枝小發汗以解表，不是助四苓以利水；其用四苓，是行其積水留垢，不是疏通水道。以白飲合服方寸匕，今用三錢，日三服，多飲暖水，汗出愈。多飲暖水，使水精四布，上滋心肺，外達皮毛，溱溱汗出，表裏之煩熱兩除矣。白飲和服，即歠粥之微義也。《卷一·太陽上篇方法》

陳元犀曰（《長沙方歌括》）：苓者，令也，化氣而通行津液，號令之主也。豬苓、茯苓、澤瀉，皆化氣之品，有白朮從脾以輸轉之，則氣化而水行矣！然表裏之邪不能因水利而兩解，故必加桂枝以解之，作散以散之，多服暖水以助之，使水精四布，上滋心肺，外達皮毛，微汗一出，而表裏之煩熱兩蠲矣。白飲和服，亦即桂枝湯啜粥之義也。《卷二·太陽方》

文通曰（《百一三方解》）：此包絡膀胱同治，表裏分消，治渴與小便不利之主方也。膀胱之水不能上升，故渴，小腸之水不能下降，故小便不利。方中豬苓利小腸之水，茯苓降心中之氣而利水，澤瀉桂枝通包絡，升膀胱之水，白朮利脾中之濕，以布散其水而固中，則水上升而不渴，小腸通則小便自利矣。《下卷·五苓散》

陳恭溥曰（《傷寒論章句·方解》）：五苓散，轉輸脾氣，下行四布之方也，凡脾不轉輸，煩熱而渴，小便不利者用之。……夫脾之爲病，豈特不能輸精於上而爲渴，不能輸精於下而小便不利已哉？若脾熱上走心則爲煩，脾氣內逆則爲痞，脾氣不運則爲大便硬。方中茯苓白朮補脾氣，猪苓澤瀉利水道，桂枝通經解肌。合以爲散，使其水津四布，五經運行，脾機一轉，諸證悉平矣。白飲，所以助脾氣，煖水乃充膚熱肉，淡滲皮毛之助也，故曰汗出愈。《五苓散》

高學山曰（《傷寒尚論辨似》）：古法二十四銖爲一兩，古之一銖，今之四分一厘有零也。方寸匕，《名醫別錄》云：正方一寸，抄藥不落爲度，匕，匙類也。愚謂匕爲刀屬，言一寸闊之刀頭，挑藥一寸深是也。《太陽上篇》

原文 發汗已，脉浮數，煩渴者，五苓散主之。（72）

成無己曰（《注解傷寒論》）：發汗已，脉浮數者，表邪未盡也；煩渴亡津液，胃燥也，與五苓散和表潤燥。

方有執曰（《傷寒論條辨》）：已，言發汗畢，非謂病罷也。浮數煩，與上同，而此多渴。渴者，亡津液而內燥，裏證也。以證有裏而人燥渴，故用四苓以滋之。以表在而脉浮數，故憑一桂以和之。謂五苓能兩解表裏者，此者。《卷三·太陽下篇》

柯琴曰（《傷寒論注》）：傷寒發汗解，復煩而脉浮數者，熱在表未傳裏也，故用桂枝。此更加渴，則熱已在裏，而表邪未罷，故用五苓。脉浮而數者，可發汗。病在表之表，宜麻黃湯；病在表之裏，宜桂枝湯；病在裏之表，宜五苓散。若病裏之裏，當用猪苓湯但利其水，不可用五苓散兼發其汗矣。要知五苓是太陽半表半裏之劑，歸重又在半表。《卷二·五苓散證》

吳謙曰（《醫宗金鑒》）：脉浮數之下當有"小便不利"四字，若無此四字，則爲陽明內熱口燥之煩渴，白虎湯證也。發汗已，爲太陽病已發過汗也。脉浮數，知邪仍在表也。若小便利而煩渴者，是初入陽明胃熱，白虎湯證也。今小便不利而煩渴，是太陽府病，膀胱水畜，五苓證也。故用五苓散，如法服之，外疏內利，表裏均得解矣。《卷二·太陽中篇》

章楠曰（《傷寒論本旨》）：發汗已而煩渴。因津氣外洩也，既無停飲小便不利之證，何以反用五苓散利水以耗津液乎！蓋有妙理存焉。良以汗後表解，其脉應平，爲因升散太遇，故脉反浮數，而津液隨氣外越，如水泛濫無歸，故而煩渴。脾主爲胃行津液者也，故以白朮助脾氣之轉輸，二苓津液導陽氣下行。佐桂枝通太陽之經，使浮越之氣斂而就下，則津液復歸於內，而煩渴自止，脉亦平矣。此用方之妙。非常見所能測識，是通行表裏以化三焦之氣，不僅利水而已。《卷五·汗吐下後併誤治之證》

原文 傷寒，汗出而渴者，五苓散主之；不渴者，茯苓甘草湯主之。（73）

成無己曰（《注解傷寒論》）：傷寒汗出而渴者，亡津液胃燥，邪氣漸傳裏也，五苓散以和表裏。若汗出不渴者，邪氣不傳裏，但在表而表虛也，與茯苓甘草湯和表合衛。

盧之頤曰（《仲景傷寒論疏鈔金錍》）：此方證料簡法也。太陽傷寒，發汗後，汗出而渴者，前證不必悉具，便屬胃飲涸徹。五苓散主之，謂五苓證重消渴故爾。不渴者，徒令如水流灕，病必不除，本不變，標不遷，茯苓甘草湯主之。即麻黃湯去麻黃杏仁，增生薑茯苓。謂已曾經發汗，毛孔既疏，無藉杏子之竇端毛竅，麻黃之復揚心液，轉賴生薑之疆御凜冽，甘草之建中承本，茯苓之攝持游溢，桂枝之宣發標陽，則從踵徹巓，繇中達外，無不周到。此仍待本治，仍得本方，偶方宣劑也。《卷四·辨太陽病第四》

張璐曰（《傷寒纘論》）：汗出而渴者用五苓散，以邪氣犯本，必小便不利也。若汗出不渴，而小便雖不利，知邪熱駸駸欲犯膀胱而猶未全犯本也，故用桂枝湯中之三，五苓散中之一，少示三表一裏之意爲合劑也。《卷上·太陽中篇》

張志聰曰（《傷寒論集注》）：大汗出而渴者，乃津液不能上輸，故用五苓散主之以助脾。不渴者，津液猶能上達，但調和中胃可也，茯苓甘草湯主之，方中四味主調和中胃而通利三焦。《卷一·太陽上篇》

錢潢曰（《傷寒溯源集》）：傷寒服麻黃湯後，汗出多而渴者，爲真陽已虛，非五苓散不足以治之矣。若汗出而不渴者，則其汗未爲太過，知陽氣未虛，津液無損，氣化如常矣。然初汗之後，恐衛氣未和，津液未布，故但以茯苓甘草湯主之，亦收拾餘邪之意也。《卷二·太陽中篇》

張錫駒曰（《傷寒直解》）：此復申明汗有血液之汗，有水津之汗也。傷寒汗出而渴者，水津之汗也，汗出而脾虛津液不能上輸，故渴，用五苓散助脾氣以轉輸；汗出而不渴者，血液之汗也，心主血，故用茯苓桂枝以保心氣，甘草生姜調和經脉。《卷二·辨太陽病脉證篇》

尤怡曰（《傷寒貫珠集》）：府病有渴與不渴之異，由府陽有盛與不足之故也。渴者，熱盛思水，水與熱得，故宜五苓散導水洩熱。不渴者，邪雖入里，不與水結，則與茯苓甘草湯行陽化氣。此膀胱熱盛熱微之辨也。《卷一·太陽斡旋法第三》

吳謙曰（《醫宗金鑒》）：傷寒發汗後，脉浮數，汗出煩渴，小便不利者，五苓散主之，今惟曰汗出者，省文也。渴而不煩，是飲盛於熱，故亦以五苓散主之，利不以化津也。若不煩且不渴者，是裏無熱也。惟脉浮數汗出，小便不利，是榮衛不和也，故主以茯苓甘草湯和表以利水也。《卷二·太陽中篇》

黃元御曰（《傷寒懸解》）：傷寒汗後，陽虛濕動，君相二火浮升，故作燥渴。其渴者濕邪較甚，故用五苓，不渴者濕邪較輕，茯苓甘草湯苓桂薑甘，洩水而疏木，和中而培土，防其濕動而生水瘀也。《卷三·太陽上篇》

陳念祖曰（《傷寒論淺注》）：汗有血液之汗，有水津之汗，如傷寒汗出而渴者，水津之汗也，汗出而脾虛，津液不能上輸而致渴，以五苓散主之。若汗出而不渴者，血液之汗也，心主血脉，以茯苓甘草湯主之。方中茯苓桂枝以保心氣，甘草生薑調和經脉。《卷一·太陽篇中》

唐宗海曰（《傷寒論淺注補正》）：汗出而渴者，是傷寒皮毛開而汗自出，膀胱之衛陽外越，因之水不化氣而津不布，故用五苓散化氣布津，津升則渴止，氣布則寒去矣。

汗出不渴者，亦是傷寒皮毛開而汗自出，不渴則水尚能化氣布津，只汗自出，是膀胱陽氣隨汗發洩，而邪反不得去。故用茯苓以滲爲斂，使不外洩，用姜桂專散其寒，寒去汗止，與桂枝證之自汗出相似，但桂枝證之自汗，嗇嗇惡風，汗雖出不透快也，故仍發之使出，用白芍以行營血之滯，使汗得透快而無滯留也。此證之汗自出，是太透決，恐其遂漏不止，故不用白芍之行血，而用茯苓之利水，使水氣內返，則不外洩矣。《卷一·太陽篇中》

原文 茯苓甘草湯方

茯苓二兩　桂枝二兩，去皮　甘草一兩，炙　生薑三兩，切

上四味，以水四升，煮取二升，去滓。分溫三服。

成無己曰（《注解傷寒論》）：茯苓、甘草之甘，益津液而和衛；桂枝、生薑之辛，助陽氣而解表。

汪琥曰（《傷寒論辨證廣注》）：五苓散茯苓甘草湯，二方皆太陽標本齊病，表裏兼主之劑。何謂標，太陽之經是也。何謂本，膀胱府是也。經在表，本在裏。五苓散證，邪已入府，表證實微，故方中只用桂枝以主表，其餘四味，皆主裏之藥也。茯苓甘草湯證，邪猶在經，裏證尚少，故方中止用茯苓一味以主里，其餘三味，皆主表之藥也。《卷四·太踼病中》

王子接曰（《絳雪園古方選注》）：茯苓甘草湯，治汗出不渴，其義行陽以統陰，而有調和營衛之妙。甘草佐茯苓，滲裏緩中併用，是留津液以安營，生薑佐桂枝，散外固表併施，是行陽氣而實衛，自無汗出亡陽之虞。《上卷·和劑》

呂震名曰（《傷寒尋源》）：此方及五苓散，并茯苓桂枝甘草大棗湯，茯苓桂枝白朮甘草湯，俱相類。五苓散散太陽之水停，苓桂朮甘湯泄太陰之水蓄，茯苓桂枝甘草大棗湯防水陰之水逆，此方堵陽明之水漬，數方增減，不過一二味，而主治各別。《下集·茯苓甘草湯》

原文 中風發熱，六七日不解而煩，有表裏證，渴欲飲水，水入則吐者，名曰水逆。五苓散主之。（74）

成無己曰（《注解傷寒論》）：中風發熱，至六七日，則當解。若不解，煩者，邪在表也。渴欲飲水，邪傳裏也。裏熱甚則能消水，水入則不吐；裏熱少則不能消水，停積不散，飲而吐水也。以其因水而吐，故名水逆。與五苓散和表裏、散停飲。

方有執曰（《傷寒論條辨》）：此太陽中風失於未治，久而入裏之證。蓋中風發熱，必自汗出，六七日不解，出爲過多可言也。煩者，汗出過多，亡津液而內燥也。表以外證未罷言，裏以渴煩屬府言。欲飲水者，燥甚而渴，希救故也。吐，伏飲內作，故外者不得入也。蓋飲亦水也。以水得水，涌溢而爲格拒，所以謂之水逆。《卷一·太陽上篇第一》

柯琴曰（《傷寒論注》）：表熱不解，內復煩渴者，因於發汗過多。反不受水者，是其人心下有水氣，因離中之真水不足，則膻中之火用不宣，邪水凝結於內，水飲拒絕於外，既不能外輸於玄府，又不去上輸於口舌，亦不能下輸於膀胱，此水逆所由名也。熱必藉四苓輩味之淡者，以滲洩其水。然水氣或降，而煩渴未必除，表熱未必散，故必藉桂枝之辛溫，入心而化液，更仗暖水之多服，推陳而致新，斯水精四布而煩渴解，輸精皮毛而汗自出，一汗而表裏頓除。《卷二·五苓散證》

程應旄曰（《傷寒論後條辨》）：中風發熱，標受邪也，六七日不解而煩，標邪轉入膀胱矣，是謂犯本。犯本者，熱入膀胱，其人必渴，必小便不利，是爲太陽經之裏證。有表復有裏，宜可消水矣，乃渴欲飲水。水入則吐者，緣邪熱入裏未深，膀胱內水邪方盛，以故外格而不入也，名曰水逆。水逆則以導水爲主，而導水之中，須兼散表和胃二義。五苓散能通調水道，培助土氣，其中復有桂枝以宣通衛陽，停水散，表裏和，則火熱自化，而津液得全，煩與渴不必治而自治矣。然猶多服暖水令汗出者，上下分消其水濕也。《卷五·辨太陽》

錢潢曰（《傷寒溯源集》）：仲景以發熱不解爲表證，以煩爲裏證，故云有表裏證，皆責人以不早汗解，而致入裏之意也。至渴欲飲水，水入則吐，然後用五苓散主之，以桂助其下焦蒸騰之陽氣，使津回氣潤，以治其渴而止其水逆。仍以表邪未解，多服煖水，令汗出而愈，並非以一五苓散而能使表裏之邪盡解也。《卷一·太陽上篇》

黃元御曰（《傷寒懸解》）：渴欲飲水而水入則吐者，是有裏水瘀停也，此名水逆。由舊水在中，而又得新水，以水濟水，正其所惡，兩水莫容，自得逆上也。《卷三·太陽上篇》

邵仙根曰（《傷寒指掌》邵評）：太陽中風，表未解也，渴則風熱而傳裏，渴欲飲水，水氣不行，而反上逆，則吐，是爲水逆。必其人素有水氣，邪水內結，用五苓散導水洩熱，的是正法。

水逆者，其人必素有水氣，中宮之陽氣不宣，邪水凝結於內，水飲拒絕於外，既不外輸元府而爲汗，又不上輸於口舌而渴飲，亦不下輸膀胱而小便不利，此水逆所由名也。《卷三·傷寒變證》

原文 未持脈時，病人手叉自冒心。師因教試令欬，而不欬者，此必兩耳聾無聞也。所以然者，以重發汗，虛故如此。發汗後，飲水多必喘，以水灌之亦喘。（75）

成無己曰（《注解傷寒論》）：發汗多亡陽，胸中陽氣不足者，病人手叉自冒心。師外證知陽氣不足也；又試令咳而不即咳者，耳聾也，知陽氣虛明矣。耳聾者，陽氣虛，精氣不得上通於耳故也。喘，肺疾。飲水多喘者，飲冷傷肺也；以冷水灌洗而喘者，形寒傷肺也。

常器之曰（引自《傷寒補亡論》）：素無熱人，可與芍藥附子湯；素有熱人可與黃芪建中湯。《卷四·太陽經治法》

盧之頤曰（《仲景傷寒論疏鈔金錍》）：腎之液入心爲汗，則汗從心出，有出無入，兩虛心腎矣。耳者，腎之候，腎虛，耳失聰，心虛，手自冒。既經發汗，則八萬四千毛孔，盡得開張，喘應自止，復飲水噴寒，致開機轉合，則毛孔重封，吸呼呼吸，仍交通不表，動成執礙。勢必重喘，灌亦如是。《卷四·辨太陽第四》

柯琴曰（《傷寒論注》）：未發汗，因風寒而喘者，是麻黃症。下後微喘者，桂枝加厚朴杏仁症。喘而汗出者，葛根黃連黃芩症。此汗後津液不足，飲水多而喘者，是五苓症，以水灌之亦喘者，形寒飲冷，皆能傷肺，氣迫上行，是以喘也。《卷二·五苓散證》

汪琥曰（《傷寒論辨證廣注》）：此條論仲景無治法，《補亡論》常器之云：可與麻黃杏子甘草石膏湯主之。愚以發汗後，以水灌之，其人汗孔，仍受水寒所閉，上湯固宜用也，然不若仍用麻黃湯以發之。若發汗後，飲水多，其人汗孔或疏，上湯不宜用也，宜改用茯苓桂枝生薑甘草湯，喘甚者加厚朴杏子仁。《卷四·太陽病中》

錢潢曰（《傷寒溯源集》）：此論誤汗陽虛之耳聾，以辨不必邪在少陽，然後耳聾也。……《素問·熱論篇》云：少陽主膽，其脉循脅絡於耳，故胸脅痛而耳聾。若夫汗後陽虛，皆以發汗過多，衛陽散亡之故，非邪在少陽也。以服桂枝而如水流灕，已爲痛戒，如麻黃湯者，其可重用乎？所以古人用藥治病，中病即已，《五常政大論》所謂小毒治病，十去其八，無毒治病，十去其九，無使過之，傷其正也。然以衛氣散亡而能令人耳聾者，何也？耳者，腎之竅也。《陰陽應象論》云：在藏爲腎，在竅爲耳。衛氣者，乃胃中穀氣下降，爲腎中真陽之所蒸騰發越而布於皮膚，以捍衛風寒者也。營衛皆屬太陽而爲表，真陽藏於少陰兩腎之中而爲里，故一藏一府，相爲表裏而成一合也。誤汗亡陽，則腎家之真陽敗洩，所以腎竅之兩耳無聞，猶老年腎陽衰微，亦兩耳無聞，其義一也。《卷二·太陽中篇》

黃元御曰（《傷寒懸解》）：五藏陰也，陰中有陽，清陽升發，開竅五官，濁陰下降，七竅空靈，故能聞見。汗傷中氣，肝脾不升，肺胃不降，清陽下陷，濁陰上逆，濁氣壅塞，聽宮障閉，是以耳聾也。《卷四·太陽中篇》

陳念祖曰（《傷寒論淺注》）：醫師未持病人之脉時，只見病人叉手自復冒其心，其心下悸而喜按明矣。而醫師因行教試之法令病人作咳，而病人竟不咳者，此必兩耳聾而無聞也。所以然者，以重發其汗，陽氣不充於胸中，故手叉自冒，精氣不充於兩耳，故耳聾無聞。陽氣精氣，非一亦非二也，汗後交虛，病故如此。《卷一·太陽篇中》

章楠曰（《傷寒論本旨》）：《經》言奪汗者無血，發汗太過而營血傷，則心怯，故叉手自冒心，而耳爲心腎之竅，肝腎虛，則耳聾。皆由重發其汗，心腎兩傷之故，然少陽經脉循耳，邪閉少陽亦耳聾，必有少陽病證，與此虛實不同也。《卷五·汗吐下後併誤治諸證》

又曰：上言胃中乾，煩躁欲飲水，少少與之，則愈，正如亢旱得微雨，則萬物蘇矣，若飲多而壅於胃口，肺氣逆而必喘，或因煩躁，以水灌其身，閉遏肺氣，亦必作喘也。《卷五·汗吐下後併誤治諸證》

原文 發汗後，水藥不得入口爲逆。若更發汗，必吐下不止。發汗吐下後，虛煩不得眠，若劇者，必反復顛倒，心中懊憹，梔子豉湯主之。若少氣者，梔子甘草豉湯主之；若嘔者，梔子生薑豉湯主之。（76）

成無己曰（《注解傷寒論》）：發汗後，水藥不得入口，爲之吐逆。發汗亡陽，胃中虛冷也。若更發汗，則愈損陽氣，胃氣大虛，故吐下不止。發汗吐下後，邪熱乘虛客於胸中，謂之虛煩者，熱也，胸中煩熱鬱悶而不得發散者是也。熱氣伏於裏者，則喜睡，今熱氣浮於上，煩擾陽氣，故不得眠。心惡熱，熱甚則必神昏，是以劇者反復顛倒而不安，心中懊憹而憒悶。懊憹者，俗謂鶻突是也。《內經》曰：其高者因而越之。與梔子豉湯以吐胸中之邪。少氣者，熱傷氣也，加甘草以益氣；嘔者，熱煩而氣逆也，加生薑以散氣。少氣，則氣爲熱搏散而不收者，甘以補之可也；嘔，則氣爲熱搏逆而不散者，辛以散之可也。

盧之頤曰（《仲景傷寒論疏鈔金錍》）：水藥不得入口，此屬上焦失於受納，不得開發，熏膚充身澤毛，若霧露之溉。若更發汗，併失中焦之腐化，下焦之決瀆，涌而吐，洩而下矣。《卷四·辨太陽第四》

張璐曰（《傷寒纘論》）：水藥不得入口爲逆，言水逆也。若更發汗，必吐下不止者，以其原有蓄積痰飲，發汗徒傷胃中清陽之氣，必致中滿。若更與發汗，則水飲上蒸而爲吐逆，下滲而爲洩利矣。《卷上·太陽中篇》

反復顛倒，心中懊憹，乃邪退正虛而餘邪阻滯，不得傳散，無可奈何之狀也。此時將汗之乎，下之乎，和之乎，溫之乎，仲景巧用梔子豉湯，涌載其邪於上，使一吐而盡傳無餘。然惟無形之虛煩，用此爲宜，若涌吐實煩，仲景別有瓜蒂散，則非梔子所能也。乃因汗吐下後，胸中陽氣不足，最虛之處，便是容邪之處。若正氣暴虛，餘邪未盡，則仲景原有炙甘草一法，寧敢妄涌以犯虛虛之戒。《卷上·太陽下篇》

柯琴曰（《傷寒論注》）：虛煩是陽明之壞病，便從梔子湯隨證治之。梔豉湯本爲治煩躁設，又可以治虛煩，以此知陽明之虛與太陽之虛不同，陽明之煩與太陽之煩有別矣。反復顛倒四字，切肖不得眠之狀，爲虛煩二字傳神，此火性動搖，心無依著故也。心居胃上，即陽明之表，凡心病皆陽明表邪，故制梔豉湯因而越之。蓋太陽之表，當汗而不當吐，陽明之表，當吐而不當汗。太陽之裏，當利小便而不當下，陽明之裏，當下而不當利小便。今人但知汗爲解表，不知吐亦爲解表。《卷三·梔子豉湯證》

汪琥曰（《傷寒論辨證廣注》）：或問云，虛煩證，奚堪再吐？余答云：虛者正氣之虛，煩者邪氣之實，邪熱鬱於胸中，是爲吐證仍在，理宜更用吐法，猶之汗下之證仍在，可再行汗下法也。《卷四·太陽病中》

沈明宗曰（《傷寒六經辨證治法》）：腑邪壅逆，而服發散升提，內動其濕，故水藥不得入口。若更發汗，再動其濕，上涌下瀉，則吐下不止。《卷一·太陽上篇》

錢潢曰（《傷寒溯源集》）：或曰，誤汗亡陽，不過損洩衛氣耳，既非誤下，何至內傷胃氣而水藥不得入口，且甚至吐下不止乎？夫人身先天陽氣，藏於兩腎之中，其清陽升發而爲三焦之氣，附於肝膽，布其陽氣而爲後天之火，溫養脾胃，故飲食入胃，穀之濁氣下降，爲命門真火之所蒸騰，則陽氣發越，其驃悍滑疾之氣，直達皮膚而爲衛氣，是以誤汗則衛氣喪失，真陽大虛，胃氣亦隨之而損也。《卷二·太陽中篇》

張錫駒曰（《傷寒直解》）：夫少陰君火居上，少陰腎水居下，而中土爲之交通。發汗吐下，則上中下俱爲之傷矣，是以上焦之君火不能下交於腎，下焦之腎水不能上交於心，火獨居上，陽不得遇陰，故心虛而煩也。胃絡不和，故不得眠也。劇，甚也，反復顛倒即不得眠之甚而爲之輾轉反側也。懊憹者，煩之極也。梔子色赤象心，味苦屬火而性寒，導火熱之下行也。豆爲水之穀，色黑性沉，蒸熟而復輕浮，引水液之上升也。陰陽和而水火濟，煩自解矣。《卷二·辨太陽病脈證篇》

陳裕曰（《傷寒句解釋義》）：反復顛倒，心中懊憹者，皆三焦無形之火，壅遏在上，心虛被火，無液以安，擾亂不寧，梔子豉湯主之。梔子氣輕越，香豉能化濁爲清，涌去客邪，氣升液化，鬱悶得舒。《卷三·太陽中篇》

尤怡曰（《傷寒貫珠集》）：發汗後吐逆，至水藥不得入口者，必其人素有積飲，乘汗藥升浮之性而上行也，是當消飲下氣，雖有表邪，不可更發其汗，設更發之，重傷陽氣，其飲之在中者，不特上逆而仍嘔吐，亦且下注而成洩利矣。《卷一·太陽斡旋法第三》

發汗吐下後，正氣既虛，邪氣亦衰，乃虛煩不得眠，甚則反復顛倒，心中懊憹者，未盡之邪，方入裏而未集，已虛之氣，欲勝邪而不能，則煩亂不寧，甚則心中懊憹鬱悶，而不能自已也。《卷二·太陽救逆法第四》

吳謙曰（《醫宗金鑒》）：未經汗吐下之煩多屬熱，謂之熱煩；已經汗吐下之煩多屬虛，謂之虛煩。不得眠者，煩不能臥也。若劇者，較劇尤甚，必反復顛倒心中懊憹也。煩，心煩也。躁，身躁也。身之反復顛倒，則謂之躁無寧時，三陰死證也；心之反復顛倒，則謂之懊憹，三陽熱證也。懊憹者，即心中欲吐不吐，煩擾不寧之象也。因汗吐下後，邪熱乘虛客於胸中所致。既無可汗之表，又無可下之裏，故用梔子豉湯，順其勢以涌其熱，自可愈也。《卷二·太陽中篇》

徐大椿曰（《傷寒論類方》）：諸法俱用，未必皆誤，而正氣已傷，虛爲正氣者，煩爲邪氣擾，發汗吐下，實邪雖去，而其餘邪因正氣不充，留于上焦，故陽氣擾動而不得眠也。反復顛倒，身不得寧也；心中懊憹，心不得安也。此非汗下之所能除者，吐之而痰洩結氣，無不出矣。《卷二·梔子湯類》

陳念祖曰（《傷寒論淺注》）：發汗後，肺已氣虛，若飲水多，則飲冷傷肺，必作喘，以水灌之，則形寒傷肺，亦作喘。……

發大汗之後，水藥不得入口，以汗本陽明水穀之氣而成，今以大汗傷之，則胃氣大虛，不能司納如此，此爲治之逆也。若不知而更發其汗，則胃虛陽敗，中氣不守，上下俱脫，必令吐下不止。……

少陰君火居上，少陰腎水居下，而中土爲之交通，若發汗吐下後，上中下三焦，俱爲之傷，是以上焦之君火不能下交於腎，下焦之腎水不能上交於心，火獨居上，陽不過陰，故心虛而煩；胃絡不和，故不得眠。若劇者，不得眠之盛，必反復顛倒，煩之極，自見其心中不爽快而懊憹，以梔子豉湯主之。以梔子入心，而下交於腎，豆豉入腎，而上交於心，水火交而諸證自愈。若少氣者，爲中氣虛而不能交運於上下，以梔子甘草豉湯主之，即《內經》所謂交陰陽者，必和其中也。若嘔者，爲熱氣搏結不散而上逆，以梔子生薑豉湯主之，取生薑之散以止嘔也。《卷一‧太陽篇中》

　　章楠曰（《傷寒論本旨》）：汗吐下後，而無有形實邪，但氣火鬱逆，虛煩懊憹，故以梔豉輕揚清心火，而涌散其邪，若中虛少氣者，加甘草益氣，嘔者，加生薑以散逆也。《卷五‧汗吐下後併誤治諸證》

　　鄭壽全曰（《傷寒恒論》）：病至水藥不得入口，必有寒逆、火逆、水逆之別，此則因發汗後，明係發汗過多，以致亡陽，不能鎮納濁陰，以致陰邪僭居高位，隔拒胸中，宣布失職，氣機不得下降，故有此候。若更汗之，則中氣愈虛，而吐下更甚也。法宜扶陽宣中降逆爲主。（《卷一‧太陽上篇》）

　　黃寶臣曰（《傷寒辨證集解》）：汗吐下後，傷其三焦之氣，致心腎不交，故虛煩不得眠。若煩之劇者，必反復顛倒而不安，心中懊憹而不快。以梔子豉湯交其心腎，水火既濟，而諸證自愈矣。

原文 梔子豉湯方

梔子十四箇，擘　香豉四合，綿裹

上二味，以水四升，先煮梔子，得二升半，內豉，煮取一升半，去滓。分爲二服，溫進一服。得吐者，止後服。

　　成無己曰（《傷寒明理論》）：《內經》曰：其高者，因而越之；其下者，引而竭之；中滿者，瀉之於內；其有邪者，漬形以爲汗；其在皮者，汗而發之。治傷寒之妙，雖有變通，終不越此數法也。傷寒邪氣自表而傳裏，留於胸中，爲邪在高分，則可吐之，是越之之法也。所吐之證，亦自不同，如不經汗下，邪氣蘊鬱於膈，則謂之膈實，應以瓜蒂散吐之。瓜蒂散吐胸中實邪者也。若發汗吐下後，邪氣乘虛留於胸中，則謂之虛煩，應以梔子豉湯吐之。梔子豉湯，吐胸中虛煩者也。梔子味苦寒。《內經》曰：酸苦涌泄爲陰。涌者吐之也。涌吐虛煩，必以苦爲主，是以梔子爲君。煩爲熱勝也，涌熱者，必以苦；勝熱者，必以寒。香豉吐苦寒，助梔子以吐虛煩，是以香豉爲臣。《內經》曰：氣有高下，病有遠近，證有中外，治有輕重，適其所以爲治。依而行之，所謂良矣。《卷四‧方論》

　　盧之頤曰（《仲景傷寒論疏鈔金錍》）：豉成幽窨，轉沉重爲輕浮，援懊憹於寧寂；梔馨彌漫，宛滕六之飛午，化炎槁爲清蕭。若少氣者，藉黃中之厚載，則氣與形俱；若嘔者，賴溫暄爲捍御，則嘔隨辛撤。斯部署形層，各有憑持，本氣標陽，潛消默化矣。《卷四‧辨太陽第四》

　　柯琴曰（《傷寒論注》）：此陽明半表半裏涌洩之劑也。少陽之半表是寒，半裏是熱，而陽明之熱自內達外，有熱無寒。其外證身熱汗出，不惡寒反惡熱，身重，或目疼鼻乾不得臥，其內證咽躁口苦，舌胎煩躁，渴欲飲水，心中懊憹，腹滿而喘，此熱半在表半在裏也。脈雖浮緊，不得爲太陽病，非汗劑所宜，又病在胸腹而未入胃府，則不當下，法當涌吐以發散其邪。梔子苦能泄熱，寒能勝熱，其形象心，又赤色通心，故除心煩憒憒懊憹結痛等症。豆形象腎，制而爲豉，輕浮上行，能使心腹之邪上出於口，一吐而心腹得舒，表裏之煩熱悉除矣。《卷三·梔子豉湯證》

汪琥曰（《傷寒論辨證廣注》）：梔子豉湯仲景雖用以吐虛煩之藥，余曾調此湯，與病人服之，未必能吐，何也？蓋梔子之性苦寒，能清胃火，潤燥。豉性苦寒微甘，能瀉熱而兼下氣調中，所以其苦未必能使人吐也。醫工必欲升散火鬱，當於病人喉中，探之使吐可耳。又用豉法，須陳腐極臭者，能使人吐，方中雲香豉，恐醫工用豉，反取新制而氣不臭者，無怪乎其不能使人吐也。《卷四·太陽病中》

張志聰曰（《傷寒論集注》）：梔子凌冬不凋，得冬令水陰之氣，味苦色赤，形圓小而象心，能啓陰氣上資於心，復能導心中之煩熱以下行。豆乃腎之穀，色黑性沉，窨熟而成輕浮。主啓陰藏之精上資於心胃。陰液上漲於心而虛煩自解，津液還入胃中而胃氣自和。《卷一·太陽上篇》

王子接曰（《絳雪園古方選注》）：梔子豉湯爲輕劑，以吐上焦虛熱者也。第梔子本非吐藥，以此二者生熟互用，涌洩同行，而激之吐也。蓋梔子生則氣浮，其性涌，香豉蒸窨熟腐，其性洩。涌者，宣也；洩者，降也。既欲其宣，又欲其降，兩者氣爭於陽分，自必從宣而越於上矣。余以生升熟降爲論，柯韻伯以梔子之性屈曲下行，淡豉腐氣上蒸而爲吐，引證瓜蒂散之吐，亦在於豉汁。吾恐瓜蒂亦是上涌之品，吐由瓜蒂，非豉汁也。存之以俟君子教我。《上卷·吐劑》

徐大椿曰（《傷寒論類方》）：古方梔子皆生用，故入口即吐，後人作湯以梔子炒黑，不復作吐，全失用梔子之意，然服之於虛煩證亦有驗，想其清肺除煩之性故在也。終當從古法生用爲妙。《卷二·梔子湯類》

陳元犀曰（《長沙方歌括》）：此湯舊本有得吐止後服等字，故相傳爲涌吐之方，高明如柯韻伯，亦因其說，惟張隱庵，張令韶極辨其訛，曰：瓜蒂散二條，本經必曰吐之，梔子湯六節，並不言一吐字，且吐下後虛煩，豈有復吐之理乎？此因瓜蒂散內，用香豉二合而誤傳之也。愚每用此方，服之不吐者多，亦或有時而吐，要之吐與不吐，皆藥力勝病之效也。其不吐者，所過者化，即雨露之用也。一服即吐者，戰則必勝，即雷霆之用也。方非吐劑，而病間有因吐而愈者，所以爲方之神妙。梔子色赤象心，味苦屬火，性寒導火熱之下行。豆形象腎，色黑入腎，制造爲豉，輕浮引水液之上升，陰陽和，水火濟，而煩熱、懊憹、結痛等證俱解矣。《卷三·太陽方》

高學山曰（《傷寒尚論辨似》）：梔子五湯，方後俱綴"得吐者，止後服"。愚謂此必叔和撰添，前賢不察，遂訛傳致誤耳，非仲景之原文也。蓋以五症之不可用吐者，其辨有三，而五湯之不能致吐者，其驗有二也。所謂不可用吐者何？夫梔子五湯，大概俱治煩之藥，故本條曰心煩，次條曰微煩，三條曰煩熱，又曰虛煩，彼吐之內煩，又明明說出變處，豈有治煩而反用吐者乎？又下文三條曰：若嘔者，梔薑豉湯主之。夫三尺之童，俱知薑爲止嘔之聖藥，若是吐劑，因其嘔而吐之，則高因丘陵，下因川澤，其理最順，何必加生薑以止嘔耶？又曰：凡用梔子湯，舊微溏者不可與。夫發汗之劑，禁用於表虛，潤下之劑，禁用於溏瀉，宣吐之劑，禁用於善嘔，各有針鋒相對，若是吐劑，當曰：病人舊善嘔者，不可與服矣。今禁在微溏，明明是降而潤下之劑，與高者越之何涉乎？所謂不能致吐者何？余嘗治一女，傷寒表解胃實，與大承氣下之，煩而後作表熱，余知爲梔豉之理，減用成方之半，應劑而愈，特未嘗吐耳。因思古人嘗藥，諸毒不避，後世得蒙其澤，況梔豉五湯，非毒藥之比乎！遂于兩月中，滿劑遍服五湯，并無偶而一吐，但覺腹內微痛，及溏洩日許而已，故敢大膽謂湯後一語，非仲景之原文，屬後人之蛇足也。《太陽中篇》

原文 梔子甘草豉湯方

梔子十四箇，擘　甘草二兩，炙　香豉四合，綿裹

上三味，以水四升，先煮梔子、甘草，取二升半，內豉，煮取一升半，去滓。分二服，溫進一服。得吐者，止後服。

徐彬曰（《傷寒一百十三方發明》）：因少氣而加甘草，謂補似也，然觀彼脉結代心動悸，炙甘草湯主之，此若但取補中，何不炙之而生用耶？要知既有虛熱，中雖少氣，未可補也，因推原氣少之故，乃熱傷元氣，故以甘涼調中而化熱。調亦是補，然非主補也。使果宜補，則不敢涌之也。《吐劑》

周揚俊曰（《傷寒論三注》）：少氣則加甘草以和中，人皆知之。然既少氣謂是誤後中虛，雖邪氣未退，敢用梔豉以涌吐之乎？乃知此證之少氣，緣外邪內陷，洵是熱傷元氣，而不與但內弱者可同日而語，此甘草所以不炙而用也。《卷二·太陽中篇》

錢潢曰（《傷寒溯源集》）：如上文證而少氣者，因汗吐下後胸中之陽氣已虛，膻中之呼吸不足，中氣大虛，再涌則恐傷胃氣，故加甘草以補中和胃，庶無損於元氣也。《卷二·太陽中篇》

王子接曰（《絳雪園古方選注》）：梔子豉湯，吐胸中熱鬱之劑。加甘草一味，能治少氣，而諸家注釋皆謂益中，非理也。蓋少氣者，一如飲家之短氣也，熱蘊至高之分，乃加甘草載梔豉於上，須臾即吐，越出至高之熱。《上卷·吐劑》

陳蔚曰（《長沙方歌括》）：汗吐下後，中氣虛不能交通上下，故加甘草以補中。《卷三·太陽方》

章楠曰（《傷寒論本旨》）：仲景云：嘔家不可與建中湯，以甜故也。則是甘草之甘，原可助吐，此云少氣者，以其胃氣素弱，恐不勝梔子寒苦，則反從下走而不上涌，故加甘草益胃氣以助吐。而諸家言益中，於理也通。《卷九·汗吐下後篇方》

呂震名曰（《傷寒尋源》）：少氣乃津液被奪，加甘草者，取其能益中而存液，并取其能載藥而速吐也。《下集·梔子甘草豉湯》

原文 梔子生薑豉湯方

梔子十四箇，擘　生薑五兩　香豉四合，綿裹

上三味，以水四升，先煮梔子、生薑，取二升半，內豉，煮取一升半，去滓。分二服，溫進一服。得吐者，止後服。

錢潢曰（《傷寒溯源集》）：若加乾嘔者，是汗吐下後，胃中陽氣已傷，中焦虛冷，胃氣不和，氣上逆而乾嘔也，故加生薑之辛溫，以宣達胃中之陽，和暖中州之氣，則雖更用吐法，亦無傷於胃陽，而氣自和平矣。《卷二·太陽中篇》

張錫駒曰（《傷寒直解》）：嘔者，中氣逆而不得上交，加生薑以宣通之。《卷二·太陽篇》

王子接曰（《絳雪園古方選注》）：栀子豉湯加生薑，則又何說也？蓋栀豉爲輕劑，以吐胸中之熱，若嘔則熱更在卑，窒於胃矣，故加生薑入胃升散，引領栀豉從胃中涌熱上出也。首章言胸中窒塞，前章言胸之上，此章言胸之下。《上卷·吐劑》

陳蔚曰（《長沙方歌括》）：嘔者，汗吐下後胃陽已傷，中氣不和而上逆，故加生薑暖胃解穢而止逆也。《卷三·太陽方》

章楠曰（《傷寒論本旨》）：嘔者，兼陰濁之邪壅遏，非輕藥能散，故加生薑之辛溫，開達陽氣，陽伸，濁邪從上而出也。《卷九·汗吐下後篇方》

吕震名曰（《傷寒尋源》）：蓋嘔則膈上之熱已犯及胃，生薑升散，領引胃中之熱，一概涌之上出，此導引之藥也。《下集·栀子生薑豉湯》

原文 發汗，若下之，而煩熱、胸中窒者，栀子豉湯主之。（77）

成無己曰（《注解傷寒論》）：陽受氣於胸中，發汗若下，使陽氣不足，邪熱客於胸中，結而不散，故煩熱而胸中窒塞，與栀子豉湯以吐胸中之邪。

盧之頤曰（《仲景傷寒論疏鈔金錍》）：窒塞不舒，已迫形層胸分矣。煩而熱，熱而煩，終屬督悶之火鬱。火鬱則發之，仍從内出之外也。《卷四·辨太陽病第四》

張志聰曰（《傷寒論集注》）發汗若下之，則虛其中矣，煩熱胸中窒者，餘熱秉虛而窒塞於心下也。宜栀子導君火之氣以下行，香豉啓陰中之液以上達，陰陽上下相和而留中之虛熱自解矣。《卷一·太陽上篇》

吳謙曰（《醫宗金鑒》）：發汗表未解，若下之，表邪入裏，既不從實化而爲結胸氣衝，亦不從虛化而爲痞硬下利，但作煩熱胸中窒者，以表邪輕，所陷者淺，故只爲煩熱，胸中不快也。栀子苦能涌洩，寒能勝熱，豆豉輕腐上行，佐栀子使邪熱上越於口，庶一吐而胸中舒，煩熱解矣。《卷二·太陽中篇》

陳念祖曰（《傷寒論淺注》）：發汗若下之，其熱宜從汗下而解矣，而竟不解，爲煩熱，且煩不解，留於胸中而窒塞不通者，以栀子豉湯主之。蓋以胸中爲太陽之裏，陽明之表，其窒塞因煩熱所致，必令煩熱止而窒塞自通矣。《卷一·太陽篇中》

章楠曰（《傷寒論本旨》）：煩熱胸中窒者，清濁混淆，氣不得舒，故亦主以栀豉湯涌泄，所謂輕可去實也。《卷五·汗吐下後并誤治諸證》

原文 傷寒五六日，大下之後，身熱不去，心中結痛者，未欲解也。栀子豉湯主之。（78）

成無己曰（《注解傷寒論》）：傷寒五六日，邪氣在裏之時，若大下後，身熱去，心胸空者，爲欲解。若大下後，身熱去而心結痛者，結胸也；身熱不去，心中結痛者，虛煩也。結胸爲熱結胸中，爲實，是熱氣已收斂於內，則外身熱去；虛煩爲熱客胸中，未結爲實，散漫爲煩，是以身熱不去。六七日爲欲解之時，以熱爲虛煩，故云未欲解也。與梔子豉湯以吐除之。

程知曰（《傷寒經注》）：此言下後煩熱有近於痞與結胸者，當審證而用梔子豉也。胸中窒塞則疑於痞，而煩熱則非痞也，故不與瀉心，以梔豉苦寒能涌胸中之熱窒也。胸中結痛則疑於結胸，而身熱未解，則邪尚未結於裏也，故不與陷胸，以梔豉能吐，有發散之義也。《卷五·太陽誤攻》

張志聰曰（《傷寒論集注》）：此言外邪未盡而心中結痛者，梔子豉湯能解表裏之餘邪也。傷寒五六日，病當來復於太陽，大下之則虛其中而熱留於內，是以心中結痛而身熱不去，此未欲解也。宜梔子豉湯清表裏之餘熱從外內以分消。蓋梔子苦能下洩以清在內之結痛，香豉甘能發敵啓陰液爲微汗，以散在外之身熱。《卷一·太陽上篇》

吳人駒曰（《醫宗承啓》）：五六日大下之後，心中結痛而身不熱者，則其熱結在裏，而諸瀉心湯所宜用也，其所以異者，身熱仍不去，則知其熱原在浮淺之膈上，心中結痛，因大下之尅傷所致也。仍須從而吐之，吐後則身熱去，其結痛不待治而亦能自解矣。

錢潢曰（《傷寒溯源集》）：身熱不去，是表證尚未除也。大下之後，若表邪盡陷，則身不熱而爲痞結及協熱下利等變證矣，今乃身熱不去，是邪氣半留於表也，心中結痛，是邪氣半入於裏也。表裏皆有邪，是以謂之未欲解也。然邪入猶淺，初入於上焦心胸之間耳，若用表裏兩解之法，則邪未入胃，豈宜攻裏，無若就近取之，則以高者越之之法爲便，故以梔子豉湯吐之，則內邪雖涌而上出，外邪又因吐得汗而解矣。《卷二·太陽中篇》

邵仙根曰（《傷寒指掌邵評》）：心中結痛身熱不去，其邪未盡入裏，與結胸症之心痛而身不熱者不同，用梔子豉湯散邪撤熱，輕於小陷胸湯之蕩實除熱，是火鬱發之法也。《卷二·救逆述古》

原文 傷寒下後，心煩，腹滿，臥起不安者，梔子厚朴湯主之。（79）

成無己曰（《注解傷寒論》）：下後，但腹滿而不心煩，即邪氣入裏爲裏實；但心煩而不腹滿，即邪氣在胸中爲虛煩。既煩且滿，則邪氣壅於胸腹之間也。滿則不能坐，煩則不能臥，故臥起不安。與梔子厚朴湯，吐煩洩滿。

盧之頤曰（《仲景傷寒論疏鈔金錍》）：心煩腹滿，已涉形層，之胸之腹矣。滿則難起，煩則難臥，臥起不安，即反復顛倒之形似爾。蓋橘蹄淮而枳，故枳居中胃，橫偏形層，畫界經分，以殊方域也。蓋木命在皮，專精者朴，若所愛在外，勁切向內者，仍使之自內而外者。梔性輕浮，宣氣四達，能令堅結者解而上出，火空則發，轉夏成秋，誠熱惱中清凉散也。《卷四·辨太陽病第四》

柯琴曰（《傷寒論注》）：心煩則難臥，腹滿則難起，起臥不安，是心移熱于胃，與反復顛倒之虛煩不同，梔子以治煩，枳朴以泄滿，此兩解心腹之妙劑也。熱已入胃，則不當吐，便未燥硬則不可下，此爲小承氣湯之先着。《卷三·梔子豉湯證》

張錫駒曰（《傷寒直解》）：此言傷寒下後多屬虛寒，然亦有邪熱留於心腹胃而爲實熱症者。熱乘於心，則心惡熱而煩；熱陷於腹，則腹不通而滿；熱留於胃，則胃不和而臥起不安。用梔子以清熱而解煩，厚朴之苦溫以消腹滿，枳實之苦寒以和胃氣。《卷二·辨太陽病脉證篇》

吳謙曰（《醫宗金鑒》）：論中下後滿而不煩者有二：一熱氣入胃之實滿，以承氣湯下之；一寒氣上逆之虛滿，以厚朴生薑甘草半夏人參湯溫之。其煩而不滿者亦有二：一熱邪入胸之虛煩，以竹葉石膏湯清之；一懊憹欲吐之心煩，以梔子豉湯吐之。今既煩且滿，滿甚則不能坐，煩甚則不能臥，故臥起不安也。然既無三陽之證實，又非三陰之虛證，惟熱與氣結，壅於胸腹之間，故宜梔子、枳、朴，涌其熱氣，則胸腹和而煩自去、滿自消矣。此亦吐中寓和之意也。《卷二·太陽中篇》

邵仙根曰（《傷寒指掌》邵評）：此症邪已入胃，則不可吐，便未燥硬，則不可下，此梔子厚朴湯重於梔豉而輕於承氣也。《卷二·救逆述古》

陳念祖曰（《傷寒論淺注》）：傷寒下後，多屬虛寒，然亦有邪熱留於心腹胃而爲實熱證者。熱乘於心，則心惡熱而煩；熱陷於腹，則腹不通而滿；熱留於胃，則胃不和而臥起不安者，以梔子厚朴湯主之。取枳實之平胃，厚朴之運脾，合梔子之止煩，以統治之也。《卷一·太陽篇中》

原文 梔子厚朴湯方

梔子十四箇，擘　厚朴四兩，炙，去皮　枳實四枚，水浸，炙令黃

上三味，以水三升半，煮取一升半，去滓。分二服，溫進一服。得吐者，止後服。

成無己曰（《注解傷寒論》）：酸苦涌洩。梔子之苦，以涌虛煩；厚朴枳實之苦，以洩腹滿。

周揚俊曰（《傷寒論三注》）：心煩腹滿，乃在下後，明明引熱入內，邪不得服，遂使臥起不安。爾時正氣既虛，邪熱方熾，故上中二焦俱病也。若治之而專使上越，則中者不出，概使下行，則上者不降，聖人於是以梔子之苦寒者涌吐之，務令在上者已不得留，則煩可去。復多用厚朴枳實之苦下者以洩其滯，則滿可消，抑何神耶。《卷四·陽明篇》

尤怡曰（《傷寒貫珠集》）：下後心煩，證與上同，而加腹滿，則邪入較深矣。……故去香豉之升散，而加枳朴之降泄。若但滿而不煩，則邪入更深，又當去梔子之輕清，而加大黃之沉下矣，此梔子厚朴湯所以重於梔豉而輕於承氣也。《卷二·太陽救逆法第四》

章楠曰（《傷寒論本旨》）：梔子苦降并不先煮，非能上涌者也，且加厚朴枳實，皆

開洩直降之味，蓋心煩臥不安者，因其陰濁之邪壅於上中二焦，得開洩苦降之藥，則陽氣流通，而邪之在上者，從上而吐，在下者，由下而洩，亦如瓜蒂散之激之使涌耳。特取梔子以清心降火，非同梔豉湯之先煮梔子，欲其隨豉而升，此不先煮，正欲其隨朴實而降，是皆仲景參合造化之理而立法者也。《卷九·汗吐下後篇方》

呂震名曰（《傷寒尋源》）：此雖取吐而不專特乎吐法也，傷寒下後，心煩腹滿，臥起不安者，梔子厚朴湯主之。蓋表邪雖經誤下，心煩則邪半居於上，腹滿則邪半陷於下，故以梔子涌上邪，而以枳朴通下氣，亦兩解之法也。《下集·梔子厚朴湯》

原文 傷寒，醫以丸藥大下之，身熱不去，微煩者，梔子乾薑湯主之。（80）

成無己曰（《注解傷寒論》）：丸藥不能除煩，但損正氣。邪氣乘虛留於胸中而未入深者，則身熱不去而微煩，與梔子乾薑湯，吐煩益正氣。

方有執曰（《傷寒論條辨》）：丸藥誤用，不惟病變而且毒遺。誤於大下，不獨亡陰而陽亦損，所以身熱不去而微煩也，梔子酸苦，涌內熱而除煩；乾薑辛熱，散遺毒而益氣。吐能散滯，辛能復陽，此之謂也。《卷二·太陽中篇第二》

李中梓曰（《傷寒括要》）：病在上者因而越之，其爲吐一也，而所以吐則異。虛煩而兼少氣，加甘草以和中；虛煩而兼嘔惡，加生薑以散逆；腹滿而虛煩，則中州之實也，入枳朴以寬中；大熱而微煩，則中州之虛也，入乾薑以理中。《內經》曰：氣有高下，病有遠近，症有中外，治有重輕，適其所以爲治，依而行之，所謂良矣。《卷下·梔子干姜湯》

柯琴曰（《傷寒論注》）：攻裏不遠寒，用丸藥大下之，寒氣留中可知，心微煩而不懊憹，則非吐逆所宜也，用梔子以解煩，倍乾薑以逐內寒而散表熱。寒因熱用，熱因寒用，二味成方而三法備矣。《卷三·陽明脉證上》

張錫駒曰（《傷寒直解》）：傷寒以丸藥大下之，則丸緩留中而陷於脾矣。太陰脾土本藏之熱發於形身，故身熱不去；脾爲至陰，內居中土，上焦之陽不得內歸於中土，故微煩。此熱在上而寒在中也。《卷二·太陽篇》

尤怡曰（《傷寒貫珠集》）：大下後身熱不去，證與前同，乃中無結痛，而煩又微而不甚，知正氣虛，不能與邪爭，雖爭而亦不能勝之也，故以梔子徹胸中陷入之邪，乾薑復下藥損傷之氣。《卷二·太陽救逆湯第四》

吳貞曰（《傷寒指掌》）：此以丸藥大下，則寒氣留中可知，故用梔子以解微煩，乾薑以逐內寒而散表熱，寒因熱用，熱因寒用也。《卷二·救逆述古》

邵仙根曰（《傷寒指掌》邵評）：丸藥妄下，熱陷寒留，身熱不去，內無結痛，而見微煩，知正氣虛，不能與邪相爭，爲外熱內寒之症，故用梔子以撤胸中陷入之邪，乾薑以復下藥損傷之氣也。《卷二·救逆述古》

陳念祖曰（《傷寒論淺注》）：傷寒，中有梔子證。醫者不知用梔子豉湯，反以丸藥大下之，則丸緩留於中，而陷於脾矣。身熱不去，此太陰脾土本臟之熱，發於形身也。微煩者，以脾爲至陰，內居中土，上焦之陽，不得內歸於中土也。此熱在上而寒在中，

以梔子乾薑湯主之。《卷一・太陽篇中》

原文 梔子乾薑湯

梔子十四箇，擘　乾薑二兩

上二味，以水三升半，煮取一升半，去滓。分二服，溫進一服。得吐者，止後服。

成無己曰（《注解傷寒論》）：苦以涌之，梔子之苦以吐煩。辛以潤之，乾薑之辛以益氣。

柯琴曰（《傷寒論注》）：夫梔子之性，能屈曲下行，不是上涌之劑，惟豉之腐氣，上熏心肺，能令人吐耳。觀瓜蒂散必用豉汁和劑服，是吐在豉而不在梔也。此梔子乾薑湯去豉用薑，是取其橫散，梔子厚朴湯以枳朴易豉，是取其下泄，皆不欲上越之義。舊本兩方後概云得吐止後服，豈不謬哉？觀梔子蘗皮湯與茵陳湯中俱有梔子，俱不言吐，又病人舊微溏者不可與，則梔子之性自明。《卷三・梔子豉湯證》

張錫駒曰（《傷寒直解》）：用梔子導陽熱以下行，用乾薑溫中土以上達，上下交而煩熱止矣。按，梔子乾薑一寒一熱，亦調劑陰陽，交媾坎離之義也。《卷二・太陽脉證篇》

王晋三曰（《絳雪園古方選注》）：煩皆由熱，而寒證亦有煩，但微耳。乾薑和太陰在裹之傷陽，而表熱亦去，梔子清心中之微熱，而新煩亦除。立方之義，陰藥存陰，陽藥和陽，是調劑陰陽，非謂乾薑以熱散寒也。《上卷・和劑》

文通曰（《百一三方解》）：此亦梔子豉湯加減之方，治胃熱脾寒之劑也。……以丸藥大下之，必使寒入脾而肺胃之熱不净，脾寒故身熱不去，胃熱故微煩也。梔子涼胃，胃火降則三焦之火亦降，而微煩可降矣。乾薑以溫脾，脾溫則包絡之寒亦去，而身熱可除矣，用藥至簡而神。《中卷・梔子乾薑湯》

慶恕曰（《醫學摘粹》）：下傷中氣，濁陰上逆，故用乾薑降逆而溫中，梔子吐瘀而降煩也。《梔子乾薑湯》

原文 凡用梔子湯，病人舊微溏者，不可與服之。（81）

成無己曰（《注解傷寒論》）：病人舊微溏者，裏虛而寒在下也，雖煩則非蘊熱，故不可與梔子湯。《內經》曰：先洩而後生他病者，治其本，必且調之，後乃治其他病。

張璐曰（《傷寒纘論》）：舊有微溏，則大腸易動，服此不惟不能上涌，反爲下洩也。《卷上・太陽下篇》

張錫駒曰（《傷寒直解》）：病人舊微溏者，脾氣素虛寒者也，虛寒之人，病則不能化熱，必現虛寒之症，故不可與服也。《卷二・脉太陽脉證篇》

吳謙曰（《醫宗金鑒》）：若汗、吐、下後，懊憹少氣，嘔逆煩滿，心中結痛者，皆宜以梔子等湯吐下。以其邪留連於胸胃之間，或與熱、與虛、與飲、與氣、與食相結而不實。則病勢向上，即經所謂在上者因而越之之意也。若未經汗、吐、下，而有是證，則爲實邪，非梔子湯輕劑所能治矣。又當以瓜蒂散重劑主之也。若病人舊微溏者，雖有是證，但裏既久虛，不可與服；若與之，即使客邪盡去，亦必正困難支，蓋病勢向下，涌之必生他變也。本草不言梔子爲吐劑，仲景用之以爲吐者，何也？梔子本非吐藥，以其味苦能吐，故用之以涌其熱也。《卷二·太陽中篇》

黃元御曰（《傷寒懸解》）：梔子苦寒之性，洩脾胃而滑大腸，凡用梔子諸湯，設病人舊日脾陽素虛，大便微溏者，不可與服也。《卷四·太陽中篇》

原文 太陽病，發汗，汗出不解，其人仍發熱，心下悸，頭眩，身瞤動，振振欲擗一作僻。地者，真武湯主之。（82）

成無己曰（《注解傷寒論》）：發汗不解仍發熱，邪氣未解也；心下悸、頭眩、身瞤動、振振欲擗地者，汗出亡陽也。裏虛爲悸，上虛爲眩，經虛爲身瞤振振搖，與真武湯主之，溫經復陽。

方有執曰（《傷寒論條辨》）：太陽中風，誤服大青龍而致逆之救法也。發汗而病不解者，其爲誤汗可知也。仍發熱，言汗雖出。病依舊在也。悸，怔忡也；眩，昏暈也；瞤，腘動也；振振，振作也；擗，拊心也。言心怔而忡，頭昏而暈，肉腘而動，手拊心而無可奈何。厥逆，筋惕肉瞤變文之互詞也。夫太陽中風，陽浮陰弱，汗出惡風，例雖名曰發汗，義則實在解肌。解肌者，桂枝湯也。法曰，遍身爇爇，微似有汗者益佳，不可令如水流灕，病必不除。苟至流灕，豈惟病不除，多見亡陽而虛甚也。……大敵當前，良將重選，是故茯苓行水，尤性導濕，濕導水行，祖龍歸海也。芍藥收陰，附子回陽，陽回陰收，鐵甲當關也。生薑以醒其昏，爲救厥逆之劇。《卷二·太陽中篇第二》

汪琥曰（《中寒論辯證廣注》）：此條病，乃太陽真寒證。真陽素虛之人，卒中風寒，先宜補裏固表，然後可用溫解之法，今者暫見太陽病，即強發汗，汗出者，謂汗已大出也。若汗出不徹仍發熱，爲陽邪之氣未解，此則汗已大出而不解，乃病劇而邪不在表矣。汗多亡陽，真氣內虛，陰中之火離其本根而游走於外，故仍發熱。心下悸云云者，心陽不安則悸，陽虛於上則頭眩。且也，陽虛則周身經脉總無主持，故身瞤動，振振欲擗地。擗者，兩手開拓也，身欲倒地，則兩手開拓，諸家注或云以手拊心，或云思欲闢地而處其內，何穿鑿之甚耶？此不過形容亡陽裏虛，經脉無以主持之狀。方用真武湯者，並非行水導濕，乃補其虛而復其陽也。《卷上》

錢潢曰（《傷寒溯源集》）：《尚論》取方氏之說，謂此條爲服大青龍因而致變者立法，誤矣。大凡汗多亡陽，及三陰無陽之證，皆以附子溫經復陽，乃治之大經，理之自然，一定之法也，豈獨一青龍之誤爲然哉。其所以疑之者，蓋以太陽下篇之誤服大青龍而致厥逆筋惕肉瞤之變者，亦以真武湯救之之故也。然服桂枝湯而強逼其汗，遂可使如水流灕，亡陽致變矣，況於麻黃大青龍以及火劫乎。《卷一·太陽上篇》

鄭重光曰（《傷寒論條辨續注》）：發汗不解，誤汗可知。心悸，頭眩，身瞤動，振振欲擗地者，皆汗多亡陽，衛氣解散，振振然傍徨四顧，無可置身，欲擗地而避處其中。陰證似陽，欲坐井中以避熱，此汗多亡陽，欲入地中以就實也。病變已極，陽虛甚矣，大敵在前，良將重選，而真武者，正位北方，爲司水之神，大哉青龍，不得不藉真武補方而拯溺也。此本爲誤服大青龍湯致逆者立法。《卷一·太陽上篇》

尤怡曰（《傷寒貫珠集》）：發汗過多，不能解太陽之邪，而反動少陰之氣，於是身仍發熱，而悸眩瞤動等證作矣。少陰之氣，水氣也，心屬火而水乘之，故悸；頭爲陽而陰和之，故眩；經脉綱維一身，以行血氣，故水入之則振振瞤動也。擗，猶據也，眩動之極，心體不安，思欲擗地而自固也。此與陽虛外亡有別，陽虛者，但須四逆以復陽，此兼水飲，故必真武以鎮水。《卷一·太陽幹旋法第四》

吳謙曰（《醫宗金鑒》）：大汗出，仍熱不解者，陽亡於外也；心下悸築築然動，陽虛不能內守也；頭眩者，頭暈眼黑，陽微氣不能升也；身瞤動者，蠕蠕然瞤動，陽虛液涸，失養於經也。振，聳動也。振振欲擗地者，聳動不已，不能興起，欲墮於地，陽虛氣力不能支也。《卷三·太陽下篇》

王丙曰（《傷寒論注》）：此本麻黃證而誤服大青龍者。振振欲擗地，形容顫振之象，踡縮向下也。發熱爲格陽於表，餘證皆水氣，乃石膏之害，真武湯溫中以徹飲。《卷六·發汗吐下後病狀》

吳貞曰（《傷寒指掌》）：傷寒汗出惡風，脉浮緩微弱，桂枝症也，誤以大青龍汗之，致其人厥冷筋惕，心下悸，頭眩，熱仍不退，身肉瞤動，振振欲擗地者，真武湯主之，內鎮少陰水逆，外救太陽亡陽。《卷二·救逆述古》

陳念祖曰（《傷寒論淺注》）：虛人不可發汗，汗後變證無常，茲先言太陽。太陽發汗，其熱當解，今汗出不解，正氣虛也。其人仍發熱，徒虛正氣，而熱仍在也。汗爲心液，心液亡則心下悸。夫津液者，和合而爲膏，上補益於腦髓，今津液不足，則腦爲之不滿，而頭爲之眩。身爲脾之所主，今脾氣因過汗而虛，不外行於肌肉，則身無所主持而瞤動。動搖不能撑持，而欲擗地之狀者，以真武湯主之。《卷一·太陽篇》

沈元凱曰（《傷寒大乘》）：陽氣者，精則養神，柔則養筋，太陽病發汗過多，則外虛陽氣，陽氣既虛，則不能主持經絡，故筋惕肉瞤，而身爲振振搖也。《卷二·筋惕肉瞤》

高學山曰（《傷寒尚論辨似》）：太陽以汗爲正治，原非誤也，但凡屬汗劑，即宜謹防亡陽一變，故平素肉勝氣卑色白性沉者，一切麻黃、桂枝、青龍、葛根，俱不得滿劑，不專指誤藥也。不解，即下文仍發熱之謂。鄭氏曰：陽氣盛者，未汗之先陽與邪搏，汗之則正邪相持而出，故解；陽氣衰者，其未汗時，正氣已經投降病邪，及至汗之，則陽氣惟是自敗而出耳，故多不解。此論精細，併存之。愚謂汗後陽虛欲亡之人，其身仍熱，非關病邪之解與不解也。《經》曰：陽浮發熱。今虛陽欲脫而浮於外，其發熱不解，何必病邪之尚存哉！觀湯意之單一收汗回陽可見矣。心下悸，與臍下悸不同，臍下是動悸，有駁駁跳動之象，陰氣之將上也；心下是虛悸，有怯怯饑餒之形，陽氣之外馳也。臍下心下，爲陰陽所居之位，故其移宮之景各如此。眩者，陽氣上旺之貌。目筋之跳動爲瞤，身瞤動，言渾身之肉忽此忽彼，俱如瞤之跳動也。振振欲擗地，喻氏曰：擗，闢也，避也，汗出過多，衛氣解散，似乎全無外廓，故振振然回顧彷徨，無可置身，欲思擗地而避處其內也，試觀嬰兒出汗過多，神虛畏怯，嘗合面偎入母懷，豈非欲擗地之一驗乎！如此解釋，不知瞞過多少聰明學問之人。夫陽氣欲亡未亡之際，其諸陽之上浮外鶩者，盡匯於太陽皮毛之分，以爭出路之勢，是外盛而內衰，上強而下弱也，何得謂之衛氣解散，全無外廓乎？既如所言，已是陽氣亡盡，死在傾刻之候，猶得以真武回之者，吾不信矣！識破二語，則下文之誤盡見。且嬰兒之喻，尤爲不確，試看病兒未汗，其不合面偎入母懷者有幾哉？孰知擗與躄同，即跳躍之意。下潛者頸縮，上揚者足躄，熱使然也。凡陽氣洩於下，則頭顫爲甚，男子精前，小兒尿後可證，陽氣洩于上，則足戰又可類推矣。明明悸言心下，眩言頭，瞤動言身，而以躄地言足。蓋謂諸陽上浮外鶩，而足底之陽，亦將奔迫赴之，故其上拔虛戰之勢，振振然如擗地之狀。加一欲字，以虛擬之耳。主真武者，以汗爲陽氣之車馬，此時四逆白通，非不對症，然六車四馬，已在馳逐，挽留之法，惟折車勒馬，爲回陽當下之捷徑矣。《太陽上篇》

唐宗海曰（《傷寒論淺注補正》）：傷寒發熱，是本身之衛陽與寒相爭，故熱，宜發其汗，使衛陽得出於外，而寒隨之解矣。若衛陽已洩而汗出，寒仍不解，留於肌肉而發熱，內動膀胱之水，上凌心爲心下悸，水氣挾汗脉上冒，爲頭眩。夫汗出之後，經脉已失其養，今其寒水之氣，又復觸發其筋脉，則身瞤動，振振欲擗地。總由陽氣外洩，寒水暴發也。是以用生薑白芍，理營衛以散外寒，用附子爲主，助腎陽以祛內寒，而苓朮治水以佐之。水不上泛則眩止，不凌心則悸止，寒退陽伸則瞤動振搖無不止矣。……此與上苓桂朮甘湯證相似，但有輕重之別也。《卷一·太陽篇中》

原文 咽喉乾燥者，不可發汗。（83）

成無己曰（《注解傷寒論》）：津液不足也。

方有執曰（《傷寒論條辨》）：咽喉乾燥者，胃中無津液，腎水亦耗衰。少陰之脉循喉也。發汗則津液愈亡，而腎水益衰，故致戒如此。《卷八·不可發汗》

盧之頤曰（《仲景傷寒論疏鈔金錍》）：咽爲納飲之源，喉屬游溢之本，既乾且燥，本源已竭，戒不可汗。《卷四·辨太陽病第四》

程應旄曰（《傷寒論後後辨》）：咽喉乾燥者，燥氣乘金，液衰衛乏可知，更發汗以奪其液，其傳爲索澤，爲膈消。凡遇可汗之證，必當顧慮夫上焦之津液有如此者。《卷五·辨太陽》

錢潢曰（《傷寒溯源集》）：咽喉乾燥，上焦無津液也。上焦之津液，即下焦升騰之氣也。下焦之氣液不騰，則咽喉乾燥矣。……邪在少陰，故氣液不得上騰，即上文尺中微遲之類變矣。《卷二·太陽中篇》

張錫駒曰（《傷寒直解》）：脾足太陰之脉挾咽，腎足少陰之脉循喉嚨，肝足厥陰之脉循喉嚨之後，是咽喉者，三陰經脉所循之處也。三陰精血虛少，不能上滋於咽喉，故乾燥，所以不可發汗。夫只言不可發汗，而不言發汗以後之變症，蓋謂三陰俱傷，命將難全，治亦無及，又遑論其變乎？《卷三·辨太陽脉證篇》

尤怡曰（《傷寒貫珠集》）：咽喉者，諸陰之所集，而乾燥則陰不足矣。汗者，出於陽而生于陰也，故咽喉乾燥者，雖有邪氣，不可以温藥發汗。或强發之，乾燥益甚，爲咳，爲咽痛，爲吐膿血，無所不至矣。《卷一·太陽權變法第二》

原文 淋家，不可發汗，發汗必便血。（84）

成無己曰（《注解傷寒論》）：膀胱裏熱則淋，反以湯藥發汗，亡耗津液，增益客熱，膀胱虛燥，必小便血。

方有執曰（《傷寒論條辨》）：膀胱蓄熱而血妄，則淋。復發汗以迫其血，則血愈不循經而愈妄。便出者，其道順故也。《卷八·不可發汗篇》

程應旄曰（《傷寒論後條辨》）：淋家熱畜膀胱，腎水必乏，更發汗以竭其津，水府告匱，徒逼血從小便出耳。凡遇可汗之證，必當顧慮夫下焦之津液如此。《卷五·辨太陽》

張志聰曰（《傷寒論集注》）：太陽之表汗，膀胱之津液也。淋家者，病五淋之人，膀胱之津液已虛，故不可發汗，發汗必動胞中之血而下便。夫膀胱者，胞之室也。《卷二·辨太陽病第二》

吳謙曰（《醫宗金鑒》）：淋家者，濕熱蓄於膀胱，水道澀痛之病也。若發其汗。濕隨汗出，熱必獨留，水府告匱，迫其本經之血，從小便而出矣。《卷十一·壞病篇》

陳念祖曰（《傷寒論淺注》）：素有淋病，名曰淋家，淋家其津液久虛，不可發汗，更走其津液。若發汗則津液竭於外，而血動於內，干及於胞中，必患便血。何以言之？《內經》云：膀胱者，津液藏焉。又曰：膀胱者，胞之室。是胞爲血海，居於膀胱之外，而包膀胱，雖藏血藏津液有別，而氣自相通，參看太陽熱結膀胱，血自下症，則恍然誤矣！淋家病爲膀胱氣化不能行於皮毛，津液但從下走而爲淋。膀胱已枯，若再發其汗，必動胞中之血，非謂下血自膀胱出也。《卷一·太陽篇中》

胡嗣超曰（《傷寒雜病論》）：陰精不固，水火俱困，故清濁不分而淋，若再發汗，則陽氣大虛，腎陰益擾，氣已傷矣，血將焉附。從燥化則自下竅出，從火化則從上竅出矣。《卷四·太陽上篇》

高學山曰（《傷寒尚論辨似》）：膀胱熱則閉，閉則愈熱，今已爲熱所閉，故淋。更發其汗，則津液奪其上，愈閉而愈熱矣。便血，膀胱熱極，移禍大腸，即桃核抵當之症，亦在內。《太陽中篇》

原文 瘡家，雖身疼痛，不可發汗，汗出則痙。（85）

成無己曰（《注解傷寒論》）：表虛聚熱，則生瘡，瘡家身疼如傷寒，不可發汗，發汗則表氣愈虛，熱勢愈甚，生風，故變痙也。

常器之曰（引自《傷寒補亡論》）：可小柴胡湯。《卷四·太陽經治法》

方有執曰（《傷寒論條辨》）：瘡家身疼痛，血熱表虛，非實也。發汗則表益虛，而

易得重感，痙病出於重感，故禁。《卷八·不可發汗篇》

盧之頤曰（《仲景傷寒論疏鈔金錍》）：熱氣流行，浸淫膚肉，始作瘡瘍，皮毛已失華澤，樞機亦偏呈開辟矣。雖寒威凛冽，致有切身之痛，亦不可強施汗法。否則澤渴，開折而反合，不惟樞機反合，軀體亦反胎形，以從合象矣。胎形，陽外而陰內；痙瘈形，陽內而陰外，故卒口噤，背反張者，病也。《卷四·太陽病第四》

程知曰（《傷寒經注》）：瘡家疼痛，爲津液虧耗，更發其汗，則外襲虛風，內血不榮，必致筋脉强急而痙。《卷三·太陽辨證》

錢潢曰（《傷寒溯源集》）：瘡家，非謂疥癩之疾也。蓋指大膿大血，癰疽潰瘍，楊梅結毒，臁瘡痘疹，馬刀俠癭之屬也。身疼痛，傷寒之表證也。言瘡家氣虛血少，營衛衰薄，雖或有傷寒身體疼痛等表證，亦慎不可輕發其汗。若誤發其汗，則變逆而爲痙矣。……然其所以致此者，皆由陰陽兩虛，氣血衰少，發其汗則陽氣鼓動，陰液外洩，陽亡不能柔養，血虛則無以滋灌，所以筋脉勁急而成痙也。《卷二·太陽中篇》

吳謙曰（《醫宗金鑒》）：瘡家初起毒熱未成，法當汗散，已經潰後，血氣被傷，雖有身痛應汗表證，亦不可發汗。恐汗出榮衛愈虛，外風乘襲，即不受外風，筋失液養，亦必致項强反張，而成痙病也。《卷十一·壞病篇》

高學山曰（《傷寒尚論辨似》）：人身以營陰爲軟和，瘡家之營陰，耗于膿血，發汗則營陰更傷，即木乾而硬，土乾而硬之義，故身張項强而痙。《太陽中篇》

原文 衄家，不可發汗，汗出必額上陷脉急　緊，直視不能眴，一作瞬。不得眠。（86）

許叔微曰（《傷寒百證歌》）：淋家、衄家、瘡家，以至四動脉不可發汗者，王實皆用小柴胡湯。《卷二·傷寒歌》

成無己曰（《注解傷寒論》）：衄者，上焦亡血也。若發汗，則上焦津液枯竭，經絡乾澀，故額上陷，脉急緊。諸脉者，皆屬於目。筋脉緊急則牽引其目，故直視不能眴。眴，瞬，合目也。《針經》曰：陰氣虛則目不瞑，亡血爲陰虛，是以不得眠也。

張璐曰（《傷寒纘論》）：久慣衄家，清陽之氣素傷，更發其汗，以虛其虛，則兩額之動脉必陷，故眥急不能卒視，不得眠。蓋目與額皆陽明部分也。《卷上·太陽上篇》

程知曰（《傷寒經注》）：衄者，上焦亡血也。更發汗，則太陽津竭，必至筋脉引急而目直視不得眴。《內經》曰：太陽結於命門，命門者目也。又曰：太陽起目內眥，其通頂入腦者爲目系。陰氣不榮，則目不合也。額上陷脉，額上陷中之脉也。《卷三·太陽辨證》

程應旄曰（《傷寒論後條辨》）：清陽之氣素傷，更發其汗，是爲重虛。額上者，諸陽所聚，陽去則額上陷矣。諸脉皆屬於目，目得血而能視，筋脉無血以養，則牽引其目，以致脉緊急，目上瞪而不能合眼矣。衛氣夜行於陰則眠，今衛無營主，僅能行於陽而不能行於陰，則不得眠矣。凡遇可汗之證，便不可不顧慮夫陽經之營血有如此者。《卷五·辨太陽》

錢潢曰（《傷寒溯源集》）：額上，非即額也。額骨堅硬，豈得即陷，蓋額上之囟門也。《卷二·太陽中篇》

張錫駒曰（《傷寒直解》）：三陽之脉俱起於額，鼻衄家則三陽之經血俱虛，奪血者無汗，故不可發汗，汗出則重亡其陰矣。額上陷脉，陷中之動脉也。太陽之脉起於目內眥，上額交巔，陽明之脉起於鼻交額中，旁納太陽之脉，少陽之脉起於目銳眥，三經互相貫通，俱在於額上鼻目之間，三陽之血不榮於脉，故額上陷脉緊急也。三陽之血不貫於目，故目立視不能眴也。陰血虛少則衛氣不能行於陰，故不得眠也。《卷三·辨太陽病脉證篇》

尤怡曰（《傷寒貫珠集》）：額上陷脉緊急者，額上兩旁之動脉陷伏不起，或緊急不柔也。……目直視，不能眴，不得眠，皆亡陰之證也。《卷一·太陽權變法第二》

吳謙曰（《醫宗金鑒》）：衄家者，該吐血而言也。謂凡衄血、吐血之人，陰氣暴亡，若再發其汗，汗出液竭，諸脉失養，則額角上陷中之脉，爲熱所灼，故緊且急也。目直視，目瞪不轉睛也。不能眴，目睫不合也。亦皆由熱灼其脉引縮使然。不得眠者，陽氣不能行於陰也。凡此所見之病，皆陽盛陰微之危證。誰謂衄家可輕發其汗耶！《卷十一·壞病篇》

唐宗海曰（《傷寒論淺注補正》）：汗出氣分，屬陽，汗出必額上陷，以衄家陰血已亡，準賴有陽氣，尚能保其額之不陷，若再汗亡其陽，則額間陰血陽氣，兩者均竭，是以虛陷。《卷一·太陽篇中》

原文 亡血家，不可發汗，發汗則寒栗而振。（87）

成無己曰（《注解傷寒論》）：《針經》曰：奪血者無汗，奪汗者無血。亡血發汗，則陰陽俱虛，故寒慄而振搖。

盧之頤曰（《仲景傷寒論疏鈔金錍》）：亡血甚于奪血，不獨陷經上之脉，並動盡身之經矣。形頹則氣沮，氣沮則神離，豈病變之所應見？《卷四·辨太陽病第四》

張璐曰（《傷寒纘論》）：血亡則陽氣孤而無偶，汗之則陽從汗越，所以不發熱而反寒慄也。《卷上·太陽上篇》

沈明宗曰（《傷寒六經辨證治法》）：亡血家，素成陽盛陰虧之體，然陰虛則陽基亦不固密，若發其汗，乃無陰可傷，反致真陽敗越，故作寒慄而振。危險之道，可不慎歟！《卷二·太陽中篇》

吳謙曰（《醫宗金鑒》）：凡失血之後，血氣未復，爲亡血虛家，皆不可發汗也。蓋失血之初，固屬陽熱，然亡血之後，熱隨血去，熱固消矣，而氣隨血亡，陽亦危矣。若再發汗，則陽氣衰微，力不能支，故身寒噤慄，振振聳動，所必然也。蓋發陰虛之汗，汗出則亡陰，即發暴吐衄血之汗也，故見不能眴、不得眠亡陰等病也。發陽虛之汗，汗出則亡陽，即發亡血虛家之汗也，故見寒慄而振、亡陽等病也。《卷十一·壞病篇》

陳念祖曰（《傷寒論淺注》）：血從陰經併衝任而出，爲吐爲下，多則爲脫。凡一切脫血之人，名曰亡血家。血屬陰，亡血即亡陰，故不可發汗。若發其汗，是陰亡而陽無

所附，陽從外脫，其人則寒慄而振。《卷一·太陽篇中》

章楠曰（《傷寒論本旨》）：亡血家者，向有吐衄崩漏便紅等病也，發汗更傷營衛氣血，則寒慄而振，其邪反不能去也。《卷二·太陽中篇》

唐宗海曰（《傷寒論淺注補正》）：此寒慄而振，與前必振寒，內外俱虛故也同義。彼是下後亡陰，筋脉失養，復發汗以亡其陽，則寒氣發動，筋脉不能自持，故振。此節亡血家；即是陰筋失養，復發汗以亡其陽，則寒氣發動，筋脉不能自持，故寒慄而振，其義正與前同。又此節與上節衄家發汗，則額上陷，義亦相通，衄只是督脈額上之血已亡，故發汗再亡其陽，則只是督脉所司之額上陷。亡血家是周身之血或吐或下，從內洩去，則周身筋脉失養，或汗之再亡其陽，則不單在額上陷，而在周身皆發寒振。《卷一·太陽篇中》

原文 汗家，重發汗，必恍惚心亂，小便已陰疼，與禹餘粮丸。（88）

成無己曰（《注解傷寒論》）：汗者心之液，汗家重發汗，則心虛恍惚心亂；奪汗則無水，故小便已，陰中疼。

常器之曰（引自《傷寒補亡論》）：禹餘粮石，一味火鍛，散服亦可。《卷四·太陽經治法》

盧之頤曰（《仲景傷寒論疏鈔金錍》）：遇傷心液，致神失奠安，故恍惚心亂；邪溜於府，致州都煎厥，故小便已陰痛。禹余糧，續平水土，有如神禹，全方固缺，亦可擬其方制矣。《卷四·辨太陽第四》

柯琴曰（《傷寒論注》）：汗家，平素多汗人也。心液大脫，故恍惚心亂，甚於心下悸矣。心虛於上，則腎衰於下，故陰疼。餘粮土之精氣所融結，用以固脫而鎮怯，故為丸治之。《卷二·麻黃湯證上》

程應旄曰（《傷寒論後條辨》）：心主血，汗者心之液，平素多汗之家，心虛血少可知，重發其汗，遂至心失所主，神恍惚而多忡憧之象，此之謂亂。小腸與心為表裏，心液虛而小腸之水亦竭，自致小便已陰疼。與禹餘粮丸，其為養心血和津液，不急急于利小便可意及也。《卷五·辨太陽》

張志聰曰（《傷寒論集注》）：夫汗家則虛其水穀之精矣，中焦之津液入心化赤而為血，下挾膀胱而運行於膚表。水穀之津液虛而重發其汗，則上動心主之血而恍惚心亂矣，下動膀胱之所藏則小便已而陰痛矣。禹餘粮生於山澤中，秉水土之專精，得土氣則穀精自生，得水氣則陰痛自止。此方失傳，或有配合。《卷二·太陽病第二》

錢潢曰（《傷寒溯源集》）：汗家，傷寒家已經發汗，及自汗盜汗者皆是也。重發汗者，已發而再發也。傷寒汗出不徹者，當重發其汗，以盡其邪。若發汗已徹，衛氣已虛，更疑尚有餘邪，又重發其汗，則虛其虛而致亡陽之變，必恍惚心亂矣。恍惚者，心神搖蕩而不能自持，心亂者，神虛意亂而不能自主也。心之所藏，陽之靈也；隨神往來者，魂也；所以任物者，心也。是以神留則生，神去則死矣。此以重發其汗，陽亡神散，故恍惚心亂也。小便已而陰痛者，汗後虛陽上越，下焦無陽，氣弱不利，而莖中澀痛也。……禹餘粮丸雖缺，然餘粮乃鎮墜之重劑，專主下焦前後諸病，所以能鎮恍惚之心亂，治便已之陰痛，其佐使之屬，或有扶陽補虛之用，未可知也。《卷二·太陽中篇》

舒詔曰（《傷寒集注》）：平日汗多者，表陽素虧，若重發其汗，則陽從外亡，胸中神魂無主，故心神恍惚而內亂也。小便已陰痛者，陽氣大虛，便出則氣愈泄而化源傷，故痛。《卷二·太陽中篇》

陳念祖曰（《傷寒論淺注》）：平素患汗病之人，名曰汗家，心主血，汗爲心液，患此病之人，其心虛血少可知。若重發其汗，則心主之神氣無所依，必恍惚心亂。且心主之神氣虛，不能下交於腎，而腎氣亦孤，故小便已而前陰尿管之中亦疼，與禹餘粮丸。《卷一·太陽篇中》

唐宗海曰（《傷寒論淺注補正》）：前陰尿管，乃是膀胱下竅，膀胱有津液以潤此竅，則小便利，而尿管不疼。《內經》云：膀胱者，州都之官，津液藏焉，氣化則能出矣。此出字，足言化氣爲津液，下出以潤尿管，上出以充皮毛。汗家之津液既從皮毛發洩，又重發其汗，則津液盡從皮毛外出，而下行之津液反竭，是以尿管枯澀，而小便疼也。其恍惚心亂者，亦不是心血虛少，蓋心煩是血虛，心悸是陽虛，心亂是陽氣飛越，此與以火迫劫亡陽必驚狂同義。《卷一·太陽篇中》

原文 病人有寒，復發汗，胃中冷，必吐蛔。（89）

成無己曰（《注解傷寒論》）：病人有寒，則當溫散，反發汗，損陽氣，胃中冷，必吐蚘也。

盧之頤曰（《仲景傷寒論疏鈔金錍》）：不曰太陽傷寒而曰病人有寒，病寒兩字宜着眼。謂寒病陰凝，嫌於無陽也。設復發汗，爲重行渙散，致中胃惟陰，必冷逆蚘出，緣蚘類死陰之屬，可征遠於生陽之氣矣。《卷四·辨太陽病第四》

張志聰曰（《傷寒論集注》）：夫陰陽氣血皆生於胃府水穀，病人有寒，胃氣虛矣，若復發汗，更虛其中焦之氣，則胃中冷，必吐蚘。夫蚘乃陰類，不得陽熱之氣，則傾刻殞生而外出矣。《卷二·太陽病第二》

張錫駒曰（《傷寒直解》）：蚘者，化生之蟲，陰類也，胃無陽熱之化則陰寒固結而陰類頓生，故必吐蚘也。《卷三·辨太陽病脉證篇》

黃元御曰（《傷寒懸解》）：藏府素有積寒，復發汗以亡胃陽，胃冷不能安蛔，必吐蛔蟲。蟲因木化，厥陰木鬱則生蛔蟲。《素問》厥陰者，陰之絕陽。厥陰以至陰之藏，寒極吐蛔，則水騰而火不能復，中伏死機，是以內外感傷諸病，一見吐蛔，便屬險證，陽絕則死，陽復則生。惟溫病吐蛔，是熱非寒，與餘證不同也。

吳謙曰（《醫宗金鑒》）：病人有寒，謂胃中寒也。復發汗，謂汗而復汗也。胃寒復汗，陽氣愈微，胃中冷甚，蚘不能安，故必吐蚘也，宜理中湯送烏梅丸可也。《卷四·陽明全篇》

吳貞曰（《傷寒指掌》）：素有內寒之人，復感寒邪，當溫中散寒，若大發其汗，胃中穀氣化汗外達，則胃氣轉餞，蚘失穀氣以養，則不安而上逆。……凡傷寒吐蚘，雖有大熱，忌用寒涼，乃大凶之兆，急用理中湯去甘草，加椒梅主之。蓋蚘聞甘而起，遇酸而伏，見苦則安也。《卷三·傷重變症》

原文 本發汗，而復下之，此爲逆也。若先發汗，治不爲逆。本先下之，而反汗之，爲逆。若先下之，治不爲逆。（90）

成無己曰（《注解傷寒論》）：病在表者，汗之爲宜，下之爲逆；病在裏者，下之爲宜，汗之爲逆。經曰：陽盛陰虛，汗之則死，下之則愈，陽虛陰盛，汗之則愈，下之則死。

盧之頤曰（《仲景傷寒論疏鈔金錍》）：可汗而下，可下而汗，世盡反常，日趨於變，是爲大逆。如皮膚肌，屬形層之表；胸腹胃，屬形層之裏，獨中脅，則界乎表裏之間，井然可折，猶難識認，至種種移形，又不識作何悖逆矣。《卷四·辨太陽病第四》

汪琥曰（《傷寒論辨證廣注》）：大約治傷寒之法，表證急者即宜汗，裏證急者即宜下。不可拘拘于先汗後下也。汗下得宜，治不爲逆。《卷四·太陽病第一》

張志聰曰（《傷寒論集注》）：病氣在外，宜從汗解，而復下之，此爲逆也。若先反汗而外邪不盡，復隨太陽之氣內入，又可從乎下解，故治不爲逆。若病氣在裏，宜先從下解，而反汗之，爲逆。如下之而裏邪不盡，復從太陽之氣外出，又可從乎汗解，故治不爲逆。《卷二·太陽病第二》

吳謙曰（《醫宗金鑒》）：病有表裏證者，當審其汗、下何先，先後得宜爲順，失宜爲逆。若表急於裏，本應先汗而反下之，此爲逆也；若先汗而後下，治不爲逆也。若裏急於表，本應先下，而反汗之，此爲逆也；若先下而後汗，治不爲逆也。《卷一·太陽上篇》

黃元御曰（《傷寒懸解》）：風寒外閉，宜辛溫發散而不宜下；燥熱內結，宜苦寒攻下而不宜汗。若表邪未解，裏邪復盛，則宜先汗而後下；裏邪急迫，表邪輕微，則宜先下而後汗，錯則成逆矣。若治法得宜，先後不失，不爲逆也。《卷四·太陽中篇》

章楠曰（《傷寒論本旨》）：凡誤汗誤下，皆由表裏深淺之邪辨別不真，其有表裏互相交涉者，應汗應下，必有緩急輕重先後之分，誤則爲逆，而必變危重也。如陽明病，裏證已具，若微惡寒者，表邪未罷也。須先解表而後攻裏。又如病發熱頭痛，邪在表也，而脉反沉，是本元虛，先當救裏，用薑附四逆溫臟以達表。又如病人無表裏證者，言無表邪腑實之證，而發熱七八日，雖脉浮數者，可下之，以其內熱盛而外溢，故脉浮數，并無表證，故可下也。諸如此類，或辨之不明，本當發汗解表者，表未解而復下之，此爲逆也，若先發汗，治不爲逆。如本當攻下治裏者，而反汗之，則爲逆也，若先下之，治不爲逆。又如邪在少陽半表半裏，及厥陰陰陽交接之地，則汗吐下法皆不宜用，若誤用之，其害尤甚也。《卷五·汗吐下後誤治》

原文 傷寒，醫下之，續得下利清穀不止，身疼痛者，急當救裏；後身疼

痛，清便自調者，急當救表。救裏宜四逆湯，救表宜桂枝湯。（91）

成無己曰（《注解傷寒論》）：傷寒下之，續得下利清穀不止，身疼痛者，急當救裏者，以裏氣不足，必先救之，急與四逆湯。得清便自調，知裏氣已和，然後急與桂枝湯以救表，身疼者，表邪也。《內經》曰：病發而不足，標而本之，先治其標，後治其本。此以寒爲本也。

方有執曰（《傷寒論條辨》）：清穀不止，身疼痛者，下後胃傷，是虛寒甚，飲食不腐化而水穀不分，亡津液而骨屬不利也。救，護也。利甚身疼痛，而急當救其裏者，下後裏虛爲重也。清便自調，言小便清而大便調也。小便清大便調，裏氣和矣。裏氣和而身疼痛者，衛不外固而不與榮和也，急當救護其表者，不令虛之表又易得重傷也。救裏宜四逆湯者，復陽而收陰也。救表宜桂枝湯者，固衛以和榮也。《卷二·太陽中篇第二》

柯琴曰（《傷寒論注》）：寒邪在表而妄下之，移寒於脾，下利不止，繼見完穀，胃陽已亡矣。身疼未除，是表裏皆困，然猶幸此表邪之未除，裏邪有可救之機。凡病從外來，當先解外，此裏症既急，當舍表而救裏，四逆湯自不容緩也。裏症既差，表症仍在，救表亦不容緩矣。溫中之後，仍可用桂枝湯，救表亦不容緩矣。溫中之後，仍可用桂枝湯，其神乎神矣。《卷一·桂枝湯證上》

汪琥曰（《中寒論辨證廣注》）：此條病乃陰陽兩證并舉，非一證分表裏而用二湯也。寒邪傷表，醫誤下之，續得下利清穀不止，此陽從內脫，中下二焦無火，不能腐熟水穀，故色不變而完出，且不能止也。身疼痛者，爲裏有真寒，寒氣凝泣，則骨屬不利，故身疼痛，并非表邪骨節疼痛之比。急當救裏，宜四逆湯扶陽抑陰，則利止而身疼痛自除。此爲中寒，乃裏虛證也。若下後身疼痛，清便自調者，邪未入裏，故二便清調，必其人胃氣本實，不爲誤下所害，但見身疼痛，爲在表有邪，此非裏寒身如被杖之比，急當救表，宜桂枝湯，以和營散邪，乃太陽中風正治之法也。諸家皆誤注後身疼痛，清便自調，爲用四逆湯以後之見證，大謬之極。夫四逆湯係中寒陽證之藥，桂枝湯係傷寒熱病之方，況乎既先溫裏，隨即發表，又施之於誤下之後，其殺人何異於操刃邪。《卷上》

張志聰曰（《傷寒論集注》）：傷寒醫下之，則正氣隨之內陷矣，續得下利清穀不止者，土氣虛也，身疼痛者，邪未解也。土虛則下焦之生陽不升而外邪未解，故先宜四逆湯急救其裏，啓下焦之生陽，助中焦之土氣。後清便自調而身疼痛者，裏和而表未和，復宜桂枝湯急救其表，蓋桂枝湯主宣發中焦之精氣，充膚熱肉，濡養筋骨，血氣充溢而疼痛始解。從下焦而達於中焦，四逆湯也；從中焦而達於肌表，桂枝湯也。《卷二·辨太陽病第二》

尤怡曰（《傷寒貫珠集》）：傷寒下後，邪氣變熱，乘虛入裏者，則爲挾熱下利；其邪未入裏，而藏虛生寒者，則爲下利清穀。各因其人邪氣之寒熱與藏氣之陰陽而爲病也。身疼痛者，邪在表也，然藏氣不充，則無以爲發汗散邪之地，故必以溫藥，舍其表而救其裏，服後清便自調，裏氣已固，而身痛不除，則又以甘辛發散爲急。不然，表之邪又邪入裏而增患矣。而救裏用四逆，救表用桂枝，與厥陰篇下利腹脹滿身疼痛條略同，彼爲寒彼中陰，此爲寒藥傷裏，而其溫中散邪，先表後裏之法則一也。《卷二·太陽救逆法第四》

邵仙根曰（《傷寒指掌》邵評）：寒邪在表而誤下，臟虛內寒而下利清穀，胃陽已亡矣。身疼痛，邪在表也。雖表裏皆困，然臟氣內虛，無以爲散邪之地，故必先溫其裏，裏氣固而身痛未除，表未解也，再當治表，不然，表邪內入而增患矣。《卷二·救逆述古》

陳念祖曰（《傷寒論淺注》）：救裏宜四逆湯以復其陽，救表宜桂枝湯以解其肌，生陽復，肌腠解，表裏和矣。《卷一·太陽篇中》

章楠曰（《傷寒論本旨》）：凡誤下者，其人陽旺，則邪陷化熱，或成結胸痞證，或致協熱下利，若寒傷營者，本有身痛，其人陽虛而誤下之，則內外皆寒，微陽欲絕，續得下利清穀而不止，表邪仍閉而身疼，以裏爲根本，故急當救裏，用四逆湯回陽，陽回便調，急當救表，用桂枝湯解肌，身痛可愈也。《卷五·汗吐下後兼誤治》

原文 病發熱，頭痛，脉反沉，若不差，身體疼痛，當救其裏，四逆湯方。（92）

成無己曰（《注解傷寒論》）：發熱頭痛，表病也。脉反沉者，裏脉也。經曰：表有病者，脉當浮大；今脉反沉遲，故知愈也。見表病而得裏脉則當差，若不差，爲內虛寒甚也，與四逆湯救其裏。

盧之頤曰（《仲景傷寒論疏鈔金錍》）：發熱頭痛，脉當浮，病之與脉，當參相應也。脉反沉，沉則差，若不差，身體疼痛者，表固高懸，中臟已失。設隕從高下，立見殂斃矣。急當救裏，宜四逆湯。《卷四·辨太陽病第四》

柯琴曰（《傷寒論注》）：此太陽麻黃湯證，病爲在表，脉當浮而反沉，此爲逆也。若汗之不差，即身體疼痛不罷，當憑其脉之沉而爲在裏矣。陽證見陰脉，是陽消陰長之兆也。熱雖發于表。爲虛陽，寒反據于裏，是真陰矣。必有裏證伏而未見，藉其表陽之尚存，乘其陰之未發，迎而奪之，庶無吐劑厥逆之患，裏和而表自解矣。《卷四·四逆湯證上》

程應旄曰（《傷寒論後條辨》）：病發熱頭痛，太陽表證也，脉反沉，陰經裏脉也。陽病見陰脉，由其人裏氣素虛素寒，邪雖外侵，正難內御，切不可妄從表治，須靜以候其自差。若不差，而更加身體疼痛，知寒從內轉，此時不溫其裏，六七日傳之少陰經時，必成厥逆亡陽之變，溫之無及矣，故舍脉從證，用四逆湯救裏。《卷五·辨太陽》

沈明宗曰（《傷寒六經辨證治法》）：此乃太陽證而見少陰脉也。邪在太陽，則發熱頭痛，乘虛傳入腎間，故脉反沉。此乃陽證而見陰脉，表裏雙傳之虛證也。然雖身疼太陽表證不差，則當舍證從脉，急救腎中真陽爲急，故宜四逆回陽，則表里自解矣。《卷二·太陽中篇》

吳謙曰（《醫宗金鑒》）：病發熱頭疼，太陽表證也。脉當浮，今反沉，是太陽表證而得少陰裏脉也。凡太陽、少陰表裏皆寒無汗之病，均宜以麻黃附子細辛湯發之。若不差，不下利者，更以麻黃附子甘草湯和之，若下利清谷，即有身體疼痛之表未解，不可更汗，當溫其裏，宜四逆湯。防其陽從陰化，變厥惕亡陽之逆，斷不可謂病在太陽，無可溫之理也。《卷二·太陽中篇》

陳修園曰（《傷寒論淺注》）：太陽病，發熱，頭痛，病在表，則脉宜浮，而反沉，此正氣內虛也。若既汗之不差，其身體疼痛，仍然不罷，須知其表熱爲外發之假陽，脉沉爲內伏之里陰，當憑脉以救其里，宜四逆湯。《卷一·太陽篇中》

原文 太陽病，先下而不愈，因復發汗，以此表裏俱虛，其人因致冒，冒家汗出自愈，所以然者，汗出表和故也。裏未和，然後復下之。（93）

成無己曰（《注解傷寒論》）：冒者，鬱也，下之則裏虛而亡血；汗之則表虛而亡陽。表裏俱虛，寒氣怫鬱，其人因致冒。《金匱要略》曰：亡血復汗，寒多，故令鬱冒，汗出則怫鬱之邪得解，則冒愈。《金匱要略》曰：冒家欲解，必大汗出。汗出表和而裏未和者，然後復下之。

盧之頤曰（《仲景傷寒論疏鈔金錍》）：無太陽形層之裏，妄自攻下而表不愈，又復妄汗之，以此表裏俱虛，其人因致冒。冒者，冒昧迷盲。交通之不表，化令之不施，遏密百骸，罔有所適也，啓陽和自然之汗，爽旦微明，而冒釋矣。斯得內眚之實諦，然後除下之，有故而隕，亦無隕也。

柯琴曰（《傷寒論注》）：太陽病，只得個表不和，初無下症，其裏不和，多由汗下倒施而得也。表裏俱虛，指妄汗下亡津液言，其陽邪仍實，故表裏不解。冒者，如有物蒙蔽之狀，是欲汗之兆也。因妄下後陽氣怫鬱在表，汗不得遂出耳。待汗出冒自解，然但得個表和，其津液兩虛，陽已實于裏，故裏仍未和。裏症既得，然後下之，此雖復下，治不爲逆矣。《卷一·太陽脉證》

程應旄曰（《傷寒論後條辨》）：太陽病先下之而不愈，陰液先亡矣，因復發汗，營從衛洩，陽津亦耗，以此表裏兩虛，雖無邪氣擾亂，而虛陽戴上，無津液之升以和之，所以怫鬱而致冒。冒者，清陽不徹，昏蔽及頭目也。必得汗出，津液到而怫鬱始去，所以然者，汗出表和故也，則非用發表之劑，而和表之劑可知。得裏未和者，陽氣雖返於內，陰氣尚未滋而復也，故從前妄下以亡津液者，至此不得不斟酌下之，以助津液矣。《卷五·辨太陽》

張錫駒曰（《傷寒直解》）：太陽病，當先發汗，今先下之而不愈，因復發汗，以此徒虛其表裏而陰陽不相交接，故其人因致冒。冒者，首如有所復戴，陰虛於下而戴陽於上也。冒家汗出自愈者，陽加於陰，得陰氣以和之而愈也。所以然者，汗出陰陽之氣和於表故也。得裏未和，然後復下之者，蓋言表裏之氣相遇，表和裏亦和也，必得裏未和然後復下之，然後者，緩詞也，如無裏症，可必不下，又不必拘於先汗而復下之之說也。《卷三·辨太陽病脉證篇》

魏荔彤曰（《傷寒論本義》）：太陽中風，原應解肌，乃先下之，自不能愈。然表在仍可治表，又因誤下而復汗，所以表裏未有不虛者。冒者，陰虛于裏而不收，陰虛於表而不固也，浮而上升，頭目間昏蒙，如有物以復之，故曰冒也。然冒者，陽升也。陽升則表透也，表透邪脫，可自愈矣，何必復治之，以傷其正乎？故經文申言云：所以然者，汗出表和故也。言此證原屬表不和。表既和，雖從前誤治而表裏虛，亦聽其自復可矣。《卷一·太陽上篇》

吳謙曰（《醫宗金鑒》）：太陽表病，常汗不汗，先下之而不愈，因復發其汗，以此表裏俱虛，因虛其人致冒，理必然也。冒家者，謂凡因病而昏冒者也。然冒家或有汗出自愈，其所以然者，非表裏俱虛，乃邪正皆衰，表裏自和故也。得汗出而自愈者，和于表也；得下利而自愈者，和于裏也。得裏未和，然後下之，宜調胃承氣湯和之。由此推之，得表未和，然後汗之，當以桂枝湯和之，自在言外矣。《卷三·太陽下篇》

黃元御曰（《傷寒懸解》）：太陽病，先下而不愈，傷其陰液，因復發汗，傷其陽津，表陽裏陰，以此俱虛，表陽虛則陰氣外束，里陰虛則陽氣內鬱，陽氣內鬱而不外達，其人因致冒。冒家汗出自愈，所以然者，汗出則衛氣外達，經脉和暢，陰退而陽宣也。表和之後，得裏未和，然後下之。《卷四·太陽中篇》

章楠曰（《傷寒論本旨》）：先下復汗皆誤治，而表裏俱虛，因而致冒。冒者，先因下後中虛，復發其汗，則陽不能達，其氣上冒而瞑眩也。因冒而陽得伸，則汗出表和而愈。或其初下時內陷之邪未淨，得裏未和，然後以小劑，如調胃承氣者，下之可也。《卷五·汗吐下後并誤治諸證》

黃竹臣曰（《傷寒辨證集解》）：汗下失宜，表裏俱虛，由是陰陽不相交接，其人因致鬱冒，如首有所復之狀。此陰虛於下，而陽浮於上也。冒家得汗出自愈矣。所以然者，表裏之氣本自相通，汗出而表和故也。若審得裏有未和，然後復下之，斯爲汗下得宜矣。《卷二·太陽篇》

原文 太陽病未解，脉陰陽俱停，一作微。必先振慄，汗出而解。但陽脉微者，先汗出而解；但陰脉微一作尺脉實者，下之而解。若欲下之，宜調胃承氣湯。（94）

成無己曰（《注解傷寒論》）：脉陰陽俱停無偏勝者，陰陽氣和也。經曰：寸口、關上、尺中三處，大小浮沉遲數同等，此脉陰陽爲和平，雖劇當愈。今陰陽既和，必先振慄汗出而解。但陽脉微者，陽不足而陰有餘也，經曰：陽虛陰盛，汗之則愈。陰脉微者，陰不足而陽有餘也，經曰：陽盛陰虛，下之則愈。

方有執曰（《傷寒論條辨》）：夫病而至於脉陰陽俱停，則氣血轉和，無相勝負可診矣。然猶必先振慄，乃得汗出而後始解者，則其人本虛可知也。但陽脉微先汗出而解者，蓋《經》曰，陽虛陰盛，汗出而愈是也。但陰脉微下之而解者，《難經》曰，陽盛陰虛，下之而愈是也。滑氏曰：受病爲虛，不受病爲盛。唯其虛也，是以邪凑之；唯其盛也，是以邪不入。即《外臺》所謂：表病裏和，裏病表和之謂。《卷一·太陽上篇第一》

盧之頤曰（《仲景傷寒論疏鈔金錍》）：停，等也，均也，正也，息也。舉按上下，了無參差，必先振慄，汗出而解。但陽脉微者，陽，舉也，外也，上也，表也。微，小也，減也，柔也，平也。陽以候表，小則病退，當先汗出而解。但陰脉微者，陰爲按，爲內，爲下，爲裏，小減柔平，當法下之而解。若欲下之，宜調胃承氣湯，微和胃氣，勿令大泄下。《卷四·辨太陽病第四》

張璐曰（《傷寒纘論》）：既云陰陽兩停，則在先脉浮沉俱緊盛，今則浮沉俱不緊盛也。脉既陰陽兩停，其傳表傳裏，未可預定，所以惟陽脉微者，方是邪不能傳表，當從汗之而解，惟陰脉微者，方是邪不能傳裏，當從下之而解，此其故甚可思也。若非邪住不傳之候，則陽脉微者當補其陽，陰脉微者當補其陰矣，豈有反汗之而傷其陽，下之而傷其陰哉！《卷上·太陽下篇》

柯琴曰（《傷寒論注》）：言未解，便有當解意。停者，相等之謂。陽脉微二句，承上之詞，不得作三段看。太陽病，陽浮而陰弱，是陽強也，今陽脉微，即是陰陽俱停。病雖未解，已是調和之脉，其解可知矣。脉但浮者，爲陽盛，必先煩而有汗。陽脉微者，爲陽虛，必先振慄而汗出。振慄是陰津內發之兆，汗出是陽氣外發之征也。此陰陽自和而愈，可勿藥矣。但陰脉微而陽脉仍浮，陽氣重可知，與風寒初中之脉雖同，而熱久汗多，津液內竭，不得更行桂枝湯，亦不得執太陽禁下之定法矣。表病亦有因裏實而不解者，須下之而表自解。若欲下之，有躊躇顧慮之意。宜者，審定之詞，以其胃不調而氣不承，故宜之。《卷一·太陽脉證》

程應旄曰（《傷寒論後條辨》）：太陽病不解，脉陰陽俱停止而不見者，是陰極而陽欲復也。三部既無偏勝，解之兆也。然必先振慄汗出而解者，鬱極而欲復，邪正必交爭，而陰陽乃退耳。若見停止之脉而仍不解者，必陰陽有偏勝處也。但於三部停止中而陽脉微見者，即於陽微處知陽部之邪實盛，故此處欲停之而不能停也，先汗出以解其表邪則愈。於三部停止中，而陰脉微見者，即於陰微處知其陰部之邪實盛，故此處欲停之而不能停也。下之以解其裏邪則愈。《卷五·辨太陽》

錢潢曰（《傷寒溯源集》）：停者，停止之謂，猶暫停、略停、少停之義也。振慄者也，振動而戰慄也。以太陽病未解之時，陰陽脉俱忽然停止而不見。乃正氣本虛，難於勝邪，致正邪相爭，陰陽擊搏，振慄將作，所以陰陽脉皆暫時潛伏，乃正氣欲復，邪氣將散之征，故必先戰慄，則陽氣鼓動，正氣得伸，然後汗出而解也。若邪只在表，但見浮大動數之表脉，而忽見微弱者，爲陽脉已微，則知表邪已衰，必先汗出而解。……若邪只在裏，但見沉實弦滑之里脉，而忽見微弱者，爲陰脉已微，則知裏邪已馳，下之而邪氣解矣。若欲下之，以陰脉既微，爲邪氣已衰，不必力攻大下，故只宜調胃承氣湯主之。《卷一·太陽上篇》

魏荔彤曰（《傷寒論本義》）：停固可以止言，而非止而不見之謂。停者，陰陽之氣無所進退干凌，各安其分，極其勻停，即調脉之別名耳。然陰陽俱停，猶必振慄汗出方愈者，太陽在表之邪，病由表入者，愈必由表出，故未愈而先汗出，未汗出而先腠理開張，及其腠理開張，未有不畏風寒而振慄者。迨至汗旋出而腠理旋和，振慄旋止，而表邪已旋脫體矣。……至於陰陽二脉有不能停，則何以處之？不能停，則非陽微而在表，

則必陰微而在裏。陰陽之氣本微者，陰陽脉雖不微，亦微而已。故在表必汗之而解，在裏必下之而解。《卷一·太陽上篇》

尤怡曰（《傷寒貫珠集》）：脉陰陽俱停者，陰陽諸脉，兩相停勻，而無偏勝也。既無偏勝，則必有相持不下之勢，故必至於戰而汗出，而後邪氣乃解。振慄者，陰陽相爭之候也。但陽脉微者，陽邪先衰，故當汗出而解。但陰脉微者，陰邪先衰，故可下之而解。所謂攻其堅而不入者，攻其瑕而立破也。然本論云，尺中脉微者，不可下，此又云，但陰脉微者下之而解，蓋彼爲正虛而微，此爲邪退而微也。……調胃承氣乃下藥之最輕者，以因勢利導，故不取大下而取緩行耳。《卷一·太陽權變法第二》

吳謙曰（《醫宗金鑒》）：太陽病未解，常見未解之脉，今不見未解之脉，而陰陽脉俱停，三部沉伏不見；既三部沉伏不見，則當見可死之證；而又不見可死之證，是欲作解之兆也。作解之兆，必先見振慄汗出而始解者，乃邪正交爭作汗故也。但作解之脉，不能久停，脉之將出，必有其先。先者何？先于三部上下、陰陽、沉伏不見處求之也。若從寸脉陽部微微而見者，則知病勢向外，必先汗出而解；若從尺脉陰部微微而者，則知病勢向內，必自下利而解；如不自下利，若欲下之以和裏，宜調胃承氣湯主之。由此推之，則可知如不自汗出，若欲汗之以和表，宜麻桂各半湯主之也。《卷三·太陽下篇》

黃元御曰（《傷寒懸解》）：太陽表證未解，脉忽尺寸俱停止而不動者，此氣虛不能外發，營衛鬱閉之故也。頃之必先振慄戰搖而後汗出解。其未停止之先，尺寸之脉，必有大小不均，若但寸脉微弱者，是陽鬱於下，必陽氣升發汗出而後解，必先振慄而後汗出者也。若但尺脉微弱者，是陰虛陽燥，下竅堵塞，得汗不解，必下之通其結燥，使胃熱下洩而後解。陽明病府熱蒸發，則汗出表解，今太陽病，表證未解，是內熱未實，此時若欲下之，宜于汗後，調胃承氣，硝黃甘草，調其胃府之燥熱也。《卷三·太陽下篇》

吳儀洛曰（《傷寒分經》）：但陽脉微者，病必在陽位，先使之汗出而解；但陰脉微者，病必在陰位，當下之而解。汗之無過桂枝，若欲下之，宜調胃承氣湯主之。《卷一上·太陽上篇》

陳念祖曰（《傷寒論淺注》）：太陽病未解，診其脉陰尺陽寸不偏大偏微而俱見均停，陰陽之氣旋轉於中，自然變易一番，必先振慄，汗出而解。若邪盛於表，其陽寸之脉，必大於陰尺而不均停，但使陽寸脉轉微者，始與陰尺之脉停，爲陽之遇陰，先汗出而解。若邪實於裏，其陰尺之脉必大於陽寸而不均停，但使陰尺之脉轉微者，始與陽寸之脉停，爲陰之遇陽，下之而解。若欲下之，不得太過，只宜調胃承氣湯主之。《卷一·太陽篇中》

章楠曰（《傷寒論本旨》）：此條言脉陰陽俱停者，自成無己解作浮沉尺寸俱停勻，於是諸家相仍，謂陰陽之氣無偏勝，而脉停勻，故得振慄汗出而解。陽脉微者，陽分之邪衰微，故先汗出而解，陰脉微者，陰分之邪衰微，故下之而解，所謂攻其堅而不入，攻其瑕而立破，因其勢衰而趨之也。此說甚似有理，而實則全非。何也？如果陰陽之脉俱停勻，按提綱所云，寸關尺大小浮沉遲數同等，此脉陰陽爲和平，雖劇當愈，則又何必振慄而後汗出始解乎！脉既陰陽停勻，何又言但陽脉微，但陰脉微，豈非上下文自相矛盾乎！若云脉微爲邪衰微，已自可愈，又何待下之而後解乎！且論中表裏之界甚嚴，凡表裏之邪相等者，必先解表，若先攻裏，則表邪內陷，成結胸等危證也，今既云陰脉微爲裏邪衰微，何反下之，傷其元氣，使表分餘邪內陷乎！豈有是理哉！由是言之，不但錯解義理，而反迷誤後學也。蓋此條當分三節讀之。標太陽病者，統風寒營衛而言也。脉陰陽俱停者，浮沉尺寸按之俱無也。所以不言無者，謂由風寒久持，營衛俱閉，脉路不通，停止不來，並非脉絕，故曰陰陽俱停也。邪閉而至脉停，其陰陽之氣鬱極矣，鬱極將通，必然之勢，其欲通之際，邪正相爭，又必然之理，故曰必先振慄汗出而解，此第一節，總明其脉證也。下又分解陰陽二端，以明其變。蓋鬱極將通，必有先兆，仍當驗之於脉，邪閉則脉停，邪動則脉現，若但浮部陽分之脉微現者，知其邪從表出，必先汗出而解，此不須用藥也。若但沉部陰分之脉微現者，知其邪從裏走，邪走於裏，其人振慄，必不能從汗而解，若不急急與之出路，即有厥逆神昏之變，危在頃刻矣，故必下之，從胃導邪而出。然邪初入於裏，未曾結實，只可輕法微下，故宜調胃承氣湯。雖曰下之，實爲和之也，倘重劑攻之，則反傷而變他證矣。辨析論治，精微如是，安可錯解乎！《卷二·太陽中篇》

胡嗣超曰（《傷寒雜病論》）：初病邪多實，久病正多虛，虛實兩途，陰陽之分也，故病久不解而陰陽之脉俱停，邪正兩弱矣。然正勝者必得汗出而解，邪勝者必因其虛而據。何者？正之虛處，即邪之實處也，故得陽脉微者，陰乘陽也，必戰汗而解，陰脉微者，陽乘陰也，下之而解，此汗下之用，貴得宜也。《卷四·太陽上篇》

黃寶臣曰（《傷寒辯證集解》）：太陽病久而未解，勢必傳入陽明。今診其脉陰尺陽寸略無偏盛，俱見停勻，此不傳而欲解之兆也。然病久則正氣已虛，故必先作振慄之狀，始得汗出而解。倘脉有變動之候，即病有轉移之機，又可相其脉以定其法。蓋太陽中風脉浮緩，傷寒脉浮緊，均無危象，但使陽寸之脉比陰尺之脉爲微者，是表邪將衰也，可迎其機而散之，先發其汗，令汗出而解。如傳至陽明，脉當浮大，亦無微象，但使陰尺之脉比陽寸之脉稍微者，是裏熱則衰也，可因其勢而導之，下之而解。若欲下之，又不可大下也，宜調胃承氣湯微蕩其熱，以和其胃。則不可大汗，又在言外也。
《卷二·太陽篇》

原文 太陽病，發熱，汗出者，此爲榮弱衛強，故使汗出。欲救邪風者，宜桂枝湯。（95）

成無己曰（《注解傷寒論》）：太陽中風，風併於衛，則衛實而榮虛。榮者陰也，衛者陽也。發熱汗出，陰弱陽強也。《內經》曰：陰虛者陽必湊之，故少氣時熱而汗出，與桂枝湯解散風邪，調和榮衛。

盧之頤曰（《仲景傷寒論疏鈔金錍》）：營弱衛強，陰不平，陽不秘也，邪風頻得乘虛而日襲。欲救邪風者，則逆而拒之，宜桂枝湯。桂伐木而風自息，營衛偕而肌理緻矣，鋤強扶弱，兩有得焉。《卷四·辨太陽病第四》

錢潢曰（《傷寒溯源集》）：衛以受邪而覺强，營未受邪而覺弱。太陽經之有營衛，如衣之有表裏也，表以垢膩而覺厚，裏無垢膩，故反覺薄耳。《卷一・太陽上篇》

吳謙曰（《醫宗金鑒》）：衛爲風入則發熱，邪氣因之而實，故爲衛强，是衛中之邪氣强也。營受邪蒸則汗出，精氣因之而虛，故爲營弱，是營中之陰氣弱也。所以使發熱汗出也，欲救邪風者，宜桂枝湯。《卷一・太陽上篇》

陳念祖曰（《傷寒論淺注》）：太陽之爲病，無不發熱，而汗自出者，當求之營衛。蓋人身之汗，主之者脉中之營，固之者脉外之衛，此爲營氣被衛氣之所併而弱，衛氣受邪風之所客而强，弱是汗不能主，强則汗不能固，邪風爲害，故使汗出，欲救邪風者，宜桂枝湯調和營衛之氣。《卷一・太陽篇中》

胡嗣超曰（《傷寒雜病論》）：衛爲陽，陽虛則邪據，邪據則盛，盛故强也；營爲陰，陰緩則無護，無護則奪，奪故弱也。然終是衛疏營泄，故欲解此發熱汗出之邪風，舍和表之桂枝其誰與歸。脉不必盡浮緩，有是症即有是藥，所謂略脉而從症者又一也。《卷四・太陽上篇》

黃寶臣曰（《傷寒辨證集解》）：提出邪風二字，見桂枝湯爲驅風要藥。《卷二・太陽篇》

原文 傷寒五六日中風，往來寒熱，胸脅苦滿，嘿嘿不欲飲食，心煩喜嘔，或胸中煩而不嘔，或渴，或腹中痛，或脅下痞硬，或心下悸、小便不利，或不渴、身有微熱，或欬者，小柴胡湯主之。（96）

成無己曰（《注解傷寒論》）：病有在表者，有在裏者，有在表裏之間者。此邪氣在表裏之間，謂之半表半裏證。五六日，邪氣自表傳裏之時。中風者，或傷寒至五六日也。《玉函》曰：中風五六日，傷寒，往來寒熱，即是。或中風，或傷寒，非是傷寒再中風，中風復傷寒也。經曰：傷寒中風，有柴胡證，但見一證便是，不必悉具者正是。謂或中風、或傷寒也。邪在表則寒，邪在裏則熱。今邪在半表半裏之間，未有定處，是以寒熱往來也。邪在表，則心腹不滿，邪在裏，則心腹脹滿。今止言胸脅苦滿，知邪氣在表裏之間，未至於心腹滿，言胸脅苦滿，知邪氣在表裏也。嘿嘿，靜也。邪在表，則呻吟不安，邪在裏，則煩悶亂。《內經》曰：陽入之陰則靜。嘿嘿者，邪方自表之裏，在表裏之間也。邪在表則能食，邪在裏則不能食，不欲食者，邪在表裏之間，未至於必不能食也。邪在表，則不煩不嘔，邪在裏，則煩滿而嘔，煩喜嘔者，邪在表方傳裏也。邪初入裏，未有定處，則所傳不一，故有或爲之證。有柴胡證，但見一證便是，即是此或爲之證。

方有執曰（《傷寒論條辨》）：傷寒五六日，中風，往來寒熱，互文也。言傷寒與中風當五六日之時，皆有此往來寒熱以下之證也。五六日，大約言也。往來寒熱者，邪入軀殼之裏，臟腑之外，兩夾界之際地，所謂半表半裏，少陽所主之部位。故入而併於陰則寒；出而併於陽則熱；出入無常，所以寒熱間作也。胸脅苦滿者，少陽之脉循胸絡脅，邪凑其經，伏飲搏聚也。嘿，靜也。胸脅既滿，穀不化消，所以靜嘿不言，不需飲食也。心煩喜嘔者，邪熱伏飲搏胸脅者涌而上逆也。或爲諸證者，邪之出入不常，所以變動不一也。

太陽一經，惟榮衛之不同，所以風寒分異治。陽明一經，雖屬經絡臟腑，最爲切近太陽，榮衛之道在邇，風寒之辨尚嚴。少陽一經，越陽明，去太陽遠，榮衛無相關，經絡臟腑而已，經絡臟腑無不同者，經絡臟腑同，風寒無異治，經以傷寒五六日，中風，往來寒熱交互爲文者，發明風寒至此，同歸於一治也。《卷一·太陽上第一》

萬全曰（《傷寒摘錦》）：此言太陽之邪傳入少陽者，爲越經傳。《卷二·太陽經脉證治法》

盧之頤曰（《仲景傷寒論疏鈔金錍》）：傷寒，或中風，期五六日，環運已周，及期當解，設寒風未息，轉侵形層脅分，現證亦即假從樞楗，是以表裏兩歧，經化間顯，開合互呈，虛實並作，悉屬定不定證。惟寒熱往來，胸脅苦滿，默默不欲飲食，此則定而不遷。餘證遷而不定者，正所以效樞楗之獨持，表中脅之不內外法也。

又曰：樞脅間乎外內之中，以別膚皮肌三形之表，胸腹胃三形之裏。設舍脅樞，猶門牡之自亡，不惟開合不得，亦表裏無間矣。是以總綱獨建中脅以承樞，然後陰陽層暑，不致混淆莫辨也。然則中樞現象，不特表裏兩歧，亦自經化間顯，故寒往熱來，熱往寒來，屬陰陽之且移，即虛實之病作，升沉之敵應，即開合之互呈，固屬定不定法，正所以效中脅之無偏，表樞楗之不倚也。故藥藥悉歸樞楗，增損亦未離乎中脅爾。樞機其神乎？介然中立，不偏不倚之謂也。有形層之爲樞，部屬之爲樞，陰陽之爲樞，標本之爲樞，化令之爲樞，開合之爲樞，形氣之爲樞，不外內，不上下，不表裏，不陰陽，不開合，不虛實之爲樞也。故邪無定所，樞有獨持，但見一證，不必悉具也。《卷五·辨太陽病第五》

李中梓（《傷寒括要》）：邪在半表半裏，表多則寒甚，裏多則熱甚，或往或來，日二三發，非如瘧疾之止作有時也。《卷上·傷寒總論》

柯琴曰（《傷寒論注》）：言往來寒熱有三義。少陽自受寒邪，陽氣衰少，既不能退寒，又不能發熱，至五六日鬱熱內發，始得與寒氣相爭而往來寒熱，一也。若太陽受寒，過五六日陽氣始衰，餘邪未盡，轉屬少陽而往來寒熱，二也。風爲陽邪，少陽爲風藏，一中於風，便往來寒熱，不必五六日而始見，三也。少陽脉循胸脅，邪入其經，故苦滿；膽氣不舒，故默默；木邪犯土，故不欲飲食；相火內熾，故心煩；邪正相爭，故喜嘔。蓋少陽爲樞，不全主表，不全主裏，故六證皆在表裏之間。仲景本意重半裏，而柴胡所主又在半表，故少陽證必見半表，正宜柴胡加減，如悉入裏，則柴胡非其任矣，故小柴胡稱合解表裏之主方。《卷三·柴胡湯證》

程應旄曰（《傷寒論後條辨》）：少陽無自受之邪，俱屬太陽逼蒸而起，故曰傷寒中風，非寒傷少陽，風中少陽也。職屬中樞，去表稍遠，邪必逗延而後界此，故曰五六日。少陽脉循脅肋，在腹陽背陰兩歧間，在表之邪欲入里，爲裏氣所拒，故寒往而熱來。表裏相拒而留于歧分，故胸脅苦滿。神識以拒而昏困，故默默。木受邪則妨土，故不欲食。膽爲陽木而居清道，爲邪所鬱，火無從泄，逼炎心分，故心煩。清氣鬱而爲濁，則成痰滯，故喜嘔。此則少陽定有之證。其餘或之云云者，木體曲直，邪之所湊，

凡表裏經絡之罅，皆能隨其虛而見之，不定之邪也。據證皆太陽經中所有者，特以五六日上見，故屬之少陽。《卷九·少陽篇》

張志聰曰（《傷寒論集注》）：傷寒五六日中風，猶言無分傷寒中風而至五六日也。六氣已周，當來復於太陽，若病氣逆於五運之中，不能從樞外達，是以往來寒熱而開合不利，胸脅苦滿而出入不和。默默者，太陽之氣不能合心主之神外出也；不欲飲食者，陽明胃氣之不和也。夫默默必神機內鬱而心煩，不欲飲食必胃氣不和而喜嘔，嘔則逆氣少疏，故喜也。或胸中但煩而不嘔，涉於少陰心主之氣分矣；或渴者，在於陽明也；或腹中痛者，涉於太陰之脾氣矣；或脅下痞硬者，涉於厥陰之肝氣矣；或心下悸而小便不利者，涉於少陰之腎氣矣；或不渴身有微熱者，無陽明胃熱之證而太陽合心主之神氣以外浮，爲欲愈也；或渴者，涉於太陰之肺氣矣。此太陽之氣逆於太陰所主之地中而見五藏之證，但見一證便是，不必悉具，宜小柴胡湯從中土而達太陽之氣於外。《卷二·辨太陽病第二》

吳人駒曰（《醫宗承啓》）：傷寒至五六日，與夫風之初中者，其見證則略同。蓋寒至五六日，則化爲熱，其氣同於風之溫者。邪勝共正則爲寒，正復勝邪則爲熱，寒熱往來者，當邪正之交爭，勝負未有定在也。背則屬之表，腹則屬乎裏。胸脅處於表裏之兩間，滿之所在，則知邪之所據也。陽證多語，陰則無聲，默默者，不多不無之狀貌也。虛則能受，實則不能受，不欲食者，非能與不能也。身爲邪勝，心不能不煩熱。胃遭搏激，但欲得嘔而逆。若此者，咸屬於兩間。蓋太陽爲開，陽明爲合，少陽爲樞，樞也是，非合非開之間也。故汗之則犯太陽，下之則犯陽明，惟有和之爲是。和之者，不汗不下，而寓有且汗且下於其間也，故小柴胡湯取用爲專任。亦非教人即以全方爲用也，但處乎其中，而復出或若之七條，能變而通之，可以仿例乎其一切也。《卷三·少陽篇》

錢潢曰（《傷寒溯源集》）：少陽之脉，雖行身之側，而其實則軀殼之裏層也。向外則由陽明達太陽而爲三陽，表也；向內則軀殼中之藏府爲三陰，裏也。少陽居於表裏之間，故爲半表半裏。《卷七·少陽全篇》

黃元御曰（《傷寒懸解》）：傷寒五六日又中風邪，此在太陽，即風寒雙感，桂麻各半證也。風寒在表，逼過少陽經氣，於是少陽病作。《卷八·少陽經上篇》

沈金鰲曰（《傷寒論綱目》）：此言傷寒五六日中風者，乃本傷寒病，至五六日更中風也。《卷十二·脅滿腹痛》

陳念祖曰（《傷寒論淺注》）：傷寒五六日，經盡一周，氣值厥陰，藉其中見之少陽而樞轉，傷寒如此，中風亦如此。其症往來寒熱，少陽之樞象也；胸爲太陽之部，脅爲少陽之部，太陽不得出，少陽不得樞，故爲苦滿；默字從火從黑，伏明之火，鬱而不伸，故其形默默；木火鬱於中，致胃絡不和，故不欲飲食；木火亢，故爲心煩；木喜條達而上升，故喜嘔。此病氣則在太陽，經氣則值厥陰，厥陰之中見，則爲主樞之少陽也。蓋少陽之氣，游行三焦，在臟腑之外，十一臟皆取決之，故兼或然之症。或涉於心而不涉於胃，則胸中煩而不嘔；或涉於陽明之燥氣，則渴；或涉於太陰之脾氣，則腹中痛；或涉於厥陰之肝氣，則脅下痞硬；或涉於少陰之腎氣，則心下悸而小便不利；或太陽藉少陽之樞轉，已有向外之勢，則不渴，身有微熱。或咳者，又涉於太陰之肺氣矣。夫五藏之經俞在背，主於太陽，而五臟之氣，由胸而出，亦司於太陽，今太陽之氣逆於胸，而不能外去，雖不於動在內有形之藏真，而亦於動在外無形之藏氣，現出各藏之症，非得少陽樞轉之力，不能使干犯之邪，向外而樞，必與以小柴胡湯助樞以主之。《卷一·太陽篇中》

章楠曰（《傷寒論本旨》）：此言不論傷寒中風，至五六日而現往來寒熱，以及心煩喜嘔等證者，是邪入少陽也。以少陽在半表半裏，邪逼於陰則寒，出於陽則熱，故往來寒熱也。胸脅皆少陽經脉所行之處，正當胃口，邪熱壅盛，故滿悶而默默不欲食。默默者，昏倦也。邪熱擾而煩心，嘔則氣得暫寬，故喜嘔也。其餘諸證，或有或無，皆不可定，總由少陽經邪之所變現，故以小柴胡湯爲主治，又立隨證加減之法也。《卷四·少陽篇》

黃寶臣曰（《傷寒辨證集解》）：內經云：膽者，中正之官，決斷出焉。五藏六府皆取決於膽。故兼涉他經之證間或有之。其或涉於心而不涉於胃則胸中煩而不嘔；或涉於陽明之燥氣而渴；或涉於太陰濕土而腹中痛；或涉於厥陰之肝氣而脅下痞硬；或涉於少陰之腎氣而心下悸與小便不利；或不涉於陽明燥氣而不渴，退涉於太陽之氣而身有微熱；或涉於太陰肺而咳者，總宜主以小柴胡湯和解併加減法治之可也。《卷二·太陽篇》

唐宗海曰（《傷寒論淺注補正》）：《內經》云：少陽爲樞。蓋實有樞之境地可指。又曰：十一經皆取決于少陽。亦實有取決之路道可指。蓋決如決水，謂流行也，如《管子》決之則行之義。蓋言十二經之流行，皆取道於少陽也。少陽是三焦，古作膲，即人身中之膈膜油網，西醫名爲連網，《內經》名爲三焦，宋元後謂三焦有名無象，其說非也。三膲之根，發於腎系，由腎系生脅下之兩大板油，中生腹內之綱油，連小腸大腸膀胱，又上生肝膈連膽系，由肝膈生胸前之膜膈，循肪腔內爲一層白膜，上至肺系連於心，爲心包絡，又上而爲咽喉，此三焦之腑，在內者也。從內透出筋骨之外，是生肥肉，肥肉內瘦肉外一層網膜，有紋理，爲營衛外來之路，名曰腠理，乃三焦之表也。邪在腠理，出與陽爭，則寒，入於陰爭，則熱，故往來寒熱；胸脅是膈膜連接之處，邪在膈膜，故胸脅苦滿；少陽膽火，游行三焦，內通包絡，火鬱不達，故默默；凡人飲水，俱從胃散入膈膜，下走連綱，以入膀胱，凡人食物，化爲汁液，從腸中出走綱油，以達各臟，邪在膜油之中，水不下行，則不欲飲，汁不消行，則不欲食。心煩者，三焦之相火，內合心包也；喜嘔者，三焦爲行水之府，水不下行，故反嘔也。或但合心火爲胸中煩，而水不上逆則不嘔；或三焦之火能消水，則渴；或肝膈中之氣，迫湊於腹內綱油之中，則腹中痛；或邪結於脅下兩大板油之中，則脅下痞滿；或三焦中火弱水盛，水氣逆於心下膈膜之間，則心下悸；或三焦之府不熱，則不消渴；而邪在三焦之表，居腠理之間，則身有微熱；或從膜膈中，上肺冲咽喉爲痰火，犯肺則咳。總之是少陽三焦，膜中之水火，鬱而爲病也，統以小柴胡湯散火降水主之。各隨其證之所見，而隨證加減，無不確切。《卷一·太陽篇中》

原文 小柴胡湯方

柴胡半斤　黃芩三兩　人參三兩　半夏半升，洗　甘草炙　生薑切，各三兩
大棗十二枚，擘

上七味，以水一斗二升，煮取六升，去滓，再煎取三升。溫服一升，日三服。若胸中煩而不嘔者，去半夏、人參，加栝樓實一枚；若渴，去半夏，加人參，合前成四兩半，栝樓根四兩；若腹中痛者，去黃芩，加芍藥三兩；若脅下痞硬，去大棗，加牡蠣四兩；若心下悸、小便不利者，去黃芩，加茯苓四兩；若不渴、外有微熱者，去人參，加桂枝三兩，溫覆微汗愈；若欬者，去人參、大棗、生薑，加五味子半升、乾薑二兩。

龐安時曰（《傷寒總病論》）：仲景少陽證唯小柴胡湯，乃和表藥耳。

成無己曰（《傷寒明理論》）：傷寒邪氣在表者，必漬形以為汗。邪氣在裏者，必蕩滌以為利。其於不外不內，半表半裏，既非發汗之所宜，又非吐下之所對，是當和解則可矣。小柴胡為和解表裏之劑也。柴胡味苦平微寒，黃芩味苦寒。《內經》曰：熱淫於內，以苦發之。邪在半表半裏，則半成熱矣。熱氣內傳，攻之不可，則迎而奪之，必先散熱，是以苦寒為主，故以柴胡為君，黃芩為臣，以成徹熱發表之劑。人參味甘溫，甘草味甘平，邪氣傳裏，則裏氣不治，甘以緩之，是以甘物為之助，故用人參甘草為佐，以扶正氣而復之也。半姜味辛微溫，邪初入裏，則裏氣逆，辛以散之，是以辛物為之助，故用半夏為佐，以順逆氣而散邪也。裏氣平正，則邪氣不得深入，是以三味佐柴胡以和裏。生薑味辛溫，大棗味甘溫。《內經》曰：辛甘發散為陽。表邪未已，迤邐內傳，既未作實，宜當兩解，其在外者，必以辛甘之物發散，故生薑、大棗為使，輔柴胡以和表。七物相和，兩解之劑當矣。邪氣自表未斂為實，乘虛而湊，則所傳不一，故有增損以御之。胸中煩而不嘔，去半夏人參，加栝樓實。煩者，熱也；嘔者，氣逆也。胸中煩而不嘔，則熱聚而氣不逆，邪氣欲漸成實也。人參味甘為補劑，去之使不助熱也。半夏味辛為散劑，去之以無逆氣也。栝蔞實味苦寒，除熱必以寒，洩熱必以苦，加栝蔞實以通胸中鬱熱。若渴者去半夏，加人參、栝蔞根。津液不足則渴，半夏味辛性燥，滲津液物也，去之則津液易復。人參味甘而潤，栝蔞根味苦而堅，堅潤相合，津液生而渴自已。若腹中痛者，去黃芩，加芍藥。宜通而塞為痛，邪氣入裏，裏氣不足，寒氣壅之，則腹中痛。黃芩味苦寒，苦性堅而寒中，去之則中氣易和。芍藥味酸苦微寒，酸性洩而利中，加之則裏氣得通，而痛自已。若脅下痞硬，去大棗，加牡蠣。《內經》曰：甘者令人中滿。大棗味甘溫，去之則硬浸散。咸以軟之，牡蠣味酸咸寒，加之則痞者消，而硬者軟。若心下悸，小便不利者，去黃芩，加茯苓。心下悸，小便不利，水蓄而不行也。《內經》曰：腎欲堅，急食苦以堅之。堅腎則水益堅。黃芩味苦寒，去之則蓄水浸行。《內經》曰：淡味滲洩為陽。茯苓味甘淡，加之則津液通流。若不渴，外有微熱，去人參加桂。不渴則津液足，去人參，以人參為主內之物也。外有微熱，則表證多，加桂以取汗，發散表邪也。若咳者，去人參、大棗、生薑，加五味子、乾薑。肺氣逆則咳，甘補中，則肺氣愈逆，故去人參、大棗之甘。五味子酸溫，肺欲收，急食酸以

収之。氣逆不收，故加五味之酸。生薑、干薑一物也。生者溫而乾者熱，寒氣內淫，則散以辛熱，蓋諸咳皆本於寒，故去生薑，加乾薑，是相假之，以正溫熱之功。識諸此者，小小變通，觸類而長焉。《卷四·方論》

許宏曰（《金鏡內臺方議》）：小柴胡湯乃和解表裏之劑也。柴胡味苦性寒，能入膽經，能退表裏之熱，祛三陽不退之邪熱，用之爲君。黃芩味苦性寒，能洩火氣，退三陽之熱，清心降火，用之爲臣。人參、甘草、大棗三者性平，能和緩其中，輔正祛邪，甘以緩之也。半夏、生薑之辛，能利能汗，通行表裏之中，辛以散之也。故用之爲佐爲使，各有所能。且此七味之功能，至爲感應，能解表裏之邪，能退陽經之熱，上通天庭，下徹地戶，此非智謀之士，其孰能變化而通機乎。《卷三·小柴胡湯》

盧之頤曰（《仲景傷寒論疏鈔金錍》）：柴胡生值冬半，半夏生當夏半，處陰陽開合之中，合藉以葉樞楗。甘草黃中厚載，力主居中之形層爲邪所薄，而寒熱外見。大棗氣味甘溫，安中助經，經不振者，甘以輔之，中不足者，溫以充之，生陽之氣，揚溢乎中外。黃芩黃裳內虛，柔得乎中，則凡中滿爲症，中熱爲因者，對待治之。生薑溫辛夏長，備火大之原，宣君主之令，蹧越疆界者，使之各旋中土，人參參天兩地，奠安神室，濟弱扶傾，運用樞紐者也。若胸中煩而不嘔者，稍偏於裏於實矣，去半夏人參之從中，加栝蔞實之內向，顧其形如包括，實列重樓，瑞雪天花，熱惱中清凉散也。若渴者，去半夏之燥涸，增人參之精腴，協瓜蔞之麗澤，滌煩慰渴，轉從中化矣。若腹痛閉痹者，去黃芩之黃中，加芍藥之開痹，一勺之多，萬鈞之力，愈堅者，其力愈倍。若脅下滿痛者，去大棗之約束，加牡蠣之從樞，此吸水之精，攝山之結，固假會合成，獨啓閉應潮，誠水中之金，關樞之鍵也。若心下悸，小便不利者，去黃芩之芩高，加茯苓之潛踵，鎮定中黃，轉輸癃閉。若不渴，身有微熱者。去人參之內顧，加桂枝之外開，圭宣騁使，揚攝合和，化液成汗，百體從令矣。若咳者，外內合邪，相擊成咳，去參棗之緩束，易乾薑之溫中，加五味子以絶上源，斯肺平膚下，咳擊自己。種種證治，莫不繇樞轉開合，繇脅通表裏，設偏呈內外，便非中脅樞楗之爲機矣。《卷五·辨太陽病第五》

柯琴曰（《傷寒附翼》）：此爲少陽樞機之劑，和解表裏之總方也。是方也，與桂枝湯相仿，而柴胡之解表，遜於桂枝，黃芩之清裏，重於芍藥，薑棗甘草，微行辛甘發散之常，而人參甘溫，已示虛火可補之義，且去滓再煎之法，又與他劑不同，粗工恐其閉住邪氣，妄用柴芩而屏絶人參，所以夾虛之症，不能奏功，反以速斃也。《卷下·小柴胡湯》

張錫駒曰（《傷寒直解》）：小柴胡湯及達太陽之氣，從少陽之樞以外出，非解少陽也。是以有随證加減之法。中梓謂柴胡乃少陽引經之藥，若病在太陽者，用之若早，反引賊入門，後人不察經旨，俱宗是說，謬矣。《卷三·辨太陽病脉證篇》

黃元御曰（《傷寒懸解》）：少陽在半表半裏之間，半表之陰虛，則自陽明之經而入於陽明之府，半裏之陽虛，則自太陰之經而入於太陰之藏。小柴胡柴芩清洩半表，使不入於陽明，參甘溫補半裏，使不入於太陰，則邪解於本經，而無入陰入陽之患，是之謂和解表裏也。《卷八·少陽上篇》

王子接曰（《絳雪園古方選注》）：柴胡湯，不從表裏立方者，仲景曰：少陽病汗之則譫語，吐下則悸而驚，故不治表裏，而以升降法和之，蓋遵《經》言。少陽行身之側，左升主乎肝，右降主乎肺。柴胡升足少陽清氣，黃芩降手太陰熱邪，招其所勝之氣也。柴、芩解足少陽之邪，即用參、甘實足太陰之氣，截其所不勝之處也。仍用薑、棗和營衛者，助半夏和胃而通陰陽，俾陰陽無爭，則寒熱自解。《經》曰：交陰陽者，必和其中也。去渣再煎，恐剛柔不相濟，有礙於和也。七味主治在中，不及下焦，故稱之曰小。《上卷·和劑》

吳謙曰（《醫宗金鑒》）：邪傳太陽、陽明，曰汗、曰吐、曰下，邪傳少陽惟宜和解，汗、吐、下三法皆在所禁，以其邪在半表半裏，而角於軀殼之內界，在半表者，是客邪爲病也；在半裏者，是主氣受病也。邪正在兩界之間，各無進退而相持，故立和解一法，既以柴胡解少陽在經之表寒，黃芩解少陽在府之裏熱，猶恐在裏之太陰，正氣一虛，在經之少陽，邪氣乘之，故以薑、棗、人參和中而預壯裏氣，使裏不受邪而和，還表以作解也。世俗不審邪之所據，果在半表半裏之間，與所以應否和解之宜，及陰陽疑似之辨，總以小柴胡爲套劑。醫家幸其自處無過，病者喜其藥味平和，殊不知因循誤入，實爲不淺。故凡治病者，當識其未然，罔機於早也。《卷五·少陽全篇》

王丙曰（《傷寒論注》）：此用柴胡爲君，甘草爲臣，以升散少陽之結也。少陽病生於本，相火宜散，柴胡最爲幽香，其性升，緩以甘草，則能入少陽而散其結。其餘五物，芩以清火，半以滌飲，參以補正，薑棗以宣榮衛，皆和中之助，可留可去。胸中煩者，相火擾肺，肺熱去參，即半夏亦嫌其剛，故加栝蔞實以滌其飲；渴者，火爍胃潯，故去半夏，加人參以養之；脾絡急則腹中痛，故去黃芩之苦堅，加芍以洩脾急；邪結脅下則痞硬，故去棗之滯，加牡蠣之稟離火者以散之；心下悸小便不利者，水蓄不行也，黃芩苦寒，恐傷君火，故加茯苓以保心氣而導水邪；若不渴身有微熱，未離太陽，不當用人參以固其肺之合，故加桂枝而仍取其汗；咳者必素有寒飲，生薑惡其升，參棗惡其滯，故加乾薑以開飲，五味以收肺逆也。《卷一·太陽病用柴胡湯法》

陳念祖曰（《傷寒醫訣串解》）：太陽病以桂枝、麻黃二湯爲主，一線到底，千古注家，無此明晰。外此亦即二湯之更進一步，非離乎二湯之外而立法也。

太陽主一身最外一層，邪從外來，須要驅之使出。服上二湯，尚不能出，或留本經，或侵他經，必藉少陽之樞轉以達太陽之氣而外出也。故小柴胡湯爲太陽篇之要劑，今人不知，擅改爲少陽主方，失之遠矣。《卷一·太陽篇》

章楠曰（《傷寒論本旨》）：人身陽氣，由肝膽而升，從肺胃而降，邪客少陽，則升降不利，柴胡味薄氣清，專舒肝膽之鬱，以升少陽之氣，黃芩味薄苦降，涼而解熱，同半夏從肺胃散逆之嘔，此三味通調陰陽，以利升降之氣也。人參甘草補中，薑棗調營衛，上下表裏之氣皆調達，故爲少陽和解之主方。凡見一證屬少陽者，即可用柴胡湯和解，不必諸證悉具也。其有兼證者，須加減治之。《卷四·少陽篇》

又曰：仲景分六經病證，各有主治之方，如桂枝湯、小柴胡同爲和劑，而桂枝專和營衛，爲太陽主方，柴胡專和表裏，爲少陽主方，以其各有部位淺深不同也。後世方書，混稱柴胡可以通治外感之邪，以致相習成風，大悖仲景之道，殺人於冥冥中，良可慨也。夫所謂專主者，要順經氣流行升降之序也，若雜亂用之，則反逆其氣，必增其病矣。姑就三陽經而論。《內經》曰：太陽爲開，陽明爲合，少陽爲樞。開者，其氣升散也；合者，其氣收降也；樞者，其氣轉旋也。是故麻黃湯專主升散，桂枝湯和而兼散，皆爲太陽之主方，以後青龍各方，皆由麻桂兩方所變化者也。小柴胡湯升清降濁，通調經腑，是和其表裏，以轉樞機，故爲少陽之主方。陽明爲合，白虎承氣，皆收降其氣之法，故爲陽明之主方。若陽明初感，仲景欲使邪從表出者，或用柴胡湯轉其樞，或用麻黃湯開洩之，此又隨宜權變之法，由是觀之，安可不詳細分辨，而混用致誤哉！《卷九·少陽篇方》

陳恭溥曰（《傷寒論章句·方解》）：小柴胡湯，半表半裏，轉樞達表之方也，凡病樞機不轉，經脉不調者，悉皆用之。……此方之功用普矣，蓋柴胡啓一陽之氣，半夏啓一陰之氣，人參甘草生姜大棗，滋補中焦之氣，黃芩解內外之熱，能使正氣內出邪熱外清，誠運樞却病之神方也。且此方氣分藥也，又能治婦人之熱入血室，血結之證，則此方又能使血分之病，達之于氣分而解，此又神而化之用也。《小柴胡湯》

原文 血弱氣盡，腠理開，邪氣因入，與正氣相搏，結於脇下。正邪分爭，往來寒熱，休作有時。嘿嘿不欲飲食。藏府相連，其痛必下。邪高痛下，故使嘔也。一云藏府相違，其病必下，脅膈中痛，小柴胡湯主之。服柴胡湯已，渴者，屬陽明，以法治之。（97）

許叔微曰（《傷寒百證歌》）：陰陽交爭，故往來寒熱，陰氣勝，故先寒後熱；陽氣盛，故先熱後寒也。《卷三·往來寒熱歌》

成無己曰（《注解傷寒論》）：人之氣血隨時盛衰，當月郭空之時，則爲血弱氣盡，腠理開疏之時也。邪氣乘虛，傷人則深。《針經》曰：月郭空，則海水東盛，人血氣虛，衛氣去，形獨居，肌肉減，皮膚緩，腠理開，毛髮殘，瞧理薄，垢落，當是時遇賊風，則其入深者是矣。邪因正虛，自表之裏，而結於脅下，與正分爭，作往來寒熱。默默不欲飲食，此爲自外之內。經絡與藏府相連，氣隨經必傳於裏，故曰其痛下。痛，一作病。邪在上焦爲邪高，邪漸傳裏爲痛下，裏氣與邪氣相搏，逆而上行，故使嘔也。與小柴胡湯，以解半表半裏之邪。

服小柴胡湯，表邪已而渴，裏邪傳於陽明也，以陽明治之。

方有執曰（《傷寒論條辨》）：渴亦柴胡或爲之一證。然非津液不足，水飲停逆，則不渴。或爲之渴，寒熱往來之暫渴也。今服柴胡湯已畢而渴，則非暫渴。其爲熱已入胃，亡津液而渴可知，故曰屬陽明也。《卷一·太陽上篇第一》

程應旄曰（《傷寒論後條辨》）：血弱氣盡，以經水之適來適斷言也；腠理開，邪氣因入，以中風傷寒之熱入血室言也；與正氣相搏，結於脅下，指胸脅下滿如結胸狀言也；正邪分爭，往來寒熱，休作有時，指續得寒熱及如瘧狀等言也。默默不欲飲食，此又從上三條（按：指143、144、145條）外補出，而晝日明了，暮則譫語如見鬼狀，又包在言外矣。藏府相連，指熱入血室之厥陰肝與主往來寒熱之少陽膽言，而明其義也。

313

其痛必下，則知胸脅滿處必兼痛證，所云如結胸者是也。高字指表言，下字指裏言，邪高在表，雖屬少陽，痛下在裏，已連厥陰，陽搏及陰，故下痛上嘔，病則均病耳。《卷九·少陽篇》

錢潢曰（《傷寒溯源集》）：服柴胡湯者，邪在少陽故也，無論他經傳入，或本經自感，但見少陽證，即當用之以和解半表半裏之邪，無他法也。服已而渴，非復少陽證之或渴或不渴矣。夫少陽之渴，熱猶在經而未入裏，故雖渴不甚，但以小柴胡加瓜蔞根治之而已。至服湯之後，當邪解而渴止矣。乃服已而渴，知邪已入胃，胃中津液枯燥，即前渴欲飲水之渴，故曰屬陽明也。但云以法治之而不言法者，蓋法無定法也。尚雖屬陽明而少陽證尚有未罷，猶未可輕犯少陽之禁，若竟歸陽明，即當以治陽明法治之，不必更拘少陽法也。邪熱既以歸胃，當審其虛實而治之可也。假令無形之熱邪在胃，爍其津液，則有白虎湯之法以解之；若津竭胃虛，又有白虎加人參之法以救之；若有形之實邪，則有小承氣及調胃承氣湯和胃之法；若大實滿而潮熱譫語，大便硬者，則有大承氣攻下之法；若胃氣已實而身熱未除者，則有大柴胡湯兩解之法。若此之類，機變無窮，當隨時應變，因證便宜耳，豈有一定之法可立乎？《卷六·陽明下篇》

張錫駒曰（《傷寒直解》）：血弱氣盡者，月郭空之時也，腠者，三焦通會元真之處，爲血氣所注，理者，皮膚藏府之文理也。腠理開者，正氣不足而自開也；邪氣因入者，邪因正氣之不足而乘虛以入也；與正氣相搏者，邪與正氣往來搏擊也；結於脅下者，邪與正氣俱結於少陽之部也。正欲出，邪欲入，彼此分爭，正勝則熱，邪勝則寒，故往來寒熱也。邪正之氣離則病休，合則病作，故休作有時也。默默不欲飲食者，神機內鬱而胃絡不和也。脾與胃一藏一府，以膜相連，邪干於胃府，必連及於脾藏，故曰藏府相連。正邪之氣結於脅下，故其痛必下。邪從太陽之高，結於少陽之脅下而爲痛，不得外越，故使嘔也。宜小柴胡湯轉少陽之樞達太陽之氣於外出。若服湯已渴者，太陽不從樞解而轉屬於陽明之燥化也，當以陽明之法治之。《卷三·辨太陽病脉證篇》

尤怡曰（《傷寒貫珠集》）：血弱氣盡，腠理開，謂亡血新産勞力之人，氣血不足，腠理疏豁，而邪氣乘之也。邪入必與正相搏而結於脅下，脅下者，少陽之募，而少陽者，陰陽之交也。邪氣居之，陰出而與邪爭則寒，陽入而與邪爭則熱，陰陽出入，各有其時，故寒熱往來，休作有時也。默默不欲飲食，義如上條。藏府相連四句，是原所以邪氣入結之故。謂膽寄於肝，地逼氣通，是以其邪必從府而入藏，所謂其痛必下也。邪高，謂病所來處，痛下，謂病所結處。邪欲入而正拒之，則必上逆而嘔也。至其治法，亦不出小柴胡和解表裏之法。服後邪解氣和，口必不渴，若渴者，是少陽邪氣復還陽明也。以法治之者，謂當從陽明之法，而不可從少陽之法矣。《卷五·少陽正治法》

陳念祖曰（《傷寒論淺注》）：《經》云：少陽外主腠理，內主三焦。腠者，三焦通會元真之處，血氣所注。今血弱氣盡，則腠理自開，太陽所受之邪氣因其氣血之虛而入，邪氣與少陽中正之氣兩相擊搏，俱結於少陽所部之脅下。正邪不兩立則分爭，正勝則熱，邪熱則寒。分爭則往來寒熱；離合無定，則休作有時。《經》云：少陽之上，相火主之。茲則陽明之火鬱而不伸，故其象默默。默默之象，爲少陽專見之症。不欲飲食，爲木氣內鬱而胃絡不和也。胃病必及脾，藏府之膜本自相連。脾病其痛必在於下，即前所謂腹中痛是也。然腹中原不可以言下，今以胃邪在胃脘之高而此痛反居其下，邪高故使嘔也。用小柴胡湯轉少陽之樞，達太陽之氣，以主之。若服柴胡湯已而反渴者，是太陽之氣不能從樞解而轉屬於陽明之燥化也。以白虎加人參湯，按法治之。《卷一·太陽篇中》

黃竇臣曰（《傷寒辨證集解》）：少陽外主腠理，內主三焦。腠者，三焦通會元真之處，血氣所生，故人之一身血氣充盈則腠理固密，邪不得入。若血弱氣盡，則腠理自開，邪氣因得乘虛內入，與少陽之正氣兩相搏擊，結於少陽所部之脅下。《卷二·太陽篇》

唐宗海曰（《傷寒論淺注補正》）：腠理者，三焦通會元真之處，血氣所注。《淺注》不指出何處，則不知血氣如何往來也。蓋三焦是內油膜透出爲瘦肉外皮毛內之膜油。其瘦肉肥肉交界處，夾縫中有紋理，名曰腠理，爲營血衛氣出入之路徑。血弱氣盡，則其路徑空虛邪氣因入，從腠理內侵及於脅下，入兩大板油之中，乃三焦之府也。三焦根於腎系，由腎系生出兩大板油，邪入於此，正氣欲出不得，遂結于脅下。其寒熱休作有時者，亦因正與邪，有或進或退，不相值則休也。默默解見上。三焦爲行水化穀之府，不欲飲食，是上焦膜油與胃脘相交之處，竅道不通，故食不入。《內經》云，胃有大絡，即指胃通於膲膜中之管竅也。《內經》名絡，西醫名爲管。從膜膈下入網油，網膜屬三焦，網膜上之膏油，即脾之物，脾臟之油，生焦膜上，與胃府本自相連，邪在脾臟油膜之中，則結於脅下之板油內，或大小腸之油網內，則痛而不通。夫邪在上焦，水穀不得入，而痛在下焦，逆氣上行，故使水穀嘔出也。服湯已渴者，是嘔雖已，水已得下，而三焦油膜中，火仍不已，薰灼其油乾燥，遂爲轉屬陽明之燥氣矣。《卷一·太陽篇中》

原文 得病六七日，脉遲浮弱，惡風寒，手足溫，醫二三下之，不能食而脅下滿痛，面目及身黃，頸項强，小便難者，與柴胡湯，後必下重。本渴飲水而嘔者，柴胡湯不中與也，食穀者噦。（98）

成無己曰（《注解傷寒論》）：得病六七日，脉遲浮弱，惡風寒，手足溫，則邪氣在半表半裏，未爲實，反二三下之，虛其胃氣，損其津液，邪蘊於裏，故不能食而脅下滿痛。胃虛爲熱蒸之，熏發於外，面目及身悉黃也。頸項强者，表仍未解也。小便難者，內亡津液。雖本柴胡湯證，然以裏虛，下焦氣澀而小便難，若與柴胡湯，又走津液，後必下重也。不因飲水而嘔者，柴胡湯證。若本因飲而嘔者，水停心下也。《金匱要略》曰：先渴却嘔者，爲水停心下，此屬飲家。飲水者，水停而嘔；食穀者，物聚而噦，皆非小柴胡湯所宜，二者皆柴胡湯之戒，不可不識也。

方有執曰（《傷寒論條辨》）：六七日，經盡之時也，脉遲浮弱，風寒入裏而表未除，所以猶惡風寒也。手足溫，半入裏而未可下也。不能食，誤下而裏傷也。脅下滿痛，邪搏少陽也。面目及身黃，土受木賊而色外薄也。頸項强，太陽陽明之證猶在也。小便難，亡津液也，後以大便言，下重者，柴胡寒裏，陰已虛而氣滯也。本渴而飲水嘔者，水逆也。柴胡不中與者，以嘔由水逆，非少陽或爲之證也。食穀者噦，言過飽則亦

當噦噫。申明上文，非柴胡所宜之意。末後疑有脫落。《卷三·太陽下篇第三》

柯琴曰（《傷寒論注》）：浮弱爲桂枝脉，惡風寒爲桂枝證，然手足溫而身不熱，脉遲爲寒，爲無陽，爲在藏，是表裏虛寒也。法當溫中散寒，而反二三下之，胃陽喪亡，不能食矣，食穀則噦，飲水則嘔。虛陽外走，故一身面目悉黃。肺氣不化，故小便難而渴。營血不足，故頸項强。少陽之樞機無主，故脅下滿痛。此太陽中風誤下之壞病，非柴胡證矣。柴胡證不欲食，非不能食，小便不利，非小便難，脅下痞硬，不是滿痛，或渴不是不能飲水，喜嘔不是飲水而嘔。與小柴胡湯後必下利者，雖有參甘，不禁柴芩栝蔞之寒也。此條似少陽而實太陽壞病得一證相似處，大宜着眼。《卷三·柴胡湯證》

汪琥曰（《傷寒論辨證廣注》）：得病六七日而脉遲者，當是陽明受病，手足溫者，繫在太陰，故醫家認爲可下之證。殊不知脉雖遲而兼浮弱，手足雖溫而惡風寒，縱六七日，其邪猶在太陽之經，未入于府，爲不可下。醫反二三下之，爲誤也。誤下之則損其胃氣，故不能食。熱邪傳裏，搏於少陽，故脅下滿痛。面目及身黃者，胃氣損，爲熱所蒸，故發黃色也。頸項强者，陽明之證猶在也。小便難者，內亡津液，膀胱之氣燥熱，故小水澀也。若此者，醫人不可以其脅下滿痛而與小柴胡湯，以柴胡湯中有半夏，乃解肌兼燥津液之劑，如誤與之，則大便後必燥澀而下重也。本渴而飲水嘔者，水停心下也，此非少陽證喜嘔之比，故云柴胡不中與也。食穀而嘔者亦然，噦者，食入氣逆而嘔也，凡此者，皆輕用柴胡湯之所當禁也。《卷七·少陽病》

張志聰曰（《傷寒論集注》）：此節總論太陰陽明之氣虛者，柴胡不中與也。蓋中焦之氣本於下焦所生，如土氣虛敗而與柴胡湯，則拔其根氣而元神將憊矣。得病六七日，太陽之氣當來復於肌表，脉遲裏虛也，浮爲氣虛，弱爲血弱，脉遲浮弱，裏之氣血虛也。惡風寒，表之氣血虛也。手足溫者，繫在太陰也。醫二三下之，則大傷其中土矣，不能食者，中焦之氣虛也；脅下滿痛者，生陽之氣逆也；面目及身黃者，太陰溫土之虛黃也；頸項强者，太陽之氣虛也；小便難者，脾不能轉疏其津液。夫裏氣虛微，急當救裏，與柴胡湯啓其生氣之根原，則地氣虛陷而後必下重，太陰之土氣將敗矣。本渴飲水而嘔者，陽明胃氣虛也，入胃之水穀，亦藉下焦之生氣以溫煮，故胃氣虛者柴胡不中與也。若再啓其根原，則食穀不化而發呃逆，而陽明之土氣將敗矣。《卷二·辨太陽病第二》

錢潢曰（《傷寒溯源集》）：六七日，六經傳遍之後，入裏傳陰之時也。脉遲，非寒邪入裏，及邪中三陰之遲也。浮弱，即太陽中風陽浮陰弱也。言風邪在衛，脉但陽浮而陰弱，尚未鬱而爲裏熱，未見數脉，故云遲也。惡風寒者，即太陽上篇嗇嗇惡寒，淅淅惡風，乃陽浮陰弱之見證也。手足溫，非繫在太陰之脉浮緩而手足自溫之溫，亦非少陰手足溫可治之溫，並非厥陰晬時脉還之手足溫也。此所謂手足溫者，言脉雖遲而惡寒，其手足則溫。病已六七日，而其邪猶在太陽，非若三陰之脉沉遲則手足厥冷也。俗醫不知脉遲浮弱而惡風寒，爲表邪未解，但拘日數不多，而於脉症不加察焉。意謂六七日之久，邪必在裏，遂二三次下之，致裏虛邪陷，由少陽而內入陽明之裏，故有不能食而脅下滿痛之少陽證，面目及身黃之陽明裏證，即陽明篇所謂瘀熱在裏也。邪雖內陷，究竟頸項仍强，則太陽陽明之表證猶在。然何以知其爲兩經之表證乎？蓋頸在身之前而屬陽明，項在身之後而屬太陽故也。又因裹熱內瘀，腸胃之傳化失常，三焦不運，氣化不行，故小便難，若小便利，則不能發黃矣。如此之表裹有邪，三陽俱病而與柴胡湯，不惟不足以和解少陽之邪，而太陽陽明未散之表邪，及陽明發黃之瘀熱在裹，得湯中人參甘草之滯補而愈固，所以濕熱下墜，後必下重。……瘀熱在胃故本渴，渴而飲水，胃中之實邪壅塞，則不能受容，胃氣不行，則小腸亦不能傳送，故小便不利，膀胱不瀉，腸胃不通，大氣不得流行，所以上逆而嘔也，若此者，非少陽一經獨病，故曰柴胡湯不中與也。《卷七·少陽全篇》

尤怡曰（《傷寒貫珠集》）：其人脉遲，弱而不數，手足溫而不熱，爲太陰本自有濕，而熱又入之，相得不解，交蒸互鬱，而面目悉黃矣。頸項強者，濕痹於上也；脅下滿痛者，濕聚於中也；小便難者，濕不下走也；皆濕與熱相得之故也。醫以其脅下滿痛，與柴胡湯以解其邪，後必下重者，邪外解而濕下行，將欲作利也。……本渴而飲水嘔者，《金匱》所謂先渴却嘔者，爲水停心下，此屬飲家也。飲在心下，則食穀必噦，所謂諸嘔吐，穀不得下者，小半夏湯主之是也，豈小柴胡所能治哉？《卷二·太陽斡旋法第三》

沈又彭曰（《傷寒論讀》）：此濕熱證繫在太陰而貌似少陽者。其繫在太陰證，據未下時於脉遲上見，既下後於身黃上見。其貌似少陽處，在脅下滿痛一證，恐人誤認少陽，故辨之。《少陽》

吳謙曰（《醫宗金鑒》）：得病六七日，少陽入太陰之時也。脉遲太陰脉也，浮弱太陽脉也，惡風寒太陽證也，手足溫太陰證也，醫不以柴胡桂枝湯解而和之，反二、三下之，表裹兩失矣。今不能食，脅下滿痛，雖似少陽之證，而實非少陽也。面目及身發黃，太陰之證已具也；頸項強，則陽明之邪未已也。小便難者，數下奪津之候也。此皆由醫之誤下，以致表裹雜揉，陰陽同病。若更以有少陽脅下滿痛之一證不必悉具，而又誤與柴胡湯，則後必下重，是使邪更進於太陰也。雖有渴證，乃繫數下奪津之渴。其飲水即嘔，亦非少陽本證之嘔，緣誤下所致，故柴胡湯不中與也。《卷五·少陽全篇》

陳念祖曰（《傷寒論淺注》）：太陽之邪不解，可以柴胡轉其樞。太陽之氣內陷，不可以柴胡虛其裹。得病六日，六經之氣已固，而又來復於太陽，正是七日。診其脉遲，氣虛也。浮弱，血虛也，氣血俱虛，而見太陽症之惡風惡寒，常於尋常之太陽症外，另參脉息日期而分別，但又有獨見之症，曰手足溫，繫在太陰也。此氣血俱虛，醫者不知，反二三下之，虛其中氣，以致不能食。而脅下爲少陽之部位，其樞逆而不轉，故無往來寒熱，惟滿而且痛。面目及身黃，爲太陰土氣虛而真色現也。雖頸項強爲太陽之經氣不利，而脾不轉樞，爲小便難者，是中氣虛之大關鍵。柴胡乃從內達外之品，裹虛者忌用，若與柴胡湯，裹氣虛弱，後必下重。夫嘔渴，乃柴胡湯之的症，而本渴而飲水嘔者，中胃虛也，柴胡湯非中胃之藥，不中與也，與而中氣愈虛，食穀者噦。此緣二三下之既誤，不可與柴胡湯而再誤也。《卷一·太陽篇中》

章楠曰（《傷寒論本旨》）：脉遲浮弱惡風寒，其人陽虛，表邪未罷也。手足溫者，脾胃本和，二三下之，氣傷不能食，表邪陷入少陽，而脅下滿痛，頸項強也。小便難者，三焦氣窒，水道不行，故鬱而發黃。只可與柴胡湯，轉少陽之樞。其樞雖轉，而水氣下墜，則必後重，皆因二三下之之故也。若本渴，而飲水嘔者，是爲水逆。故亦小便不利，當用五苓散，柴胡不中與也。其脾胃大傷，故食穀者噦。噦者，空嘔也。《卷五·汗吐下後併誤治諸證》

原文 傷寒四五日，身熱，惡風，頸項强，脅下滿，手足溫而渴者，小柴胡湯主之。（99）

成無己曰（《注解傷寒論》）：身熱惡風，頸項强者，表未解也；脅下滿而渴者，裏不和也。邪在表則手足通熱，邪在裏則手足厥寒；今手足溫者，知邪在表裏之間也。與小柴胡湯以解表裏之邪。

方有執曰（《傷寒論條辨》）：身熱惡風，太陽表也；頸項强，有陽明也；脅下滿，少陽也。然則三陽俱見病矣。手足溫而渴者，邪湊半表半裏而裏證見也。夫以三陽俱見病而獨從少陽之小柴胡以爲治者，太陽陽明之邪微，少陽近裏而裏證見，故從少陽一於和而三善則皆得也。《卷三·太陽中篇第二》

柯琴曰（《傷寒論注》）：身熱惡風，頭項强，桂枝證未罷，脅下滿，已見柴胡一證，便當用小柴胡去參夏加桂枝栝蔞以兩解之，不任桂枝而主柴胡者，從樞故也。《卷三·柴胡湯證》

周揚俊曰（《傷寒論三注》）：太陽陽明表證俱見，止以脅滿一證爲小柴胡之候，本湯一投，將經邪之留於二經者，盡從少陽解去。設使竟用太陽汗藥，則不但少陽之邪不去，而變證且百出矣。《卷五·少陽上篇》

沈明宗曰（《傷寒六經辨證治法》）：此三陽皆病，惟治少陽也。太陽未罷而兼陽明，故見身熱惡風，然頭項强，脅下滿，則少陽已具，當從三陽合病施治。但手足溫而渴者，邪機逼湊少陽已多，若用辛甘發散，大耗津液，邪傳三陰，將何抵止，故用小柴胡湯和解少陽之邪，俾少陽邪出，則太陽陽明之邪，無不外山，而陰津不傷，一舉兩得也。若用小柴胡湯，當從加減，此不嘔而渴，去半夏加瓜蔞根爲是。《卷五·少陽篇》

吳謙曰（《醫宗金鑒》）：傷寒四五日，邪在三陽之時。身熱惡風，太陽證也；頸項强，太陽陽明證也；脅下滿，手足溫而渴，陽明少陽證也。此爲三陽合病之始，固當權其孰緩孰急，以施其治。然其人脅下滿，手足溫而渴，是已露去表入裏，歸併少陽之機，故獨從少陽以爲治也。主以小柴胡湯者，和解其表里也。此三陽合病不必悉具柴胡證，而常用柴胡之一法也。《卷五·少陽全篇》

吳貞曰（《傷寒指掌》）：此是太陽少陽併病，當用小柴胡湯去參夏加桂枝瓜蔞根兩解之。《卷一·少陽本病述古》

陳念祖曰（《傷寒論淺注》）：前言服柴胡湯已而渴者，以法治之，不再用柴胡也，嗣言柴胡不中與者，戒用柴胡也，然有不可泥者。傷寒四五日，爲陰虛入陰之期，身熱惡風，頸項强，仍在太陽之分，而不入於裏陰也。脅下滿，得少陽之樞象也。手足溫者，是繫在太陰，今手足溫而渴者，爲不涉於太陰，而涉於陽明也。上言服柴胡湯已而渴者，當以陽明之法治之，此不因服柴胡湯而渴，仍宜從樞圖治，以小柴胡湯主之。至

於項强脅滿手足溫等症，前言不中與，而兹特與之者，一以大下裏虛，一以未下裏不虛也。《卷一‧太陽篇中》

原文 傷寒，陽脉濇，陰脉弦，法當腹中急痛，先與小建中湯；不差者，小柴胡湯主之。（100）

成無己曰（《注解傷寒論》）：脉陽濇、陰弦，而腹中急痛者，當作裏有虛寒治之，與小建中湯溫中散寒；若不差者，非裏寒也，必由邪氣自表之裏，裏氣不利所致，與小柴胡湯，去黃芩加芍藥，以除傳裏之邪。

方有執曰（《傷寒論條辨》）：陽主氣，濇主痛，陰生血，弦主急。投以小建中者，求之於益陰而和陽也。不差，不對可知矣。小柴胡者，少陽之主治也。蓋少陽屬木，其脉弦，木盛則土受制，故濇而急痛也。然則是治也者，伐木以救土之謂也。《卷二‧太陽中篇第二》

盧之頤曰（《仲景傷寒論疏鈔金錍》）：陽濇凝，陰弦勁，外內效寒，法當腹中急痛，先與小建中湯，建中緩急，急痛應止。設不差，直須從樞啓開合，從脅徹內外，始得標本咸宜，經化兩得也。《卷五‧辨太陽病第五》

程應旄曰（《傷寒論後條辨》）：證屬少陽，固宜和解，而中氣虛寒，不能拒邪者，又不妨依他經急救其裏，後救其表之層次法。傷寒見弦脉，自是少陽本體，乃陽脉濇而徒陰脉弦，則陽神不足，陰氣潛羈，裏寒豈能拒表，所以法當腹中急痛。雖腹痛亦柴胡或中之一證，乃脉濇而痛且急，則陽去輒欲入陰，雖有少陽諸兼證，俱作緩圖，只宜建中湯，先實其虛，先溫其裏，從中州和及營衛。弦濇已去，腹痛已止，從此不差，然後用本方小柴胡湯一和解之。庶幾裏陽已經先復，陰邪不至襲入耳。《卷九‧少陽篇》

吳人駒曰（《醫宗承啓》）：陽脉不足，陰往乘之，陰氣上入陽中，法當腹中急痛。必因中氣失建，然後陰得而入，故當先與小建中，以建其中氣。若不愈者，當與小柴胡湯以順其肝氣之調達，蓋虛實相半者，法當先從其虛，而後從其實，此可以爲通法。《卷三‧少陽篇》

張錫駒曰（《傷寒直解》）：此言病在經脉者，宜小建中湯以行其血脉，而小柴胡爲解樞之劑，亦能通經脉內外之血氣也。陽脉濇者，邪客於陽絡也，陰脉弦者，邪客於陰絡也。夫經脉流行不止，環周不休，今寒氣入經而積遲，泣而不行，客于經絡之內，故法當腹中急痛。先與小建中湯以守中，桂枝辛走氣，芍藥苦走血，故易芍藥爲君，加膠飴以建中胃。建中者，建立其中也，以經隧之血脉皆中胃之所生也。若不差者，復與小柴胡湯以轉樞，樞機利而經隧之血脉通矣，通則不痛矣。《卷三‧辨太陽脉證篇》

鄭重光曰（《傷寒論條辨續注》）：陽脉濇，陰脉弦，渾是在裏之陰寒，法當腹中急痛，故以小建中，甘緩而和其急。若不差，弦爲少陽本脉，而濇爲汗出不徹，腹痛乃邪欲傳太陰也，則用小柴胡以和陰陽。《卷六‧少陽全篇》

吳謙曰（《醫宗金鑒》）：傷寒脉得浮濇，營衛不足也；脉得沉弦，木入土中也。營衛不足則表虛，木入土中則裏急。惟表虛裏急，腹中急痛，所以先用小建中湯，以其能補營衛兼緩中急，則痛可差也。或不差，必邪尚滯於表。知濇爲營衛不通，弦爲少陽本脉，故與小柴胡湯，按法施治也。《卷五·少陽篇》

王丙曰（《傷寒論注》）：此傷寒之不能全達於太陽而霸留於太陰者也，緣其人中氣素虛，故陽不上通而陽脉濇，寒由下鬱而陰脉弦，夫關前爲陽，關後爲陰，病在中焦，是以兩不相連也。法當腹中急痛者，脾胃之絡以寒而急，以氣不通而痛，自常先治其陰脉之弦。用桂枝湯以辛甘化熱，加芍以洩脾胃之絡，復加飴以留戀於中，則陰脉和而急痛可解矣。身熱未瘥，更以小柴胡之去芩加芍者治其陽脉之濇，是引中氣從關以達陽，即引太陰以順傳於少陽之樞也，樞轉而病亦差矣。《卷一·太陽病用柴胡湯法》

吳貞曰（《傷寒指掌》）：尺寸俱弦，爲少陽受病，今陽濇陰弦，是寒邪傷於厥陰也。腹中爲厥陰部位，故急痛。先用小建中，所以平肝散寒也，未瘥仍用柴胡者，使邪引出少陽而解也。《卷一·少陽本病述古》

陳念祖曰（《傷寒論淺注》）：太陽傷寒，值厥陰主氣之期，浮分之陽脉濇，是少陽之樞不能外轉也，沉分之陰脉弦，是厥陰木邪，下於太陰，則太陰之營氣受傷。法當腹中急痛者，先與小建中湯，建立中焦之營氣，令腹痛漸愈。若不差者，與小柴胡湯主之，以轉其樞，樞轉則邪氣外達，而痛愈矣。《卷一·太陽篇中》

章楠曰（《傷寒論本旨》）：寸部浮部爲陽，尺部沉部爲陰，陽脉濇者，氣虛而滯也，陰脉弦者，血虛而寒也，故當腹中急痛。先與小建中辛甘助陽，酸甘和陰，以通血脉。若不差者，其弦脉爲少陽之邪，故與小柴胡升發少陽，且以人參可助氣，餘皆調和陰陽之藥也。《卷四·少陽篇》

呂震名曰（《傷寒尋源》）：蓋陽脉濇，則中土已虛；陰脉弦，則木來賊土之象；腹中急痛，是脾陽下陷。此時若用小柴胡制木，其如中土先已虛餒何！夫中土虛餒，非甘不補，土受木克，非酸不安，必先以小建中湯扶植中土，土氣既實，若不差，再以小柴胡疏土中之木，用藥自有先後，非先以小建中姑爲嘗試也。《下集·小建中湯》

黃竇臣曰（《傷寒辨證集解》）：少陽傷寒，診其浮分之陽脉則濇，沉分之陰脉則弦，是在表之邪已衰而營衛不足，在裏之邪將盛而木入土中也。木入土中，則少陽之邪傳於太陰，法當腹中急痛者，先與小建中湯建立中土之氣以緩其急。若服湯已猶不差者，知弦乃少陽之本脉，邪欲入裏而尚未入里，猶在半表半裏之間也，仍與小柴胡湯和解法以主之。《卷二·太陽篇》

原文 小建中湯方

桂枝三兩，去皮　甘草二兩，炙　大棗十二枚，擘　芍藥六兩　生薑三兩，切　膠飴一升

上六味，以水七升，煮取三升，去滓，內飴，更上微火消解。溫服一升，日三服。嘔家不可用建中湯，以甜故也。

成無己曰（《傷寒明理論》）：《內經》曰：肝生於左，肺藏於右，心位在上，腎處在下。左右上下，四臟居焉。脾者土也，應中央，處心臟之中，爲中州，治中焦，生育

榮衛，通行津液。一有不調，則榮衛失所育，津液失所行，必以此湯溫建中藏，是以建中名焉。膠飴味甘溫，甘草味甘平。脾欲緩，急食甘以緩之。建脾者，必以甘爲主，故以膠飴爲君，甘草爲臣。桂枝辛熱。辛，散也、潤也。榮衛不足，潤而散之。芍藥味酸微寒。酸，收也，洩也。津液不逮，收而行之，是以桂、芍藥爲佐。生薑味辛溫，大棗味甘溫。胃者，衛之源；脾者，榮之本。《黃帝針經》曰：榮出中焦，衛出上焦是矣。衛爲陽，不足者益之必以辛；榮爲陰，不足者補之必以甘。辛甘相合，脾胃健而榮衛通，是以薑棗爲使。或謂桂枝湯解表，而芍藥數少，建中湯溫裏，而芍藥數多。殊不知二者遠近之制。皮膚之邪爲近，則制小其服也。桂枝湯芍藥佐桂枝同用以散邪，非與建中同體爾。心腹之邪爲遠，則制大其服也，建中湯芍藥佐膠飴以建脾，非與桂枝同用爾。《內經》曰：近而奇偶，制小其服，遠而奇偶，制大其服。此之謂也。《卷四·方論》

方有執曰（《傷寒論條辨》）：小建中者，桂枝湯倍芍藥而加膠飴也。桂枝湯扶陽而固衛，衛固則榮和。倍芍藥者，酸以收陰，陰收則陽歸附也。加膠飴者，甘以潤土，土潤則萬物生也。建，定法也，定法惟中，不偏不黨，王道蕩蕩，其斯之謂乎。《卷二·太陽中篇》

盧之頤曰（《仲景傷寒論疏鈔金錍》）：藉芍藥薑桂之從甲，甘草飴糖之從己，甲己合化，建立中央，土勝水負，寒威自釋矣。獨芍方處閉藏，便行甲拆，不以黨錮爲忌者，故引導最先，竇機極早，凡藥之難及，力之難到者，靡不疾馳，葉直以往，即牡桂之聘使，生薑之疆御，亦必藉爲先驅。如寒凝入腹，遂勁切成痛，愈堅結者，其力愈倍。如果世稱芍藥酸寒收斂，不幾增其急痛，倍其弦澀，翼其寒嚴乎？膠飴爰稼穡之土藉離麗之火而作甘，不唯具土體，復具土用矣。更協甘草大棗之甘平，建中緩急。《卷五·辨太陽病第五》

李中梓曰（《傷寒括要》）：脾居四藏之中，生育營衛，通行津液，一有不調，則營衛失育，津液失行。此湯甘溫，善爲中州培養，有建立之氣，故曰建中。脾欲緩，急食甘以緩之，故以膠飴甘溫爲君，甘草甘平爲臣。脉弦木旺，土之仇也，以桂與芍藥制之爲佐，益衛宜辛，補營宜甘，故以薑棗爲使。《卷下·小建中湯》

陳裕曰（《傷寒句解釋義》）：桂枝扶陽固衛，衛固則營和。倍芍藥者，酸以收陰，陰收則陽歸附也。加膠飴者，甘以潤土，土潤則萬物生也。《卷三·太陽中》

王晉三曰（《絳雪園古方選注》）：建中者，建中氣也。名之曰小者，酸甘緩中，僅能建中焦營氣也。前桂枝湯是芍藥佐桂枝，今建中湯是桂枝佐芍藥，義偏重於酸甘，專和血脉之陰。芍藥、甘草有戊己相須之妙，膠飴爲稼穡之甘，桂枝爲陽木，有甲己化土之義，使以薑、棗助脾與胃行津液者，血脉中之柔陽，皆出於胃也。《上卷·和劑》

文通曰（《百一三方解》）：此補太陰肝脾之主方也，桂枝湯本通調血分之劑以達表，減芍藥治中風也，此方倍芍藥加膠飴，則桂枝止能通經和榮以固中，乃平調肝脾之劑，爲和榮之主方，故腹中虛痛虛煩者皆主之。蓋虛痛在脾，實痛責胃也。爲溫補血分第一方，與《金匱》黃芪建中湯，大建中湯，三方鼎峙，與溫補氣分附子湯爲一對子。《中卷·小建中湯》

章楠曰（《傷寒論本旨》）：此即桂枝湯減薑之辛溫，加重芍藥，配甘草飴糖，酸甘化陰，主於補營，營爲陰而起於中焦，故名小建中，取易象陰小陽大之義也。因其營虛，邪欲內侵，而心悸且煩，故以助營爲主，佐桂枝生薑，通陽以祛邪出外，爲中虛感邪治法之軌則也。《卷九·太陽篇》

陳恭溥曰（《傷寒論章句·方解》）：小建中湯，建立中氣，以生經脉之方也。凡中胃氣虛，經脉不足者宜之。本論曰：傷寒陽脉濇，陰脉弦，法當腹中急痛，先與此方，不差者，與小柴胡湯。此經脉逆於脾絡而作痛，用以通脾絡，調經脉，而後樞轉得靈也。……夫桂枝湯倍芍藥，加飴糖，變解肌而爲建中州調經脉之用。蓋桂枝湯已具和營衛通經脉之功，多芍藥則通脾絡之功勝，加膠糖則建中州之權重也。

按吳茱萸、理中、小建中皆溫補中土之藥。吳茱萸溫補而兼散寒；理中溫補而能守中，小建中溫補而兼調經脉。故病在厥陰少陰者，多用吳茱萸，病在太陰者，多用理中；而小建中，則心脾三焦之所需也。然吳茱萸有斬關奪門之功，證在危急者，輒奏奇效，余每於陽邪不得汗，由於中胃虛寒者用之，助中胃以托邪，多得其力。若理中則具保全善後之能，故凡霍亂後，大病差後藉以收十全之策焉。至于小建中却有調劑鄉導之才，故於初病兼病者，用以解紛，先行調和脉絡也。一方有一方之專長，非泛爲溫補中土論之而已也。《小建中湯》

原文 傷寒中風，有柴胡證，但見一證便是，不必悉具。凡柴胡湯病證而下之，若柴胡證不罷者，復與柴胡湯，必蒸蒸而振，却復發熱汗出而解。（101）

成無己曰（《注解傷寒論》）：柴胡證，是邪氣在表裏之間也，或胸中煩而不嘔，或渴，或腹中痛，或脅下痞硬，或心下悸，小便不利，或不渴，身有微熱，或咳，但見一證，便宜與柴胡湯治之，不必待其證候全具也。

邪在半表半裏之間，爲柴胡證，却未作裏實，醫便以藥下之；若柴胡證仍在者，雖下之不爲逆，可復與柴胡湯以和解之。得湯，邪氣還表者，外作蒸蒸而熱，先經下，裏虛，邪氣欲出，內則振振然也。正氣勝、陽氣生，却復發熱汗出而解也。

盧之頤曰（《仲景傷寒論疏鈔金鎞》）：寒或與風，既侵層脅。自不偏于外，倚於內者之爲中樞也。凡葉柴胡方證者，得一而中體現，不必悉具多端也。《卷五·辨太陽病脉證第五》

柯琴曰（《傷寒論注》）：柴胡爲樞機之劑，凡寒氣不全在表，未全入裏者，皆服之，證不必悉具，故方亦無定品。《卷三·柴胡湯證》

程應旄曰（《傷寒論後條辨》）：傷寒中風，該盡往來寒熱等之半表證言，有柴胡證，則專指首條口苦咽乾目眩之半裏證言，但見一證便是，不必悉具，緊貼在傷寒中風上講，上二句一直說下，下二句跌轉去說。傷寒中風證之屬半表者多而雜，柴胡證之屬半裏者少而專，無論傷寒中風，有了首條之證，則柴胡已爲定局，其傷寒中風之屬半表者，但見一證便是矣。不寧是也，即柴胡湯病證已經誤治而裏證無傷，不妨仍作小柴胡湯處治。柴胡證不罷者，則裏氣尚能拒表，樞機未經解紐，復與小柴胡湯，使邪氣得還

於表而陽神內復，自當蒸蒸而振，振後却發熱汗出解。解證如此者，以下後陽虛之故。《卷九·少陽篇》

吳人駒曰（《醫宗承啓》）：此因上條過於詳備，恐誤爲之求全。但見一證之屬半表半裏者，即是柴胡證也。《卷三·少陽篇》

鄭重光曰（《傷寒論條辨續注》）：有柴胡證但見一證便是，不必悉具者，言往來寒熱是柴胡證，此外兼見胸脅滿硬，心煩喜嘔及若有諸證中凡有一證者，即是半表半裏，故曰，嘔而發熱者，小柴胡湯主之。因柴胡爲樞機之劑，風寒不全在表，未全入裏者，皆可用，故證不必悉具，而方有加減法也。柴胡有疑似證，不可不審，如脅下滿痛，本渴而飲水嘔者，柴胡不中與也。又但欲嘔，胸中痛微溏者，亦非柴胡證，如此等病，又當細爲條辨者也。《卷六·太陽全篇》

尤怡曰（《傷寒貫珠集》）：柴胡證，如前條所謂往來寒熱，胸脅苦滿等證是也。傷寒中風者，謂無論傷寒中風，有柴胡證者，但見一證，便當以小柴胡和解之，不可謂其不具，而以他藥發之也。《卷五·少陽正治法第一》

黃元御曰（《傷寒懸解》）：柴胡證本不宜下，而誤下之，柴胡證罷，此爲壞病。若其證不罷，復與柴胡湯，必蒸蒸而振慄，却發熱汗出而解。陽氣欲發，爲陰邪所束，鬱勃鼓動，故振慄戰搖，頃之透發肌表，則汗而解矣。《卷九·少陽上篇》

沈又彭曰（《傷寒論讀》）：但見一證便是，指或字以上諸證言。《少陽》

王丙曰（《傷寒論注》）：傷寒與中風併言，是傷寒後復中風也，病由太陽轉屬少陽者，但見一證，便知樞不運轉。《卷一·太陽病用柴胡湯法》

章楠曰（《傷寒論本旨》）：少陽病誤下，則元氣傷而邪不解，幸其無他變，而柴胡證不罷者，復與柴胡湯和解，蓋以人參助元氣，餘皆通調升降之藥，故能使陽氣旋復，蒸蒸而振，發熱汗出而解也。《卷四·少陽篇》

呂震名曰（《傷寒尋源》）：傷寒中風，有柴胡證，但見一證即是，不必悉具，此非教人以辨證之可從略也。蓋病入少陽，正當陰陽相持之會，此際不出於陽，即入於陰，故一見少陽證，即當用柴胡從少陽領出其邪，使不內入。須知辨證從寬處，正是其治病吃緊處。且少陽本傳入之邪，多有或然或不然之證，又安能逐證一一見到也。《下集·小柴胡湯》

陳恭溥曰（《傷寒論章句》）：柴胡非發汗之方，所以能發汗者，樞轉以達太陽，從太陽之開也。《卷一·太陽篇》

原文 傷寒二三日，心中悸而煩者，小建中湯主之。（102）

成無己曰（《注解傷寒論》）：傷寒二三日，邪氣在表，未當傳裏之時，心中悸而煩，是非邪氣搏所致。心悸者，氣虛也；煩者，血虛也。以氣血內虛，與小建中湯先建其裏。

盧之頤曰（《仲景傷寒論疏鈔金錍》）：寒傷僅二三日，未鬹竭揚乎心汗，遂爾心氣內洞而中悸。悸而煩者，緣水寒之下承火位者，淫亢則害，殆轉甚矣。建中建立中央，則土氣盛；土氣盛，則水氣不行；水氣不行，則心火氣盛；心火氣盛，則心自愈。此即鬱伏循環，助土輔火之要法，亦即子能令母實，母能令子虛耳。《卷五·辨太陽病第五》

李中梓曰（《傷寒括要》）：二三日，邪方盛，又未經汗下，見症不過悸而煩，不審何故便行建中，疑必有脫文也。《卷下·小建中湯》

柯琴曰（《傷寒論注》）：傷寒二三日，無陽明證，是少陽發病之期，不見寒熱頭痛，脅胸苦滿之表，又無腹痛苦嘔或咳或渴之裏，但心悸而煩，是少陽中樞受寒，而木邪挾相火為患。相火旺則君火虛，離中真火不藏，故悸，離中真火不足，故煩。非辛甘以助陽，酸苦以維陰，則中氣亡矣，故制小建中湯以理少陽，佐小柴胡之不及。《卷三·柴胡湯證》

周揚俊曰（《傷寒論三注》）：二三日為病不久，心中悸煩，則其悸為陽氣素虛，而煩為欲傳之候可知。蓋血者，心之液也，中氣既虛，可復汗之乎？於是倍芍藥以益營，入膠飴以養胃，仍不去薑桂以散邪，使中氣建立，不為振撼，則外襲之邪不攻自撤。《卷二·太陽中篇》

吳謙曰（《醫宗金鑒》）：傷寒二三日，未經汗下，即心悸而煩，必其人中氣素虛，雖有表證，亦不可汗下。蓋心悸陽已微，心煩陰已弱，故以小建中湯先建其中，兼調榮衛也。《卷二·太陽中篇》

王丙曰（《傷寒論注》）：此亦伏寒之心下有水氣者，因其人陰陽兩虛，故以甘藥和之。心中，膈間也，水逆膈間，心陽為水氣所凌則悸，陽鬱不升則煩。君以芍藥，取其能止心煩，兼協諸藥以和脾，不令寒入腹中而急痛也。桂甘薑棗，所以急通心陽，不使水邪凌心而悸也。以飴代參，取其由中而四迄，不致固其表也。《卷二·太陽病雜療法》

陳念祖曰（《傷寒論淺注》）：蓋以樞者，內外之樞紐也，可從樞而外出，亦可從樞而內入。傷寒病過服發表之劑，其惡風寒等症已解，而內虛之症漸形，至二日為陽明主氣之期，三日為少陽主氣之期，外邪既淨，無庸從少陽之樞而外出，而發表後虛弱不支之病，轉入於所合之心包絡。包絡主血，血虛則心中悸，不獨悸而且煩者，以煩涉於心主之血分，而不涉於樞脅之氣分，故以小建中湯主之。《卷一·太陽篇中》

章楠曰（《傷寒論本旨》）：得病二三日，中氣虛而營血少，邪將乘虛內侵，故心悸而煩，以營血生於心脾，起於中焦，先當小建其中，重用酸甘化陰，以滋營血，佐以辛甘而溫，以助陽氣，俾中焦陰陽充旺，使邪得以外向也。然甘多壅氣，素有嘔病者，故不可與，恐其上涌也。《卷二·太陽中篇》

原文 太陽病，過經十餘日，反二三下之，後四五日，柴胡證仍在者，先與小柴胡。嘔不止，心下急，一云嘔止小安。鬱鬱微煩者，為未解也。與大柴胡湯下之則愈。（103）

成無己曰（《注解傷寒論》）：日數過多，累經攻下，而柴胡證不罷者，亦須先與小柴胡湯，以解其表。經曰：凡柴胡湯病證而下之，若柴胡證不罷者，復與柴胡湯是也。嘔止者，表裏和也；若嘔不止，鬱鬱微煩者，裏熱已甚，結於胃中也，與大柴胡湯下其裏熱則愈。

張璐曰（《傷寒纘論》）：過經十餘日，不知少陽證未罷，反二三下之，因而致變多矣。後四五日，柴胡證仍在，未有他變，本當兩解表裏，但其人之邪屢因誤下而深入，不能傳散，故必先用小柴胡提其邪出半表，然後用大柴胡爲合法也。《卷上·少陽篇》

柯琴曰（《傷寒論注》）：此屢經妄下，半月餘而柴胡證仍在，因其人不虛，故樞機有主而不爲壞病。與小柴胡湯和之，表證雖除，內尚不解，以前妄下之藥，但去腸胃有形之物，而未洩胸膈氣分之結熱也。急者，滿也，但滿而不痛，即痞也。薑夏以除嘔，柴芩以去煩，大棗和裏，枳芍舒急，而曰下之則愈者，見大柴胡爲下劑，非和劑也。《卷三·柴胡湯證》

黃元御曰（《傷寒懸解》）：下後柴胡證仍在，若但有少陽經證而無陽明府證，先與小柴胡湯應當解矣，若嘔不止，心下急，鬱鬱微煩者，是經迫而府鬱，爲未解也，與大柴胡湯下之，經府雙解則愈矣。《卷九·少陽篇》

邵仙根曰（《傷寒指掌》邵評）：服小柴胡後，而嘔不止心下滿痞，而鬱鬱微煩者，此邪氣鬱滯於裏，胸膈氣分之熱，欲出不出，欲結不結，裏未解也，當大柴胡下其熱則愈，亦先表後裏法也。《卷二·救逆述古》

陳念祖曰（《傷寒論淺注》）：少陽爲陽樞，少陰爲陰樞，其氣相通。太陽病，過經十餘日，十日爲少陰主氣之期，醫反二三下之，逆其少陰之樞機，後四五日，乃十五六日之間，再作經，而又當少陽主氣之期，太陽之氣不因下陷，仍欲從樞而外出，故柴胡證仍在者，先與小柴胡湯以解外。若嘔不止，是太陽之氣不從樞外出，而從樞內入，干於君主之分，外有心下滿急之病象，內有鬱鬱微煩之病情者，爲未解也，與大柴胡湯下之，下其邪氣，而不攻其大便，則愈。《卷一·太陽篇中》

章楠曰（《傷寒論本旨》）：過經十餘日者，太陽之邪過於少陽經也，少陽不當下，而反二三下之，幸其人體強，無他變證，後四五日，柴胡證仍在者，先與小柴胡和之。若嘔不止，心下急，鬱鬱微煩者，其陷入陽明腑邪未解也，故不用參甘之補中，仍以柴芩半夏之升降，薑棗之調和，而加白芍平肝，枳實大黃通利，使鬱逆之邪從陽明而下，是經腑兼制而大其制也。《卷四·少陽篇》

唐宗海曰（《傷寒論淺注補正》）：心下是指胸前之膈膜，急如裏急少腹急之急，乃指膈膜收縮，促急褊窄也。膜通利，則松緩，膜鬱滯，則褊急，少陽三焦膜中火甚，則鬱遏燒灼，膈膜收縮而急。火合於心包則煩，火太逆則嘔不止，證重於小柴胡，故但用清疏，不能降其火，必用大柴胡，有大黃以下之，使火氣不逆，乃愈。而又必用柴胡一味，以透達膈膜也。膈膜透達，則通利松緩，不褊急矣。但曰下之，亦是轉之。《卷一·太陽篇中》

原文 大柴胡湯方

柴胡半斤　黃芩三兩　芍藥三兩　半夏半升，洗　生薑五兩，切　枳實四

枚，炙　大棗十二枚，擘

上七味，以水一斗二升，煮取六升，去滓，再煎。温服一升，日三服。一方，加大黄二兩，若不加，恐不爲大柴胡湯。

　　許叔微曰（《新編張仲景注解傷寒發微論》）：大黄雖爲將軍，然蕩滌蕴熱，推陳致新，在傷寒乃爲要藥，但欲用之當爾，大柴胡湯中不用，誠脱誤也。王叔和云：若不加大黄，恐不名大柴胡湯。須是酒洗生用爲有力。《卷下·論大黄藥》

　　成無己曰（《傷寒明理論》）：虚者補之，實者洩之，此言所共知。至如峻緩輕重之劑，則又臨時消息焉。大滿大實，堅有燥屎，非峻劑則不能洩，大小承氣湯峻，所以洩堅滿者也。如不至大堅滿，邪熱甚而須攻下者，又非承氣湯之可投，必也輕緩之劑攻之，大柴胡湯緩，用以逐邪熱也。經曰：傷寒七八日，雖脉浮數者，可下之，宜大柴胡湯。又曰：太陽病，過經十餘日，反二三下之，後四五日，柴胡證仍在者，先與小柴胡，嘔不止，心下急，鬱鬱微煩者，爲未解也，可大柴胡湯下之則愈。是知大柴胡爲下劑之緩也。柴胡味苦平微寒，傷寒至于可下，則爲熱氣有餘，應火而歸心。苦先入心，折熱之劑，必以苦爲主，故以柴胡爲君。黄芩味苦寒。王冰曰：大熱之氣，寒以取之。推除邪熱，必以寒爲助，故以黄芩爲臣。芍藥味酸苦微寒，枳實味苦寒。《内經》曰：酸苦涌洩爲陰。洩實折熱，必以酸苦，故以枳實、芍藥爲佐。半夏味辛温，生薑味辛温，大棗味甘温。辛者散也，散逆氣者，必以辛。甘者緩也，緩正氣者，必以甘。故半夏、生姜、大棗爲之使也。一方加大黄，以大黄有將軍之號，而功專於蕩滌，不加大黄，恐難攻下，必應以大黄爲使也。用湯者，審而行之，則十全之功可得也。《卷四·方論》

　　柯琴曰（《傷寒附翼》）：此方是治三焦無形之熱邪，非治胃腑有形之實邪也。其心下急煩痞硬，是病在胃口而不在胃中，結熱在裏，不是結實在胃。因不屬有形，故十餘日復能往來寒熱，若結實在胃，則蒸蒸而發熱，不復知有寒矣。因往來寒熱，故倍生薑，佐柴胡以解表，結熱在裏，故去參甘，加枳芍以破結，條中並不言及大便硬，而且有下利症，仲景不用大黄之意曉然。後人因有下之二字，妄加大黄以傷胃氣，非大謬乎？《卷下·大柴胡湯》

　　尤怡曰（《傷寒貫珠集》）：大柴胡有柴胡生薑半夏之辛而走表，黄芩芍藥枳實大黄之苦而入裏，乃表裏併治之劑。而此云大柴胡下之者，謂病兼表裏，故先與小柴胡解之，而後以大柴胡下之耳。蓋分言之，則大小柴胡各有表裏，合言之，則小柴胡主表，而大柴胡主裏，古人之言，常以意逆，往往如此。《卷五·少陽正治第一》

　　陳蔚曰（《長沙方歌括》）：凡太陽之氣逆而内干，必藉少陽之樞轉而外出者，仲景名爲柴胡證。但小柴胡證心煩，或胸中煩，或心下悸，重在於脅下苦滿，而大柴胡證不在脅下而在心下，曰心下急，鬱鬱微煩，曰心下痞硬，以此爲別。小柴胡證曰喜嘔，曰或胸中煩而不嘔，而大柴胡證不獨不嘔，而且嘔吐，不獨喜嘔，而且嘔不止，又以此爲別。所以然者，太陽之氣不從樞外出，反從樞内入於君主之分，視小柴胡證頗深也。方用芍藥、黄芩、枳實、大黄者，以病勢内入，必取苦洩之品以解在内之煩急也。又用柴胡、半夏以啓一陰一陽之氣，生薑、大棗以宣發中焦之氣，蓋病勢雖已內入，而病情仍欲外達，故制此湯，還藉少陽之樞而外出，非若承氣之上承熱氣也。《卷三·太陽方》

吕震名曰（《傷寒尋源》）：此小柴胡去人參、甘草，加枳實、芍藥、大黃，乃少陽陽明合治之方也。往來寒熱，熱結在裏，是邪已內實，因其內實而下解之，乃通以去塞之法也。心中痞硬，嘔吐下利，是邪已內陷，因其內陷而下奪之，此通因通用之法也。表未罷仍主柴胡，裏已實宜加枳實、大黃，不用人參、甘草者，懼其緩中而戀邪也，加芍藥者，取其約營而奪液也。按少陽病本不可下，此則熱邪結於陽明，而少陽證仍在，故主此爲表裏兩解之法。

陳恭溥曰（《傷寒論章句·方解》）：大柴胡湯，機從下達，樞向外轉之方也，凡病機樞內窒，勢宜兩解者用之。……凡用此方，證皆屬實，故於小柴胡方中，去人參甘草之補與緩者，加芍藥之苦泄而通陰絡者，枳實之苦寒而行氣者，機從下達，則樞向外轉，爲大柴胡命名之義歟。《大柴胡湯》

楊希閔曰（《傷寒論百十三方解略》）：柯氏言此方不當有大黃，亦似是而非也。徐靈胎云此方本有大黃，王叔和謂若不加大黃，恐不爲大柴胡湯也。且本論云熱結在裏，此大黃之對證，復往來寒熱，此柴胡之對證，又云心中痞鞕嘔吐而下利，此政邪內陷故用枳實大黃也。玩徐氏言則柯說爲過疑矣，其調氣降氣之說，亦只得一端，未盡二方之精義也。其論大柴胡無加減，小柴胡有加減，則甚有思議。《大柴胡湯》

原文 傷寒十三日不解，胸脅滿而嘔，日晡所發潮熱，已而微利。此本柴胡證，下之以不得利，今反利者，知醫以丸藥下之，此非其治也。潮熱者，實也。先宜服小柴胡湯以解外，後以柴胡加芒消湯主之。（104）

許叔微曰（《新編張仲景注解傷寒發微論》）：仲景論中，百一十三方，爲圓者有五：理中、陷胸、抵當、麻仁、烏梅是已。理中、陷胸、抵當皆大彈圓，煮化而服之，與湯無異。至于麻仁治脾約證，烏梅治濕蜃證，皆欲必達下部，故用小圓。其他皆欲入經絡，逐邪毒，破堅癖，導瘀血燥屎之類，須憑湯劑以滌除也。余見俗醫用小圓藥巴豆以下邪毒而殺人者，不可勝數。蓋巴豆止導食積，而不能去邪毒。既下之後，藏氣虛，而邪毒宛然猶在。《卷上·論傷寒愼用丸子藥》

成無己曰（《注解傷寒論》）：傷寒十三日，再傳經盡，當解之時也。若不解，胸脅滿而嘔者，邪氣猶在表裏之間，此爲柴胡湯證；若以柴胡湯下之，則更無潮熱自利。醫反以丸藥下之，虛其腸胃，邪氣乘虛入府，日晡所發潮熱，熱已而利也。潮熱雖爲熱實，然胸脅之邪未已，故先與小柴胡湯以解外，後以柴胡加芒消以下胃熱。

方有執曰（《傷寒論條辨》）：十三日，過經也。不解，壞例也。非其治也以上，乃原其壞由於醫之誤。以下至末，救誤之治也。然微利矣，加芒硝以更下之者，丸之爲丸，大率辛熱物，雖快攻下，下者藥也，熱以益熱，熱結反實而不出，故須咸以軟之也。《卷二·太陽中篇第二》

柯琴曰（《傷寒論注》）：日晡潮熱，已屬陽明，而微利可疑，利既不因於下藥，潮熱嘔逆，又不因利而除，故知誤不在下而在丸藥也。丸藥發作既遲，又不能蕩滌腸胃，以此知日晡潮熱，原因胃實。此少陽陽明併病，先服小柴胡二升，以解少陽之表，其一升加芒硝，以除陽明之裏。不加大黃者，以地道原通，不用大柴胡者，以中氣已虛也。《卷三·柴胡湯證》

錢潢曰（《傷寒溯源集》）：十三日不解，胸脅滿而嘔，則邪傳少陽矣，日晡所發潮熱，邪氣又入陽明矣。已而微利者，因誤下而胃虛邪陷所致也。此等胸脅滿而嘔者，本柴胡證，因少陽半表之邪未解，邪持表裏之間，故下之而不得利，今反利者，知庸醫不察表裏，以丸藥下之耳，蓋丸藥但能攻裏而不能解表故也。以兩經兼證，舍少陽之半表不治，而僅攻陽明之裏邪，致胃氣一虛，少陽之邪併陷入裏而反下利，非其治也。前所謂潮熱者，胃實也，胃邪雖實，奈少陽半表之邪未去，當先用小柴胡湯以解外邪，然後再以柴胡湯加入芒硝下之，則胃中之熱邪亦解，所謂胃和則愈也。《卷七·少陽全篇》

張錫駒曰（《傷寒直解》）：陽明司合而主胸，少陽司樞而主脅，胸脅滿而嘔者，陽明之合不得少陽之樞以外出也。日晡而陽氣衰，陽明之所主也，日晡所發潮熱者，陽明氣旺，如潮汐之來而不失其時也。陽明氣機下陷，故已而微利。此本柴胡症，下之而不得利，今反微利者，知醫以丸藥下之，丸緩留中，不得外出，非其治也。潮熱者，陽明氣實也，先宜小柴胡以解太陽之邪於外，復以柴胡加芒硝以解陽明之邪於內。《卷三·辨太陽脈證篇》

鄭重光曰（《傷寒論條辨續注》）：十三日，過經也。胸脅滿而嘔，邪在表裏之間也。日晡發潮熱，裏可攻也。微下利，便未硬也。當以大柴胡分散表裏，則邪去而利自止。若誤用丸藥，則徒引熱邪而內陷，致表裏俱不解，故先用小柴胡分提表邪，後加芒硝以滌胃中之熱也。《卷二·太陽中篇》

吳謙曰（《醫宗金鑒》）：凡傷寒過經不解，熱解轉屬胃府者多，皆當下之。今傷寒十三日不解，過經，胸脅滿而嘔，日晡所發潮熱，已而微利，此本大柴胡證也。下之而不通利，今反利者，詢知爲醫以丸藥迅下之，非其治也。迅下則水雖去，而燥者仍存，恐醫以下後之利爲虛，故復指曰潮熱者實也，是可再下者也。但胸脅之邪未已，故先宜小柴胡湯以解少陽之外，復以小柴胡湯加芒硝，以下少陽之裏。不用大黃而加芒硝者，因裏不急且經迅下，惟欲其軟堅潤燥耳！是又下中兼和之意也。《卷五·少陽全篇》

沈金鰲曰（《傷寒論綱目》）：此應是少陽陽明併病，胸脅滿而嘔，邪在少陽表裏之間也，發潮熱，裏可攻也，微下利，便未硬也，此時若以大柴胡分解表邪，蕩滌裏實，則邪去而微利亦當自止。奈醫不識病根，誤以丸藥下之，徒引熱邪內陷而下利，表裏俱不得解，此以知本條之誤，並不在下，而在於用丸藥下也。《卷十二·嘔》

邵仙根曰（《傷寒指掌》邵評）：此少陽經邪，因誤下而成胃實之症，爲少陽陽明併病。胃實者可下，而症兼少陽，則不可下，故用小柴胡以解外，加芒硝以治裏實。《卷二·救逆述古》

陳念祖曰（《傷寒論淺注》）：此一節言太陽之氣，逆于陽明中土，亦當從樞而外出，其用柴胡加芒硝亦從樞出之義，非若承氣之上承熱氣也。《卷一·太陽篇中》

原文 柴胡加芒消湯方

柴胡二兩十六銖　黃芩一兩　人參一兩　甘草一兩，炙　生薑一兩，切　半夏二十銖，本云，五枚，洗　大棗四枚，擘　芒消二兩

上八味，以水四升，煮取二升，去滓，內芒消，更煮微沸。分溫再服。不解更作。臣億等謹按：金匱玉函，方中無芒消。另一方云，以水七升，下芒消二合，大黃四兩，桑螵蛸五枚，煮取一升半，服五合，微下即愈。本云柴胡再服，以解其外，餘二升加芒消、大黃、桑螵蛸也。

王子接曰（《絳雪園古方選注》）：芒硝治久熱胃閉，少陽熱已入胃而猶潮熱、脅滿者，則熱在胃而證未離少陽，治亦仍用柴胡，但加芒硝以滌胃熱，仍從少陽之樞外出，使其中外蕩滌無遺，乃爲合法。《上卷·下劑》

徐大椿曰（《傷寒論類方》）：大柴胡湯加大黃枳實，乃合用小承氣也；此加芒硝，乃合用調胃承氣也。皆少陽陽明同治之方。《卷一·柴胡湯類》

陳蔚曰（《長沙方歌括》）：十三日經盡一周，既來復於太陽，當解而不能解，又交陽明主氣之期，病氣亦隨經氣而涉之，陽明主胸，少陽主脅，胸脅滿而嘔者，陽明之合不得少陽之樞以外出也。日晡所者，申酉戌之際，陽明旺於申酉戌，故應其時而發潮熱。熱已微利者，陽明之氣雖實，其奈爲丸藥所攻而下陷，陷者舉之，用小柴胡湯以解外。解寓升發之義，即所以舉其陷而止其利也，又加芒硝者，取芒硝之鹹寒以直通地道，不用大黃之苦寒以犯中宮，蓋陽明之氣既傷，不宜再傷，師之不用大柴而用小柴，其義深矣。《卷三·太陽方》

文通曰（《百一三方解》）：此示柴胡湯加減之方也，本柴胡證，下不得法，致使有形之物未除，三焦之氣內陷，故仍用柴胡湯開提三焦，以外轉其氣，加芒硝以化胃中之結。《中卷·柴胡芒硝湯》

章楠曰（《傷寒論本旨》）：此方以小柴胡三分之一，而重加芒硝者，因其少陽之證，誤用丸藥下之，餘熱留於陽明，而發潮熱，故仍用小柴胡和少陽，加芒硝鹹寒潤下，以清陽明之熱，不取苦重之藥峻攻也。《卷九·少陽篇方》

呂震名曰（《傷寒尋源》）：小柴胡湯原方加芒硝，而分兩較輕。蓋潮熱固爲內熱之候，但其人業已微利，是裏氣已通，特因下不如法，故府邪未解，則無取大柴胡之峻攻。其柴胡證之未罷者，亦已先用小柴胡湯以解外，此更無須柴胡之全劑，故復減約其分兩，而但加芒硝以微通其滯。此劑之最輕者，張令韶謂當和大柴胡湯加芒硝，與經旨大悖矣！《下集·柴胡加芒硝湯》

原文 傷寒十三日，過經，譫語者，以有熱也，當以湯下之。若小便利者，大便當鞕，而反下利，脉調和者，知醫以丸藥下之，非其治也。若自下利者，脉當微厥，今反和者，此爲內實也。調胃承氣湯主之。（105）

韓祇和曰（《傷寒微旨論》）：凡投下藥者，本因胃中有邪熱之氣，故投大黃芒硝之

類以消陽氣。今之醫者，絕不解古人下傷寒之法，多投以丸藥。丸藥多用巴豆、水銀、膩粉、粉霜、砒霜、甘遂、石腦油之類，皆是熱藥。但能逐其胃中濁惡，即愈增其邪熱矣。今用丸藥下傷寒病者，欲去胃中積聚，胃氣既虛，即邪熱在內又與熱相逢，及吐納暑熱之氣，足以助陽爲毒後成壞病也。《卷上·可下篇》

成無己曰（《注解傷寒論》）：作寒十三日再傳經盡，謂之過經。譫語者，陽明胃熱也，當以諸承氣湯下之。若小便利者，津液偏滲，大便當硬，反下利者，知醫以丸藥下之也。下利，脉微而厥者，虛寒也，今脉調和，則非虛寒，由腸虛胃熱，協熱而利也，與調胃承氣湯以下胃熱。

錢潢曰（《傷寒溯源集》）：邪氣在表，至七日而六經已盡，至十三日而再經亦盡，故謂之過經。過經而譫語者，以邪入陽明之裏，胃中有實熱也，故當以湯下之。……若小便利者，其水穀自別，津液下滲，大便當硬矣，而反下利，下利則脉不當調，今脉自調和者，非變症使然，知醫以丸藥誤下所致也。以理推之，上截譫語而胃中有熱，故當以湯下之。此因小便利，則裏無大熱可知，大便雖硬，無熱不須峻下，當以調胃承氣湯和胃，令大便微溏足矣，不然，膽導蜜導法可耳，豈容以峻屬丸藥下之邪？故曰，非其治也。若不因誤下而自利者，脉當微厥。微厥者，忽見微細也。微厥則正氣虛衰，真陽欲亡，乃虛寒之脉證也。今下利而脉反和者，此爲內實。內實者，胃中本有實邪也。然內實則脉象亦當實大，而脉反和者，何也？蓋不下利之內實，脉方實大，此以丸藥誤下，氣已下洩，故脉僅得調和而不能實大也。內雖實而脉和，且小便自利，則裏無大熱，不須攻下，故以調胃承氣湯主之。《卷之六·陽明下篇》

吳謙曰（《醫宗金鑒》）：此承上條互發其義，以詳其治也。傷寒十三日不解，過經，譫語者，以有熱也，當以湯藥下其熱。但上條潮熱之熱，熱在表裏，當大便不硬；此條譫語之熱，熱歸胃府，法當大便硬。若小便利者，大便當硬，今大便不硬而反下利，脉調和者，知爲醫以丸藥下之之利，非其治也。如未經丸藥下之，自下利者，則爲內虛，內虛之利，脉當微弱而厥，今反和而不微厥，此爲內實有熱，非內虛有寒也，雖下利乃熱利也。仍當下其熱，故以調胃承氣湯主之。《卷五·少陽全篇》

王丙曰（《傷寒論注》）：此不傳經之傷寒，亦以六七日爲一經；十三日則已過二經矣。譫語者，語多也，胃熱生風之象，尤爲可下之征。此證因大便利，似不宜承氣，因反復辨之於脉。《平脉法》云：寸口關上尺中三處，大小浮沉遲數同等，雖寒熱或有不解，而脉則陰陽和平，雖劇當愈。即是此證。故曰，其脉調和也。本論云：脉厥者，脉初來大漸漸小，更漸漸大，是其候也。今脉無此微厥之意，而反調和，則自利乃丸藥所致，安知其無巴豆之熱毒，必當從承氣治之矣。《卷二·太陽病用承氣湯法》

陳念祖曰（《傷寒論淺注》）：傷寒十三日，再經已周，而又來復於太陽，不解則病氣已過於陽明胃府，名曰過經。過經譫語者，以胃府有熱也，當以湯藥下之。若小便利者，津液偏滲，大便當硬，今不硬而反下利。診其脉不與證相背，亦姑謂之調和者，知醫不以湯藥下之而以丸藥下之，病仍不去，非其治也。若胃氣虛寒而自下利者，脉當微而手足亦厥，必不可下，今脉與陽明胃府證不相背，即可反謂之和者，以丸緩留中，留而不去，此爲內實也，以調胃承氣湯去其留中之穢，以和其胃氣主之。《卷一·太陽

篇中》

唐宗海曰（《傷寒論淺注補正》）：譫語便硬，不當下利，脉亦當大，不當調和，今不硬而反下利，脉不大而反調和者，知醫不以湯藥滌其熱，而但以丸藥下其糞，旁流滯下，使當大之脉，被其挫弱，遂爲調和之形。是下利脉和，而實邪仍在，非其治也。何以知下利脉和，仍是實邪？仲景又申明曰：若下利是虛，其脉當微，手足當厥，今脉不微，而反和，所以知其非虛，乃醫者挫弱其脉如此。此雖外見和脉，而內仍爲實邪也，以調胃承氣湯主之。《卷一·太陽篇中》

原文 太陽病不解，熱結膀胱，其人如狂，血自下，下者愈。其外不解者，尚未可攻，當先解其外。外解已，但少腹急結者，乃可攻下，宜桃核承氣湯。（106）

成無己曰（《注解傷寒論》）：太陽，膀胱經也。太陽經邪熱不解，隨經入府，爲熱結膀胱，其人如狂者，爲未至於狂，但不寧爾。經曰：其人如狂者，以熱在下焦，太陽多熱，熱在膀胱，必與血相搏，若血不爲畜，爲熱迫之則血自下，血下則熱隨血出而愈。若血不下者，則血爲熱搏，畜積於下，而少腹急結，乃可攻之，與桃核承氣湯，下熱散血。《內經》曰：從外之內而盛於內者，先治其外，後調其內。此之謂也。

王肯堂曰（《傷寒準繩》）：犀角地黃湯爲治上血，如吐血衄血爲上血也；桃仁承氣湯治中血，如畜血中焦，下利膿血之類爲中血也；抵當湯丸治下焦血，如血證如狂之類是下血也，上中下三焦各有主治。此條當作三證者。至下者愈是一證，謂其血自下也，疑有缺文。至當先解外是一證，蓋其人如狂是下焦血，非桃仁承氣證也。自外解至未又是一證，恐是自下只去得下焦血，而中焦道遠未能盡去，故尚留於少腹耳。又抵當湯丸，其中䗪蟲、水蛭性爲猛厲，不若四物湯加酒浸大黃各半下之妙。《帙六·畜血》

汪琥曰（《傷寒論辨證廣證》）：膀胱乃小腹中之物，膀胱熱結，其氣蒸於少腹，則血不流利，故作急結之形，爲下焦畜血之證諦也。所以桃核承氣湯乃攻下焦畜血，治少腹急結之藥，實非通膀胱熱結之藥也。《卷四·太陽病中》

錢潢曰（《傷寒溯源集》）：余歷觀注傷寒家，却輒以驚狂譫語，及心下悸者，皆作心病論，已屬乖謬，而血蓄膀胱之說，恐尤爲不經。愚謂仲景之意，蓋以太陽在經之表邪不解，故熱邪隨經內入於府，而瘀熱結於膀胱，則熱在下焦，血受煎迫，故溢入回腸，其所不能自下者，蓄積於少腹而急結也。況太陽多血少氣，陽明多氣多血，腸胃受盛之器，傳化糟粕之濁道，百物之所匯，血熱妄行，豈有不歸腸胃者乎？且膀胱爲下焦清道，其蒸騰之氣，由氣化而入，氣化而出，未必能藏蓄血也。……若果膀胱之血蓄而不行，則膀胱瘀塞，下文所謂少腹硬滿，小便自利者，又何自出乎？歷見蓄血必從大便而出，未見有傷寒蓄血而出於小便者。若果出於小便，因何反用桃仁承氣及抵當湯通其大便乎？恐有識者，必不以爲然也。《卷一·太陽上篇》

沈金鰲曰（《傷寒論綱目》）：此條少腹雖急結，尚未硬滿，故不用抵當，只須承氣。《卷四·少腹硬滿》

又曰：此小便尿血也，緣陽氣太重，標本俱病，血得熱則行，故尿血。若熱極則血反結，少腹爲膀胱之室，故膀胱之熱結，少腹必急結，用桃仁承氣以攻其里之結血，所以解之也。《卷五·下血便膿血》

吳貞曰（《傷寒指掌》）：凡太陽病不解，其邪由經入腑，熱結膀胱，則血凝蓄。血瘀則心氣結，其人故如狂。血自下者愈，邪從血下而解也。其外不解者，當先解其外，宜桂枝湯。外已解，但少腹急痛者，是蓄血也，桃仁承氣湯下之。《卷三·傷寒變證》

陳念祖曰（《傷寒論淺注》）：太陽病不解，若從胸脅而入，涉於陽明少陽之分，此小柴胡湯之證也。今從背經而入於本府，名爲熱結膀胱。膀胱在少腹之間，《經》曰：膀胱者，胞之室也。胞爲血海，居膀胱之外，熱結膀胱，熏蒸胞中之血，血，陰也，陰不勝陽，故其人如狂。若血自下，則熱亦隨血而下者自愈。若其邪在外，猶是桂枝證不解者，尚未可攻，當先解其外。外解已，但見少腹急結者，無形之熱邪結而爲有形之蓄血，乃可攻之，宜桃核承氣湯。《卷一·太陽篇中》

章楠曰（《傷寒論本旨》）：太陽統領營衛者也，衛屬氣，營屬血，膀胱爲太陽之腑，邪熱由營入膀胱，結於血脉，血脉心所主，故人如狂也。桃核承氣，即調胃承氣加桃仁桂枝通洩太陽經腑，以膀胱無上口，居於二腸交接之所，血脉相通，故可使瘀血熱邪從大便而下也。《卷二·太陽下篇》

高學山曰（《傷寒尚論辨似》）：夫結血一症，人皆爲太陽表熱逼入營分，故營血傷而致結。不知人身有行血，有守血，行血流走經道，守血静鎮臟腑，譬彼水道，江湖與井泉，同源而異用者也。太陽經邪既盛，則膀胱之府熱亦深，膀胱與大腸逼近，而俱歷於少腹，此東鄰失火遺禍西鄰之道也。但膀胱多氣，故惟結熱，大腸多血，故致結血。及至小便利，而膀胱本府之熱已解，故成此症。若謂太陽營分之血，熱傷則當發爲癰疽，鬱爲敗濁，再無内入藏府之理，即曰血結膀胱，亦是囫圇吞棗之語。夫血固在膀胱，何不將桃仁、桂枝，加入五苓、猪苓等湯，使血從小便而下，反加入承氣之内，從大便出，豈膀胱之血可以送致大腸耶？不通甚矣。如狂發狂者，又因周身之血，雖有行守之分，要皆暗有朝會貫通之氣，心統諸血，敗濁熏蒸真宰故也。血自下者愈，氣足以傳送，而瘀去也。外不解者未可攻，亦有結胸痞症之變也。宜桃核承氣湯者，以病在大腸，故仿承氣之例，用桃核、桂枝者，以桃仁逐血中之瘀，桂枝行血中之氣，而以下行之藥帶入下焦，猶之行軍，兵將爲敵所畏服，故用之以資掩殺耳。《太陽上篇》

原文 桃核承氣湯方

桃仁五十箇，去皮尖　大黄四兩　桂枝二兩，去皮　甘草二兩，炙　芒消二兩

上五味，以水七升，煮取二升半，去滓，納芒消，更上火，微沸下火。先食溫服五合，日三服，當微利。

龐安時曰（《傷寒總病論》）：桃仁承氣湯又治產後惡露不下，服之十差十。《卷二·可下證》

成無己曰（《注解傷寒論》）：甘以緩之，辛以散之。少腹急結，緩以桃仁之甘；下

焦畜血，散以桂枝辛熱之氣，寒以取之。熱其搏血，故加二物於調胃承氣湯中也。

方有執曰（《傷寒論條辨》）：然則五物者，太陽隨經入府之輕劑也。先食，謂先服湯，而飲食則續進也。《卷一·太陽上篇第一》

盧之頤曰（《仲景傷寒論疏鈔金錍》）：桃爲肺果，承宣血中之氣，爲營血之師帥，則留者行，行者留，此先行其所留而後留其所行也。蓋氣如橐籥，血如波瀾，決之東則東，決之西則西，氣有一息不行，則血有一息不運，是以欲治其血，先承其氣，芒硝滌結除熱，大黃逐血推陳，甘草安堵中外，桂枝旋走太陽，乃得重營經隧，斯注留而下者，仍使之溯流而上。後先先後，是動所生，靡不周備矣。《卷五·辨太陽病第五》

尤怡曰（《傷寒貫珠集》）：此即調胃承氣湯加桃仁、桂枝，爲破瘀逐血之劑。緣此證熱與血結，故以大黃之苦寒，蕩實除熱爲君，芒硝之咸寒，入血軟堅爲臣，桂枝之辛溫，桃仁之辛潤，擅逐血散邪之長爲使，甘草之甘，緩諸藥之勢，俾去邪而不傷正爲佐也。《卷一·太陽斡旋法第三》

陳蔚曰（《長沙方歌括》）：桃得陽春之生氣，其仁微苦而涌洩，爲行血之緩藥，得大黃以推陳致新，得芒硝以清熱消瘀，得甘草以主持於中，俾諸藥遂其左宜右有之勢，桂枝用至二兩者，注家以爲兼解外邪，而不知辛能行氣，氣行而血乃行也。《卷三·太陽方》

章楠曰（《傷寒論本旨》）：此即調胃承氣湯加桂枝桃仁，引入血脉，以破瘀結也。硝黃桃仁，咸苦下降，佐桂枝甘草，辛溫甘緩，載之使徐行人於血脉，導瘀血熱邪由腸腑而去，故桂枝非爲解太陽之餘邪也，所以論言：其外不解者，未可攻，外解已，乃可攻之，宜桃核承氣，而不以桂枝名湯，見得太陽表邪已解，直從陽明主治，藉桂枝引入膀胱血脉，以破瘀結也。良以大黃倍於桂枝，則桂枝不得不從大黃下行，而不能升散走表。大黃得桂枝之辛甘而不直下，庶使隨入血脉以攻邪也。蓋胃爲臟腑之海，故各臟腑之邪，皆能歸胃，則各臟腑之病，皆可從胃主治，但佐導引之藥，如此方之用桂枝者，自可取效也。諸家多謂桂枝以解太陽餘邪，恐非其義，若使桂枝走表，則調胃承氣爲能入膀胱破瘀結，而仲景亦不言外解已，乃可攻之也。《卷九·太陽篇方》

原文 傷寒八九日，下之，胸滿，煩，驚，小便不利，讝語，一身盡重，不可轉側者，柴胡加龍骨牡蠣湯主之。（107）

成無己曰（《注解傷寒論》）：傷寒八九日，邪氣已成熱，而復傳陽經之時，下之虛其裏而熱不除。胸滿而煩者，陽熱客於胸中也；驚者，心惡熱而神不守也；小便不利者，裏虛津液不行也；讝語者，胃熱也；一身盡重不可轉側者，陽氣內行於里，不營於表也。與柴胡湯以除胸滿而煩，加龍骨、牡蠣、鉛丹，收斂神氣而鎮驚；加茯苓以行津液、利小便；加大黃以逐胃熱、止讝語；加桂枝以行陽氣而解身重。錯雜之邪，斯悉愈矣。

方有執曰（《傷寒論條辨》）：胸滿者，下後裏虛，外熱入裏挾飲而上搏於膈，所以煩也。驚屬心，心藏神而居膈，正虛邪盛，所以不寧也。一身盡重不可轉側者，傷寒本

一身疼痛，亡津液而血澀不利，故變沉滯而重甚也。《卷二·太陽中第二》

張璐曰（《傷寒纘論》）：此系少陽之裏證，諸家注作心經病，誤也。蓋少陽有三禁，不可妄犯，雖八九日過經下之，尚且邪氣內犯，胃土受傷，膽木失榮，痰聚膈上，故胸滿煩驚。驚者膽不寧，非心虛也。小便不利，譫語者，胃中津液竭也。一身盡重者，邪氣結聚痰飲於脅中，故令不可轉側。主以小柴胡和解內外，逐飲通津，加龍骨牡蠣以鎮肝膽之驚。《卷上·少陽篇》

張志聰曰（《傷寒論集注》）：傷寒八九日，當陽明少陽主氣之期，只藉少陽之樞轉以外出，若下之則轉樞有乖，開合不得。開則胸滿，合則煩驚，決瀆有愆，則小便不利，陽明內熱，則發譫語。一身盡重不可轉側者，少陽主樞，樞折則不能轉側也。柴胡龍骨牡蠣湯主之。《卷二·辨太陽病第二》

沈明宗曰（《傷寒六經辨證治法》）：傷寒八九日，邪氣尚在三陽表裏之間，但少陽居多，當從小柴胡湯和之而為正法，反以承氣攻傷胸胃之氣，表邪盡陷於胸，痰邪搏結胸中，心君不寧則煩；傷動少陽之氣，而氣逆則胸滿；邪沖於心，心神飛越，故煩驚譫語，一身盡重。此非陽明內實譫語之比也。蓋心神不寧，而小腸之氣亦不下達，故小便不利。傷動少陽之氣，故身體不可轉側。所以隨經取用小柴胡湯。去甘草者，不敢再瀉心氣，且緩眾藥之功；黃芩同桂枝，以去太少表裏之邪；半夏、茯苓滌飲而通水道；龍骨、牡蠣收攝神明返舍；鉛丹、大黃以逐內陷之邪，從下而出；人參養元氣而育神明；薑棗調榮衛而救誤下之逆。此即少陽犯吐下則驚而悸之見證也。《卷五·少陽全篇》

魏荔彤曰（《傷寒論本義》）：傷寒八九日，未治其表，粗工意為傳裏矣，却非實見其傳裏也，不過計日而臆度之耳。下之遂胸滿，既不成結胸於上，亦不成痞於下，胸雖滿，而邪實入膻中為患，煩驚并見，可知逼近心臟矣。心主之陽，為下藥之陰邪引在表之陰邪，二陰所乘，陽氣不能流布。心與小腸相表裏之氣，不得通行而小便不利矣。心陽既為陰邪所乘，斯內亂而譫語矣。二證是皆煩驚所旁見者，而煩驚實由於胸滿，胸滿實由於陰藥引陰邪入膻中耳，所謂一串而及之病也。然其人復一身盡重，不可轉側者何也？則陰邪凝滯於君主之位，故周身陽氣俱不能流布也。《卷二·太陽中篇》

吳謙曰（《醫宗金鑒》）：傷寒八九日，邪不解，表不盡，不可下也。若下之，其邪乘虛內陷。在上者，輕則胸滿，重則結胸。胸滿者，熱入於胸，氣壅塞也。在中者，輕則煩驚，重則昏狂。煩驚譫語者，熱乘於心，神不寧也。在下者，輕則小便不利，重則少腹滿痛。小便不利者，熱客下焦，水道阻也。邪壅三焦，則榮衛不行，水無去路，則外滲肌體，故一身盡重，不可轉側也。以柴胡加龍骨牡蠣湯主之，其大意在和解鎮固，攻補兼施也。《卷十一·壞病篇》

邵仙根曰（《傷寒指掌》邵評）：下後熱邪內攻而胸滿，邪痹於上也；小便不利，火盛水虧，邪痹於下也；煩驚者，邪動於心，而神明內亂也；譫語者，邪結於胃，此病之在裏者也。一身盡重，難以轉側者，是陽內而陰反外，少陽之樞機不利，筋脉骨肉併受其邪，此病之在表者也。夫合表裏上下而為病者，必兼陰陽補瀉之劑以施治，俾得表裏虛實，泛應曲當，而錯雜之邪，庶可盡解耳。此是下後亡陰之症，與火逆亡陽之症不同。

此太陽病併以少陽，因下而兼入胃府之症，與此湯外以解熱邪，內以除水濕，兼鎮浮越之氣而補其中州之虛也。《卷二·救逆述古》

陳念祖曰（《傷寒論淺注》）：傷寒八日，當陽明主氣之期，九日當少陽主氣之期，下之傷其陽明之氣而爲胸滿，逆其少陽之氣而爲煩驚，以少陽三焦內合心主包絡故也。小便不利，爲少陽三焦決瀆之官失其職也；譫語，爲陽明胃氣不和也；一身盡重，不可轉側者，少陽循身之側，樞機不利故也，以柴胡加龍骨牡蠣湯主之。

此一節言太陽之氣，因庸醫誤下，以致三陽同病，特立三陽併治之方，滋陽明之燥，助少陽之樞，而太陽不失其主開之職，其病仍從少陽之樞而外出矣！《卷一·太陽篇中》

胡嗣超曰（《傷寒雜病論》）：凡病實則去之，虛則補之，不難治也，最難者。邪實正虛，變出非常。殊難措手耳。如傷寒八九日，而誤下之，陽虛津竭，表邪乘隙而舍於胸膈之間，則胸滿煩驚矣；宗氣不布，氣化逆而小便不利矣；胃熱逼心，則譫語無倫矣；邪據要道，陰陽路梗，則一身盡重，不可轉側矣。內外俱困，正氣虛甚，夫豈尋常表裏之法所能治，故扶陽生陰，則以丹鉛參苓；鎮驚固神，則以龍骨牡蠣；逐熱清邪，則以大黃；和表化氣，則以桂枝；降逆助陽，則以半夏。重用柴胡者，緣邪勢正甚，樞機都廢，即從樞機處解之，則補者補，而攻者攻，一舉而告厥成功矣。《卷四·太陽上篇》

黃寶臣曰（《傷寒辨證集解》）：少陽傷寒八日已過，至於九日，當經行少陰之期而誤下之，邪遂乘虛內陷，挾水飲而肆虐。不特脅下滿而胸亦滿且煩驚者，以少陽三焦內合於心主，邪入其中，膽氣亦爲之不壯，故煩而且驚也。邪陷入裏，熱勢熏灼，三焦決瀆之官失職，故小便不利。心主被邪熱侵逼，神明內亂故譫語。少陽經脉循身之側，邪中其經，故一身盡重，不可轉側。《卷二·太陽篇》

原文 柴胡加龍骨牡蠣湯方

柴胡四兩　龍骨　黃芩　生薑切　鉛丹　人參　桂枝去皮　茯苓各一兩半
半夏二合半　大黃二兩　牡蠣一兩半，熬　大棗六枚，擘
上十二味，以水八升，煮取四升，內大黃，切如碁子，更煮一兩沸，去滓。溫服一升。本云柴胡湯今加龍骨等。

方有執曰（《傷寒論條辨》）：心虛則驚也，故用人參茯苓之甘淡，入心以益其虛；龍骨、牡蠣、鉛丹之重澀，斂心以鎮其驚；半夏辛溫，以散胸膈之滿；柴胡苦寒，以除鬱熱之煩；亡津液而小便不利，參苓足以潤之；胃中燥而譫語，薑棗有以調也；滿在膈中，半夏開之，非大黃不能滌；重在一身，人參滋之，非桂枝不能和。然是證也，雖無三陽之明文，而於是湯也，總三陽以和之之治可徵也。《卷二·太陽中篇第二》

張璐曰（《傷寒纘論》）：此湯治少陽經邪犯本之證，故于本方中除去甘草黃芩行陽之味，而加大黃行陰，以下奪其邪，兼茯苓以分利小便，龍骨、牡蠣、鉛丹，以鎮肝膽之怯，桂枝以通血脉之滯也。與救逆湯同義，彼以桂枝、龍骨、牡蠣、蜀漆，鎮太陽經

火逆之神亂，此以柴胡兼龍骨、牡蠣、鉛丹，鎮少陽經誤下之煩驚。《卷下·正方》

周揚俊曰（《傷寒論三注》）：此爲柴胡桂枝二湯，去芩芍甘草加龍骨牡蠣茯苓大黃者也。本太陽誤下，故主桂枝，然不見少陽一證，何爲以柴胡主治耶？煩驚雖繫乎心，未有不因於膽，何者？爲將軍之官失榮則多畏也。故以龍骨合牡蠣鎮肝膽；用人參輔正也；加茯苓利水去膀胱熱也；半夏去滿；大黃除胃實，去譫語；鉛丹宅心安神也。薑可以散表，可以通神明；棗不獨安中，且和百藥，補津液。皆照原方減一半，法斯當矣。《卷五·少陽下篇》

王子接曰（《絳雪園古方選注》）：手少陰煩驚，從足太、少陽而來，故仍從柴、桂立方。邪來錯雜不一，藥亦錯雜不一以治之。柴胡引陽藥升陽，大黃領陰藥就陰，人參、炙草助陽明之神明，即所以益心虛也；茯苓、半夏、生薑啓少陽三焦之樞機，即所以通心機也；龍骨、牡蠣入陰攝神，鎮東方甲木之魂，即所以鎮心驚也；龍牡頑鈍之質，佐桂枝即靈；邪入煩驚，痰氣固結於陰分，用鉛丹即墜。至於心經浮越之邪，借少陽樞轉出於太陽，即從茲收安內攘外之功矣。《上卷·和劑》

章楠曰（《傷寒論本旨》）：傷寒雖八九日，其邪尚在少陽而誤下之，以肝膽傷而胸滿煩驚譫語，脾胃傷則身重不能轉側，正傷邪沸，即所謂壞病也。以小柴胡之人參薑棗扶其中氣，柴半黃芩降濁升清，桂枝通經脉，龍牡鎮肝膽而安神魂，茯苓利小便，宣三焦之氣，而以鉛丹下其痰涎，大黃一二沸，取其氣以洩浮逆之邪，不取其味以通腑也。蓋氣血擾亂，邪反肆橫，故必助之和之，升降之，鎮攝之，通其經脉，利其三焦，調其臟腑，安其神魂，平其暴氣，下氣痰涎，乃爲救治周匝之法也。《卷四·少陽篇》

呂震名曰（《傷寒尋源》）：此證全屬表邪誤下，陰陽擾亂，濁邪填膈，膻中之氣，不能四布而使道絕。使道絕，則君主孤危，因而神明內亂，治節不行，百骸無主，以致胸滿煩驚，小便不利，譫語，一身盡重，不可轉側。種種皆表裏虛實，正邪錯雜之證，但病屬表邪陷入，則陰陽出入之界，全藉少陽爲樞紐，故以柴胡名湯。而陰邪之上僭者，復桂枝生薑半夏以開之，陽邪之下陷者，用黃芩大黃以降之，使上下分解其邪，邪不內擾。而兼以人參大棗，扶中氣之虛；龍骨牡蠣鉛丹，鎮心氣之逆。且柴胡大黃之攻伐，得人參扶正逐邪而邪自解；龍骨牡蠣之頑鈍，得桂枝助陽以載神而神自返。其處方之極錯雜處，正其處方之極周到處。不如此，其何能施補天浴日之手，而建扶危定傾之業耶！《下集·柴胡加龍骨牡蠣湯》

陳恭溥曰（《傷寒論章句·方解》）：柴胡加龍骨牡蠣湯，啓生陽以轉樞之方也，凡病機內逆不出者，須藉此方以啓之。本論曰：傷寒八九日下之，胸滿煩驚，小便不利，譫語，一身盡重，不可轉側者，此方主之。夫煩者三焦病也，小便不利，亦三焦之氣化病也，驚者，膽病也，譫語，驚所致也，三焦主樞，膽亦主樞，皆屬少陽也，樞機窒，故胸不能開而滿，身不能轉而重，此誤下內逆之壞病也，小柴胡不足以當之。方用龍骨，啓少陰之生陽，以救三焦之樞，牡蠣啓厥陰之生陽，以救少陽之樞，桂枝茯苓，助心主之神，鉛丹氣味辛寒，木金水之精，經火化而變赤，能鎮静除熱下氣，同大黃用以降內逆之火，加於柴胡湯中，助其旋轉，則逆者順矣。《柴胡加龍骨牡蠣湯》

原文 傷寒，腹滿，譫語，寸口脉浮而緊，此肝乘脾也，名曰縱。刺期門。
（108）

龐安時曰（《傷寒總病論》）：刺期門之法，須待脉弦或浮緊，刺之必愈，餘刺之不差，以正取肝之邪故也。期門穴直乳下，當腹旁，近脅骨，是穴針一寸。《卷六·傷寒暑病通用刺法》

成無己曰（《注解傷寒論》）：腹滿譫語者，脾胃疾也。浮而緊者，肝脉也。脾病見肝脉，木行乘土也。經曰：水行乘火，木行乘土，名曰縱。此其類矣。期門者，肝之募，刺之以瀉肝經盛氣。

盧之頤曰（《仲景傷寒論疏鈔金錍》）：恣侮所不勝於己者，名之曰縱。類部署之太陰，非形層之腹分。蓋太陰脾主開，病則合，故腹滿。經云，肝氣盛者則多言，故譫語。刺期門，期門，肝之膜，洩而奪之，辟其封署，平其盛滿。蓋懲肝即所以啓脾，順陰陽以合辟，此爲與傷寒相似，是亦料簡法也。《卷五·辨太陽病第五》

張璐曰（《傷寒纘論》）：肝木直乘脾土爲縱，此本太陽少陽併病，以其人平素肝盛脾衰，故其證腹滿譫語，盡顯肝邪乘脾之候。蓋少陽雖主風木，仍賴衛氣榮養，所以仲景云此屬胃，胃不和，所以腹滿譫語也。其脉寸口浮緊，爲太陽寒傷營之脉，寸口即氣口，乃脾胃之所主，肝木挾邪過盛，所以脾胃之土，益受其制也，刺期門以洩肝邪，則中土攸寧矣。《卷下·并病》

柯琴曰（《傷寒論注》）：腹滿譫語，得太陰陽明內證，脉浮而緊，得太陽陽明表脉，陰陽表裏，疑似難明，則證當詳辨，脉宜類推。脉法曰：脉浮而緊者，名曰弦也。弦爲肝脉。《內經》曰：諸腹脹大，皆屬於熱。又曰：肝氣甚則多言。是腹滿由肝火，而譫語乃肝旺所發也。《卷四·厥陰脉證》

錢潢曰（《傷寒溯源集》）：腹滿，足太陰脾病也，譫語，足陽明胃實也。腹滿爲脾藏寒，有可溫之理，譫語則胃家實，又有可下之機矣。寸口，氣口也。氣口爲手太陰之脉，乃主氣之藏，營衛之氣，五十度而復會於手太陰，故爲胃氣之脉，而胃爲水穀之海，五藏六府之大源，五味入口，藏於腸胃，以養五藏氣，皆變現於氣口。今氣口脉浮而緊，浮則爲風，緊則惡寒，皆邪氣在表之脉也。論證則邪不在表，言脉則邪不在裏，況太陰篇之腹滿，全無可汗之法，即陽明篇之腹滿，若脉浮而緊者，亦無可下之條，脉證參差，艱於施治，深察其故，若果邪氣在表，不應寸口獨浮獨緊，脉尚浮緊，邪當在表，亦不應腹滿譫語。唯仲景知其邪犯中焦，所以獨變現於氣口，故命之曰：此肝乘脾也。謂之肝乘脾者，乘其所勝也，以木性本能治土，乃五行生克之常，於理爲順，於事爲直，故名之曰縱。……既無汗下之法，又知肝木克制脾土，故以洩肝爲治。《卷七·少陽全篇》

張錫駒曰（《傷寒直解》）：此二節論病在有形之藏而不在無形之氣也。在無形之氣則曰太陰厥陰，在有形之藏則曰肝曰脾曰肺。脾主腹，傷寒腹滿者，病在脾也。胃氣不和則譫語，脾與胃藏府相連，故亦譫語。脉浮而緊名曰弦也，以脾土之病而反見肝木之脉，此脾土虛而肝木乘其所勝也，名曰縱。《卷三·辨太陽脉證篇》

吴谦曰（《醫宗金鑒》）：傷寒脉浮緊，太陽表寒證也。腹滿譫語，太陰、陽明里熱也。欲從太陽而發汗，則有太陰、陽明之裏；欲從太陰、陽明而下之，又有太陽之表，主治誠爲兩難，故不藥而用刺法也。雖然太陰論中，太陽表不解，太陰腹滿痛，而用桂枝加大黃湯，亦可法也。此肝乘脾，名曰縱，刺期門，與上文義不屬，似有遺誤。《卷三·太陽下篇》

舒詔曰（《傷寒集注》）：腹滿譫語，陽明腹證也，寸口脉浮而緊，太陽表脉也。此爲太陽陽明，何以見其肝乘脾也，竊疑有誤。《卷三·太陽下篇》

陳念祖曰（《傷寒論淺注》）：傷寒腹滿爲太陰證，譫語爲陽明證，其脉不宜浮緊矣。乃取之寸口，三部脉浮而緊，其名曰弦。弦爲肝脉，此肝乘脾之病也。《内經》云：諸腹脹大，皆屬於熱。又云：肝氣盛，則多言。是腹滿譫語，乃肝旺所發也，旺則侮其所勝，直犯脾土，名之曰縱，謂縱勢而往，無所顧慮也，宜刺期門二穴以制其縱。《卷一·太陽篇》

章楠曰（《傷寒論本旨》）：腹滿譫語，陽明之裏證也，脉浮而緊，太陽之表脉也，脉證不合，必當求其故矣。此由肝邪犯脾而腹滿，必無潮熱手足漐漐汗出等陽明之實證也。其腹雖滿，按之必不實痛，大便或亦不堅，當刺期門以洩肝邪，再解傷寒之表邪也。此證辨在幾微，蓋肝風内熾，即發熱譫語，不獨胃實方有譫語也。如或不辨，認作胃實而用下法，木既克土，下之表邪内陷，必死不可救矣。名曰縱者，以脾土本受木制，而木邪放縱無忌也。《卷四·合病并病》

陳恭溥曰（《傷寒論章句》）：縱，縱放自如也。我所勝者而克之，故曰縱放自如。《卷一·太陽篇》

原文 傷寒發熱，嗇嗇惡寒，大渴欲飲水，其腹必滿，自汗出，小便利，其病欲解，此肝乘肺也，名曰橫。刺期門。（109）

成無己曰（《注解傷寒論》）：傷寒發熱，嗇嗇惡寒，肺病也。大渴欲飲水，肝氣勝也。《玉函》曰：作大渴，欲飲酢漿，是知肝氣勝也。傷寒欲飲水者愈，若不愈而腹滿者，此肝行乘肺，水不得行也。經曰：木行乘金，名橫，刺期門，以瀉肝之盛氣，肝肺氣平，水散而津液得通，外作自汗出，内爲小便利而解也。

萬全曰（《傷寒摘錦》）：此二證皆太陽之邪傳厥陰，名首尾傳。《卷上·太陽經脉證治法》

程應旄曰（《傷寒論後條辨》）：傷寒者，太陽病也，而發熱嗇嗇惡寒，雖是太陽表證，然而肺主皮毛，邪在手太陽，亦有此也。肺受熱邪，故大渴欲飲水。膀胱有寒而無熱，則水入而氣不化，膀胱之氣不化，病必累及中焦之脾，其腹乃滿。病源不在脾，故待自汗出，小便利，水氣上下分消，而交錯之邪隨水出，其病欲解矣。名曰橫者，以邪從所不勝來也。肝邪乘肺，故皮毛受鬱而生寒熱，木盛則火旺而金被火乘，故大渴欲飲水。夫以足厥陰之邪移之手太陰，而受累者足太陰脾也，却亦見於太陽病中。從前寒熱之法，益無可用，只從中治，刺期門以瀉肝木之實，則脾不虛，脾不虛則肺得所資，而

錯雜之邪自解。弃標從本，寒熱俱可不治，此又一法也。《卷六·辨太陽》

錢潢曰（《傷寒溯源集》）：今發熱而嗇嗇惡寒，則邪猶在表，大渴欲飲水，則邪又在裏。以表邪如此之盛，或兼見裏證者固有之，然未必有若此之裏症也；裏症如此之甚，表邪未解者亦有之，而未必猶有若此之表症也。其所以然者，雖係傷寒發熱而嗇嗇惡寒，乃營衛不和之證也。蓋以肺主皮毛而通行營衛，肺藏受邪，皮毛不密，故嗇嗇惡寒也。大渴欲飲水者，注家俱謂木盛則熱熾，非也。其腹必滿，豈獨飲水而後滿乎？腹滿本爲脾病，《經脉別論》云：飲入於胃，游溢精氣，上輸於脾，脾氣散精，上歸於肺，通調水道，下輸膀胱，水精四布，五經并行。豈有所謂大渴欲飲水之證乎？此因肝木克制脾土，故知其腹必滿，以脾病而不能散精，上輸於肺，則肺氣困弱，何以朝百脉而輸精於皮毛乎？是以嗇嗇惡寒，大渴欲飲水以潤其枯涸也。此所謂肝乘肺者，肺本金藏，肝木之所受制，焉能乘之，以肝木之旺氣，乘克土之勝，賈其餘勇，來侮困弱之肺金，於理爲不順，故謂之橫。若肺能自振，終不爲木所侮，其氣自能行營衛，通皮毛而自汗出，則發熱惡寒當解；能通水道，輸膀胱，則小便利而腹滿當消，故曰其病欲解。若未得解者，刺期門以洩肝邪之旺，則脾肺之圍解矣。《卷之七·少陽全篇》

吳謙曰（《醫宗金鑒》）：傷寒發熱，嗇嗇惡寒，無汗之表也。大渴欲飲水，其腹必滿，停飲之滿也。若自汗出，表可自解，小便利滿可自除，故曰：其病欲解也。若不汗出，小便閉，以小青龍湯先解其外；外解已，其滿不除，十棗湯下之，亦可愈也。此肝乘肺，名曰橫，刺期門，亦與上文義不屬，似有遺誤。《卷三·太陽下篇》

黃元御曰（《傷寒懸解》）：肺統衛氣而性收斂，肝司營血而性疏洩。大渴腹滿，是金氣斂閉而木不能洩也。汗出便利，是木性發洩而金不能收也，營洩而衛宣，故其病愈解。《卷四·太陽中篇》

陳念祖曰（《傷寒論淺注》）：傷寒發熱，病在表也，太陽主表，而肺亦主表，嗇嗇惡寒，皮毛虛也，太陽主皮毛，而肺亦主皮毛，金受火克，故大渴欲飲水。飲水過多，肺氣不能通調水道，故其腹必滿。若得自汗出，則發熱惡寒之證，便有出路。小便利，則腹滿之證，便有去路，此肺氣有權，得以行其制節，則其病欲解。而不然者，發熱惡寒如此，腹滿又如此，此肝木乘肺金之虛，而侮其所不勝也，名之曰橫。謂橫肆妄行，無復忌憚也，亦刺期門二穴，以平其橫。《卷一·太陽篇中》

章楠曰（《傷寒論本旨》）：大渴腹滿、自汗，皆陽明證，然陽明則不惡寒而反惡熱，以其渴爲內熱盛也。今嗇嗇惡寒而自汗者，風邪原在表分，其渴欲飲水而腹滿者，肝邪挾相火以犯肺也。既自汗而小便利，其營衛三焦之氣已通，而病欲解也。肝木受肺制，而反乘肺，如下犯上之橫逆，故名橫也。當刺期門以洩肝邪，則表邪亦自解出。以上兩條，皆外邪而兼內臟之病，酷似陽明類證，最易誤認，必當詳審細辨也。《卷四·合病并病》

陳恭溥曰（《傷寒論章句》）：橫，橫行無忌也，金本克木，今反受木克，故曰橫行無忌。《卷一·太陽篇》

原文 太陽病二日，反躁。凡熨其背而大汗出，大熱入胃，一作二日內，燒瓦熨背，大汗出，火氣入胃。胃中水竭，躁煩，必發譫語。十餘日，振慄，自下利者，此爲欲解也。故其汗從腰以下不得汗，欲小便不得，反嘔，欲失溲，足下惡風，大便鞕，小便當數，而反不數及不多，大便已，頭卓然而痛，其人足心必熱，穀氣下流故也。（110）

成無己曰（《注解傷寒論》）：太陽病二日，則邪在表，不當發躁，而反躁者，熱氣行於裏也。反熨其背而發汗，大汗出，則胃中乾燥，火熱入胃，胃中燥熱，躁煩而譫語。至十餘日，振慄、自下利者，火邪勢微，陰氣復生，津液得復也，故爲欲解。火邪去，大汗出，則愈。若從腰以下不得汗，則津液不得下通，故欲小便不得，熱氣上逆而反嘔也。欲失溲、足下惡風者，氣不得通於下而虛也。津液偏滲，令大便硬者，小便當數。經曰：小便數者，大便必硬也。

此以火熱內燥，津液不得下通，故小便不數及不多也。若火熱消，津液和，則結硬之便得潤，因自大便也。便已，頭卓然而痛者，先大便硬，則陽氣不得下通，既得大便，則陽氣降下，頭中陽虛，故卓然而痛。穀氣者，陽氣也。先陽氣不通於下之時，足下惡風，今陽氣得下，故足心熱也。

郭雍曰（《傷寒補亡論》）：常云可與白虎加人參湯、五苓散、調胃承氣湯。雍曰：常氏之意，謂火氣入胃，胃中枯燥，故用白虎加人參湯解之。然須無表證，渴欲飲水者可服，有表證者不可服，以白虎解裏熱故也。小便不利者故當用五苓散，然渴飲水者宜服。其大便硬者用調胃承氣湯，亦小便不利則可服，小便利者反不可服。振慄反汗出者，若自下利皆不宜服，若無上諸證而大便硬，或不通，譫語仍在者，然後可服。此一論證多，宜審之。若欲解，諸證未生時，勢須先去火邪，宜救逆湯。《卷五·太陽經證治法》

方有執曰（《傷寒論條辨》）：二日，當傳之時也。反躁，欲傳也。熨其背，亦火劫汗法也。大汗出者，悖道以治，故出驟也。大熱，邪熱與火熱相搏也。入胃，胃屬土。故火邪先之也。水竭，火盛則水涸也。躁煩譫語，皆內熱也。十餘日，過經同也。振，鼓戰；慄，悚縮。欲作解之先兆也。下利，陰虛而津液偏於下走也。欲解，待解未解之詞。故其汗從腰以下不得汗，至大便硬一節，乃承上文說猶未解之意。言振慄若是作汗，則熱散而病解。今自利，津液又偏於下洩，胃中又不足，所以待解不解，汗不到下體，乾而不得小便，陽氣不下通，反上逆而嘔。失，猶言不也，溲，小便也。足下惡風，無陽以爲衛護也。大便硬，無津液以爲潤送也。小便當數而反不數至未，是反上文又說要解的意。蓋言以人之津液偏滲而論之，大便既硬，則小便當多而頻數，故以不數爲反，既反不數，則津液又當回於胃中可知也。待及津液由此而回足，則大便得潤而當出。卓，特也。頭特然而痛，陰氣上達也；足心必熱，陽氣下通也。穀氣，食氣也。今陰上達而頭獨覺痛，陽下行而足心則熱者，以胃中津液回足，大便潤而得出，食氣已下行也。病雖不言解，而解之意已隱然見於不言之表矣。《卷一·太陽上篇第一》

張志聰曰（《傷寒論集注》）：太陽病二日者，病在陽明也，反躁者，病在陽而以見少陰之氣化也。夫病在於陽證見於陰，宜交濟其陰陽而調和其上下，今反熨其前而使大汗出，津液外洩，火熱入胃，則胃中水竭，陰陽上下愈不相濟而躁煩矣。火傷神氣，必發譫語。至十餘日當少陰主氣之期，振慄自下利者，陽明之燥熱得少陰陰津以和之，陰陽上下自相交和，爲欲解也。夫未解之時，火熨其背而大汗出，故其汗從腰以下不得汗。氣不下化，故欲小便不得，反上逆而嘔。陰氣不升，故欲失溲而足下惡風。胃中水竭故大便硬。夫大便硬則小便當數，而反不數及多，及多者，不多也。夫小便少則津液當還入胃中，不久必大便。夫所謂振慄自下利者，乃大便已頭卓然而痛之謂也。其人足心必熱，以陽明穀神之氣下流而交於陰故也。《卷二·辨太陽病第二》

鄭重光曰（《傷寒論條辨續注》）：二日反躁，不得汗也，反熨其背，亦火劫汗法，邪熱與火熱入胃，胃中水涸，致躁煩譫語。十餘日忽振慄者，邪欲從汗而外解，自下利者，火邪欲從大腸而下奔。其候本爲欲解，以從腰以下不得汗，邪雖下走，終不外解也。足下惡風，陽邪在下，小便不得，陽邪閉拒陰竅，與下體不得汗相同，所以大便亦硬。益見前之下利，乃火熱下奔，協熱而利，火熱稍衰，則仍硬也。反嘔者，邪從上越也，欲失溲者，邪熱欲從前陰出也，皆餘邪欲散之征。胃火既減，小便當數復不數，則津液可回。及至津回腸潤，久積之大便，必盡出矣。邪熱既散而不持，陰氣上達而頭反痛，陽氣上行而足心反熱，欲愈之狀，尚似病形，病雖不言解，而解之意隱然。《卷一·太陽上篇》

吳謙曰（《醫宗金鑒》）：太陽病中風、傷寒，二日不燥，今反躁者，是不得汗出而躁，大青龍湯證也。不以青龍湯發汗，反以火劫熨背，逼汗大出，火邪入胃，胃熱水竭，則煩躁譫語所必發也。十有餘日，邪正相持，持久必爭，爭必振慄作解，然解非汗出及下利，邪無從解也。若自下利，此爲欲從裏解也；若自汗出，此爲欲從表解也。今十餘日不自下利，而有欲小便不得，反嘔欲失溲者，是裏不解也；不自汗出，而下身無汗，足下惡風者，是表不解也。裏不解者，大便必硬，小便當數而反不數，則知水留胃中，久必腸潤，其久積之大便自應多下而解也。及多大便已，雖小便不得，諸病不解，其頭卓然而痛，是裏解表未悉解也。表未悉解者，是因火逼汗出，而從腰以下不得汗，乃上解而下未解也。故有小便不得，諸在下之病。今雖裏解，而其人頭卓然而痛者，是表之餘邪上逆也。足心必熱者，裏之餘熱下流也。穀氣者，即胃氣也，言胃中熱氣隨大便而下流也。此病皆由妄行火劫致變，難以拘定成規，當診犯何逆，隨證治之可也。

黃元御曰（《傷寒懸解》）：太陽病，皮毛被感，表鬱爲熱，內尚無熱，俟其表熱傳胃，日久失清，乃見煩躁，今二日之內，方入陽明，不應躁而反躁，其胃陽素盛可知。乃不用清涼，反熨其背而大汗出，火炎就燥，邪熱入胃，胃中水竭，乃生煩躁。燥熱薰心，必發譫語。若十餘日後，微陰內復，忽振慄而自下利，則胃熱下洩，此爲欲解也。方其熨背取汗，火熱蒸騰，上雖熱而下則寒，故從腰以下，絕無汗意，外寒鬱其內熱，故膀胱閉澀，欲小便而不得，陽氣升洩，不根於水，膀胱無約，時欲失溲，如此則小便當數，而反不數者，津液枯也。水枯則大便乾硬，便乾腸結，胃熱不得下達，故氣逆作嘔。火熱上逆，故足下逆冷而惡風寒。及振慄下利，大便已行，則穀氣宣暢四達，頭痛而火從上散，足熱而陽從下達，胃中燥熱，解散無餘，緣穀氣以便通而下流故也。便通而頭痛者，如爐底壅塞，火焰不升，一通則火即上炎也。《卷四·太陽中篇》

陳念祖曰（《傷寒論淺注》）：太陽病二日，正當陽明主氣之期，以太陽之病，而得陽明之氣，陽極似陰，故擾動不安，而反躁，醫者誤認爲陰躁，而反以火熨其背，背爲陽，陽得火熱，而大汗出。汗乃胃中水穀之津，火熱入胃，則胃中之水津渴，遂下傷水陰之氣而躁，上動君火之氣而煩，中亡胃中之津，必發讝語。十餘日又值少陰主氣之期，得少陰水陰之氣以濟之，則陰氣復，而陽熱除，先見振慄之象，旋而大便自下利者，此爲陽明得少陰之氣，陰陽和而欲解也。且夫陰陽之氣，玄妙難言也，而以一身之部位論，則身半以上爲陽，身半以下爲陰。若陽在上，而不得下交於陰，故其汗從腰以下不得汗，欲小便不得，反嘔；陰在下，而不得上交於陽，故欲失溲，足下惡風。然上下所以不交者，責在胃實以隔之。前者是胃中竭，後此則爲大便硬。硬者必以法通之，不得拘於大便硬，小便當數而反不數及多，印版套語，謂津液當還胃中而不必遽通也。通之之後，得大便已，則燥結去火邪洩，於是陰氣旋轉而上升，其頭卓然而痛，陽氣光明而下濟，其人足心必熱，此穀氣下流故也。《卷一·太陽篇中》

章楠曰（《傷寒論本旨》）：太陽病者，統風寒而言也，二日煩躁，邪欲入裏，不從表解，反熨其背，邪火內攻，津氣外越，而大汗出。汗由胃中水液所化，故胃中水竭而躁煩，邪火擾心而讝語。延至十餘日，振慄者，邪正相爭，正勝邪却，自下利者，邪隨利洩，爲欲解也。故其汗云云至終，皆申說未振慄以前之證狀也。蓋火性炎上，當其大熱入胃，表裏之氣皆上逆。身半以上，天氣主之，天氣不降，故從腰以下不得汗；是上部有大汗，下部無汗而邪閉，故足下惡風；膀胱不通，而不得小便；氣不降，則上逆而嘔。小溲反欲遺失者，因嘔而震動，下焦不能收攝也。凡大便硬者，水液外走，小便必數，而反不數者，胃中水竭故也。及水液歸腑，而大便出多，即上文之自下利也。至此表裏之氣始通，而其鬱熱上冲，頭卓然如錐刺之痛，其足心必熱者，邪又隨胃中穀氣下注也。如是而病方愈，亦幸其人本元強而不死耳。《卷五·汗吐下後併誤治諸證》

唐宗海曰（《傷寒論淺注補正》）：此節文繁理奧，或有錯簡，或章句不應相連，又似當分作兩節解，義難通貫，當闕疑以待考。《卷一·太陽篇中》

原文 太陽病中風，以火劫發汗。邪風被火熱，血氣流溢，失其常度。兩陽相熏灼，其身發黃。陽盛則欲衄，陰虛小便難。陰陽俱虛竭，身體則枯燥，但頭汗出，劑頸而還，腹滿微喘，口乾咽爛，或不大便。久則讝語，甚者至噦，手足躁擾，捻衣摸床。小便利者，其人可治。（111）

成無己曰（《注解傷寒論》）：風爲陽邪，因火熱之氣，則邪風愈甚，迫於血氣，使血氣流溢，失其常度。風與火氣，謂之兩陽。兩陽相熏灼，熱發於外，必發身黃。若熱搏於經絡，爲陽盛外熱，迫血上行必衄；熱搏於內者，爲陰虛內熱，必小便難。若熱消血氣，血氣少，爲陰陽俱虛。血氣虛少，不能榮於身體，爲之枯燥。三陽經絡至頸，三陰至胸中而還。但頭汗出，劑頸而還者，熱氣炎上，搏陽而不搏於陰也。《內經》曰：諸脹腹大，皆屬於熱。腹滿微喘者，熱氣內鬱也。《內經》曰：火氣內發，上爲口乾咽爛者，火熱上熏也。熱氣上而不下者，則大便不硬。若熱氣下入胃，消耗津液，則大便硬，故云或不大便。久則胃中燥熱，必發讝語。《內經》曰：病深者，其聲噦。火氣大甚，正氣逆亂則噦。《內經》曰：四肢者，諸陽之本也。陽盛則四肢實，火熱大甚，故手足躁擾，捻衣摸床，擾亂也。小便利者，爲火未劇，津液未竭而猶可治也。

盧之頤曰（《仲景傷寒論疏鈔金錍》）：太陽病，本之於風，以火劫發汗，流溢血氣，失其常度者，此以熱灼氣亡，風行血渙，兩相熏灼，身形因之色變耳。蓋陽盛者陰必虛，陰虛則溲堅於下，陽盛則血菀於上。既菀且堅，陰陽同歸於虛竭，身體爲之枯燥也。蓋風翼火炎者頭汗蒸；氣隨風散者咽乾爛；腸枯者，轉便難；胃澀者，必讝噦。手足躁擾者，風火之征；捻衣摸床者，筋衰之驗。若小便利者，尚有餘沫及膀胱，孤陰不致隕滅耳。《卷五·辨太陽病第五》

張璐曰（《傷寒纘論》）：口乾咽爛，肺焦喘促，身體枯燥，小便難，大便秘，手足擾動，讝妄噦逆，乃火邪內熾，真陽立盡之象，非藥力所能勝者，必其人小便尚利，陰未盡傷，肺氣不逆，膀胱氣化，腎水不枯，始得行驅陽救陰之法。注家泥於陰陽俱虛竭一語，遂謂小便利者，陰未盡虛，則陽猶可回，是認可治爲回陽，大失經旨。不知此證急驅其陽，以存陰之一綫，尚恐不得，況可回陽以更劫其陰乎？《卷上·太陽下篇》

柯琴曰（《傷寒論注》）：凡傷寒之病，以陽爲主，故最畏亡陽，而火逆之病，則以陰爲主，故最怕陰竭。小便利者爲可治，是陰不虛，津液未亡，太陽膀胱之氣化猶在也。陽盛陰虛，是火逆一症之綱領。陽盛則傷血，陰虛則亡津，又是傷寒一書之大綱領。《卷二·火逆諸症》

張錫駒曰（《傷寒直解》）：此火攻之危症也。夫風爲陽邪，太陽病中風，復以火劫發汗，則邪風被火熱之氣，逼其血氣，流溢於外，而失其行陰行陽之常度矣。風火爲兩陽，風火熾盛，兩相熏灼，故其血發黃。陽盛則迫血妄行於上而欲衄，陰虛則津液不足於下而小便難。夫所謂陽盛者，乃風火之陽，非陽氣之陽也。風火傷陰，亦能傷陽，故陰陽俱虛竭也，虛則不能充膚澤毛，濡潤經脉，故身體則枯燥。但頭汗出，劑頸而還者，火熱上攻而津液不能周遍也。夫身體既枯燥，安能有汗，所以劑頸而還。脾爲津液之主，而肺爲水之上源，火熱竭其水津，脾肺不能轉輸，故腹滿微喘也。因於風者，上先受之，風火上攻，故口乾咽爛。或不大便，久則讝語者，風火之陽邪合併於陽明之燥氣也。甚者至噦，火熱入胃而胃氣敗逆也。四肢爲諸陽之本，陽實於四肢，故不能自主而手足躁擾，捻衣摸床也。小便利者，陰液未盡消亡而三焦決瀆之官尚不失其職世，故其人可治。《卷三·辨太陽病脉證篇》

吳謙曰（《醫宗金鑒》）：太陽病中風，不以桂枝湯汗之，而以火劫發汗，故致生諸逆也。風屬陽邪，被火益熱，故血氣流溢，失其常度也。以風火俱陽，故曰兩陽熏灼；熱蒸血瘀達於肌表，故其身發黃也。血爲熱迫，故上逆欲衄；陰虛液竭，故小便難；陰陽虛竭，故身體枯燥；陽熱熏灼，陰液上越，故頭汗出劑頸而還也。熱傳太陰，故腹滿口燥；熱傳少陰，故口乾咽爛；熱壅於胸，故肺燥微喘；熱結於胃，故不大便。愈久則熱益深，故噦逆讝語，神明昏亂，手足躁擾，捻衣摸床之證見矣。凡此諸壞證，推求其源，皆由邪火逆亂，真陰立亡，多不可治。然或小便利者，則陰氣尚在，故猶爲可治也，可不慎之於始哉！《卷十一·壞病篇》

沈金鰲曰（《傷寒論綱目》）：此言火灸之變，即火逆症。因火灸不如法，以致變生種種，惟以小便利者爲可治，則知火逆之症，必以陰爲主，最忌陰竭，猶之傷寒病以陽爲主，最忌陽亡也。故中間陽盛陰虛四字，是火逆症之綱領。陽盛則傷血，陰虛則亡津，又傷寒書之大綱領也。《卷四·渴》

章楠曰（《傷寒論本旨》）：太陽中風而被火劫，不能外解，風挾火熱內攻，血氣流溢，失其常度，風火皆陽邪，兩陽相熏灼，津液被煎，身體枯燥而無汗。《內經》言：胃中悍氣，循咽上冲頭而外走空竅。今邪閉於表，經氣不通，而胃中悍氣上蒸，故頭汗出，而劑頸以下無汗。三焦水道不行，鬱而發黃。陽邪上盛則欲衄，陰虛氣不化，則小便難，以是陰液陽津俱虛竭，脾肺之氣不輸布，則腹滿而喘。邪熱上蒸，口渴咽爛，或不大便。而邪久閉，必發譫語，甚則氣逆而噦。心神無主，手足躁擾，捻衣摸床。皆邪閉正敗之象也。若小便利者，腎氣未絕，三焦猶通，尚可救治，否則必死也。《卷五·汗吐下後并誤治諸證》

原文 傷寒脉浮，醫以火迫劫之，亡陽，必驚狂，臥起不安者，桂枝去芍藥加蜀漆牡蠣龍骨救逆湯主之。（112）

龐安時曰（《傷寒總病論》）：灸及燒針後，證似火劫者，併宜火劫治之。煩躁，驚及狂，用六石風引湯尤良。柴胡加龍骨牡蠣湯也通用。《卷二·可溫證》

成無己曰（《注解傷寒論》）：傷寒脉浮，責邪在表，醫以火劫發汗，汗大出者，亡其陽。汗者，心之液。亡陽則心氣虛，心惡熱，火邪內迫，則心神浮越，故驚狂，起臥不安，與桂枝湯，解未盡表邪；去芍藥，以芍藥益陰，非亡陽所宜也；火邪錯逆，加蜀漆之辛以散之；陽氣亡脫，加龍骨、牡蠣之濇以固之。《本草》云：濇可去脫。龍骨、牡蠣之屬是也。

柯琴曰（《傷寒論注》）：傷寒者，寒傷君主之陽也，以火迫劫汗，并亡離中之陰，此爲火逆矣。妄汗亡陽，而曰亡陽者，心爲陽中之太陽，故心之液，爲陽之汗也。驚狂者，神明擾亂也，陰不藏精，驚發於內，陽不能固，狂發於外。起臥不安者，起則狂，臥則驚也。凡發熱自汗者，是心液不化，桂枝方用芍藥，是酸以收之也。此因迫汗，津液既亡，無液可斂，故去芍藥。加龍骨者，取其咸以補心，重以鎮怯，濇以固脫，故曰救逆也。且去芍藥之酸，則肝家得辛甘之補，加牡蠣之咸，腎家有既濟之力。此虛則補母之法，又五行承制之妙理也。蜀漆見本草，未詳何物，諸云常山苗則謬。《卷一·桂枝湯證下》

吳人駒曰（《醫宗承啓》）：浮爲陽盛。陽盛者，不當以火迫劫。雖不用火，而以大溫熱誤投者亦如之。乃令真陽暴發，爲驚爲狂，臥起皆不能少安。治此者將奈何？若以清涼，則原非熱實，若以溫熱，則本因火逆，惟有招回之一法。用桂枝者，以陽引陽，從其類也；去芍藥之酸寒，恐不得達於陽所，而有違桂枝之猛捷也；漆爲陽屬，味之淡者本乎陽，質之粘者能就陰；益之以龍骨牡蠣，皆氣血之有靈者；生薑甘草大棗爲之餌，招之引之，使得還其舊宅者也。此方之創，非聖而何。《卷一·太陽篇》

魏荔彤曰（《傷寒論本義》）：傷寒證而脉浮不緊，此風多寒少之證，應斟酌青龍越婢之間發汗，乃以火迫劫取之，火邪入而真陽出，名曰陽亡。真陽出而神明亂，驚狂遂見，程注所謂汗者心之液是也。以火劫取汗，火邪入心，陽隨汗亡，驚狂而起卧不安，皆有傷心液，無以養心之神，而空虛之地，邪火更易爲害也。法不可單治其表，急當兼治其裏，仍用桂枝以驅風多之邪，復去芍藥，加蜀漆以奏迅捷之效，生薑大棗補其中，牡蠣龍骨鎮其神，謂之救逆，正救天君之勤王兵耳。《卷之三·太陽下篇》

尤怡曰（《傷寒貫珠集》）：陽者，心之陽，即神明也。亡陽者，火氣通於心，神被火迫而不守，此與發汗亡陽者不同。發汗者，搖其精則厥逆筋惕肉瞤，故當用四逆；被火者動其神則驚狂卧起不安，故當用龍蠣。其去芍藥者，蓋欲以甘草急復心陽，而不煩酸味更益營氣也，與發汗後其人叉手自冒心，心下悸欲得按者用桂枝甘草湯同意。蜀漆，即常山苗，味辛能去胸中邪結氣，此證火氣内迫心包，故須之以逐邪而安正耳。《卷二·太陽救逆法第四》

吳謙曰（《醫宗金鑒》）：傷寒脉浮，醫不用麻桂之藥，而以火劫取汗，汗過亡陽，故見驚狂，起卧不安之證。蓋由火劫之誤，熱氣從心，且大脱津液，神明失倚也。然不用附子四逆輩者，以其爲火劫亡陽也。宜以桂枝湯去芍藥加蜀漆龍骨牡蠣救逆湯主之。去芍藥者，恐其陰性遲滯，兼制桂枝不能迅走其外，反失救急之旨。況既加龍、蠣之固脱，亦不須芍藥之酸收也。蜀漆氣寒味苦，寒能勝熱，苦能降逆，火邪錯逆，在所必需也。《卷十一·壞病篇》

王丙曰（《傷寒論注》）：傷寒脉浮，汗之可也，然汗爲心液，火迫劫之，則汗出多而心陽亦因之外越矣。心液一虛，神氣失乎，失守則舍虛，舍虛則痰入，痰入由是而卧則驚，起則狂。不安者，多起少卧，亦才卧即起也。故治驚必先安神，而神之所宅，痰已入之，又必先治其痰。蜀漆，治痰之品也，先煎之則性不急於上涌，而後以桂枝全方，大和其心陽，且加龍牡以安神，使留戀於腎。服後痰自出而心陽自安矣，去芍藥者，惡其酸凝也。《卷二·太陽病雜療法》

章楠曰（《傷寒論本旨》）：傷寒脉浮，其邪在表，應以麻桂發汗，妄用火迫劫之，亡其陽津，外既不解，火邪内攻，肝風動而驚，心火亂則狂，肝藏魂，心藏神，神魂不寧則起卧不安也，故以桂枝湯去芍藥之酸斂，加蜀漆清膈上痰涎，龍骨牡蠣鎮心肝之氣，以止驚狂，而龍牡皆鈍滯，仍藉桂枝之輕揚色赤入心者爲使，佐甘草薑棗，和中調營衛，合桂枝以去餘邪，其陰陽之氣乖逆，故名救逆湯。《卷五·汗吐下後併誤治諸證》

原文 桂枝去芍藥加蜀漆牡蠣龍骨救逆湯方

桂枝三兩，去皮　甘草二兩，炙　生薑三兩，切　大棗十二枚，擘　牡蠣五兩，熬　蜀漆三兩，洗去腥　龍骨四兩

上七味，以水一斗二升，先煮蜀漆，減二升，内諸藥，煮取三升，去滓。溫服一升。本云桂枝湯，今去芍藥，加蜀漆、牡蠣、龍骨。

方有執曰（《傷寒論條辨》）：桂枝甘草，和傷寒之脉浮；蜀漆辛平，散火邪之錯逆；龍骨牡蠣，固澀以收陽神之散亂；大棗生薑，醒脾以緩起臥之不安。去芍藥者，嫌其主陰，則反得以勝陽也。《卷三·太陽下篇第三》

盧之頤曰（《仲景傷寒論疏鈔金錍》）：傷寒脉浮，高懸標見獨著也。妄以火迫劫之，起臥驚狂者，神氣乃浮，陽氣乃亡，非復麻黃湯法之可攘，即桂枝湯方，還須去芍藥之駢馳，加蜀漆之戾止，龍骨之蟄藏，牡蠣之斂互。止行行止，神轉不回，驚狂頓歇矣。《卷五·辨太陽第五》

張璐曰（《傷寒纘論》）：火迫驚狂，起臥不安者，火邪干心，神明散亂也。夫神散正欲其收，何桂枝方中，反去芍藥，而增蜀漆龍骨牡蠣耶？蓋陽神散亂，當求之於陽，桂枝湯陽藥也，然必去芍藥之陰重，始得疾達陽位，加蜀漆之性最急者，以迅掃其陰中之邪，更加龍骨、牡蠣以鎮固陰中之怯也。《卷上·太陽下篇》

張錫駒曰（《傷寒直解》）：用桂枝以保心氣。龍骨牡蠣水族中固重者也，因火爲邪，以水制之，神氣浮越，以重鎮之。蜀漆乃常山之苗，山澤通氣，取其苗以通洩陽熱之法。芍藥助陰亡陽，故去之。神氣生於中焦水穀之精，故用甘草大棗生薑以資助中焦之氣也。病在陽，復以火劫，此爲逆也，故名曰救逆。《卷三·辨太陽脉證篇》

王子接曰（《絳雪園古方選注》）：火迫心經之陽，非酸收可安，故去芍藥，而用龍牡鎮攝，藉桂枝、蜀漆疾趨陽位，以救卒然散亂之神明。故先煮蜀漆，使其飛騰，劫去陽分之痰，并賴其急性，引領龍骨，牡蠣從陽鎮驚固脱。方寸無主，難緩須臾，故曰救逆。《上卷·和劑》

章楠曰（《傷寒論本旨》）：此方爲救逆而設，逆者，因誤治而臟腑經絡之氣皆逆亂也，故主治之法，從少陽轉其機樞，而以柴胡名湯也。夫陽能率陰，而陰從乎陽者也，是故少陽樞轉，則陰陽之氣通和，而逆者順，氣順，則邪亦解矣。《卷九·少陽篇方》

呂震名曰（《傷寒尋源》）：亡陽有二義，發汗過多，厥逆筋惕肉瞤而亡陽者，乃亡陰中之陽，故用真武輩以救之，此以火劫致變，驚狂臥起不安而亡陽者，乃亡陽中之陽，故無藉芍藥斂陰，而當加重鎮入心之品，以急挽飛越之陽神也。《下集·救逆湯》

慶恕曰（《醫學摘粹》）：汗多亡陽，君火飛騰，神魂失歸，是以驚生；濁氣上逆，化生敗濁，迷塞心宮，是以狂作。故用桂枝、甘草疏木而培中，生薑、大棗補脾而降逆，蜀漆吐腐瘀而療狂，龍骨、牡蠣斂神魂而止驚也。《傷寒十六症類方》

原文 形作傷寒，其脉不弦緊而弱，弱者必渴，被火必讝語，弱者發熱，脉浮，解之當汗出愈。（113）

成無己曰（《注解傷寒論》）：形作傷寒，謂頭痛身熱也。脉不弦緊，則無傷寒表脉也。經曰：諸弱發熱，則脉弱爲裏熱，故云弱者必渴。若被火氣，兩熱相合，搏於胃中。胃中躁煩，必發譫語。脉弱發熱者，得脉浮，爲邪氣還表，當汗出而解矣。

盧之頤曰（《仲景傷寒論疏鈔金錍》）：形作傷寒，無關氣化矣。其脉不弦緊而弱，並不顯寒威勁切矣。弱非微弱，對弦緊而言，此以祇薄軀形，則爲熱病。渴而發熱，又非冬藏春變病溫者比。若被火者，擾亂熱煩，讝妄舛錯，亦非熱乘中土大實者比，顧熱得脉浮，仍屬形暑之首，又非麻黃汗法之可除，解之宜桂枝湯。《卷五·辨太陽病併病第五》

張璐曰（《傷寒纘論》）：形作傷寒，東垣所謂勞力感寒是也。以其人本虛，故脉不弦緊而弱。渴者，津液本少，不能勝邪也。被火者讝語，火氣傷陰，陽神悖亂也。弱者發熱，更傷陰血也。被火後脉不數疾而反浮，知邪未入裏，猶宜微汗以和表，則火邪亦得外散矣，設見數疾，當兼分利滲洩，具見言外。《卷上·太陽下篇》

汪琥曰（《傷寒論辨證廣注》）：形作傷寒，言病人之形似太陽傷寒，頭項强痛，惡寒而無汗矣。及診其脉，不弦緊而反弱，弱者，風脉也，風爲陽，其人必發熱而渴。誤被火劫，汗雖不出，風火相合，熱搏於胃，胃中躁煩，必至讝語。然此讝語者，非胃實，不可下也。還診其脉，而弱中帶浮，邪乃在表，解之之法，當用藥使汗出而愈。《卷十二·誤治諸逆證》

張志聰曰（《傷寒論集注》）：形作傷寒者，形體自作之寒，非感天之寒邪也。夫正受邪克，其脉則弦，邪正相持，其脉則緊，此非外邪，故脉不弦緊而但弱也。弱爲陰虛，故弱者必渴。若被火攻，則火熱入胃，神氣虛微，必發讝語。夫弱爲陰虛，不但於渴，而且發熱矣，得脉浮而氣行於周身之膚表，則解之當自汗出而愈。《卷二·辨太陽病篇第二》

錢潢曰（《傷寒溯源集》）：以溫病之似傷寒者也。形作傷寒者，謂其形象有似乎傷寒，亦有頭項强痛，發熱體痛，惡寒無汗等證，而實非傷寒也。因其脉不似傷寒之弦緊而反弱。弱者，細軟無力之謂也。如今之發斑者，每見輕軟細數無倫之脉，而其實則口燥舌焦，齒垢目赤，發熱讝語，乃脉不應證之病也。故弱者必渴，以脉雖似弱，而邪熱則盛於里，故胃實而渴也。以邪熱熾盛之證，又形似傷寒之無汗，故誤用火劫取汗之法，必至溫裏邪得火，邪熱愈熾，胃熱神昏而語言不倫，遂成至劇難治之病矣。若前所謂其脉不弦緊而弱者，身發熱而又見浮脉，乃弱脉變爲浮脉，爲邪氣還表而復歸於太陽也，宜用解散之法，當汗出而愈矣。《卷五·溫病風溫第五》

尤怡曰（《傷寒貫珠集》）：形作傷寒，其脉當弦緊而反弱，爲病實而正虛也。脉弱爲陰不足，而邪氣乘之，生熱損陰，則必發渴，乃更以火劫汗，兩熱相和，胃中燥煩，汗必不出而讝語立至矣。若發熱脉浮，則邪欲出表，陰氣雖虛，可解之使從汗而愈，如下條桂枝二越婢一等法，若脉不浮，則邪熱內擾，將救陰之不瑕，而可更取其汗耶？《卷一·太陽權變法第二》

陳念祖曰（《傷寒論淺注》）：病形初作時絕似傷寒，見惡寒體痛無汗等證，其脉當似弦緊，今診其脉不弦緊而弱，弱者陰不足，陽氣陷於陰分，傷其津液，其人口必渴，若被火攻者，津液愈亡，致胃中燥熱，必發讝語。然脉弱者，雖不可汗，而見證既有發熱，再審其脉弱中見浮，不妨服桂枝湯啜熱稀粥，從養陰法以解之，當汗出愈。《卷一·太陽篇中》

陳恭溥曰（《傷寒論章句》）：陽虛則惡寒，陰虛則發熱，陰陽兩虛之形體，多有自作寒熱如同外感者。其脉不弦緊，非外感。而弱，可知爲氣血兩虛。弱者必渴，液傷者多喜飲。被火者，必譫語，心主之神機倍傷。弱者發熱脉浮，欲解其熱，必須脉浮，當汗出愈，此治虛人感冒之法也。《卷二·太陽篇》

原文 太陽病，以火熏之，不得汗，其人必躁。到經不解，必清血，名爲火邪。（114）

龐安時曰（《傷寒總病論》）：醫以火臥床下，或周身用火迫却汗，或熨或誤灸，皆屬火邪也。《卷二·可溫證》

成無己曰（《注解傷寒論》）：此火邪迫血而下行者也。太陽病用火熏之，不得汗，則熱無從出。陰虛被火，必發躁也。六日傳經盡，到七日再到太陽經，則熱氣當解。若不解，熱氣迫血下行，必清血清厠也。

方有執曰（《傷寒論條辨》）：熏，亦劫汗法，蓋當時庸俗用之。燒坑鋪陳，瀒水取氣，臥病人以熏蒸之之類也。躁，手足疾動也。到，言猶反也，謂徒躁擾而反不得解也。清血，便血也。汗爲血之液，血得熱則行，火性大熱，既不得汗，則血必橫溢，陰盛者，所以下圊也。《卷一·太陽病上篇第一》

程應旄曰（《傷寒論後條辨》）：太陽病，以火熏之取汗矣，竟不能得汗，液之素少可知。蓋陽不得陰，則無從化汗也。陰虛被火，熱無從出，故其人必躁擾不寧。到經者，火邪內攻，由淺及深，循行一周，經既盡矣，若不解，則熱邪且陷入血室矣，必當圊血。緣陽邪不從汗解，因火襲人陰絡，故逼血下行，名爲火邪。《卷五·辨太陽病》

魏荔彤曰（《傷寒論本義》）：解肌之義，以辛溫之味，由內而驅表邪於外，故得汗，今用火熏，乃由外而逼熱入內也，汗安從出？汗不出而火邪反入矣，于是其人爲火邪所內迫，擾動其陰而躁煩不寧矣。然火邪入內，必散到經絡之間爲害，經絡之間，氣血所行，爲火所催，急而下奔。圊血者，非蓄血及血自下之病也，乃火邪迫之使然也。《卷之一·太陽上篇》

吳謙曰（《醫宗金鑒》）：火熏，古劫汗法也，即今火炕溫覆取汗之法。太陽病，以火熏之不得汗，其人必內熱躁甚，陰液愈傷，陽不得陰，無從化汗，故反致不解也。其火襲於陰中，傷其陰絡，迫血下行，故必圊血也。命名火邪，示人以當治火邪，不必治圊血也。《卷十一·壞病篇》

陳念祖曰（《傷寒論淺注》）：太陽病法在發汗，然太陽之汗從下焦血液而生，若以火熏之，則血液傷而不得汗，下焦血液生之於腎，腎傷其人必躁，如經氣已周七日之數，復到於太陽之經而不汗解，其火邪下攻，則必圊血。《內經》雲：陰絡傷則便血。此因火所致，名爲火邪。《卷一·太陽篇中》

原文 脉浮，熱甚，而反灸之，此爲實。實以虛治，因火而動，必咽燥吐血。（115）

成無己曰（《注解傷寒論》）：此火邪迫血而血上行者也。脉浮，熱甚爲表實，醫以脉浮爲虚，用火灸之，因火氣動血，迫血上行，故咽燥唾血。

盧之頤曰（《仲景傷寒論疏鈔金鎞》）：熱甚脉浮，已著高懸之陽象，復灼灸以火，宜乎絶絡之陽矣。蓋咽爲納水之門，唾屬金肺之液，水涸金流，遺毒至此，不惟干氣中之形，并侵神藏之側耳。《卷五·辨太陽病第五》

錢潢曰（《傷寒溯源》）：邪實而熱甚者，當以汗解，若不循法度而反以火灸之，不知此爲衛強邪實之病也。灸法中雖有補瀉之分，然但宜用之於虚寒，而不宜施之於實熱，此而灸之，是實證而以虚治之，此所謂實其實也，所以熱邪因火勢而上炎，故令咽中乾燥，陽盛搏陰，故血菀於上而爲唾血也。《卷一·太陽上篇》

張錫駒曰（《傷寒直解》）：上節以火熏，發汗，反動其血，血即汗，汗即血，不出於毛竅而爲汗，即出於陰竅而圊血。此節言陽不下陷而反以下陷灸之，以致迫血上行而唾血。下節言經脉虚者又以火攻散其脉中之血，以見火攻同而致症有上中下之異。《卷三·辨太陽病脉證篇》

吳謙曰（《醫宗金鑒》）：脉浮熱甚，實熱在表也，無灸之之理，而反灸之，此爲實實，謂其誤以實爲虚也。故熱因火動，其熱炎炎，致咽燥而吐血必矣。蓋上條火傷陰分，迫血下行，故令圊血；此條火傷陽分，迫血上行，故吐血也。《卷十一·壞病篇》

陳念祖曰（《傷寒論淺注》）：脉浮熱甚，陽氣實也，不宜灸而反灸之，此以病證之實，反以陷下之法灸之，是實以虚治。因火而動，必上攻於咽而咽燥，內動其血而唾血。蓋火氣通於心，《經》，手少陰之脉，上膈夾咽是也，火氣循經，上出陽絡，《經》云，陽絡傷則血外溢是也。《卷一·太陽篇中》

章楠曰（《傷寒論本旨》）：三陰經虚寒之證，有藥力不及者，灸之以助陽，今脉浮，邪在表，熱甚，陽氣盛，而反灸之，此爲表實而作內虚治之，因火動血，必咽噪而吐血也。《卷五·汗吐下後併誤治諸證》

原文 微數之脉，慎不可灸。因火爲邪，則爲煩逆，追虚逐實，血散脉中，火氣雖微，內攻有力，焦骨傷筋，血難復也。脉浮，宜以汗解，用火灸之，邪無從出，因火而盛，病從腰以下必重而痹，名火逆也。欲自解者，必當先煩，煩乃有汗而解。何以知之？脉浮，故知汗出解。（116）

龐安時曰（《傷寒總病論》）：不當灸而誤灸，令火邪入腹，干錯五臟，重加煩而死。《卷二·可灸不可灸證》

成無己曰（《注解傷寒論》）：微數之脉，則爲熱也。灸則除寒，不能散熱，是慎不可灸也。若反灸之，熱因火則甚，遂爲煩逆。灸本以追虚，而復逐熱爲實，熱則傷血，又加火氣，使血散脉中，氣主呴之，血主濡之，氣血消散，不能濡潤筋骨，致骨焦筋傷，血散而難復也。脉浮在表，宜以汗解之。醫以火灸取汗而不得汗，邪無從出，又加火氣相助，則熱愈甚，身半以上，同天之陽，半身以下，同地之陰，火性炎上，則腰以下陰氣獨治，故從腰以下必重而痹也。煩，熱也。邪氣還表，則爲煩熱，汗出而解。以脉浮，故爲邪還表也。

方有執曰（《傷寒論條辨》）：微數，虛熱也，故戒慎不可灸。逐，亦追也。實，謂熱也。血散脉中，言追逐之餘，必至迫血，血爲榮而行脉中，故謂散於脉中也。火氣雖微以下，甚言追逐之害大。蓋骨賴血以濡，既失其所濡，必枯而焦，筋賴血以榮，既亡以爲榮，必衰而傷，殘伐其本源故也。《卷九‧辨溫病風溫病雜病第九》

程應旄曰（《傷寒論後條辨》）：若血少陰虛之人，脉見微數，尤不可灸。虛邪因火內入，上攻則爲煩爲逆。血本虛也，而更加火，則爲追虛，熱本實也，而更加火，則爲逐實。夫行脉中者營血也，血少被逐，脉中無復血聚矣。艾火雖微，孤行無御，內攻有力矣。無血可逼，燎原乃在筋骨，蓋氣主熙之，血主濡之，筋骨失其所濡，而火到之處，其骨必焦，其筋必損。蓋傷陰者未有不流散於經脉者也，雖復滋養營血，終難復舊，此枯槁之形立見，縱善調護，亦終身爲殘廢之人而已，可不慎歟！脉浮在表，汗解爲宜矣，用火灸之，不能得汗，則邪無出路，因火而盛，雖不必焦骨傷筋，而火阻其邪，陰氣漸竭。下焦乃營血所治，營氣竭而莫運，必重着而爲痺，名曰火逆。則欲治其痺者，宜先治其火矣。如診得浮脉，即是邪還於表之兆，切勿妄治其煩，使汗却而當解者反不解也。《卷六‧辨太陽》

鄭重光曰（《傷寒論條辨續注》）：脉微而數，陰虛多熱之人也，不知而灸之，虛者益虛，熱者益熱。血散脉中，言追逐之餘，必致迫血。火氣雖微以下，甚言追逐之害也。《卷一‧太陽上篇》

錢潢曰（《傷寒溯源集》）：脉浮爲風邪在表，宜以汗解，乃爲合法，醫反以火灸取汗而終不得汗，邪氣遂無從而出。陽邪因火而愈盛，其鬱蒸之濕熱下流，故從腰以下必重而痺也。《卷一‧太陽上篇》

張錫駒曰（《傷寒直解》）：本論曰，脉浮者，病在表，可發汗，故宜以汗解。用火灸之，傷其陰血，無以作汗，故邪無從出，反因火熱而加盛。火性炎上，陽氣俱從火而上騰，不復下行，故病從腰以下必重而痺也。《經》曰，真氣不能周，命曰痺。此因火爲逆，以致氣不能固而爲痺，非氣之爲逆，而火之爲逆也。欲自解者，欲自汗出而解也。在心爲汗，心之血液欲化而爲汗，必當先煩乃能有汗而解也。何以知之？以脉浮氣機仍欲外達，故知汗出而解也。《卷三‧辨太陽病脉證篇》

吳謙曰（《醫宗金鑒》）：微數之脉，乃陰虛血少之診，斷不可灸，若誤灸之，艾火內攻，爲煩爲逆。煩者，陰爲陽擾也。逆者，追虛逐實也。陰本虛，而加以火則愈虛，是爲追虛；陽本實，而加以火則愈實，是爲逐實。然血已耗散，脉中艾火之氣雖微，而內攻有力矣。故致焦骨傷筋，血難復也。

脉浮表邪，宜以汗解，誤用火灸，傷其血液，不能作汗，反令表邪無所從出，以致邪因火盛，外不焦骨傷筋，內不吐衄、圊血，而病腰以下重痺者，必其人素有濕邪在下，故從濕化也。重者，着也，重着不移也。然不以痺名者，以非風寒濕之痺，乃因火逆不相交通，故名火逆也。《卷十一‧壞病篇》

陳念祖曰（《傷寒論淺注》）：微爲虛之脉，數爲熱之脉，虛熱盛則真陰虛，慎不可灸。若誤灸之，因致火盛爲邪，上攻則爲煩逆。且陰本虛也，更追以火、使虛者愈虛，熱本實也，更逐以火，使實者愈實。陰主營血，而行於脉中，當追逐之餘，無有可聚之勢，以致血散脉中。彼艾火之氣雖微，而內攻實爲有力，焦骨傷筋，大爲可畏。所以然者，筋骨藉血以濡養之，今血被火而散於脉中，血一散則難復也，終身爲殘廢之人，誰識其咎耶！

脉浮，病在表，宜以汗解，用火灸之，傷其陰血，不能作汗，邪無從出，反因火勢而加盛。火性上炎，陽氣俱從火性而上騰，不復下行，故病從腰以下必重而痹。《內經》云：真氣不周命曰痹。此因火而累氣，故不名氣痹，而名火逆也。然未灸之先，豈無自汗而解者，須知欲自解者，必待其自汗。《內經》云：在心爲汗。心之血液欲化爲汗，必當先煩，乃有汗而解。何以知之？診其脉浮，爲外出之機先見，故知汗出而解也。《卷一·太陽篇中》

章楠曰（《傷寒論本旨》）：脉浮邪在表，宜以發汗而解，用火灸之，外邪反閉而無出路，因火助邪而更盛，以其外閉，而經脉不得升降周流，故腰以下重墜而氣痹，是名火逆也。《卷五·汗吐下後并誤治諸證》

胡嗣超曰（《傷寒雜病論》）：追虛者，陰本虧也，更加以火則劫陰，而虛者益虛；逐實者，陽本實也，更加以火則助熱，而實者愈實。火散脉中而內攻，熱爍氣血而日耗，筋骨間有不焦傷者乎！縱能滋之潤土，而不能復其舊矣。《卷之四·太陽上篇》

鄭壽全曰（《傷寒恒論》）：凡病欲解，胸中自有一段氣機鼓動，先煩二字，即是鼓動機關。此間有自汗而解，戰汗而解，狂汗而解，鼻血而解，從何得機，于脉浮耳。設脉不以浮應，又不得汗，其煩即爲內伏之候，又不得以欲自解言也。《卷一·太陽上篇》

原文 燒針令其汗，針處被寒，核起而赤者，必發奔豚。氣從少腹上衝心者，灸其核上各一壯，與桂枝加桂湯，更加桂二兩也。（117）

成無己曰（《注解傷寒論》）：燒針發汗，則損陰血，而驚動心氣。針處被寒，氣聚而成核。心氣因驚而虛，腎氣乘寒氣而動，發爲奔豚。《金匱要略》曰：病有奔豚，從驚發得之。腎氣欲上乘心，故其氣從少腹上衝心也。先灸核上，以散其寒，與桂枝加桂湯，以洩奔豚之氣。

方有執曰（《傷寒論條辨》）：燒針者，針性寒必須先燒使之溫，而後可用也。被寒，言寒邪從針穴反得又入也。核，謂針穴處肉變紅腫，高起如核也。奔豚，腎之積名也，氣從少腹上衝心。奔豚，證發作之狀也。蓋人之素有腎積者，因針穴處寒得入之，其積遂發，則氣自少腹上逆而衝心，狀若驚豚突前而奔走，故曰奔豚也。灸其核上者，所以散其寒也。與桂枝湯者，解其欲自解之肌也。加桂者，桂走陰而能伐腎邪，故用之以洩奔豚之氣也。然則所加者桂也，非枝也。《卷一·太陽上篇第一》

盧之頤曰（《仲景傷寒論疏鈔金錍》）：腎之液，入心爲汗，燒針吸取，強索腎液矣。針處被寒，核起而赤者，蓋吮吸無已，以致腎逆奔心，名曰奔豚。宛若槔桔，抈捹管竅，吸吭水中，水竭乃已也。豚，水畜，俯首卑穢，性唯趨下，天將雨，則進涉水波，奔躁踶躅，激其性耳。灸其核上各一狀，破其核結，亦若揭其抈捹，溯流而上者，仍得順流而下。與桂枝加桂湯，藉甲己之和化，拯標而逆本，亦固築堤防，所以防水溢也。更加桂二兩，宣攝生氣之所欲藏，而後宣揚生氣之所欲達，設宣揚而不先宣攝，宣攝而不先宣揚，斯不揚，斯不攝矣。蓋欲按先舉，欲舉先按，同一機衡，故知機者，乃可與言證，得機之先者，乃可以處方，否則兩失之矣。《卷五·辨太陽病第五》

魏荔彤曰（《傷寒論本義》）：此條言亦有燒針令其汗外出者，其人陰必素虛，則火邪易入；其人陽必素虛，則汗易出。今令其汗，汗出而陽愈虛矣。陽之所以虛者，以其性浮而善升，汗出而陽升越於上者，陰必蠢動於下，於是乘針穴風寒一入，起核發赤，而腎家陰邪，從少腹上衝心。寒水之勢，直犯天君，如豚之忽奔，不可拴收，豈非危道也哉！故救法必灸其核，杜其續入之寒邪，桂枝加桂，御其上凌之陰邪，加而復加，表裏兼治，而陰陽俱理矣。《卷之一·太陽上篇》

吳謙曰（《醫宗金鑒》）：燒針即溫針也，燒針取汗，亦是汗法，但針處宜當避寒，若不謹慎，外被寒襲，火鬱脉中，血不流行，必結腫核赤起矣。且溫針之火，發爲赤核，又被寒侵，故不但不解，反召陰邪。蓋加針之時，心既被驚，所以腎陰乘心之虛，上凌心陽而發奔豚也。奔豚者，腎陰邪也，其狀氣從少腹上冲於心也。先灸核上各一壯者，外去寒邪，繼與桂枝加桂湯。更加桂者，內伐腎邪也。《卷十一·壞病篇》

黃元御曰（《傷寒懸解》）：汗後陽虛脾陷，木氣不舒，一被外寒閉其針孔，風木鬱動，必發奔豚。若氣從少腹上衝心胸，便是奔豚發作，宜先灸核上各一壯，散其外寒，即以桂枝加桂湯，更加桂枝以疏風木而降奔豚也。《卷四·太陽中篇》

王丙曰（《傷寒論注》）：燒針入穴，既開難閉，汗出後寒易襲之，凝於穴道，肉爲之僵故核起，血爲之鬱故色赤。必發奔豚者，寒氣從穴入則心愈衰，腎中之氣必從少腹上而冲心也。灸之寒即出矣，以桂枝湯和之，《難經》所謂損其心者，謂其榮衛也。《卷一·太陽病雜療法》

原文 **桂枝加桂湯方**
桂枝五兩，去皮　芍藥三兩　生薑三兩，切　甘草二兩，炙　大棗十二枚，擘
上五味，以水七升，煮取三升，去滓。溫服一升。本云桂枝湯，今加桂滿五兩。所以加桂者，以能泄奔豚氣也。

柯琴曰（《傷寒附翼》）：寒氣外束，火邪不散，發爲赤核，是將作奔豚之兆也；從少腹上衝心，是奔豚已發之象也。此因當汗不發汗，陽氣不舒，陰氣上逆，必灸其核以散寒，仍用桂枝以解外，更加桂者，補心氣以益火之陽，而陰自平也。《卷上·桂枝加桂湯》

王子接曰（《絳雪園古方選注》）：桂枝湯，太陽經病也。奔豚，腎邪上逆也。用太陽經藥治少陰病者，水邪上逆，由於外召寒入，故仍從表治，惟加桂二兩，便可溫少陰而洩陰氣矣。原文云更加桂二兩者，加其兩數，非在外再加肉桂也。古者銖兩斤法，以四爲數，申明桂枝加一、加二，猶爲不足，當加四分之三，故曰更加。《上卷·和劑》

徐大椿曰（《傷寒論類方》）：重加桂枝，不特御寒，且制腎氣。又藥味重則能達

下，凡奔豚症，此方可增減用之。《卷一·桂枝湯類》

陳蔚曰（《長沙方歌括》）：少陰上火而下水，太陽病以燒針令其汗，汗多傷心，火衰而水乘之，故發奔豚，用桂枝加桂，使桂枝得盡其量，上能保少陰之火藏，下能溫少陰之水藏，一物而兩扼其要也，核起而赤者，針處被寒，灸以除其外寒，並以助其心火也。《卷三·太陽方》

胡嗣超曰（《傷寒雜病論》）：桂枝洩腎邪，故加兩倍於湯中，內治腎陰，外解風寒也。《卷四·太陽上篇》

呂震名曰（《傷寒尋源》）：桂枝湯治太陽中風，乃兩和營衛之聖藥，今照原方加桂，便另立湯名，主治之病，迥然不同，可見先聖立方之嚴，即分兩亦不可苟也。……方中重用桂枝者，以桂枝能直入營分，扶陽化氣，得此重兵以建赤幟，則君主得自振拔，而腎水自降，洩北補南，一舉兩得，此為制勝之師。

此方加桂，或作桂枝外另加肉桂，但有"成五兩"三字，當仍屬桂枝。且此證本因太陽病誤治所致，重用桂枝，正以一物而全收安內攘外之功。《下集·桂枝加桂湯》

高學山曰（《傷寒尚論辨似》）：桂枝加桂湯更加桂者，填胸中之陽使之飽滿，所謂排擠其黑氣以歸本位，猶之主人返，而借房者當避去耳。蓋肉桂氣浮性溫而味辛甘，浮以扶陽，溫以益氣，辛甘以助脾肺之元，誠上中焦之專藥，尊之為主，而以號召營血之桂枝湯全軍聽令，則桂枝湯又從肉桂扶陽益氣之化，而且為之生陽液矣，與建中之義頗同，此長沙不傳之妙也。後人或謂所加者即桂枝，不知凡藥之性，皮從內裏，枝從外放，桂枝本湯之妙，全在不使桂枝長出芍藥之外，以其透肌達表，能致亡陽之變者，即居麻黃之次，豈可加至三分之二倍，況當陽氣虛微，陰來突犯之候乎！《太陽上篇》

原文 火逆下之，因燒針煩躁者，桂枝甘草龍骨牡蠣湯主之。（118）

成無己曰（《注解傷寒論》）：先火為逆，復以下除之，裏氣因虛，又加燒針，裏虛而為火熱所煩，故生煩燥，與桂枝甘草龍骨牡蠣湯以散火邪。

盧之頤曰（《仲景傷寒論疏鈔金錍》）：火逆復下，本不變，標不動，外內亦無恙，轉因燒針，致令煩躁者，此吸引中化。奔逆上呈。桂枝合和宣攝，甘草通理黃中，龍骨揆度升沉，牡蠣互交中化，所謂神轉不回，乃得其機，雪煩拯躁，莫良乎此。《卷五·辨太陽病第三》

張璐曰（《傷寒纘論》）：此證誤而又誤，雖無驚狂等證，然煩躁則外邪未盡之候，亦真陽欲亡之機。故用桂枝以解其外，龍骨牡蠣以安其內，不用蜀漆者，陰中火邪，未至逆亂，無取急迫以滋擾害也。《卷上·太陽上篇》

張錫駒曰（《傷寒直解》）：火逆則啓其陽，下之則陷其陰，復因燒針則陰陽愈相乖離，陽在上不得遇陰而煩，陰在下不得遇陽而躁。用龍骨以保心氣，牡蠣以益腎精，桂枝甘草所以資助中焦而交通上下陰陽之氣者也。《卷三·辨太陽脉證篇》

尤怡曰（《傷寒貫珠集》）：火逆復下，已誤復誤，又加燒針，火氣內迫，心陽內傷，則生煩躁，桂枝甘草以復心陽之氣，牡蠣龍骨以安煩亂之神。《卷一·太陽救逆法邵仙根曰（《傷寒指掌》邵評）：火逆燒針，又復下之，三番誤治，陰陽俱已虛竭，煩躁者，驚狂之漸也，心陽內傷，故用桂甘以復心傷之氣，龍牡以安煩亂之神。《卷二·救逆述古》

陳念祖曰（《傷寒論淺注》）：火逆之證，頗類胃實病象，醫者誤認爲裏實證而下之，下之不愈，因復燒針，是下既奪其裏陰，燒針復逼其虛陽，陰陽兩相乖離而煩躁者，以桂枝甘草龍骨牡蠣湯主之。《卷一·太陽篇中》

章楠曰（《傷寒論本旨》）：雖已下之，而無別證，但因燒針而煩躁者，以桂枝甘草補心脾之氣，龍骨牡蠣鎮攝心肝散越之陽，則神魂安而煩躁止也。或問：火逆下之，津液皆傷，何以不用養陰之法？余曰：其表裏陰陽之氣俱已乖逆，若用陰柔之藥，反使鬱滯不和，更變他證，故以味薄氣清者，先收散亂之陽，調和而鎮攝之，氣和則津液自生，此仲景之用法精妙，非常見所能及也。《卷五·汗吐下後并誤治諸證》

黃寶臣曰（《傷寒辨證集解》）：因火爲逆，原非裏實可下之證。醫誤下之，則里氣已虛矣。下之而見其不愈，因復加燒針，是下之既傷其裏陰，燒針又助其虛陽，致陰陽之氣兩不相交，而中生煩躁者。以桂枝甘草龍骨牡蠣湯主之。啓其陰以上通於陽，斂其陽以下交於陰也。

原文 桂枝甘草龍骨牡蠣湯

桂枝一兩，去皮　甘草二兩，炙　牡蠣二兩，熬　龍骨二兩

上四味，以水五升，煮取二升半，去滓。溫服八合，日三服。

成無己曰（《注解傷寒論》）：辛甘發散，桂枝、甘草之辛甘，以發散經中之火邪；澀可去脫，龍骨、牡蠣之澀，以收斂浮越之正氣。

盧之頤曰（《仲景傷寒論疏鈔金錍》）：再三逆以燒針，洩越其中間之火化，呈煩呈躁者，甘草煉築四維，龍骨鎮安中臟，牡蠣左協陽生，桂枝俾益火大。人生根身中之火，每以龍火喻之，得濕而焰，遇火而燔，以火逐之，則燔息而焰滅矣。果能窮根身內火之源，不惟盡桂性之爲用，並盡四逆諸方之爲性矣。《卷五·辨太陽病第五》

錢潢曰（《傷寒溯源集》）：以火劫變逆之證，而又下之，此一誤再誤矣，又因燒針而致煩躁者，蓋因外邪未盡而陽煩，真陽欲亡而陰躁也。雖經屢誤，但見煩躁而不至驚狂，則亦未若挾痰迷亂之甚，故不須蜀漆，止用去芍藥薑棗之桂枝湯，以解其外，龍骨牡蠣以鎮攝其內而已，此經所謂大小輕重，制方之法也。《卷四·太陽下篇》

王子接曰（《絳雪園古方選注》）：桂枝、甘草、龍骨、牡蠣，其義取重於龍、牡之固澀。仍標之曰桂甘者，蓋陰鈍之藥，不佐陽藥不靈，故龍骨、牡蠣之純陰，必須藉桂枝、甘草之清陽，然後能飛引入經，收斂浮越之火，鎮固亡陽之機。《上卷·和劑》

陳蔚曰（《長沙方歌括》）：太陽病因燒針而爲火逆者多，今人不用燒針而每有火逆之證者，炮薑、桂、附、荊、防、羌、獨之類逼其逆也。火逆則陽亢於上，若遽下之，則陰陷於下，陽亢於上，不能遇陰而煩，陰陷於下，不得遇陽而躁，故取龍、牡水族之

物，抑亢陽以下交於陰，取桂枝辛溫之品，啓陰氣以上交於陽，最妙在甘草之多，資助中焦，使上下陰陽之氣交通於中土，而煩躁自平也。《卷三·太陽方》

文通曰（《百一三方解》）：此和經中之表裏，收和陰陽之劑也。太陽證誤燒灸以逼其陽於外，遏其陰於內，又誤下之亡陽，上陽亡故煩，下陽亡故躁，方用桂枝湯去芍藥以驅其寒，用龍骨牡蠣以收斂其在外亡陽，庶陽回於外，陰散於內而病愈矣。《上卷·桂枝甘草龍骨牡蠣湯》

慶恕曰（《醫學摘粹》）：火逆下之，亡其裏陽，又復燒針發汗，亡其表陽，神氣離根，因而煩躁不安，故用桂枝、甘草疏乙木而培中脘，龍骨、牡蠣斂神氣而除煩躁也。《傷寒十六證類方》

原文 太陽傷寒者，加溫針必驚也。（119）

成無己曰（《注解傷寒論》）：寒則傷榮。榮氣微者，加燒針，則血留不行。驚者溫針，損榮血而動心氣。《金匱要略》曰：血氣少者屬於心。

盧之頤曰（《仲景傷寒論疏鈔金錍》）：太陽傷寒，妄加溫針，擾亂運樞，動干神氣者，必爲驚駭。《卷五·辨太陽病第五》

程知曰（《傷寒經注》）：寒則傷榮，溫針欲以攻寒，孰知榮血得之，反引熱以內逼，致驚狂而神亂哉？《太陽篇》

魏荔彤曰（《傷寒論本義》）：太陽傷寒，苟無他犯禁之條，惟有發汗一法耳。今不發汗，而用溫針，寒雖在表，而內實鬱而爲熱，燒針之溫，入助其勢，雖未必如艾灸火邪薰灼之甚，而陰分擾亂，神明不寧，必作驚惕之狀矣。救此仍宜治其未解之表，表寒除則內熱洩，不必更妄治其心，以引邪入室也。《卷之二·太陽中篇》

尤怡曰（《傷寒貫珠集》）：寒邪在表，不以汗解，而以溫針，心虛熱入，必作驚也。《卷一·太陽救逆法第四》

吳謙曰（《醫宗金鑒》）：太陽傷寒，加溫針必驚者，謂病傷寒之人，卒然加以溫針，其心畏而必驚也，非溫針之後，必生驚病也。《卷十一·壞病篇》

黃元御曰（《傷寒懸解》）：溫針發汗亡陽，土敗胃逆，神魂無歸，必生驚悸也。《卷四·太陽中篇》

陳念祖曰（《傷寒論淺注》）：太陽傷寒者，若在經脉，當用針刺，若在肌表，則宜發汗，宜解肌，不宜針刺矣！若加溫針，傷其經脉，則經脉之神氣外浮，故必驚也。即《內經》所謂起居如驚，神氣乃浮是也。《卷一·太陽篇中》

章楠曰（《傷寒論本旨》）：太陽傷寒，邪閉營衛，陽氣已鬱，用藥發汗，則外解而陽伸，妄用溫針，不能解表，反使火氣入營，內擾於心，則必驚，甚則狂也。《卷五·汗吐下後併誤治諸證》

黃寶臣曰（《傷寒辨證集解》）：太陽傷寒者，自宜發汗，若加溫針則火熱內攻，損營血而動心氣，必致於驚惶而擾亂也。《卷二·太陽病篇》

原文 太陽病，當惡寒發熱，今自汗出，反不惡寒發熱，關上脉細數者，以醫吐之過也。一二日吐之者，腹中饑，口不能食。三四日吐之者，不喜糜粥，欲食冷食，朝食暮吐，以醫吐之所致也，此爲小逆。（120）

成無己曰（《注解傷寒論》）：惡寒發熱，爲太陽表病；自汗出，不惡寒發熱者，陽明證。本太陽表病，醫反吐之，傷動胃氣，表邪乘虛傳於陽明也。以關脉細數，知醫吐之所致。病一二日，爲表邪尚寒而未成熱，吐之則表寒傳於胃中，胃中虛寒，故腹中饑而口不能食。病三四日，則表邪已傳成熱，吐之，則表熱乘虛入胃，胃中虛熱，故不喜糜粥，欲食冷食，朝食暮吐也。朝食暮吐者，晨食入胃，胃虛不能克化，即知至暮胃氣行裏，與邪氣相搏，則胃氣反逆。而以胃氣尚在，故止云小逆。

盧之頤曰（《仲景傷寒論疏鈔金錍》）：關以候胸胃之疾，關之上者，又屬上焦之所發矣。細則脉失橫偏而體微，數則脉唯上越而忘反，以醫吐之過也。一二日吐之者，病日淺，故寒盛熱微，僅似胃家邪熱之不殺穀，腹中饑，口不能食也。三四日吐之者，病日深，故寒微而熱勝，并似胃家實熱之善饑，不喜糜粥，欲食冷食，然非實熱之消穀，朝食暮吐。以醫吐之，涌洩焦胃之所致也，本化表裏不反不移，此爲小逆。《卷五·辨太陽病第五》

張志聰曰（《傷寒論集注》）：此言吐傷中土而脾胃虛寒。一二日乃陽明主氣，故吐之則傷胃，三四日見太陰之氣，故吐之則傷脾也。《卷二·辨太陽病第二》

沈明宗曰（《傷寒六經辨證治法》）：關部屬胃，見脉細數，要知其病不在胸中，乃吐傷胸胃津液陽氣之故也。一二日病在太陽之表而吐，則傷胸膈之陽，故腹中饑，口不能食。三四日，病在陽明上脘而吐，則傷胃中津液，故不喜糜粥，欲食冷食。若傷脾中之陽，乾健失職，則朝食暮吐矣。然表裏之邪，雖從涌吐而解，但傷脾陽，胃津未復，故爲小逆。《卷一·太陽上篇》

錢潢曰（《傷寒溯源集》）：此雖因誤吐致變，然表邪既解，無內陷之患，不過當溫中和胃而已，此爲變逆之小者也，不若誤汗誤下火劫之變尤大也。《卷一·太陽上篇》

魏荔彤曰（《傷寒論本義》）：一二日者，言其在太陽也，此時全應解肌也，乃誤吐之，則胃原無病，故能饑，而胸膈之氣上逆，故口不能食，雖表亦能解，終不如解肌之解，胸膈空快也。三四日，病漸入陽明矣，此時胃必未大實，必證仍帶太陽，則仍應表裏兼治以解肌也，乃誤吐之，于是胃中將實之熱邪越入胸膈，不喜糜粥，入而助其熱壅之勢，欲得冷食，以快胸膈。但胃陽已升，胃中反冷，朝食冷物，暮則必吐，皆醫誤吐之過也。《卷之首·太陽病上篇》

尤怡曰（《傷寒貫珠集》）：一二日胃氣本和，吐之則胃空思食，故腹中饑，而胃氣因吐而上逆，則又口不能食也。三四日，胃氣生熱，吐之則其熱上動，故不喜糜粥，欲食冷食，而胃氣自虛，不能消穀，則又朝食暮吐也。此非病邪應爾，以醫吐之所致，曰小逆者，謂邪已去而胃未和，但和其胃，則病必自愈。《卷一·太陽救逆法第四》

陳念祖曰（《傷寒論淺注》）：太陽病，當惡寒發熱，今吐傷中氣，津液外洩，而自汗出，汗出而外證亦微，不惡寒發熱，脾胃之氣不足，而關上之脉見微細虛數者，此非本病，以醫者吐之之過也。一二日吐之者，以二日爲陽明主氣之期，吐之則胃傷而脾未傷，故脾能運而腹中饑，胃不能納而口不能食。三四日吐之者，以四日爲太陰主氣之期，吐之則脾傷，而胃未傷，脾傷則不勝穀，故不喜糜粥，胃未傷仍喜柔潤，故欲食冷食。朝爲陽，胃爲陽土，胃陽未傷，故能朝食，暮爲陰，脾爲陰土，脾陰已虛，故至暮吐。所以然者，以醫誤吐之所致也。前傷胃而不傷脾，後傷脾而不傷胃，無脾胃兩傷之劇證，此爲小逆。《卷一·太陽篇下》

章楠曰（《傷寒論本旨》）：自汗出而不惡寒發熱者，表邪去，營衛和也。邪去則脈和，今關上細數者，知醫以吐傷胃中陽和之氣也。吐中有發散，故使表邪得解，然其吐時有遲早，而中氣受傷有不同。如一二日，邪盛於表而吐之，下焦火升，腹中則饑，上焦氣逆，口不能食也。三四日，邪已侵裏而吐之，胃陽大傷，不喜糜粥，餘熱內擾，欲食冷食，非真胃氣，食不能消，即所謂客氣動膈，胃中虛冷，故朝食暮吐，雖無大害，亦爲小逆。《卷五·汗吐下後併誤治諸證》

黃寶臣曰（《傷寒辨證集解》）：一二日吐之者，以二日陽明受之，但傷其胃；未傷其脾，故腹中饑口不能食。在三四日吐之者，以四日太陰受之，但傷其脾，未傷其胃。然胃雖未傷，而以脈細數驗之，知胃中之虛熱已甚，故不喜糜粥，欲食冷食。胃雖能食而脾傷不能運化，是以朝食暮吐。《卷二·太陽病篇》

原文 太陽病吐之，但太陽病當惡寒，今反不惡寒，不欲近衣，此爲吐之內煩也。（121）

成無己曰（《注解傷寒論》）：太陽表病，醫反吐之，傷於胃氣，邪熱乘虛入胃，胃爲邪熱內煩，故不惡寒，不欲近衣也。

張璐曰（《傷寒纘論》）：此以吐傷胃中之陰，故內煩不欲近衣，雖顯虛煩之證，較關上細數而成虛熱，朝食暮吐，脾胃兩傷稍輕。《卷上·太陽上篇》

柯琴曰（《傷寒論注》）：上條因吐而亡胃脘之陽，此因吐而傷膻中之陰。前條見其人之胃虛，此條見其人之陽盛。前條寒入太陰而傷脾精，此條熱入陽明而成胃實，皆太陽誤吐之變證。《卷三·瓜蒂散證》

陶憺庵曰（《傷寒源流》）：此亦太陽表病以吐逆而傳陽明者也。吐而內煩，邪熱在裏，方雖未備，可以意通。《卷一·源集》

錢潢曰（《傷寒溯源集》）：太陽表證本當惡寒，今反不惡寒，且不欲近衣者，恰似陽明證所謂不惡寒反惡熱也，其所以然者，以吐後外邪雖去，而胃氣虛損，其虛陽在內，原屬陽明之虛邪作煩也。《卷二·太陽上篇》

魏荔彤曰（《傷寒論本義》）：不惡寒者，表解也，然不欲近衣，則表邪解而裏邪作矣。其人必津液素虧，一吐之後，胸胃乾燥，煩熱內生，故熱從中發，衣不可近。《卷一·太陽上篇》

吳謙曰（《醫宗金鑒》）：太陽病吐之表解者，當不惡寒，裏解者，亦不惡熱，今反不惡寒，不欲近衣者，是惡熱也。此由吐之後，表解裏不解，內生煩熱也。蓋無汗煩熱，熱在表，大青龍證也；有汗煩熱，熱在裏，白虎湯證也；吐下後心中懊憹，無汗煩熱，大便雖硬，熱猶在內，梔子豉湯證也；有汗熱煩，大便已硬，熱悉入府，調胃承氣湯證也。今因吐後，內生煩熱，是爲氣液已傷之虛煩，非未經汗下之實煩也。已上之法，皆不可施，惟宜用竹葉石膏湯，于益氣生津中，清熱寧煩可也。《卷四·陽明全篇》

陳念祖曰（《傷寒論淺注》）：太陽病不當吐而吐之，但太陽病原當惡寒，今吐後反不惡寒，不欲近衣者，此爲吐之傷上焦心主之氣，陽無所附而內煩也。《卷一·太陽篇下》

原文 病人脉數，數爲熱，當消穀引食，而反吐者，此以發汗，令陽氣微，膈氣虛，脉乃數也。數爲客熱，不能消穀，以胃中虛冷，故吐也。（122）

成無己曰（《注解傷寒論》）：陽受氣於胸中，發汗外虛陽氣，是令陽氣微、膈氣虛也。數爲熱，本熱則合消穀，客熱則不能消穀。因發汗外損陽氣，致胃中虛冷，故吐也。

盧之頤曰（《仲景傷寒論疏鈔金錍》）：不言太陽病脉數，而言病人脉數，此統論病情，比量權度法也。蓋數爲熱，當消穀引食，而反吐者，此以過汗，令陽氣微，膈氣虛，賁氣促迫，脉亦效象，至來數也。故數爲客熱，屬附托之虛邪，非充滿之實熱，是使不能消穀耳。以胃中虛，虛則冷，冷則穀難消，隨賁越之勢，涌洩泛溢，故使吐也。《卷五·辨太陽病第五》

柯琴曰（《傷寒論注》）：此因證論脉，不是拘脉談證。未汗浮數，是衛氣實，汗後數，是胃氣虛，故切居四診之末，當因症而消息其虛實也。《卷二·麻黃湯證下》

程應旄曰（《傷寒論後條辨》）：數爲熱脉，亦爲虛脉，膈虛陽客於上，不能下溫，故令胃中虛冷。熱爲客熱，寒爲真寒，究其根因，只由發汗令陽氣微來，陽氣之珍重何如，而可誤汗乎？《卷五·辨太陽》

尤怡曰（《傷寒貫珠集》）：脉數爲熱，乃不能消穀而反吐者，浮熱在上，而虛冷在下也。浮熱不能消穀，爲虛冷之氣逼而上浮，如客之寄，寄不久即散，故曰客熱。是雖脉數如熱，而實爲胃中虛冷，不可更以寒藥益其疾也。《卷一·太陽斡旋法第三》

黃元御曰（《傷寒懸解》）：陰陽互根，陽虛脫根，升浮于上，是以脉數。數爲客熱升浮，不能消化水穀，故作嘔吐，緣其陽亡，而胃中虛冷也。《卷四·太陽中篇》

章楠曰（《傷寒論本旨》）：脉數爲熱，當消穀飲食者，以邪鬱表陽而脉數，其裏本和，故能消穀引食，若邪入裏，其脉沉數，即不能食，此義當知也。今反吐而不能食者，亦非內邪捍格，原由發汗太過，陽氣浮散，故脉數。陽既外越，則內更虛，其浮熱如客之居外，而胃中虛冷，故不能消穀引食，而反吐也。《卷五·汗吐下後并誤治諸證》

原文 太陽病，過經十餘日，心下溫溫欲吐，而胸中痛，大便反溏，腹微滿，鬱鬱微煩，先此時自極吐下者，與調胃承氣湯。若不爾者，不可與。但欲嘔，胸中痛，微溏者，此非柴胡湯證，以嘔故知極吐下也。調胃承氣湯。（123）

成無己曰（《注解傷寒論》）：心下溫溫欲吐，鬱鬱微煩，胸中痛，當責邪熱客於胸中。大便反溏，腹微滿，則邪熱已下於胃也。日數雖多，若不經吐下，止是傳邪，亦未可下，當與柴胡湯，以除上中二焦之邪。若曾吐下，傷損胃氣，胃虛則邪乘虛入胃爲實，非柴胡湯所能去，與調胃承氣湯下胃熱。以嘔，知胃氣先曾傷動也。

盧之頤曰（《仲景傷寒論疏鈔金錍》）：過經十餘日，環運兩周又半矣。心下溫溫欲吐，胸中痛，腹微滿，鬱鬱微煩，大便反溏者，此胸腹胃三形齊現矣。雖非大熱之燥堅，已屬溫煊之標見，亦非空無所見者矣。先其未過經時，自極吐下者，豈形層之以次侵薄，乃自極陰越，致干中胃，宜調胃承氣湯。若不爾自極吐下者，不可與之，謂已涉以次之侵薄，未歸已實大熱耳。設但欲嘔者，爲小柴胡證；兼胸中痛者，爲大柴胡證；若欲嘔，胸中痛，更微溏者，並非大柴胡證。以已嘔，即屬溫溫之欲吐，故知先其時，曾經自極吐下也。《卷五·辨太陽病第五》

張志聰曰（《傷寒論集注》）：太陽病過經十餘日，此太陽之邪又傳少陰也。少陰合心主之神機出入，欲出而不能，故溫溫欲吐也；胸中痛者，合太陽之氣欲從胸而出也，氣欲外轉而大便反溏，腹微滿，則少陰之神機逆而不出，故鬱鬱微煩。夫欲吐而大便溏亦有胃實之證，審其未至十餘日之時自極欲吐下而爲胃實者，與調胃承氣湯。不爾者不可與，慎之也。但此欲嘔，胸中痛，微溏三者，乃少陰之邪陷於脾土，此非柴胡證，救裏可也。《卷二·太陽病第二》

沈明宗曰（《傷寒六經辨證治法》）：過經十餘日，心下溫溫欲吐，而胸中痛，大便反溏，腹微滿，鬱鬱微煩者，乃屬太陽而兼陽明，當審何經而爲定治，故有二辨。若已經極吐下者，是吐下致傷胃中津液，邪氣已陷陽明，而爲主治，故當調胃承氣而下奪之。若不經吐下，未損津液，而溫溫欲吐，胸中痛，微溏，腹微滿而煩者，邪氣仍在太陽，當治其太陽，故曰不爾者不可與之。見但欲嘔，胸中痛，微溏，此乃太陽而兼陽明，莫作柴胡證治。謂非柴胡證，然何以識吐之變，蓋因嘔，乃吐下傷胃所致，故知邪氣不在太陽，陷在陽明矣。《卷五·過經不解》

尤怡曰（《傷寒貫珠集》）：過經者，病過一經，不復在太陽矣。心下溫溫欲吐而胸中痛者，上氣因吐而逆，不得下降也，與病人欲吐者不同。大便溏而不實者，下氣因下而注，不得上行也，與大便本自溏者不同。設見腹滿，鬱鬱微煩，知其熱積在中者猶甚，則必以調胃承氣以盡其邪矣。邪盡則不特腹中之煩滿釋，即胸中之嘔痛亦除矣，此因勢導利之法也。若不因吐下而致者，則病人欲吐者，與大便自溏者，均有不可下之戒，豈可漫與承氣湯哉。但欲嘔，腹下痛，有似柴胡證，而系在極吐下後，則病在中氣，非柴胡所得而治者矣。所以知其爲極吐下者，以大便溏而仍復嘔也。不然，病既在下，豈得復行於上哉。《卷二·太陽救逆法第四》

吳謙曰（《醫宗金鑒》）：太陽病過經十餘日，曾經吐、下不解者，以極吐則虛其胸，邪熱乘虛入胸，故心下溫溫欲吐，而胸中痛也。極下則虛其裏，邪熱乘虛入裏，故大便反溏腹微滿，鬱鬱微煩也。詢知先時若果經極吐下，則爲在表之邪熱，悉陷胸腹，而所見者，皆是裏證未和，故宜與調胃承氣湯下而和之。若不爾者，謂不因極吐、極下而有斯證，則又不可與是湯也。夫但欲嘔者，少陽也；胸中痛者，太陽也；微溏者，太陽少陽合病之利也，幷無心中溫溫鬱鬱，腹滿煩熱等證，固不可與承氣湯矣。然此亦非柴胡證，故柴胡湯亦不可與也。須從太陽、少陽合病，下利，若嘔者，與黃芩加半夏生薑湯可也。《卷五‧壞病篇》

黃元御曰（《傷寒懸解》）：太陽病，過經十餘日，應不在少陽，其心中溫溫欲吐而胸中痛，大便反溏，腹微滿，鬱鬱微煩，又似少陽柴胡證。豈有少陽證如此之日久者！若先此時自己曾極吐下者，則是少陽之傳陽明，少陽之經證微在，陽明之府證已成，可與調胃承氣湯，無事柴胡也。以少陽之傳陽明，經迫府鬱，必見吐下，大柴胡證吐下盛作，正是少陽陽明經府雙病之秋，故大柴胡柴胡與承氣併用，雙解經府之邪，此已吐下在先，僅存欲吐便溏，只是少陽餘波，故不用柴胡而用承氣。若非由自極吐而下得者，便是太陰證，不可與承氣也。所以知其自吐下來者，以今日之欲吐與便溏，少陽之餘波猶在故也。《卷八‧少陽上篇》

陳念祖曰（《傷寒論淺注》）：病證在疑似不可定之際，必求諸病人之情。太陽病，既已過經不解，當辨其病留於何經之分，而不必澀於所值之氣，約計十有餘日，或留於陽明之分，則心下溫溫欲吐，而胸中痛，以心下與胸中，爲陽明之所主也。或留於太陰之分，則大便反溏而腹微滿，以大便與腹，爲太陰之所主也。胃絡上通於心脾，脉又上膈注心，脾胃不和，故鬱鬱微煩。然以上諸證，或虛或實，不無疑義，必須審病人之情。先此十餘日之時，自料其病，若得極吐極下而後適其意者，此胃實也，可與調胃承氣湯，微和胃氣。若不爾者，爲虛證，則不可與。若但欲嘔，而無心下溫溫證，但胸中痛，而無鬱鬱微煩證，但微溏，而無腹滿證者，此且非柴胡證，況敢遽認爲承氣證乎！然則承氣證，從何處而得其病情乎？以其嘔，即是溫溫欲吐之狀，故知先此時自欲極吐下也。《卷一‧太陽篇下》

章楠曰（《傷寒論本旨》）：病發於陽七日愈，病發於陰六日愈，以人身陰陽氣旺而邪解也，如不解，邪即遞過一經，自初病起已十餘日矣。心下溫溫欲吐，而胸中痛者，少陽經氣逆也；大便反溏，腹微滿，又爲太陰證也；如其先時極吐下者，因脾胃氣傷，餘邪未淨，故又鬱鬱微煩，與調胃承氣通降和之可愈。如不爾者，不曾吐下，則必有表裏之邪格拒，當詳審而治，不可與調胃承氣也。但其欲嘔胸中痛，本少陽氣逆，而便溏腹滿，又非少陽柴胡證，非柴胡證而有嘔，則病證不合，是欲嘔胸痛者，邪因吐而上逆也，便溏腹滿者，邪因下而裏墜也，故知因極吐下所致，而胃以通降爲順，當用調胃承氣矣。《卷五‧汗吐下後併誤治諸證》

黃寶臣曰（《傷寒辯證集解》）：太陽病過經，病當解矣，既已過經約計十有餘日，外證雖解，覺心下常溫溫欲吐，而胸中痛，是上下二焦之邪熱猶在也。夫邪熱日久不去，熱似當實，然熱實者大便必硬，腹必硬滿。今大便反溏，腹微滿，是邪熱之在下焦者猶未甚也。且心中不至大煩而鬱鬱微煩。以上諸證，雖有可辨，尚在疑似之間，此必有故焉。倘先此時十餘日之內已自極吐下者，是邪熱以誤吐誤下乘虛陷入而裏未和也。可與調胃承氣湯微蕩其熱而和之。若先此時未極吐下者，恐屬虛證，調胃承氣不可與也。夫此但欲嘔，胸中痛，微溏者，有似柴胡證，實非柴胡證。何以知之？以其人嘔，則胃氣業已受傷，故知由先此時誤極吐下而成也。《卷二·太陽病篇》

原文 太陽病六七日，表證仍在，脉微而沉，反不結胸，其人發狂者，以熱在下焦，少腹當鞕滿，小便自利者，下血乃愈。所以然者，以太陽隨經，瘀熱在裏故也。抵當湯主之。（124）

成無己曰（《注解傷寒論》）：太陽，經也。膀胱，府也。此太陽隨經入府者也。六七日邪氣傳裏之時，脉微而沉，邪氣在裏之脉也。表證仍在者，則邪氣猶淺，當結於胸中；若不結於胸中，其人發狂者，熱結在膀胱也。經曰：熱結膀胱，其人如狂。此發狂則熱又深也。少腹硬滿，小便不利者，為無血也；小便自利者，血證諦也，與抵當湯以下畜血。

王肯堂曰（《傷寒準繩》）：玩仍在字，則邪氣為不傳於裏，非猶淺也。膀胱為太陽本經，曰熱在下焦，曰少腹滿，曰小便自利者，皆膀胱之證，故總結曰隨經瘀熱也。在裏二字，要看得活。非三陰之裏，乃隨經膀胱之裏也。《帙之六·畜血》

程應旄曰（《傷寒論後條辨》）：桃核承氣之下血，知為熱結膀胱設矣，不知熱結膀胱亦有深淺之不同否乎？曰：此不當憑其外證，而唯取脉之浮沉，狂之微甚以驗之。如太陽病六七日，為時既久，邪氣自入傳裏，縱表證仍在，而脉微而沉，是徒有表證而已無表脉，況反不結胸，邪不復在於上焦可知。其人發狂，比前條如狂證較甚，則熱在下焦而為畜血證無疑。何以驗之？少腹當硬滿而小便自利也。少腹為膀胱所注之地，少腹硬滿，故知其熱在下焦也。小便自利，故知其熱不結於下焦之氣分而結下焦之血分也。熱結於氣分，則為澀尿，熱結於血分則為蓄血。血既蓄而不行，自非大下其血不愈，所以然者，以太陽之邪在經時，當汗失汗，否則不當利小便而誤利，因隨經而瘀熱在裏故也。熱瘀則血瘀，故雖表證仍在，非桂枝所能散矣。況發狂深於如狂，少腹硬滿深於急結，更非桃核承氣所能攻矣。直用抵當湯斬關峻入，破其堅壘，斯血去而邪不留，并無藉桂枝分解之力耳。是緣熱結膀胱與瘀熱在裏，邪有淺深，故桃核承氣與抵當攻有緩峻，壁壘井然，不令紊也。《卷六·辨太陽》

魏荔彤曰（《傷寒論本義》）：太陽經之邪，傳入膀胱府裏，又自膀胱復裏傳入下焦者，請復明辨其證以救之。邪在膀胱府，有表裏證，可以兼治，邪在下焦之裏，即表證仍在，亦重在治裏，而不必兼治其表矣。……直用抵當之猛劑，不下再服，表證全不治，專治其裏，且專治裏中之裏，為法亦神矣哉。所以不治表者何也？血下而濁氣下降，清氣必升上作微汗，裏治而表亦治。《卷一·太陽上篇》

吳謙曰（《醫宗金鑒》）：太陽病六七日，表證仍在者，脉當浮大。若脉微而沉，則是外有太陽之表而內見少陰之證，乃麻黃附子細辛湯證也。或邪入裏，則為結胸、藏結之證。今既無太陽、少陰兼病之證，而又不作結胸、藏結之病，但其人發狂，是知太陽隨經瘀熱，不結於上焦之衛分，而結於下焦之營分也，故少腹當硬滿。而小便自利者，是血畜於下焦也。下血乃愈者，言不自下者。須當下之，非抵當湯不足以逐血下瘀，乃至當不易之法也。《卷二·太陽中篇》

邵仙根曰（《傷寒指掌》邵評）：此蓄血之重症，故用抵當湯直攻其血，而不顧表症，與上條先表後裏不同。《卷三·傷寒變症》

陳念祖曰（《傷寒論淺注》）：太陽病，六日已過而至七日，正當太陽主氣之期，表證仍在，脉則宜浮，今浮微而沉，是邪不在表，而在裏矣。太陽之病，內傳多是胸膈，今反不結胸，是病不在上而在下矣。其人發狂者，邪熱內盛，逼亂神明也。此證以熱在下焦，少腹當硬滿，然小便與血，皆居少腹，蓄而不行，皆作硬滿，若小便自利者，知不在膀胱之氣分，而在衝任之血分，必用藥以下其血乃愈。所以然者，以太陽之表熱，隨經而瘀熱在少腹之裏故也，以抵當湯主之。

此與桃核承氣證不同，彼輕而此重，彼爲熱結膀胱，乃太陽肌腠之邪從背脊而下結于膀胱，此爲瘀熱在裏，乃太陽膚表之邪從胸中而下結於少腹也。《卷一·太陽篇下》

胡嗣超曰（《傷寒雜病論》）：太陽之邪日久不解，隨經之瘀熱，先自衛而後營，由足經而至手，則血畜於小腸之裏矣。膀胱與心氣相通，故熱熏心則如狂，小腸與心相表裏，故熱逼心則發狂。少腹急結與硬滿相似者，部位相連也。小便不利者，熱結膀胱也，小便自利者，血畜小腸也。是以硬滿甚於急結，畜血危於熱結，雖有表症，亦宜先裏，何論桃仁承氣，急以抵當破實可也。《卷四·太陽上篇》

高學山曰（《傷寒尚論辨似》）：太陽表熱，除傳經外，其內入之症有二：一則從上而實結於胸者是也；一則從下而熱結膀胱者是也。結於胸者，傷胃中之津，結於膀胱者，傷大腸之血，故俱以下爲救例，而特斟酌于高低氣血之間，以爲攻法耳。六七日表症仍在，似宜從汗解矣，乃脉微而沉，微爲表邪不實，沉爲裏邪既陷，則表症仍在，不過強弩之末，不當責其表矣。夫太陽本經之裏，只此胸分膀胱兩途，今胸既不結，而見發狂之症，則下焦之膀胱熱極，而少腹中之大腸蓄血可知。硬滿比急結有加，發狂比如狂有加，六七日則爲日又久，此桃仁承氣湯之不足任也。小便利，益知硬滿者，非水結而爲血結，故可放膽下之。以太陽十一字，當作一句讀，曰太陽，則與他經無涉，曰隨經，又與傳經不同，故知瘀熱在裏之裏，單指膀胱而言也。主抵當湯者，兩用吸血之蟲，其性一飛一潛，直達瘀血之所，加以桃仁破而動之，大黃逐而下之，名曰抵當，抵敵其熱，而當住其攻心之勢云耳。喻氏以至當解，請問一百一十三方，何者爲未當耶？《太陽上篇》

原文 抵當湯方

水蛭熬　䗪蟲去翅足，熬，各三十箇　桃仁二十箇，去皮尖　大黃三兩，酒洗
上四味，以水五升，煮取三升，去滓。溫服一升，不下更服。

成無己曰（《傷寒明理論》）：人之所有者，氣與血也。氣爲陽氣，流而不行者則易散，以陽病易治故也。血爲陰血，畜而不行者則難散，以陰病難治故也。血畜於下，非

大毒快劑則不能抵當其甚邪，故治畜血曰抵當湯。水蛭味鹹苦微寒，《內經》曰：鹹勝血。血畜於下，勝血者必以鹹爲主，故以水蛭爲君。虻蟲味苦微寒。苦走血，血結不行，破血者必以苦爲助，是以虻蟲爲臣。桃仁味苦甘平。肝者血之源，血聚則肝氣燥，肝苦急，急食甘以緩之，散血緩急，是以桃仁爲佐。大黃味苦寒。濕氣在下，以苦洩之。血亦濕類也，蕩血通熱，是以大黃爲使。四物相合，而方劑成。病與藥對，雖苛毒重疾，必獲全濟之功矣。《卷四·方論》

　　盧之頤曰（《仲景傷寒論疏鈔金錍》）：桃爲肺果，專精尤在核人，主持宗氣，誠營血之師帥。大黃副名將軍，將軍者，行君令，戡禍亂，其動也辟。蜚咂人血，蛭吮濁瘀。方稱抵當。抵當，蕀蒂也，吮咂水液，抵當唯蒂，蓋行君令，戡禍亂，滅腥羶，抵當唯師帥。人爲君，將軍爲臣佐，蛭可水，蜚可陸，爲使爲卒，一人發真歸元，膙腹羶腥，悉皆消隕，抵當方任重矣。《卷五·辨太陽病第五》

　　柯琴曰（《傷寒論注》）：蛭，昆蟲之飲血者也，而利于水；虻，飛蟲之咂血者，而利於陸。以水陸之善取血者，用以攻膀胱蓄血，使出乎前陰。佐桃仁之苦甘而推陳致新，大黃之苦寒而蕩滌邪熱。名之曰抵當者，直抵其當攻之處也。《卷二·抵當湯證》

　　周揚俊曰（《傷寒論三注》）：病勢較重，自非桃仁承氣足以勝其任，故取水蛭虻蟲之善食血者，一以攻堅而不移，一以破蓄而無定，桃仁潤滯，大黃蕩熱，惟恐其蓄之不去也。名曰抵當，謂舍此何以治之乎？《卷四·太陽中篇》

　　王子接曰（《絳雪園古方選注》）：抵當者，至當也。蓄血者，死陰之屬，真氣運行而不入者，故草木不能得治其邪，務必以靈動嗜血之蟲爲響導，飛者走陽絡，潛者走陰絡，引領桃仁攻血，大黃下熱，破無情之血結，誠爲至當不易之方，毋懼乎藥之險也。《上卷·下劑》

　　徐大椿曰（《傷寒論類方》）：桃仁承氣乃治瘀血將結之時，抵當乃治瘀血已結之後也。《卷二·承氣湯類》

　　文通曰（《百一三方解》）：此急下膀胱瘀血之正方也，主在下焦。方名抵當者，當即襠，乃胞中也。婦人無膀胱，爲之胞中，故曰當。抵當，至也，謂此藥直抵其當中，而下瘀血也。方用水蛭以破其胞中之血，蓋取其潛也；用虻蟲以破其心中之血，取其飛也。桃仁佐虻蟲水蛭而活血，以生軍行之耳。《下卷·抵當湯》

　　章楠曰（《傷寒論本旨》）：陳冀子曰：當，底也，又花蒂亦稱花當，抵當湯者，謂直從其根底而治之也。此說亦近理，歷來注家所未及者。《卷二·太陽下篇》

原文 太陽病，身黃，脈沉結，少腹鞕，小便不利者，爲無血也。小便自利，其人如狂者，血證諦也。抵當湯主之。（125）

　　韓祗和曰（《傷寒微旨論》）：仲景立數方治蓄血，而云小便自利乃血證諦也。病人本因瘀熱結在膀胱，即小便不利。但血逢瘀熱，淖溢而併走於下，遂積聚於下焦。血積既多，陽氣乃極則必反，陽氣即消，陰乃來復，血遇陰氣凝結如豚肝，其血常冷。膀胱爲冷血所冰，乃滲漉易過，即小便自利也。故仲景曰：小便自利，血證諦也。病人有蓄血證，若現餘證而小便未利，是陽氣尚盛而血未足也。即未可便投湯丸治之，候小便利，乃可投藥。

凡治蓄血證，抵當湯丸方中皆用虻蟲水蛭及桃仁之類，盡是破血藥，若非此藥則不能下之。今之用者，往往投之太過，蓋爲不審其病之輕重與其人之老少強弱也。如遇蓄血證，與仲景方對，即可全用其法治之。若病勢少輕，人又老弱，仿效抵當湯丸，別用破血藥治之亦可。此變通庶免後患。《卷下》

成無己曰（《注解傷寒論》）：身黃脉沉結，少腹硬，小便不利者，胃熱發黃也，可與茵陳湯。身黃，脉沉結，少腹硬，小便自利，其人如狂者，非胃中瘀熱，爲熱結下焦而爲畜血也，與抵當湯以下畜血。

常器之曰（引自《傷寒補亡論》）：小便不利，無血者，與五苓散。《卷五·太陽經治法》

郭雍曰（《傷寒補亡論》）：凡病各有輕重，治病用藥亦有輕重，且如瘀血一證，用抵當丸依法如此，不可易也。若其血證輕，或治之早者，亦不須用，只服犀角地黃湯。血證稍重及治之差遲者，則用桃核承氣湯。其重及治之遲者，方用抵當湯丸。抵當湯丸是十分之藥，輕病不宜用也，用他藥仿此。《卷十五·衄血吐血》

萬全（《傷寒摘錦》）：此條當分二證，皆失汗也。夫風寒在表，宜以汗散，失汗則陽氣下陷以入於裏，寒變爲熱，結於膀胱。小便自利者，氣行而血病也，其經多血，必爲蓄血。上下證同小便不利者，氣滯而津液不行也。津液不行復還於胃，胃者濕土，候在肌肉，濕熱相合，必發黃也，茵陳蒿湯主之。按此證如狂者輕，發狂者重，何以同如狂證而用藥反有峻緩耶？蓋桃仁承氣湯中焦藥也，乃蓄血在手太陽小腸，兼有表邪，裏證尚微爾。抵當湯下焦藥也，乃蓄血在足太陽膀胱，表入裏，裏證獨急故耳。《卷上·太陽經脉證并治》

柯琴曰（《傷寒論注》）：太陽病發黃與狂，有氣血之分。小便不利而發黃者，病在氣分，麻黃連翹赤小豆湯症也；若小便自利而發狂者，病在血分，抵當湯症也。濕熱留於皮膚而發黃，衛氣不行之故也；燥血結于膀胱而發黃，營氣不敷故也。水結血結，俱是膀胱病，故皆少腹硬滿。小便不利是水結，小便自利是血結。如字助語詞，若以如字實講，與蓄血發狂分輕重，則謬矣。《卷二·抵當湯證》

邵仙根曰（《傷寒指掌》邵評）：身黃脉沉結，少腹硬，水病血病皆有之。小便不利，知水與熱結，爲無血而有水，五苓散症也；若小便自利，其人如狂，乃熱與血蓄於下焦，爲有血無水，抵當湯症也。《卷三·傷寒變證》

章楠曰（《傷寒論本旨》）：此再申上條之義，而分輕重治法也。凡隨經瘀熱入於下焦，則少腹脹滿，當辨其小便。小便不利，爲濕熱在氣分，今小便反利者，爲有瘀血也，必當下之。宜抵當丸者，比湯較緩也，以少腹滿而不硬，亦不發狂，其病較輕也。《卷二·太陽下篇》

原文 傷寒有熱，少腹滿，應小便不利，今反利者，爲有血也，當下之，不可餘藥，宜抵當丸。（126）

成無己曰（《注解傷寒論》）：傷寒有熱，少腹滿，是畜血於下焦；若熱畜津液不通，則小便不利，其熱不畜津液而畜血不行，小便自利者，乃爲畜血，當與桃仁承氣湯、抵當湯下之。然此無身黃屎黑，又無喜忘發狂，是未至於甚，故不可餘快峻之藥也，可與抵當丸，小可下之也。

方有執曰（《傷寒論條辨》）：表證既無，裏證又緩，無身黃，屎黑，喜忘，發狂，是未至於甚也。病在下焦，非桃仁承氣湯所能治，未至於甚，不可遂用抵當湯，故以抵當丸。丸者，緩也。《卷三·太陽下篇》

盧之頤曰（《仲景傷寒論疏鈔金錍》）：抵當湯法，所重發狂，少腹滿，小便利三證。狂者血躍，不狂者血菀，唯少腹爲隨經血溜之所，便利征所生是動之殊。丸固是緩，湯復蕩之，質以待形，急方瀉劑也。中病則止，毋使藥勝病耳。《卷五·辨太陽病第五》

陶憺庵曰（《傷寒源流》）：不可餘藥下之者，以無身黃屎黑喜忘發狂等證，是未至於甚也，不可遽用抵當湯，然病在下焦已深，又非桃仁承氣所能治，故以抵當丸下之，丸者緩也。《卷一·源集》

尤怡曰（《傷寒貫珠集》）：不可餘藥者，謂非抵當丸不能以治之耳。《卷一·太陽斡旋法第三》

吳謙曰（《醫宗金鑒》）：此承上條而言證之輕者，以互發其義而酌其治也。傷寒榮病，有熱不已，伏於榮中，其血不隨經妄行致衄，則必隨經下畜膀胱。少腹者，膀胱之室也，故少腹滿。若小便不利，則爲病在衛分，有停水也；今小便反利，則爲病在榮分，有瘀血也，法當下之，宜以抵當湯。小其制爲丸，緩緩下之，不可過用抵當湯也。《卷二·太陽中篇》

陳念祖曰（《傷寒論淺注》）：血結陰位，卒難蕩滌，投藥過多，恐傷中氣，故當緩緩下之，熱又恐藥力太微，病根深固難拔，故應用之藥，宜盡數以與之，不可更留餘藥，宜抵當丸。《卷一·太陽篇下》

胡嗣超曰（《傷寒雜病論》）：傷寒有熱者，言未病傷寒之前，少腹本有熱，故一遇熱邪而血即畜也。血證應下，但日久畜血爲邪傷挾經，少腹本熱爲經病挾邪，邪傷宜蕩滌，經病宜緩攻，故用藥雖同而有湯丸之別。《卷之四·太陽上》

黃寶臣曰（《傷寒辨證集解》）：雖有瘀血，不至如狂之甚，不可用其餘快利之藥，止宜抵當湯小其制爲丸，連滓煮服，緩緩下之，此又法外之法也。《卷二·太陽篇》

原文 抵當丸方

水蛭二十箇，熬　蝱蟲二十箇，去翅足，熬　桃仁二十五箇，去皮尖　大黃三兩

上四味，擣分四丸，以水一升，煮一丸。取七合服之。晬時當下血，若不下者，更服。

方有執曰（《傷寒論條辨》）：名雖丸也，猶煮湯焉。夫湯，蕩也；丸，緩也。變湯

爲丸而猶不離乎湯，其取欲緩不緩，不蕩而蕩之意歟？《卷三·太陽下篇》

周揚俊曰（《傷寒論三注》）：藥不易也，分數則減，服法亦殊。變之爲丸，特以湯者蕩也，丸者緩也。本證較前條爲輕，則法不得概施，然猶不離乎湯意，而連滓服之，其所欲緩不緩，不蕩而蕩之意歟！故云不可餘藥，謂桃仁承氣則不足，抵當湯復過之，酌于二者之間，而得其中矣。《卷二·太陽中篇》

張錫駒曰（《傷寒直解》）：餘者，多也，以三分餘之湯藥而分爲四丸，是丸少於湯也，故曰不可餘藥，言其少也。《卷三·太陽病脉證篇》

無名氏曰（《傷寒方論》）：寒爲陰邪，風爲陽邪，傷寒蓄血，較中風蓄血更爲凝滯，況結在下焦，便自利，血自結，毫無欲下之意，抵當湯誠爲不易之定方矣。但湯者蕩也，陽邪入陰，一蕩滌之即散，丸者緩也，陰邪入陰，恐蕩滌之而不盡，故緩而攻之，因熱甚血堅也。不可餘藥，見湯丸之間，即已不同，不必別用峻藥矣。《下劑》

陳念祖曰（《長沙方歌括》）：師又立抵當丸法者，着眼在有熱二字，以熱瘀於里而仍蒸於外，小腹又滿，小便應不利而反自利，其證較重，而治之不可急遽，故變湯爲丸，以和洽其氣味，令其緩達病所。曰不可餘藥者，謂連滓服下，不可留餘，庶少許勝多許，俟晬時下血，病去而正亦無傷也。《卷三·太陽方》

原文 太陽病，小便利者，以飲水多，必心下悸。小便少者，必苦裏急也。（127）

成無己曰（《注解傷寒論》）：飲水多而小便自利者，則水不內畜，但腹中水多，令心下悸。《金匱要略》曰：食少飲多，水停心下，甚者則悸。飲水多而小便不利，則水畜於內而不行，必苦裏急也。

方有執曰（《傷寒論條辨》）：飲水多則心下悸者，心爲火臟，水多則受制也；小便少則水停，所以裏急也。《卷一·太陽上篇》

柯琴曰（《傷寒論注》）：此望問法，《內經》所云：一者，因得之。審其上下得一之情是也。見其飲水，即問其小便。小便利則水結上焦，不能如霧，故必心下悸可必。小便少則水畜下焦，不能如瀆，故裏急可必。《卷二·五苓散證》

程知曰（《傷寒經注》）：太陽有經病有府病，膀胱者，太陽之府，故以小便之利不利辨表裏之多寡也。云太陽病則有表未除也，小便利則邪未入府，多與之水，則表邪與之爭，故心下悸。其小便少者，則熱入其府，故苦裏急。《卷四·太陽汗後》

張志聰曰（《傷寒論集注》）：太陽病小便利者，有以飲水多，夫飲水多心下必悸矣；小便不利而少者，有以氣不化，氣不化故苦裏急也。《卷二·辨太陽病下》

沈明宗曰（《傷寒六經辨證治法》）：此以小便驗裏證虛實也。飲水多而小便利，病人心下悸者，屬陽虛不能制水而利也。心下不悸而小便利者，無裏證也。若飲水而小便少者，膀胱氣熱消水，裏熱可知矣。《卷一·太陽上篇》

錢潢曰（《傷寒溯源集》）：病在太陽而小便利者，以熱邪未犯太陽之府，膀胱無恙，所以飲水雖多，其氣化流行，故小便利也。然雖欲飲水，當少與之可也。若飲水過多，小便雖利，里無熱邪，水寒傷胃，停蓄不及即行，必令心下悸動。心下者，胃之部也，悸者，水滿胃中，氣不得流通而動惕也。若飲水多而小便少者，是下焦無火，水濕不流，膀胱蓄水，不得氣化而出，必苦裏急，蓋指五苓散證而言也。《卷一·太陽上篇》

魏荔彤曰（《傷寒論本義》）：此條仍申解太陽中風犯本之邪，濕勝熱勝不同，辨之於小便以定治也。同爲犯本之水邪矣，挾濕多者，以蓄水多也，於是小便雖利，而心下必仍悸，宜用五苓以導濕也。挾熱多者，以消水多也，於是小便不利，而裏必急，宜用五苓以清熱也。《卷之一·太陽上篇》

鄭重光曰（《傷寒論條辨續注》）：此以小便利否定裏證之法。小便清利，邪未入裏，若飲水過多，致小便之利，則水未入腹，先與邪爭，必主心悸怔忡。小便少者，即小便短赤，里證已具之意，本文但云裏急，謂飲水多而小便少者，邪熱足以消水，故直指爲裏證已急也。《卷一·太陽上篇》

吳謙曰（《醫宗金鑒》）：太陽初病，不欲飲水，將傳陽明，則欲飲水，此其常也。今太陽初病，即飲水多，必其人平素胃燥可知。設胃陽不衰，則所飲之水，亦可以敷布于外，作汗而解。今飲水多，而胃陽不充，即使小便利，亦必停中焦，而爲心下悸。若更小便少，則水停下焦，必苦里急矣。《卷一·太陽上篇》

吳儀洛曰（《傷寒分經》）：太陽病小便利者，邪不在裏，膀胱無熱故也。或小便之利，但以飲水過多之故，而未必裏無邪熱，則水與熱爭，必心下悸。若飲水多而小便仍少者，必苦熱邪在內，消爍津液，其裏證已爲急也。《卷一上·太陽上篇》

章楠曰（《傷寒論本旨》）：小便下脫落一不字，必由初編傳抄之誤也，若果小便利，則水下行，焉有停逆心悸之證乎！其水不消者，因三焦氣室之故，心爲君火，故遇水邪而悸也。若小便少，比之不利略通，其水就下，不犯心，故不悸而少腹裏急也。《卷二·太陽下篇》

黃寶臣曰（《傷寒辯證集解》）：太陽病邪熱入裏當小便不利，今小便利者，以飲水多也。飲水多不能盡從下泄，勢必停積於中焦，上凌於心而爲心下悸。若小便少者，邪熱已隨經入府，飲水多則膀胱氣化不行，必水停下焦而苦裏急也。

唐宗海曰（《傷寒論淺注補正》）：上節以小便利不利，分有血無血，此又以小便利不利，分水之在上在下。謂小便利者，水不結在心下，以飲水過多，必停在胸膈間，上凌於心，而心下悸，是水在上，故膀胱不裏急也。若小便不利者，以飲水多，不停胸膈間，必下結于膀胱，無上凌心悸之證，必有苦裏急之證矣。詞其爽快，讀者當玩。《卷一·太陽篇下》

辨太陽病脉證并治下第七

原文 問曰：病有結胸，有藏結，其狀何如？答曰：按之痛，寸脉浮，關脉沉，名曰結胸也。（128）

成無己曰（《注解傷寒論》）：結胸者，邪結在胸；藏結者，邪結在藏。二者皆下後邪氣乘虛入裏所致。下後邪氣入裏，與陽相結者爲結胸，以陽受氣於胸中故爾；與陰相結者爲藏結，以陰受之，則入五藏故爾。氣與宜通而塞，故痛。邪結陽分，則陰氣不得上通；邪結陰分，則陽氣不得下通。是二者，皆心下硬痛。寸脉浮，關脉沉，知邪結在陽也。

盧之頤曰（《仲景傷寒論疏鈔金錍》）：結胸無陰象，別於藏結之無陽也，結胸者，護胸以防按，按之則痛劇，誠莫之護而護，防莫之按而按也。關前爲寸，脉當見九分而浮，浮以知其病在太陽始也。寸下爲關，關以候胸腹之疾，沉則脉已內關，熱已陷胸，締結不釋，名曰結胸。《卷六·辨太陽病第六》

柯琴曰（《傷寒論注》）：寸爲陽，浮爲陽，陽邪結胸而不散，必寸部仍見浮脉，關主中焦，妄下而中氣傷故沉，寒水留結於胸脅之間故緊，不及尺者，所重在關，舉關以統之也。《卷二·陷胸湯證》

汪琥曰（《傷寒論辨證廣注》）：結胸病狀，與藏結雖相似而各別。……蓋結胸病始因誤下，而傷其上焦之陽，陽氣既傷，則風寒之邪，乘虛而入，上結於胸。按之則痛者，胸中實也，寸浮關沉者，風與寒氣相結而爲實之證也。《卷五·太陽病下》

張志聰曰（《傷寒論集注》）：結胸者，病發於太陽而結於胸也，藏結者，病發於少陰而結於藏也。病氣結於胸膈之有形，而太陽之正氣反格於外而不能入，故按之痛；太陽之氣主高表，故寸脉浮；邪結於胸，故關脉沉。《卷二·辨太陽病第二》

陳念祖曰（《傷寒論淺注》）：問曰：吾聞太陽主開，病竟有不能出入內外，而固結於胸爲結胸。少陰主樞，竟不能樞轉出入，而固結於藏爲藏結，其病狀何如？答曰：結有正有邪，太陽之正氣與邪氣共結於胸膈有形之間，故按之則痛。寸以候外，太陽主皮毛，故寸脉浮。關以候中，病氣結於胸中，故關脉沉。此名曰結胸也。《卷一·太陽篇下》

高學山曰（《傷寒尚論辨似》）：結胸之按則痛者，邪與飲搏，而爲積聚之應，故脉見寸浮關沉。浮爲胸分之陽虛，而邪橫上焦，沉爲胃分之陽虛，而飲伏中焦也。《太陽上篇》

原文 何謂藏結？答曰：如結胸狀，飲食如故，時時下利，寸脉浮，關脉小

細沉緊，名曰藏結。舌上白胎滑者，難治。（129）

成無己曰（《注解傷寒論》）：寸脉浮，關脉小細沉緊，知邪結在陰也。陰結而陽不結，雖心下結痛，飲食亦自如，故陰氣乘腸虛而下，故時時自下利。陰得陽則解，藏結得熱證多，則易治。舌上白胎滑者，邪氣結胸中亦寒，故云難治。

萬全曰（《傷寒摘錦》）：此二者皆下後邪氣乘虛入裏之證也，邪氣入裏與陽相結者爲結胸，與陰相結者爲藏結。結胸可治，藏結不可治，陽主生，陰主殺也。又結胸在心之分，乃壬傳丁，爲夫傳妻，故易治；藏結在腎之分，乃壬傳癸，爲兄傳妹，故難治。《卷上・太陽經脉證治法》

盧之頤曰（《仲景傷寒論疏鈔金鎞》）：寸脉浮者，病始自太陽，關脉小細沉緊者，四陰悉具，徵夫其病發於陰，名曰藏結。舌上白胎滑者，舌乃心苗，色剝爲白，水泛滑呈，嫌於無陽，爲難治也。《卷六・辨太陽病第六》

程應旄曰（《傷寒論後條辨》）：藏結何以如結胸狀，蓋胸原不結，止是陰邪逆於心下，而如其狀。飲食如故者，胸無邪阻也。時時下利者，陰邪結於陰而寒甚也，則胸雖按之，不痛可知矣。至於脉之寸浮關沉，兩俱無異，乃藏結之關脉更加小細緊者，亦由陰邪結於陰藏而寒甚也。凡人衛氣出於上焦，升陽而行其濁陰者，中焦也；宗氣出於上焦，降陰而行其清陽者，中焦也。今關脉小細沉緊，則沉寒內格，有陰無陽，陽不下入，則濁陰結而不化，是爲死陰，藏結所由名也。舌上白胎滑者，寒水之氣，浸浸乎透入心陽矣，故爲難治。《卷五・辨太陽》

張錫駒曰（《傷寒直解》）：又問：何謂藏結？答曰：外如結胸之狀而內則發於少陰，不如結胸之發於太陽也。不涉上之胸胃，則飲食如故；干於下之藏氣，故時時下利。寸脉浮者，少陰之神氣浮於外也；關脉小細者，少陰之藏氣虛於內；沉緊者，少陰之藏氣結於內也，此名藏結。舌爲心之外候，白胎滑者，陰寒甚於下而君火衰於上也，故爲難治。《卷三・辨太陽病脉證篇》

鄭重光曰（《傷寒論條辨續注》）：此設問答，以明結胸藏結之同異。結胸者，陽邪結於陽也，胸位高；藏結者，陰邪結於陰也，藏位卑。脉之寸浮關沉，兩俱無異，乃藏結之關沉更加小細緊爲別也。若舌上白胎滑，則外感深重；時時下利，則上下交結益甚，所以爲難治也。《卷之二・太陽中篇》

尤怡曰（《傷寒貫珠集》）：此設爲問答，以辨結胸藏結之異。結胸者，邪結胸中，按之則痛；藏結者，邪結藏間，按之亦痛；如結胸者，謂如結胸之按而痛也。然胸高而藏下，胸陽而藏陰，病狀雖同，而所處之位則不同，是以結胸不能食，藏結則飲食如故。結胸不必下利，藏結則時時下利。結胸關脉沉，藏結則更小細緊，而其病之從表入裏，與表猶未盡之故，則又無不同，故結胸藏結，其寸脉俱浮也。舌上白胎滑者，在裏之陽不振，入結之邪已深，結邪非攻不去，而藏虛又不可攻，故曰難治。《卷二・太陽救逆法第四》

吳謙曰（《醫宗金鑒》）：邪結三陽，名曰結胸；邪結三陰，名曰藏結。二者皆下後邪氣乘虛入裏所致，而其脉與證之狀則不同。其硬滿而按之痛，結胸證也。寸脉浮、關脉沉，結胸脉也。寸浮主胸主表，關沉主胃主裏，是知其邪由胸表陷入胃裏而結也。如結胸狀，飲食如故，時時下利，藏結證也。寸脉浮、關脉細小沉緊，藏結脉也。細小沉緊主藏結寒痛，是知其邪由胸表陷入藏裏而結也。藏結雖硬滿而痛，如結胸狀，然結胸病，屬裏壅塞，必不能飲食；藏結病，屬裏空虛，故飲食如故。結胸屬實熱，故硬痛不大便而脉沉石；藏結屬虛寒，故硬痛下利而脉細緊也。舌上白胎滑者，胸中無熱可知。藏結陰邪，得之爲順，尚可以理中輩溫之；結胸陽邪，得之爲逆，不堪攻之，故難治也。《卷一·太陽上篇》

陳念祖曰（《傷寒論淺注》）：何謂藏結？答曰：胸雖不結，陰邪逆於心下，其外如結胸之狀，而內則發於少陰，不如結胸之發於太陽也。上不涉於胸胃，故飲食如故，下干於藏氣，故時時下利。寸脉浮爲少陰之神氣浮於外也，關脉小細爲少陰之藏氣虛於內也，沉緊，爲少陰之藏氣結於內也。若此者，名曰藏結。舌爲心之外候，其舌上白胎滑者，陰寒甚於下而君火衰於上也，病爲難治。《卷一·太陽篇下》

章楠曰（《傷寒論本旨》）：誤下而表邪內陷，成結胸，故按之痛，寸脉浮，關脉沉，其邪猶在經府之間也。藏結者，邪與痰血瘀結在藏，亦如結胸狀而按之痛，其府無邪，故飲食如故也。腎爲胃關，脾主運化，藏傷而輸化失度，關閘不守，則時時下利。關脉小細沉緊，中焦絕無陽和之氣，舌上白胎滑者，陽敗而陰濁之邪凝結，故爲難治也。《卷五·藏結證》

原文 藏結無陽證，不往來寒熱，一云寒而不熱。其人反靜，舌上胎滑者，不可攻也。（130）

成無己曰（《注解傷寒論》）：藏結於法當下。無陽證，爲表無熱；不往來寒熱，爲半表半裏無熱；其人反靜，爲裏無熱。經曰：舌上如胎者，以丹田有熱，胸中有寒，以表裏皆寒，故不可攻。

方有執曰（《傷寒論條辨》）：無陽證，言當藏結之時，表已罷除，無太陽也。不往來寒熱，言痞雖屬脅下，由素常有而發，非少陽傳經之邪也。反靜，言無陽明之譫妄也。舌，心之苗也。胎滑，生長滑膩如胎膜也。胎滑本由丹田有熱，胸中有寒而成，然丹田陰也，胸中陽也，熱反在陰而寒反在陽，所以爲不可攻也。《卷三·太陽下篇第三》

盧之頤曰（《仲景傷寒論疏鈔金錍》）：不可攻者，不可攻以汗，不可攻以下，不可攻以涌泄，攻之必死不治矣。亦非形層遞墮之可驅，部屬環周之可逐。蓋陰重，非朝夕之故，結藏，實漸積而盈，此以次第進，應從次第退，是以急則鼎沸，怠則瓦解，故稱難治，難治與攻，宜早辨也。《卷六·辨太陽病之六》

張璐曰（《傷寒纘論》）：所謂不可攻者，乃垂戒之詞，正欲人詳審其攻之之次第也，試思藏已結矣，非攻而結何由開耶？所謂其外不解者尚未可攻，又謂下利嘔逆不可攻，又謂表解乃可攻痞，言之已悉，此特出一訣，謂藏結無陽證，不往來寒熱，其人反靜則證不在六經之表裏，而在上焦下焦之兩途，欲知其候，但觀舌上有無胎滑。有之則外感之陽熱挾痞氣而反在下，素痞之陰寒挾熱勢而反在上，此與裏證已具，表證未除者，相去不遠，但其陰陽悖逆，格拒不入，證轉凶危耳。此而攻之，是速其痛引陰筋而死，不攻則病不除，所以攻爲戒。是則調其陰陽，使之相入，而滑胎既退，然後攻之，則邪熱外散，寒氣內消，此持危扶顛之手眼也。《卷下·結胸》

柯琴曰（《傷寒論注》）：結胸是陽邪下陷，尚有陽症見於外，故脉雖沉緊，有可下之理。藏結是積漸凝結而爲陰，五藏之陽已竭也，外無煩躁潮熱之陽，舌無黃黑芒刺之胎，雖有硬滿之症，慎不可攻。理中四逆輩溫之，尚有可生之意。《卷二·陷胸湯證》

尤怡曰（《傷寒貫珠集》）：邪結在藏，必陽氣內動，或邪氣外達，而後可施攻取之法。若無陽證，不往來寒熱，則內動外達之機俱泯，是以其人反靜，其舌胎反滑，邪氣伏而不發，正氣弱而不振，雖欲攻之，無可攻已。蓋引上文難治之端而引其說如此。《卷二·太陽救逆法第四》

吳謙曰（《醫宗金鑒》）：藏結無三陽證。不發熱，無太陽也；不往來寒熱，無少陽也；其人反靜，無陽明也。舌胎滑白，胸中有寒，故可溫不可攻也。《卷一·太陽上篇》

吳儀洛曰（《傷寒分經》）：藏結者，無在表之陽證，又不往來寒熱，無半表半裏之證，其人反靜而無裏證，觀其舌上胎却有滑膩之象者，此外感寒邪，結於下焦陰分，作熱於丹田，而其標在舌也。彼脅下痞，介乎胸中陽分，是熱在陰，寒在陽，陰陽悖亂，相結不解，攻之是速其痛引陰筋而死，故不可攻也。《卷一中·太陽中篇》

舒詔曰（《傷寒集注》）：藏結之證，本氣虛寒，外感皆從寒而不化熱，所以表裏俱無陽證，以意度之，當用四逆湯加半夏、草果、人參、茯苓、肉桂、鹿鞭之屬。《卷二·太陽中篇》

陳念祖曰（《傷寒論淺注》）：藏結之狀既明，而藏結之證不可不講，藏結發於少陰，少陰上火下水，本熱標寒，必得君火陽熱之化則無病，今不得其熱化，則爲藏結無陽證；少陰主樞，今病不見往來寒熱，是少陰之陽氣，不能從樞以出也；陽動而陰靜，故其人反靜。舌上胎滑者，爲君火衰微，而陰寒氣盛，不得不切戒之曰：不可攻也。《卷一·太陽篇下》

章楠曰（《傷寒論本旨》）：陰邪瘀結在藏，而無陽證，不往來寒熱，亦非表邪，只是內傷，故人反靜。舌上胎滑，尤爲虛寒之徵，但當扶陽以和氣血，不可攻其結也。以其元氣不勝攻藥，則結不開而元氣先亡矣。《卷五·藏結證》

原文 病發於陽，而反下之，熱入因作結胸；病發於陰，而反下之，一作汗出因作痞也。所以成結胸者，以下之太早故也。結胸者，項亦强，如柔痙狀，下之則和，宜大陷胸丸。（131）

成無己曰（《注解傷寒論》）：發熱惡寒者，發於陽也，而反下之，則表中陽邪入裏，結於胸中爲結胸；無熱惡寒者，發於陰也，而反下之，表中之陰入裏，結於心下爲痞。結胸病項强者，爲邪結胸中，胸膈結滿，心下緊實，但能仰而不能俯，是項强亦如柔痓之狀也。與大陷胸丸，下結泄滿。

方有執曰（《傷寒論條辨》）：結胸，大抵以結硬高當於胸爲名；痞者，否塞於中，而以天地不交之否爲義。病發於陰而反下之，不言熱入，與末後申明上句而不及下句者，皆欲人同推也。然發於陽而下之早者，未嘗無痞，發於陰而下之早者，亦有結胸。疾病之機，每多不期然而然。蓋出於反常之變，良由人之氣稟不齊，事物之交不一。如春傷於風，夏生飧泄；夏傷於暑，秋必痎瘧；秋傷於濕，冬必咳嗽；冬傷於寒，春必病溫。此固聖人論道之常經，百世不易之定論，然即今之病四病者而觀之，必各於其時而各病其病者，千百一二，不拘於時雜錯而亂病者，歲歲比比然也。不言四病之故則已，有言四病之故者，必不能外聖人之經而異其說也。是故君子道其常，而善學聖人者，則曰，文，載道之具也，六經，聖人之糟粕，必求聖人之情於言語文字之外，而後聖人之道明。《卷一·太陽上篇第一》

萬全曰（《傷寒摘錦》）：表爲陽，裏爲陰，假如桂枝麻黃湯證，邪在表宜汗，反下之，則裏之正氣爲下所損，而表之餘邪乘虛入於裏，結於心下，爲結胸。又如柴胡湯證，邪在半表半裏宜和解，反下之，裏之微邪雖除，而表之餘邪乘虛又入，雖不成結胸亦成痞也，表邪若甚，又成結胸。《卷上·太陽經脉證治法》

張璐曰（《傷寒纘論》）：病發於陽者，太陽表證誤下，邪結於胸也；病發於陰者，皆是内挾痰飲，外感風寒，中氣先傷，所以汗下不解而心下痞也。或言中風爲陽邪，傷寒爲陰邪，安有風傷衛氣，氣受傷而反變爲結胸，寒傷營血，血受傷而反成痞之理？復有誤認直中陰寒之陰，下早變成痞者，則陰寒本無實熱，何得有下早之變？設陰結陰躁而誤下之，立變危逆，恐不至於成痞，停日待變而死也。

結胸而致頸項亦強，證愈篤矣。蓋胸間邪結緊實，項勢常昂，有似柔痓之狀，然痓病身首俱張，此但項強，原非痓也，借此以驗胸邪十分緊逼。以大陷胸湯下之，恐過而不留，即以大陷胸丸下之，又恐滯而不行，故煮而連滓服之，然後與邪相當。《卷下·結胸》

柯琴曰（《傷寒論注》）：陽者，指外而言，形軀是也；陰者，指内而言，胸中心下是也。此指人身之外爲陽，内爲陰，非指陰經之陰，亦非指陰症之陰。發陰發陽，俱指發熱，結胸與痞，俱是熱症。作痞不言熱入者，熱原發於裏也。誤下而熱不得散，因而痞硬。不可以發陰作無熱解也。若作痞非熱證，瀉心湯不得用芩連大黃矣。《卷二·陷胸湯證》

汪琥曰（《傷寒論辨證廣注》）：仲景云太陽病當一二日發，太陰病當四五日發，此病發于陽與病發於陰之謂。病發於陽，邪猶在經，爲不可下，反下之，則陽經邪熱入於胸中，因作結胸。病發於陰，邪未入府，亦不可下，反下之，則陰經邪熱入於心下，因而作痞。《卷五·太陽病下》

張志聰曰（《傷寒論集注》）：病發於陽者，發於太陽也。太陽主表，宜從汗解，而反下之，則胃中空虛，邪熱内入而結於胸膈之陽分，因作結胸。病發於陰者，發於少陰也，少陰上火下水而主神機出入，治當助其君火之陽，而反下之，則邪入於胸膈之陰分，因作痞也。《卷二·辨太陽病第二》

沈明宗曰（《傷寒六經辨證治法》）：病發於陽，即風傷衛，表證未盡而下早，邪陷於裏，與痰搏結胸間，位高而痛，謂之結胸，屬陽而爲實證。病發於陰，即寒傷營，表邪未盡而下早，寒邪內陷，與痰搏結心下，位低不痛而痞硬，屬陰，是屬虛也。《卷一·太陽上篇》

張錫駒曰（《傷寒直解》）：只言結胸下之太早而不言痞氣，則知發於陰者，無論遲早，俱不可下矣。《卷三·辨太陽病脉證篇》

秦之楨曰（《傷寒大白》）：病發於陽而反下之，熱人因作結胸；病發於陰而反下之，因作痞滿，此千古疑句也。觀仲景以大小陷胸湯重方治結胸，以諸瀉心湯輕方治痞滿，則知發於陽，發於陰，乃言病之輕重。舊注以發熱惡寒，發於陽；無熱惡寒，發於陰。不知無熱惡寒者，陰證也，反下之，即死矣，焉能成痞滿？仲景豈用黃連瀉心寒藥，治誤下後之陰症乎！又云：太陽病風傷于衛，當用桂枝湯，誤用承氣湯下之，因作結胸；太陽病寒傷於營，當用麻黃湯，誤用承氣湯下之，因成痞滿。余細玩之，亦不拘太陽一經以致病。下文云：傷寒五六日，嘔而發熱，柴胡症具，而以他藥下之，若心下滿而硬痛者，此爲結胸也，大陷胸湯主之。若但滿不痛者，此爲痞，柴胡不中與也，宜瀉心湯。可見少陽經誤下，亦有結胸痞滿之症。又以心下硬痛者爲結胸，以下但滿而不痛者爲痞滿。可見結胸痞滿但以痛不痛分別病之輕重命名。總之，三陽表邪未解而重，下早而變心下硬痛，名曰結胸；三陰表邪未解而輕，下早變心下但滿不痛，名曰痞滿。
《卷三·結胸》

魏荔彤曰（《傷寒論本義》）：病發於陽，有熱惡寒，爲表感陽邪。陽邪必熱，不驅之於外，而反納之於內，於是熱入矣。風邪之陽爲胸膈氣分之陽相拒，而成結胸矣。病發於陰，無熱惡寒，爲表感陰邪。陰邪無熱，不驅之於外，而反陷之於內，于是寒入矣。寒邪之陰爲心下血分之陰相搏，而成痞矣。結胸者，其邪尚在表分，或已傳裏而未盡去表，此時誤下，寒藥與表外變熱之邪，雜錯而結於胸，故曰，結胸者下之早也。痞者，其邪尚未變熱，較陽邪之變胃實尚欠一層，則無可下之理愈明，故不言下之遲早，總見不可下矣。《卷一·太陽上篇》

吳謙曰（《醫宗金鑒》）：然病發於陽而誤下者，未嘗無痞硬；病發於陰而誤下之，亦時成結胸。良由人之氣體不同，或從實化，或從虛化也。結胸從心上至少腹，硬滿痛不可近，則其熱甚於下者，治下宜急攻之，以大陷胸湯。結胸從胸上，滿硬項強，如柔痙狀，則其熱甚於上者，治上宜緩攻之，以大陷胸丸直攻胸肺之邪。煮服倍蜜，峻治緩行，下而和之，以其病勢緩急之形既殊，湯丸之制亦異也。故知此項強乃結胸之項強，下之則和，非柔痙之項強也。《卷一·太陽上篇》

徐大椿曰（《傷寒約編》）：發陽發陰，俱指發熱言，陽指形軀，陰指胸中，心下結胸與痞，俱是熱證。作痞不言熱入者，熱原發於裏也。誤下而熱不得散，水不得行，因而痞硬。《卷二·太陽》

舒詔曰（《傷寒集注》）：病發於陽，爲風傷衛，誤下則結硬於胸上，以陽位高，在上也；病發於陰爲寒傷營，誤下則痞塞於心下，以陰位卑，在下也。二證非爲下之太早，乃病在太陽，不應下而下之故也。《卷一·太陽上篇》

章楠曰（《傷寒論本旨》）：太陽經統領榮衛者也。衛爲陽，風爲陽邪，風傷衛者，爲病發於陽也，而反下之，則成結胸。以衛氣內通於胸，故治結胸者，名陷胸湯也。營爲陰，寒爲陰邪，寒傷營者，爲病發於陰也，而反下之，則成痞，以營氣內通於心，故治痞者，名瀉心湯也。皆由於下之太早，表邪內陷之故。然此明其常理也。人有強弱，邪有重輕，亦有不因誤下，而邪入裏成痞結者，亦有誤下而變他證，不成結胸痞者，仲景皆詳辨明析，各有治法，當互相校勘，不可拘執於一隅也。

又曰：項背強急者名痙，無汗爲剛痙，有汗爲柔痙，太陽經筋之病也，胸爲太陽之裏，邪結於胸，表亦不和，故項強如柔痙狀而有汗也。下之裏結散，表氣亦和矣。《卷五·結胸痙證》

胡嗣超曰（《傷寒雜病論》）：結胸如柔痙狀，其邪勢之盛可謂極矣，若以湯盪之，猶恐其難盡，改以丸攻，直使藏府之間不留絲毫邪熱，此清肺之葶藶，降逆之杏仁，順導之白蜜，所以合鹽寒之芒硝大黃而爲丸者也。《卷四·太陽上篇》

鄭壽全曰（《傷寒恒論》）：結胸而項亦強有如柔痙狀者，此是邪結於胸，阻其任脉流行之氣機而言也。下之以大陷胸丸者，逐其胸中積聚，積聚亦去，任脉通而氣機復暢，故有自和之說也。但痙症則手足俱牽強，此獨項強，故稱爲如柔痙狀。《卷一·太陽上篇》

慶恕曰（《醫學摘粹》）：衛氣爲陽，風傷衛者，病發於陽也。衛傷則遏逼營血，而生裏熱，血化於藏，藏陰衰者，多傳於陽明之府。營血爲陰，寒傷營者，病發於陰也。營傷則束閉衛氣，而生表寒，氣化於府，府陽弱者，多傳於太陰之藏。病發於陽者，使其熱邪傳裏，已入胃府，非不可下。方其在經，法應汗解，而反下之，表陽內陷，而成結胸。病發於陰者，內寒鬱動，易入脾藏，始終忌下。方其在經，亦應汗解，而反下之，裏陰上逆，則成痞證。太陽之病不解於太陽之經，而內傳藏府，生死攸關，是皆太陽之壞病也。然入府則用承氣，入藏則用四逆，猶有救壞之法。至於未入胃府，下早而爲結胸，未入脾藏，誤下而成痞證，則壞而又壞矣。仲景變承氣而爲陷胸，變四逆而爲瀉心，所以救壞中之壞也。《傷寒證六經題綱》

原文 大陷胸丸方

大黃半斤　葶藶子半斤，熬　芒消半升　杏仁半升，去皮尖，熬黑
上四味，擣篩二味，內杏仁、芒消，合研如脂，和散。取如彈丸一枚，別擣甘遂末一錢匕，白蜜二合，水二升，煮取一升。溫頓服之，一宿乃下。如不下，更服，取下爲效。禁如藥法。

成無己曰（《注解傷寒論》）：大黃、芒消之苦鹹，所以下熱；葶藶、杏人之苦甘，所以泄滿；甘遂取其直達，白蜜取其潤利，皆以下泄滿實物也。

方有執曰（《傷寒論條辨》）：名雖曰丸，猶之散耳，較之於湯，力有加焉，此誠因病制勝之良規，辟則料敵添兵之妙算。《卷一·太陽上篇第一》

盧之頤曰（《仲景傷寒論疏鈔金錍》）：大黃味大苦，氣大寒，破結滌熱，推陳致

新，莫良於此；芒消鍾水液之精，中含陽燧，對待其標陽，從治其本寒者也。水止曰停，行止曰歷，止固不遷者，決而泄之。中央堅結，此土實不靈，開鋤頑頹，甘能遂其力用耳。蓋欲隤必越，藉杏子之竅發，轉豎窮及橫偏，斯有隤自天。而欲揚先攝，仗蜂蜜之退藏，吹噓鼓扇，隱深之邪，請自降心而退舍焉。是得離中有合，合中有離，湯蕩圓緩，靡所不備。此以水濟火，亦以空虛實，顧火然泉達之機，即火空則發之用耳。《卷六·辨太陽病第六》

柯琴曰（《傷寒附翼》）：胸中者，太陽之都會，宗氣之所主，故名氣海。太陽爲諸陽主氣，氣爲水母，氣清則水精四布，氣熱則水濁而壅瘀矣。此水結因於氣結，用杏仁之苦溫，以開胸中之氣，氣降則水下矣。氣結因於熱邪，用葶藶之大寒，以清氣分之熱，源清而流潔矣。水結之所，必成窠臼，甘遂之苦辛，所以直達其窠臼也。然太陽之氣化，不行於胸中，則陽明之胃府，亦因熱而成實，必假大黃芒消。小其制而爲丸，和白蜜以緩之，使留戀於胸中。過一宿乃下，即解心胸之結滯，又保腸胃之無傷，此太陽裏病之下法，是以攻劑爲和劑者也。《卷上·大陷胸丸》

程知曰（《傷寒經注》）：熱邪緊逼於上，以大陷胸下之，恐過而不留，即以大陷胸丸下之，又恐滯而不行，故煮而連滓服之，然後與邪相當，而可施戰勝攻克之略。觀方用消黃甘遂，可謂峻矣，乃更加杏仁葶藶以射肺邪，而上行其急，煎時又加白蜜以留戀而潤導之，而下行其緩，必識此意，始得用法之妙也。《卷五·太陽誤攻》

王子接曰（《絳雪園古方選注》）：大陷胸丸，從高陷入，三焦併攻。結胸項強，邪據太陽之高位矣，故用葶藶、杏仁以陷上焦，甘遂以陷中焦，大黃、芒硝以陷下焦，庶上下之邪，一治成功。其法之微妙，並申明之。擣爲丸者，唯恐藥性峻利，不能逗留於上而攻結也。不與丸服者，唯恐滯而不行也。以水煮之，再內白蜜者，又欲其緩攻於下也。其析義之精又如此。《上卷·下劑》

陳蔚曰（《長沙方歌括》）：太陽之脉，上循頭項，太陽之氣，內出於胸膈，外達於皮毛，其治法宜從汗解。今應汗而反下之，則邪氣因誤下而結於胸膈之間，而其正氣亦隨邪氣而內結，不能外行於經脉，以致經輸不利，而頭項強急如柔痙反張之狀。取大黃、芒消苦咸以泄火熱，甘遂苦辛以攻水結。其用杏仁、葶藶奈何？以肺主皮毛，太陽亦主皮毛，肺氣利而太陽之結氣亦解也。其擣丸而納蜜奈何？欲峻藥不急於下行，亦欲毒藥不傷其腸胃也。《卷三·太陽方》

文通曰（《百一三方解》）：此下心肺之水之方也。治水結在上焦，用杏仁以降肺氣，加葶藶子以瀉心水，合蜜爲丸，後加甘遂而煎之。頓服者，取其緩下也。此因誤下之邪輕留於上焦，非若大陷胸湯之邪熱陷下，與食併結於胃，必須急瀉之可比也。《下卷·大陷湯丸》

原文 結胸證，其脉浮大者，不可下，下之則死。（132）

成無己曰（《注解傷寒論》）：結胸爲邪結胸中，屬上焦之分，得寸脉浮、關脉沉者，爲在裏，則可下。若脉浮大，心下雖結，是在表者猶多，未全結也，下之重虛，邪氣復結，則難可制，故云：下之則死。

常器之曰（引自《傷寒補亡論》）：可與增損理中丸併蜜丸服，如未效，用黃連七寸，巴豆七粒，二味擣如泥，封臍上，灼艾灸熱漸效。《卷五·太陽經治法》

方有執曰（《傷寒論條辨》）：此示人憑脉不憑證之要旨，戒人勿孟浪之意。夫結胸之爲陽邪內陷，法固當下，下必待實。浮爲在表，大則爲虛，浮虛相搏，則表猶有未盡入，而裏未全實可知，下則尚虛之裏氣必脫，未盡之表邪盡陷，禍可立至，如此而命盡，謂非醫咎何，是故致戒也。《卷一·太陽上篇第一》

盧之頤曰（《仲景傷寒論疏鈔金錍》）：大則病猶增進，浮則陽唯渙越，此正不敵邪，故脉與病反，戒不可下，下之則死。《卷六·辨太陽病第六》

張志聰曰（《傷寒論集注》）：夫太陽之氣，生於下焦，從中膈而外出於膚表。結胸證者，言太陽之氣結於中也，其脉浮大者，太陽之氣虛於內而浮大於外也。下之則太陽根氣益虛，不與表陽相接，外內離脫，故死也。《卷二·太陽病第二》

張錫駒曰（《傷寒直解》）：結胸症寸脉當浮，關脉當沉，今浮而大者，浮爲在外，大爲正虛，邪結於中而正氣反虛浮於外，下之則裏氣一泄，正氣無所依歸，外離內脫，渙散而死矣。《卷三·辨太陽病脉證篇》

吳謙曰（《醫宗金鑒》）：結胸證，若脉大，是爲胃實，知結熱已實乃可下，下之則愈。今其脉浮大，是尚在表，知熱結未實，故不可下。若誤下之，未盡之表邪復乘虛入裏，誤而又誤，結而又結，病熱彌深，正氣愈虛，則死矣。《卷一·太陽上篇》

章楠曰（《傷寒論本旨》）：上條結在高處，故用緩法，此脉浮大者，結更浮淺，而氣不實也。氣不實，則下之邪不去而氣先脫，故死，此當最詳審也。凡脉浮者，可從表解，如前篇之下後脉促胸滿者，用桂枝去芍藥湯，皆可類推矣。《卷五·結胸痞證》

高學山曰（《傷寒尚論辨似》）：凡脉浮者裏虛，大者中芤，皆亡陰之象，況結胸之浮，太陽陽邪熾盛，有吸盡陰津之勢，下之則陰泄於下，而竭於內矣。其不速死，奚待乎！《太陽上篇》

原文 結胸證悉具，煩躁者亦死。（133）

成無己曰（《注解傷寒論》）：結胸證悉具，邪結已深也。煩躁者，正氣散亂也。邪氣勝正，病者必死。

張璐曰（《傷寒纘論》）：亦字承上，見結胸證全具，更加煩躁，即不下亦主死也。煩躁曷爲主死耶？蓋邪結於胸，雖藉藥力以開之，而所以載藥力上行者，胃氣也。胃氣充溢於津液之內，汗之津液一傷，下之津液再傷，至熱邪搏飲結於當胸，而津液又急奔以應上，正有不盡不已之勢，胃氣垂絕，能無敗乎？《卷下·結胸》

張志聰曰（《傷寒論集注》）：結胸證悉具者，在外之如柔痓狀，在內之膈內拒痛，外內之證悉具也。煩躁者，上下之陰陽不相交濟也。故上節外內相離者死，此上下不交者亦死。《卷二·辨太陽病第二》

錢潢曰（《傷寒溯源集》）：悉具者，言凡係結胸所犯之證，無所不具也。其證悉具，則邪氣之盛，陷入之深，不必言矣，而更見煩躁，煩爲虛陽散亂，躁則陰邪上逆，劇邪堅結，上下隔絕，胃氣必敗，《內經·熱論》云：營衛不行，藏府不通則死矣。《卷三·結胸心下痞》

魏荔彤曰（《傷寒論本義》）：結胸證備具而煩躁獨甚，津液內枯，驅之使透表，汗即出而陽必盡，下之雖病去，陰隨脫而陽亦亡，故不下亦將死也，下則速其死而已。愚謂此條乃跟上條脉見浮大而言，必結胸證具，脉兼見浮大，而又煩躁，必不同胸初結之煩躁也。且合數者，方可卜其死，不然煩躁亦前條結胸諸證中之一也，何遽云死也？……其浮大之脉必無根，方爲死徵。《卷一·太陽病上篇》

吳謙曰（《醫宗金鑒》）：結胸證悉具，謂硬滿而痛，結在膈之上下也。悉具者，謂胸之下，少腹之上，左右兩脅，無不硬滿而痛也。較之大結胸爲尤甚，此時宜急下之，或有生者；若復遷延，必至邪勝正負，形氣相離，煩躁不寧，下亦死，不下亦死矣。《卷一·太陽上篇》

孟承意曰（《傷寒點精》）：結胸證悉具，是從前失下之過，迫至津衰液涸，陰陽不相交濟，煩躁不寧，下之遲矣。此症固不可妄下，亦不可失下，關係最大。《卷二·陷胸湯證》

原文 太陽病，脉浮而動數，浮則爲風，數則爲熱，動則爲痛，數則爲虛。頭痛，發熱，微盜汗出，而反惡寒者，表未解也。醫反下之，動數變遲，膈內拒痛，一云頭痛即眩。胃中空虛，客氣動膈，短氣躁煩，心中懊憹，陽氣內陷，心下因鞕，則爲結胸。大陷胸湯主之。若不結胸，但頭汗出，餘處無汗，劑頸而還，小便不利，身必發黃。（134）

成無己曰（《注解傷寒論》）：動數皆陽脉也，當責邪在表。睡而汗出者，謂之盜汗。爲邪氣在半表半裏，則不惡寒，此頭痛發熱，微盜汗出反惡寒者，表未解也，當發其汗。醫反下之，虛其胃氣，表邪乘虛則陷。邪在表則見陽脉，邪在裏則見陰脉，邪氣內陷，動數之脉所以變遲，而浮脉獨不變者，以邪結胸中，上焦陽結，脉不得而沉也。客氣者，外邪乘胃中空虛入裏，結於胸膈，膈中拒痛者，客氣動膈也。《金匱要略》曰：短氣不足以息者，實也。短氣躁煩，心中懊憹，皆邪熱爲實。陽氣內陷，氣不得通於膈，壅於心下，爲硬滿而痛，成結胸也。與大陷胸湯，以下結熱。若胃中空虛，陽氣內陷，不結於胸膈，下入於胃中者，遍身汗出，則爲熱越，不能發黃；若但頭汗出，身無汗，劑頸而還，小便不利者，熱不得越，必發黃也。

萬全曰（《傷寒摘錦》）：此條分二證，太陽病至表未解也，言當發汗醫反下之，治之逆也。動數變遲以下十句，言其病發於陽而下之，熱入因作結胸之候也。若不結胸以下，言其當汗不汗，熱不得越而發黃之候也。此亦太陽本經自病失於汗下之逆證也。《卷上·太陽經脉證治法》

程應旄曰（《傷寒論後條辨》）：病在太陽，其脉自浮，乃兼見動數之脉，陽氣盛實在表可知。浮則爲風，在肌之邪未解也。數則爲熱，動則爲痛，幾幾乎有邪熱內襲之象。然熱未成實，故數脉仍從浮虛上見，非內實之數也。雖爲熱爲痛，似兼裏證，而頭痛發熱汗出反惡寒者，表證全存也。下之而動數變遲者，陰虛而寒也。陰虛於下而爲寒，則陽留於上而成熱矣。因虛而留，因留而襲，膈內拒痛之所由來也。其變遲者，胃中空虛之故；其拒痛者，客氣動膈之故。正氣徒虛，客邪方盛，故短氣煩躁，心中懊憹，備見心君不寧，陰虛被擾之象，凡此皆客氣動膈之見證也。推其由來，只是陽氣被下而內陷，胃以下而虛於胸膈之下，陽以下而陷於胸膈之上，單單膈中之氣與外入之邪兩相格拒，津液無從布散，心下因硬，乃爲結胸。邪因下而遽離乎表，是爲開門入盜。盜陷在胸，胸遭荼毒，自不得不復開門放出。門雖在腸胃之下口，而關鍵全在於膈上，承氣無所用也。從胸膈推陷廓清，蕩除之於至高之分，則雖重門洞開，已爲振旅之師，而腸胃特其借逕，故盜雖出，總不犯及中下二焦，此大陷胸之所由設也。《卷五·辨太陽》

張錫駒曰（《傷寒直解》）：此論中風因下而成結胸也。風性浮越，故浮則爲風；風乃陽邪，故數則爲熱；陰陽相搏，故動則爲痛；邪盛則正虛，故數則爲虛；病太陽之高表，則頭痛；得標陽之熱化，則發熱。微盜汗出者，邪傷陰分也；惡寒者，邪傷表陽也。邪及於陰則不復在表，今微盜汗出而反惡寒者，此表未解也。醫反下之，表邪乘虛內入，故動數之脉變遲。邪氣內入，膈氣拒之，邪正相持，故拒痛也；邪氣入，正氣虛，故胃中空虛；客氣者，外入之邪氣也；膈之上爲心肺，膈之下爲肝腎，呼出心與肺，吸入腎與肝，客氣動膈，則呼吸之氣不相接續，故短氣；上下水火之氣不交，故躁煩；心中懊憹者，躁煩之極也；陽氣內陷者，太陽之氣隨邪而內陷也。內陷於心則心下因硬，此爲結胸，故用大黃芒硝甘遂大苦鹽寒之劑直達胸所，一鼓而下。若不結胸而陷於太陰濕土之分，則濕熱相併，上蒸於頭，故但頭汗出；津液不能旁達，故餘處無汗，劑頸而還；水道不行，則濕熱內鬱，必外熏於皮膚，故小便不利，身必發黃也。《卷三·辨太陽病脉證篇》

秦之楨曰（《傷寒大白》）：外感發熱，必得遍身汗出，方得邪氣外解，然所以致其汗者，皆賴胃陽敷布，而能升降陰陽，發越毛竅者也。故凡中焦無病，則上下通達，遍身汗出而解。若中焦痞塞，則熱結，水結，寒結，痰結，氣滯，夾食，蓄血，皆能壅滯經絡，但頭有汗，遍身無汗，邪氣不能外解。《卷三·頭汗》

吳謙曰（《醫宗金鑒》）：太陽病，脉浮而動數，浮則爲風邪脉也，數則爲熱邪脉也，動則爲諸痛脉也。頭痛發熱，太陽證也。熱蒸於陽，陽虛則自汗出，熱蒸於陰，陰虛則盜汗出，陰虛當惡熱，今反惡寒，故知此非陰虛之盜汗，乃表未解之盜汗，微微而出也。表未解當解表，醫反下之，遂使動數之熱脉變爲寒遲。蓋動數乃表邪欲傳，因下而逆於膈中，故不傳而脉亦變也。表客陽邪，乘胃空虛，陷入胸膈而拒痛，短氣不能布息，煩躁，心中懊憹，心下因硬，徑從實化而爲結胸矣。法當以大陷胸湯主之。若不從實化，不成結胸，但頭汗出至頸，餘處無汗，則熱不得越也。小便不利，則濕不得瀉也，熱濕合化，故身必發黃也。《卷一·太陽上篇》

陸懋修曰（《校正王朴莊傷寒論注》）：誤下而致結胸，必再下之，結始可解，今人但知下之既誤，必當便補，此則誤之又誤矣。故同一大黃也，一爲誤用之大黃，一即爲

正誤之大黃。一藥之用如此，推之群藥皆然。《卷二·太陽病用陷胸湯法》

陳念祖曰（《傷寒論淺注》）：太陽中風之病，診其脉浮而動數，風性浮越，故浮則爲風；風爲陽邪，故數則爲熱；陰陽相搏，故動則爲痛；邪盛則正虛，故數則爲虛。病太陽之肌表，則頭痛；得標陽之熱化，則發熱。凡傷風必自汗，汗少則惡風，汗出多，亦必惡寒，原無盜汗之證，盜汗亦無惡寒之證，今微盜汗出而反惡寒者，乃中風稽久之證，雖不若初中之重，而要其表邪未嘗解也。醫反下之，表邪乘虛內入，故動數之脉變遲，邪氣與膈氣在內相拒而痛。胃中被下而空虛，客氣無所顧忌而動膈，膈上爲心肺，主呼氣之出，膈下爲肝腎，主吸氣之入，今爲客氣動膈，則呼吸之氣不相接續，故短氣。上下水火之氣不交，故煩熱。煩躁之極，則心中懊憹。此皆太陽之氣隨邪氣而內陷，心下因硬，則爲結胸，以大陷胸湯主之。若不結胸，而陷於太陰濕土之分，則濕熱相併，上蒸於頭，但頭汗出，津液不能旁達，餘處無汗，劑頸而還。若小便不利，濕熱因無去路，鬱於內而熏於外，身必發黃也。《卷一·太陽篇下》

章楠曰（《傷寒論本旨》）：脉浮者，邪在表也；動數者，已化熱也；動爲痛者，風熱灼身也；數爲虛者，熱盛陰虛也。表邪盛而頭痛身熱，陰虛故盜汗出。……邪既化熱，如入陽明，則不惡寒，今反惡寒者，邪在太陽表分，當以汗解也。而反下之，表熱入裏，動數變遲，膈內拒痛也。胃中因下而空虛，客邪之氣擾動胸膈，短氣息不舒，煩躁心懊憹也。陽氣內陷，與邪格拒，心下因硬，則爲結胸，以大陷胸湯主之。若不結胸，但頭汗出，餘處無汗，劑頸而還者，邪熱隨胃中悍氣上蒸於頭而爲汗，在表之邪閉其經脉，故餘處無汗也。膀胱爲太陽之府，因而氣化不宣，小便不利，水熱鬱蒸，身必發黃，此即明誤下不成結胸，而變他證者也。《卷五·結胸痞證》

唐宗海曰（《傷寒論淺注補正》）：脉動應頭痛，脉浮應發熱，數爲虛，則應盜汗。若果內虛，則不惡寒，今反惡寒者，乃表邪未解，非內虛也。在表宜散，醫者不知表散，而反下之，則動數快利之脉，反變出艱遲之象，此非虛寒脉遲，乃因下後阻抑其脉，使不快利，脉被其阻，則不易出。況胸膈間，爲正氣往來之路，爲邪所入，正氣拒之，則爲拒痛。蓋正氣生於氣海，上於胸膈，尤賴胃中氣實，有以托之，則正氣外出，邪不得入。今下後胃中空虛，不能扶托正氣，遂令客熱之邪，得入膈中，行動不止，正氣因與相拒也。膈中者，呼吸之路道也，邪正相拒，則呼吸之路不通利，故短氣。邪內犯則煩，正難出則躁，煩躁之極，心中懊憹。所以然者，人之元氣，生於膀胱水中，透入氣海而上於胸膈。氣生於水，爲邪所阻，陷於胸中，則仍化爲水，與邪熱結，是爲水火交結，心下因硬，則爲結胸。……又下文若不結胸，是胸前之膈通利，則氣得上出，故但頭汗出。餘處無汗，是邪熱從周身皮毛陷於肥肉膏油之內，則周身膜油，氣不得出，故無汗。若小便利，則水得下瀉，不與熱蒸。小便不利者，水壅於內，必與熱蒸，從肥肉肥腠中，必發出黃色。是黃證，乃邪熱阻於通身之油中；陷胸，是邪熱阻於胸前之膜中。陷胸是水火相結；發黃是水火相蒸。必知邪正水火之理，又必知膜油之別，然後知仲景連及黃證，是與陷胸互相發明也。《卷一·太陽篇下》

原文 大陷胸湯方

大黃六兩，去皮　芒消一升　甘遂一錢匕

上三味，以水六升，先煮大黃，取二升，去滓，內芒消，煮一兩沸，內甘遂末。溫服一升。得快利，止後服。

成無己曰（《傷寒明理論》）：結胸由邪在胸中，處身之高分。邪結於是，宜若可汗。然所謂結者，若繫結之結，不能分解者也。諸陽受氣於胸中，邪氣與陽氣相結，不能分解，氣不通，壅於心下，爲硬爲痛，是邪正因結於胸中，非虛煩膈實之所同，是須攻下之。物可理，低者舉之，高者陷之，以平爲正。結胸爲高邪，陷下以平之，故治結胸，曰陷胸湯。甘遂味苦寒，苦性泄，寒勝熱，雖曰泄熱，而甘遂又若夫間之遂，直達其氣，陷胸破結，非直達者不能透，是以甘遂爲君。芒消味鹹寒。《內經》曰：鹹味下泄爲陰。又曰：鹹以軟之。氣堅者，以鹹軟之，熱勝者，以寒消之，是以芒消爲臣。大黃味苦寒，將軍也。蕩滌邪寇，除去不平，將軍之功也，陷胸滌熱，是以大黃爲使。利藥之中，此爲快劑，傷寒錯惡，結胸爲甚，非此湯則不能通利之。劑大而數少，取其迅疾，分解結邪，此奇方之制也。《黃帝針經》曰：結雖大，猶可解也。在傷寒之結，又不能久，非陷胸，孰可解之矣。

汪琥曰（《傷寒論辨證廣注》）：成氏云甘遂若夫間之遂。考《周禮》：凡治野，夫間有遂。注云：有一夫至千夫之田，爲遂溝洫澮，所以通水於川。遂者，通水之道也，廣深各三尺曰遂，則是甘遂乃通水之要藥。陷胸湯中以之爲君，乃知結胸證非但實熱，此係水邪結於心下故也。《卷五·太陽病下》

尤怡曰（《傷寒貫珠集》）：大陷胸與大承氣，其用有心下與胃中之分。以愚觀之，仲景所云心下者，正胃之謂，所云胃中者，正大小腸之謂也。胃爲都會，水穀併居，清濁未分，邪氣入之，夾痰雜食，相結不解，則成結胸。大小腸者，精華已去，糟粕獨居，邪氣入之，但與穢物結成燥糞而已。大承氣專主腸中燥糞，大陷胸併主心下水食。燥糞在腸，必藉推逐之力，故須枳朴，水食在胃，必兼破飲之長，故用甘遂。且大承氣先煮枳朴而後內大黃，大陷胸先煮大黃而後內諸藥，夫治上者制宜緩，治下者制宜急，而大黃生則行速，熟則行遲，蓋即一物，而其用又有不同如此。《卷二·太陽救逆法第四》

邵仙根曰（《傷寒指掌》邵評）：熱入內實，與水相結，水結於內，則熱不能散，熱實於內，則水不能行，故用大陷胸湯，甘遂以直攻其水，消黃以大下其熱也。《卷三·傷重變症》

陳蔚曰（《長沙方歌括》）：大黃芒消，苦鹹之品，借甘遂之毒，直達胸間之飲邪，不專蕩胃中之邪穢也。湯與丸分者，丸恐下之太急，故連滓和蜜服之，使留中之邪從緩而下；湯恐下之不急，取三味之過而不留者，蕩滌必盡也。《卷三·太陽方》

文通曰（《百一三方解》）：此下脾胃之水之方也，治水結在中焦，與承氣湯下食爲一對子。太陽誤下，陽氣內陷，水與熱結於胸中，若仍用桂枝驅之出外，則水結高源，必致一身盡腫，不得不引而竭之。用芒消以化其有形之水，用大黃以下其胸中之熱，用

甘遂以驅其高源之水，則水與熱俱去而結胸可愈矣。《下卷·大陷胸湯》

慶恕曰（《醫學摘粹》）：結胸證乃肺氣鬱遏，霧氣淫蒸，津液瘀濁，化生痰涎，故用消黃清其鬱熱，甘遂決其痰飲，胸中邪熱推蕩無餘矣。《傷寒證六經提綱》

原文 傷寒六七日，結胸熱實，脉沉而緊，心下痛，按之石鞕者，大陷胸湯主之。（135）

成無己曰（《注解傷寒論》）：病在表而下之也，熱入因作結胸。此不云下後，而云傷寒六七日，則是傳裏之實熱也。沉爲在裏，緊爲裏實，以心下痛，按之實硬，是以爲結胸，與大陷胸湯，以下結熱。

盧之頤曰（《仲景傷寒論疏鈔金錍》）：結胸未有不緣妄下而成。如傷寒六七日，過經不解，仍作再經，不因醫下，致遽溺層胸者或有之，下之使致，此其常也。第風則動數，寒則沉緊，固不離本性之動定，然以墮溺轉深，則勁切轉甚，亦效轉索無恒，其脉如蛇耳。蓋必心下痛，按之石硬者，斯成大熱，乃可投以陷胸，否則自我致寇，敬慎不敗也。《卷七·辨太陽病第七》

魏荔彤曰（《傷寒論本義》）：太陽傷寒，陰邪也，六七日之久，表寒不解而內熱大盛，於是寒邪能變熱於裏，在胃則傳陽明，在胸則爲結胸矣。……傷風爲陽邪，表不解者，誤下以苦寒而邪始結於胸，陽爲陰所鬱也。傷寒爲陰邪，表不解者，其邪自能鬱陽爲害，結聚於胸，何用復藉苦寒之藥性乎？此所以傷風之結胸必誤下而成，而傷寒之結胸久至六七日，可以自成也。《卷之二·太陽中篇》

吳謙曰（《醫宗金鑒》）：傷寒表不解，誤下成痞，此其常也。傷寒或有因誤下而成結胸者，乃其變也。今傷寒六七日，結胸不因誤下而成此熱實之證，若脉沉緊，裏實脉也。心下痛，按之石硬，裏實證也。此爲脉病皆實，故以大陷胸湯主之也。《卷一·太陽上篇》

王丙曰（《傷寒論注》）：此傷寒之變爲結胸者，不因誤下而來，乃傳裏之實熱也。病過一經，不傳陽明而結於胸，鬱爲實熱，脉之浮緊者變而沉緊，必身熱而不惡寒，沉爲在裏，緊爲水氣，有心下痛按之石硬之證，主之以大陷胸湯無疑。《卷二·太陽病用陷胸湯法》

邵仙根曰（《傷寒指掌》邵評）：此熱實二字最宜着眼。熱邪傳裏，填實胸中而內結，既熱且實，脉浮沉緊，似是大承氣症，然結在心下而不在腹中，雖按之石硬而痛，亦是水食互結於胸膈，與腸胃之燥糞迥別，故用大陷胸湯，消黃以下其結熱，甘遂以破其水飲也。《卷三·太陽變症》

陳念祖曰（《傷寒論淺注》）：結胸亦有不因下而成者，傷寒六日爲一經已周，至七日，又當來復於太陽。不從表解，而結於胸，則傷寒之邪鬱而爲熱，其證重矣。又診其脉沉而且緊，沉爲在裏，緊則爲實，今心下痛，按之如石之硬者，非他藥所可攻，必以大陷胸湯主之。《卷一·太陽篇下》

章楠曰（《傷寒論本旨》）：此即明不因誤下而成結胸者，傷寒六七日，邪入於裏，

以其本有宿疾，故脉沉緊。此緊非寒，是痰涎與邪熱膠結，故心下痛，按之石硬，當用大陷胸湯下之也。《卷五·結胸痞證》

唐宗海曰（《傷寒論淺注補正》）：熱實二字，見另有寒實結胸，不在此例，詳於下文，醫者當細辨也。又凡緊脉，今法只斷爲寒，不知緊是絞結迫切之形，無論寒熱，但是絞結迫切等證，皆能見此脉形，通考仲景脉法自見。《卷一·太陽篇下》

原文 傷寒十餘日，熱結在裏，復往來寒熱者，與大柴胡湯。但結胸，無大熱者，此爲水結在胸脅也。但頭微汗出者，大陷胸湯主之。（136）

成無己曰（《注解傷寒論》）：傷寒十餘日，熱結在裏，是可下之證，復往來寒熱，爲正邪分爭，未全斂結，與大柴胡湯下之。但結胸無大熱者，非熱結也，是水飲結於胸脅，謂之水結胸。周身汗出者，是水飲外散，則愈；若但頭微汗出，餘處無汗，是水飲不得外泄，停蓄而不行也，與大陷胸湯以逐其水。

王肯堂曰（《傷寒準繩》）：頭乃諸陽之會，熱蒸於陽，故頭汗出也。三陰無頭汗，其經不上頭故也。但頭汗出而身無汗者，熱不得越而上達也。《怢之三·頭汗》

盧之頤曰（《仲景傷寒論疏鈔金鎞》）：熱結在裏，復往來寒熱者何也？曰，此離乎樞，而未釋乎樞，進乎裏而未叶乎裏也。設僅治樞，則罔及乎裏，治裏，則罔及乎樞，仍與柴芩半夏以從樞叶，芍藥枳實以從裏，大柴胡之所由用也。《卷七·辨太陽病第七》

柯琴曰（《傷寒論注》）：上條言熱入是結胸之因，此條言水結是結胸之本，互相發明結胸病源。若不誤下則熱不入，熱不入則水不結；若胸脅無水氣，則熱必入胃而不結於胸脅矣。《卷三·陷胸湯證》

程應旄曰（《傷寒論後條辨》）：胸分爲清陽所主，陽乃無形之氣，氣蒸則爲津爲液，所謂上焦如霧者是也。邪結於此，則津液不復流布，霧氣凝而爲水，水得熱搏則成邪液，清變爲濁，填實於胸脅之間，是爲結胸。但頭微汗出，則知水氣上蒸使然，此則大陷胸湯從高達下爲合法，與大柴胡湯兩解表裏之法迥殊。《卷五·辨太陽》

錢潢曰（《傷寒溯源集》）：此亦太陽失治之結胸也，言寒傷營證而不以麻黃湯汗解，至十日之久，其邪雖未盡入，而鬱熱之邪，已內結於裏而爲結胸，似可攻之證矣。復往來寒熱如柴胡湯證，是半表之邪猶未下也。表裏皆有邪，未可以大陷胸湯攻之，以陷胸但能攻在裏之熱邪，而不能解散表邪也，故以大柴胡湯兩解之。若但結胸而身無大熱者，其邪不在表可知，此但因熱結在裏，胃氣不行，水飲留結於胸脅，乃可攻之候也。猶必但頭汗出者，然後知其身雖大熱，而邪氣不在陰經，陽邪但在上焦陽分，爲結邪所隔，不得下達，水液留蓄，亦不得下走，故以大陷胸湯主之。《卷三·結胸心下痞》

張錫駒曰（《傷寒直解》）：此言太陽不能從樞以外出，以致水逆於胸而成結胸也。太陽寒水之氣，內出於胸膈，外達於皮膚，從樞以外出，則有往來寒熱之象；不能從樞以出而結於胸脅有形之間，則無形寒水之氣，結而爲有形之水矣。傷寒十餘日，若得少陽之樞轉，雖熱結在裏，而復有往來寒熱也。此太陽藉樞轉之機，仍欲外出，故與大柴胡湯轉樞以達太陽之氣於外。無大熱者，熱結在裏，外無大熱也，若不往來寒熱，但結胸而外無大熱者，此太陽寒水之氣不外行於膚表，則內結於胸脅也。水逆於胸而不得外越，故但頭微汗出。大陷胸湯主之，水氣泄於下則正氣出上而樞轉亦利矣。蓋大柴胡爲樞轉之捷劑，而大陷胸爲泄邪之峻藥，雖不能轉樞，然邪去而樞轉，亦何難之有。《卷三·辨太陽病脉證篇》

吳謙曰（《醫宗金鑒》）：傷寒十餘日，熱結在裏，若胸脅滿硬者，此結胸也。今不滿硬，復往來寒熱者，乃少陽表裏病，非結胸也，當與大柴胡湯兩解之。但結胸證，亦有水結者。水結胸不但表無大熱，裏亦無大熱也。有結胸狀，頭微汗出者，此水停於胸，爲熱氣上蒸使然也。故曰水結在胸脅也。亦以大陷胸湯主之，飲熱並攻也。《卷一·太陽上篇》

陳念祖曰（《傷寒論淺注》）：太陽傷寒十餘日，熱結在裏，蓋胸中爲太陽之裏也，若得少陽之樞轉，復作往來寒熱者，乃太陽藉樞轉之機，仍欲外出，可與大柴胡湯，迎其機以導之。若不往來寒熱，但結胸，而無大熱者，此爲太陽寒水之氣，不行於膚表，而內結在胸脅也。身上俱無汗，但頭上微汗出者，水逆於胸，而不能外泄也。以大陷胸湯主之，令水氣泄於下，而正氣運於上，則樞轉亦利矣。蓋大柴胡湯爲樞轉之捷劑，而大陷胸湯爲泄邪之峻藥，雖不能樞轉，然邪去而樞轉，亦何難之有。《卷一·太陽篇下》

章楠曰（《傷寒論本旨》）：十餘日，邪熱結於裏，復往來寒熱者，猶兼少陽表證也，故與大柴胡湯，解少陽之邪而通裏結。若但結胸而無寒熱，則不涉少陽之經，但頭汗出而身無汗，故知其三焦水道不通，邪熱與水結於胸脅。主以大陷胸湯，中有甘遂，可逐水也。若非水邪而陽明實熱，身必有汗也。《卷五·結胸痞證》

唐宗海曰（《傷寒論淺注補正》）：熱結在裏，則似結胸矣，使不往來寒熱，而但見煩痛大熱等證，便當用大陷胸湯。今復有往來寒熱，則熱邪雖陷於胸中，而正氣尚欲達於身外也，宜用大柴胡湯，有大黃以奪其結熱，有柴胡湯以達其正氣，爲表裏兩解之法。若但結胸，無往來寒熱之證，且無陷胸等煩躁之大熱證者，此爲水結在胸脅間，非熱結也。使純是水，則火不上蒸，無頭汗矣，便不得用大陷胸矣。乃雖無大熱，而尚有熱，雖火不結，而尚能上蒸爲頭汗出，則不但水結，尚兼火證矣，故宜以陷胸湯，奪去其水，兼瀉其火。《卷一·太陽篇下》

原文 太陽病，重發汗而復下之，不大便五六日，舌上燥而渴，日晡所小有潮熱，一云日晡所發，心胸大煩。從心下至少腹鞕滿而痛不可近者，大陷胸湯主之。（137）

成無己曰（《注解傷寒論》）：重發汗而復下之，則內外重亡津液，而邪熱內結，致不大便五六日，舌上燥而渴也。日晡潮熱者屬胃，此日晡小有潮熱，非但在胃。從心下至少腹，硬滿而痛不可近者，是一腹之中，上下邪氣俱甚也，與大陷胸湯以下其邪。

方有執曰（《傷寒論條辨》）：此明結胸有陽明內實疑似之辨。晡，日加申時也。小有，言微覺有也。蓋不大便燥渴，日晡潮熱，從心下至少腹硬滿而痛，皆似陽明內實而涉疑，且變因又同，惟小有潮熱不似陽明之甚，可以辨差分。苟非義精見切，鮮有不致誤者，所以陽明必以胃家實爲正，而凡有一毫太陽證在，皆不得入陽明例者，亦以此也。《卷一·太陽上篇第一》

萬全曰（《傷寒摘錦》）：重發汗則表應解矣，復下之，必有可下之證，何以復成結胸也？經曰：如服一劑，表證猶在，故當復作本湯治之，至有不肯汗出服三劑乃解。此言重發汗復下之，必因汗之不解，不與消息表邪有無，謂汗不能去其熱而反下之，表之熱邪乘虛入裏，故亦成結胸也。從心下至少腹滿痛而痛不可近者，此大結胸之狀也。《卷上·太陽脉證治法》

張璐曰（《傷寒纘論》）：不大便燥渴，日晡潮熱，少腹硬滿，證與陽明頗同，但小有潮熱，則不似陽明之大熱；從心下至少腹，手不可近，則陽明又不似此大痛，因是辨其爲太陽結胸兼陽明內實也。緣誤汗誤下，重傷津液，不大便而燥渴潮熱，更加飲邪內結，必用陷胸湯，由胸脅以及胃腸，始得蕩滌無餘，若但下腸胃結熱，反遺膈上痰飲，則非法矣。《卷下·結胸》

柯琴曰（《傷寒論注》）：此妄汗妄下，將轉屬陽明而尚未離乎太陽也。不大便五六日，舌上燥渴，日晡潮熱，是陽明病矣。然心下者，太陽之位，小腹者，膀胱之室也。從心下至少腹硬滿而痛不可近，是下後熱入水結所致，而非胃家實，故不得名爲陽明病也。若復用承氣下之，水結不散，其變不可勝數矣。《卷二·陷胸湯證》

沈明宗曰（《傷寒六經辨證治法》）：此結胸而兼陽明也。……不惟太陽邪結，且兼陽明內實……病已危篤，二經之藥，難已雜投，惟宜陷胸湯，從胸蕩滌以及胃腸，破其堅壘，乃攻太陽則陽明亦去矣。《卷一·太陽上篇》

錢潢曰（《傷寒溯源集》）：此太陽入陽明之結胸也。病本太陽中風，當以桂枝湯汗解，使漐漐微似汗可也。乃重發其汗，使如水流灘，則病必不除，而復早下之，邪熱遂乘虛而陷入陽明矣。因汗下兩竭其津液，邪入胃中而燥熱，故五六日不大便，而舌上燥渴也。日晡，未申之時也。所者，即書云多歷年所之所也。不大便，舌上燥渴，日晡潮熱，皆陽明證也。潮熱而曰小有，則未離太陽而已入陽明矣，故不似全入陽明之甚也。邪在太陽而陷入，則結於胸；邪入陽明而歸裏，則實於胃。此本太陽病，因汗下之誤，邪從太陽誤入陽明，故從心下至少腹，無少空隙，皆硬滿而痛，至於手不可近也。前條但結胸而硬滿者，尚以大陷胸湯主之，況兼陽明胃實者乎！故亦以大陷胸湯主之。《卷三·結胸心下痞》

鄭重光曰（《傷寒論條辨續注》）：此明結胸有陽明內實疑似之辨。晡，申時也。小有，似覺有也。不大便燥渴，日晡潮熱，皆似陽明內實，惟小有寒熱，不似陽明之大熱，而陽明又不似此硬滿大痛，因以辨其爲太陽結胸兼陽明之內實也。因誤汗下重亡津液，以致燥渴便實，然太陽陽明，亦屬下證，但太陽痰飲內結，非陷胸湯難以滌除也。《卷一·太陽上篇》

章楠曰（《傷寒論本旨》）：發汗復下，邪仍不去，其人強壯，不大便五六日，舌上燥渴，日晡所小有潮熱，皆陽明實熱證也。從心下至少腹硬滿而痛不可近，是上中下脘皆有形實邪閉結，故當以大陷胸湯主之也。《卷五·結胸痞證》

胡嗣超曰（《傷寒雜病論》）：重發汗而復下之，津液兩番受傷矣；不大便，胃家實也；燥渴，津乾也；潮熱，熱甚也；從心至腹硬滿不可近者，是人裏之熱邪與胸膈之痰飲搏聚而成硬滿也。主以陷胸，欲其推蕩胸膈以至腸胃無遺熱也。《卷四·太陽上篇》

原文 小結胸病，正在心下，按之則痛，脉浮滑者，小陷胸湯主之。（138）

成無己曰（《注解傷寒論》）：心下硬痛，手不可近者，結胸也。正在心下，按之則痛，是熱氣猶淺，謂之小結胸。結胸脉沉緊，或寸浮關沉，今脉浮滑，知熱未深結，與小陷胸湯，以除胸膈上結熱也。

方有執曰（《傷寒論條辨》）：正在心下，言不似大結胸之高而在上也；按之則痛，言比不按亦痛則較輕也。浮則淺於沉，滑則緩於緊，此結胸之所以有大小之分也。黃連苦寒，以泄熱也；半夏辛溫，以散結也。栝蔞實苦而潤，苦以益苦，則致熱於易泄爲可知；潤以濟辛，則散結於無難開可必，所謂有兼人之勇而居上功者，惟此物爲然也。《卷二·太陽中篇第二》

柯琴曰（《傷寒論注》）：結胸有輕重，立方分大小。從心下至少腹按之石硬而痛不可近者，爲大結胸；正在心下未及脅腹，按之則痛，未曾石硬者，爲小結胸。大結胸是水結在胸腹，故脉沉緊；小結胸是痰結於心下，故脉浮滑。水結宜下，故用甘遂葶杏硝黃等下之；痰結可消，故用黃連瓜蔞半夏以消之。《卷三·陷胸湯證》

吳謙曰（《醫宗金鑒》）：大結胸，邪重熱深，病從心下至少腹，硬滿痛不可近，脉沉實，故宜大陷胸湯，以攻其結，瀉其熱也。小結胸，邪淺熱輕，病正在心下硬滿，按之則痛，不按不痛，脉浮滑，故用小陷胸湯以開其結，滌其熱也。《卷一·太陽上篇》

陳念祖曰（《傷寒論淺注》）：小結胸病，只從胸而結於胃絡，正在心下，不比大結胸之高在心間，且不在少腹也。邪在絡脉，按之則痛，不比大陷胸之痛不可按也。脉浮而滑者，浮爲在外，滑則爲熱，裏雖結熱，而經氣仍欲外達之象，以小陷胸湯主之。《卷一·太陽篇下》

高學山曰（《傷寒尚論辨似》）：症見心下結，按之痛，及脉見浮，俱與結胸同，所以謂小結胸者，特以脉浮滑，且按之則痛，可見不按則不痛，即按之不必結胸之石硬爲異耳。蓋滑者，濕之象，不過因胸中之客熱，熏蒸於心肺之間，以致津液剝落而成痰，故滑。痰熱相搏，脉見浮滑，與結胸之宿糞堅於胃，積飲蕩於胸，偕陷入之表邪，據此按彼，而擅憑高鼓塞之勢者有間矣。故只用瀉肺熱之瓜蔞爲主，降心火之黃連爲佐，更用伏陽邪之半夏以下其上結，則脉之浮退而滑亦去，症之痛止而結自開矣。《太陽中篇》

原文 小陷胸湯方
黃連一兩　半夏半升，洗　栝樓實大者一枚

上三味，以水六升，先煮栝樓，取三升，去滓，內諸藥，煮取二升，去滓。分溫三服。

成無己曰（《注解傷寒論》）：苦以泄之，辛以散之；黃連栝蔞實之苦寒以泄熱，半夏之辛以散結。

盧之頤曰（《仲景傷寒論疏鈔金鎞》）：黃連耐冬作苦，稟太陽寒水化令，肅肌理，滌五中；半夏生當夏半，宣偏形層，潔齊部署；栝蔞包括重樓，疆理上下，體質濡潤，對待枯涸，方之奇，劑之潤之通也。《卷七·辨太陽病第七》

錢潢曰（《傷寒溯源集》）：此因陷入之熱邪較輕，故治法亦變其制而爲小陷胸湯也。然其小也，非若小承氣之減其制而曰小，亦非若小青龍之變其法而曰小也。此所謂小者，名同而藥實不同，藥雖不同而用意則同，用意雖同而其功用又不同也。夫邪結雖小，同是熱結，故以黃連之苦寒主之，寒以解其熱，苦以開其結，非比大黃之苦寒蕩滌也；邪結胸中則胃氣不行，痰飲留聚，故以半夏之辛溫滑利，化痰蠲飲而散其滯結也；栝蔞實，李時珍謂其甘寒不犯胃氣，能降上焦之火，使痰氣下降，蓋亦取其滑潤也，亦非比芒硝甘遂之咸寒逐水之峻也。然半夏栝蔞，皆取其滑者，何也？蓋滑乃十劑之一，謂滑可去著也。著者，有形之邪，留著於胸膈腸胃之中，無形之邪留著於經絡臟腑之間也。古人云，著而難去者，以滑去之，如油之洗物也。此方之制，病小則制方亦小，即《內經》所云：有毒無毒，所制爲主，適大小爲制也。《卷三·結胸心下痞》

尤怡曰（《傷寒貫珠集》）：黃連之下熱輕於大黃，半夏之破飲緩於甘遂，栝蔞之潤利和於芒硝，而蠲除胸中結邪之意則又無不同也。《卷二·太陽救逆法第四》

徐大椿曰（《傷寒論類方》）：大承氣所下者，燥屎；大陷胸所下者，蓄水；此所下者，爲黃涎。涎者，輕於蓄水而未成水者也。《卷二·承氣湯類》

慶恕曰（《醫學摘粹》）：小結胸證，亦屬內熱蓄飲，故用黃連泄熱，半夏降逆而滌飲，瓜蔞清金而去垢也。《傷寒證六經提綱》

原文 太陽病，二三日，不能臥，但欲起，心下必結，脉微弱者，此本有寒分也。反下之，若利止，必作結胸。未止者，四日復下之，此作協熱利也。（139）

成無己曰（《注解傷寒論》）：太陽病，二三日，邪在表也。不能臥、但欲起、心下必結者，以心下結滿，臥則氣壅而愈甚，故不能臥而但欲起也。心下結滿，有水分，有寒分，有氣分，今脉微弱，知本有寒分。醫見心下結，而反下之，則太陽表邪乘虛入裏，利止則邪氣留結爲結胸；利不止，至次日復如前下利不止者，是邪熱下攻腸胃，爲挾熱利也。

張璐曰（《傷寒纘論》）：二三日不能臥但欲起，陽邪熾盛，逼處心胸，擾亂不寧，所以知其心下必結。然但顯欲結之象，尚未至於結也。若其人脉微弱者，此平素有寒飲積於心膈之分，適與外邪相招，外邪方熾，其不可下明矣。反下之，若利止，則邪熱乘虛入膈，必與寒痰上結。若利未止，因復下之，使陽邪不復上結，亦將差就錯，因勢利導之法。但邪熱從表解極易，從裏解極難，協熱下利，熱不盡，其利漫無止期，亦危道也。《卷上·太陽下篇》

柯琴曰（《傷寒論注》）：不得臥，但欲起，在二三日，似乎與陽明併病，必心下有結，故作此狀。然結而不硬，脉微弱而不浮大，此其人素有久寒宿飲結於心下，非亡津液而胃家實也，與小青龍以逐水氣。而僅下之，表實裏虛，當利不止，若利自止者，是太陽之熱入，與心下之水氣交持不散，必作結胸矣。若利未止者，裏既已虛，表尚未解，宜葛根湯五苓散輩。醫以心下結爲病不盡，而復下之，表熱裏寒不解，此協熱利所由來也。《卷一·桂枝湯證下》

錢潢曰（《傷寒溯源集》）：二三日，表邪未解，將入裏而未入裏之時也。不能臥，但欲起者，邪勢攪擾，坐臥不寧之狀也。若此，則知邪已在胸次之陽位矣。以尚未入胃，故知心下必結。必者，決詞也。本文雖不言治法，以理推之，即梔子豉湯之類症也。若此症而脉見微弱者，其中氣本屬虛寒，尤爲不可下之證，而反下之，若利隨下止，則陷入之邪，不得乘勢下走，必硬結於胸中矣。若三日下之而利未止者，第四日復下之，則已誤再誤，有不至中氣不守，胃氣下陷，以虛協熱而下利者乎？此所以重以爲戒也。《卷一·太陽上篇》

尤怡曰（《傷寒貫珠集》）：太陽病二三日，爲病未久，則寒未變熱，而脉又微弱，知其結於心下者，爲寒分而非熱分矣。寒分者，病屬於寒，故謂寒分，猶《金匱》所謂血分，氣分，水分也。寒則不可下，而醫反下之，裏虛寒入，必爲下利不止。若利止，必作結胸者，寒邪從陽之化，而上結於陽位也。若未止，四日復下之者，寒已變熱，轉爲協熱下利，故須復下，以盡其邪。所謂在下者，引而竭之也。總之，寒邪中人，久必變熱，而邪不上結，勢必下注。《卷二·太陽救逆法第四》

吳謙曰（《醫宗金鑒》）：太陽病，謂頭項強痛而惡寒也。二三日見不得臥，但欲起之證，謂已傳陽明也。心下，胃之分也。必結，謂胃分必有結也。若脉實大乃胃分有熱而結也，則當下之。今脉微弱，是胃分有寒而結也，法不當下，不當下而下之，謂之反下。二三日正當解太陽、陽明之表，反下之，表熱乘虛入裏，必自利。設利自止，是其人胃實而同燥化，必作結胸矣。今利未止，四日仍復下利，是其人胃虛而同濕化，故必作協熱利也。《卷一·太陽上篇》

陳念祖曰（《傷寒論淺注》）：小結胸之病，雖曰正至於胸，而經氣則上下相通，太陽病，過二日而至三日，正當少陽主氣之期，而不能得少陽樞轉，無以自達，遂覺臥不安而不能臥，起不安而但欲起。病氣不能外轉，心下必至內結，診其脉微弱者，此太陽本有寒分也。何以言之？太陽本寒而標熱，病反其本，治亦反其本，今病還是本寒，醫者誤認爲標熱而反下之，若利止，邪不下而即止，必作小結胸。利未止者，當四日太陽主氣之期，復下之，則太陰脾家之腐穢，遂從此發作，而協太陽之標熱而下利也。《卷一·太陽篇下》

章楠曰（《傷寒論本旨》）：二三日，邪將入裏，而不能臥，但欲起者，以裏有宿邪，必心下結滯，而脉微弱者，此本有寒邪在營分也。營行脉中，營氣不得流通，故脉微弱，法當温閉開結。而反下之，若利後即止，其表入之邪必作結胸，若利未止者，因結邪化熱，而四日復下之，必作協熱下利也。此初時不知開結外解，而前後皆誤治，其不死者幾希矣。《卷五·汗吐下後並誤治諸證》

高學山曰（《傷寒尚論辨似》）：此平日陰津有餘，陽氣不足之人，而病表邪之甚重者也。不卧，是睡不着，欲起，是欲坐起，兩層非一正一反也。衛氣行陰則寐，行陽則寤，今不能卧，是表邪甚盛，絆住衛陽，而不使内伏故也。表邪既盛，原有探入胸分之勢，所恃拒邪於胸分而不使之探入者，陽氣也。陽氣盛，則邪不能入於胸分，故起倒自如，今不倒而但欲起者，倒則微陽橫射，而爲邪所乘，起則微陽直竪，而猶與邪格，是起略勝於倒，故欲起也。表邪盛而不能卧，陽氣虛而但欲起，則敵强主弱，賊臨城下，故知心下必結。此長沙辨症，窮工極巧矣。然若脉洪實，猶爲未確，乃竟見微弱，是脉與症合，明明裏氣虛寒，傷風則與桂枝加附，傷寒則用麻黄附子，扶陽以發表，始爲合法。乃誤於計日，以二三日之故，認爲傳變，而反下之，則弱將失機，殘兵掣戍，幸而利止，雖同退守之下策，而賊已占我舊時關隘矣，故必作結胸。倘若未止，所恃太陰之脾氣以爲招集，四日復下之，則關閘盡撤，有如憑高瀉水，而成協熱之利矣。然非陰液有餘，此等症候，一經誤下，便成直視譜語之凶變，又何待其作結胸，又何待其再下乎！《太陽上篇》

唐宗海曰（《傷寒論淺注補正》）：寒分之分，作股分解，謂不能卧，但欲起，心下結，已具太陽之標熱，有六七分矣。熱則脉不當微弱，今脉微弱者，此是熱證中兼有太陽本寒二三分也。兼有寒，便不當下，醫反下之，若不下陷而利止，寒反上湊而相結，則爲寒熱結胸。若利未止，又下之，則寒水不上湊，而標熱盡下陷，是爲協熱利也。寒熱水火進退之情如此。《卷一·太陽篇中》

原文 太陽病，下之，其脉促，一作縱。不結胸者，此爲欲解也；脉浮者，必結胸；脉緊者，必咽痛；脉弦者，必兩脅拘急；脉細數者，頭痛未止；脉沉緊者，必欲嘔；脉沉滑者，協熱利；脉浮滑者，必下血。（140）

成無己曰（《注解傷寒論》）：此太陽病下之後，邪氣傳變。其脉促者，爲陽盛，下後脉促，爲陽勝陰也，故不作結胸，爲欲解；下後脉浮，爲上焦陽邪結，而爲結胸也。經曰：結胸者，寸脉浮，關脉沉。下後脉緊，則太陽之邪，傳於少陰。經曰：脉緊者屬少陰。《内經》曰：邪客於少陰之絡，令人咽痛，不可内食。所以脉緊者，必咽痛。脉弦則太陽之邪於少陽。經曰：尺寸俱弦者，少陽受病也。其脉循脅，絡於耳，所以脉弦者，必兩脅拘急。下後邪氣傳裏，則頭痛未止，脉細數爲邪未傳裏而傷氣也，細爲氣少，數爲在表，故頭痛未止。脉沉緊，則太陽之邪傳於陽明，爲裏實也。沉爲在裏，緊爲裏實，陽明裏實，故必欲嘔。脉滑則太陽之邪傳於腸胃，以滑爲陰氣有餘，知邪氣入裏，干於下焦也。沉爲血勝氣虛，是爲協熱利，浮爲氣勝血虛，是知必下血。經曰：不宜下而便攻之，諸變不可勝數，此之謂也。

方有執曰（《傷寒論條辨》）：凡在太陽，皆表證也，誤下則變，亦有亂生而不可以一途拘者。促爲陽邪上盛，陽盛於上而不結胸，則邪必待散而欲愈可知。浮爲熱在上焦，下後脉浮，則邪熱上搏必結於胸可診。緊則寒邪客於下焦，下焦有少陰，少陰之脉，循咽夾舌本，客邪爲熱，循經而上衝，所以知必作咽痛也。弦爲邪搏少陽，少陽之脉循脅，所以知兩脅必拘急也。細數者，邪氣因循而欲傳，故知頭痛未止也。沉緊，有寒氣也，故氣上逆而必欲嘔。沉滑，邪干水分也，故必協熱作利。浮滑，氣傷血分也，故知必致下血。夫以病在太陽，一誤下之餘，而其變亂有如此者。是故君子不可不慎也。《卷一·太陽上篇第一》

盧之頤曰（《仲景傷寒論疏鈔金錍》）：此言太陽病妄下之，切脉預察其變也。蓋脉者，效象病狀，以爲形容，故得先呈變狀，乃復脉病相參，互爲證明。如下之脉促，裏氣固疏，表仍捍托，雖來數時止，止復旋數，病不變，胸不結，此爲欲解；浮則反狀高懸而中虛陽陷，必做結胸；緊則勁切轉深，迫焚中化，必干咽痛；弦則不上不下，中樞之象，必兩脅拘急。細數則脉隧奔束，本化不攘，必頭痛未止；沉緊則寒凝窒遏，開令失張，必作嘔逆；沉滑則客氣內迫，陽反入乘，必協熱利；浮滑則營泣氣弛，陰絡爲傷，必下血也。《卷七·辨太陽病第七》

張璐曰（《傷寒纘論》）：脉促爲陽邪上盛，反不結聚於胸，則陽邪未陷，可勃勃從表出矣，故爲欲解也。脉浮者必結胸，即指促脉而申之，見促脉而加之以浮，故必結胸也。浮字貫下四句，浮而緊必咽痛，浮而弦兩脅拘急，浮而細數，必頭痛未止。皆太陽之脉，故主病亦在太陽之本位。設脉見沉緊，則陽邪已入陰分，但入而未深，仍欲上衝作嘔，其無結胸咽痛等證，從可知矣，只因論中省用一個促字，三個浮字，後之讀者遂眩。

脉促不結胸者爲欲解，可知裏不受邪矣，若脉促胸滿者，桂枝去芍藥，微寒者加附子，及後併病例中，葛根黃芩黃連湯證，亦是太陽之邪，因誤下而陷於陽明所致。又厥陰例中脉促手足厥逆用灸一法，乃陽邪陷於陰分，則知脉促爲陽邪鬱伏，不與正氣和諧之故，不當與結代渾稱也。《卷上·太陽下篇》

周揚俊曰（《傷寒論三注》）：太陽病下之，誤下也，誤下而其邪或入裏，或上逆，或下泄，或傳半表半裏，或犯胃而傷氣，或入陰而傷血，俱未可定，總無欲解之理。然不結胸而欲解者何也？以其脉促也。促脉而何以不成結胸？則邪熱不至內結，故即下而在外之邪不入，則知所存者已可勃勃從表出矣，故曰此爲欲解也。且曰欲解，則有俟輕表之意原在，非竟解之謂。若脉浮，則外邪正盛，安可下乎？勢必乘虛內結矣。至下多亡陰，因見緊脉陰寒之象，知太陽與少陰爲表裏，致邪襲少陰，因而咽痛者有之。或風木失榮，脉因見弦，而脅際拘急者有之。若細數之脉見，則熱邪未散，頭痛未有止期。設脉沉緊，則已顯裏寒，中氣大傷，勢必作嘔。沉滑則邪實於內，自爲熱利；浮滑則陽邪既熾，而內邪復實，不至於下血不已耳。乃一誤下也，因其人正氣之強弱，藏府之虛實，遂致種種變證，各因其脉而可以預必。誰謂太陽可以不行表解而竟行攻下耶！《卷一·太陽上篇》

吳謙曰（《醫宗金鑒》）：脉促當是"脉浮"，始與不結胸爲欲解之文義相屬。脉浮當是"脉促"，始與論中結胸、胸滿同義。脉緊當是"脉細數"，脉細數當是"脉緊"，始合論中二經本脉。脉浮滑當是"脉數滑"，浮滑是論中白虎湯證之脉，數滑是論中下膿血之脉。細玩諸篇自知。

病在太陽，誤下，爲變不同者，皆因人之藏氣不一，各從所入而化，故不同也。誤下邪陷，當作結胸，反不結胸，其脉浮，此裏和而不受邪，邪仍在表，爲欲解也。若脉促者，爲陽結實邪之脉，故必結胸也。脉細數，少陰邪熱之脉；咽痛，少陰邪熱之證。誤下邪陷少陰，法當從少陰治也。脉弦，少陽之脉；兩脅拘急，少陽之證。誤下邪陷少陽，法當從少陽治也。脉緊，太陽脉；頭痛，太陽證。誤下邪仍在表，法當從太陽治也。脉沉緊，寒邪入裏之脉；欲嘔，胃陽格拒之證。有表誤下，邪陷在胃，法當從陽明治也。脉沉滑，宿食脉。有表誤下，協熱入裏下利，法當從協熱下利治也。脉數滑，積熱脉。有表誤下，邪陷入陰，傷營下血，法當從下膿血治也。《卷一·太陽上篇》

陳念祖曰（《傷寒論淺注》）：經氣不獨上下相通，而內外相通，可因脉而知其證。太陽病，外證未罷，必不可下，若誤下之，其邪陷入，變證不一。若其脉促，爲陽邪甚於內，欲出不能出，雖不作結胸者，胸中必有邪戀，言不結者，易於散越，此爲欲解而未解也。若脉浮者，病在上焦，其脉道近，此太陽病下之太早，故必結胸也。脉緊者，傷寒脉緊，此因下而不下，迫於咽喉，故必咽痛。脉弦者，是邪陷於胸，樞機不轉，故必兩脅拘急。脉細數者，細屬陰，數主熱，是陽邪陷入少陰，爲兩火相炎，故頭痛未止。脉沉緊者，沉屬裏，緊主寒，太陽寒邪侵入陽明，故必欲嘔。脉沉滑者，沉屬裏，滑爲水，太陽之邪陷於太陰，水流濕也，故協熱利。脉浮滑者，浮主風，滑主熱，風性浮動，干動厥陰，故必下血。《卷一·太陽篇下》

胡嗣超曰（《傷寒雜病論》）：太陽本無下症，醫不明此而誤下之，變症固難枚舉，脉亦何能懸擬，然只須將本經主脉辨明，縱有府藏深淺之殊，虛實寒熱之異，而症因脉定，自不難由此識彼也。如太陽病脉本浮，下後變促，陽邪上盛，反不結胸，是邪將去而見外向之機，故爲欲解。若浮而促，兩陽相搏也，故結胸；浮而緊，邪結上焦也，故咽痛；浮而弦，陰陽道梗也，故兩脅拘急；浮而細數，邪逆顛頂也，故頭痛未止。假令脉沉緊，雖爲陽邪陷陰，然自浮脉誤下而來，邪在半表裏，故必嘔；滑者，熱也，脉滑者，邪入於裏也，故必協熱利；浮滑者，陽搏陰擾故下血。蓋誤下之脉，不得與初病之脉同法，故見浮脉，是邪尚在表，或見沉脉，是邪已入裏，注者將沉脉靠定裏寒說，未免粗疏矣。《卷之四·太陽上篇》

原文 病在陽，應以汗解之。反以冷水潠之，若灌之，其熱被劫不得去，彌更益煩，肉上粟起，意欲飲水，反不渴者，服文蛤散。若不差者，與五苓散。寒實結胸，無熱證者，與三物小陷胸湯，白散亦可服。（141）

成無己曰（《注解傷寒論》）：病在陽，爲邪在表也，法當汗出而解，反以冷水潠之，灌洗，熱被寒水，外不得出，則反攻其裏。彌更益煩，肉上粟起者，水寒之氣客於皮膚也；意欲飲水者，裏有熱也；反不渴者，寒在表也。與文蛤散以散表中水寒之氣。若不差，是水熱相搏，欲傳於裏，與五苓散發汗以和之。始熱在表，因水寒制之，不得外泄，内攻於裏，結於胸膈，心下硬痛，本是水寒伏熱爲實，故謂之寒實結胸。無熱證者，外無熱，而熱悉收斂於裏也，與小陷胸湯以下逐之。白散下熱，故亦可攻。

張璐曰（《傷寒纘論》）：此條舊與小陷胸白散合爲一條，殊不可解。蓋表邪不從表散，反灌以水劫其邪，必致內伏。或入少陰之經，或犯太陽之本，故以二湯分主。按文蛤爲止渴聖藥，仲景取治意欲飲水而反不渴者，其意何居？蓋水與邪氣滲入少陰之經，以其經脉上循喉嚨，故意欲飲水。緣邪尚在經中，未入於裏，故反不渴，斯時不用咸寒收陰瀉陽，使邪留變熱，必致大渴引飲也。服文蛤不差，知邪不在少陰之經，定犯膀胱之本，當與五苓散無疑。《卷上·太陽中篇》

柯琴曰（《傷寒論注》）：太陽表熱未除而反下之，熱邪與寒水相結，成熱實結胸；太陰腹滿時痛而反下之，寒邪與寒藥相結，成寒實結胸。無熱證者，不四肢煩疼者也。名曰三白者，三物皆白，別於黃連小陷胸也。舊本誤作三物，以黃連栝蔞投之，陰盛則亡矣。又誤作白散，是二方矣。黃連，巴豆，寒熱天淵，云亦可服，豈不誤人。且妄編於太陽篇中水濺證後，而方後又以身熱皮栗一段雜之，使人難解。今移太陰胸下結硬之後，其證其方，若合符節。《卷四·太陰脉證》

程知曰（《傷寒經注》）：若寒實於胸結而不散，致心下硬痛而無熱證可下者，則以小陷胸主之。蓋陷胸三物，半夏能散邪滌飲，栝樓能潤肺去結，其不去黃連之苦者，爲其始因熱不得發而入結也。若恐其寒，則白散可服。白散入肺，貝母能去胸中實，桔梗能利胸脅氣，佐以巴豆之溫而熬之使平，則痰邪水飲從之而下矣。《卷五·太陽誤攻》

程應旄曰（《傷寒論後條辨》）：病在陽，水邪在表也，法當汗出而解，反以冷水濺之若灌之，寒束其外，熱被劫而不得去，羈留不行，陽無出路，故彌更益煩；水寒之氣，客於皮膚，侵及皮膚之陽，故肉上粟起；熱却而煩，復爲水氣所格，故意欲飲水，反不得飲。凡人身水氣，方賴陽氣布之，何至身之陽氣反被水氣鬱之，宣陽逐水是宜呕呕矣。文蛤散行水，五苓散兩解，猶僅散之於無形，若水寒不散，結實在胸，則心陽被據，自非細故，小陷胸之逐水而攻裏，白散之下寒而破結，皆不得已之兵矣。《卷五·辨太陽》

汪琥曰（《傷寒論辨證廣注》）：病在陽者，爲邪熱在表也，法當以汗解之，醫反以冷水濺之，若灌之，表熱被水止劫，則不得去。邪無從出，其煩熱必更甚於未用水之前矣。水寒之氣客於皮膚則汗孔閉，故肉上起粒如粟也。意欲飲水不渴者，邪熱雖甚，反爲水寒所制也。意欲飲水者，先與文蛤散，以解其彌甚之煩熱。若不差者，水寒與熱相搏，下傳太陽之府，與五苓散內以消之，外以散之，乃表裏兩解之法也。其不下傳與府者，必上結於胸，爲寒實結胸。以水體本寒，故曰寒也。究竟水寒之氣與邪熱相搏而結實於胸，非真寒結胸中也。無熱證者，成注云在外無熱，言其熱悉收斂於裏也，故與黃連半夏瓜蔞實三物小陷胸湯以泄熱散結。白散亦可服者，此言熱結甚用小陷胸湯，如熱不甚而結飲多，即可用白散之辛溫以開其結下其水也。《卷五·太陽病下》

吳謙曰（《醫宗金鑒》）：無熱證之下，與三物小陷胸湯，當是"三物白散"，"小陷胸湯"四字，必是傳寫之誤。桔梗、貝母、巴豆三物，其色皆白，有三物白散之義，溫而能攻，與寒實之理相屬；小陷胸湯，乃栝蔞、黃連，皆性寒之品，豈可以治寒實結

胸之證乎？"亦可服"三字，亦衍文也。《卷一·太陽上篇》

黃元御曰（《傷寒懸解》）：五苓散證，水飲在內，鬱格經陽，而生外熱，病在陽分，應當以汗解之，使裏水化汗，病可立愈，乃反以冷水噀之灌之，皮膚得冷，汗孔皆合，表熱被冷水却逐而不得外出，彌更益其煩躁。衛鬱欲發升於孔竅而外寒合秘，不得透發，於是冲突皮膚，肉上如粟粒凝起。經熱內蒸，煩熱作渴，意欲飲水，而停水在內，其實反不渴者，宜服文蛤散，文蛤利水解渴也。若不差者，則是水旺濕多，文蛤不能勝任，仍與五苓散。若寒邪上逆，實結胸膈，肺鬱生熱，而外無熱證，則表邪已退，宜與小陷湯，黃連瓜蔞，泄熱而滌鬱，半夏降逆而開結也。白散，桔梗貝母清降其虛熱，巴豆溫破其實寒，令其涌泄而去，以絕根株，亦可服也。《卷三·太陽上篇》

徐大椿曰（《傷寒論類方》）：結胸皆係熱陷之證，此云寒實，乃水氣寒冷所結之痰飲也。《活人書》云：與三物白散。無小陷胸湯亦可用七字，蓋小陷胸寒劑，非無熱之所宜也。《卷二·承氣湯類》

邵仙根曰（《傷寒指掌》邵評）：太陽寒邪在裏而誤下之，寒邪與寒藥相結，成寒實結胸，與結胸實熱者不同。無熱症者，不四肢煩痛也，此非陽邪，無口燥煩渴等見症，故用三物白散溫下之劑，以散寒而除實也。《卷三·傷寒變症》

陳念祖曰（《傷寒論淺注》）：內因之水結而不散，則爲結胸之證，而外因之水入於皮膚，亦有小結胸之患。病在太陽之表，應以汗解之，醫者反以冷水潠之，若於病人通身澆灌之，其在表之熱被冷水止却不得去，較未用水之前，彌更熱而益煩。熱因水阻則汗孔閉，而肉上結粒如粟起。熱却於內，故意欲飲水，外寒制其內熱，反不作渴者，宜服文蛤散，滲散其水氣。若不差者，與五苓散，助脾土以轉輸，乃從皮膚而散之。如水寒實於外，陽熱却於內，而爲寒實結胸，無肌表之熱證者，與三物小陷胸湯，苦寒泄熱，爲反治之法。至若白散，辛溫散結，爲從治之法，亦可服。《卷一·太陽篇下》

章楠曰（《傷寒論本旨》）：人身表爲陽，裏爲陰，邪鬱其表陽則身熱，發其汗而邪解，則陽氣和而身熱自退。愚者噀灌冷水，欲其退熱，熱被冷遏，陽氣內擾，而煩更甚；營衛不通，毛竅邪塞，肉上起瘰如粟。欲飲水者，內煩口燥也；反不渴者，熱在太陽經，未入陽明也。服文蛤散，以咸涼清熱滲水，如藥力小而不差，再與五苓通泄太陽經腑，表裏兼治，自可愈也。《卷二·太陽下篇》

又：寒邪入裏，與陽氣鬱結，多化爲熱，若無熱證顯現，不可用大寒之藥攻下，可與小陷胸湯，而曰與者，教人斟酌而與，因其有黃連也。若白散辛溫，亦可服之以開結，權宜而用可以。《卷五·結胸痞證》

唐宗海曰（《傷寒論淺注補正》）：潠之是外澆冷水，灌之是內飲冷水，其熱被外之冷劫，則不得出，被內之冷劫，又不得入，遂止於肌肉之間。進退兩難，故彌更益煩；水氣與熱結於皮肉間而起粟粒，是熱與水不結胸中，而結在軀殼之皮肉間也。熱在軀殼，故意欲飲水，胃中無熱，故反不渴，與但欲漱水不欲飲水同意。但與漱是熱在經脈不在胃中，此是熱在皮肉，不在胃中也，故用文蛤，殼上起紋有疙瘩者，今之蚶子是矣。用其殼，以治人身軀殼外之粟粒，滲水利熱，形象皆合。……若不差，與五苓散，亦正是散熱利水，行皮肉間之藥。此皆熱與寒水結在外者也。若因寒水灌潠，熱去寒留，不結於皮肉間，而內結於胸中，爲寒實結胸，無煩欲飲水之熱證者，又當專溫其裏，與三物小陷胸湯，白散亦可服，皆溫其寒，不得用大小陷胸湯矣。按三物小陷胸，必另是一方，非小陷胸湯也。《淺注》即作小陷胸湯解，與寒實二字不合，且上文有結胸熱實之文，正與此對。《卷一·太陽篇下》

原文 文蛤散方

文蛤五兩

上一味爲散，以沸湯和一方寸匕服，湯用五合。

方有執曰（《傷寒論條辨》）：文蛤，即海蛤之有紋理者。咸寒走腎而利水，以之獨專任者，蓋取督腎而行水也。《卷六·辨溫病風溫雜病第九》

柯琴曰（《傷寒附翼》）：本論以文蛤一味爲散，以沸湯和方寸匕，服滿五合，此等輕劑，恐難散濕熱之重邪。《金匱要略》云，渴欲飲水不止者，文蛤湯主之。審證用方，則此湯而彼散，故移彼方而補入此。《卷上·文蛤湯》

周揚俊曰（《傷寒論三注》）：文蛤，謂海蛤之有文理者也。性咸平無毒。仲景所以治意欲飲水反不渴者，以味咸走腎，又能滌痰之意。夫欲飲者，未嘗真飲也，其邪在經而不在府。然則喉間屬少陰經之所循，故取文蛤之咸平，疾趨少陰部位，專任之而有全功耳。《卷一·太陽上篇》

王子接曰（《絳雪園古方選注》）：蛤稟天一之剛氣而生，故能獨用建功，味咸性燥，咸寒足以勝熱，寒燥足以滲濕。大陷胸湯治太陽內水結於胸膈，此治水寒之氣外鬱於表，陽縮於內而成結胸，只須滲泄水氣，功斯畢矣。取用紫斑紋者，得陰陽之氣，若黯色無紋者，餌之令人狂走赴水。《上卷·寒劑》

陳念祖曰（《傷寒真方歌括》）：此方取其生於海中，殼能軟堅，利皮膚之水；肉能滋陰，止胸中之煩。不過指示其意，非治病之方也。《金匱》有文蛤湯，方用文蛤、麻黃、石膏、杏仁、甘草、生姜、大棗七味，柯韵伯采補，確有意義。《卷一·太陽救誤變症方法》

文通曰（《百一三方解》）：此開三焦之方也。傷寒陽病有熱，應汗不汗，以冷水噀之，寒閉三焦，熱結於肺，故以文蛤一味爲散，以散三焦之熱，三焦開則肺熱除而水道通，所以渴止粟消矣。《上卷·文蛤散》

章楠曰（《傷寒論本旨》）：文蛤散治水氣外閉皮毛，陽鬱內擾而煩者，取其咸凉清鬱熱，而不能達表泄水氣也，故論又曰：若不差者，與五苓散。謂其水氣外閉，服文蛤散不能差者，當與五苓散化三焦之氣，以兩解表裏之邪。蓋不先用文蛤，恐五苓之辛溫助熱，若不繼用五苓，恐外閉之水氣終不能解，故仲景特設兩法也。《卷九·太陽篇方》

原文 白散方

桔梗三分　巴豆一分，去皮心，熬黑，研如脂　貝母三分上三味爲散，內巴豆，更於臼中杵之。以白飲和服，強人半錢匕，羸者減之。病在膈上必吐，在膈下必利，不利，進熱粥一杯，利過不止，進冷粥一杯。身熱，皮粟不解，欲引衣自覆，若以水潠之、洗之，益令熱劫不得出，當汗而不汗則煩。假令汗出已，腹中痛，與芍藥三兩如上法。

龐安時曰（《傷寒總病論》）：近世治結胸多行針頭丸，用硫黃陽起石者，若病熱毒甚者必死，唯治冷結寒實耳。《卷三·結胸證》

成無己曰（《注解傷寒論》）：辛散而苦泄。桔梗、貝母之苦辛，用以下氣；巴豆之辛，用以散實。

方有執曰（《傷寒論條辨》）：桔梗貝母，能消飲而開膈，巴豆辛溫，能散寒而逐水，所以寒結或重，而小陷胸不能解者，則此又可服也。《卷九·辨溫病風溫雜病第九》

盧之頤曰（《仲景傷寒論疏鈔金錍》）：貝母銀背拆胸，故得開合互呈；桔梗載升載降，榛挈萬機，既浮既沉，舟維諸氣；巴豆化釋陰凝，猶焠湯之沃雪耳。《卷七·辨太陽病第七》

吳謙曰（《醫宗金鑒》）：是方治寒實痰水結胸，極峻之藥也。君以巴豆極辛極烈，攻逐寒水，斬關奪門，所到之處無不破也。佐以貝母開胸之結，使以桔梗爲之舟楫，載巴豆搜逐胸邪，膈上者必吐，膈下者必利，使其邪悉盡無餘矣。然惟知任毒以攻邪，不量強羸，鮮能善其後也，故羸者減之。不利進熱粥，利過進冷粥，蓋巴豆性熱，得熱則行，得冷則止，不用水而用粥者，借穀氣以保胃也。《卷三十二·刪補名醫方論》

陳蔚曰（《長沙方歌括》）：巴豆辛熱，能散寒實而破水飲，貝母開胸結，桔梗開肺氣，不作湯而作散，取散以散之之意也。進熱粥者，助巴豆之熱勢以行之也，進冷粥者，制巴豆之熱勢以止之也。不用水而用粥者，藉穀氣以保胃氣之無傷也。《卷三·太陽方》

文通曰（《百一三方解》）：此溫下之方，然側重寒水一邊，與承氣湯爲一寒一熱對子，故治寒實結胸。方用巴豆爲君，以降寒實，毒藥太峻，有傷肺中之陰，故用貝母以制之，恐陷中氣，故用桔梗以提之，仲景用毒藥之巧，全在此等處。以白飲合服者，恐太熱傷胃也，其節制操縱之權，全在少服，而以冷熱二粥以進止耳。《下卷·白散》

陳恭溥曰（《傷寒論章句·方解》）：白散，辛烈開結之方也，唯寒實結胸者可用之。……巴豆辛烈有毒，能斬關奪門，加以桔梗開提，貝母解結，不特內服其效立見，即外敷亦應如桴鼓。余嘗治一老婦結胸，已口噤神昏，水藥不下矣，以此方每味各二錢，爲膏敷於結處，晬時而腹鳴、便通、結解、神清。外敷之效亦如此，錄之以廣此方之用。《卷五·方解》

原文 太陽與少陽併病，頭項強痛，或眩冒，時如結胸，心下痞鞕者，當刺大椎第一間、肺俞、肝俞，慎不可發汗。發汗則讝語，脉弦，五日讝語不止，當刺期門。（142）

成無己曰（《注解傷寒論》）：太陽之脉，絡頭下項。頭項强痛者，太陽表病也。少陽之脉，循胸絡脅，如結胸心下痞硬者，少陽裏病也。太陽少陽相併爲病，不純在表，故頭項不但强痛而或眩冒，亦未全入裏，故時如結胸，心下痞硬，此邪在半表半裏之間也。刺大椎第一間、肺俞，以瀉太陽之邪；刺肝俞，以瀉少陽之邪。邪在表，則可發汗；邪在半表半裏，則不可發汗。發汗則亡津液，損動胃氣。少陽之邪，因干於胃，土爲木刑，必發譫語。脉弦，至五六日傳經盡，邪熱去而譫語當止；若復不止，爲少陽邪熱甚也，刺期門，以瀉肝膽之氣。

方有執曰（《傷寒論條辨》）：併，猶合也。彼此相兼合而有輕重多寡之不同，謂之併。蓋少陽兼陽明，去太陽遠，故但兼併也。頭項强痛見首條。眩，目無常主而旋轉也。冒，昏蒙不明也。二陽之脉起於目二眦，風能羊角旋而善偃蔽，少陽屬木，故得之則眩。太陽屬水，故受之則冒。或與時，互言也。少陽之脉絡脅，而太陽內陷則爲結胸。雖非內陷，然以併入，則幾於陷矣。故有時或似結胸而心下痞硬，非謂真時常如此也。然胸乃陽明之部分，太少併，陽明不言而可知矣。夫肝與膽合，刺肝俞，瀉少陽之太過也。而肺與膀胱非合也，刺肺俞，其以膀胱爲津液之府，氣化出焉，肺主氣，故刺之以通太陽膀胱之氣化歟？不可發汗者，以不獨太而有少，少陽無發汗法也。譫語者，心火熾而胃土燥也。木火通明，故木盛則火熾，所以弦脉偏見也。《卷一·太陽上篇第一》

魏荔彤曰（《傷寒論本義》）：考之穴圖，大椎爲督脉之穴，居於身後，肺俞肝俞，俱屬太陽膀胱之穴，亦次第由大椎而下，同居於背，是皆太陽行身後之道路也。於此三刺，皆泄太陽經之表邪，而與肺肝膀胱之臟腑無涉焉。諸家牽扯附會，總由不知刺三穴泄經邪之義耳。《卷之二·太陽中篇》

尤怡曰（《傷寒貫珠集》）：頭項强痛者，太陽之邪未罷；或眩冒、時如結胸，心下痞硬者，少陽之邪方盛也。大椎在脊骨第一節上，刺之所以瀉太陽邪氣，而除頸項之强痛；肺俞在脊骨第三節下兩旁，肝俞在第九節下兩旁，刺之所以瀉少陽邪氣，而除眩冒、時如結胸及心下痞硬。慎不可發汗以亡胃液，液亡胃燥，必發譫語，且恐少陽之邪得乘虛而干胃也。若脉弦，至五六日，譫語不止，是少陽勝而陽明負，亦如陽明與少陽合病之爲失也，故當刺期門以瀉少陽之邪。《卷五·少陽權變法第二》

黃元御曰（《傷寒懸解》）：太陽傳少陽兩經併病，太陽則頭項强痛，少陽則或覺眩冒。時如結胸，心下痞硬者，此已是結胸初證，當刺大椎第一間之肺俞、肝俞。刺肺俞以泄太陽之鬱，刺肝俞以泄少陽之鬱，緣肺與太陽同主衛氣而司皮毛，肝與少陽同藏營血而司筋膜也。慎不可發汗以傷少陽津血，發汗則土燥而爲譫語，木枯而爲脉弦。蓋其胸膈痞硬，已是膽胃俱逆，再發其汗，火烈土焦，遂入陽明而爲譫語。膽胃愈逆，則時如結胸者，當不止如焉而已。若五六日譫語不止，則膽胃之津益耗，當刺厥陰之期門，以泄少陽而救陽明也。《卷九·少陽下篇》

沈金鰲曰（《傷寒論綱目》）：魏氏刺三穴，皆泄太陽經之表邪一句，誠爲破的。蓋病雖太少二陽相併，而治必歸於一經也。仲景論當刺大椎第一間、肺俞、肝俞之下，接云：慎不可發汗，發汗則譫語，脉弦，五六日譫語不止，當刺期門。考期門，亦是太陽經穴，仲景云然者，以太陽陽明併病者則宜汗，若太少二陽併病，有少陽在，不宜汗也。即三陽合病中亦無汗法，故仲景深戒爲慎不可發汗。蓋汗之則太陽之經邪不除，徒傷陽明之府，以致譫語，故雖見少陽之弦脉，而少陽不宜汗，仍刺太陽經期門之穴以代汗，不傷陽明少陽而太陽治，此以刺法爲併病之治法也。頭項强痛，或眩冒，時如結胸，心下痞硬，其症全是太陽，而少陽之眩冒，亦爲太陽所有，故治之全從太陽也。《卷二·太陽經證》

陳念祖曰（《傷寒論淺注》）：太陽與少陽併病，二陽之經脉，交會於頭項，受邪則頭項强痛。二陽之經脉，皆起於目而行於頭，受邪則目或旋暈而眩，頭如復戴而冒。夫病在太陽則結胸，病在少陽則脅下硬，今兩陽併病原非結胸之證，而如結胸，不爲脅下痞硬，而爲心下痞硬者，當刺大椎第一間，以泄太少併病之邪。不已，更刺肺俞，以通肺氣，斯膀胱之氣化行而邪自不留，復刺肝俞，以瀉少陽之邪，蓋以膽與肝相表裏也。慎不可發汗，以竭其經脉之血津，倘若誤發其汗，則經脉燥熱而譫語，相火熾盛而脉弦。若五六日，譫語不止，六日値厥陰主氣之期，恐少陽之火與厥陰之風相合，火得風而愈熾矣，當刺肝之期門，迎其氣以奪之。《卷一·太陽篇下》

章楠曰（《傷寒論本旨》）：太陽與少陽經脉不接，若層次淺深，又隔陽明一層，其併病者，兩經先後併受外邪也，《內經》言，邪中於項則下太陽，邪中於頰則下少陽是也。故頭項强痛者，太陽也；或眩冒，或有時如結胸心下痞硬者，少陽也。少陽禁汗吐下，太陽又不能用小柴胡和解，以是兩礙。以刺肺俞肝俞者，以肺與大腸同合於皮毛，而肝膽相表裏，氣脉相通，故刺之，則太陽少陽之邪俱解，此爲權宜之妙法也。如發其汗，則太陽之氣升散，少陽之邪不解，反使肝風暴熾，則發譫語而脉弦。弦者，肝氣逆也，至五六日而譫語不止，故再刺期門，直泄肝邪也。《卷四·合病併病》

原文 婦人中風，發熱惡寒，經水適來，得之七八日，熱除而脉遲身涼，胸脅下滿，如結胸狀，譫語者，此爲熱入血室也。當刺期門，隨其實而取之。（143）

成無己曰（《注解傷寒論》）：中風，發熱惡寒，表病也。若經水不來，表邪傳裏，則入府而不入血室也；因經水適來，血室空虛，至七八日邪氣傳裏之時，更不入府，乘虛而入於血室。熱除脉遲身涼者，邪氣內陷而表證罷也。胸脅下滿，如結胸狀，譫語者，熱入血室而裏實。期門者，肝之募，肝主血，刺期門者，瀉血室之熱。審看何經氣實，更隨其實而瀉之。

方有執曰（《傷寒論條辨》）：血室，榮血停留之所，經脉集會之處，即衝脉，所謂血海是也。其脉起於氣街，併少陰之經夾臍上行，至胸中而散，故熱入而病作，其證則如是也。期門，肝之募也，肝納血，故刺期門，以瀉血分之實熱也。《卷一·太陽上篇第一》

柯琴曰（《傷寒論注》）：此言婦人適於經水來時，中於風邪，發熱惡寒，此時未慮及月事矣。病從外來，先解其外可知，至七八日，熱除身涼脉遲爲愈，乃反見胸脅苦滿而非結胸，反發譫語而非胃實，何也？脉遲故也。遲爲在藏，必其經水適來時，風寒外來，內熱乘肝，月事未盡之餘，其血必結，當刺其募以瀉其結熱，滿自消而譫語自止，此通因塞用法也。《卷三·陽明脉證上》

陶憺庵曰（《傷寒源流》）：熱入血室病，男子婦人皆有之。《卷四·流集》

錢潢曰（《傷寒溯源集》）：此以中風寒熱之時，適遇衝任盈滿當瀉之候，或熱邪煎逼，胞脉已開，子宮之血方出，而熱邪排闥直入，致爲熱入血室也。熱但內入血室，陽分無邪，故熱除而身涼。邪已陷入陰中，遂現陰症之脉，故脉遲也。衝脉俠臍上行，至胸中而散，且胸脅爲少陽脉之所至，肝爲厥陰藏血之臟，與少陽相表裏，藏病腑也病，即下文所謂藏府相連，故少陽亦病而胸下滿如結胸狀也。譫語者，邪在陰分，即下文所云晝日明了，暮而譫語，如見鬼狀也。此爲邪熱入於足厥陰肝經藏血之臟，當刺肝經之募穴名期門者，以泄其邪。乃隨其邪氣所實之處，而瀉其有餘之邪也。《卷七·少陽全篇》

鄭重光曰（《傷寒論條辨續注》）：婦人中風傷寒，治法分經，皆同男子，惟熱入血室一證，皆從少陽主治。……婦人中風，發熱惡寒，自是表證，無關於裏，乃經水適來，且七八日之久，於是血海空虛，陽熱之表邪乘虛內據，是以熱退而身涼脉遲。經內停邪，是以胸脅滿如結胸。陰爲陽擾，如見鬼狀而譫語，凡此者，皆熱入血室也。《卷六·少陽全篇》

王丙曰（《傷寒論注》）：血室即胞中，衝任脉起於此，衝於血海，諸經朝會，男子則運而行之，女子則停而止之，男既運行，故無積而不滿，女既停止，則有積而能滿。滿者，以時而溢，象月盈則虧也。期門爲肝募，《圖經》云，凡發熱無汗，刺之能使汗出者也。言婦人得中風病，在經水適來時，至七八日熱除宜愈，而見脉遲，則熱邪必在肝藏，肝脉之上貫膈脅者必壅而不通，故有如結胸狀。譫語者，血之熱也，刺期門則血熱得泄而汗自解矣。隨其虛實而取之，謂胸滿之左右，必有一邊更甚處，取而刺之，若俱滿則俱刺也。《卷二·太陽病雜療法》

陳念祖曰（《傷寒論淺注》）：婦人中風，發熱惡寒，當表邪方盛之際，而經水適來，蓋經水乃任衝厥陰之所主，而衝任厥陰之血，又皆取資於陽明，今得病之期，過七日而至八日，正值陽明主氣之期，病邪乘隙而入。邪入於裏，則外熱除而脉遲身涼，已離表證。惟衝任厥陰俱循胸脅之間，故胸脅下滿如結胸之狀，而且熱與血搏，神明內亂，而發譫語者，此爲熱入血室也。治者握要而圖，只取肝募，當刺期門，隨其實而瀉之。何以謂之實？邪盛則實也。《卷一·太陽篇下》

原文 婦人中風，七八日續得寒熱，發作有時，經水適斷者，此爲熱入血室。其血必結，故使如瘧狀，發作有時，小柴胡湯主之。（144）

成無己曰（《注解傷寒論》）：中風七八日，邪氣傳裏之時，本無寒熱，而續得寒熱，經水適斷者，此爲表邪乘血室虛，入於血室，與血相搏而血結不行，經水所以斷也。血氣與邪分爭，致寒熱如瘧而發作有時，與小柴胡湯，以解傳經之邪。

方有執曰（《傷寒論條辨》）：上條適來，此言適斷，反復更互詳言也。續，謂續後得也。寒熱以往來寒熱言，與上條惡寒發熱意同。適斷，言值經水正來，適然又斷止也。熱與血室，與上證同而義異。適來者，因熱入室迫使血來，血出而熱遂遺也。適斷者，熱乘血來而遂入之，與後血相搏，俱留而不出，故曰其血必結也。如瘧狀，申釋寒熱也。上言刺，此出小柴胡，皆互相發明也。《卷一·太陽上篇第一》

盧之頤曰（《仲景傷寒論疏鈔金錍》）：婦人中風七八日，再環未半，經水適斷，續得寒熱，發作有時者，此風乘斷罅，入淫血室，乘熱乃結，猶未離乎本性之動定，故使如瘧狀，而休作有時也，小柴胡轉樞牡開合與得其平，則入者出，出者入矣。《卷七·辨太陽病第七》

程知曰（《傷寒經注》）：前證經水來而胸脅滿結，譫語，是邪實於藏也，故用刺以瀉之，此證因血結而寒熱如瘧，是邪發於經也，故用柴胡和解之。《卷八·少陽》

周揚俊曰（《傷寒論三注》）：續得寒熱至中風七八日，此邪已傳少陽經，而經水適斷。此經不應斷而斷，明係與邪合歸血室，則其血因熱而斷，亦因熱而結矣。熱與血結，邪不得去，遂令寒熱發作，有如瘧狀，故當用柴胡湯提出其邪，庶和解於表裏之間也。或以小柴胡氣分藥也，何由入於陰分而出其邪耶？蓋血係衝脉，係於肝也，而少陽屬膽，膽亦附於肝，柴胡能解肝膽之邪，豈獨不解衝脉之邪耶？《卷五·少陽上篇》

錢潢曰（《傷寒溯源集》）：前條但言中風之寒熱，此條承上文只言續發之寒熱。前但云經水適來，此但言經水適斷，蓋因中風發熱惡寒之時，經水適來，以致熱入血室，既入之後，邪熱阻絕，遂致經水適斷，所以其血必結，非後人所謂適來爲經之初來，適斷爲經之已盡，而謂之乘虛而入也。……謂之結者，邪與血結，氣乖凝聚而不得出也。邪血凝聚於經絡胞脉之間，內未入府，外不在表，而在表裏之間，仍屬少陽，故使如瘧狀而發作有時也，當以小柴胡湯主之。《卷七·少陽全篇》

吳謙曰（《醫宗金鑒》）：婦人中風七八日，續得寒熱，發作有時，經水適斷者，此爲熱入血室。血與熱搏，其血必結。然雖結而無胸脅滿如結胸譫語等證，是爲結而未實也。尚有如瘧狀之寒熱，發作有時，乃爲邪在少陽，半表半裏也。故用小柴胡湯以和表裏，熱自解也。《卷五·少陽全篇》

王丙曰（《傷寒論注》）：此言血結胞中也，適斷者，不應止而忽止也。中風愈後，續如瘧狀，非麻桂各半證矣，以其經水適斷，知必血結。蓋血室原屬半裏，血既結此，邪正即於此分爭，不比上條血室空虛，熱入而流布肝經也。以小柴胡解其餘邪，便從樞轉出而血結自行，即不行，至後期自下矣。《卷二·太陽雜療法》

陳念祖曰（《傷寒論淺注》）：經水未來，因病而適來者既明其義矣，而經水已來，因病而適斷者何如？婦人中風，七八日，業已熱除身涼，而復續得寒熱，發作有時，其經水已來而適斷者，果何故哉？蓋以經水斷於內，則寒熱發於外，雖與經水適來者不同，而此亦爲熱入血室，其血爲邪所阻則必結，結於衝任厥陰之經脉，內未入臟，外不在表而在表裏之間，仍屬少陽，故使如瘧之狀，發作有時，以小柴胡湯主之，達經脉之結，仍藉少陽之樞以轉之，俾氣行而血亦不結矣。《卷一·太陽篇下》

呂震名曰（《傷寒尋源》）：婦人熱入血室，是熱邪已乘虛陷入陰分，何以主小柴胡湯少陽之藥？按三陰三陽，少陽爲從陽入陰之樞紐，陽經熱邪，已越少陽而陷入陰分，亟當從陰分領出其邪，使還從少陽而出也。《下集·小柴胡湯》

原文 婦人傷寒，發熱，經水適來，晝日明了，暮則讝語，如見鬼狀者，此爲熱入血室。無犯胃氣及上二焦，必自愈。（145）

龐安時曰（《傷寒總病論》）：先宜小柴胡湯，不愈，可刺期門。《卷二·和表證》

成無己曰（《注解傷寒論》）：傷寒發熱者，寒已成熱也。經水適來，則血室虛空，邪熱乘虛入於血室。若晝日讝語，爲邪客於府，與陽爭也；此晝日明了，暮則讝語，如見鬼狀，是邪不入府，入於血室，與陰爭也。陽盛讝語，則宜下；此熱入血室，不可與下藥犯其胃氣。熱入血室，血結實熱者，與小柴胡湯散邪發汗；此雖熱入血室，而不留結，不可與發汗藥犯其上焦。熱入血室，胸脅滿如結胸狀者，可刺期門；此雖熱入血室而無滿結，不可刺期門犯其中焦。必自愈者，以經行則熱隨血去，血下也已，則邪熱悉除而愈矣。所爲發汗爲犯上焦者，發汗則動衛氣，衛氣出上焦故也。刺期門爲犯中焦者，刺期門則動榮氣，榮氣出中焦故也。《脉經》曰：無犯胃氣及上二焦，必自愈，豈謂藥不謂針耶。

方有執曰（《傷寒論條辨》）：晝屬陽，明了者，陰邪退也；暮屬陰，讝語者，血證得陰而劇也。毋者，禁止之詞。犯胃氣，以禁下言也。上二焦，謂上焦中焦，以禁汗吐言也。蓋衛氣出上焦，津液蓄於中焦，汗則損衛氣而亡津液，是汗則犯二焦也。又上焦主受納，中焦主受盛，吐則納與盛俱爲逆，是吐則上中焦亦俱犯也，然下固損胃，下焦犯矣，是三法皆不可用也。三法皆不可用者，邪本在血室，亦非三者攻之所可能及也。必自愈者，言伺其經行血下，則邪熱得以隨血而俱出，猶之紅汗而然，故決言必定自解而愈，以警人勿妄攻取，致謬誤以生變亂之意。夫以三法既皆不可用，則與其欲治，寧刺期門，及與小柴胡湯，而法在焉。《卷二·太陽中篇第二》

盧之頤曰（《仲景傷寒論疏鈔金錍》）：傷寒發熱，其表未除，裏亦無恙，而經水適來，熱入乘之，逢其盛矣。晝日明了，暮而讝妄，如見鬼狀者，此陰不勝其陽，未至脉流薄疾，而重併暴脫也。毋妄投隕泄，以犯胃氣及上中二焦，俟其經隧自整，勿藥有喜也。《卷七·辨太陽病第七》

吳人駒曰（《醫宗承啓》）：當其外邪逼迫之際，而遇經水適行，血室空虛，邪熱乘虛入於血室。病之大勢雖已得解，故晝日明了，而夜則昏沉，謂其病在血，而屬陰分也。非陽明內實，故戒無犯胃氣，病在下部，故戒治上二焦，須待其經行，而能自愈。《卷二》

吳謙曰（《醫宗金鑒》）：上二條，發明風邪熱入血室之證，此條發明寒邪熱入血室之證。婦人傷寒，發熱無汗，經水適來，則必熱入血室。故晝則明了，知邪不在陽也；暮則讝語，如見鬼狀者，是爲邪在陰也。無犯胃氣及上二焦者，通謂三焦也。蓋禁人汗、吐、下三法，皆不可輕用，當俟其經行，必熱隨血去而愈也。《卷五·少陽全篇》

舒詔曰（《傷寒集注》）：以三條合而觀之，總以表之解與未解分輕重，第一條血雖未結而表證已罷，其證爲重，非刺期門不可治。第二條血雖結而表證尚在，其病較輕，只需小柴胡可以分解。第三條血既未結，表又未罷，是輕而又輕者也，故但無犯胃氣及上二焦，必自愈。《卷七·少陽篇》

王丙曰（《傷寒論注》）：此言熱入血室之不治自愈者也。傷寒發熱，榮爲寒鬱也，經水適來，則榮中之熱已有出路，蓋衝爲十二經脉之海，此脉已通，不須汗出矣。所以晝日明了，暮則譫語者，陽雖無病，陰分不和，静以俟之，血室之熱必隨經水以去也。《卷二·太陽雜療法》

陳念祖曰（《傷寒論淺注》）：熱入血室，不獨中風有之，而傷寒亦然。婦人傷寒，寒鬱而發熱，當其時經水適來，過多不止，則血室空虛，而熱邪遂乘虛而入之也。晝爲陽而主氣，暮爲陰而主血，今主氣之陽無病，故晝日明了，主血之陰受邪，故暮則譫語，如見鬼狀者，醫者當於其經水適來，而定其證曰，此爲熱入血室，非陽明胃實所致也。既非陽明胃實，則無以下藥犯其胃氣及上二焦，一曰胃脘之陽，不可以吐傷之，一曰胃中之汁，不可以汗傷之，惟俟其經水盡則血室之血復生於胃府水穀之精，必自愈。慎不可妄治，以生變端也。《卷一·太陽篇下》

原文 傷寒六七日，發熱，微惡寒，支節煩疼，微嘔，心下支結，外證未去者，柴胡桂枝湯主之。（146）

成無己曰（《注解傷寒論》）：傷寒六七日，邪當傳裏之時。支，散也。嘔而心下結者，裏證也，法當攻裏。發熱微惡寒，支節煩疼，爲外證未去，不可攻裏，與柴胡桂枝湯以和解之。

方有執曰（《傷寒論條辨》）：支節，四肢百節也。支結，言支飲搏聚而結也。發熱至微嘔，太陽之表也，故曰外證未去。以微而未去也，故加桂枝以解之。支結屬少陽，以結則難開也，故用柴胡爲主治。然則是證也，雖無太少之明文，而於太少之治以究之，則亦因藥可以知病也。《卷二·太陽中篇第二》

王肯堂曰（《傷寒準繩》）：支節支結復不同，支節猶云枝節，古字通也。支結，猶云支撑而結，當活看不可拘泥。支字若訓作散則不能結也。南陽云外證未解，心下妨悶者，非痞也，謂之支結。《帙二·太陽篇》

張璐曰（《傷寒纘論》）：支結者，支飲聚結於心下之偏旁，非正中也。《卷下·併病》

程知曰（《傷寒經注》）：此邪入少陽而太陽證未去者也。發熱惡寒，肢節煩痛，太陽證也，乃惡寒而微，但肢節煩痛而不頭項强痛，則太陽證亦稍減也。嘔而支結，少陽證也，乃嘔逆而微，但結於心下之偏旁，而不結於兩脅之間，則少陽亦尚淺也。若此者，則惟當以柴胡湯和解少陽，而加以桂枝湯發散太陽。《卷八·少陽》

陶憺庵曰（《傷寒源流》）：心下煩悶不能舒泰，其症似痞，然不滿不硬，故但云支結，表證太陽風邪未去，故用桂枝柴胡湯，中有半夏，亦借以散結。《卷四·流集》

尤怡曰（《傷寒貫珠集》）：支結者，偏結一處，不正中也，與心下痞硬不同。《卷

五·少陽權變法第二》

吳謙曰（《醫宗金鑒》）：傷寒六七日，發熱微惡寒，支節煩疼，微嘔，心下支結者，是太陽之邪傳少陽也。故取桂枝之半，以散太陽未盡之邪；取柴胡之半，以散少陽嘔結之病。而不名桂枝柴胡湯者，以太陽外證雖未去，而病機已見於少陽裏也。故以柴胡冠桂枝之上，意在解少陽爲主而散太陽爲兼也。支者。側也，小也。支結者，即心下側之小結也。《卷五·少陽全篇》

徐大椿曰（《傷寒約編》）：微惡寒見寒少，六七日發熱見熱多，肢節疼痛，比身疼腰痛猶輕，微嘔是喜嘔之兆，支結是痞滿之始，此外證將解未去，內熱初熾未深，故合柴胡桂枝爲一湯，以兩解之。《卷三·少陽篇》

沈金鰲曰（《傷寒論綱目》）：此是內外症俱微，將解未去之候也。故曰微惡寒，見寒之輕；曰肢節煩疼，見非身腰疼痛；曰微嘔，見喜嘔之兆；曰支結，見非痞滿；只發熱而煩，爲熱多耳，故制此輕劑和解之。《卷四·嘔吐》

陳念祖曰（《傷寒論淺注》）：傷寒六日已過，至於七日，又值太陽主氣之期。發熱，病在太陽之標氣；微惡寒，病在太陽之本氣；病氣不能從胸而出入，結於經脉之支，骨節之交，故支節疼痛；經氣鬱而欲疏，故微嘔；以結於經脉之正絡而結於支絡，故心下支結；外證未去者，以其寒熱猶在也，以柴胡桂枝湯主之，取其解外，又達太陽之氣而解支節之結。《卷一·太陽篇下》

唐宗海曰（《傷寒論淺注補正》）：發熱惡寒，四肢骨節疼痛，即桂枝證也，嘔而心下支結，即心下滿，是柴胡證也。外證未去句，以明柴胡證是病將入內，而桂枝證尚在，不得單用柴胡湯，宜合桂枝湯治之，義極顯明。《卷一·太陽篇下》

原文 柴胡桂枝湯方

桂枝去皮　黃芩一兩半　人參一兩半　甘草一兩，炙　半夏二合半，洗　芍藥一兩半　大棗六枚，擘　生薑一兩半，切　柴胡四兩
上九味，以水七升，煮取三升，去滓。溫服一升。本云人參湯，作如桂枝法，加半夏、柴胡、黃芩，復如柴胡法。今用人參作半劑。

盧之頤曰（《仲景傷寒論疏鈔金錍》）：小柴胡復桂枝湯各半，憑樞叶開，並力回旋，外入者內出，上下者下上矣。《卷七·辨太陽病第七》

柯琴曰（《傷寒附翼》）：桂枝柴胡二湯，皆調和表裏之劑。桂枝湯重解表，而微兼清裏；柴胡湯重和裏，而微兼散表。此傷寒六七日，正寒熱當退之時，尚見發熱惡寒諸表症，更兼心下支結諸裏症，表裏不解，法當雙解之。然惡寒微，則發熱亦微可知，支節煩疼，則一身骨節不痛可知，微嘔，心下亦微結，故謂之支結。表證雖不去而已輕，裏證雖已見而未甚，此太陽少陽併病之輕者，故取桂枝之半，以解太陽未盡之邪，取柴胡之半，以解少陽之微結。外證雖在，而病機已見於裏，故方以柴胡冠桂枝之前，爲雙解兩陽之輕劑。《卷下·柴胡桂枝湯》

王子接曰（《絳雪園古方選注》）：桂枝湯重於解肌，柴胡湯重於和裏，仲景用此二

方最多，可爲表裏之權衡，隨機應用，無往不宜。即如肢節煩疼，太陽之邪雖輕未盡，嘔而支結，少陽之病機已甚，乃以柴胡冠於桂枝之上，即可開少陽微結，不必另用開結之方，佐以桂枝，即可解太陽未盡之邪。仍用人參、白芍、甘草，以奠安營氣，即爲輕劑開結之法。《上卷·和劑》

陳蔚曰（《長沙方歌括》）：此言傷寒六七日，一經一周，又當太陽主氣之期，其氣不能從胸而出入，結於經脉以及支絡，故取桂枝湯以除發熱惡寒，藉小柴胡湯以達太陽之氣從樞以轉出。《卷四·太陽方》

文通曰（《百一三方解》）：此桂枝湯柴胡湯二方合併之復方也，統治左右太陽少陽氣血合病而偏主氣分，和營衛以通津液，此方之理盡之矣。用此湯爲主，隨證加減，有變化隨心，得心應手之妙，學者其致思焉。《中卷·柴胡桂枝湯》

章楠曰（《傷寒論本旨》）：此小柴胡與桂枝湯合爲一方也。桂枝湯疏通營衛，爲太陽主方，小柴胡和解表裏，爲少陽主方，因其發熱微惡寒，肢節煩痛之太陽證未罷，而微嘔心下支結之少陽證已現，故即以柴胡爲君，使少陽之邪開達，得以仍從太陽而解也。《卷九·太陽篇方》

原文 傷寒五六日，已發汗而復下之，胸脅滿微結，小便不利，渴而不嘔，但頭汗出，往來寒熱，心煩者，此爲未解也。柴胡桂枝乾薑湯主之。（147）

成無己曰（《注解傷寒論》）：傷寒五六日，已經汗下之後，則邪當解。今胸脅滿微結，小便不利，渴而不嘔，但頭汗出，往來寒熱，心煩者，即邪氣猶在半表半裏之間，爲未解也。胸脅滿微結，寒熱心煩者，邪在半表半裏之間也。小便不利而渴者，汗下後，亡津液內燥也。若熱消津液，令小便不利而渴者，其人必嘔，今渴而不嘔，知非裏熱也。傷寒汗出則和，今但頭汗出而餘處無汗者，津液不足而陽虛於上也。與柴胡桂枝乾薑湯，以解表裏之邪，復津液而助陽也。

方有執曰（《傷寒論條辨》）：胸，太陽陽明也；脅，少陽也。小便不利，太陽之膀胱不清也。渴而不嘔，陽明之胃熱而氣不逆也；頭汗出者，三陽之邪熱甚於上而氣不下行也；往來寒熱心煩者，少陽半表半裏之邪出入不常也。柴胡黃芩，主除往來之寒熱，桂枝甘草，和解未罷之表邪；牡蠣乾薑，咸以軟其結，辛以散其滿；栝蔞根者，苦以滋其渴，涼以散其熱。是湯也，亦三陽平解之一法也。《卷二·太陽中篇第二》

王肯堂曰（《傷寒準繩》）：已發汗而復下之，雖不失先發後攻之序及當汗而反下之宜。然既汗之，邪當自散，若不待其全解及內實而復下之，是猶傷於早也，烏得不結？然已發汗則邪勢已衰，雖或失之下早，故結亦微也。《帙之三·往來寒熱》

張志聰曰（《傷寒論集注》）：傷寒五六日，當少陰厥陰主氣之期，夫厥陰不從標本，從中見少陽之化。少陽少陰並主神機樞轉者也。如已發汗而復下之，則神機內鬱，不能樞轉於外。胸脅滿者，少陽之氣不能合太陽而外出也；微結者，少陰之氣不能合太陽而外出也。三焦不和，故小便不利；結在君火之分，故不渴；不涉於中胃，故不嘔也；但頭汗出者，心液上蒸也；往來寒熱者，少陽欲出而不能也；心煩者，少陰欲出而

不能也。故曰，此爲未解也。宜柴胡桂枝乾薑湯。《卷二·辨太陽上篇》

錢潢曰（《傷寒溯源集》）：已發汗而復下之，致胸脅滿而微結，是必汗不徹而表邪未盡，因下早而外邪內陷也。胸脅滿者，邪入少陽也，少陽之脉下頸合缺盆，下胸中，循脅裏故也。微結者，邪之所結者小，不似結胸之大且甚也。小便不利而渴者，汗下兩竭其津液之所致，是爲太陽之邪入裏而犯膀胱，然亦少陽之兼證也。不嘔者，邪未盡入少陽也。但頭汗出，則知邪在陽經，未入于陰也。邪氣既不全在於表，又未全入於裏，而在表裏之間，少陽之分，故往來寒熱也。心煩，邪在胸膈也。凡此者，皆太少兩經之外證未解，小柴胡湯不中與也，故以柴胡桂枝乾薑湯主之。《卷七·少陽全篇》

鄭重光曰（《傷寒論條辨續注》）：此少陽證，尚兼太陽，幸下在汗後，邪氣不盛，是名微結也。責其病根，實由汗下亡津液，致小便不利，渴而不嘔，津液乏而陽虛，故頭汗出也。以邪結在經，故尚往來寒熱，此則未解之徵也。太陽中篇，頭微汗出，用大陷胸湯，以其熱結在裏，故從下奪；此頭汗出，而胸微結，則邪結在經，所以用柴胡桂枝乾薑湯也。乃小柴胡湯方中，減半夏人參之助滯，而加桂枝以行太陽，乾薑以散滿，栝蔞根以滋乾，牡蠣以軟結，是和裏之中，佐以解表之一法也。《卷六·太陽全篇》

吳謙曰（《醫宗金鑒》）：傷寒五六日，已發其汗，表未解而復下之，若邪陷入陽明之裏，則必作結胸痞硬，協熱下利等證。今邪陷入少陽之裏，故令胸脅滿微結也。小便不利渴而不嘔者，非停水之故，乃汗下損其津液也。論中有身無汗，獨頭汗出，發熱不惡寒心煩者，乃陽明表熱，鬱而不得外越之頭汗也。今但頭汗出，往來寒熱，心煩者，無陽明證，知爲少陽表熱，鬱而不和，上蒸之頭汗。此爲少陽表裏未解之證，故主柴胡桂枝乾薑湯，以專解半表之邪，兼散半裏之結也。《卷五·少陽全篇》

黃元御曰（《傷寒懸解》）：傷寒五六日，已發汗而復下之，傷其中氣，膽胃俱逆，胸脅滿結；脾濕肝遏，小便不利；膽火刑肺，是以渴生；胃逆未甚，不至作嘔；相火逆升，故頭上汗出；營衛交爭，故往來寒熱；君相升泄，是以心煩。此爲少陽之經而傳太陰之藏，表裏俱未解也。柴胡桂枝乾薑湯，柴胡黃芩，疏甲木而清相火；桂枝瓜蔞，達己未而消燥金；乾薑甘草，溫中而培土；牡蠣除滿而消結也。《卷九·少陽外篇》

章楠曰（《傷寒論本旨》）：已發汗而復下之，胸脅滿微結，餘邪在少陽也；小便不利，渴而不嘔者，津液傷；而經絡閉，故身無汗；但頭汗出，邪熱上蒸也；往來寒熱，心煩者，皆少陽之邪未解也。故以柴胡轉少陽之樞，桂枝通營，乾薑黃芩調其陰陽，栝蔞滋陰津，牡蠣鎮肝，合薑桂消胸脅之痞滿，而以甘草和中。因其邪正錯雜，清濁混淆，故初服則藥病相格而微煩，復服，則表裏氣通，汗出而愈。《卷五·汗吐下後併誤治諸證》

高學山曰（《傷寒尚論辨似》）：胸爲太陽之區，脅爲少陽之部，滿即表邪內入而爲之也，以其曾發過汗，故不成結胸，而但微結耳。此本太陽病，發汗未解除而復下之，於是太陽表邪，從胸遞脅，而傳於少陽者也。但太陽尚有胸滿微結一症，少陽已具脅滿，小便不利，渴，往來寒熱，心煩五症，而陽明又以無辜誤下，津液大傷，而見頭汗一症，此際用藥，實爲掣肘，而其剪裁之妙，直入化工。蓋用柴胡湯者，從少陽也，以其渴而不嘔，故去半夏，以其微結而胸脅滿，故去參棗，然後以花粉滋乾，牡蠣軟堅，

乾薑溫胃，而救下藥之寒，桂枝行陽，而托內陷之熱，但見一片猩紅心血，千古如新也。《少陽經》

唐宗海曰（《傷寒論淺注補正》）：已發汗，則陽氣外泄矣，又復下之，則陽氣下陷，水飲內動，逆於胸脅，故胸脅滿微結，小便不利；水結則津不升，故渴。此與五苓散證，同一意也。陽遏於外，不得四散，但能上冒，爲頭汗出；而周身陽氣欲出不能，則往來寒熱。此與小柴胡證，同一意也。此皆寒水之氣，閉其胸膈腠理，而火不得外發，則返於心包，是以心煩。故用柴胡以透達膜腠，用桂薑以散撤寒水，又用栝蔞黃芩以清內鬱之火。夫散寒必先助其火，本證心煩，已是火鬱於內，初服桂薑，反助其火，故仍見微煩，復服則薑桂之性已得升達，而火外發矣，是以汗出而愈。《卷一·太陽篇下》

原文 柴胡桂枝乾薑湯方

柴胡半斤　桂枝三兩，去皮　乾薑二兩　栝樓根四兩　黃芩三兩　牡蠣二兩，熬　甘草二兩，炙

上七味，以水一斗二升，煮取六升，去滓，再煎取三升。溫服一升，日三服。初服微煩，復服汗出便愈。

成無己曰（《注解傷寒論》）：《內經》曰：熱淫於內，以苦發之。柴胡、黃芩之苦，以解傳裏之邪；辛甘發散爲陽，桂枝、甘草之辛甘，以散在表之邪；咸以軟之，牡蠣之咸，以消胸脅之滿；辛以潤之，乾薑之辛，以固陽虛之汗；津液不足而爲渴，苦以堅之，栝蔞之苦，以生津液。

許宏曰（《金鏡內臺方義》）：柴胡爲君，以散表攻裏，行少陽之分；黃芩之苦爲臣，以解傳裏之邪；桂枝之辛、甘草之甘，以散緩之；頭汗出者，爲津液不足，陽虛於上也，故與乾薑以固其陽；栝蔞根以生津液，而止其渴；牡蠣之咸，以消胸膈之滿，共爲佐使，以解半表之邪也。其人左脉小，右脉大，寒熱膨脹而渴者，用之神應也。《卷四·柴胡桂薑湯》

柯琴曰（《傷寒附翼》）：此方全從柴胡加減，心煩不嘔不渴，故去半夏之辛溫，加栝蔞根以生津；胸脅滿而微結，故減大棗之甘滿，加牡蠣之咸以軟之；小便不利而心下不悸，是無水可利，故不去黃芩，不加茯苓；雖渴而太陽之餘邪不解，故不用參而加桂。生薑之辛易乾薑之溫苦，所以散胸脅之滿結也。初服煩即微者，黃芩栝蔞根之效；繼服汗出周身，內外全愈者，薑桂之功。小柴胡加減之妙，若無定法，而實有定局矣。更其名曰柴胡桂枝乾薑，以柴胡證具，而太陽之表猶未解，裏已微結，須此桂枝解表，乾薑解結，以佐柴胡之不及耳。《卷下·柴胡桂枝乾薑湯》

張錫駒曰（《傷寒直解》）：柴胡桂枝黃芩，轉少陽之樞以達太陽之氣；牡蠣啓厥陰之氣，以解胸脅之結；蔞根引水液以上升，而止煩渴；汗下後中氣虛矣，故用乾薑甘草以理中。《卷三·辨太陽病脉證篇》

王子接曰（《絳雪園古方選注》）：揭出三陽經藥以名湯者，病在太陽，稍涉厥陰，

非但少陽不得轉樞外出，而陽明亦窒而不降，故以桂枝行太陽未罷之邪，重用柴胡、黃芩轉少陽之樞，佐以乾薑、甘草，開陽明之結，使以花粉，佐牡蠣深入少陰，引液上升，救三陽之熱。不必治厥陰，而三陽結邪，一一皆從本經而解矣。《上卷·和劑》

吳謙曰（《醫宗金鑒》）：少陽表裏未解，故以柴胡桂枝合劑而主之，即小柴胡湯之變法也。去人參者，因其正氣不虛；減半夏者，以其不嘔，恐助燥也。加栝蔞根，以其能止渴兼生津液也；倍柴胡加桂枝，以主少陽之表；加牡蠣，以軟少陽之結。乾薑佐桂枝，以散往來之寒；黃芩佐柴胡，以除往來之熱，且可制乾薑不益心煩也。諸藥寒溫不一，必需甘草以和之。初服微煩，藥力未及；復服汗出即愈者，可知此證非汗出不解也。《卷五·少陽篇》

文通曰（《百一三方解》）：此柴胡桂枝湯加減之方也。治傷寒汗下後，寒熱不調，和肝膽脾胃以交心腎之方也。汗後餘熱在上而陽不能降，下後餘寒在下而陰不能升，故用黃芩牡蠣以收降在上之陽，則小便利，頭汗止，用柴胡桂枝乾薑瓜蔞根以啓在下之陰，則胸滿微結渴病止，用甘草以和其中，此升陰降陽之法，爲調和氣分血分之寒熱，而側重氣分之熱，故以柴胡冠首耳。柴胡桂枝湯主和中焦，此方主和上下二焦也。《中卷·柴胡桂枝乾薑湯》

原文 傷寒五六日，頭汗出，微惡寒，手足冷，心下滿，口不欲食，大便鞕，脉細者，此爲陽微結。必有表，復有裏也。脉沉，亦在裏也。汗出爲陽微。假令純陰結，不得復有外證，悉入在裏，此爲半在裏半在外也。脉雖沉緊，不得爲少陰病。所以然者，陰不得有汗，今頭汗出，故知非少陰也，可與小柴胡湯。設不了了者，得屎而解。（148）

許叔微曰（《新編張仲景注解傷寒發微論》）：仲景第四卷第十七證云：脉雖沉緊，不得爲少陰病，所以然者，陰不得有汗，今頭汗出，故知非少陰也。又云：脉陰陽俱緊，而又汗出，爲亡陽，此屬少陰。大抵陰虛者多汗，而此言陰不得有汗，何也？余嘗深究虛汗之證，亦自有陰陽之別。陽病自汗有九證，皆有治法。唯陰毒則額上手背有冷汗，甚者如水洗，然此是陽虛陰盛，亡陽而將脫也，其死必矣。仲景此篇，方論半在表，半在裏，故先曰汗出爲陽微，此則虛汗，陽微故也。非陰證無汗，不得有汗也，有汗則九死一生。由是言之，陽得有汗，陰不得有汗，以意逆之，是爲得之。《卷下·論陰不得有汗》

成無己曰（《注解傷寒論》）：傷寒五六日，邪當傳裏之時，頭汗出，微惡寒者，表仍未解也。手足冷，心下滿，口不欲食，大便硬，脉細者，邪結於裏也。大便硬爲陽結，此邪熱雖傳於裏，然以外帶表邪，則熱結猶淺，故曰陽微結。脉沉雖爲在裏，若純陰結，則更無頭汗惡寒之表證。諸陰脉皆至頸胸中而還，不上循頭，今頭汗出，知非少陰也。與小柴胡湯，以除半表半裏之邪。服湯已，外證罷，而不了了者，爲裏熱未除，與湯取其微利，則愈，故云得屎而解。

方有執曰（《傷寒論條辨》）：表以頭汗出，微惡寒，手足冷言；裏以心下滿，口不欲食，大便硬言。陽微結，謂由陽氣衰微故結，不可全責病於陰也。脉沉亦在裏，言不但細爲在裏，以見表裏證俱有也。汗出爲陽微至此爲半在裏半在外也一節，是申釋上文。脉雖沉緊至故知非少陰也一節，言此但以頭汗可辨爲有陽，不然餘皆似少陰，曉人當致精細。……此以五六日證屬半表半裏而脉如此，故從小柴胡湯以和解之也。末言和之若猶不愈，則當消息胃實而用治，故曰得屎而解。《卷三・太陽下篇第三》

萬全曰（《傷寒摘錦》）：此太陽本經病漸入裏者也。傷寒五六日，當入裏之時也，頭汗出，微惡寒，手足冷，心下滿，口不欲食，大便硬，言其證也。脉細言其脉也，可與小柴胡湯，設不了了者，得屎而解，言其治也。中間却有許多比論者，蓋因大便硬，恐人誤作純陽結，又脉細，恐人誤作純陰結與少陰證也。夫大便硬爲純陽結，此爲陽微結，以有表復有裏也。設使脉沉爲在裏，有汗出，證只可爲陽微結也，若純陽結，則無汗出之證矣。此所以斷其必爲陽微結也。假令脉沉細，大便硬欲作純陰結而治，則不當復有外證如汗出惡寒者，悉入在裏也。今有表，復有裏，必斷其非純陰結也。少陰之脉沉而細，今脉沉緊不得爲少陰病者，以陰不得有汗，頭汗出故知非少陰證，是陽微結之候也。先與小柴胡湯以除表裏之邪，邪則了了而和解矣。尚不了了者，乃與湯取其微利也。大便不易動者，言可下之證也，以在太陽經，雖有下證，不可大下，恐下多則亡血也，故忌之。此謂與湯取其微利而不言方者，不過以小柴胡加芒硝湯，或以大柴胡利之也。《卷上・太陽經脉證治法》

張璐曰（《傷寒纘論》）：陽微結者，陽分之邪，微微結聚，不能傳出於表也。注作陽氣衰微，故陽氣結聚，大差。果爾則頭汗出爲亡陽之證，非半表半裏之證矣。果爾陰結又是陰氣衰微矣。玩本文假令純陰結等語，謂陽邪若不微結，純是陰邪內結，則不得復有外證，其義甚明。得屎而解，即前證過經十餘日，用大柴胡分提使傳之法也。《卷上・少陽篇》

柯琴曰（《傷寒論注》）：大便硬謂之結，脉浮數能食曰陽結，沉遲不能食曰陰結。此條俱是少陰脉，謂五六日，又少陰發病之期，若謂陰不得有汗，則少陰亡陽，脉緊汗出者有矣。然亡陽與陰結有別，亡陽咽痛吐利，陰結不能食而大便反硬也。亡陽與陽結亦有別，三陰脉不至頭，其汗在身；三陽脉盛於頭，陽結則汗在頭也。邪在陽明，陽盛，故能食，此謂純陽結。邪在少陽，陽微，故不欲食，此謂陽微結，宜屬小柴胡矣。然欲柴胡湯，必究其病在半表。而微惡寒，亦可屬少陰，但頭汗，始可屬之少陽。欲反復講明頭汗之義，可與小柴胡而勿疑也。上焦得通，則心下不滿而飲食，津液得下，則大便自軟而得便矣。此爲少陰少陽之疑似證。《卷三・少陽篇》

程應旄曰（《傷寒論後條辨》）：傷寒五六日，當成拒候，半裏之熱，以怫鬱不能外達，故頭汗出；半表之寒，以持久不能解散，故微惡寒。兩邪互據，知陽氣鬱滯而成結矣。唯其陽氣鬱而滯也，所以手足冷，心下滿，口不欲食；唯其陽氣結也，所以大便硬。既有結滯之證，便成結滯之脉，所以脉亦細。所云陽證似陰者，此其類也。但結有陰陽不同，即陽結也有微甚不同。陰結爲寒，總無陽熱頭汗出證，而陽結甚者，又必表邪盡斂入內，陽熱之勢方深，其證則不惡寒反惡熱。今皆不然，此爲陽微結，熱雖結而不甚也。所以然者，以有微惡寒之半表在，故結亦只半在裏而不甚。至於脉沉雖似裏陰，則又有頭汗出證以別之，故凡脉細，脉沉，脉緊，皆陽熱鬱結之診，無關少陰也。可見陽氣一經鬱結，不但陽證似陰，並陽脉似陰矣。既非有寒無熱腎陰結，又非表盡歸裏胃陽結，兩路蕩開，自推出一半裏半表結證來。只緣表邪入裏末盡，欲外達又不能達，所以結中仍現表形，樞機受邪也。凡證居陰陽表裏間，俱主小柴胡湯。故只據頭汗出一證，其人陽氣鬱蒸，必夾口苦咽乾目眩而成，其餘半在表證，但一審之微惡寒，而凡往來寒熱等證，不必一具，即可作少陽病處治，與以小柴胡湯矣。設不了了者，結勢已解，但從前所云之大便硬之屎末去耳，得屎自解。《卷九‧辨太陽》

沈明宗曰（《傷寒六經辨證治法》）：此風寒微結三陽，專治少陽爲樞也。頭汗出，少陽也；微惡寒，手足冷，心下滿，太陽也；口不欲食，大便硬，少陽而兼陽明之裏。脉細者，邪正兩衰，乃微邪搏結於三陽經絡，故爲陽微結。但惡寒手足冷爲表，心下滿口不欲食大便硬，脉沉緊爲裏，所謂有表復有裏也。……三陽風寒兩傷，見證不一，當從少陽而爲總樞，故與小柴胡湯總提少陽，俾少陽樞機得轉，則三陽之邪隨此樞機而解。設陽明裏實未和，精神不得了了，必須得屎而解，然小柴胡但解其表，不能解陽明之裏，是當大柴胡之法也。《卷五‧少陽篇》

徐大椿曰（《傷寒論類方》）：陽氣不能隨經而散，故鬱結不舒，非藥誤，即遷延所至，亦壞症之輕者。以上諸證，有表有裏，柴胡湯兼治表裏……得湯而不了了者，以有裏症，故大便硬，必通其大便而後其病可愈。其通便之法，即加芒硝及大柴胡等方是也。《卷一‧柴胡湯證》

沈金鰲曰（《傷寒論綱目》）：此條但就脉言，曰沉曰細，俱是少陰，固不得與柴胡湯，惟推出頭汗，則猶有少陽現症，而非盡在裏矣，雖脉已屬少陰而仍與柴胡也。且三陰脉不至頭，其脉只在身，三陽脉盛於頭，陽結則汗在頭，今陽微結，雖曰少陽，而微惡寒，畢竟尚有太陽表症之意。《卷一‧太陽經症》

陳念祖曰（《傷寒論淺注》）：傷寒太陽證，五日爲少陰主氣之期，而六日爲厥陰主氣之期，氣傳而病不傳，仍在太陽之經。太陽之氣上蒸，故頭汗出；太陽之本氣爲寒，故微惡寒；太陽標陽之氣不外行於四肢，故手足冷。此皆太陽在表之證也。心下滿，口不欲食，大便硬，此皆太陽傳裏之證也。太陽之脉不宜細，今竟有脉細者，何也？細爲少陰之脉，今以陽而見陰，則陽轉微，此爲陽微結，故見證必有表之頭汗出，微惡寒，手足冷，復有裏之心下滿，不欲食，大便硬也。由此言之，隨證審脉則可，若舍證以言脉，則同類之可疑者不少，不獨脉細而在裏，即脉沉亦爲在裏也。雖然隨證審脉，既不可板拘，而病證互見，又何以自決？惟於切實處決之。今於頭汗出一證，既可定其結爲陽微。假令爲少陰之純陰結，不能復有外證，悉入在裏，而見痛引少腹入陰筋之證矣。此證猶幸爲半在裏，半在外也。脉雖沉緊，究不得爲少陰藏結之病。所以然者，三陰之經絡，劑頸而還，少陰證不得有頭汗，今頭汗出，故知爲太陽之樞滯，非少陰之藏結也。可與小柴胡湯以助樞轉，而裏外之邪散矣。設外解而裏不了了者，胃氣不和也，得屎而解。此陽微結之似陰，而要不同於陰結者如此，此可變小柴胡湯之法爲大柴胡湯。《卷一‧太陽篇下》

胡嗣超曰（《傷寒雜病論》）：陽微結者，陽邪微結陽明之裏，而有少陽之表也。假令是純陽結，則不得有惡寒等症，若是純陰結，又不得有頭汗出之症，故脉雖細與沉緊，皆由津虧熱結，既不是陽明之胃實，更不比少陰之陰結，所以取小柴為和法也。設不了了，或加芒硝，或用大柴，得屎即解矣。《卷之八·少陽下篇》

原文 傷寒五六日，嘔而發熱者，柴胡湯證具，而以他藥下之，柴胡證仍在者，復與柴胡湯。此雖已下之，不為逆，必蒸蒸而振，却發熱汗出而解。若心下滿而鞕痛者，此為結胸也，大陷胸湯主之。但滿而不痛者，此為痞，柴胡不中與之，宜半夏瀉心湯。（149）

成無己曰（《注解傷寒論》）：傷寒五六日，邪在半表半裏之時；嘔而發熱，邪在半表半裏之證，是為柴胡證具。以他藥下之，柴胡證不罷者，不為逆，却與柴胡湯則愈。若下後，邪氣傳裏者，邪在半表半裏，則陰陽俱有邪。至於下後，邪氣傳裏，亦有陰陽之異，若下後，陽邪傳裏者，則結於胸中為結胸，以胸中為陽受氣之分，與大陷胸湯以下其結；陰邪傳裏者，則留於心下為痞，以心下為陰受氣之分，與半夏瀉心湯以通其痞。經曰：病發於陽而反下之，熱入因作結胸；病發於陰而反下之，因作痞。此之謂也。

萬全曰（《傷寒摘錦》）：此太陽之邪傳於少陽，法當和解，而反下之，逆也。五六日邪傳裏之時也，嘔而發熱，邪在半表半裏，乃少陽柴胡證也，當和解之，醫反下之，設使下後柴胡證仍在者，復與柴胡湯和解之。下之不為逆者，有裏證也。若下後柴胡證罷，心下滿而硬痛者，此太陽在表之邪多，所謂病發於陽而反下之，熱入因作結胸也；但滿而不痛者，此少陽半表半裏之邪，所謂病發於陰而反下之，因作痞也。《卷上·太陽脉證治法》

盧之頤曰（《仲景傷寒論疏鈔金錍》）：旋運既周，羈迷中鍵，柴胡湯證具矣，而以他藥下之，仍不致有陷溺者，復與小柴胡湯，鼓一陽之初兆，涣雷雨之滿盈，必蒸蒸而振，却發熱汗出而解。設已成陷溺，熱入形層者，必心下滿而硬痛，大陷胸湯主之。但滿而不硬痛者，此為痞，實諸所無也。蓋早有發熱現，固非病發於陰，而但滿不痛，又非病專於陽矣。猶可效柴胡湯法，但謝柴胡之轉撥陽樞，易乾薑，輔半夏之整輪險鍵；加黃連，佐黃芩之空諸所有。蓋火空則發，火實則菀，故瀉體所以行用，用行而體至之，瀉心兩有在焉。是以寒溫并攝，補泄兼持，中樞建法始備。否則外內偏呈，罔歸中諦矣。《卷七·辨太陽病第七》

柯琴曰（《傷寒論注》）：誤下後有二症者，少陽為半表半裏之經，不全發陽，不全發陰，故誤下之變，亦因偏於半表者成結胸，偏於半裏者心下痞耳。此條本為半夏瀉心而發，故只以痛不痛分結胸與痞，未及他症。《卷二·瀉心湯證》

錢潢曰（《傷寒溯源集》）：前注家以中風誤下為結胸，傷寒誤下為痞，此條以傷寒而可結可痞矣。又以陽邪入裏為結胸，陰邪入裏為痞，此則邪在少陽而誤下，是陽經之邪亦能結痞矣。以此論之，即仲景之發於陽發於陰，尚未足以盡該其義，後人又豈能作一定之例以範之邪？總能因時制變，因勢定形，就形以定名，因變以施治耳。《卷七·

少陽全篇》

秦之楨曰（《傷寒大白》）：痞滿致病，同於結胸，均是表邪下早變症，均是表邪內陷心胸。惟以痛者爲結胸，但滿不痛者爲痞滿。《卷三·痞滿》

尤怡曰（《傷寒貫珠集》）：結胸及痞，不特太陽誤下有之，即少陽誤下亦有之。柴胡證具者，少陽嘔而發熱，及脉弦口苦等證具在也，是宜和解，而反下之，於法爲逆。若柴胡證仍在者，復與柴胡湯和之即愈，此雖已下之，不爲逆。蒸蒸而振者，氣內作而與邪爭，勝則發熱汗出而邪解也。若無柴胡證而心下滿痛者，則爲結胸，其滿而不痛者，則爲痞，均非柴胡所得而治之者矣。結胸宜大陷胸湯，痞宜半夏瀉心湯，各因其證而施治也。《卷二·太陽救逆法第四》

吳謙曰（《醫宗金鑒》）：結胸兼陽明裏實者，大陷胸湯證也；兼陽明不成實者，小陷胸湯證也。痞硬兼少陽裏實證者，大柴胡湯證也；兼少陽裏不成實者，半夏瀉心湯證也。今傷寒五六日，嘔而發熱者，是邪傳少陽之病也。既柴胡證具，乃不以柴胡和之，而以他藥下之，誤矣。若柴胡證仍在者，此雖已下，尚未成逆，則當復與柴胡湯，必蒸蒸而振戰，然後發熱汗出而解矣。蓋以下後虛中、作解之狀皆如是也。若下後心下滿而硬痛者，此爲結胸，大陷胸湯固所宜也；若但滿而不痛，此爲虛熱氣逆之痞，即有嘔而發熱之少陽證，柴胡湯亦不中與之。法當治痞也，宜半夏瀉心湯主之。《卷二·太陽中篇》

章楠曰（《傷寒論本旨》）：誤下雖同，而變症有不同者，以人有強弱，邪有重輕也。若下之而柴胡證仍在者，復與柴胡湯，以別無變證，雖已下不爲逆，其氣必從內蒸，而戰振發熱，即汗出而解，良以柴胡湯有人參，助氣以達邪也。若心下滿而硬痛，則已成結胸，當以大陷胸湯主之。但滿而不痛者爲痞，已無少陽之證，則柴胡不中與之，宜半夏瀉心湯治痞也。《卷五·結胸痞證》

原文 半夏瀉心湯方

半夏半升，洗　黃芩　乾薑　人參　甘草炙，各三兩　黃連一兩　大棗十二枚，擘

上七味，以水一斗，煮取六升，去滓，再煎取三升。溫服一升，日三服。

龐安時曰（《傷寒總病論》）：下後津液入裏，胃虛上逆，寒結在心下，故宜辛甘發散，半夏下氣，苦能去濕，兼通心氣。又甘草力大，故乾薑黃連不能相惡也。《卷三·結胸證》

成無己曰（《傷寒明理論》）：凡陷胸湯攻結也，瀉心湯攻痞也。氣結而不散，壅而不通爲結胸，陷胸湯爲直達之劑。塞而不通，否而不分爲痞，瀉心湯爲分結之劑。所以謂之瀉心者，謂瀉心下之邪也。痞與結胸，有高下焉。結胸者，邪結在胸中，故治結胸曰陷胸湯；痞者，邪留在心下，故治痞曰瀉心湯。黃連味苦寒，黃芩味苦寒。《內經》曰：苦先入心，以苦泄之。瀉心者，必以苦爲主，是以黃連爲君，黃芩爲臣，以降陽而升陰也。半夏味辛溫，乾薑味辛熱。《內經》曰：辛走氣，辛以散之。散痞者，必以辛

爲助，故以半夏、乾薑爲佐，以分陰而行陽也。甘草味甘平，大棗味甘溫，人參味甘溫，陰陽不交曰痞，上下不能爲滿。欲通上下，交陰陽，必和其中。所謂中者，脾胃是也。脾不足者，以甘補之，故用人參、甘草、大棗爲使，以補脾而和中。中氣得和，上下得通，陰陽得位，水升火降，則痞消熱已，而大汗解矣。《卷四·樂方論》

方有執曰（《傷寒論條辨》）：半夏乾薑，辛以散虛滿之痞；黃芩黃連，苦以泄心膈之熱；人參甘草，甘以益下後之虛；大棗甘溫，潤以滋脾胃於健。曰瀉心者，言滿在心膈而不在胃也。《卷二·太陽中篇第二》

柯琴曰（《傷寒附翼》）：瀉心湯方，即小柴胡去柴胡加黃連乾薑湯也。不往來寒熱，是無半表症，故不用柴胡。痞因寒熱之氣互結而成，用黃連乾薑之大寒大熱者，爲之兩解，且取苦先入心，辛以散邪耳。此痞本於嘔，故君以半夏。生薑能散水氣，乾薑善散寒氣，凡嘔後痞硬，是上焦津液已乾，寒氣留滯可知，故去生薑而倍乾薑。痞本於心火內鬱，故仍用黃芩佐黃連以瀉心也。乾薑助半夏之辛，黃芩協黃連之苦，痞硬自散。用參甘大棗者，調既傷之脾胃，且以壯少陽之樞也。《卷下·半夏瀉心湯》

張錫駒曰（《傷寒直解》）：痞者，否也。天氣下降，地氣上升，上下交，水火濟謂之泰；天氣不降，地氣不升，上下不交，水火不濟謂之否。故用半夏以啓一陰之氣；黃芩黃連助天氣而下降，引水液以上升；乾薑人參甘草大棗助地氣之上升，導火熱而下降。交通天地，升降水火，以之治痞，誰曰不宜。《卷三·辨太陽病脉證篇》

尤怡曰（《傷寒貫珠集》）：痞者，滿而不實之謂，夫客邪內陷，即不可從汗泄，而滿而不實，又不可從下奪，故惟半夏乾薑之辛，能散其結，黃連黃芩之苦，能泄於其滿，而所以泄於散者，雖藥之能，而實胃氣之使也，用參草棗者，以下後中虛，故以之益氣，而助其藥之能也。《卷二·太陽救逆法第四》

陳蔚曰（《長沙方歌括》）：痞者否也，天氣不降，地氣不升之義也，芩連大苦以降天氣，薑棗人參辛甘以升地氣，所以轉否而爲泰也。君以半夏者，因此證起於嘔，取半夏之降逆止嘔如神，亦即小柴胡湯去柴胡加黃連，以生薑易乾薑是也，古人治病，不離其宗如此。《卷四·太陽方》

文通曰（《百一三方解》）：夫痞者熱也，故用黃芩黃連以瀉心肺之留熱，乾薑人參甘草大棗以和脾胃之陰陽，全賴半夏一味以降逆，故名半夏瀉心湯耳。《上卷·半夏瀉心湯》

原文 太陽少陽併病，而反下之，成結胸，心下鞕，下利不止，水漿不下，其人心煩。（150）

成無己曰（《注解傷寒論》）：太陽少陽併病，爲邪氣在半表半裏也，而反下之，二經之邪乘虛而入，太陽表邪入裏，結於胸中爲結胸，心下硬；少陽裏邪，乘虛下干腸胃，遂利不止。若邪結陰分，則飲食如故，而爲藏結；此爲陽邪內結，故水漿不下而心煩。

柯琴曰（《傷寒論注》）：併病無結胸證，但陽氣怫鬱於內，時時若結胸狀耳。併病在兩陽，而反下之，如結胸者，成真結胸矣。結胸法當下，今下利不止，水漿不入，是陽明之合病於下，太陽之開病於上，少陽之樞機無主。其人心煩，是結胸證具，煩躁者死也。《卷三·柴胡湯證》

張志聰曰（《傷寒論集注》）：太陽少陽併病，則太陽之病併於少陽，治宜從樞達表，而反下之，則神機內鬱，故成結胸。心下硬者，正在心下，出入有乖也；下利不止者，下焦之氣虛寒也；水漿不下者，上焦之氣衰微也；其人心煩者，中焦之心脉不舒也。小結胸病正在心下，心合三焦，故言此以結之。《卷二·太陽篇第二》

錢潢曰（《傷寒溯源集》）：此因太少兩經併病，皆不可下，以不可下者而反下之，遂成結胸心下硬，又因誤下之虛，中氣不守而下利不止，邪陷胸中而水漿不下矣。其人心煩者，誤下之後，陽邪陷膈，故作虛煩也。《卷七·少陽全篇》

吳謙曰（《醫宗金鑒》）：此承上條，而言誤下之變也。太陽、少陽併病，不刺肺俞、肝俞，而反下之，兩陽之邪，乘虛陷裏，則時如結胸，竟成結胸矣。心下硬，變爲下利不止，水漿不入矣。上不入而下常出，則中空無物，其人心煩忙亂，而變成壞證，雖有前條刺法，亦無所用矣。《卷九·合病併病篇》

陳念祖曰（《傷寒論淺注》）：結胸痞證，由於誤下所致，可知下之不可不慎也。太陽少陽併病，宜從少陽之樞轉，醫者不知樞轉之義，而反下之，逆其樞於內，則成小結胸，心下硬。樞逆於下，則下焦不合而下利不止；樞逆於上，則上焦不納，而水漿不下；樞逆於中，則中焦之胃絡不和，故其人心煩，此併病誤下之，劇證也。《卷一·太陽篇下》

章楠曰（《傷寒論本旨》）：太陽少陽併病，當刺肺俞肝俞，斷不可發汗下之。若反下之，則太陽之邪內陷於胸，而成結胸，則心下硬。少陽之邪內陷太陰而下利不止；陰陽格拒，水漿不下，邪熱閉結，其人心煩。爲難治之壞病也。《卷五·結胸痞證》

高學山曰（《傷寒尚論辨似》）：太少併病，汗下俱禁，而誤下之變更爲甚也。蓋太陽誤下之結胸，只表邪內陷一路，太少併病誤下之結胸，又多却少陽之逆氣上貫，一路從脅至胸，而與外入之邪同結，是兩路夾攻也。下利不止者，少陽裏邪，以木橫而乘胃土，故併水漿不入也。津液奔迫於下，邪火交結于上，其能免心煩之症乎？《合病》

原文 脉浮而緊，而復下之，緊反入裏，則作痞。按之自濡，但氣痞耳。（151）

成無己曰（《注解傷寒論》）：浮而緊，浮爲傷陽，緊爲傷陰，當發其汗，而反下之。若浮入裏，爲陽邪入裏，則作結胸；浮不入裏，而緊入裏者，爲陰邪入裏，則作痞。

張志聰曰（《傷寒論集注》）：脉浮言表也，緊者，少陰之邪外與太陽相搏，故浮而緊也。病發少陰而復下之，則挾邪內陷，故緊反入裏則作痞。邪正之氣併陷於內，不同太陽之結胸，故按之自濡。《卷二·太陽篇第二》

錢潢曰（《傷寒溯源集》）：夫脉浮而緊，浮爲在表，緊則爲寒，乃頭痛發熱，身疼腰痛，惡風無汗，寒邪在表之脉，麻黃湯證也。而復下之者，言不以汗解而反誤下之也。緊反入裏，言前所見緊脉之寒邪，因誤下之虛，陷入於裏而作心下痞滿之症也。按之自濡，言證雖痞滿，以手按之，則軟而不硬也，此不過因表邪未解，誤下裏虛，無形之邪氣，陷入於裏而成痞耳。《卷三·結胸痞證》

尤怡曰（《傷寒貫珠集》）：此申言所以成痞之故。浮而緊者，傷寒之脉，所謂病發於陰也。緊反入裏者，寒邪因下而內陷，與熱入因作結胸同意。但結胸心下硬滿而痛，痞則按之濡而不硬且痛。所以然者，陽邪內陷，止於胃中，與水穀相結，則成結胸；陰邪內陷，止於胃外，與氣液相結，則爲痞。是以結胸爲實而按之硬痛，痞病爲虛，而按之自濡耳。《卷二·太陽救逆法第四》

吳謙曰（《醫宗金鑒》）：傷寒脉浮緊，不汗而下之，浮緊之脉，變爲沉緊，是爲寒邪內陷作痞之診也。按之自濡者，謂不硬不痛，但氣痞不快耳。此甘草瀉心湯證也。《卷二·太陽中篇》

陳念祖曰（《傷寒論淺注》）：知併病之不可以誤下也，亦知陰證更不可以誤下乎？傷寒病在表，則脉浮，而在陰則爲緊，浮中見緊者，可以定其爲少陰之表證矣。何以言之？少陰篇云：少陰病，得之二三日，麻黃附子甘草湯微發其汗，以二三日無裏證，故微發汗是也。醫者不知微發其汗，而復下之，其緊初見於浮分者，旋而反入於裏，變爲沉緊。病發於陰而誤下之，則作痞，痞之所以由來也。但痞與結胸異，彼以按之自硬，此以按之自濡，彼爲有形之結痛，此但無形之氣痞耳。《卷一·太陽篇下》

章楠曰（《傷寒論本旨》）：脉浮而緊者，寒傷營也，下之邪陷，緊反入里而作痞，寒鬱化熱矣。按之濡軟不痛，但氣結爲痞耳。《卷五·結胸痞證》

唐宗海曰（《傷寒論淺注補正》）：緊脉是寒閉其火，浮緊主在表，則爲皮毛肌腠間病，沉緊主在裏，曰反入裏者，謂本浮而反沉，主從外而入內，故主陷入胸膈而爲痞也。又曰但氣痞耳，則是仲景自行注解，言痞止是寒熱無形之氣，不似結胸是水火有形之痰也，讀者當辨。《卷一·太陽篇下》

原文 太陽中風，下利，嘔逆，表解者，乃可攻之。其人漐漐汗出，發作有時，頭痛，心下痞鞕滿，引脅下痛，乾嘔，短氣，汗出不惡寒者，此表解裏未和也。十棗湯主之。（152）

成無己曰（《注解傷寒論》）：下利，嘔逆，裏受邪也。邪在裏者，可下，亦須待表解者，乃可攻之。其人漐漐汗出，發作有時，不惡寒者，表已解也；頭痛，心下痞硬滿，引脅下痛，乾嘔，短氣者，邪熱內畜而有伏飲，是裏未和也，與十棗湯，下熱逐飲。

郭雍曰（《傷寒補亡論》）：十棗湯乃攻裏大峻藥也，非和理藥也，設或誤用，殺人過於承氣。《卷十三·心下痞》

盧之頤曰（《仲景傷寒論疏鈔金錍》）：太陽中風，表形未解，雖顯裏實，未可攻之。漐漐汗出，頭痛嘔逆，惡寒，表也；心下痞硬滿，引脅下痛，短氣下利，裏也。發作有時，呈進退矣；不惡寒者，表解裏未和也。蓋頭痛，斯成有熱；乾嘔，方歸內迫；汗出，始屬中風；下利，可稱協熱耳。第漐漐汗出，短氣下利，則中非堅燥，當從風水結在胸脅也。十棗湯主之。《卷七·辨太陽病第七》

張璐曰（《傷寒纘論》）：此證與結胸頗同，但結胸者，邪結於胸，其位高，此在心下及脅，其位卑。然必表解乃可攻之，亦與攻結胸之戒不殊也。其人漐漐汗出，發作有時，而非晝夜俱篤，即此表邪散解之徵。雖有頭痛，心下痞硬滿，引脅下痛，乾嘔短氣諸證，乃熱邪搏飲之本證，不得以表證名之。見汗出不惡寒，便是表解可攻之候，設外邪不解，何緣得汗乎。《卷下·痞》

柯琴曰（《傷寒論注》）：中風下利嘔逆，本葛根加半夏症，若表既解而水氣泛溢，不用十棗攻之，胃氣大虛，後難爲力矣。然下利嘔逆，固爲裏症，而本於中風，不可不細審其表也。若其人漐漐汗出，似乎表症，然發作有時，則病不在表矣。頭痛是表症，然既不惡寒，又不發熱，但心下痞硬而滿，脅下牽引而痛，是心下水氣泛溢，上攻於腦而頭痛也。乾嘔汗出爲在表，然而汗出而有時，更不惡寒，乾嘔而短氣，爲裏症也明矣。此可以見表之風邪已解而裏之水氣不和也。然諸水氣爲患，或喘或咳，或噫或悸或煩，或利而不吐，或吐而不利，或吐利而無汗，此則外走皮毛而汗出，上走咽喉而嘔逆，下走腸胃而下利，浩浩莫御，非得利水之峻劑以直折之，中氣不支矣，此十棗之劑，與五苓青龍瀉心等法懸殊矣。《卷二·十棗湯證》

沈明宗曰（《傷寒六經辨證法治》）：太陽表證而見下利嘔逆，即當解表，不可攻下。但心下痞硬滿，引脅下痛，乾嘔短氣，乃邪氣內入，與素積痰飲搏結而侵陽明少陽，故漐漐汗出，發作有時。然不惡風寒，即表解而內熱蒸騰。裏證已急，所以姑置太陽頭痛爲表解裏未和，當以十棗湯下痰爲急。《卷一·太陽上篇》

吳人駒曰（《醫宗承啓》）：水飲須分陰陽，小青龍，五苓散治水飲之屬陰而寒者，十棗湯，治水飲之屬陽而熱者。《卷二·滲利》

鄭重光曰（《傷寒論條辨續注》）：此乃邪熱挾飲，搏滿胸脅，與結胸胃實，自是各別，不用苦寒以滌飲，惟取蠲飲逐水於胸脅之間，以爲下法也。《卷一·太陽上篇》

尤怡曰（《傷寒貫珠集》）：此外中風寒，內有懸飲之證，下利嘔逆，飲之上攻而復下注也。然必風邪已解，而後可攻其飲。若其人漐漐汗出，而不惡寒，爲表已解；心下痞硬滿引脅下痛，乾嘔短氣爲裏未和。雖頭痛而發作有時，知非風邪在經，而是飲氣上攻也，故宜十棗湯下氣逐飲。《卷一·太陽權變法第二》

吳謙曰（《醫宗金鑒》）：十棗湯與下篇之桂枝去芍藥加白朮茯苓湯二方，皆治飲家有表裏證者。十棗湯治頭痛、發熱、汗出、不惡寒之表已解，而有痞硬滿痛之裏未和，故專主攻裏也。桂枝去芍藥加白朮茯苓湯，治頭痛、發熱、無汗之表未解，而兼有心下滿微痛之裏不和，故不主攻裏，當先解表也。然其心下硬滿痛之微甚，亦有別矣。《卷一·太陽上篇》

陳念祖曰（《傷寒論淺注》）：痞證間有風激水氣而成者，自當分別而觀，太陽中風，動其寒水之氣，水氣淫於下，則下利，水氣淫於上，則嘔逆，然風邪在表，須待表解者乃可從裏攻之。若其人內水滲溢則漐漐汗出；水有潮汐則汗出亦發作有時；水搏則過顙，水激則過山，故爲頭痛；水飲填塞於胸脅，則心下痞而硬滿，又引脅下而作痛；水邪在中，阻其升降之氣，上不能下則乾嘔；下不能上則短氣。歷歷驗之，如裏證之未和，惟此汗出不惡寒之另爲一證者，即於不惡寒中，知表證之已解，因從而斷之曰：此表解裏未和也。以十棗湯主之。《卷一·太陽篇下》

原文 十棗湯方

芫花熬　甘遂　大戟

上三味，等分，各別擣爲散。以水一升半，先煮大棗肥者十枚，取八合，去滓，內藥末。強人服一錢匕，羸人服半錢，溫服之，平旦服。若下少病不除者，明日更服，加半錢，得快下利後，糜粥自養。

成無己曰（《注解傷寒論》）：辛以散之，芫花之辛，以散飲；苦以泄之，甘遂、大戟之苦，以泄水。水者，腎所主也；甘者，脾之味也。大棗之甘者，益土而勝水。

盧之頤曰（《仲景傷寒論疏鈔金錍》）：芫花具火熱虛中之體，除寒水實滿之患，自中橫偏，轉合從開；大戟稟寒水之化，宣寒水之用，戟衛衝衢，支持門户；甘遂旁求於末，索隱於微，以釋爲止，計出爲入，用瀉作補；大棗固束生陽，堅持中土，開通九竅，充實諸經，任其洋溢之勢，泙湃下奔，庶無傾陷之虞。利後更飲糜粥，修我神屋，輯我形舟，使各從容就緒，罔不泰然醑適，充然游溢矣。《卷七·辨太陽病第七》

王子接曰（《絳雪園古方選注》）：攻飲湯劑，每以大棗緩甘遂、大戟之性者，欲其循行經隧，不欲其竟走腸胃也，故不名其方而名法，曰大棗湯。芫花之辛，輕清入肺，直從至高之分去菀除莝，以甘遂、大戟之苦，佐大棗甘而泄者緩攻之，則從心及脅之飲，皆從二便出矣。《卷上·下劑》

王丙曰（《傷寒論注》）：芫花甘遂皆逐水峻品，大戟更能引入脅下，恐傷脾胃，重用大棗保之。強人一錢匕，羸人減半，慎於節制也。糜粥自養，病退後俟其自復，勿輕議補也。《卷二·太陽病用陷胸湯法》

陳蔚曰（《長沙方歌括》）：太陽爲天，天連於水，太陽中風，風動水氣，水氣淫於上則嘔逆，水氣淫於下則下利，水氣聚於心下則爲痞，且硬滿引脅而痛也。其人漐漐汗出，頭痛，乾嘔短氣，汗出等證宜辨。若惡寒爲表未解，不可攻之；若不惡寒爲表解而裏未和，宜用此湯。第三味皆辛苦寒毒之品，直決水邪，大傷元氣，柯韵伯謂參尤所不能均，甘草又與之相反，故選十棗以君之，一以顧其脾胃，一以緩其峻毒。得快利後糜粥自養，一以使穀氣內充，一以使邪不復作，此仲景用毒攻病之法，盡美又盡善也。《卷四·太陽方》

文通曰（《百一三方解》）：此利上中下三焦之水之方也，治畜水痞症。方中用芫花以瀉心肺之水，甘遂以瀉脾胃之水，大戟以瀉腎與膀胱之水，棗湯煎煮取其緩行以固脾陰也。統瀉心肺腎膀胱脾胃肝膽大小腸之水，脾虛者禁用，若誤之，必至尿血而死，慎之！若果係實水，非此方不能除，多加大棗則行緩，少加大棗則行急，在此一味之消息耳。《下卷·十棗湯》

呂震名曰（《傷寒尋源》）：下利嘔逆，明是水邪爲患，但病屬太陽中風而來，必須表罷可攻。漐漐汗出，有似表證，但發作有惡寒，非表矣。頭痛有似表證，但汗出不惡寒，則非表矣。而心下痞硬滿引脅下痛，乾嘔短氣諸證，全是水邪內壅之狀，乃知汗出亦屬水氣外蒸，頭痛亦屬水邪上逆，主裏而不主表。裏未和則宜攻下，但邪在胸脅，與攻胃實不同法。胃實者，邪劫津液，責其無水，此則邪搏胸脅，責其多水，若施蕩滌腸胃之藥，誅伐無過，反滋變逆，故用芫花甘遂大戟三味，皆逐水之峻藥，別搗爲散，而以大棗作湯，取其甘味載藥入至高之分，分逐水邪，從上而下，此法今人多畏而不敢用，豈知不如此，水邪何由攻下耶？《下集·十棗湯》

原文 太陽病，醫發汗，遂發熱惡寒，因復下之，心下痞。表裏俱虛，陰陽氣並竭，無陽則陰獨，復加燒針，因胸煩，面色青黃，膚瞤者，難治。今色微黃，手足溫者，易愈。（153）

成無己曰（《注解傷寒論》）：太陽病，因發汗，遂發熱惡寒者，外虛陽氣，邪復不除也。因復下之，又虛其裏，表中虛，邪內陷，傳於心下爲痞。發汗表虛爲竭陽，下之裏虛爲竭陰；表證罷爲無陽，裏有痞爲陰獨。又加燒針，虛不勝火，火氣內攻，致胸煩也。傷寒之病，以陽爲主，其人面色青，膚肉瞤動者，陽氣大虛，故云難治；若面色微黃，手足溫者，即陽氣得復，故云易愈。

郭雍曰（《傷寒補亡論》）：此難治之證，一言不可盡，臨時更詳輕重，痞甚則先瀉心，發熱惡寒甚則先柴胡，火逆甚則先救逆。從所重治之。《卷五·太陽經治法》

方有執曰（《傷寒論條辨》）：下原初誤，痞言再誤。表以誤汗言，裏以誤下言，故曰俱虛。陰指裏，陽指表。無陽，以俱虛言也，陰獨，謂痞也。青黃，脾受克賊之色；微黃，土見回生之色。手足溫，陽氣回於四末也。言既經反復之誤，又見克賊之色，肌膚瞤動而不寧，則脾家之真陰敗，而爲難治，今則土見回生之色，四末得溫，胃家之真陽復，故爲易愈也。然則均誤也，如彼變則難，如此變則易，自然而然，所謂道也，雖有智者，豈能加毫末。是故君子慎其初以求盡道，不苟道以罔人，小人反是。《卷一·太陽上篇第一》

張璐曰（《傷寒纘論》）：凡表裏錯誤，證變危篤，有陰已亡而陽邪尚不盡者，有陽邪盡而陽氣亦隨亡者，有外邪將盡未盡，而陰陽未至全虧者，此可愈不可愈所由分也。大率心下痞與胸間結，雖有上下之分，究竟皆是陽邪所聚之位，觀無陽則陰獨一語，正見其所以成痞之故。雖曰陰陽並竭，實由心下無陽，故陰獨痞塞也。無陽陰獨，早已括盡誤下成痞大義。無陽亦與亡陽有別，無陽不過陽氣不治，復加燒針以逼劫其陰，乃成危候，其用藥差誤，即可同推。《卷下·痞》

錢潢曰（《傷寒溯源集》）：既曰陰陽氣並竭，而又曰無陽則陰獨者何也？前所謂並竭之陰陽，乃人身之真氣也，此所謂無陽者，指胃中之陽氣空虛也，陰獨者，謂唯有陰邪否塞於中也。言謂下之後，胃中陽氣空虛，獨有陰氣否塞也。醫又不知，而復燒針以逼其汗，火氣外入而內攻，虛陽浮散而欲絕，故胸煩也。陽氣既無，陰邪獨盛，所以青黃之色現於面也。膚瞤，肌膚跳動也，即前誤汗亡陽身瞤動，振振欲擗地之瞤也。膚肉瞤動，青黃之色並見，陽氣敗竭，死之象也……故曰難治。色微黃者，不見陰寒敗死之青色，但有微黃之色也。……四支者，諸陽之本也，陽盛則四肢實，今手足溫，知陽氣猶未敗亡，溫經復陽之治，尚可施也，故曰易治。《卷三·結胸心下痞證》

吳謙曰（《醫宗金鑒》）：太陽表病，醫過發汗，已虛其表，因復下之，又虛其裏，雖有未盡之表邪，陷裏成痞，但表裏俱虛，陰陽並竭，已成壞證矣。況無陽則陰不生，陰獨則陽不化，而復加燒針，火氣內攻，陰陽皆病，故胸滿而煩，面色青黃，肌膚瞤動也。見證如此錯雜，故為難治。若面色微黃不青，手足不厥而溫，則為陰陽之氣未竭，故曰易治也。《卷十一·壞病篇》

陳念祖曰（《傷寒論淺注》）：痞證間有汗下虛其陰陽而成者，亦當分別而觀。太陽病在肌腠者，宜桂枝湯以解肌，醫者誤以麻黃湯發汗，徒傷太陽之經而虛其表，遂至發熱惡寒，比前較甚，若再用桂枝湯啜熱稀粥法，則愈矣。醫者不知，因復下之，更傷太陰之藏而虛其裏，心下作痞。責之表裏俱虛，陰氣與陽氣並竭，並竭則不交而為痞矣。且夫陰陽之為義大矣哉，自其淺言之，則氣陽也，血陰也。自其深言之，陽有陽氣，而陰亦有陰氣，陰氣為無形之氣，隨陽氣循行於內外，不同於有形之陰血，獨行於經脉之中也。陰血只謂之陰，陰氣謂之為陰，亦可謂之為陽，此證無陽則陰獨，其理雖奧，醫者不可以不明。倘復加燒針，以強助其陽，火氣因攻於胸而為煩，土敗而呈木賊之色，其面色青黃，脾傷而失貞靜之體，其肌膚瞤動而不安者，難治。今面色不青而微黃，是土不失其本色也，手足溫者，猶見土氣灌溉於四旁也，病尚易愈。《卷一·太陽篇下》

章楠曰（《傷寒論本旨》）：發汗後遂發熱惡寒，邪始外向而未解也，復誤下之，邪陷成痞。既汗亡陽，又下亡陰，表裏俱虛，陰陽氣並竭也。中無陽和之氣，則陰邪獨結成痞，亦當用桂枝人參湯法。乃復加燒針，火氣內攻，因而胸煩，面色青黃，肌膚瞤動者，肝風熾而脾土傷也，木邪克土，故為難治。若面色微黃，手足溫者，脾土未敗，肝氣尚和，為易愈也。《卷五·結胸痞證》

黃寶臣曰（《傷寒辨證集解》）：誤汗則虛其表，誤下則虛其裏，表裏俱虛，陰陽之氣並竭。陰陽之氣，原互相維繫，不可須臾離者也。今以誤汗而竭其陽，是無陽矣。無陽則陰不能獨治，所以再經誤下，陰無所附麗以行，遂痞塞於心下，是陰獨矣。醫見成痞，亦似知為陰氣獨壅由於無陽，復加燒針以助其陽。殊不知陰虛而陽亦無所附，因之火熱內攻，胸中煩亂。倘面色見克賊之象而青黃，肌膚失安靜之體而瞤動者，病必難治。今面色不青而微黃，手足不厥而溫者，是陰中有陽，土不受克氣，猶得以旁達於四肢也，尚為易愈。《卷二·太陽篇》

原文 心下痞，按之濡，其脉關上浮者，大黃黃連瀉心湯主之。（154）

成無己曰（《注解傷寒論》）：心下硬，按之痛，關脉沉者，實熱也。心下痞，按之濡；其脉關上浮者，虛熱也，大黃黃連湯，以導其虛熱。

方有執曰（《傷寒論條辨》）：脉見關上者，以痞在心下也；以氣痞而濡，所以浮也。然痞之濡，由熱聚也，故用黃連清之於上；聚雖氣也，痞則固矣，故用大黃傾之於下；麻沸湯者，其取圖經所謂去瘀之義歟？《卷三·太陽下篇第三》

柯琴曰（《傷寒論注》）：濡當作硬，按之濡下，當有大便硬，不惡寒反惡熱句，故立此湯。觀瀉心湯治痞，是攻補兼施，寒熱並馳之劑。此則盡去溫補，獨任苦寒下泄之品，且用麻沸漬絞濃汁而生用之，利於急下如此，而不言及熱結當攻諸症，謬矣。夫按之濡，爲氣痞，是無形也，則不當下，且結胸症，其脉浮大者，不可下，則心下痞而關上浮者，反可下乎？小結胸按之痛者，尚不用大黃，何此比陷胸湯更峻，是必有當急下之症比結胸更甚者，故制此峻攻之劑也。《卷二·瀉心湯證》

張錫駒曰（《傷寒直解》）：此乃病發於陰，感上焦君火之氣而爲熱痞也。上節按之自濡，因下之後，故緊反入裏，此不因下而按之濡，故惟關上浮也。關上脉浮者，少陰心氣在表，氣機欲外出也。此君火亢炎在上，不得下交於陰而成痞，故以大黃黃連瀉少陰亢盛之火於下行，火降而水升，痞結解矣。《卷三·辨太陽病脉證篇》

魏荔彤曰（《傷寒論本義》）：今心下痞按之濡矣，再診其脉關上見浮，沉方爲陰，浮則爲陽，痞爲血凝，其脉必沉，痞爲氣格，其脉斯浮。是陽格於陰之上，陰凝於陽之下，兩相阻而不相合也，主以大黃黃連瀉心湯。陽在上，無事於升，陰在下，就勢而降，大黃苦寒以瀉入裏之緊，黃連苦燥以開虛格之氣，而痞證可除矣。《卷之二·太陽中篇》

邵仙根曰（《傷寒指掌》邵評）：此君火亢甚，不得下交於陰而成痞，故藥不煎而泡，欲其輕揚清淡以滌之，用其氣不用其味也。《卷三·傷寒變證》

原文 **大黃黃連瀉心湯方**

大黃二兩　黃連一兩

上二味，以麻沸湯二升漬之，須臾，絞去滓，分溫再服。臣億等看詳大黃黃連瀉心湯，諸本皆二味。又後附子瀉心湯，用大黃、黃連、黃芩、附子，恐是前方中亦有黃芩，後但加附子也。故後云附子瀉心湯，本云加附子也。

成無已曰（《注解傷寒論》）：《內經》曰：火熱受邪，心病生焉。苦入心，寒除熱。大黃、黃連之苦寒，以導瀉心下之虛熱。但以麻沸湯漬服者，取其氣薄而泄虛熱。

盧之頤曰（《仲景傷寒論疏鈔金鎞》）：雖有隕在胸，而腹仍不果，故僅堪定湯麻沸，浸絞連黃，味薄之氣生，蕩洋於中藏。且黃連載高寒之化用，大黃禀炎上之性成，味薄斯氣生而揚溢，味濁則鄭重而下流，所謂藥毋過步，病有氣形，適合奚宜，索隱乃怪矣。《卷七·辨太陽第七》

汪琥曰（《傷寒論辨證廣注》）：麻沸湯者，熟湯也。湯將熟時，其面沸泡如麻故云麻。《卷五·太陽病下》

王子接曰（《絳雪園古方選注》）：痞有不因下而成者。君火亢盛，不得下交於陰而爲痞，按之虛者，非有形之痞，獨用苦寒，便可泄却。如大黃瀉營分之熱，黃連泄氣分之熱，且大黃有攻堅破結之能，其泄痞之功即寓於瀉熱之內，故以大黃名其湯。以麻沸

湯漬其須臾，去滓，取其氣不取其味，治虛痞不傷正氣也。《卷上·寒劑》

徐大椿曰（《傷寒論類方》）：此又法之最奇者，不取煎而取泡，欲其輕揚清淡，以滌上焦之邪。《卷二·承氣湯類》

陳蔚曰（《長沙方歌括》）：心下痞，按之濡而不硬，是內陷之邪與無形之氣搏聚而不散也。脉浮在關上，其勢甚高，是君火亢於上不能下交於陰也。此感上焦君火之化而為熱痞也，方用大黃、黃連大苦大寒以降之，火降而水自升，亦所以轉否為泰法也。最妙在不用煮而用漬，僅得其無形之氣，不重其有形之味，使氣味俱薄，能降而即能升，所謂聖而不可知之謂神也。《卷四·太陽方》

原文 心下痞，而復惡寒汗出者，附子瀉心湯主之。（155）

成無己曰（《注解傷寒論》）：心下痞者，虛熱內伏也；惡寒汗出者，陽氣外虛也。與瀉心湯攻痞，加附子以固陽。

程知曰（《傷寒經注》）：言痞宜苦降矣，而復有惡寒汗出者，則宜溫中救陽也。蓋痞為天地不交，已有陰盛陽微之象，若復惡寒汗出，則是陰塞於中，陽虛於外也，故以麻沸湯所漬之三黃略傾其痞，而以特煮之附子湯直救其陽，凡治痞者，宜知此寒熱互用之法也。《卷五·太陽誤攻》

張志聰曰（《傷寒論集注》）：心下痞者，少陰君火內結也，復惡寒者，太陽本寒之氣呈於表，汗出者，太陽標陽之氣脫於外，故以附子瀉心湯救太陽之標陽而瀉少陰之大熱。用大黃以治君火之內結，熱附以固標陽之外脫。夫太陽少陰標本相合，水火相濟，有是證用是方，非明乎陰陽水火之至義，何能用此以活人。《卷二·太陽篇第二》

錢潢曰（《傷寒溯源集》）：傷寒鬱熱之邪，誤入而為痞，原非大實，而復見惡寒汗出者，知其命門真陽已虛，以致衛氣不密，故玄府不得緊閉而汗出，陽虛不任外氣而惡寒也。人但知衛氣行於皮膚，而不知乃下焦之真陽蒸穀氣而達皮膚，乃為衛氣。所以相火居於兩腎之間而屬少陰，陰氣居於肌表而屬太陽，為一根一葉，故足太陽膀胱與足少陰腎經，相為表裏而成一合也。以熱邪痞於心下，則仍以大黃黃連瀉之，加附子以扶真陽，助其蒸騰之衛氣，則外衛固密矣。因既有附子之加，並入黃芩以為徹熱之助，而寒熱並施，各司其治，而陰陽之患息，傾否之功又立矣。《卷三·結胸心下痞證》

魏荔彤曰（《傷寒論本義》）：心下痞矣，按之濡不待言矣，而復惡寒汗出者，其關上脉亦必浮。蓋表陽外產而裏陰內盛也，仍是前條陽浮於上而不能固守於上焦，為其下陰邪所逼，有飛越之意矣。故陽出而汗必出，汗出而寒必惡。此若只泄其陰，是又助其上逼孤陽之力也，仲師更於苦寒中用附子之辛熱，領上浮之陽疾走涸陰沍寒之中，不令陰上逼陽而上越，反率諸藥下驅陰而下泄。《卷之二·太陽中篇》

吳謙曰（《醫宗金鑒》）：心下硬痛，結胸也。硬而不痛，心下痞也。心下痞而復惡寒汗出者，非表不解，乃表陽虛也。故以大黃、黃連、黃芩瀉痞之熱，附子溫表之陽，合外寒內熱而兼治之。其妙尤在以麻沸湯漬三黃，須臾絞去滓，內附子別煮汁。義在瀉痞之意輕，扶陽之意重也。《卷二·太陽中篇》

原文 附子瀉心湯方

大黄二兩　黄連一兩　黄芩一兩　附子一枚，炮，去皮，破，别煮取汁

上四味，切三味，以麻沸湯二升漬之，須臾絞去滓，内附子汁。分温再服。

方有執曰（《傷寒論條辨》）：瀉心湯，固所以爲清熱傾否之用，加附子蓋所以爲斂其汗而固其陽也。黄芩爲附子而更加，表裏兩解具見矣。《卷三·太陽病下篇第三》

張璐曰（《傷寒纘論》）：大黄、附子二瀉心，乃治陰陽偏勝之痞，一以大黄黄連，滌胸中素有之濕熱，一加附子，兼温經中驟脱之虚寒也。用沸湯漬絞者，取寒藥之性，不經火而力峻也。其附又必煎汁，取寒熱各行其性耳。《卷下·正方》

尤怡曰（《傷寒貫珠集》）：此證邪熱有餘而正陽不足，設治邪而遺正，則惡寒益甚，或補陽而遺熱，則痞滿愈增，此方寒熱補瀉並投互治，誠不得已之苦心，然使無法以制之，鮮不混而無功矣。方以麻沸湯漬寒藥，别煮附子取汁，合和與服，則寒熱異其氣，生熟異其性，藥雖同行而功則各奏，乃先聖之妙用也。《卷二·太陽救逆法第四》

舒詔曰（《傷寒集注》）：此湯治上熱下寒之證確乎有理，三黄略浸即絞去滓，但取輕清之氣以去上焦之熱，附子煮取濃汁以治下焦之寒，是上用涼而下用温，上行瀉而下行補，瀉取輕而補取重，制度之妙，全在神明運用之中，是必陽熱結於上，陰寒結於下，用之乃爲的對，若陰氣上逆之痞證，不可用也。《卷二·太陽中篇》

陳蔚曰（《長沙方歌括》）：心下痞，是感少陰君火之本熱也，復惡寒者，復呈太陽寒水之本寒也。汗出者，太陽本寒甚而標陽大虚而欲外撒也。治傷寒以陽氣爲主，此際豈敢輕用苦寒，然其痞不解，不得不取大黄、黄連、黄芩之大苦大寒，以解少陰之本熱，又恐亡陽在即，急取附子之大温，以温太陽之標陽，並行不悖，分建其功如此。最妙在附子專煮扶陽，欲其熟而性重，三黄蕩積開痞，欲其生而性輕也。《卷四·太陽方》

文通曰（《百一三方解》）：傷寒本當發汗而誤下，故使氣分之熱，全陷於裏而成裏熱表寒，故汗出惡寒，心中之熱留滯，故心下成痞。用附子另煎以固氣分之表，而用麻沸湯漬黄連黄芩以除心肺中留滯之熱，漬大黄以除腎中下陷之熱也。《上卷·附子瀉心湯》

吕震名曰（《傷寒尋源》）：心下痞而復惡寒汗出，則表虚而裏實，但固表則裏邪愈壅，但清裏則表陽將亡，故以三黄附子合而用之。附子自能固表，三黄自能清裏，且三黄得附子，其苦寒不致留滯陰邪，附子得三黄，其驃悍不致劫傷津液。此正善用反佐之法，故能以一方而全收復陽驅邪之效。《下集·附子瀉心湯》

陳恭溥曰（《傷寒論章句·方解》）：附子瀉心湯，瀉心下結熱，救外脱標陽之方也，凡裏有結熱，不得不用寒涼，外將亡陽，不得不用温熱者宜之。……此際專用寒涼以攻痞，又慮其陽氣益亡，若用温藥以固陽，又虞其君火更亢，勢在兩難，出此方以兩治之，洵神妙也。其妙在附子用熟，取其味重，以固真陽；三味用生，取其氣輕，以開無形之結熱。然此證之惡寒汗出，乃表氣虚，非表不解也，若表不解之惡寒，必有發熱矣，學者宜審證用方焉。《卷六》

原文 本以下之，故心下痞，與瀉心湯，痞不解，其人渴而口燥煩，小便不利者，五苓散主之。一方云忍之一日乃愈。（156）

成無己曰（《注解傷寒論》）：本因下後成痞，當與瀉心湯除之。若服之痞不解，其人渴而口燥煩，小便不利者，爲水飲內畜，津液不行，非熱痞也。與五苓散，發汗散水則愈。一方：忍之一日乃愈者，不飲水者，外水不入，所停之水得行，而痞亦愈也。

方有執曰（《傷寒論條辨》）：瀉心湯者，本所以治虛熱之氣痞也。治痞而痞不解，則非氣聚之痞可知矣。渴而口燥煩，小便不利者，津液濇而不行，伏飲停而凝聚，內熱甚而水結也。五苓散者，潤津液而滋燥渴，導水飲而蕩結熱，所以又得爲消痞滿之一治也。《卷二·太陽中篇第二》

程應旄曰（《傷寒論後條辨》）：瀉心諸方，開結蕩熱益虛，可謂具備，然其治法，實在上中二焦，亦有痞在上焦，而治在下焦者，斯又不同其法也。若痞之來路雖同，而口渴燥煩，小便不利，目今之證如此，則知下後胃虛，以致水飲內畜，津液不行，痞無去路，非結熱也。五苓散主之，使濁飲出下竅，而清陽之在上焦者，自無阻留矣。況五苓散宣通氣化，兼行表裏之邪，心邪不必從心瀉，而從小腸瀉，又其法也。《卷五·辨太陽》

張錫駒曰（《傷寒直解》）：上節論水火不交而成痞，此論土不能灌漑而亦成痞也。本以下之故心下痞，與瀉心湯痞當解。若不解者，中土虛也。虛則津液不能上升而布散，故其人渴而口燥煩，不能下行而通調水道，故小便不利，宜用五苓散助脾土以轉輸。火上水下而土居其中，火欲下交，水欲上濟，必由於中土，故中土和而上下始交。欲交水火者，求之中土可矣，此東垣脾胃論之所以作也。《卷三·辨太陽病脉證篇》

吳謙曰（《醫宗金鑒》）：本以下之早，故成心下痞。如係結熱成實之痞，則宜大黃黃連瀉心湯，寒攻之法也；如係外寒內熱之痞，則宜附子瀉心湯，溫攻之法也；如係虛熱水氣之痞，則宜生姜瀉心湯，散飲之法也；如係虛熱而嘔之痞，則宜半夏瀉心湯，折逆之法也；如係虛熱益甚之痞，則宜甘草瀉心湯，緩急之法也。今以諸瀉心湯，審證與之，而痞不解，則當審其人，若渴而口燥，心煩小便不利者，非辨證不明，藥力之不及也。蓋水飲內蓄，津液不行，故痞病不解耳。宜五苓散外發內利，汗出小便利則愈，於此可類推矣。《卷二·太陽中篇》

王丙曰（《傷寒論注》）：誤下作痞，屬半夏瀉心證，痞不解者，火雖降而水未升，故渴而燥煩也。小便不利，膀胱水蓄也，乘其渴與五苓散，汗出而水道通矣。忍之一日乃愈者，燥渴必思涼水，不與水則陽氣亦能自達，仍得微汗而痞愈也。《卷二·太陽病用陷胸湯法》

邵仙根曰（《傷寒指掌》邵評）：下後成痞，與瀉心湯而痞不解，心下有水氣，飲邪內蓄，熱結膀胱，氣不輸化，因反上逆，故見渴而燥煩，小便不利等證，與五苓散利水泄熱，使小便利，則痞與消渴俱止矣。《卷三·傷寒變證》

陳念祖曰（《傷寒論淺注》）：水火不交其作痞固也，而土氣不能轉運者，亦因而作痞。太陽之本寒也，傷寒中風，但見惡寒之本病，不見發熱之標病，汗之宜慎，而下更非所宜，醫者不知其病只在本，汗後復以承氣之類下之，故心下痞，與瀉心湯欲瀉其陽痞而痞竟不解。所以然者，汗傷中焦之汁，下傷中宮之氣，脾虛故也。脾虛不能上升而布津液，則其人渴而口中燥煩，脾虛不能下行而通調水道，則其人小便或短赤或癃閉而不利者，以五苓散主之。《卷一·太陽篇下》

章楠曰（《傷寒論本旨》）：本以誤下，邪陷成痞，與瀉心湯，必當愈也，今痞不解，又渴而燥煩，似乎熱邪痞結，當用大黃瀉心，獨其小便不利，則知由停飲遏其邪熱，故痞不解，而津氣不升，故口燥煩渴也。當用五苓散化氣行水，水行氣達，則痞消而津升，燥煩自止矣。《卷五·結胸痞證》

高學山曰（《傷寒尚論辨似》）：痞者，上虛下實，故以下侵上，瀉心者，益上以排其下也。益上排下而不解，則渴而燥煩，小便不利，為水氣上逆致痞，不若泄下以寬其上矣。何則？陰氣可排而下，使安其位，而水為有形之物，其上逆之氣，即使因排而暫下，而氣之出於水者，片時仍復如故也，故主五苓。《太陽中篇》

黃寶臣曰（《傷寒辨證集解》）：本來以誤下之故而致心下痞，宜與瀉心湯以開其痞矣。及與瀉心湯而痞竟不解者，非用藥之失當，即辨證之未清也。細審之，覺其人渴而口燥心煩小便不利者，知非痞證，乃以誤下傷其脾中之陽，不能轉輸津液，通調水道，致水飲內蓄，不得下泄，上凌於心下，有似痞耳。當以利水為急，與五苓散主之，專利其水，不治痞而痞自解，此消痞之又一法也。《卷二·太陽篇》

唐宗海曰（《傷寒論淺注補正》）：痞是水火虛氣，然亦有單水痞之實證，十棗湯是也，又有單水痞之虛證，五苓散是也。《卷一·太陽篇下》

原文 傷寒汗出解之後，胃中不和，心下痞鞕，乾噫食臭，脅下有水氣，腹中雷鳴，下利者，生薑瀉心湯主之。（157）

成無己曰（《注解傷寒論》）：胃為津液之主，陽氣之根。大汗出後，外亡津液，胃中空虛，客氣上逆，心下痞硬。《金匱要略》曰：中焦氣未和，不能消穀，故令噫。乾噫食臭者，胃虛而不殺穀也。脅下有水氣，腹中雷鳴，土弱不能勝水也。與瀉心湯以攻痞，加生薑以益胃。

方有執曰（《傷寒論條辨》）：解，謂大邪退散也。胃為中土，溫潤則和。不和者，汗後亡津液，邪乍退散，正未全復而尚弱也。痞硬，伏飲搏膈也。噫，飽食息也。食臭，噯氣也。平人過飽傷食，則噫食臭，病人初瘥，脾胃尚弱，化輸未強，雖無過飽，猶之過飽而然也。水氣，亦謂飲也。雷鳴者，脾為陰，陰陽不和，薄動之聲也。下利者，唯陰陽之不和，則水穀不分清，所以雜進而走注也。生薑、大棗，益胃而健脾；黃芩、黃連，清上而堅下；半夏、乾薑，蠲飲以散痞；人參、甘草，益氣而和中。然則瀉心者，健其脾而脾輸，益其胃而胃化，斯所以為瀉去其心下痞硬之謂也。《卷二·太陽中篇第二》

柯琴曰（《傷寒論注》）：汗出而解，太陽症已罷矣。胃中不和，是太陽之餘邪與陰寒之水氣雜處其中故也。陽邪居胃之上口，故心下痞硬，乾嘔而食臭。水邪居胃之下口，故腹中雷鳴而下利也。火用不宣則痞硬，水用不宣則乾嘔，邪熱不殺穀則食臭。脅下即腹中也，土虛不能制水，故腸鳴。此太陽寒水之邪，侵於形軀之表者已罷，而入於形軀之裏者未散，故病雖在胃而不屬陽明，仍屬太陽寒水之變耳。《卷二·瀉心湯證》

程應旄曰（《傷寒論後條辨》）：胃虛邪結，陰陽之氣不上下行，兩相留戀於胃脘之界，是爲不交之否，唯和其胃氣，瀉去陽分之邪，使陰邪無所戀，不下而自下。邪陽散而真陽始降，邪陰降而真陰始升，轉否成泰。《卷五·辨太陽》

錢潢曰（《傷寒溯源集》）：傷寒汗出解之後，言表邪俱從汗出而悉解也。胃中不和以下，皆言裏症未除也。此條非誤下所致，乃邪傳太陰也。然但曰胃中不和而不言太陰脾土者，《太陰陽明論》云，脾胃以膜相連，足太陰之脈，貫胃屬脾絡嗌，與足陽明相爲表裏也。胃陽衰弱，氣不流行，陰寒閉塞，故心下痞硬，胃寒不能腐化，脾弱不能健運，故乾噫食臭也。噫者，噯食氣也。胃寒不化，宿食停留而噯食酸臭也。《靈樞·口問篇》云，寒氣客於胃，厥逆從下上散，復出於胃，故爲噫。《素問·脈解篇》云，太陰所謂病脹，上走心爲噫者，陰盛而上走陽明也。中焦否塞，脾不能爲胃行其津液，傳化失常，津液不流，故水氣旁聚於脅下，氣滯不得流行，所以腹中雷鳴，中氣不守，清陽不升，脾氣下陷，水穀不分而下利，故以生薑瀉心湯主之。《卷三·結胸心下痞》

魏荔彤曰（《傷寒論本義》）：汗後正陽外泄，津液內傷，津液短而胃虛，則不能消，正陽微而脾虛，則不能化。諸證皆凝聚停蓄之象，即雷鳴，下利，亦是中氣運行不健之故。鳴則爲虛，利則爲熱；痞硬少氣爲虛，乾噫食臭爲熱。虛熱二字，合成此證，此生薑瀉心以苦治熱，以甘補虛，以辛散痞，爲對證之劑也。《卷二·太陽病中篇》

尤怡曰（《傷寒貫珠集》）：汗解之後，胃中不和，既不能運行真氣，並不能消化飲食，於是心中痞硬，乾噫食臭，《金匱》所謂中焦氣未和，不能消穀，故令人噫是也。噫，噯食氣也。脅下有水氣，腹中雷鳴下利者，土德不及而水邪爲殃也，故以瀉心消痞，加生薑以和胃。《卷二·太陽救逆法第四》

舒詔曰（《傷寒集注》）：此證乃病後太陽本虛，以致胸中之陽不能宣布於上，則痰飲結聚而心下痞硬。脾中之陽不能健運於中，則飲食不化而乾噫食臭，且水邪大肆，旁流于脅並下走腸間，搏擊有聲。膀胱無陽，不能化氣於下，則盡注大腸，而爲下利，法當急驅其陰，以回其陽，兼以理脾滌飲，利水止泄，方可奏效，否則恐無生理，方中芩連，必不可用。《卷二·太陽中篇》

邵仙根曰（《傷寒指掌》邵評）：汗解之後，胃中不和，既不能運行真氣，又不能消化飲食，症見心下痞硬，乾嘔食臭，是中焦不和，不能消穀，故令人噫噯。脅下有水氣，腹鳴下利，是土虛不制水，而水邪爲患。實則胃氣不和，是太陽之餘熱挾陰寒之水氣，內侵而處其中也，故以瀉心開痞，主生薑散水。

觀此條可見痞症不皆由誤下而成，有汗後津液乾，脾胃氣虛，陰陽不得升降而成痞者。《卷三·傷寒變證》

陳念祖曰（《傷寒論淺注》）：脾不和者既因以成痞矣，而胃不和者亦然。傷寒汗出，外邪已解之後，惟是胃中不和，不和則氣滯而內結，故爲心下痞硬；不和則氣逆而上衝，故爲乾噫；蓋胃之所司者，水穀也，胃氣和則穀消而水化矣，茲則穀不消而作腐，故爲食臭；水不化而橫流，故爲脅下有水氣；腹中雷鳴下利者，水穀不消，糟粕未成而遽下，逆其勢則不平，所謂物不得其平則鳴者是也。以生薑瀉心湯主之。《卷一·太陽篇下》

章楠曰（《傷寒論本旨》）：汗出表解，而其入裏之邪鬱結，使胃中不和，心下痞硬，乾嘔食臭者，嘔出宿食之氣也。此因脅下素有停水，而邪熱迫之，腹鳴下利，不因誤下所致也。故以二薑芩連，辛苦開泄，寒熱並用，和其陰陽，化三焦之氣，以通水道，半夏止嘔，參棗甘草，補氣調中，使水去而痞消，其利亦止矣。《卷五·結胸痞證》

呂震名曰（《傷寒尋源》）：傷寒成痞，多因誤下，此則不因誤下而成痞，皆因胃中不和，太陽未盡之餘邪，入而與内飲相搏結。陽邪居胃之上口，故心下痞硬，乾噫食臭；水邪居之下口，故脅下有水氣，而腹中雷鳴下利。故君以生薑，兩擅散邪逐飲之用；而熱之格於上者，用芩連之苦以瀉之；寒之格於下者，用乾薑半夏之溫以瀉之，復以人參甘草大棗和養胃氣，使邪不能犯正而痞自解。以痞在心下，故方以瀉心名。此寒熱錯雜之邪，故以寒熱錯雜之藥治之，而一一對證，制方之義精矣。《下集·生薑瀉心湯》

黃竇臣曰（《傷寒辨證集解》）：痞證，諸家注解皆以爲下早所致，然亦有不因誤下而成者，如此篇所叙是也。《卷二·太陽篇》

原文 生薑瀉心湯方

生薑四兩，切　甘草三兩，炙　人參三兩　乾薑一兩　黃芩三兩　半夏半升，洗　黃連一兩　大棗十二枚，擘

上八味，以水一斗，煮取六升，去滓，再煎取三升。溫服一升，日三服。附子瀉心湯，本云加附子。半夏瀉心湯，甘草瀉心湯，同體別名耳。生薑瀉心湯，本云理中人參黃芩湯，去桂枝、朮，加黃連，並瀉肝法。

盧之頤曰（《仲景傷寒論疏鈔金錍》）：即半夏瀉心湯加生薑四兩，小柴胡湯去柴胡，加黃連乾薑各一兩。開發上焦，宣周中下，展陰樞，空火鬱，輔標陽，待本化，溫涼互濟，予奪並施，瀉心之制，可深長思矣。《卷七·辨太陽病第七》

柯琴曰（《傷寒附翼》）：病勢已在腹中，病根猶在心下，總因寒熱交結於内，以致胃中不和。若用熱散寒，則熱勢猖獗，用寒攻熱，則水勢橫行，法當寒熱並舉，攻補兼施，以和胃氣。故用芩連除心下之熱，乾薑散心下之痞，生薑半夏去脅下之水，參甘大棗培腹中之虛。因太陽之病爲在裏，故不從標本，從乎中治也。且芩連之苦，必得乾薑之辛，始能散痞。人參得甘棗之甘，協以保心。又君生薑佐半夏，全以辛散甘苦之樞，而水氣始散，名曰瀉心，實以安心也。《卷上·生薑瀉心湯》

張志聰曰（《傷寒論集注》）：生薑半夏，宣達陽明胃氣上輸於脾；乾薑大棗，資益脾氣以行於胃；甘草人參，補助中土，配芩連以瀉心下之痞硬。《卷二·辨太陽篇第二》

　　王子接曰（《絳雪園古方選注》）：胃陽虛不能行津液而致痞者，惟生薑辛而氣薄，能升胃之津液，故以名湯。乾薑、半夏破陰以導陽，黃芩、黃連瀉陽以交陰，人參、甘草益胃安中，培植水穀化生之主宰，仍以大棗佐生薑，發生津液，不使其再化陰邪，通方破滯宣陽，是亦瀉心之義也。《上卷·和劑》

　　吳謙曰（《醫宗金鑒》）：名生薑瀉心湯者，其義重在散水氣之痞也。生薑、半夏散脅下之水氣，人參、大棗補中州之土虛，乾薑、甘草以溫裏寒，黃芩、黃連以瀉痞熱，備乎虛水寒熱之治，胃中不和下利之痞，焉有不愈者乎？《卷二·太陽中篇》

　　邵仙根曰（《傷寒指掌》邵評）：胃藏津液，發汗則津液亡，故胃不和而成痞。生薑能發胃中升騰之氣，故名湯，佐以人參、甘棗，則益胃氣以生津液，乾薑、半夏，破陰以導陽，芩連瀉陽以交陰，通方破滯宣陽，亦瀉心之義。《卷三·傷寒變證》

　　陳元犀曰（《長沙方歌括》）：太陽爲寒水之經，寒水之氣傷於外者，可從汗而解之，寒水之氣入於裏者，不能從汗解之。汗出解後，而所現之證俱屬水氣用事，爲本條之的證，惟心下痞硬，爲諸瀉心法統共之證。陳平伯云：君生薑之辛溫善散者宣泄水氣，復以乾薑、參、草以甘溫守中者培養中州，然後以芩、連之苦寒者滌熱泄痞，名曰生薑瀉心，賴以瀉心下之痞，而兼擅補中散水之長也。倘無水氣，必不用半夏、生薑之辛散，不涉中虛，亦無取乾薑、參、草之補中，要知仲景瀉心湯有五，然除大黃黃連瀉心湯正治之外，皆隨證加減之方也。《卷四·太陽方》

> **原文** 傷寒中風，醫反下之，其人下利，日數十行，穀不化，腹中雷鳴，心下痞鞭而滿，乾嘔，心煩不得安。醫見心下痞，謂病不盡，復下之，其痞益甚。此非結熱，但以胃中虛，客氣上逆，故使鞭也。甘草瀉心湯主之。（158）

　　成無己曰（《注解傷寒論》）：傷寒中風，是傷寒或中風也。邪氣在表，醫反下之，虛其腸胃而氣內陷也。下利日數十行，穀不化，腹中雷鳴者，下後裏虛胃弱也。心下痞硬，乾嘔心煩，不得安者，胃中空虛，客氣上逆也。與瀉心湯以攻表，加甘草以補虛。前以汗後胃虛，是外傷陽氣，故加生薑；此以下後胃虛，是內損陰氣，故加甘草。

　　盧之頤曰（《仲景傷寒論疏鈔金錍》）：上條妄汗，致侵焦胃；此條妄下，致傷焦胃。上條所本在寒，此條寒風兩設。度其眚變，似偏風本，以清穀不化，若風生飧泄然也。設果寒乘，宜從四逆，脉應沉而不痞嘔，方制施治，亦非寒溫並濟法矣。蓋兩條所重在焦胃，致失中和，罔同本化，偏經層署者也。知是，則風亦可使清穀之不化，寒亦可使清穀之不化也。但上條痞硬而下利者，汗之所致，此條利而痞硬者，下之所致。至若心煩不得安，以風以動，正顯本性之不遷，又非在中之火化矣。然亦不止一下，醫以爲病不盡，必欲快其毒手，又復下之，痞益甚，故非熱結所成，此以胃中虛，客氣上逆，故使硬也。瀉心湯主之。《卷七·辨太陽第七》

　　張璐曰（《傷寒纘論》）：此條痞證，傷寒與中風互言，大意具見，可見病發於陰，下之而成痞者，非指傷寒爲陰也。《卷下·痞》

柯琴曰（《傷寒論注》）：上條是汗解後水氣下攻症，此條是誤下後客氣上逆症，總是胃虛而稍有分別矣。上條腹鳴下利，胃中猶寒熱相半，故云不和，此腹鳴而完穀不化，日數十行，則痞爲虛痞，硬爲虛硬，滿爲虛滿也明矣。上條因水氣下趨，故不煩不滿，此虛邪逆上，故心煩而滿。蓋當汗不汗，其人心煩，故於前方去人參而加甘草。下利清穀，又不可攻表，故去生薑而加乾薑，不曰理中而曰瀉心者，此心煩痞硬，病本於心耳。《卷二·瀉心湯症》

周揚俊曰（《傷寒論三注》）：此條文理次序，讀之自解，其間手眼，只在此非結熱句。既非結熱，何爲復用芩連？不知所結於心下者非熱，而其陽邪因下入裏者終在也。其心下之痞滿，仲景早已自下注脚爲胃虛上逆，又何以反去人參？嘉言謂人參寬柔無剛決之力，又豈甘草反過之乎？抑知第一條例，不由誤下而痞者，因素虛非人參不足以爲助，此條兩誤下而痞者，因新虛且證見上逆，正恐人參反助邪氣，故只須甘草和中，乾薑散結，芩連除熱，半夏滌飲爲合法耳。《卷十·結胸臟結痞篇》

張錫駒曰（《傷寒直解》）：夫人身中火在上而水在下，火爲熱，水爲寒，一定之理也。今或傷寒或中風，此病在表，陽也，醫反下之，虛其腸胃，則水寒在下而不得上交，故其人下利日數十行，穀不入而腹中雷鳴也。火熱在上而不得下濟故心下痞硬而乾嘔心煩不得安也。醫不知上下水火不交之理，僅見心下痞，謂病邪不盡，復下之，則下者益下，上者益上，而痞益甚。此非結熱，但以下之虛其中胃，客氣乘虛上逆，故使硬也。宜甘草瀉心湯調劑上下，交媾水火而痞自解矣。《卷三·辨太陽病脉證篇》

吳謙曰（《醫宗金鑒》）：毋論傷寒中風，表未解總不當下。醫反下之，或成痞，或作利。今其人以誤下之故，下利日數十行，水穀不化，腹中雷鳴，是邪乘裏虛而利也。心下痞硬而滿，乾嘔，心煩不得安，是邪陷胸虛而上逆也。似此痞利，表裏兼病，法當用桂枝加入參湯兩解之。醫惟以心下痞，謂病不盡，復下之，其痞益甚，可見此痞非熱結，亦非寒結，乃乘誤下中虛，而邪氣上逆、陽陷陰凝之痞也，故以甘草瀉心湯以緩其急，而和其中也。《卷二·太陽中篇》

邵仙根曰（《傷寒指掌》邵評）：邪盛於表，醫誤下之而下利腹鳴，完谷不化，腸胃之裏虛可知矣。心下痞硬而滿，乾嘔而心煩不得安，是表間邪熱因誤下而內陷於心間，上攻而復下注，非中氣之空虛，何致邪氣之淫溢若此！則痞爲虛痞，硬爲虛硬，滿爲虛滿也明矣！醫者不識是虛，以爲結熱未盡而復誤下之，是已虛而益虛也，虛則胃不化而邪上逆，痞滿更加矣，故復申明上文之症，曰：此非結熱，以胃中虛，客氣上逆，故使硬也。《卷三·傷寒變症》

章楠曰（《傷寒論本旨》）：誤下之，而下利日數十行，邪氣急迫，穀不及化，其脾胃大傷可見矣。邪結氣鼓，則腹鳴而心下硬滿，氣逆則嘔，而心煩不安。一誤再誤，其痞益甚者，非熱結也。如熱結之痞，再下之，即消矣。因誤下胃中虛，客邪之氣上逆，清濁混淆，陰陽格拒，故使硬滿。主以甘草瀉心湯，薑半芩連，辛開苦降，分其清濁，寒熱並用，通其陰陽，甘草大棗，調補脾胃，使中焦和而升降順，其痞自消也。《卷五·結胸痞證》

高學山曰（《傷寒尚論辨似》）：不當下而下，故曰反，下利數十行，穀不化，明係苦寒所傷，胃陽不能操關鎖之權，並熱穀之化也。腹中雷鳴，心下痞硬而滿，又明係陰氣上奔而痞塞也。夫陰氣上奔，必携陰火凌上焦陽位，但凡陰氣陰火，俱所不受，故陰氣犯之，則爲痞硬而滿，陰火犯之，則爲煩躁嘔不得安也。且既病由於下，今復下之，則痞之益盛宜矣。主本方者，用芩連之苦寒以降陰火，用薑半之辛溫以排陰氣，用大棗之滋潤以滋其下利之津液，君甘草者，以其病在胃也。上條係表藥所虛，是泄其胃中之真氣，故用人參，此條係下藥所虛，是寒其胃中之陽氣，故易乾薑。蓋表藥熱，故只消即補以爲溫，下藥寒，又只消即溫以爲補也。《太陽中篇》

原文 甘草瀉心湯方

甘草四兩，炙　黃芩三兩　乾薑三兩　半夏半升，洗　大棗十二枚，擘　黃連一兩

上六味，以水一斗，煮取六升，去滓，再煎取三升。溫服一升，日三服。臣億等謹按：上生薑瀉心湯法，本云理中人參黃芩湯，今詳瀉心以療痞，痞氣因發陰而生，是半夏、生薑、甘草瀉心三方，皆本於理中也。其方必各有人參，今甘草瀉心湯中無者，脫落之也。又按《千金》並《外臺秘要》治傷寒䘌食，用此方，皆有人參，知脫落無疑。

盧之頤曰（《仲景傷寒論疏鈔金錍》）：即半夏瀉心湯去人參，僅從寒溫並濟，氣化兩得，無藉人參參贊表陽，以下後但虧陰裏，非同妄汗，重傷陽表故爾。《卷七·辨太陽病第七》

張璐曰（《傷寒纘論》）：甘草瀉心湯者，即生薑瀉心湯，去生薑人參，而倍甘草乾薑也。客邪乘虛，結於心下，本當用人參，以誤而再誤，其痞已極，人參仁柔無剛決之力，故不宜用。生薑辛溫最宜用者，然以氣薄主散，恐其領津液上升，客邪從之犯上，故倍用乾薑代之以開痞。而用甘草爲君，坐鎮中州，庶心下與腹中，漸至寧泰耳。今人但知以生薑代乾薑之僭，孰知以乾薑代生薑之散哉？但知甘草能增滿，孰知甘草能去滿哉？《卷下·痞》

王子接曰（《絳雪園古方選注》）：甘草瀉心，非瀉結熱，因胃虛不能調劑上下，致水寒上逆，火熱不得下降，結爲痞。故君以甘草、大棗和胃之陰，乾薑、半夏啓胃之陽，坐鎮下焦客氣，使不上逆，仍用芩、連，將已逆爲痞之氣輕輕瀉却，而痞乃成泰矣。《上卷·和劑》

吳謙曰（《醫宗金鑒》）：方以甘草命名者，取和緩之意也。用甘草、大棗之甘，補中之虛，緩中之急；半夏之辛，降逆止嘔；芩、連之寒，瀉陽陷之痞熱；乾薑之熱，散陰凝之痞寒。緩中降逆，瀉痞除煩，寒熱並用也。《卷二·太陽中篇》

邵仙根曰（《傷寒指掌》邵評）：此痞因胃虛水氣上逆，火氣不得下降，結而爲痞，故以甘棗和胃之陰，半夏啓胃之陽，坐鎮中州，不使下焦客氣上逆，仍用芩連以瀉已逆痞氣。《卷三·傷寒變證》

章楠曰（《傷寒論本旨》）：瀉心五方，總以導離交坎爲主，故皆用黃連，以瀉心名

之，因有邪結之輕重淺豐，本元之陰陽虛實不同，故又隨宜佐使，以合病情。而坎離之不交，由中土之阻結，故其要在調劑中宮，利其升降，適其寒溫，和其氣血，諸法皆周，各臻神妙，即以爲君之藥別其名，遂有五方之異也。由五方義理而推廣之，足以盡變化之法而治萬病亦不難矣。《卷九·結胸痞症篇方》

胡嗣超曰（《傷寒雜病論》）：太陽經症，無論傷寒中風，萬無下理，醫反下之，其人下利日數十行，穀不化，腹中雷鳴，心下痞硬而滿，脾陰虛也；乾嘔，心煩不得安，胃陽燥也。又錯認乾嘔等症爲結熱，而復下之，則燥者益燥，虛者益虛，其痞倍甚。然胃因下而陽弱，客即據而作梗，此是虛痞，不同熱實，甘草瀉心湯主之。心者，火也，中也，痞是中宮不通之症，故培中瀉火，則否轉爲泰矣。《卷四·太陽上篇》

呂震名曰（《傷寒尋源》）：本方照生薑瀉心，除去人參生薑，以胃中虛，不宜生薑之散，以氣上逆，無取人參之補，但君甘草坐鎮中州，使胃虛得復而痞自解耳。《下集·甘草瀉心湯》

陳恭溥曰（《傷寒論章句·方解》）：按五瀉心湯，名略同，而其用各有妙義，其所以瀉心下之痞則一也。大黃黃連瀉心湯，病君火之亢盛者，此直折之法也，妙在漬服不煎，使其輕而速行，不欲其濃以損正；又或君火內亢，標陽外脫者，即於此方，加附子濃煎以固陽，黃芩肅清內外，此寒熱合治之法也。其三瀉心不用大黃者，皆協中胃之虛證也，陰陽不和則以半夏爲君，中胃不宜則以生薑爲君，急不留物則以甘草爲君，圓以轉之，辛以宣之，甘以緩之，各有妙義存焉。其用人參者，欲其佐以成功也；去人參者，不欲以分其力也；漬汁者，欲以速其用也；重煎者，藉以留其氣也，亦莫不有妙義存乎其間者。半夏瀉心湯，補柴胡之不中與也，然仍不離轉樞達外之法，觀方中以黃連易柴胡，以乾薑易生薑，義可知矣。附子瀉心湯，補大黃黃連之所不逮也。蓋瀉心者不能固陽，清裏者不能攘外，加附子黃芩，義見矣。生薑瀉心，補半夏瀉心之所不逮也，蓋心下痞而又見乾噫食臭，不加生薑，病必不除，故用乾薑而又重用生薑也。甘草瀉心之下利最甚，獨不用參而藉重甘草，其義最深，閱傷寒全書，凡心煩不得安者不用參，客氣上逆者不用參，所以然者，客邪勝，用之恐反助邪也，重用甘草以安胃止利，於此方獨見之。噫！平常之品，在所用則神妙如斯，良相之用之可想矣。《卷五·生薑瀉心湯》

原文 傷寒服湯藥，下利不止，心下痞鞕，服瀉心湯已，復以他藥下之，利不止，醫以理中與之，利益甚。理中者，理中焦，此利在下焦，赤石脂禹餘糧湯主之。復不止者，當利其小便。赤石脂禹餘糧湯。（159）

成無己曰（《注解傷寒論》）：傷寒服湯藥下後，利不止，而心下痞硬者，氣虛而客氣上逆也，與瀉心湯攻之則痞已。醫復以他藥下之，又虛其裏，致利不止也。理中丸，脾胃虛寒下利者，服之愈。此以下焦虛，故與之其利益甚。《聖濟經》曰：滑則氣脫，欲其收也。如開腸洞泄、便溺遺失，澀劑所以收之。此利由下焦不約，與赤石脂禹餘糧湯以澀洞泄。下焦主分清濁，下利者，水穀不分也。若服澀劑而利不止，當利小便，以

分其氣。

張璐曰（《傷寒纘論》）：誤下而下利不止，心下痞硬，服瀉心湯爲合法矣。乃復以他藥下之，他藥則皆蕩滌下焦之藥，與心下之痞全不相涉，縱痞硬微除，而關闌盡撤，利無休止，反取危困。用理中以開痞止利，原不爲過，其利益甚者，明是以鄰國爲壑，徒重其奔迫也，故用赤石脂禹餘糧固下焦之脫，而重修其關闌。倘更不止，復通支河水道，以殺急奔之勢，庶水穀分而下利自止耳。《卷下·痞》

錢潢曰（《傷寒溯源集》）：此條自傷寒服湯藥至利不止，皆承前誤下成痞之義，不必重看。醫以理中與之一段，蓋示人以病無一定之情，治有變通之法，當審察機宜，隨時應變，未可專守一法概治諸症也。前五瀉心湯諸症，無論寒熱攻補之法，皆以邪在中焦爲治，而不知更有氣虛下陷，利在下焦者，故曰理中者，但能理中焦之虛寒而已，與下焦毫不相涉，病藥相懸，故其利益甚也。謂之益甚者，言藥不中病，不能止而益甚，非理中有所妨害而使之益甚也。《尚論》以鄰國爲壑譬之，亦過情之論也。病既在下，大腸滑泄，非重不足以達下，非澀不足以固其脫，故以赤石脂禹餘糧湯主之。然此方此法，猶是過文語氣，非仲景著意處，其所重者，全在復利不止，當利其小便句。言元氣未盡虛脫，不過大腸滑泄，則以赤石脂餘糧澀之，亦足以取效。若已下再下，真氣已虛，下焦無火，真陽不能司其蒸騰氣化之功，則清濁不能升降，水穀不得分消，故利復不止，豈澀藥所能治哉？必使下焦有火，氣化流行，而後可以言治也。其但言利小便而不立方者，以三焦膀胱氣化之說繁多，非一言可蔽，故不具載也。《卷四·結胸心下痞證》

魏荔彤曰（《傷寒論本義》）：此即上條誤而再誤之變證。……言傷寒而傷風亦在其中，不解表而誤下，致上條之下利不止，心下痞硬，惟宜用前法，服瀉心湯無疑矣。乃不能固守正義，而欲速改圖，遂易以他藥下之，利之不止宜也。醫又臆度數下必虛，與以理中丸，而利益甚。蓋浮上之陽不能下攝，致沉下之陰不能上升，下焦滑脫，徒理中焦無用，仲師處以理下焦之方，以赤石脂禹餘糧湯主之。蓋先澀塞其下焦滑脫，方可言治中焦之痞也。服之更不止，惟有利小便一法。五苓之用，桂枝升陽，豬苓澤瀉降陰，茯苓白朮仍是理中之意，乃合前條之理陰陽與理中兼施共用者，可以已其下利必矣。《卷二·太陽病中篇》

尤怡曰（《傷寒貫珠集》）：湯藥，亦下藥也，下後下利痞硬，瀉心湯是已，而復以他藥下之，以虛益虛，邪氣雖去，下焦不約，利無止期，故不宜參朮姜草之安中，而宜赤脂，禹糧之固下也。乃服之而利猶不止，則是下焦分注之所，清濁不別故也，故當利其小便。《卷二·太陽救逆法第四》

吳謙曰（《醫宗金鑒》）：傷寒服湯藥，下利不止，心中痞硬者，誤下之所致也。下利痞硬，乃虛痞也，服瀉心湯已合法矣。而痞不愈，復以他藥下之，痞雖去而利不止，醫與理中湯溫之，其利益甚。不知理中者，理中焦也，此利在下焦，屬滑脫也，故用赤石脂禹餘糧湯，澀滑固脫，利可止也。若止而復利，則當審其小便之利與不利。小便若利，當佐以溫補之藥以收全功；小便不利，是水無去路，固澀日久，所以復利不止。則又當利其小便，使水道通而利自止矣。《卷二·太陽中篇》

428

吴貞曰（《傷寒指掌》）：此因下藥太過，手陽明大腸受傷，關闆不合，二味澀以固脱也。復利不止，當利其小便，蓋分其清濁，則便自堅。《卷二·救逆述古》

陳念祖曰（《傷寒論淺注》）：痞不特上中二焦之爲病也，即下焦不和，亦能致痞。傷寒服攻下之湯藥下後，則下焦之氣下而不上，故下利不止，上焦之氣上而不下，故心下痞硬。伊聖瀉心湯，所以導心下之火熱而下交也。服瀉心湯已，則心下之痞滿既除，而上中之氣亦和矣。復以他藥下之，則下焦之氣益下而不能上，故利不止，醫又認爲中焦虛寒，以理中湯與之，利益甚。蓋理中者，温補脾胃，其效專理中焦，此利不在中焦，而在下焦，當以赤石脂禹餘糧湯主之。復利不止者，法在分其水穀，當利其小便。《卷一·太陽篇下》

高學山曰（《傷寒尚論辨似》）：湯字，當是他字之誤，以湯他二音相似致訛，未可知也。蓋論中他藥，多是利劑，並無以湯藥言下者，況讀下文"復以他藥"字句，則前此所服者可知矣。已字當另作一句，服瀉心而利止痞減之謂，蓋瀉心之薑半，其辛温可以開痞，亦能止利故也。倘以其痞不盡，復以他藥下之，則利不止，宜矣。理中原非誤藥，但提其中者，愈掣其下，故利益甚，亦豈此澀彼之理也。主赤石脂禹餘糧湯者，非取澀以固脱也，只因中上二焦之陽位不宜於陰氣，故心下痞塞而硬，下焦之主人縱進於上國，故下焦利不止，是下焦之關鎖無主，所患者不在下脱而在上浮也，故於温滑重墜之品有取焉。蓋温以聚氣，滑以滲濕，重墜之義，欲從上中二焦，押還下焦之氣，以奠安其地極耳。倘再不止，又因頻用下藥，推蕩性急，不容分別水穀，而水穀並出之機，以成熟路耳，利小便者，水由故道，而後土維寧，禹疏九河之作用也。《太陽中篇》

原文 赤石脂禹餘糧湯方

赤石脂一斤，碎　太一禹餘糧一斤，碎
上二味，以水六升，煮取二升，去滓。分温三服。

成無己曰（《注解傷寒論》）：《本草》云：澀可去脱，石脂之澀以收斂之；重可去怯，餘糧之重以鎮固。

方有執曰（《傷寒論條辨》）：禹餘糧甘平，消痞硬而鎮定其臟腑；赤石脂甘温，固腸虛而收其滑脱。《卷二·太陽中篇第二》

程知曰（《傷寒經注》）：本草謂赤石脂辛甘酸平，主泄澼下利，禹餘糧甘寒，主寒熱煩滿，漏下赤白，二物皆質重而氣寒，得土之氣而有金之用，故可以治下焦之脱，清下焦之熱，亦可以鎮墜上焦之痰飲，用之殊有奇效也。《卷五·太陽誤攻》

張志聰曰（《傷寒論集注》）：石脂乃石中之脂，氣味甘温，主養心氣，能調上焦之氣而下交者也；太乙餘糧得土氣之專精而和中焦；禹餘糧得水氣之專精而和下焦，三焦通暢，人即安和。《卷二·辨太陽篇第二》

王子接曰（《絳雪園古方選注》）：仲景治下焦利，重用固澀者，是殆以陽明不闔，太陰獨開，下焦關闆盡撤耳。若以理中與之，從甲己化土，復用開法，非理也。當用石脂酸温斂氣，餘糧固澀勝濕，取其性皆重墜，直走下焦，從戊己化土闔法治之。故開太

陽以利小便，亦非治法。惟從手陽明攔截穀道，修其關閘，斯爲直捷痛快之治。《卷上·和劑》

王丙曰（《傷寒論注》）：人知二石性澀，不知其澀而能通，故治利亦能治痞。《卷二·太陽病用陷胸湯法》

呂震名曰（《傷寒尋源》）：利在下焦，關閘盡撤，急當固下焦之脫，石脂餘糧固澀之品，性皆重墜，直走下焦，攔截穀道，修其關閘，此以土勝水之法。若復利不止，則又當通支河水道，以殺其下奔之勢，而關閘始得完固。《下集·赤石脂禹餘糧湯》

原文 傷寒吐下後，發汗，虛煩，脉甚微，八九日心下痞硬，脅下痛，氣上衝咽喉，眩冒，經脉動惕者，久而成痿。（160）

成無己曰（《注解傷寒論》）：傷寒吐下後發汗，則表裏之氣俱虛，虛煩，脉甚微，爲正氣內虛，邪氣獨在。至七八日，正氣當復，邪氣當罷，而心下痞，脅下痛，氣上衝咽喉，眩冒者，正氣內虛而不復，邪氣留結而不去。經脉動惕者，經絡之氣虛極，久則熱氣還經，必成痿弱。

盧之頤曰（《仲景傷寒論疏鈔金錍》）：傷寒吐下後，復發汗，上下內外，洞開亡合矣，故虛煩，衰微之象，脉亦效象從容而甚微矣。設七八日，心下痞硬，脅下痛，此邪客內薄，氣無所倚，致上衝咽喉眩冒。動經惕脉，久而成痿者，蓋太陽主筋，軟短則拘，弛長則痿，亦諸痿取諸陽明，開廢則合折，開折則氣無所止息而痿疾起矣。固諸痿亦皆取諸陽明，是亦太陽之轉屬歟！《卷七·辨太陽第七》

程知曰（《傷寒經注》）：此即前茯苓桂枝白朮甘草證而明其增重者久必致痿也。吐下復汗，三法併用，津液竭盡矣，故虛煩脉微。用法不當，正氣既微，邪復搏結，故虛邪挾水飲上逆而心下痞硬，併脅下痛也。逆而不已，則上衝咽喉，又不已，則上衝頭目而眩暈。水飲所入，不能榮養經脉，徒增胸脅逆滿，故四肢不運，久而成痿廢也。《卷五·太陽誤攻》

尤怡曰（《傷寒貫珠集》）：吐下復汗，津液迭傷，邪氣陷入，則爲虛煩。虛煩者，正不足而邪擾之，爲煩心不寧也。至八九日，正氣復，邪氣退則愈，乃反心下痞硬，脅下痛，氣上衝咽喉，眩冒者，邪氣搏飲內聚而上逆也。內聚者，不能四布，上逆者，無以逮下，夫經脉者，資血液以爲用者也，汗吐下後，血液之所存幾何，而復搏結爲飲，不能布散諸經，譬如魚之失水，能不爲之時時動惕耶？且經脉者，所以綱維一身者也，今既失浸潤於前，又不能長養於後，必將筋膜乾急而攣，或樞折脛縱而不任地，如《內經》所云脉痿筋痿之證也，故曰久而成痿。《卷二·太陽救逆法第四》

吳謙曰（《醫宗金鑒》）：傷寒吐下後，復發其汗，治失其宜矣，故令陽氣陰液兩虛也。陰液虛，故虛煩；陽氣虛，故脉微；陽氣微而不升，故目眩冒；陰液虛而不濡，故經脉動惕也。陽氣陰液虧損，久則百體失所滋養，故力乏筋軟而成痿矣。《卷十一·壞病篇》

舒詔曰（《傷寒集注》）：《經》言胸中之陽，法日之馭，離照當空，消陰除曀而宣布於上；胸中之陽，法天之健，消化飲食，傳布津液而運行於內；手足之陽，爲之役使，流走周身，固護腠理而捍衛於外。此三者豐亨有象，則陰邪不敢犯而腎中真陽安享大寧，一身內外，可以無虞。惟在外在上在中之陽衰微不振，陰氣乃始有權，如此證，蓋爲吐傷胸中之陽，則陰邪乃得挾飲上逆而爲眩冒，併心下痞硬；下傷脾中之陽，則陰邪乃得挾飲橫肆而旁流入脅，故脅下痛；復因汗奪衛外之陽，則飲邪乃得溢出四肢，流入關節，阻滯經脉，營衛不行，所以久而成痿。究竟總與津液無干，若謬用滋津等藥，則陽愈消而陰愈長，貽誤可勝言哉！法當重用附子人參大補其陽以御其陰，白朮茯苓半夏草果南星姜黃醒脾崇土以逐邪飲，更加虎掌骨擅能搜豁之品，引導諸藥以達四肢，而長驅直搗邪飲縮結之處，然必合成丸藥，多服方能奏效。《卷二·太陽中篇》

陳念祖曰（《傷寒論淺注》）：下後致痞言之詳矣，而發汗在吐下之後而成痞者奈何？傷寒吐下後又發其汗，則奪其經脉之血液而爲汗矣。心主血，故虛煩，心主脉，故脉甚微。八日值陽明主氣之期而從合，九日值少陽主氣之期而不能樞轉，故心下痞硬而脅下亦痛。甚至陰虛陽亢，虛氣上衝於咽喉，血不上榮頭目，時形其眩冒。經脉動惕者，以吐下之後而汗，則經脉之血告竭，而筋遂無所養也。久而不愈，恐肢體不爲我用而成痿。《卷一·太陽篇下》

章楠曰（《傷寒論本旨》）：此即申明表裏皆傷之證，其脉甚微，雖心下硬，脅下痛，皆清陽不布，濁壅不行，正傷邪結之故。其血液乾枯，虛風內熾，故氣上衝咽喉而眩冒，其經脉動惕，久必成痿，治之必以養正爲主也。《卷五·汗吐下後併誤治諸證》

原文 傷寒發汗，若吐，若下，解後，心下痞鞕，噫氣不除者，旋覆代赭湯主之。（161）

成無己曰（《注解傷寒論》）：大邪雖解，以曾發汗吐下，胃氣弱而未和，虛氣上逆，故心下痞硬，噫氣不除，與旋復代赭石湯降虛氣而和胃。

柯琴曰（《傷寒論注》）：傷寒者，寒傷心也，既發汗復吐下之，心氣太虛，表寒乘虛而結于於心下，心氣不得降而上出於聲，君主出亡之象也。噫者傷痛聲，不言聲而曰氣者，氣隨聲而見於外也。《卷二·瀉心湯證》

沈明宗曰（《傷寒六經辨證治法》）：發汗吐下，皆傷內氣，然最虛之處，便是容邪之處，所以微邪從虛內陷，濁陰上逆衝心，則心下痞而噫氣不除，故以旋覆半夏滌飲降濁，獨治其痞，參甘薑棗，以和脾胃之氣，而使機關健運，赭石補心而鎮噫逆也。《卷二·太陽中篇》

錢潢曰（《傷寒溯源集》）：已解之後，而心下痞硬，噯氣不除者，因邪氣雖去，而胃中陰氣虛損，陰寒否塞，陽氣不得流行，脾弱不能健運，故氣上逆而噯食氣也。《卷三·結胸心下痞》

鄭重光曰（《傷寒論條辨續注》）：解後，謂汗吐下也，心下痞硬，噫氣不除者，胃氣虧損，伏飲爲逆，故用養正而散餘邪。雖心下痞硬，重在噫氣不除，胃氣上逆，故用旋覆半夏以蠲飲，代赭引人參下行，以鎮其逆氣，薑棗和中而痞自開也。《卷二·太陽

中篇》

吳謙曰（《醫宗金鑒》）：傷寒發汗，若吐若下，解後，設表裏俱清，自然胃和思食而愈。今邪雖解，而心下痞硬，胃虛結也；噫氣不除，胃氣逆也。然治痞之法，無出諸瀉心湯。故於生薑瀉心湯方中，去芩、連、乾薑，以病解無寒熱之邪也。佐旋覆代赭石者，所以補虛宣氣，滌飲鎮逆也。《卷二·太陽中篇》

邵仙根曰（《傷寒指掌》邵評）：發汗吐下，大邪已去，而心下痞硬，噫氣不除者，心氣大虛，表寒乘虛結於心下，心氣不降而上出於口也。乃中虛胃弱而不和，痰氣上逆之症，用此湯補中和胃而止虛逆。方中旋覆花味鹹，或以軟堅行水下氣；代赭味苦質重而降逆氣；半夏、生薑辛溫而消痰行水；參、甘、大棗甘溫補中而和胃氣也。《卷三·傷寒變證》

章楠曰（《傷寒論本旨》）：發汗吐下解後，餘邪未淨，痰濁壅滯，心下痞硬，脾弱不運，則時時噫氣，主以旋覆半夏，消痰軟堅，代赭降逆，參草薑棗，補氣和中，則諸證自愈。《卷五·結胸痞證》

胡嗣超曰（《傷寒雜病論》）：痞滿見於病解之後，自非病未解之痞滿可比，蓋汗吐下後，邪雖已去而津液多耗，胃陽弱而脾寒起，陰陽滯而脹滿生，只升不降，噫而不已，有土敗之象焉。旋覆、代赭、半夏降逆下氣，人參、甘草、大棗溫胃生津，寒退陽復，升降自平。《卷四·太陽上篇》

鄭壽全曰（《傷寒恆論》）：傷寒病至用汗吐下三法，外病已解而見心下痞，噫氣不除者，由或汗，或吐，或下，傷及胸中之陽，以致濁陰上干，逆於心下，阻其升降之氣機而爲噫，原文以旋復代赭石湯主之，實屬至當之法。《卷二·太陽中篇》

高學山曰（《傷寒尚論辨似》）：人身上焦之陽，極貴充足，則是晴明太虛，萬里無礙，一切山澤江海陰霾之氣，伏藏而不敢外露，以太陽照臨之威，下逼之也。倘陽光失德，則江海吐氣，山澤呈雲，鬱乎滿空者，痞之象也。今上焦之陽，汗則虛於外馳，吐則虛於上涌，下則虛於大洩，皆能招致下焦之陰，逐漸上升，故心下痞硬而噫氣。《太陽中篇》

原文 旋覆代赭湯方

旋覆花三兩　人參二兩　生薑五兩　代赭一兩　甘草三兩，炙　半夏半升，洗　大棗十二枚，擘
上七味，以水一斗，煮取六升，去滓，再煎取三升。溫服一升，日三服。

成無己曰（《注解傷寒論》）：硬則氣堅，鹹味可以軟之，旋復之鹹，以軟痞硬。虛則氣浮，重劑可以鎮之，代赭石之重，以鎮虛逆。辛者散也，生薑、半夏之辛，以散虛痞。甘者緩也，人參、甘草、大棗之甘，以補胃弱。

方有執曰（《傷寒論條辨》）：心下痞硬，噫氣不除者，正氣未復，胃氣尚弱而伏飲爲逆也。旋復、半夏，蠲飲以消痞硬；人參、甘草，養正以益新虛；代赭以鎮墜其噫氣；薑棗以調和其脾胃。然則七物者，養正散餘邪之要用也。《卷二·太陽中篇第二》

吳謙曰（《醫宗金鑒》）：羅天益曰：汗、吐、下解後，邪雖去而胃氣已虧矣。胃氣既虧，三焦因之失職，清無所歸而不升，濁無所納而不降，是以邪氣滯留，伏飲為逆，故心下痞硬，噫氣不除也。方中以人參、甘草養正補虛，生薑、大棗和脾養胃，所以安定中州者至矣。更以代赭石之重，使之斂浮鎮逆；旋覆花之辛，用以宣氣滌飲。佐人參以歸氣於下，佐半夏以蠲飲於上，濁降則痞硬可消，清升則噫氣可除矣。觀仲景治少陰水氣上凌，用真武湯鎮之；治下焦滑脫不守，用赤石脂禹餘糧湯固之；此胃虛氣失升降，復用此法理之，則胸中轉否為泰。其為歸元固下之法，各極其妙如此。《卷二·太陽中篇》

陳念祖曰（《傷寒真方歌括》）：此治大邪解後而心下痞硬之方，其不用瀉心者，以心下無寒熱之互結，故不用芩連乾薑之辛苦，只用咸降之旋覆，佐諸藥以補虛，散痞下逆，期於中病而止也。《卷一·太陽救誤變症方法》

呂震名曰（《傷寒尋源》）：心下痞硬，中虛而有留邪也，噫氣不除，胃逆而有蓄飲也。主旋覆導飲下行，代赭鎮心降逆，而邪之留滯者，復生薑半夏以開之，氣之逆亂者，用人參甘草大棗以和之，虛回邪散，則痞可解而噫亦止矣。《下集·旋復代赭石湯》

原文 下後，不可更行桂枝湯，若汗出而喘，無大熱者，可與麻黃杏子甘草石膏湯（162）

成無己曰（《注解傷寒論》）：前第三卷二十六證云：發汗後，不可更行桂枝湯。汗出而喘，無大熱者，為與此證治法同。汗下雖殊，既不當，損正氣則一，邪氣所傳既同，遂用一法治之。經所謂若發汗、若下、若吐後者是矣。

盧之頤曰（《仲景傷寒論疏鈔金錍》）：此條與前帙發汗後，汗出而喘，無大熱者，證方同法，咸屬桂枝壞病，不中復與桂枝也。《卷上·辨太陽第七》

張璐曰（《傷寒纘論》）：易桂枝以石膏，少變麻黃之法，以治誤汗而喘當矣，誤下而喘，亦以桂枝為戒，而不越此方者何耶？蓋中風傷寒，一從桂枝，一從麻黃，分途異治。由中風之誤下而喘者，用厚朴杏仁加入桂枝湯中，則傷寒之誤下而喘者，用石膏加入麻黃湯中，兩不移易之定法也。

尤怡曰（《傷寒貫珠集》）：此與汗後不可更行桂枝湯條大同，雖汗下不同，其為邪入肺中則一，故其治亦同。《卷二·太陽救逆法第四》

黃元御曰（《傷寒懸解》）：下後表寒未解，鬱其肺氣，肺鬱生熱，蒸發皮毛而不能透洩，故汗出而喘。表寒裏熱，宜麻杏甘石雙解之可也。下後不可行桂枝，亦大概言之，他如傷寒醫下之續得下利清穀章，救表宜桂枝湯，又傷寒大下後復汗心下痞章，解表宜桂枝湯，太陽病先發汗不解而復下之，脉浮者不愈章，當須解外則愈，桂枝湯主之，未嘗必禁桂枝也。《卷四·太陽中篇》

陳念祖曰（《傷寒論淺注》）：下之太早，為結胸，為痞，此症之常也，而症之變者，又當別論。太陽溫病，風溫症，熱自內發，宜用涼散而托解之，不宜下之太早也。

下後，雖不作結、痞等症，而下之太早，其內熱尚未歸於胃府，徒下其屎，不下其熱，熱愈久而愈甚矣。欲解其熱，必不可更行桂枝湯以熱增熱，須知溫病風溫症，爲火熱燎原而莫戢，若火逼於外，則蒸蒸而汗出，火逆於上，則鼾齁而作喘。內熱已甚，而外反見其無大熱者，可與麻黃杏仁甘草石膏湯，順其熱而涼解之，此下後不干結、痞而另有一證也。《卷一·太陽篇下》

原文 太陽病，外證未除而數下之，遂協熱而利，利下不止，心下痞鞕，表裏不解者，桂枝人參湯主之。（163）

成無己曰（《注解傷寒論》）：外證未除而數下之，爲重虛其裏，邪熱乘虛而入，裏虛協熱，遂利不止而心下痞。若表解而下利、心下痞者，可與瀉心湯；若不下利，表不解而心下痞者，可先解表而後攻痞。以表裏不解，故與桂枝人參湯和里解表。

方有執曰（《傷寒論條辨》）：數，言失於急遽，下之太早，所以原反，而爲反之互詞也。協，互相和同之謂，言誤下則致裏虛，外熱乘裏虛而入裏，裏虛遂協同外熱變而爲利，利即俗謂洩瀉是也。不止，裏虛不守也；痞硬者，正虛邪實，中成滯礙，否塞而不通也。以表未除也，故用桂枝以解之；以裏下虛也，故用理中以和之。《卷一·太陽上篇第一》

錢潢曰（《傷寒溯源集》）：外證未除，一誤下之已足致變，況數下之乎？頻數下之，焉有內氣不虛者乎？裏虛而邪熱內陷矣。正氣既虛，則不能却邪外出，邪氣即陷，亦不能自出還表，中氣虛而無以內守，邪熱陷則勢必下攻，以虛協熱，故下利不止也。協，合也，同也，言但熱不虛，但虛無邪，皆不足以致此也。熱邪協虛，中氣不守，津液下奔，循其誤下之勢，利遂不止，致胃中陽氣虛竭，故陰氣上逆，堅結於胃中而痞硬也。……舊注皆以正虛邪實解之，正虛固不必言，邪實則熱邪實於裏矣，豈反有參朮乾薑之用耶？不知證雖協熱而下利，胃又因下利而陽虛，下利則熱邪下走，陽虛而陰邪上逆，故心下痞硬也。……表不解者，以外證未除而言也，裏不解者，以協熱下利，心下痞硬而言也，若欲表裏兩解，桂枝不中與也，當以桂枝人參湯主之。《卷一·太陽上篇》

魏荔彤曰（《傷寒論本義》）：風邪初感在表，不治鬱而爲熱，故傳經之熱變爲熱邪。今云數下之，其日久可知，此應透表之風邪，變爲陷入之熱邪。又屢爲苦寒之劑所鎮墜，於是病之熱邪下於下焦，而藥之寒邪反留於心下。熱入下焦，斯爲協熱之利不止，寒留心下，斯爲協寒之痞硬。非用理中，則協熱之陽不能升，協寒之陰不能散矣。故用理中者，理中氣以升陽降陰，所謂握樞而運也。然外證未除，又何以治，故加桂枝於理中之中，表裏成兼治之效。《卷二·太陽上篇》

黃元御曰（《傷寒懸解》）：太陽病，外症不解而數下之，外熱不退而內寒亦增，遂協合外熱而下利，利而不止。清陽既陷，則濁陰上逆，填於胃口，而心下痞硬。緣中氣虛敗，不能分理陰陽，升降倒行，清濁易位，是裏證不解，而外熱不退，是表證亦不解。表裏不解，當內外兼醫，桂枝人參湯，桂枝通經而解表熱，參朮姜甘溫補中氣，以

轉升降之機也。《卷四・太陽下篇》

吳貞曰（《傷寒指掌》）：此因數下之後，雖初因協熱，而裏必虛寒，故用溫補。《卷二・救逆述古》

邵仙根曰（《傷寒指掌》邵評）：此症表裏俱虛，其病根在心下，非辛熱何能化痞而軟硬，非甘溫無以止利解表，用理中加桂枝，雙解表裏之法，此條雖不言脉，其脉微弱可知。《卷二・救逆述古》

陳念祖曰（《傷寒論淺注》）：下後表證未解而作痞，不無裏寒內熱之分。試言其裏寒，太陽病，不用桂枝湯解肌，外證未除，醫者魯莽，而數下之，致虛胃氣，虛極則寒；中氣無權，既不能推托邪熱以解肌，遂協同邪熱而下利；利下不止，胃陽愈虛，而陰霾之氣，愈逆於上，瀰漫不開，故心下痞硬。此爲表裏不解者，以桂枝人參湯主之。《卷一・太陽篇下》

胡嗣超曰（《傷寒雜病論》）：表未盡解而屢下之，表熱裏虛而下利者，曰協熱利。心下痞硬，脾陰虛而自泄，胃陽弱而邪梗，故與以理中，則上下之痞利解，加以桂枝，則表裏之氣血和。《卷四・太陽上篇》

原文 桂枝人參湯方
桂枝四兩，別切　甘草四兩，炙　白朮三兩　人參三兩　乾薑三兩
上五味，以水九升，先煮四味，取五升，內桂，更煮取三升，去滓。溫服一升，日再夜一服。

成無己曰（《注解傷寒論》）：表未解者，辛以散之；裏不足者，甘以緩之。此以裏氣大虛，表裏不解，故加桂枝、甘草於理中湯也。

許宏曰（《金鏡內臺方議》）：桂枝以解表，人參白朮以安中止瀉，加乾薑以攻痞而溫經，甘草以和緩其中，此未應下而下之以虛其中者主之也。《卷一・桂枝人參湯》

盧之頤曰（《仲景傷寒論疏鈔金錍》）：即桂枝湯去芍藥大棗，加人參白朮，以乾薑易生薑。蓋緣下多亡中而標經未撤，猶難外向，人參濟傾扶弱，姜朮甘草，穌痹理中，妄洩者得以回原，疏漏者方能固密。桂枝仍得專走太陽，溫行經隧。去芍藥者，謂其洩利，毋復破逐；去大棗者，參朮允中，宜卻克助；撤糜粥者，揚液敵邪，又非穀精所能謝也。《卷七・辨太陽第七》

柯琴曰（《傷寒論注》）：外熱未除是表不解，利下不止是裏不解，此之謂有表裏證。然病根在心下，非辛溫何能化痞而軟硬，非甘溫無以止利而解表，故用桂枝甘草爲君，佐以乾薑參朮，先煎四物，後內桂枝，使和中之力饒而解肌之氣銳，于以奏雙解表裏之功，又一新加法也。《卷一・桂枝湯證下》

程知曰（《傷寒經注》）：此方即理中湯加桂枝，而曰桂枝人參湯者，不欲以里先表也。《卷五・太陽誤攻》

王子接曰（《絳雪園古方選注》）：理中加人參，桂枝去芍藥，不曰理中，而曰桂枝人參者，言桂枝與理中，表裏分頭建功也。故桂枝加一兩，甘草加二兩。其治外協熱而

裏虛寒，則所重仍在理中，故先煮四味，而後內桂枝，非但人參不佐桂枝實表，亦不與桂枝相忤，宜乎直書人參而不諱也。《上卷·溫劑》

王丙曰（《傷寒論注》）：挾熱而利，非陰邪自利也，但因數下而中氣大傷，則當以理中爲主。加重甘草，載之使上也。法又先煎四味，後內桂枝，使先煎者留中，後內者行表，仍不失先解其外之義。《卷二·太陽病用陷胸湯法》

陳蔚曰（《長沙方歌括》）：太陽外證未除而數下之，未有不致虛者，裏虛則外熱內陷，故爲協熱利不止。協，合也，同也，言但熱不虛，但虛不熱，皆不足以致此也。太陽之氣出入於心胸，今太陽主陽之氣因誤下而陷於下，則寒水之陰氣反居於陽位，故爲心下痞硬。……方用人參湯以治裏虛，桂枝以解表邪，而煮法桂枝後納者，欲其於治裏藥中，越出於表而解邪也。《卷四·太陽方》

文通曰（《百一三方解》）：此表裏雙溫之法，乃理中湯加桂枝也，主外症未除誤下之寒痞。夫外症未除而數下，寒陷於脾而利下不止，心下痞硬，升降乖常，陰陽交錯，故仲景用理中加桂枝一味而後煮，使先通其經絡在表之寒以升其心陽，而後溫其誤下在脾之寒也。一加一減，則神妙無方，不名理中加桂枝，而名桂枝人參湯者，明其以桂枝治表寒爲主，本系太陽之症，而使之還出於太陽，用人參甘薑以救脾胃下陷之寒，而提綱仍當屬之太陽耳。《上卷·桂枝人參湯》

呂震名曰（《傷寒尋源》）：此理中加桂枝而易其名也。……蓋因誤下則裏虛，裏虛則熱入，裏虛不能內守，遂協同外熱，變而爲利下不止，而必又心下痞硬，邪滯上焦，猶兼半表，故曰表裏不解。夫下利不止，何以不用四逆以救裏？以表熱未罷也。心下痞硬，何以不用瀉心以清裏？以裏氣已虛也。此證輒防陽併入陰，故不但瀉心中芩連不可用，即桂枝湯中芍藥亦不可用，乃取桂枝行陽于外以解表，理中助陽于內以止利，此表裏兩解之治法也。《下集·桂枝人參湯》

原文 傷寒大下後，復發汗，心下痞，惡寒者，表未解也。不可攻痞，當先解表，表解乃可攻痞。解表宜桂枝湯，攻痞宜大黃黃連瀉心湯。（164）

龐安時曰（《傷寒總病論》）：前加附子，是汗出多而惡寒，表將解而裏結未除故也。此證是發汗後無汗惡寒，故先須解表也。《卷三·結胸證》

成無己曰（《注解傷寒論》）：大下後，復發汗，則表裏之邪當悉已。此心下痞而惡寒者，表裏之邪俱不解也。因表不解而下之，爲心下痞，先與桂枝湯解表，表解，乃與大黃黃連瀉心湯攻痞。《內經》曰：從外之內而盛於內者，先治其外，而後調其內。

方有執曰（《傷寒論條辨》）：解，猶救也，如解渴解急之類是也。解表與發表不同，傷寒病初之表當發，故用麻黃湯，此以汗後之表當解，故曰宜桂枝湯。言與中風之表同，當解肌而固衛也。《卷二·太陽中篇第二》

吳人駒曰（《醫宗承啓》）：大下後復發汗，則陽虛而惡寒，胸中之大氣不能運化，而爲之痞。若此者，豈可攻痞，務必令陽氣得復，表解乃可攻痞。解表者，宜桂枝，攻痞者，宜大黃者，乃約略之辭，非直以此爲用也。《卷二·發表》

錢潢曰（《傷寒溯源集》）：此條既曰傷寒，而又以桂枝湯解表，豈立法者自相矛盾耶？蓋因此證既已誤下，胃中陽氣已虛，又復發汗，表間衛陽又損，若再用麻黃，必致陽氣竭絕而爲亡陽之敗症矣。且寒邪已經陷入，其在表未解之邪有限，故權用桂枝湯，以解表間之虛邪也。《卷三・結胸心下痞》

魏荔彤曰（《傷寒論本義》）：傷寒不先汗而大下，下後不愈復發汗，大下之下，乃誤下耳。傷寒誤下，必成痞，雖更發汗而痞不除，反增惡寒之證，仲師示之曰：表未解也。言汗後之寒邪雖去，而在表之正陽已傷，衛氣不充，惡寒寒至，表病何嘗解乎。此時攻痞，再用苦寒，是無陽矣，故云當先解表。解表者，急益衛外之陽，使風寒不乘虛再感，成難救之危候也。然桂枝雖云益衛，而扶陽於內，亦藉以仔肩其任矣。迨服後表陽已固，惡寒已除，乃可攻痞。大黃黃連瀉心湯之義，前條已注明，驅洩而降沉下之陰，即引導而俾浮上之陽下濟也……設非先用桂枝益其陽於內，又安有下濟之力乎？唯有愈助其陰邪閉塞而已。故桂枝一方，非獨治表之惡寒，正所以治裏之痞也。《卷之二・太陽中篇》

吳謙曰（《醫宗金鑒》）：傷寒大下後，復發汗，先下後汗，治失其序矣。邪熱陷入，心下痞結，法當攻裏。若惡寒者，爲表未盡也。表既未盡，則不可攻痞，當先解表，表解乃可攻痞。解表宜桂枝湯者，以其爲已汗已下之表也；攻痞以大黃黃連瀉心湯者，以其爲表解裏熱之痞也。《卷二・太陽中篇》

章楠曰（《傷寒論本旨》）：大下後，復發汗，邪熱內陷成痞，表猶不解而惡寒，故當先解其表，宜桂枝湯。表解不惡寒者，再攻其痞，以大黃黃連，水漬取汁而不煎，是用其氣以瀉營衛之浮熱，不取其味以通腑也。此元氣強壯者，若虛弱人，表未解而誤下之，必下利清穀，身體疼痛，又當用四逆湯先救其裏，桂枝湯後救其表也。是故證隨人之強弱而變，治法有先後緩急之不同，必當審宜而施也。《卷五・結胸痞證》

原文 傷寒發熱，汗出不解，心中痞硬，嘔吐而下利者，大柴胡湯主之。（165）

成無已曰（《注解傷寒論》）：傷寒發熱，寒已成熱也。汗出不解，表和而裏病也。吐利，心腹濡軟爲裏虛，嘔吐而下利，心下痞硬者，是裏實也，與大柴胡湯以下裏熱。

方有執曰（《傷寒論條辨》）：傷寒不汗出，得汗出則解，不解者，以有風而誤於偏攻，熱反入裏，所以變痞硬嘔吐而下利也。大柴胡湯者，合表裏而兩皆解之也。《卷三・太陽下篇第三》

柯琴曰（《傷寒論注》）：心下痞硬，協熱而利，表裏不解，似桂枝人參證，然彼在妄下後而不嘔，則此未經下而嘔，則嘔而發熱者，小柴胡主之矣。然痞硬在心下而不在脅下，斯虛實補瀉之所由分也。故去參甘之甘溫益氣，而加枳芍之酸苦涌洩耳。《卷三・柴胡湯證》

魏荔彤曰（《傷寒論本義》）：傷寒發熱汗出不解者，太陽已傳陽明也，發熱汗出二者，皆陽明證也。乃復未經誤治而心下即痞硬嘔吐下利，蓋太陽所感之寒邪入心中作痞硬，而寒鬱內生之熱邪作嘔吐反下利也，是病全離太陽已入陽明也。然既發熱汗出爲陽明證矣，何以不成胃實而成此證哉？曰：惟其心中素有痰飲，故知其邪已結於彼而成痞硬，則胃中自不能復結聚爲實，此理之固然者也。是此證已傳陽明而未全在陽明，究未可用大承氣下之也。痞結心下，於是中氣不通，則上爲嘔吐，下爲下利也。仲師於此另出一法，另制一方，曰大柴胡，於下之中，兼升散開破二意。柴胡苦而微寒，入陰分而性能升陽，半夏枳實辛而微溫，行陽氣而性能破陰，使太陽傳入之邪痞塞於心中者，陽氣達於少陽而升之，陰氣開於陰分而破之，則心中痞硬一證可除矣。且更可以兼治其嘔吐下利，令陽已得升，而生薑等四物復佐柴胡上達，則嘔吐止；陰已得降，而芍藥等二物復助大黃下達而下利息。三證俱愈，即發熱汗出之證，不解而自解矣。蓋陽明之邪，柴胡已驅之於少陽而表解，大黃復通之於大便而裏和，尚有何陽明之證足留乎？正所謂兩解之法也。是不必專言柴胡治少陽也，而柴胡之用已神，不必專言胃實方可下也，而大黃之用已得。《卷之二·太陽中篇》

吳謙曰（《醫宗金鑒》）：傷寒發熱汗出不解，表尚未已也；心中痞硬大便不利，裏病又急矣。嘔吐，少陽、陽明兼有之證也。少陽、陽明兩急，心中熱結成痞，故以大柴胡湯，外解少陽發熱未盡之表，內攻陽明成實痞硬之裏也。《卷五·少陽全篇》

陳念祖曰（《傷寒論淺注》）：今試即痞證而總論之，可以從中而解，亦可以從外而解也。傷寒發熱，汗出不解，邪結心中而心下痞硬，然邪雖已結聚，而氣機仍欲上騰，故嘔吐，不得上出，而復欲下行，故嘔吐而又下利者，當因其勢而達之。達之奈何，用大柴胡湯從中上而達大陽之氣於外以主之。治痞者，不可謂瀉心湯之外無方也。《卷一·太陽篇下》

章楠曰（《傷寒論本旨》）：發熱汗出，表邪不解，心下痞硬，嘔吐下利者，邪入少陽兼陽明也，不因誤下而痞，以其宿有痰飲，而外邪入之，故吐利交作，而仍痞結也。以大柴胡湯開達少陽，通利陽明，雙解表裏之邪，自可愈也。《卷五·結胸病證》

高學山曰（《傷寒尚論辨似》）：此條陽明少陽之併病也。不曰發汗而曰汗出，明係熱邪深入胃腑，蒸出津液之汗，則其發熱不解，又何疑也。夫惟熱邪深入胃腑，故在胃之中則嘔吐，胃之上則痞硬，胃之下則瀉利，皆熱邪奔迫上下四旁之所致也，故宜攻下。然不用調胃承氣，而用大柴胡，蓋由嘔吐一症，只見於太少二陽，今既傷寒，又曰汗出，則知傷寒非太陽之傷寒，而嘔吐爲少陽之嘔吐矣。故用薑半芩芍，扶胃陽以抑邪熱，枳以消痞，棗以生津，然後使輕芳之柴胡策外，沉雄之大黃清內，一切薑半芩芍枳棗，如文武之士，各贊其主，以成解散之功矣。《太陽中篇》

原文 病如桂枝證，頭不痛，項不強，寸脉微浮，胸中痞鞕，氣上衝喉咽不得息者，此爲胸有寒也。當吐之，宜瓜蒂散。（166）

龐安時曰（《傷寒總病論》）：病三日以上，氣浮上部，填塞胸心，故頭痛胸中滿，或多痰涎，當吐之則愈。若虛損及新產人，不能吐者，可服枳實散。枳實細末，米飲調二錢，日可三四服。若有虛寒，手足冷及脉微弱者，枳實二兩加桂枝一兩，同末之，如

前服。《卷一·序論》

成無己曰（《注解傷寒論》）：病如桂枝證，爲發熱、汗出、惡風，言邪在表也。頭痛、項强，爲桂枝湯證具。若頭不痛，項不强，則邪不在表而傳裏也。浮爲在表，沉爲在裏。今寸脉微浮，則邪不在表，亦不在裏，而在胸中也。胸中與表相應，故知邪在胸中者，猶如桂枝證而寸脉微浮也。以胸中痞硬，氣上衝咽喉不得息，知寒邪客於胸中而不在表也。《千金》曰：氣浮上部，填塞心胸，胸中滿者，吐之則愈。與瓜蒂散，以吐胸中之邪。

方有執曰（《傷寒論條辨》）：如桂枝證，言大約似中風也。頭不痛，項不强，言太陽經中無外入之風邪，以明非中風也。寸候身半以上，微浮，邪自內出也。胸中痞硬，痰涎塞膈也。氣上衝咽喉者，痰涌上逆，或謂喉中聲如曳鋸是也。寒以痰言，痰，內證也，內者爲虛，故曰寒也。是病也，想當先仲景命名時，命名者，蓋不過按《素問》陽之氣以天地之疾風名之，而亦呼爲中風。豈意後世足以奪本經之中風相亂而相誤哉？經革其名，而以病如桂枝證揭之，誠萬世辨明中風似是而非之至教也。《卷六·辨溫病風溫雜病第九》

盧之頤曰（《仲景傷寒論疏鈔金錍》）：胸有寒者，胸有邪。若病發於陰，猶未締結，當吐之，宜瓜蒂散。《卷七·辨太陽第七》

柯琴曰（《傷寒論注》）：病如桂枝，是見發熱汗出惡風鼻鳴乾嘔等證。頭不痛，項不强，則非太陽中風。未經汗下而胸中痞硬，其氣上衝，便非桂枝證矣。病機在胸中痞硬，便當究痞硬之病因，思胸中痞硬之治法矣。胸中者，陽明之表也。邪中於面，則入陽明，中於膺，亦入陽明。則鼻鳴發熱汗出惡風者，是邪中於面，在表之表也。胸中痞硬氣上衝不得息者，邪中膺，在裏之表也。寒邪結而不散，胃陽抑而不升，故成此痞象耳。胃者土也，土生萬物，不吐者死，必用酸苦涌洩之味因而越之，胃陽得升，胸寒自散，裏之表和，表之表亦解矣。此瓜蒂散爲陽明之表劑。《卷三·瓜蒂散證》

沈明宗曰（《傷寒六經辨證治法》）：寒即痰也，素有痰飲內積，稍涉風寒，引動其痰，即惡寒發熱，自汗喘逆。如桂枝湯證，但無頭痛項强，知非大邪中表之傷寒矣。斯因肺氣虛而受邪，以挾胸間痰飲，內外合結，故寸脉微浮。而胸中痞硬，氣上衝咽喉不得息，爲胸上有寒也，當以瓜蒂散涌吐其邪；此以高而越之之治。《卷五·痰病》

吳人駒曰（《醫宗承啓》）：如桂枝證者，有似乎太陽中風，并脉浮而喘，但頭不痛，項不强，無太陽表證也。其原因胸中陽氣不振，陽虛則陰盛，陰盛則易於結聚。津液之濁者凝聚而爲痰，而胸中爲之痞硬。阻塞氣道之往來，則冲激而不得以息。阻塞脉道之出入，則升降不得如常而微浮。但吐去其爲結聚，則可以獲安。瓜蒂其味苦，苦能降下，其質輕浮，浮而親上，欲其浮沉動蕩乎其間，爲之涌動，而令其吐達焉。《卷三·涌吐》

錢潢曰（《傷寒溯源集》）：此條寒邪在膈，陽氣鬱塞，津液不流，精微不運，痰飲在所必有，奈仲景止曰寒而不曰痰，注家偏曰痰而不曰寒，不知何所證據，豈寒邪在胸不須吐邪？又忽另立痰病一門，我恐以虛靈變化之機，改爲膠柱鼓瑟之死法矣，惜哉。《卷四·結胸痞證》

吴谦曰（《医宗金鉴》）：病如桂枝证，乃头项强痛，发热汗出，恶风脉浮缓也。今头不痛，项不强，是桂枝证不悉具也。寸脉微浮，是邪去表未远，已离其表也。胸中痞硬，气上冲喉不得息，是邪入里未深而在胸中，必胸中素有寒饮之所致也。寒饮在胸，不在肌腠，解肌之法，无可用也。痞硬在胸，而不在心下，攻里之法，亦无所施。惟有高者越之一法，使胸中寒饮一涌而出，故宜吐之以瓜蒂散也。《卷一·太阳上篇》

陆懋修曰（《校正王朴庄伤寒论注》）：以水饮解胸有寒之寒字，自是特识，凡论中胸有寒，里有寒，胃中虚冷字，皆当作水饮解，以水饮本属寒饮也，惟得火煎熬乃成痰热耳。《卷二·太阳病用陷胸汤法》

原文 瓜蒂散方

瓜蒂一分，熬黄　赤小豆一分

上二味，各别捣筛，为散已，合治之，取一钱匕，以香豉一合，用热汤七合，煮作稀糜，去滓，取汁和散。温顿服之。不吐者，少少加，得快吐乃止。诸亡血虚家，不可与瓜蒂散。

成无己曰（《伤寒明理论》）：华佗曰：四日在胸，则可吐之。此迎而夺之之法也。《千金方》曰：气浮上部，填塞心胸，胸中满者，吐之则愈。此随证治之之法也。大约伤寒四五日，邪气客于胸中之时也。加之胸中烦满，气上冲咽喉不得息者，则为吐证具，乃可投诸吐药，而万全之功有之矣。瓜蒂味苦寒，《内经》曰：湿气在上，以苦吐之。寒湿之气留于胸中，以苦为主，是以瓜蒂为君。赤小豆味酸涩，酸苦涌泄为阴。分涌膈实，必以酸为佐，是以赤小豆为臣。香豉味苦寒，苦以涌泄，寒以胜热，去上膈之热，必以苦寒为辅，是以香豉为使。酸苦相合，则胸中痰热涌吐而出矣。其于亡血虚家，所以不可与者，以瓜蒂散为快剂，重亡津液之药，亡血虚家，补养则可，更亡津液，必不可全。用药君子，必详究焉。《卷四·药方论》

卢之颐曰（《仲景伤寒论疏钞金錍》）：瓜蒂，蒂，瓜之缀蔓处也，吮吸水液，具炎上彻下之体用，是以蒂味苦而瓜本甜，以见中枢之别于上下，诚涌泄之良剂也。力主寒水横据胸胁间，藉可涌而吐之。豆为肾，水主谷，赤小者，又为肾之心谷。造豆成豉，俾重从轻，越沉而浮，润下者其炎上之用乎？故主水寒之用不行。致阴凝至坚者，力可搏而激之。固涌泄之枢，全藉瓜蒂之吮吸，设非二菽之水源，从流而上者，不无有亡反之虞乎？《卷七·辨太阳第七》

王子接曰（《绛雪园古方选注》）：瓜蒂散乃酸苦涌泄重剂，以吐胸寒者，邪结于胸，不涉太阳表实，只以三物为散，煮作稀糜，留恋中焦以吐之，能事毕矣。瓜蒂性升，味苦而涌，豆性酸敛，味苦而泄，恐其未必即能宣越，故复以香豉汤陈腐之性，开发实邪，定当越上而吐矣。《上卷·吐剂》

吴谦曰（《医宗金鉴》）：胸中者，清阳之府。诸邪入胸府，阳遏阳气，不得宣达，以致胸满痞硬，热气上冲，燥渴心烦，温温欲吐。脉数促者，此热郁结也；胸满痞硬，气上冲咽喉不得息，手足寒冷，欲吐不能吐，脉迟紧者，此寒郁结也。凡胸中寒热与气與飲鬱結爲病，諒非汗下之法所能治，必得酸苦涌泄之品，因而越之，上焦得通，陽氣得復，痞硬可消，胸中可和也。瓜蒂極苦，赤豆味酸，要須相益，能疏胸中實邪，爲吐劑中第一品也。而佐香豉汁合服者，借穀氣以保胃氣也。服之不吐，少少加服，得快吐即止者，恐傷胸中元氣也。此方奏功之捷，勝於汗下，所謂汗、吐、下三大法也。今人不知仲景、子和之精義，置之不用，可勝惜哉！然諸亡血虛家，胸中氣液已虧，不可輕與，特爲申禁。《卷一·太陽上篇》

黃元御曰（《傷寒懸解》）：香豉行其滯，小豆洩其濕，瓜蒂涌其寒痰，若諸亡血虛家，血慣上逆，不可與也。《卷五·太陽下篇》

陳蔚曰（《長沙方歌括》）：太陽之脉連風府上頭項，今云不痛不强者，不在經脉也。太陽之氣出入於心胸，今云胸中痞硬氣上衝咽喉不得息者，是邪氣欲從太陽之氣上越也。寸脉微浮者，氣欲上越之象也。然欲越而不能遽越，其寒水之氣不在經亦不在表，而惟在於胸中，故曰胸中寒。方取瓜蒂之苦涌，佐以赤小豆之色赤而性降，香豉之色黑而氣升，能使心腎相交，即大吐之頃神志不潰，此所以爲吐法之神也。《卷四·太陽方》

陳恭溥曰（《傷寒論章句·方解》）：瓜蒂散，傷寒探吐之方也，凡病在膈上，宜與吐法者用之。……邪在至高之分，非汗下所宜也。瓜蒂與赤小豆，皆從陰出陽，從下達上之品，香豉其氣上升，合瓜蒂苦而能涌，一吐而胸中之結邪出。然必審其可用者與之，倘稍挾虛者，必不可用也。《卷五·瓜蒂散》

原文 病脅下素有痞，連在臍傍，痛引少腹，入陰筋者，此名藏結。死。（167）

成無己曰（《注解傷寒論》）：素有宿昔之積，結於脅下爲痞。今因傷寒邪氣入裏，與宿積相合，使藏真之氣，結而不通，致連在臍停，痛引少腹，入陰筋而死。

方有執曰（《傷寒論條辨》）：素，舊、常也。臍傍，陰分也。臟，陰也。以陰邪結於陰經之藏，攻之不可及，所以於法爲當死也。《卷三·太陽下篇第三》

柯琴曰（《傷寒論注》）：藏結有如結胸者，亦有如痞狀者，素有痞而在脅下，與下後而心下痞不同矣。臍爲立命之原，臍旁者，天樞之位，氣交之際，陽明脉之所合，少陽脉之所出，肝脾腎三藏之陰凝結于此，所以痛引少腹入陰筋也。此陰常在，絕不見陽，陽氣先絕，陰氣繼絕，故死。少腹者，厥陰之部，兩陰交盡之處。陰筋者，宗筋也，今人多有陰筋上冲小腹而痛死者，名曰疝氣，即是此類。然痛止便蘇者，《金匱》所云：入藏則死，入腹則愈也。治之以茴香吳萸等味而痊者，亦可明藏結之治法矣。《卷二·陷胸湯證》

周揚俊曰（《傷寒論三注》）：病人素有痞氣，連在臍旁，此脾氣大虛，而肝氣自旺，總爲腎家真陽大衰，致胸中之氣不布，肝木之營失養，三陰部分上下皆虛矣。況復寒邪內乘，有不痛引少腹，宗筋拘急？將所結之邪，無由得散，欲求其生，得乎？《卷十·臟法結胸痞篇》

張志聰曰（《傷寒論集注》）：夫脅下乃厥陰之痞，臍旁乃太陰之痞，痛引少腹入陰筋乃少陰之痞。此三陰之氣交結於內，不得上承少陰君火之陽，故爲不治之死證。《卷二·辨太陽篇第二》

黃元御曰（《傷寒懸解》）：肝脉行於兩脅，素有痞者，肝氣之鬱結也。臍當脾胃之交，中氣所在，脅下之痞，連在臍旁，土敗木鬱，肝邪之乘脾也。肝主筋，自少腹而絡陰器，前陰者，宗筋之聚，肝氣鬱結，則痛引少腹而入陰筋。土木鬱迫，痞塞不開，此名藏結，久而木賊土崩，必主死矣。《卷五·太陽下篇》

陳念祖曰（《傷寒論淺注》）：又即藏結之證而總論之，在少陰只爲難治，只爲不可攻，在厥陰則爲不治。病人脅下平素有痞，其痞連在臍旁，爲天樞之位，此脾氣大虛，而肝氣自旺，總爲腎家真陽衰敗，致胸中爲氣不布，肝木之榮失養，三陰部分皆虛矣。又值寒邪內入，則臟真之氣，結而不通，其痛從臍旁引及少腹以入陰筋者，以少腹陰筋皆厥陰之部，厥陰爲陰中之陰，不得中見之化，此名藏結，必死。可知結在少陰，無君火之化者，只曰難治，曰不可攻，少陰上有君火，猶可冀其生也。結在厥陰，兩陰交盡，絕不見陽，必死無疑矣。《卷一·太陽篇下》

章楠曰（《傷寒論本旨》）：脅下痞連臍旁，肝脾兩臟之瘀結也，痛引少腹入陰筋者，邪結深而臟氣敗也。陰筋肝所主，肝木邪盛，脾土即絕，故死。《卷五·臟結證》

原文 傷寒若吐，若下後，七八日不解，熱結在裏，表裏俱熱，時時惡風，大渴，舌上乾燥而煩，欲飲水數升者，白虎加人參湯主之。（168）

成無己曰（《注解傷寒論》）：若吐若下後，七八日則當解，復不解，而熱結在裏。表熱者，身熱也；裏熱者，內熱也。本因吐下後，邪氣乘虛內陷爲結熱，若無表熱而純爲裏熱，則邪熱結而爲實；此以表熱未罷，時時惡風。若邪氣純在表，則惡風無時；若邪氣純在裏，則更不惡風。以時時惡風，知表裏俱有熱也。邪熱結而爲實者，則無大渴；邪熱散漫則渴。今雖熱結在裏，表裏俱熱，未爲結實，邪氣散漫，熏蒸焦膈，故大渴，舌上乾燥而煩，欲飲水數升。與白虎加人參湯，散熱生津。

柯琴曰（《傷寒論注》）：太陽主表，陽明主裏，表裏俱熱，是兩陽併病也。惡風爲太陽表證未罷，然時時惡風，則有時不惡，表將解矣，與背微惡寒同。煩躁舌乾大渴爲陽明證，欲飲水數升，裏熱結而不散，急當救裏以滋津液，裏和表亦解，故不須兩解之法。《卷三·白虎湯》

汪琥曰（《傷寒論辯證廣注》）：此條傷寒病雖自太陽經傳來，要之既吐且下，而其邪不解，至七八日之時，寒鬱爲熱，已入陽明之府，而邪熱更甚矣。熱結在裏者，謂府熱甚於經也。表裏俱熱者，表熱則陽明經肌肉間熱，時時惡風者，乃極汗多，不能收攝，腠理疏，以故時時惡風也；裏熱則胃府中燥熱，以故大渴，舌上乾燥而煩，欲飲水數升，此因吐下之後胃氣虛內亡津液，以故燥渴甚極也。與白虎湯加人參扶正氣以分解內外之邪熱。《卷六·陽明病》

錢潢曰（《傷寒溯源集》）：傷寒但言吐下而不言發汗，明是失於解表，故七八日不解。又因吐下之誤，邪氣乘虛陷入，故熱邪內結于裏，表裏俱熱。時時惡風，似邪未盡入，當以表裏兩解爲是，若大渴舌上乾燥而煩，欲飲水數升，則裏熱甚於表熱矣。謂之表熱者，乃熱邪已結於裏，非尚有表邪也。因裏熱太甚，其氣騰達於外，故表間亦熱，即陽明篇所謂蒸蒸發熱，自內達外之熱也。時時惡風者，言時常惡風也，若邪氣在表，只稱惡風而不曰時時矣。……熱即在裏，而猶時時惡風，即所謂熱則生風，及內熱生外寒之義，故不必解表，而以白虎湯急解胃熱。更加人參者，所以收其津液而補其吐下之虛也。《卷四·太陽下篇》

尤怡曰（《傷寒貫珠集》）：陽明經爲表，而府爲裏，故曰熱結在裏。府中之熱，自內際外，爲表裏俱熱，熱盛于內，陰反居外，爲時時惡風。而胃者，津液之原也，熱盛而涸，則舌上乾燥，故既以白虎除熱，必加人參以生津。《卷三·陽明正治法第一》

吳謙曰（《醫宗金鑒》）：傷寒，若汗、若吐、若下後，七八日不解，以致熱結表裏，時汗惡風者，結熱在表未解也；大渴舌上乾燥而煩，欲飲水數升者，結熱在裏已彰也。故曰表裏俱熱，宜白虎湯加人參湯主之。以白虎能外解肌熱，內清裏熱也。加人參者，因汗吐下後，津亡氣弱，借此以益氣生津也。《卷二·太陽中篇》

陳念祖曰（《傷寒論淺注》）：病在絡，與在經者不同，《金匱》既有熱極傷絡之論矣。太陽之病氣在絡，即內合於陽明之燥化。傷寒病，若吐若下後，中氣受傷，至七日又當太陽主氣之期，八日又當陽明主氣之期，其病不解，則太陽之標陽，與陽明之燥氣相合而爲熱。熱結在裏，表裏俱熱，熱傷表氣，故時時惡風；熱傷裏氣，故大渴；感燥熱之化，故舌上乾燥而煩。推其燥而與煩之情形，欲飲水數升而後快者，必以白虎加人參湯清陽明之絡熱而主之。《卷一·太陽篇下》

章楠曰（《傷寒論本旨》）：吐下後，七八日不解，陽氣與邪俱盛，而津液傷也，故表裏俱熱；因初未解表，表陽不伸，時時惡風；其內熱甚盛，故大渴而舌燥心煩；津液告竭，欲飲水數升。以白虎湯清陽明之熱，加參益氣生津，內氣和，則表陽亦伸矣。《卷五·汗吐下後并誤治諸證》

高學山曰（《傷寒尚論辨似》）：此條爲强壯人，明係汗症，而誤行吐下，以致奪其津液之變也。太陽不傳他經，七八日已爲自愈之期，太陽之陽邪在表，原藉津液充足，作汗以送邪解表耳，今吐下而兩奪其津液，縱至自愈之期而邪不戀表，其如津液不能作汗以送之，無怪乎表熱不解，而時時惡風也。又太陽之陽邪入胸，原藉津液充足，居守以御邪內結耳，今吐下而兩奪其津液，縱至自愈之期，而邪不結胸，其如津液不能居守以御之，無怪乎裏熱連表而舌燥煩渴也。與其責汗而不得汗，無寧益陰以資其汗乎，此白虎加人參湯之變法也。然使氣血少弱，則結胸傳變，其爲逆豈止如此，故曰强壯人誤行吐下之變也。或問曰：……表不解者，不可與白虎湯，今表熱尚在，而且時時惡風，又何以主此，而自犯其禁耶？答曰：讀《傷寒論》者，每條必當先看論眼。此條之眼，在吐下後七八日是也。蓋吐下後無他變，七八日不他傳，邪已有欲解之勢，而所以不解者，正因吐下後而火長水短，不放之解耳，然則熄火益水，以資其自汗者，舍白虎加人參，其誰任哉！《太陽下篇》

原文 傷寒無大熱，口燥渴，心煩，背微惡寒者，白虎加人參湯主之。（169）

成無己曰（《注解傷寒論》）：無大熱者，爲身無大熱也。口燥渴心煩者，當作陽明病；然以背微惡寒，爲表未全罷，所以屬太陽也。背爲陽，背惡寒口中和者，少陰病也，當與附子湯；今口燥而渴，背雖惡寒，此裏也，則惡寒亦不至甚，故云微惡寒。與白虎湯和表散熱，加人參止渴生津。

盧之頤曰（《仲景傷寒論疏鈔金錍》）：傷寒無大熱者，是無痞滿燥實堅之爲大熱也。心煩，口燥渴，病無反本，得標陽矣。蓋非汗下所致而背微寒，此經化未息，尚屬標虛，白虎固得標方，還須人參輔佐之。《卷七·辨太陽病第七》

張璐曰（《傷寒纘論》）：伏熱內盛，故口燥心煩，以真陽不能勝邪，故背微惡寒，而外無大熱，宜白虎解內熱毒，加人參以助真氣也。《卷下·溫熱》

張錫駒曰（《傷寒直解》）：傷寒無大熱者，外無大熱也，陽明絡於口，屬於心，故口燥渴而心煩也。太陽循身之背，陽明循身之面，熱俱併於陽明，則陽明實而太陽虛，故背微惡寒也。亦以白虎加人參湯主之。《卷三·辨太陽病脉證并治》

秦之楨曰（《傷寒大白》）：上章關防表症不可用白虎，此章又恐口燥渴，心煩，津液有立盡之虞，故曰身無大熱，口燥渴心煩者，裏熱已極，即有背微惡寒表症，亦用白虎湯。《卷二·口渴》

鄭重光曰（《傷寒論條辨續注》）：無大熱而口燥渴，此表熱少而裏熱多之證，背爲太陽經脉，人身至陰之部，不勝寒而微惡者，雖表邪尚有餘寒，其人口燥渴，心煩，裏熱熾甚，更不可姑待，而當急爲清解矣。《卷三·太陽下篇》

吳謙曰（《醫宗金鑒》）：傷寒身無大熱，不煩不渴，口中和，背惡寒，附子湯主之者，屬少陰病也。今傷寒身無大熱，知熱漸去表入裏也。口燥渴心煩，知熱已入陽明也。雖有背微惡寒一證，似乎少陰，但少陰證，口中和，今口燥渴，是口中不和也。背惡寒，非陽虛惡寒，乃陽明內熱熏蒸於背，汗出肌疏，故微惡之也。主白虎湯，以直走陽明，大清其熱；加人參者，蓋有意以顧肌疏也。《卷三·太陽下篇》

沈又彭（《傷寒論讀》）：背爲陽，背微惡寒者，陽虛證也。但陽有不同，真水真火是腎中之陰陽也，氣血是營衛之陰陽也。此條口燥渴心煩，則暍熱內熾，仍是白虎證，惟暍熱傷其衛氣，致背微惡寒，與腎陽全無關涉，故只用人參補衛氣，不用附子補腎陽。至若少陰病口中和，其背惡寒者，則衛陽與腎陽併傷，則人參與附子併用。《太陽》

舒詔曰（《傷寒集注》）：背微惡寒者，即表有寒之謂也。裏陽盛極，格陰於外，故見微惡寒也。《卷三·太陽下篇》

高學山曰（《傷寒尚論辨似》）：無大熱，就表而言，蓋謂發熱甚微也。燥與渴有辨，渴之源在中焦，飲足則解矣；燥之根在上焦，雖飲至腹不能容，而喉嗓間之枯槁如故也。今兼而有之，是中焦極熱，而上焦之極乾之應，故更見心煩。背微惡寒者，正長沙消息病情至微至妙處，蓋陰寒之氣伏於內，迫虛陽於外，而爲欲亡之象者，先於背上作芒刺之狀，而反躁；今陽熱之氣伏於內，迫殘陰於外，而爲將絶之征者。亦先於背于覺單薄之狀，而爲微惡寒，緊相對也。故亡陽者，用火熱之薑附等湯，從裏以續其陽，與亡陰者，用大寒之白虎湯，從里以救其陰，蓋一意也。《太陽下篇》

辨太陽病脈證并治下第七

原文 傷寒脉浮，發熱，無汗，其表不解，不可與白虎湯。渴欲飲水，無表證者，白虎加人參湯主之。（170）

成無己曰（《注解傷寒論》）：傷寒脉浮，發熱無汗，其表不解，不渴者，宜麻黃湯；渴者宜五苓散，非白虎所宜。大渴欲水，無表證者，乃可與白虎加人參湯，以散裏熱。臨病之工，大宜精別。

張志聰曰（《傷寒論集注》）：此言白虎湯治陽明之燥渴火熱而不治太陽之表證，故傷寒不解者不可與，渴欲飲水無表證者方可與之，亦誠慎之意也。《卷二·太陽篇第二》

吳謙曰（《醫宗金鑒》）：傷寒之邪，傳入陽明，脉浮，發熱無汗，其表不解者，雖有燥渴，乃大青龍湯證，不可與白虎湯。即有陽明渴欲飲水熱證，應與白虎者，亦必審其無太陽表證，始可與也。加人參者，以其脉浮不滑，非有餘也；且欲於大解熱中，速生其津液也。《卷四·陽明全篇》

黃元御曰（《傷寒懸解》）：脉浮發熱無汗，是表未解也，此合用大青龍雙解表裏，不可與白虎湯但清其裏。若渴欲飲水而無表證者，是汗出而熱退也，汗後陽洩，宜防石膏伐陽，白虎而加人參，清金益氣，生津化水，汗後解渴之神方也。《卷三·太陽上篇》

高學山曰（《傷寒尚論辨似》）：桂枝麻黃大青龍等湯各有湯禁，此白虎之禁也。夫白虎一湯，原爲熱極乾極之症，故立此大寒之劑以救之，若脉浮發熱無汗而表不解者，全賴裏陽托住表邪，併推之外出也。故發表之劑多用辛溫，辛溫者，扶陽而暢之之義。今服白虎大寒之劑，則裏陽一伏，表邪將乘勢內入，變爲呃逆等症矣，故不可與。……今渴欲飲水而無表症，則其渴爲在內之熱極乾極可知，故用白虎湯以解其乾熱，而加人參以補陰虛耳。《太陽下篇》

原文 太陽、少陽併病，心下硬，頸項强而眩者，當刺大椎、肺俞、肝俞，慎勿下之。（171）

成無己曰（《注解傷寒論》）：心下痞硬而眩者，少陽也；頸項强者，太陽也。刺大椎、肺俞，以瀉太陽之邪，以太陽脉下項俠脊故爾；肝俞以瀉少陽之邪，以膽爲肝之府故爾。太陽爲在表，少陽爲在裏，即是半表半裏證。前第八證云：不可發汗，發汗則譫語。是發汗攻太陽之邪，少陽之邪益甚，干胃必發譫語。此云慎勿下之，攻少陽之邪，太陽之邪乘虛入裏，必作結胸。經曰：太陽少陽併病，而反下之，成結胸。

盧之頤曰（《仲景傷寒論疏鈔金錍》）：併則溜經，非開之執樞，則樞之執合，互相

盤錯，非刺莫釋，但可形求，罔同氣類者也。《卷七·辨太陽病第七》

吳謙曰（《醫宗金鑒》）：太陽、少陽併病，心下硬而眩者，少陽也；頸項強者，太陽也。當刺肺俞、肝俞，以瀉太陽、少陽之邪，慎不可下也。若以心下硬，而誤下之，必變逆候矣。《卷九·合病併病篇》

陳念祖曰（《傷寒論淺注》）：太陽少陽併病，心下硬，頭項強而眩者，是太陽之病，歸併於少陽。少陽證汗下俱禁，今在經而不在氣，經則當刺大椎、肺俞、肝俞，以洩在經之邪，慎勿下之。小結胸篇戒勿汗者，恐其譫語，此戒誤下者，恐其成真結胸也。《卷一·太陽篇下》

原文 太陽與少陽合病，自下利者，與黃芩湯。若嘔者，黃芩加半夏生薑湯主之。（172）

成無己曰（《注解傷寒論》）：太陽陽明合病，自下利爲在表，當與葛根湯發汗。陽明少陽合病，自下利爲在裏，可與承氣湯下之。此太陽少陽合病，自下利爲在半表半裏，非汗下所宜，故與黃芩湯以和解半表半裏之邪。嘔者，胃氣逆也，故加半夏、生薑，以散逆氣。

方有執曰（《傷寒論條辨》）：陽明間太少而中居，太少病，陽明獨能逃其中乎？是故芍藥利太陽膀胱而去水緩中，黃芩除少陽寒熱而主腸胃不利，大棗益胃，甘草和中，是則四物之爲湯，非合三家而和調一氣乎？《卷二·太陽中篇第二》

盧之頤曰（《仲景傷寒論疏鈔金錍》）：合病者必下利，別併病者必涉經形也。蓋水穀之調分，賴樞機之輪轂，樞廢開弛，則混淆不泌，而利而下矣。《卷七·辨太陽病脉證第七》

張璐曰（《傷寒纘論》）：此言太陽少陽合病，明非傳次少陽之證，洵爲溫病之合病無疑，以其人中氣本虛，熱邪不能外洩，故內攻而自下利也。與黃芩湯解散表裏之熱，較之傷寒治法迥殊。《卷下·溫熱》

沈明宗曰（《傷寒六經辨證治法》）：太少合病，裏證當見胸滿脅痛，但木盛則土虛，邪逼胃中水穀，故自下利。此當舍太陽，而從少陽之治，以救胃氣爲主，況邪機內向，故以桂枝湯去走表之桂枝，而以甘棗專補脾胃，黃芩能清木火之熱，芍藥和脾而疏土中之木。若嘔者，乃風邪以挾胃中痰飲上逆，故加薑半，滌飲散邪而止嘔逆。《卷五·合病》

尤怡曰（《傷寒貫珠集》）：太陽陽明合病者，其邪近外，驅之使從外出爲易，太陽少陽合病者，其邪近裏，治之使從裏和爲易，故彼用葛根而此與黃芩也。夫熱氣內淫，黃芩之苦可以清之，腸胃得熱而不固，芍藥之酸，甘草之甘可以固之，若嘔者，熱上逆也，故加半夏生薑以散逆氣，而黃芩之清裏，亦法所不易矣。《卷一·太陽正治法第一》

吳謙曰（《醫宗金鑒》）：太陽與少陽合病，謂太陽發熱、惡寒，與少陽寒熱往來等證并見也。若表邪盛，肢節煩疼，則宜與柴胡桂枝湯，兩解其表矣。今裏熱盛而自下

利，則當與黃芩湯清之，以和其裏也。若嘔者，更加半夏、生薑，是清和之中兼降法也。《卷九·合病并病篇》

吳貞曰（《傷寒指掌》）：此熱邪已入少陽之裏，膽火大熾，移熱於脾，故自下利。……熱邪不在半表而在半裏，故不用柴胡而主黃芩，嘔加半夏、生薑，治痰飲也。《卷三·傷寒變證》

邵仙根曰（《傷寒指掌》邵評）：少陽半表半裏，比陽明爲尤深，邪熱更易內侵。太少兩陽合病，陽盛陰虛，陽氣下陷入陰中，故自下利，而治法與陽明不同矣。太陽陽明合病，其邪初入陽明之表，邪近於外，故用葛根驅邪，使從外出爲順；太陽少陽合病，是邪已入少陽之裏，邪入於內，故用黃芩治之，使從內出爲易。夫熱淫於內，黃芩之苦以清之；腸胃得熱而不固，芍藥之酸，甘草之甘以收固之。酸苦涌洩爲陰，亦通因通用之法也。若嘔者，熱邪上逆也，故加半夏、生薑以散逆氣。《卷三·傷寒變證》

陳念祖曰（《傷寒論淺注》）：太陽與少陽合病，太陽主開，少陽之樞，今太陽不能從樞以外出，而反從樞而內陷，其自下利者，內陷之故，與黃芩湯，清陷裏之熱而太陽之氣達於外也。若嘔者，乃少陽之樞欲從太陽之開以上達，宜順其勢而利導之，用黃芩加半夏生薑湯宣其逆氣而助其開以主之。《卷一·太陽篇下》

高學山曰（《傷寒尚論辨似》）：少陽有微邪，其氣多熱，以其爲相火故也。然太陽未病，則其樞機常自調暢，故不爲大害，及至太陽一病，中風之陽熱，傷寒之化熱，從胸入脅，而與少陽之積熱相連，兩熱共炎，其熱從少陽之氣而化木邪，木邪乘其所勝而侮脾土，故不能自守而下利。……以苦寒之黃芩爲君，直入少陽以瀉其熱，蓋苦以堅之之義。少陽半得肝氣，故以甘草緩其急也。佐以芍藥者，不特酸以瀉木，且脾爲陰臟，並欲其引入陰分。以解其木邪耳。凡下利者不必虛，故又以大棗補之。此條雖曰太少合病，然太陽從合而化，故不責太陽者，以少陽之合熱，如逢君之惡，其罪大也。《合病》

原文 黃芩湯方

黃芩三兩　芍藥二兩　甘草二兩，炙　大棗十二枚，擘

上四味，以水一斗，煮取三升，去滓。溫服一升，日再夜一服。

成無己曰（《注解傷寒論》）：虛而不實者，苦以堅之，酸以收之，黃芩、芍藥之苦酸，以堅斂腸胃之氣。弱而不足者，甘以補之，甘草、大棗之甘，以補固腸胃之弱。

盧之頤曰（《仲景傷寒論疏鈔金錍》）：黃芩別名腐腸，乃荎中腐，誠腐化也；芍藥別名犁食，一勺之多，萬鈞之力；大棗赤心之投，斂束脾陰，疾流陽氣；甘草理如輪輻，轉輸決瀆，各有所司，斯化無停機，不與晦時同也。《卷七·辨太陽第七》

張璐曰（《傷寒纘論》）：黃芩湯乃溫病之主方，即桂枝湯以黃芩易桂枝而去生薑也。蓋桂枝主在表風寒，黃芩主在裏風熱，不易之定法也。其生薑辛散，非溫熱所宜，故去之。《卷下·溫熱》

柯琴曰（《傷寒附翼》）：太陽少陽合病，是熱邪陷入少陽之裏，膽火肆逆，移熱於

脾，故自下利。此陽盛陰虛，與黃芩湯苦甘相淆以存陰也。凡太少合病，邪在半表者，法當從柴胡桂枝加減，此則熱淫於內，不須更顧表邪，故用黃芩以洩大腸之熱，配芍藥以補太陰之虛，用甘棗以調中州之氣。雖非胃實，亦非胃虛，故不必人參以補中也。若嘔是上焦之邪未散，故仍加薑夏。此柴胡桂枝湯去柴桂人參方也。《黃芩湯》

張志聰曰（《傷寒論集注》）：黃芩一名腐腸，能清腸胃之邪熱而外達於太陽，芍藥也能清腸熱之下利，甘草大棗主助中土而達太陽之氣於外。《卷二·辨太陽篇第三》

錢潢曰（《傷寒溯源集》）：以兩經之熱邪內攻，令胃中之水穀下奔，故自下利，當用黃芩撤其熱，而以芍藥斂其陰，甘草大棗，和中而緩其津液之下奔也。《卷七·合病并病篇》

王子接曰（《絳雪園古方選注》）：黃芩湯，太少合病，自利、邪熱不從少陽之樞外出，反從樞內陷，故舍陽而治陰也。芍藥、甘草、大棗一酸二甘，使酸化甘中以和太陰，故腸胃得博厚之通而利止矣。《上卷·和劑》

呂震名曰（《傷寒尋源》）：合病而至於下利，則邪氣將從少陽轉陷入裏，故君黃芩徹少陽之熱，而復以芍藥納之，甘棗和之，使熱清而利自止。雖半表半裏之邪，而裏多於表，故治法不從表而從裏。

太陽陽明合病下利，表證爲多，主葛根湯；陽明少陽合病下利，裏證爲多，主承氣湯；太陽少陽合病下利，半裏半表之證爲多，此方即是和法。同一合病下利，而主治不同，何等深細。《下集·黃芩湯》

陳恭溥曰（《傷寒論章句·方解》）：黃芩湯，清標陽相火合熱而自利之方也，凡病太少之陽內鬱，不開不轉者用之。……夫太陽主開，不能開則標陽內陷，迫本氣之水而下趨，少陽主樞，不外轉則相火合於標陽而下迫，此下利之由也。方用黃芩爲君，別名腐腸，內可清相火之裏熱，外可退標陽之表熱，佐芍藥以清脾絡，甘草大棗以資中土，則開與樞俱順，而利自止矣。《卷五·黃芩湯》

原文 黃芩加半夏生薑湯方

黃芩三兩　芍藥二兩　甘草二兩，炙　大棗十二枚，擘　半夏半升，洗　生薑一兩半，一方三兩，切

上六味，以水一斗，煮取三升，去滓。溫服一升，日再夜一服。

方有執曰（《傷寒論條辨》）：氣一也，下奪則利，上逆則嘔，半夏逐水散逆，生薑嘔家聖藥，加所當加，無如二物。《卷二·太陽中篇第二》

盧之頤曰（《仲景傷寒論疏鈔金錍》）：若嘔者，樞鍵偏持，增半夏之陰生，生薑之陽長，佐芍功力，開發上焦，宣五穀味，熏膚充身澤毛，若霧露之溉歟。《卷七·辨太陽第七》

錢潢曰（《傷寒溯源集》）：嘔者，是邪不下走而上逆，邪在胃口，胸中氣逆而嘔也。故加半夏之辛滑，生薑之辛散，爲蠲飲治嘔之專劑也。《卷四·合病并病篇》

王晉三曰（《絳雪園古方選注》）：太少合病，獨治陽明者，熱邪入裏僭逆，當從樞

轉出陽明。用甘草、大棗和太陰之陽，黃芩、芍藥安太陰之陰，復以半夏、生薑宣陽明之闔，助太陽之開，上施破縱之法，則邪無容着，嘔止利安。《上卷·和劑》

呂震名曰（《傷寒尋源》）：嘔亦屬少陽證，故加半夏生薑以止嘔，即小柴胡加減法也。《下集·黃芩加半夏生薑湯》

慶恕曰（《醫學摘粹》）：太少合病，少陽經氣鬱而克戊土，土敗而自下利，故用甘草大棗補其脾精，黃芩芍藥洩其相火，半夏生薑降胃逆而止嘔吐也。《傷寒證六經提綱》

原文 傷寒，胸中有熱，胃中有邪氣，腹中痛，欲嘔吐者，黃連湯主之。（173）

成無己曰（《注解傷寒論》）：濕家下後，舌上如胎者，以丹田有熱，胸中有寒，是邪氣入裏，而爲下熱上寒也；此傷寒邪氣傳裏，而爲下寒上熱也。胃中有邪氣，使陰陽不交，陰不得升，而獨治於下，爲下寒腹中痛；陽不得降而獨治於上，爲胸中熱，欲嘔吐。與黃連湯，升降陰陽之氣。

方有執曰（《傷寒論條辨》）：胸，上焦也，熱以風言，陽也，言陽熱搏於上焦也；胃，中焦也，邪氣以寒言，陰也，言陰寒鬱於中焦也。腹中痛，陰凝而窒滯也，欲嘔吐，熱壅而上逆也。《卷三·太陽下篇第三》

柯琴曰（《傷寒論注》）：此熱不發於表而在胸中，是未傷寒前所蓄之熱也。邪氣者即寒氣，夫陽受氣於胸中，胸中有熱，上形頭面，故寒邪從脅下胃，《內經》所謂中於脅則下少陽者是也。今胃中寒邪阻膈，胸中之熱不得降，故上炎則嘔，胃脘之陽不外散，故腹中痛也。熱不在表，故不發熱；寒不在表，故不惡寒。胸中爲裏之表，腹中爲裏之裏，此病在焦府之半表裏，非形軀之半表裏也。《卷三·黃連湯證》

張錫駒曰（《傷寒直解》）：此論少陽三焦之氣游行於上中下也。上焦主胸，中焦主胃，下焦主腹。傷寒胸中有熱者，逆於上焦也；胃中有邪氣者，逆於中焦也；腹中痛者，逆於下焦也；欲嘔吐者，少陽三焦之氣逆於上中下之間而復欲從樞轉以上出也。用黃連以清裏熱，半夏以達逆氣，桂枝助其通會元氣於肌腠，薑草參棗資中土以助其外達也。《卷三·辨太陽病脉證篇》

魏荔彤曰（《傷寒論本義》）：此條亦太陽風寒兩傷入裏之證，立法以示禁也。風寒兩傷營衛，宜用大青龍分理之，然在表失治而其邪已入裏，風陽邪，入於胸而變熱，寒陰邪，入於胃而作不正之氣。於是，陽浮於上，而未成結胸，欲嘔吐而上越；陰沉於下，未成痞，而腹中痛而下陷。且痛者，不只陰邪，亦有熱邪，故胃中之邪不曰有寒而曰邪氣。邪氣者，不正之氣。不正之氣者，寒熱雜合之氣也，仲師以黃連湯主之。《卷之三·太陽下篇》

鄭重光曰（《傷寒論條辨續注》）：此熱邪中於上焦，寒邪中於下焦，陰陽不相入，失其升降之恒，故用黃連湯寒熱互用，甘苦同方，分理陰陽而和解之。《卷三·太陽下篇》

吴謙曰（《醫宗金鑒》）：傷寒未解欲嘔吐者，胸中有熱邪上逆也；腹中痛者，胃中有寒邪内攻也。此熱邪在胸，寒邪在胃，陰陽之氣不和，失其升降之常，故用黄連湯，寒温互用，甘苦並施，以調理陰陽而和解之也。然此屬外因上下寒熱之邪，故有如是之證；若内因雜病，嘔吐而腹痛者，多因宿食。由此推之，外因、内因，證同而情異，概可知矣。《卷五·少陽全篇》

高學山曰（《傷寒尚論辨似》）：此上中二焦之真陽俱虚，以致標熱入胸，本寒犯胃之症也。夫上焦之陽儲於胸中，胸中之真陽充足，太陽之表熱，不能輕易移入，今胸中以陽虚之故，而在表之標熱，始得迫入而成虚假乾熱之勢，故胸中有熱，症則必見痰咳，或煩喘，或渴甚，而飲水僅一二匙耳。中焦之陽儲於胃中，胃中之真陽充足，縱使太陽傳入陽明之經，其腑猶或不受，今胃中以陽虚之故，而致初感之本寒，不俟傳經，一直入胃，故胃中有寒邪，腹中痛，欲嘔吐。正見其症耳。蓋腹痛爲胃中之寒邪旁及他腑，而嘔吐爲胃中之寒邪將上干胸分也。此種症候最掣肘，不但攻寒礙熱，攻熱礙寒，將來兩變，已成危候。一則陽液焦枯於上，陽火迹熄於下而莫可挽；一則併胃中之寒，邪久化熱，與胸熱連成一片，陰陽之液兩盡，且虚不任下，則危矣。且即此而以黄連桂枝清解胸中之熱，乾薑甘草温散胃中之邪，四味平用者，恐牽其性，而於清熱散寒有或偏也。然後以益氣之人參，補液之大棗，統率於止逆之半夏者，因胃中之邪，由於虚而腹痛嘔吐，又由於胃氣之避邪而將竄也，故於清熱解表邪之中，兼用補益止逆之品，殆亦滋其自汗之劑耳。《太陽下篇》

黄寶臣曰（《傷寒辯證集解》）：熱在於上，寒在於下，三焦之氣不通，欲嘔吐者，不得少陽之樞轉而出也。宜小變柴胡湯之制，以桂枝易柴胡，黄連易黄芩，乾薑易生薑。名黄連湯主之，所以清熱降逆温胃散寒，亦和解之意也。

原文 黄連湯方

黄連三兩　甘草三兩，炙　乾薑三兩　桂枝三兩，去皮　人參二兩　半夏半升，洗　大棗十二枚，擘
上七味，以水一斗，煮取六升，去滓。温服，晝三夜二。疑非仲景方。

成無己曰（《注解傷寒論》）：上熱者，洩之以苦，黄連之苦以降陽；下寒者，散之以辛，桂、薑、半夏之辛以升陰；脾欲緩，急食甘以緩之，人參、甘草、大棗之甘以益胃。

許宏曰（《金鏡内臺方議》）：陰不得升爲下寒，故腹中痛；陽不得降爲上熱，故欲嘔吐也。故與半夏瀉心湯中加桂枝，升降陰陽之氣也。爲下痛，故去黄芩。《卷九·黄連湯》

方有執曰（《傷寒論條辨》）：熱搏上焦，黄連清之，非桂枝不解也；寒鬱中焦，人參理之，非乾薑不散也；甘草大棗，益胃而和中；半夏辛温，寬胸而止嘔吐也。《卷三·太陽下篇第三》

周揚俊曰（《傷寒論三注》）：中上二焦寒熱各異，交戰於中，則爲痛爲嘔而不已

者，勢不得不分散之也。故熱者治以黃連，寒者治以乾薑，用人參補正，甘草大棗和中，桂枝祛邪，半夏止嘔，使邪合而并出，正勝而自強，立方之道觀止矣。《卷十·結胸臟結痞篇》

吳謙曰（《醫宗金鑒》）：君黃連以清胃中之熱，臣乾薑以溫胃中之寒，半夏降逆，佐黃連嘔吐可止，人參補中，佐乾薑腹痛可除，桂枝所以安外，大棗所以培中也。然此湯寒溫不一，甘苦併投，故必加甘草協和諸藥。此爲陰陽相格，寒熱併施之治法也。《卷五·少陽全篇》

孟承意曰（《傷寒點精》）：此熱邪鬱於上焦，寒邪伏於下焦，陰陽不相入，失其上下升降之常，故以是方主之。黃連清熱，乾薑溫寒，半夏降逆，同黃連止嘔吐，人參補中，同乾薑除腹痛，桂枝安外，大棗培中，此湯寒溫互用，甘苦并投，故必加甘草以調和之。《卷二·黃連湯證》

吳貞曰（《傷寒指掌》）：此寒熱相持於內，故用薑連以和胃，胃中寒邪尚可外達，故用桂枝以和表，此仍不離少陽之和法，亦可兼治厥陰寒熱嘔逆。《卷一·少陽本病述古》

邵仙根曰（《傷寒指掌》邵評）：因上熱下寒，格拒於宮，故腹痛而嘔吐，用黃連湯開痞而和上下也。且黃連湯與小柴胡俱是樞機之劑，而爲和法。小柴胡和其表裏，黃連湯和其上下，同一和法，而有橫直之不同也。《卷一·少陽本病述古》

章楠曰（《傷寒論本旨》）：小柴胡湯、黃連湯雖同爲和劑，而柴胡湯專主少陽，黃連湯專主陽明，若少陽證之喜嘔者，因木鬱土中胃氣不順，故以柴胡升少陽之氣，以黃芩半夏降胃逆也。黃連湯治胃中邪阻嘔吐，病在中焦，陰陽格拒，而營氣起於中焦，故佐桂枝通營，君黃連之苦寒，乾薑之辛熱，通陰陽，分清濁，然後人參、大棗、甘草、半夏得以助正氣而調和之，因其胸熱腹痛，皆由中焦陰陽格拒使然，故爲陽明主方。《卷九·陽明篇方》

呂震名曰（《傷寒尋源》）：上熱下寒，法當和解，方用黃連瀉胸熱，乾薑散胃寒，復以半夏寬中而開結，佐以桂枝通陽而化陰，然上征下奪，宜從中治，故用人參甘草大棗，建立中氣，而上下之邪，各隨所主之藥而分解。此瀉心之變方，而又與瀉心取義不同。《下集·黃連湯》

陳恭溥曰（《傷寒論章句·方解》）：黃連湯，清散三焦之邪，宣補中土之氣之方也，凡邪在三焦，不能樞轉者用之。……夫胸中熱，上焦病也，胃中邪氣，中焦病也，腹中痛，下焦病也。三焦屬少陽，主樞，欲嘔吐者，樞轉不利，欲外達而不能也。方用黃連清上焦之熱，即以桂枝引之以外達，人參甘草乾薑半夏大棗，資助胃氣，以達三焦，此手少陽樞轉之方，小柴胡湯之變法也。《卷五·黃連湯》

原文 傷寒八九日，風濕相搏，身體疼煩，不能自轉側，不嘔，不渴，脉浮虛而濇者，桂枝附子湯主之。若其人大便鞕，一云臍下心下鞕。小便自利者，去桂加白朮湯主之。（174）

451

成無已曰（《注解傷寒論》）：傷寒與中風家，至七八日再經之時，則邪氣多在裏，身必不苦疼痛，今日數多，復身體疼煩，不能自轉側者，風濕相搏也。煩者風也；身疼不能自轉側者濕也。經曰：風則浮虛。《脉經》曰：脉來濇者，爲病寒濕也。不嘔不渴，裏無邪也；脉得浮虛而濇，身有疼煩，知風濕但在經也，與桂枝附子湯，以散表中風濕。桂，發汗走津液。此小便利，大便硬爲津液不足，去桂加朮。

盧之頤曰（《仲景傷寒論疏鈔金錍》）：傷寒八九日，風濕相搏，寒本先之，風濕後之，相合成痹矣。蓋氣痹死機，關機已弛，身體疼煩，不能自轉側，不嘔不渴者，陰始凝也。風則浮虛，濇歸寒濕。桂枝加附子，辛毒獨行，主潤宗筋，束骨而利機關。機弛氣死，非此真火，未易開通也。去芍藥者，嫌於無陽，不堪消落耳。《卷七·辨太陽病第七》

張璐曰（《傷寒纘論》）：風濕相搏，止是流入關節，身疼極重而無頭痛嘔渴等證，見卑濕之邪，難犯高巔臟腑之界也。不嘔者，上無表邪也。不渴者，內無熱熾也。加以脉浮虛而濇，則爲風濕搏於軀殼無疑，故用桂枝附子，疾馳經絡水道，以桂枝散表之風，附子逐經之濕，迅掃而分竭之也。《卷上·太陽上篇》

柯琴曰（《傷寒論注》）：其人大便硬小便自利者，表症未除，病仍在表，不是因於胃家實，而因於脾氣虛矣。蓋脾家實，腐穢當自去，脾家虛，濕土失職不能制水，濕氣留於皮膚，故大便反見燥化。不嘔不渴，是上焦之化源清，故小便自利。濡濕之地，風氣常在，故風濕相搏不解也。病本在脾，法當君以白朮，代桂枝以治脾，培土以勝濕。《卷二·痓濕暑證》

周揚俊曰（《傷寒論三注》）：傷寒至八九日亦云久矣，既不傳經，復不入裏者，固風濕持之也。煩痛者，風也；不能轉側者，濕也。不嘔不渴者，無裏證也。其脉浮虛而濇，正與相應，然後知風濕之邪在肌肉而不在筋節，故以桂枝表之；不發熱爲陽氣素虛，故以附子逐濕，兩相絠合，自不能留矣。

經謂傷於濕者，必小便不利，大便反快，今其人於此相反者，知膀胱之氣化無傷而胃府之津液已耗也。又安取於桂枝之散表乎？加白朮者，性燥助附子以附濕，味厚同甘棗以生津，則培土勝濕，不一舉而兩得耶。《卷三·太陽病下》

錢潢曰（《傷寒溯源集》）：大凡中風傷寒之邪，至八九日，設不傳入他經，亦必入裏而不在表矣。夫寒爲陰邪，在表則當體痛；風爲陽邪，熱鬱則必發煩。至八九日之久，煩則或有，體痛者絕少矣。此證雖屬傷寒，因又有濕邪搏聚，濕亦陰邪，留於關節，所以身體煩痛而身重不能轉側也。不嘔不渴，邪不在胃，未入於裏也。脉浮虛而濇者，浮則爲風。浮則按之無力，即所謂浮則爲虛也。寒邪在營，血脉不得流利則濇，濕流關節，氣血不快於流行亦濇，正風寒濕三氣所著之脉，名爲濕痹者是也，法當兼治，故以桂枝附子湯主之。

濕在裏則小便不利，大便反快，大便硬則濕不在裏，小便利則濕氣已去，不須汗洩，故去桂枝。想風濕之後，寒濕之餘氣未盡，身體尚痛，轉側未便，故仍用去桂枝之白朮附子湯也。《卷五·溫病風溫痓濇喝》

尤怡曰（《傷寒貫珠集》）：傷寒至八九日之久，而身疼不除，至不能轉側，知不獨寒淫爲患，乃風與濕相合而成疾也。不嘔不渴，裏無熱也；脉浮虛而濇，風濕外持，而衛陽不振也。故於桂枝湯去芍藥之酸寒，加附子之辛溫，以振陽氣而敵陰邪。若大便硬，小便自利，知其人在表之陽雖弱，而在裏之氣自治，則皮中之濕，所當驅之於裏，使從水道而出，不必更出之表，以危久弱之陽矣，故於前方去桂枝之辛散，加白朮之苦燥，合附子之大力健行者，於以併走皮中，而逐水氣，此避虛就實之法也。《卷二·太陽類病法第五》

吴謙曰（《醫宗金鑒》）：傷寒八九日，不嘔不渴，是無傷寒裏病之證也；脉浮虛濇，是無傷寒表病之脉也。脉浮虛，主在表，虛風也；濇者主在經，寒濕也。身體疼煩屬風也，不能轉側屬濕也，乃風濕相搏之證，非傷寒也，與桂枝附子湯溫散其風濕，使從表而解也。若脉浮實者，則又當以麻黃加朮湯，大發其風濕也。如其人有是證，雖大便硬，小便自利，而不議下者，以其非邪熱入裏之硬，乃風燥濕去之硬，故仍以桂枝附子湯去桂枝，以大便硬，小便自利，不欲其發汗再奪津液也。加白朮，以身重著，濕在血分，用以佐附子逐濕氣於肌也。《卷十三·痙濕暍病篇》

陳念祖曰（《傷寒論淺注》）：風濕相搏，有從寒傷所致者，其證奈何？傷寒八日，當陽明主氣之期，九日當少陽主氣之期，宜從少陽之樞而外出也。乃不解而復感，風濕合而相搏，寒邪拘束，故身體疼；風邪扇火，故心煩；濕邪沉著，故不能自轉側；邪未入裏，故不嘔不渴；脉浮虛而濇者，以浮虛爲風，濇則爲濕也。此風多於濕而相搏於外，以桂枝附子湯主之。若患前證，其人脾受濕傷，不能爲胃行其津液故大便硬，愈硬而小便愈覺其自利者，脾受傷，而津液不能還入胃中故也。此爲濕多於風而相搏於內，即於前方去桂枝加白朮湯主之，濕若去，則風無所戀而自解矣。

此節合下節，皆言風濕相搏之病也。但此節宜分兩截看，風濕相搏至桂枝附子湯主之，作一截，言風濕相搏於外也。若其人至去桂加白朮湯主之，又作一截，言風濕相搏於內也。要知此節，桂枝附子湯是從外驅邪之表劑，去桂加白朮湯，是從內撤邪之裏劑，下節甘草附子湯，是通行內外之表裏劑也。《卷一·太陽篇下》

原文 **桂枝附子湯方**

桂枝四兩，去皮　附子三枚，炮，去皮，破　生薑三兩，切　大棗十二枚，擘　甘草二兩，炙

上五味，以水六升，煮取二升，去滓。分溫三服。

成無己曰（《注解傷寒論》）：風在表者，散以桂枝、甘草之辛甘；濕在經者，逐以附子之辛熱；薑、棗辛甘行榮衛，通津液，以和表也。

許宏曰（《金鏡內臺方議》）：八九日後，身體煩疼，不能自轉側，又不嘔不渴，脉浮虛而濇者，非爲表證。脉浮爲風，脉濇爲濕，煩則爲風，身疼爲濕，乃風濕症也。與桂枝湯去芍藥以治風，加附子以散表中之風濕寒邪也。此湯須用脉浮虛而濇，無熱不濕，身體煩疼，不能轉側者，方可服也。若是風濕熱證，脉緊數者，不可服也。《卷一·桂枝附子湯》

方有執曰（《傷寒論條辨》）：此以得之寒因，故身體疼煩，不嘔不渴也。不能自轉側者，濕主重著也。浮，風也；虛，則汗後之不足；澀，濕也。桂枝附子湯者，即甘草附子湯，以薑棗易朮之變制也。去朮者，以寒本無汗，不似風之自汗而濕多也。用薑棗者，以寒屬陰，不如風陽之能食也。然去彼取此雖少殊，而其所以爲散風除濕則均耳。《卷二·太陽中篇第二》

文通曰（《百一三方解》）：此補心腎之陽之方也……用桂枝以除血分之風，用附子以除氣分之濕，用甘草生薑以和中，即桂枝湯去白芍加附子而分兩不同，故更易其名曰桂枝附子湯，言其非止太陽一經，乃太陽少陰併治，兼理中宮之方也。分兩才一加減，而主治即已不同，學者即此思之，則可與適道矣。此方側重在脾在風在血分一邊，若去桂加朮，則側重在胃在濕在氣分一邊，若甘草附子湯，則以甘草名湯，係脾胃雙行，風濕全重，氣血皆調耳。《上卷·桂枝附子湯》

原文 去桂加白朮湯方

附子三枚，炮，去皮，破　白朮四兩　生薑三兩，切　甘草二兩，炙　大棗十二枚，擘

上五味，以水六升，煮取二升，去滓。分溫三服。初一服，其人身如痹，半日許復服之，三服都盡，其人如冒狀，勿怪。此以附子、朮，併走皮內，逐水氣未得除，故使之耳。法當加桂四兩。此本一方二法，以大便鞕，小便自利，去桂也。以大便不鞕，小便不利，當加桂。附子三枚恐多也，虛弱家及產婦，宜減服之。

韓祇和曰（《傷寒微旨論》）：夫病證變壞急速者無出於傷寒，古人以傷寒爲卒病也。古今治傷寒無出於仲景方，仲景尚隨證加減藥味，量病而投之。《傷寒論》辨太陽證小青龍湯方內，若渴去半夏加栝蔞根；微利者小便不利，少腹滿去麻黃加茯苓；若喘，去麻黃加杏仁。又傷寒五六日中風往來寒熱者，小柴胡湯方內，若胸中煩而不嘔，去半夏人參加栝蔞根；若腹中痛去黃芩加芍藥；脅下硬去大棗加牡蠣；若心下悸，小便不利去黃芩加茯苓；若不渴外有微熱者，去人參加桂枝；若咳，去人參、薑、棗，加五味子、乾薑。又傷寒八九日，風濕相搏，桂枝附子湯方內，若其人大便硬，小便自利去桂枝加朮少許……今據此五方中加減藥味之法，乃是前賢訓誨人之深意也。今之醫者，見古方中有加減，竟即依方用之，若方中無加減，竟不能更張毫釐，所謂膠柱也。況《素問》有異法方宜論，豈是執一端而治病也。假令雜病方可用治傷寒者，亦可投之，豈須待《傷寒論》中有法也。況古人之心，文筆不能盡言者多矣。《卷上·治病隨證加減藥論》

方有執曰（《傷寒論條辨》）：大便硬，裏實矣，故去桂枝，惡其主表而不知里也；小便自利，濕勝也，故加朮，以其益土而能燥濕也。《卷二·太陽中篇第二》

盧之頤曰（《仲景傷寒論疏鈔金錍》）：其人大便硬，小便自利者，去桂加白朮四兩，以從流而下，則水寒偏勝，失精皮毛，朮行土用，承乃制之。初服身如痹，半日許

復服，三服盡，如冒狀者，勿怪，此以附子朮并走皮內，逐水氣未得除，故使然耳。
《卷七·辨太陽病第七》

張璐曰（《傷寒纘論》）：其小便利，大便堅，爲津液不足，故去桂枝之辛散，而加白朮以助津液也。

陳蔚曰（《長沙方歌括》）：前方主桂枝爲風勝於濕，風爲天之陽邪，主桂枝之辛以化之；後方去桂加朮，爲濕勝於風，濕爲地之陰邪，主白朮之苦以燥之。或爲苦燥之品，不更令大便硬小便自利乎？曰：太陰濕土喜燥而惡濕，濕傷脾土，則不能輸其津液以入胃，師所以去解表之桂，而出補中之朮也。且濕既去而風亦無所戀而自除，經方無不面面周到也。《卷四·太陽方》

呂震名曰（《傷寒尋源》）：小便自利，無取桂枝開膀胱而化氣，恐滲洩太過，重虛津液也。大便硬反用白朮者，以白朮能益脾而輸精也。當察二便，以與前方相出入。
《下集·去桂加白朮湯》

原文 風濕相搏，骨節疼煩，掣痛不得屈伸，近之則痛劇，汗出短氣，小便不利，惡風不欲去衣，或身微腫者，甘草附子湯主之。（175）

成無己曰（《注解傷寒論》）：風則傷衛，濕流關節，風濕相搏，兩邪亂經，故骨節疼煩，掣痛，不得屈伸，近之則痛劇也。風勝則衛氣不固，汗出，短氣，惡風不欲去衣，爲風在表；濕勝則水氣不行，小便不利，或身微腫，爲濕外薄也。與甘草附子湯，散濕固衛氣。

方有執曰（《傷寒論條辨》）：搏，捥聚也，言風與濕挽合團聚，共爲一家之病也。有本來感受天地之風濕而爲風濕相搏者；有中風汗出過多，濕沾衣被，致成風濕相搏者。有傷寒發汗過多，衣被不更，變而爲風濕相搏者。三者所受之因雖殊，而其爲病則一，故其爲治亦皆大略相同。煩，風也；痛，濕也。風淫則掣，濕淫則痛。風濕之邪注經絡，流關節、滲骨髓，四體所以煩疼掣痛而不利也。近之則痛劇者，外邪客於內，迕之則逆也。短氣者，汗多亡陽而氣傷也。惡風不欲去衣者，以重傷故惡甚也。或，未定之間，身微腫，濕外薄也，不外薄則不腫，故曰或也。甘草益氣和中，附子溫經散濕，朮能勝水燥脾，桂枝祛風固衛，此四物者，所以爲風濕相搏之的藥也。《卷一·太陽上篇第一》

盧之頤曰（《仲景傷寒論疏鈔金錍》）：身體疼煩，不能自轉側者，寒勝於風濕；骨節疼煩，掣痛不得屈伸，近之則痛劇者，風勝於寒濕。莫不寒本先之，風濕後之。經曰：寒勝者痛，風勝者行，濕勝者着痹也。故掣則痛，近則劇，汗出短氣，惡風不欲去衣，風勝也；小便不利，骨節痛，微腫，濕勝也。蓋太陽從本，故三本咸得併呈，略標氣化，不顯陽象者也。《卷七·辨太陽病第七》

周揚俊曰（《傷寒論三注》）：此條方是風行於皮毛關節之間，濕留於腠理筋骨之際，阻遏正氣，不令宣通，遂至痛不可近，不得屈伸，此其徵也。汗出短氣，惡風不欲去衣，邪風襲入而衛中之正氣俱虛也。小便不利，身微腫者，中外爲濕所持而膀胱之化不行也。安得不以甘朮和中桂附去邪耶？然此證較前條更重，且裏已受傷，曷爲反減去附子耶？前條風濕尚在外，在外者利其速去；此條風濕半入裏者妙在緩攻。仲景正恐附子多則性猛且急，筋節之竅未必驟開，風濕之邪豈能托出，徒使汗大出而邪不盡耳。君甘草者，欲其緩也，和中之力短，戀藥之用長也。《卷三·太陽病下》

張志聰曰（《傷寒論集注》）：上節病風寒濕而涉於三陽，此節病風寒濕而涉於三陰。少陰主骨故骨節疼煩掣痛，厥陰主筋，故不得屈伸，太陰主肌肉，故近之則痛劇。夫腎爲生氣之源，汗出短氣者，少陰生氣虛於內而表氣脫於外也。小便不利或微腫者，太陰脾土之氣不化也。厥陰乃風木主氣而爲陰之極，惡風不欲去衣者，厥陰陰寒之象也。甘草附子湯主之。《卷二·太陽篇第二》

魏荔彤曰（《傷寒論本義》）：此條亦風濕兼傷之證，而不定得之傷寒之後者，明之以示禁也。病有初感類於傷寒之身疼體重者。其入骨節煩痛，掣痛不得屈伸，近之則痛劇是也；復有兼似於中風者，其人汗出短氣，惡風不欲去衣者是也。仲師明之曰，斯風濕相搏使然，固與傷寒無涉，亦非專言風邪所可盡也。《卷二·太陽中篇》

尤怡曰（《傷寒貫珠集》）：此亦濕勝陽微之證，其治亦不出助陽驅濕，如上條之法也。蓋風濕在表，本當從汗而解，而汗出表虛者，不宜重發其汗，惡風不欲去衣，衛虛陽弱之征，故以桂枝附子助陽氣，白朮甘草崇土氣，云得微汗則解者，非正發汗也，陽勝而陰自解耳。《卷二·太陽類病法第五》

吳謙曰（《醫宗金鑒》）：風濕相搏，骨節疼煩，重著不能轉側，濕勝風也。掣痛不可屈伸，風勝濕也。今掣痛不可屈伸，近之則痛劇，汗出、短氣，惡風不欲去衣，皆風邪壅盛，傷肌表也。小便不利，濕內蓄也。身微腫者，濕外薄也。以甘草附子湯微汗之，祛風爲主，除濕次之也。已上二條，皆詳風濕之義，以明風濕之治也。《卷十三·痙濕暍病篇》

陳念祖曰（《傷寒論淺注》）：風濕相搏之病，見證較劇者，用藥又宜較緩。風濕相搏業已深入，骨節疼煩，掣痛，不得屈伸，近之則痛劇，此風寒濕三氣之邪，阻遏正氣，不令宣通之象也。汗出短氣，小便不利，惡風不欲去衣，或身微腫者，衛氣營氣，三焦之氣俱病，總由於坎中元陽之氣失職也，務使陽回氣暖而經脉柔和，陰氣得煦，而水泉流動矣，以甘草附子湯主之。

此一節承上節，言風濕相搏，病尚淺者，利在速去，深入者，妙在緩攻。恐前方附子三枚過多，其性猛急，筋節未必驟開，風濕未必遽走，徒使大汗出而邪不盡耳。故減去一枚，併去薑棗，而以甘草爲君者，欲其緩也。此方甘草只用二兩而名方，冠各藥之上，大有深義，余嘗與門人言，仲師不獨審病有法，處方有法，即方名中藥品之先後，亦寓以法，所以讀書當於無字處着神。受業門人答曰：此方中桂枝，視他藥而倍用之，取其入心也，蓋此證原因心陽不振，以致外邪不撤，是以甘草爲運籌之元帥，以桂枝爲應敵之先鋒也。彼時不禁有起予之嘆，故附錄之。《卷一·太陽篇下》

原文 甘草附子湯方

甘草二兩，炙 附子二枚，炙，去皮，破 白朮二兩 桂枝四兩，去皮上四味，以水六升，煮取三升，去滓。溫服一升，日三服。初服得微汗則解。能食，汗止復煩者，將服五合。恐一升多者，宜服六七合爲始。

成無己曰（《注解傷寒論》）：桂枝、甘草之辛甘，發散風邪而固衛；附子、白朮之辛甘，解濕氣而溫經。

許宏曰（《金鏡內臺方議》）：附子爲君，除濕祛風，溫經散寒；桂枝爲臣，祛風固衛；白朮去濕爲使；甘草爲佐，而輔諸藥。疏風去寒濕之方也。《卷一·甘草附子湯》

盧之頤曰（《仲景傷寒論疏鈔金錍》）：附子辛溫，開通痹閉，束骨以利關機。木得桂伐，桂棳風死，溫行經隧，釀液成汗。朮者從木，別名多山，宣氣散生，曰木曰肝，濕痹死肌，承乃制之。甘草副名路草，又名露通，甘具生成，草從柔化，路通能所，和協衆情，接續分明，不言而喻。《卷七·辨太陽病脉證第七》

錢潢曰（《傷寒溯源集》）：風邪在表，故汗出惡風而不欲去衣，非桂枝不足以汗解衛邪。濕淫在經，非白朮不足以助土燥濕。因寒濕流於關節，致骨節煩疼掣痛而不得屈伸，下焦無火，氣化不行而小便不利，故用附子以溫經散寒，則陽回氣暖而筋脉和同，東風解凍而水泉流動矣。經云，陽氣者，精則養神，柔則養筋，筋柔則無掣痛不得屈伸之患矣。甘草所以緩陰氣之急，且爲桂枝湯中本有之物。因湯中之芍藥，能收斂助陰，故去之耳。雖名之曰甘草附子湯，實用桂枝去芍藥湯，以汗解風邪，增入附子白朮，以驅寒燥濕也。《卷五·溫病風溫痙濕暍》

王子接曰（《絳雪園古方選注》）：甘草附子湯，兩表兩裏之偶方。風淫於表，濕流關節，陽衰陰勝，治宜兩顧。白朮、附子顧裏勝濕，桂枝、甘草顧表化風，獨以甘草冠其名者，病深關節，義在緩而行之，徐徐救解也。《上卷·溫劑》

吕震名曰（《傷寒尋源》）：此段形容風濕相搏之病狀最著，濕壅於經，故身腫痛劇，而小便不利，風淫於衛，故汗出短氣而惡風不欲去衣。附子白朮，宣太陰以驅濕，甘草桂枝，通太陽以散風。凡風濕證大發其汗，病必不解，此方亦是不欲發汗之意，當取微汗爲佳。《下集·甘草附子湯》

原文 傷寒脉浮滑，此以表有熱，裏有寒，白虎湯主之。（176）

成無己曰（《注解傷寒論》）：浮爲在表，滑爲在裏。表有熱，外有熱也；裏有寒，有邪氣傳裏也。以邪未入府，故止言寒，如瓜蒂散證云“胸上有寒”者是矣。與白虎湯，以解內外之邪。

郭雍曰（《傷寒補亡論》）：此一證傳寫之誤。仲景別條云，傷寒脉浮，其表不解，不可與白虎。表不解者尚不可服，況裏有寒者乎？詳此當作：傷寒脉浮滑，此表裏有熱，白虎湯主之。《卷五·太陽經治法》

方有執曰（《傷寒論條辨》）：浮者，風也，言不獨傷於寒而亦有風則然也。滑爲裏熱，以滑且浮，知熱不獨在裏也。故指言此表有熱，蓋表裏俱熱之謂也。裏有寒者，裏字非對表而稱，以熱之裏言，蓋傷寒之熱本寒因也，故謂熱，裏有寒，指熱之所以然者言也。夫寒與風俱中傷，表與裏既皆熱，欲兩皆而解之，誠哉極其難也。譬如夏秋兩屆之間，燥熱酷甚，非金風之薦凉，則暑毒不解也。是故白虎者，西方之金神，司秋之陰獸，虎嘯谷風冷，凉生酷暑消，神於解秋，莫如白虎。《卷三·太陽下篇第三》

程知曰（《傷寒經注》）：太陽傷寒之脈，陰陽俱緊，滑則裏熱，云浮滑，則表裏俱熱矣。曰裏有寒者，傷寒傳伏於裏，更增裏熱，故推本而言寒也。《卷三·太陽辨證》

程應旄曰（《傷寒論後條辨》）：診其脈浮中不但無緊，且復多滑，知其陽氣盛極而鬱蒸，此裏有熱也。裏熱盛則格寒於外，多厥逆身凉證，此表有寒也。讀厥陰篇中，脈滑而厥者裏有熱也，白虎湯主之，則知此處表裏二字爲錯簡。《卷六·辨太陽》

張錫駒曰（《傷寒直解》）：傷寒脈浮滑者，浮則熱在表，滑則熱在經，太陽之標熱在表，此表有熱也，太陽之本寒在裏，此裏有寒也。凡傷于寒則爲病熱，故宜白虎湯主之。《卷三·辨太陽病脈證併治》

魏荔彤曰（《傷寒論本義》）：所謂表有熱者，風邪傷衛也。風爲陽邪，在衛之久而能成熱也。所謂裏有寒者，寒邪傷營也。寒邪爲陰邪，在營之久，亦能成熱也。……白虎純用辛凉，凉以清內，辛以解外，內熱去津生，外熱解汗出，所謂凉藥發汗，又不止於大青龍中石膏爲然矣。《卷之三·太陽下篇》

鄭重光曰（《傷寒論條辨續注》）：世本作表有熱，裏有寒，必系傳寫之誤。夫白虎湯本爲治熱病暑病之藥，其性大寒，安得裏有寒者可服之理？詳本文脈浮滑，不但無緊，且復多滑，乃陽氣盛而鬱蒸，此裏有熱也。裏熱甚必格寒於外，多厥逆身凉，而爲亢害之證，此表有寒也。厥陰篇中，脈滑而厥者，裏有熱也，白虎湯主之。則知此表裏二字，爲錯誤可知。《卷三·太陽下篇》

吳謙曰（《醫宗金鑒》）：王三陽云：經文"寒"字，當"邪"字解，亦熱也。其說甚說。若是"寒"字，非白虎湯證矣。此言傷寒太陽證罷，邪傳陽明，表裏俱熱，而未成胃實之病也。脈浮滑者，浮爲表有熱之脈，陽明表有熱，當發熱汗出；滑爲裏有熱之脈，陽明裏有熱，當煩渴引飲。故曰：表有熱裏有熱也，此爲陽明表裏俱熱之證，白虎乃解陽明表裏之俱熱之藥，故主之也。不加人參者，以其未經汗、吐、下，不虛故也。

原文 白虎湯方

知母六兩　石膏一斤，碎　甘草二兩，炙　粳米六合

上四味，以水一斗，煮米熟，湯成，去滓。溫服一升，日三服。臣億等謹按：前篇云熱結在裏，表裏俱熱者，白虎湯主之，又云其表不解，不可與白虎湯。此云脈浮滑，表有熱，裏有寒者，必表裏字差矣。又陽明一證云脈浮遲，表熱裏寒，四逆湯主之。又少陰一證云裏寒外熱，通脈四逆湯主之。以此表裏自差明矣。《千金翼》云白通湯。非也。

成無己曰（《注解傷寒論》）：白虎，西方金神也，應秋而歸肺。熱甚於內者，以寒下之，熱甚於外者，以凉解之。其有中外俱熱內不得洩，外不得發者，非此湯則不能解之也。夏熱秋凉，暑暍之氣，得秋而止。秋之今日處暑，是湯以白虎名之，謂能止熱

也。知母味苦寒。《内經》曰：熱淫所勝，佐以苦甘。又曰：熱淫於内，以苦發之。欲徹表熱，必以若爲主，故以知母爲君。石膏味甘微寒。熱則傷氣，寒以勝之，甘以緩之。熱勝其氣，必以甘寒爲助，是以石膏甘寒爲臣。甘草味甘平，粳米味甘平。脾欲緩，急食甘以緩之。熱氣内蘊，消爍津液，則脾氣燥，必以甘平之物緩其中，故以甘草粳米爲之使。是太陽中暍，得此湯則頓除之，即熱見白虎而盡矣。立秋後不可服，以秋則陰氣半矣。白虎爲大寒劑，秋王之時，若不能食，服之而爲噦逆不能食，成虛羸者多矣。

許宏曰（《金鏡内臺方議》）：《活人書》云，白虎湯惟夏至後可用，何耶？答曰：非也，古人一方對一證，若嚴冬之時，果有白虎證，安得不用石膏？盛夏之時，果有真武湯證，安得不用附子？若老人可下，豈得不用硝黄？壯人可溫，豈得不用薑附？此乃合用者必需之，若是不合用者，强而用之，不問四時，皆能爲害也。《卷二·白虎湯》

方有執曰（《傷寒論條辨》）：知母石膏，辛甘而寒，辛者金之味，寒者金之性，辛甘且寒，得白虎之體焉。甘草、粳米，甘平而溫，甘取其緩，溫取其和，緩而且和，得伏虎之用焉。飲四物之成湯，來白虎之嘷嘯。陽氣者，以天地之疾風名也。湯行而虎嘯者，同氣相求也，虎嘯而風生者，同聲相應也。風生而熱解者，物理必至也。抑嘗以此合大小青龍，真武而論之，四物者，四方之通神也，而以命方，蓋謂化裁四時，神妙萬世，名義兩符，實自然而然者也。《卷三·太陽下篇第三》

錢潢曰（《傷寒溯源集》）：白者，西方之正色，虎者，西方秋金之陰獸也，故爲西方兑金之神，乃天地青肅之收氣也。然非必有是物也，以其爲西方清肅寒凉之氣，故以爲喻也。夫陽氣發洩之極，至盛夏而酷暑炎蒸，其熱淫之氣，靡所止極，故有秋氣以收之，而金風薦爽，炎暑方收，白帝司權，天地以嘯。人身之邪氣，鬱蒸於肌表而不得發洩者，以桂枝麻黃湯汗解之；至于風寒鬱熱之甚，煩躁不得汗洩者，以大青龍湯凉解之；至邪氣在裏而胃熱鬱蒸者，方以白虎清解之也。然非但爲此而設也，仲景實爲夏至以後之暑病立一大柱也。俊人不知，皆謂仲景但立麻黃桂枝以治風寒，而遺溫暑之治，致後人即以麻黃桂枝混治溫暑，遺害無窮，又輒嘆爲不全之書，何哉？皆由不悟仲景立法之旨，下曉麻黃爲傷寒之大柱，桂枝爲中風之主劑，青龍爲溫病之提綱，白虎乃暑病之主方。而每恨以爲殘缺不全者，皆不知變通之故也。豈知就此四柱而神明變化，進退出入之，則風寒溫暑之症，無遺蘊矣。石膏辛寒，辛爲金之味，寒乃金之性也，寒凉清肅，故以爲君；知母辛苦性寒，入足陽明手太陰，瀉腎火而滋化源，故以爲佐；甘草者，緩其性也；粳米者，和中保胃氣。謂之白虎者，猶虎嘯風生，寒威凛冽，使熱邪冰釋也。《卷四·太陽下篇》

王子接曰（《絳雪園古方選注》）：白虎湯，治陽明經表裏俱熱，與調胃承氣湯爲對峙，調胃承氣導陽明腑中熱邪，白虎洩陽明經中熱邪。石膏洩陽，知母滋陰，粳米緩陽明之陽，甘草緩陽明之陰。因石膏性重，知母性滑，恐其疾趨於下，另設煎法，以米熟湯成，俾辛寒重滑之性得粳米甘草載之於上，逗遛陽明，成清化之功。名曰白虎者，虎爲金獸，以明石膏知母之辛寒，肅清肺金，則陽明之熱自解，實則瀉子之理也。《上卷·寒劑》

慶恕曰（《醫學摘粹》）：白虎證乃燥熱內鬱，故用石膏清金而退熱，知母潤燥而洩火，甘草粳米補中而化氣，生津而止渴也。《傷寒十六證類方》

原文 傷寒脉結代，心動悸，炙甘草湯主之。（177）

成無己曰（《注解傷寒論》）：結代之脉，動而中止能自還者，名曰結；不能自還者，名曰代。由血氣虛衰，不能相續也。心中悸動，知真氣內虛也，與炙甘草湯，益虛補血氣而復脉。

張璐曰（《傷寒纘論》）：炙甘草湯一證，但言脉結代，心動悸，並不言從前所見何證，曾服何藥所致，細繹其方，不出乎滋養真陰，回枯潤燥，兼和營散邪之劑。必緣其人胃氣素虛，所以汗下不解，胃氣轉傷，真陰槁竭，遂致心悸脉代，與水停心悸之脉，似是而非。水則緊而虛則代，加之以結，則知正氣雖虧，尚有陽邪伏結，凌爍真陰，陰陽相搏，是以動悸不寧耳。邪留不解，陰已大虧，計惟潤燥養陰，和營散邪，乃爲合法。《卷上·太陽下篇》

程知曰（《傷寒經注》）：曰傷寒則有邪氣未解也。心主血脉，曰脉結代心動悸，則是陰虛而真氣不相續也，故峻補其陰以生血，更助其陽以散寒。生地、麥冬、阿膠、麻仁養陰藥也，人參、生薑、桂枝、甘草養陽藥也。無陽則無以縮攝微陰，故方中全用桂枝湯，乃去藥芍而漬以清酒，所以挽真氣於將絕之候，而避中寒於脉弱之時也。則夫議補而純以燥烈爲事者，又張子之罪人也。《卷三·太陽辨證》

汪琥曰（《傷寒論辯證廣注》）：此條傷寒必係發汗過劑，汗多亡陽，陽亡則氣餒，又汗爲血液，汗多則血虛，血虛氣餒，故心動悸而脉結代也。《卷五·辨太陽病下》

周揚俊曰（《傷寒論三注》）：傷寒正氣既虛，邪雖未盡，則補正居多，今脉結代心動悸，非無陽以宣其氣，更無陰以養其心乎？故不得不以甘草人參益其中氣，地黃阿膠助其營血也。然必加桂枝麥冬麻子仁者，其故不可不察也。本文中不云惡寒，則身熱未盡除也。不言大便自調及小便自利，則熱入裏可知也。故以桂枝入本湯，可以和營，即可以散邪；生地麻仁入本湯，可以養營，即可以滌大腸之熱；麥冬滋肺，即可以去小腸膀胱之火；薑棗健脾，清酒助藥力，兩相照管，彼此兼資，使其脉不久而自復矣。《卷二·太陽病中》

張錫駒曰（《傷寒直解》）：結，病脉也，代，死脉也，結脉可治，代脉難治，故下文云，得此脉者必難治。今本文雖兼言結代，然內用桂枝麥冬麻仁清酒通經脉之藥，是治結脉而不治代脉，明矣。《卷三·辨太陽病脉證篇》

魏荔彤曰（《傷寒論本義》）：此條雖於太陽傷寒見之，而不只太陽爲然，傷寒爲然，蓋諸病病後皆然，明言之以立法也。《卷二·太陽中篇》

尤怡曰（《傷寒貫珠集》）：脉結代者，邪氣阻滯而營衛濇少也，心動悸者，神氣不振而都城震驚也，是雖有邪氣，而攻取之法，無所施矣，故宜人參薑桂以益衛氣，膠麥麻地甘棗以益營氣，營衛即充，脉復神完，而後從而取之，則無有不服者矣。此又擴建中之制爲陰陽併調之法如此。《卷一·太陽權變法第二》

吳謙曰（《醫宗金鑒》）：心動悸者，謂心下築築惕惕然動而不自安也。若因汗下者多虛，不因汗下者多熱，欲飲水小便不利者屬飲，厥而下利者屬寒。今病傷寒，不因汗下而心動悸，又無飲熱寒虛之證，但據結代不足之陰脉，即主以炙甘草湯者，以其人平日血氣衰微，不任寒邪，故脉不能續行也。此時雖有傷寒之表未罷，亦在所不顧，總以補中生血復脉爲急，通行營衛爲主也。《卷二・太陽中篇》

邵仙根曰（《傷寒指掌》邵評）：脉結代者，邪氣阻滯，營衛之氣澀少也。心動悸者，神氣不振，都城震驚也。此邪氣深入厥陰，陰液幾涸，故用復脉湯陰陽併調之。在此邪入深沉，陰陽併耗，脉失常度而見結代，是陰脉也。傷寒有此，是陽症見陰脉，故多死，不得已，用此方以背城借一耳。《卷三・傷寒變症》

陳念祖曰（《傷寒論淺注》）：夫傷寒之脉何以結代，非洞悉乎造化陰陽之本者，不可與言。蓋脉始於足少陰腎，生於足陽明胃，主於手少陰心，少陰之氣不與陽明相合，陽明之氣，不與少陰相會，上下不交，血液不生，經脉不通，是以心氣虛，常作動悸，以炙甘草湯主之，補養陽明，從中宮分布上下。

胡嗣超曰（《傷寒雜病論》）：結者氣不下也，代者，脉難上也，陽虛則心動，陰實則心悸。炙甘草湯建陽益氣，補陰生血，血氣內充，陰陽自和。《卷之五・炙甘草湯》

原文 炙甘草湯方

甘草四兩，炙　生薑三兩，切　人參二兩　生地黃一斤　桂枝三兩，去皮　阿膠二兩　麥門冬半斤，去心　麻仁半升　大棗三十枚，擘
上九味，以清酒七升，水八升，先煮八味，取三升，去滓，內膠烊消盡。溫服一升，日三服。一名復脉湯。

成無己曰（《注解傷寒論》）：補可以去弱，人參、甘草、大棗之甘，以補不足之氣；桂枝、生薑之辛，以益正氣。《聖濟經》曰：津耗散爲枯，五藏痿弱，榮衛涸流，溫劑所以潤之。麻人、阿膠、麥門冬、地黃之甘，潤經益血，復脉通心也。

方有執曰（《傷寒論條辨》）：脉結代而心動悸者，虛多實少，譬如寇欲退散，主弱不能遣發而反自徬徨也。人參、甘草、麥冬益虛以復結代之脉；地黃、阿膠、麻仁，生血以寧動悸之心。桂枝和榮衛以救實，薑棗健脾胃以調中，清酒爲長血氣之助，復脉乃核實義之名。然則是湯也，必欲使虛者加進，而馴至於實，則實者自退散，而還復於元之意也。《卷二・太陽中篇第二》

柯琴曰（《傷寒附翼》）：厥陰傷寒，則相火內鬱，肝氣不舒，血室乾涸，以致營氣不調，脉道澀滯而見代結之象。凡厥陰病，則氣上衝心，故心動悸，此悸動因於脉結代，而手足不厥，非水氣爲患矣。不得甘寒多液之品，以滋陰而和陽，則肝火不息，而心血不生。心不安其位，則悸動不止；脉不復其常，則代結何以調。故用生地爲君，麥冬爲臣，炙甘草爲佐，大劑以峻補真陰，開來學滋陰之一路也。反以甘草名方者，藉其載藥入心，補離中之虛以安神明耳。然大寒之劑，無以奉發陳蕃秀之機，必須人參桂枝，佐麥冬以通脉；薑棗佐甘草以和營，膠麻佐地黃以補血，甘草不使速下，清酒引之

上行，且生地麥冬，得酒力而更優也。《卷下·炙甘草湯》

王子接曰（《絳雪園古方選注》）：炙甘草湯，仲景治心悸，王燾治肺痿，孫思邈治虛勞，三者皆是津涸燥淫之證。《至真要大論》云：燥淫於內，金氣不足，治以甘辛也。第藥味不從心肺，而主乎肝脾者，是陽從脾以致津，陰從肝以致液，各從心肺之母以補之也。人參、麻仁之甘以潤脾津，生地、阿膠之咸苦以滋肝液，重用地、冬濁味，恐其不能上升，故君以炙甘草之氣厚，桂枝之輕揚，載引地、冬上承肺燥，佐以清酒芳香入血，引領地、冬歸心復脉，仍使以薑、棗和營衛，則津液悉上供於心肺矣。喻嘉言曰：此仲景傷寒門中之聖方也。仲景方每多通利，於此處特開門戶，重用生地，再借用麥冬手經藥者，麥冬與地黃、人參氣味相合，而脾胃與心經亦受氣相交。脉絡之病，取重心經，故又名復脉。《上卷·和劑》

陳蔚曰（《長沙方歌括》）：方中人參、地黃、阿膠、麥冬、大棗、麻仁皆柔潤之品以養陰，必得桂枝、生薑之辛以行陽氣而結代之脉乃復。尤重在炙甘草一味，主持胃氣以資脉之本原，佐以清酒，使其捷行於脉道也。其煮法用酒七升，水八升，只取三升者，以煎良久，方得爐底變化之功。《卷二·太陽方》

呂震名曰（《傷寒尋源》）：君以炙甘草，坐鎮中州，而生地麥冬麻仁大棗人參阿膠之屬，一派甘寒之藥，滋陰復液，但陰無陽，則不能化氣，故復以桂枝生薑，宣陽化陰，更以清酒通經隧，則脉復而悸自安矣。《下集·炙甘草湯》

陳恭溥曰（《傷寒論章句·方解》）：炙甘草湯，生精汁，和陰陽，復經脉之方也，凡君火神虛，陽明氣餒，脉息不調者宜之。……夫血脉始於腎，生於胃，主於心，脉經爲君火不與陽明合化，代爲陽氣下不至關，悸動爲血液不生而心氣虛也。方用炙甘草資中焦之氣，臣以人參麥冬大棗，資中焦之精汁，即以生薑宣之，生地配火麻仁，助少陰之氣上合於陽明，桂枝配阿膠，導君火之神下交以化赤，陰陽和，上下交，精血生，而脉復矣，故又名復脉湯。《卷六·炙甘草湯》

原文 脉按之來緩，時一止復來者，名曰結；又脉來動而中止，更來小數，中有還者反動，名曰結，陰也。脉來動而中止，不能自還，因而復動者，名曰代，陰也。得此脉者必難治。（178）

成無己曰（《注解傷寒論》）：結代之脉，一爲邪氣留結，一爲真氣虛衰。脉來動而中止，若能自還，更來小數，止是邪氣留結，名曰結陰；若動而中止，不能自還，因其呼吸，陰陽相引復動者，是真氣衰極，名曰代陰，爲難治之脉。經曰：脉結者生，代者死，此之謂也。

程知曰（《傷寒經注》）：此復解上文結代二字之義也。結代皆陰脉也，而代陰尤爲真氣消亡之候，故復脉湯以滋補爲要，今之熱病，多有此證也。《卷三·太陽辨證》

張錫駒曰（《傷寒直解》）：還者，如人之出外而復還於家也。夫脉之行，一息四至，來者爲陽，去者爲陰，此去彼來，陰陽交會，循環不息。《辨脉篇》曰，脉來緩，時一止復來者，名曰結。又曰，陰盛則結。若脉來緩，不及四至，時一止而復來者，是陰氣結而陽氣不能相將，此名曰結。然不特緩而中止爲結，又脉來動而中止，更來小數，中有還者反動，是陰氣固結已甚，而陽氣不得至，反與陰爭，故小數而動也，亦名曰結，此爲陰盛也。夫結脉之時一止而復來者，時或一止，無常數也。今脉來動而中止者，止有常數也，不能自還者，去而不能來也，因而復動者，陽不能至而陰代之也，此名曰代，惟陰而無陽也。代者，更代而交代也，此藏氣傾危，陰陽離隔之象，故曰得此脉者必難治。《卷三·辨太陽病脉證篇》

陳修園曰（《傷寒論淺注》）：此一節復申明結代之脉狀，毫千釐里，務分仿佛中也。《卷一·太陽篇下》

辨陽明病脉證并治第八

問曰：病有太陽陽明，有正陽陽明，有少陽陽明，何謂也？答曰：太陽陽明者，脾約一云絡是也；正陽陽明者，胃家實是也；少陽陽明者，發汗利小便已，胃中燥煩實，大便難是也。（179）

龐安時曰（《傷寒總病論》）：有三陽陽明者，其太陽陽明本太陽病，若發汗，若下，若利小便，此亡津液，胃中乾燥，因轉屬陽明也。少陽陽明者，本傳到少陽，因發汗利小便已，胃中燥，大便難也。正陽陽明者，病人本風盛氣實，津液消爍，或始惡寒，汗出多，寒罷而反發熱，或始得病便發熱狂言也。《卷一·陽明證》

成無己曰（《注解傷寒論》）：陽明，胃也。邪自太陽經傳之入府者，謂之太陽陽明。經曰：太陽病，若吐、若下、若發汗後，微煩，小便數，大便因硬者，與小承氣湯，即是太陽陽明脾約病也。

邪自陽明經傳入府者，謂之正陽陽明。經曰：陽明病，脉遲，雖汗出不惡寒，其身必重，短氣，腹滿而喘，有潮熱者，外欲解，可攻裏也。手足濈濈然汗出者，此大便已硬也，大承氣湯主之，即是正陽陽明胃家實也。

邪自少陽經傳之入府者，謂之少陽陽明。經曰：傷寒，脉弦細，頭痛發熱者，屬少陽。少陽不可發汗，發汗則譫語，此屬胃，即是少陽陽明病也。

方有執曰（《傷寒論條辨》）：太陽陽明者，謂太陽受病，經入胃而成胃實也。……正，謂本經也，以病到本經，遂入胃而成胃實。……少陽陽明者，以病到少陽，方才入胃而成胃實者言也。發汗以下，三陽皆然，乃獨於少陽發者，以少陽主半表半裏，表裏皆不可攻故也。然三者之因雖少殊，要亦不過互明耳。《卷四》

萬全曰（《傷寒摘錦》）：太陽經與陽明經齊病者，曰合病；先太陽經未解，陽明經病復同病者，曰併病；若太陽證罷，只陽明經病見者，曰傳經病。如太陽經病不傳陽明經，即入陽明胃府者，此太陽陽明也。

邪自陽明經不傳少陽，自入於府，乃本經自傳，謂之正陽陽明。正陽陽明者，病人本風盛氣實，津液消爍，或始惡寒，汗出多，寒罷而反發熱，或始得病便發熱妄言也。

少陽經病不可發汗、利小便，若誤，則邪入於胃。又少陽經病不傳三陰即入胃府者，皆曰少陽陽明也。《卷上》

程知曰（《傷寒經注》）：言三陽皆有入於胃府證也。陽明爲水穀之海，中土爲萬物所歸，故三陽經皆足入其府。《卷六》

汪琥曰（《傷寒論辨證廣注》）：大抵太陽陽明證宜桂枝加大黃湯，正陽陽明證宜三

承氣湯選用，少陽陽明證宜大柴胡湯，此爲不易之法。《卷六》

周揚俊曰（《傷寒論三注》）：陽明府實總歸便難，然三經從入之途不同，則所下之藥亦異，不可不分也。故由太陽歸者，因其人大腸之液素枯由胃家之津本少，故大便於平素已難，則邪在太陽，不復再傳陽明之經而即入陽明之府。其他傳陽明經而不復再傳少陽即便入胃者，此爲正陽陽明，經邪歸府，熱勢充盛，故云胃實也。至少陽陽明者，邪氣至此少殺，已不復傳於陰，且汗利之藥服非一次，則凡爲汗爲小便者皆胃津也，其能免於燥煩實乎？故經邪悉罷，而大便困難，此則爲由少陽而趨胃矣。《卷四》

吳人駒曰（《醫宗承啓》）：陽明多氣多血，津液充而不燥者也，病則燥矣。致燥之由有三：其一曰太陽陽明者，病在太陽，而陽明不得即燥，今而燥者，必脾家平素儉約，津液原虧者也；其二曰正陽陽明者，其人胃氣稟厚，如西北之地，土厚水卑，常患燥而不患濕，但遭客熱，胃即因之而燥實者也；其三曰少陽陽明者，此得之人，爲因損耗其津液，乃會變爲燥結者也。三者見證雖同，而治法迥異。其一於發表品味之中，必須禁使辛熱，防其津液傷，而燥益甚也。其二不妨直取燥結，無庸顧慮其虧耗者也。其三屬津液新虧，須得潤養以需待之，而燥結乃調。《卷三》

錢潢曰（《傷寒溯源集》）：所謂脾約者，非但下文"浮澀相搏"方謂之脾約也，歷來注家但見此條中有"其脾爲約"句，皆指以爲脾約，其余無此句者，遂不曉矣。不知凡太陽陽明證，不論中風傷寒，因誤吐誤汗誤下及利其小便，致胃中津枯而大便難者，皆謂之脾約，非獨麻仁丸一條而已也。故成注云，如論中之太陽病，若吐若下若發汗後，微煩，小便數，大便因硬者，與小承氣湯，即是太陽陽明脾約病也。觀此，則知正陽陽明乃熱邪宿垢實滿於胃，故曰胃實，而有蕩滌之劑；太陽陽明因胃中津液枯燥，脾氣無精可散，腸胃枯澀，故曰脾約，所以僅有和胃潤燥之法。……但看胃實與脾約二義，一責之脾，一責之胃，命名立義涇渭迥殊，寧可溷爲一例邪？《卷六》

張錫駒曰（《傷寒直解》）：陽明者，二陽也，太少在前，兩陽合明，謂之陽明，故有太、少、正陽明之病也。約，窮約也，陽明之上，燥氣治之，本太陽病不解，太陽之標熱合陽明之燥熱，併於太陰脾土之中，脾爲孤藏而主津液，今兩陽相鑠，陰液消亡，不能灌溉，困守而窮約也，所謂太陽陽明者是也。天有此燥氣，人亦有此燥氣，燥氣者，陽明之本氣也，燥化太過，無中見太陰濕土之化，此陽明胃家自實，所謂正陽陽明者是也。夫汗與小便皆胃府水穀之津，少陽相火主氣，若發汗利小便，則相火愈熾而水津愈竭，故胃中燥實而大便難，火盛則煩，所謂少陽陽明者是也。《卷四》

吳謙曰（《醫宗金鑒》）：陽明可下之證，不止於胃家實也。其綱有三，故又設問答以明之也。太陽之邪，乘胃燥熱傳入陽明，謂之太陽陽明，不更衣無所苦，名脾約者是也。太陽之邪，乘胃宿食與燥熱結，謂之正陽陽明，不大便，內實滿痛，名胃家實者是也。太陽之邪已到少陽，法當和解，而反發汗利小便，傷其津液，少陽之邪復乘胃燥轉屬陽明，謂之少陽陽明，大便澀而難出，名大便難者是也。《卷四》

沈又彭曰（《傷寒論讀》）：少陽亦是陽明來路，喻嘉言認作陽明去路，誤矣。《辨陽明證》

鄭壽全曰（《傷寒恒論》）：太陽之邪未盡而傳至陽明，如桂枝湯加葛根之屬與脾約湯之屬是也。正陽明者，太陽之邪傳至陽明，隨燥而化爲熱邪，絕無一毫太陽寒氣，而胃獨受其邪，則爲之正陽明，所云胃家實是也。少陽陽明者，是陽明之邪半入少陽地界，兩經之提綱病情互見，故少陽陽明，如兩脅滿而不大便是也。《卷六》

原文 陽明之爲病，胃家實—作寒。是也。（180）

成無己曰（《注解傷寒論》）：邪傳入胃，熱毒留結，則胃家爲實。華佗曰：熱毒入胃，要須下去之，不可留於胃中。是知邪在陽明，爲胃家實也。

方有執曰（《傷寒論條辨》）：陽明，經也；胃，府也。實者，大便結爲硬滿而不得出也，作於遲早不同，非日數所可拘。所謂二日陽明者，以經言也。經主三陽傳路之中，不專病，而專病在胃實，故胃實反得以揭陽明之總，與太陽之揭總者——經病雖不同，要之所以爲揭例則一也。余經皆有總揭，其例則通乎二者而同推。《卷四》

萬全曰（《傷寒摘錦》）：此總結上三陽明之病，云太陽陽明、正陽陽明、少陽陽明者，胃家實是也。《卷上》

盧之頤曰（《仲景傷寒論疏鈔金錍》）：此足陽明爲病之總綱，胃家實是者，蓋以動經溜府之寒風，則爲病熱之所致。謂陽明主胃，大富於水穀，宣化輸泌，止而不盈，病則圊廢開弛，不唯止而盈，抑燥而實矣。《卷八》

柯琴曰（《傷寒論注》）：陽明爲傳化之府，當更實更虛，食入胃實而腸虛，食下腸實而胃虛，若但實不虛，斯爲陽明之病根矣。胃實不是陽明病，而陽明之爲病，悉從胃實上得來，故以胃家實爲陽明一經之總綱也。然致實之由，最宜詳審，有實於未病之先者，有實於得病之後者，有風寒外束熱不得越而實者，有妄汗吐下重亡津液而實者，有從本經熱盛而實者，有從他經轉屬而實者。……按陽明提綱，與《內經·熱論》不同，《熱論》重在經絡，病爲在表；此以裏證爲主，裏不和即是陽明病。他條或有表證，仲景意不在表；或兼經病，仲景意不在經。陽明爲闔，凡裏證不和者，又以闔病爲主。《卷三》

沈明宗曰（《傷寒六經辨證治法》）：此言正陽明病也。有脾約，爲太陽陽明；發汗利小便，胃中燥煩實，爲少陽陽明。此邪入胃腑，證具痞滿燥實堅，潮熱，自汗，譫語，乃爲正陽陽明，惟有下奪，而無他法，故謂陽明之爲病，胃家實是也。《卷四》

吳人駒曰（《醫宗承啓》）：胃家實，不可但作痞滿燥實看，凡陽明之經病，及胃之不得其平者，皆胃家實也。蓋胃爲之市，吐故納新，不可少有停留，失其常，則謂之病，外而六氣加臨，內而臟邪乘腑，皆陽明之爲病，胃家實也。《卷三》

鄭重光曰（《傷寒論條辨續注》）：陽明病以胃家實爲大綱，法當主下，然陽明有在經在府之分，在經者，與太、少爲鄰，乃傳經之邪；在府者，則入於胃而不傳矣。

又曰：其陽明經病者，乃身熱汗自出，不惡寒，反惡熱，是爲經病之提綱；其陽明府病者，乃陽明之爲病，胃家實也，是爲府病之提綱。……胃家實者，指邪氣實也，非盡爲燥矢結實而言。《卷五》

錢潢曰（《傷寒溯源集》）：邪自太陽傳來，或本經自受，皆屬在經之邪，可更傳少陽，亦可傳入三陰；或邪欲自解，亦可還表，仍入太陽，所謂傳經之邪也。其在經之時，可以此傳彼，故曰轉屬陽明，又曰屬陽明也。若此者，未可即謂之陽明胃實也。唯經邪內入陽明之裏，邪熱實於胃腑，方可謂之胃實。夫陽明居中，土也，萬物所歸，至無所復傳之地，而成可下之證，故曰陽明之爲病，胃家實是也。《卷六》

尤怡曰（《傷寒貫珠集》）：胃者，匯也，水穀之海，爲陽明之府也。胃家實者，邪熱入胃，與糟粕相結而成實，非胃氣自盛也。凡傷寒腹滿、便閉、潮熱、轉矢氣、手足濈然汗出等證，皆是陽明胃實之證也。《卷三》

吳謙曰（《醫宗金鑒》）：陽明經，內以候胃，外以候肌。言陽明之爲病，由太陽之邪，傳於其經，則爲陽明病外證；由太陽之邪，傳入胃府，則爲胃家實也。《卷四》

黃元御曰（《傷寒懸解》）：胃者，陽明之府，陽明之爲病，全緣胃家之陽實，陽實則病至陽明，府熱鬱發，病邪歸胃而不復他傳，非他經之不病也。三陽之陽莫盛於陽明，陽明之邪獨旺，不得屬之他經也。胃家之實而病歸胃府，終始不遷，故曰陽明之爲病。若胃陽非實，則今日在陽明之經，明日已傳少陽之經，後日已傳太陰之經，未可專名曰陽明之爲病也。《卷六》

徐大椿曰（《傷寒約編》）：所謂實者，胃中有燥糞也。《卷三》

沈又彭曰（《傷寒論讀》）：此是陽明病提綱，後稱“陽明病”三字，俱有胃家實在內。胃家實，言以手按，胃中實硬也。如大陷胸證按之石硬，即名實熱；梔子豉證按之心下濡，即名虛煩。夫心下俱以濡硬分虛實，何獨於胃中不以濡硬分虛實乎？《辨陽明證》

沈金鰲曰（《傷寒論綱目》）：陽明雖亦有表病，其根總在胃家實，提綱是揭其根，非意不在表也。《卷八》

章楠曰（《傷寒論本旨》）：胃家者，統陽明經腑而言也。實者，受邪之謂。《卷三》

胡嗣超曰（《傷寒雜病論》）：胃家實是推原陽明所以爲病之故，或因本經自病，或因轉屬所致，總要有此實字在內，才是陽明之爲病。然實字須對虛字看，又要放活看。不可看輕了，不可看重了。《卷六》

鄭壽全曰（《傷寒恒論》）：陽明乃多氣多血之府，邪至陽明燥地，與胃合成一家，其邪易實，故病見邪盛者極多，故曰胃家實。《卷五》

原文 問曰：何緣得陽明病？ 答曰：太陽病，若發汗，若下，若利小便，此亡津液，胃中乾燥，因轉屬陽明。不更衣，內實，大便難者，此名陽明也。（181）

成無己曰（《注解傷寒論》）：本太陽病不解，因汗、利小便，亡津液，胃中乾燥，太陽之邪入府，轉屬陽明。古人登廁必更衣，不更衣者，通爲不大便。不更衣，則胃中物不得泄，故爲內實。胃無津液，加之畜熱，大便則難，爲陽明裏實也。

郭雍曰（《傷寒補亡論》）：無太陽證者，宜調胃承氣湯。凡轉屬之法，與合病微不同。且如太陽陽明合病，必須解兩經之邪，故仲景不舍葛根、麻黃二湯；若轉屬陽明，可以少俟太陽證衰，即以調胃承氣湯專攻陽明，一舉而兩得之。蓋太陽爲既往，則當日

衰，陽明爲方來，則當日盛故也。《卷十三·三陽合病》

盧之頤曰（《仲景傷寒論疏鈔金錍》）：此復證明陽明病無專受，本太陽而成陽明內證者也。《卷八》

柯琴曰（《傷寒論注》）：此明太陽轉屬陽明之病，因有此亡津液之病機，成此胃家實之病根也。《卷三》

程應旄曰（《傷寒論後條辨》）：太陽病，若發汗，若下，若利小便，皆爲去邪而設，邪苟相當，即成解證，如其不解，徒亡津液矣。……津液一亡，太陽遂轉屬陽明也。特轉屬層次，不止有表罷不罷之辨，而表罷入裏，復有燥實燥不實之辨，所以有不更衣之陽明病，有內實之陽明病，有大便難之陽明病也。層次有屬表屬裏，所以下法有禁宜；受氣有裏實裏燥，所以下法有大小。《卷七》

汪琥曰（《傷寒論辨證廣注》）：或問：太陽病若下矣，則胃中之物已去，縱亡津液，胃中乾燥，未必復成內實。余答云：方其太陽初病時，下之不當，徒亡汗液，胃中之物依然不泄，必轉屬陽明而成燥糞，故成內實之證。《卷六》

周揚俊曰（《傷寒論三注》）："何緣得陽明"，承"胃家實"句來。治法不合，外邪不解，徒傷津液，及邪內入，燥結轉甚。若治法得當，則在經者立解矣，何至內實便難哉？《卷四》

沈明宗曰（《傷寒六經辨證治法》）：此邪徑轉陽明腑，不轉經也。始治太陽，從汗、吐、利小便諸法太過，致傷津液，胃中乾燥，所以邪徑入腑，而成不更衣內實大便難之證。故治太陽，先須顧慮津液，乃爲良工。《卷四》

錢潢曰（《傷寒溯源集》）：此又以明邪在太陽，因誤治而傳入陽明之裏也。……不曰不大便有燥屎，而曰不更衣大便難者，緩詞也。言此不過無津液而大便難，非若正陽陽明之熱邪實於胃，有燥屎而譫語潮熱不大便也。故一以小承氣和之，一以大承氣攻下之也。不大便則絕不能大便，今曰大便難，則猶欲大便而但覺難也。《卷六》

魏荔彤曰（《傷寒論本義》）：太陽病治之未善，所以得陽明病也。若發汗過多，若下，若利小便，皆致得陽明病之因也。汗出、利小便，皆能使其人津液亡耗也。津液亦以胃爲歸，亡耗則胃中乾燥而裏熱生，裏熱生則在表之風寒亦隨變熱，裏熱外蒸故自汗出，風寒變熱故表惡熱，內外熱合爲一，此所以太陽之病轉屬於陽明也。雖然，陽明固病矣。而其病亦有淺深異同，故其證亦不一。如陽明病不更衣證，乃胃亡津液而津枯乾燥也；如陽明病內實證，乃胃中邪熱大盛而秘結成實也；如陽明病大便難證，乃胃中燥熱半盛，尚有大便而艱難也。爲證不同，則治之之法亦不同。《卷四》

尤怡曰（《傷寒貫珠集》）：胃者，津液之府也。汗下利小便，津液外亡，胃中乾燥，此時寒邪已變爲熱，熱猶火也，火必就燥，所以邪氣轉屬陽明也。而太陽轉屬陽明，其端有二：太陽初得病時，發其汗，汗先出不徹，因轉屬陽明者，爲邪氣未盡而傳其病在經；此太陽病若汗若下若利小便，亡津液，胃中乾燥，因轉屬陽明者，爲邪氣變熱而傳其病在府也。此陽明受病之因也。《卷三》

吳謙曰（《醫宗金鑑》）：問曰：何緣得陽明胃實之病？答曰：由邪在太陽時，發汗，若下，若利小便，皆爲去邪而設，治之誠當，則邪解而愈矣。如其不當，徒亡津液，致令胃中乾燥，則未盡之表邪，乘其燥熱，因而轉屬陽明。爲胃實之病者有三：曰不更衣，即太陽陽明脾約是也；曰內實，即正陽陽明胃家實是也；曰大便難，即少陽陽明大便難是也。三者雖均爲可下之證，然不無輕重之別，脾約自輕於大便難，大便難自輕於胃家實。蓋病脾約大便難者，每因其人津液素虧，或因汗下利小便施治失宜所致。若胃實者，則其人陽氣素盛，胃有宿食，即未經汗下，而亦入胃成實也。故已經汗下者，爲奪血致燥之陽明，以滋燥爲主；未經汗下者，爲熱盛致燥之陽明，以攻熱爲急。此三承氣湯、脾約丸及蜜煎、土瓜根、豬膽汁導法之所由分也。《卷四》

原文 問曰：陽明病外證云何？答曰：身熱，汗自出，不惡寒，反惡熱也。（182）

成無己曰（《注解傷寒論》）：陽明病，爲邪入府也。邪在表，則身熱汗出而惡寒；邪既入府，則表證已罷，故不惡寒，但身熱汗出而惡熱也。

方有執曰（《傷寒論條辨》）：身熱、汗自出，起自中風也；不惡寒、反惡熱，邪過榮衛入裏，而裏熱甚也。此以太陽中風傳入陽明之外證言。《卷四》

盧之頤曰（《仲景傷寒論疏鈔金錍》）：此承上文陽明內證之實，復申明陽明外證之形象者也。《卷八》

柯琴曰（《傷寒論注》）：陽明主裏，而亦有外證者，有諸中而形諸外，非另有外證也。胃實之外見者，其身則蒸蒸然，里熱熾而達於外，與太陽表邪發熱者不同；其汗則濈濈然，從內溢而無止息，與太陽風邪爲汗者不同。表寒已散，故不惡寒；裏熱閉結，故反惡熱。只因有胃家實之病根，即見身熱自汗之外證，不惡寒反惡熱之病情。然此但言病機發現，非即可下之證也，宜輕劑以和之。必譫語、潮熱、煩躁、脹滿諸證兼見，才爲可下。《卷三》

程應旄曰（《傷寒論後條辨》）：病因屬內，病證屬外，觀外所以徵內也。……身熱者，陽熱盛極，從胃而布於肌肉也；汗自出者，津液受熱，從胃而蒸出膚表也；不惡寒反惡熱者，胃中陽亢，不得陰氣以和之，爲燥熱所苦也。句中十二字，須一連讀下。陽明胃實，潮熱、譫語等證不必盡現，要未有不全此數證而得成其爲陽明者。因外以徵內，固是答陽明府證，然經病亦可兼看。《卷七》

汪琥曰（《傷寒論辨證廣注》）：夫身熱與發熱異，以其熱在肌肉之分，非若發熱之翕翕然，僅在皮膚以外也。汗自出者，府中實熱，則津液受其蒸迫，故其汗則自出也。……不惡寒者，邪不在表也；反惡熱者，明其熱在里也。……夫惡熱雖在內之證，愚以其狀必見於外，或揚手擲足，迸去覆蓋，勢所必至，因外以徵內，其爲陽明府實證無疑矣。《卷六》

錢潢曰（《傷寒溯源集》）：《陰陽別論》以胃脘之陽爲二十五陽之主，所以能運化腐熟而爲水穀之海也，邪氣入之，則陽邪熾盛，故不惡寒而反惡熱也。以後凡稱陽明病者，皆必有此等證，然後可稱陽明病也。《卷六》

吳儀洛曰（《傷寒分經》）：問曰：陽明中風病，外證未解者，其狀云何？答曰：身

熱而非潮熱，汗自出而非盜汗，不惡寒反惡熱也。此所謂太陽未罷之陽明病，仍宜服桂枝湯者也。《卷二》

沈又彭曰（《傷寒論讀》）：注傷寒家皆以胃家實爲在內之府病，承氣湯主治；以身熱汗出惡熱爲在外之經病，桂枝湯主治，不思桂枝湯爲惡寒而設，若不惡寒反惡熱，如何可用桂枝湯？是經病之說謬也。……要之胃家實是在內之證據，本節是在外之證據，須內外俱備，方是真陽明可下證，若一證不具，即非真陽明證。《辨陽明證》

吳貞曰（《傷寒指掌》）：若身熱汗出，不惡風寒者，此爲表解，屬裏，爲陽明本病。大熱煩渴，白虎症；便硬譫語，承氣症。《卷一》

邵仙根曰（見《傷寒指掌》）：自汗屬陽明，有經熱、府實之不同。《卷一》

章楠曰（《傷寒論本旨》）：邪在太陽表分，陽氣被遏，故必惡寒，其風傷衛則自汗，寒傷營則無汗。若陽明陽盛之經，故邪離太陽而入陽明，即化爲熱，而不惡寒反惡熱也；熱蒸水穀之氣外泄，則自汗出，乃爲陽明之證，與太陽之風傷衛而自汗有惡寒者不同也。《卷三》

唐宗海曰（《傷寒論淺注補正》）：身熱自汗，與太陽正同，太陽之邪在肌肉，則翕翕發熱，淅淅自汗出。肌肉即肥肉，與內之膏油皆屬于脾胃，故胃熱亦發見於肌肉而爲身熱自汗，與太陽同也。惟不惡寒，反惡熱，是陽明燥熱之的證，與太陽之惡寒不同。《陽明病》

原文 問曰：病有得之一日，不發熱而惡寒者，何也？答曰：雖得之一日，惡寒將自罷，即自汗出而惡熱也。（183）

成無己曰（《注解傷寒論》）：邪客在陽明，當發熱而不惡寒，今得之一日，猶不發熱而惡寒者，即邪未全入府，尚帶表邪；若表邪全入，則更無惡寒，必自汗出而惡熱也。

方有執曰（《傷寒論條辨》）：不發熱而惡寒，起自傷寒也；惡寒將自罷，邪過表也；即自汗出，邪熱鬱於陽明之肌肉，腠理反開，津液反得外泄也；惡熱，裏熱甚也。此以太陽傷寒傳入陽明之外證言。《卷四》

盧之頤曰（《仲景傷寒論疏鈔金錍》）：設病有得之一日，不發熱而惡寒，類無熱惡寒之發於陰者何也？曰：然雖得之一日，尚屬陽明之太陽，惡寒將自罷，始呈本陽明之爲病，即自汗出惡熱矣，與病發陰者終始無熱爲別異耳。

又曰：陽明居形署之次，必經太陽之首……惡寒將自罷，謝太陽之首，進陽明之署，遂成陽明本署氣化形證，即自汗出而惡熱矣。《卷八》

柯琴曰（《傷寒論注》）：初受風寒之日，尚有陽明之表，與太陽初受時同，故陽明亦有麻黃、桂枝證。二日來表邪自罷，故不惡寒，寒止熱熾，故汗自出而反惡熱，兩陽合明之象見矣。陽明病多從他經轉屬，此因本經自受寒邪，胃陽中發，寒邪即退，反從熱化故耳。若因亡津液而轉屬，必在六七日來，不在一二日間。本經受病之初，其惡寒雖與太陽同，而無頭項強痛爲可辨。即發熱汗出，亦同太陽桂枝證，但不惡寒反惡熱之

病情，是陽明一經之樞紐。《卷三》

程應旄曰（《傷寒論後條辨》）：初得陽明，表氣被阻，故亦有不發熱而惡寒證，須臾即化熱矣，邪不關表故也。《卷七》

汪琥曰（《傷寒論辨證廣注》）：此惡寒者，非比太陽病之惡寒。夫太陽爲寒水之經，其表寒必甚；此爲陽明病惡寒，陽明爲燥金之經，其表實自微，惟其微，故答云：雖得之一日，惡寒將自罷。自罷者，從未發表而寒自已，即自汗出而惡熱。自汗出、惡熱，乃陽明病入府之外證。《卷六》

周揚俊曰（《傷寒論三注》）：承上言雖云"反惡熱"，亦有得之一日而惡寒者，曰此尚在太陽居多耳。若至轉陽明，未有不罷而惡熱者。《卷四》

黃元御曰（《傷寒懸解》）：得陽明病之一日，太陽表證未罷，則猶見惡寒，以胃熱未盛故也。遲則胃熱隆盛，孔竅蒸泄，惡寒將自罷，即自汗出而惡熱也。《卷六》

胡嗣超曰（《傷寒雜病論》）：風寒初感，燥令未行，亦有惡寒不惡熱之候。然有從本經受者，有自轉屬來者。且曰"得之一日"，可見各經俱有本經風寒症，不必由轉屬而得。《卷六》

高學山曰（《傷寒尚論辨似》）：論經氣，陽明在太陽之內一層，論腑位，陽明在胸分之下一層，故皮毛之外感，口鼻之內感，皆不能越太陽而飛渡陽明，故得之一日惡寒者，太陽未罷也。……因太陽受邪，而陽明之經氣素弱，不能守禦，故不停於太陽而即入陽明，此惡寒自罷而即惡熱也。《陽明篇》

原文 問曰：惡寒何故自罷？答曰：陽明居中，主土也，萬物所歸，無所復傳。始雖惡寒，二日自止，此爲陽明病也。（184）

成無己曰（《注解傷寒論》）：胃爲水穀之海，主養四旁。四旁有病，皆能傳入於胃。入胃則更不復傳，如太陽病傳之入胃，則更不傳陽明；陽明病傳之入胃，則更不傳少陽；少陽病傳之入胃，則更不傳三陰。

方有執曰（《傷寒論條辨》）：此承上條之答詞，復設問答而以其裏證言。無所復傳者，胃爲水穀之海，五臟六腑、四體百骸皆資養於胃，最易通暢；實則秘固，復得通暢則生，止於秘固則死，死生決於此矣，尚何復傳！惡寒二日自止者，熱入裏而將反惡熱，以正陽陽明言也。《卷四》

萬全曰（《傷寒摘錦》）：此言表邪入胃不復再傳之故也。……不但太陽、陽明、少陽有入胃之證，雖太陰、少陰、厥陰，亦有入胃府者，不可不知也。《卷上》

柯琴曰（《傷寒論注》）：太陽病八九日，尚有惡寒證，若少陽寒熱往來，三陰惡寒轉甚，非發汗溫中，何能自罷？惟陽明惡寒，未經表散，即能自止，與他經不同。"始雖惡寒"二句，語意在"陽明居中"句上，夫知陽明之惡寒易止，便知陽明爲病之本矣。胃爲戊土，位處中州，表裏寒熱之邪，無所不歸，無所不化，皆從燥化而爲實，實則無所復傳，此胃家實所以爲陽明之病根也。《卷三》

程知曰（《傷寒經注》）：言邪入陽明之府，則惡寒自罷，不復再傳也。胃爲中土，

十二經之所歸，既傳於胃之裏，則不復在於經之表，故惡寒自止，以爲陽明病。《卷六》

尤怡曰（《傷寒貫珠集》）：經邪未變，故惡寒，入府則變熱而不寒。經邪不能聚，故傳入府，則聚而不傳。曰萬物所歸者，謂邪氣離經入府，聚而不行，如萬物之歸於土也。是以惡寒爲傷寒在表之的證，惡熱爲陽明入府之的證。始雖惡寒，不久即止，豈若太陽始終有寒者哉。《卷三》

吳謙曰（《醫宗金鑒》）：此釋上條陽明惡寒自罷之義。陽明屬胃居中，土也。土爲萬物所歸，故邪熱歸胃則無所復傳，亦萬物歸土之義。陽明初病一日，雖仍惡寒，是太陽之表未罷也。至二日惡寒自止，則是太陽之邪已悉歸併陽明，此爲陽明病也。《卷四》

沈元凱曰（《傷寒大乘》）：陽明有在府者，有在經者，病在府者固爲不傳，若病在經者，猶當復傳也，又不可不辨。《卷三》

章楠曰（《傷寒論本旨》）：此言正陽陽明之證，由陽明本經受邪而入腑者也。以陽明陽氣最盛，故其邪初感雖有惡寒，得之一日，寒即隨陽化熱而惡寒自罷，即自汗出而發熱也。良以陽明居中土，萬物所歸，邪既由陽明之經而受，隨即順道入腑，不復再傳他處，以故名正陽陽明爲胃家實也。《卷三》

原文 本太陽初得病時，發其汗，汗先出不徹，因轉屬陽明也。傷寒發熱無汗，嘔不能食，而反汗出濈濈然者，是轉屬陽明也。（185）

成無己曰（《注解傷寒論》）：傷寒傳經者，則一日太陽，二日陽明。此太陽傳經，故曰轉屬陽明。傷寒發熱無汗，嘔不能食者，太陽受病也；若反汗出濈濈然者，太陽之邪轉屬陽明也。經曰：陽明病，法多汗。

方有執曰（《傷寒論條辨》）：徹，除也，言汗發不對，病不除也。此言由發太陽汗不如法，致病入胃之大意。

又曰：發熱無汗，追言太陽之時也；嘔不能食，熱入胃也；反汗出者，肌肉著熱，膚腠反開也；濈濈，熱而汗出貌。《卷四》

萬全曰（《傷寒摘錦》）：傷寒發熱無汗，嘔不能食，而反汗出濈濈然者，是轉屬陽明也。此即太陽篇中頗欲吐者，爲傳也。胃經受邪則喜吐，葛根加半夏湯主之。《卷上》

盧之頤曰（《仲景傷寒論疏鈔金鎞》）：濈然者，毫孔咸疏，後先相續。……此病闔反開，機衡爲之顛倒耳。《卷八》

程知曰（《傷寒經注》）：上言陽明病因於汗出太過（編者注：指245條），此言陽明病亦有因於汗出不徹者也。汗不通徹則未得如法而邪不服，因轉入裏。《卷六》

程應旄曰（《傷寒論後條辨》）：胃家有燥氣，毋論病在太陽，發汗、吐、下，過亡津液，能轉屬之，即汗之一法，稍失其分數，亦能轉屬之。徹者，盡也，透也。汗出不透，則邪未盡出，而辛熱之藥性反內留而助動燥邪，因轉屬陽明。《辨脉篇》所云"汗多則熱愈，汗少則便難”者是也。

轉屬陽明之證，於何徵之？傷寒發熱無汗，嘔不能食，太陽本證現在，而反汗出濈濈然者，知大便已結燥於內，雖表證未罷，已是轉屬陽明也。濈濈，連綿之意，俗云汗一身不了，又一身也。《卷七》

張志聰曰（《傷寒論集注》）：本太陽病發汗不徹而轉屬陽明，此轉屬陽明之在外也；不因發汗，反自汗出而轉屬陽明，此轉屬陽明之在內也，則知陽明之轉屬有內外表裏之异矣。《卷三》

張錫駒曰（《傷寒直解》）：問曰：亡津液而胃中燥，因轉屬陽明固已，若汗出不徹，津液不亡，何以亦轉屬陽明耶？答曰：汗者，陽明之陰液也，汗出不徹，則陽明燥熱之氣不得隨汗而泄，太陽之標熱反內合其燥氣，故因而轉屬也。《卷四》

尤怡曰（《傷寒貫珠集》）：徹，達也，汗雖欲出，而不達於皮膚，則邪不外出而反內入。此太陽之邪傳陽明之經，與汗下後入府者不同也。

發熱無汗，爲太陽病在表；嘔不能食者，邪欲入裏而正氣拒之也；至汗出濈濈，則太陽之邪，陽明已受之矣，故曰轉系陽明。太陽寒在皮毛，腠理閉塞，故無汗；陽明熱在肌肉，腠開液泄，故濈濈然汗自出也。《卷三》

吳謙曰（《醫宗金鑒》）：傷寒發熱無汗，嘔不能食，爲太陽之邪欲傳也。若無汗，爲太陽陽明之表尚在，汗之可也。今反汗出濈濈然者，是邪已轉屬陽明之府，可下不可汗也。《卷四》

沈金鰲曰（《傷寒論綱目》）：此條之嘔，即在不能食，可知其胃家素實，與乾嘔不同也。《卷九》

王丙曰（《傷寒論注》）：徹，通暢也，正勝而邪從汗出，則通暢矣。今汗因藥逼而出，邪未淨而津已耗，必轉屬陽明也。《卷三》

孟承意曰（《傷寒點精》）：胃實之病機在汗出多，病情却在不能食。不能食，必因其人胃家素實也。《卷一》

陳念祖曰（《傷寒論淺注》）：上文歷言陽明本經之自爲病，此復申明太陽轉屬陽明之義，除過汗亡津液外，又有此汗出不徹而轉屬，不因發汗而轉屬，合常變而並言之也。《卷四》

章楠曰（《傷寒論本旨》）：初時發熱無汗，嘔不能食，是太陽寒傷營也；繼而諸證未退，而反汗出濈濈然者，是邪轉屬陽明之證也。若汗出而諸證皆退，則爲外解而愈矣。濈濈者，外泄不已也。《卷三》

原文 傷寒三日，陽明脉大。（186）

成無己曰（《注解傷寒論》）：傷寒三日，邪傳陽明之時。經曰：尺寸俱長者，陽明受病，當二三日發。陽明氣血俱多，又邪併於經，是以脉大。

萬全曰（《傷寒摘錦》）：經曰：尺寸俱長者，陽明受病也。又曰：傷寒三日，陽明脉大。長大而浮者爲經病，長大而沉者爲府病。其證目痛，鼻乾，惡寒，身熱者，病在

經，宜解肌。《卷上》

盧之頤曰（《仲景傷寒論疏鈔金錍》）：《素問·熱病論》云：尺寸俱長者，陽明受病也。此云"傷寒三日，陽明脉大"，蓋長以位言，乃動乎經；大以象言，乃關乎化。形氣之分，於斯見矣。《卷八》

柯琴曰（《傷寒論注》）：脉大者，兩陽合明，內外皆陽之象也。陽明受病之初，病爲在表，脉但浮而未大，與太陽同，故亦有麻黃、桂枝證。至二日惡寒自止，而反惡熱，三日來，熱勢大盛，故脉亦應其象而洪大也。此爲胃家實之正脉，若小而不大，便屬少陽矣。《卷三》

程知曰（《傷寒經注》）：按叔和序例云：尺寸俱長者，陽明受病，當二三日發。長字與經文不合，并與《內經》不合。《卷六》

程應旄曰（《傷寒論後條辨》）：大爲陽盛之診，傷寒三日見此，邪已去表入裏，而脉從陽熱化氣，知正陽當令，無復陽去入陰之懼矣。《卷七》

汪琥曰（《傷寒論辨證廣注》）：陽明脉大有二義：邪併于經，則脉大；邪入於府，亦脉大。成注言經而不言府，猶爲未盡其義。大抵脉大而浮者，邪併於經也；脉大而實者，邪入於府也。脉不單行，須於兼至之脉辨其在經在府之證。《卷六》

張志聰曰（《傷寒論集注》）：此言陽明居中土而無所復傳也。夫六氣之傳，一日太陽，二日陽明，此二日而邪傳陽明，便歸中土，無所復傳，故至三日仍現脉大之陽明也。《卷三》

沈明宗曰（《傷寒六經辨證治法》）：此正陽明之正脉也。經謂一日太陽，二日陽明，三日少陽，乃傳經次第之常，誠非拘於日數而治病也，故仲景另出手眼，謂三日陽明脉大。因陽明乃多氣多血之府，風寒傳入，邪盛於中，故脉顯大，而爲陽明邪實之正脉。但病陽明，務具此脉，方可下奪。或兼太陽之浮緊，少陽之弦細，或遲疾滑澀虛弱，乃屬氣血陰陽之虛，雖見大實大滿，亦當遲徊顧慮，或以小承氣試之，或蜜煎導法，或補瀉兼行，不得直施攻下，以致變患百出。《卷四》

尤怡曰（《傷寒貫珠集》）：邪氣併於太陽則浮，併於陽明則大，云三日者，舉傳經次第之大凡也。又陽明之脉，人迎、趺陽皆是，傷寒三日，邪入陽明，則是二脉當大，不得獨診於右手之附上也。《卷三》

章楠曰（《傷寒論本旨》）：此總舉太陽陽明、正陽陽明而言也。太陽傷寒，其脉浮緊，陽明初感，脉亦浮緊，如上條（編者按：即第189條）所云者。若至三日而脉不緊，變爲大者，是陽明之本脉也。以陽明爲多氣多血之經，故脉大。《卷三》

鄭壽全曰（《傷寒恒論》）：一日太陽，二日陽明，三日少陽，乃傳經之次第，今三日而見脉大，可知其邪未傳少陽而仍在陽明也。何以知之？浮爲太陽，大爲陽明，弦爲少陽故也。《卷五》

高學山曰（《傷寒尚論辨似》）：三日乃傳過陽明之候，道其常也。陽明之脉本緩，緩者，寬裕之貌，蓋緩中原有大之體格，今邪犯之，則本相全露矣，故大。《太陽篇》

黃鈺曰（《傷寒辨證集解》）：《內經》謂一日太陽，二日陽明，三日少陽，次第固如此，其實不以日數拘也。倘三日脉仍見浮，是邪猶兼太陽。若至三日脉即見弦，是

邪漸傳於少陽也。今不見太陽之浮，少陽之弦，獨顯陽明之大，是邪已入府，欲成胃實之徵也。《卷三》

原文 傷寒脉浮而緩，手足自溫者，是爲繫在太陰。太陰者，身當發黃，若小黃自利者，不能發黃。至七八日大便鞭者，爲陽明病也。（187）

成無己曰（《注解傷寒論》）：浮爲陽邪，緩爲脾脉，傷寒脉浮緩，太陰客熱。邪在三陽，則手足熱；邪在三陰，則手足寒。今手足自溫，是知繫在太陰也。太陰，土也，爲邪烝之，則色見於外，當發身黃。小便自利者，熱不內畜，不能發黃，至七八日，大便硬者，即太陰之邪入府，轉屬陽明也。

方有執曰（《傷寒論條辨》）：緩以候脾，脾主四末，故手足自溫，爲繫在太陰。身當發黃者，脾爲濕土，爲胃之合，若不能爲胃以行其津液，濕著不去，則鬱蒸而身發黃，黃爲土色，土主肌肉故也。小便自利，津液行也，行則濕去矣，所以不能發黃，胃中乾，大便硬，而爲陽明病也。《卷四》

盧之頤曰（《仲景傷寒論疏鈔金錍》）：既可太陽、少陽、正陽而陽明，亦可太陰、少陰、厥陰而陽明。斯誠陽明居中，土也，萬物之所歸，非專受，無轉授，之爲陽明也。《卷八》

張璐曰（《傷寒纘論》）：此太陰轉屬胃府證也。……宜桂枝大黃湯。《卷上·太陰》

柯琴曰（《傷寒論注》）：病在太陰，同是小便自利，至七八日，暴煩下利者，仍爲太陰病；大便硬者，轉爲陽明病，其始則同，其終則异，何也？曰：陰陽异位，陽道實，陰道虛，故脾家實，則腐穢自去，而從太陰之開；胃家實，則地道不通，而成陽明之闔，此其別也。《卷三》

程知曰（《傷寒經注》）：太陰與陽明表裏，故亦轉入陽明，然不獨太陰也。少陰篇曰，少陰病六七日，不大便者，急下之，是少陰陽明也；厥陰篇曰，下利譫語者，有燥屎也，宜小承氣湯，是厥陰陽明也；少陽篇曰，服柴胡湯已，渴者屬陽明也，以法治之，是又少陽陽明也。故證屬可下，則六經皆有下法；證屬不可下，則陽明亦無必下法也。《卷六》

程應旄曰（《傷寒論後條辨》）：陽明爲病，本於胃家實，則凡胃家之實，不特三陽受邪能致其轉屬陽明，即三陰受邪，亦能致其轉屬陽明，聊舉太陰一經例之。脉浮而緩，是爲表脉，然無頭痛發熱惡寒等外證，而只手足溫，是邪不在表而在裏。但入裏有陰陽之分，須以小便別之。小便不利者，濕蒸瘀熱而發黃，以其人胃中原來無燥氣也；小便自利者，胃乾便硬而成實，以其人胃中本來有燥氣也。病雖成於七八日，而其始證却脉浮而緩，手足自溫，則實是太陰病轉屬來也。既已轉繫陽明，其脉之浮緩者轉爲沉大不必言矣，而手足之溫不止溫已也，必濈然微汗出。蓋陰證無汗，汗出者，必陽氣充於內，而後溢於外，其大便之實可知。惟其從陰經轉來，故汗雖出而仍微耳。是之謂太陰陽明，則推之少陰三大承氣證，厥陰一小承氣證，何非轉屬陽明之病哉？《卷七》

汪琥曰（《傷寒論辨證廣注》）：此條言太陰病亦有轉屬陽明之證。既云傷寒，則脉當浮而緊。今則云浮而緩者何也？寒邪之氣透三陽經而入於太陰，則其來既遲，不若太陽之邪急而脉緊，且以緩爲脾家之本脉也。寒入太陰，而其脉仍浮者何也？以其邪猶在經也。脾主四末，太陰之寒氣將化而爲熱，故手足自溫，是爲繫在太陰。……太陰爲濕土之經，寒濕相搏，鬱蒸成熱，身當發黃。黃者，土鬱之色也。若其人小便自利，則脾濕去而熱不內鬱，不能發黃。至八九日，則小便所利既多，而胃中燥熱已極，胃燥則腸乾，大便必硬，此爲轉屬陽明病，乃府實之證也。《卷六》

張錫駒曰（《傷寒直解》）：夫陽明脉大，今脉浮而緩，陽明身熱，今手足自溫，此不在陽明而繫在太陰也。太陰者，濕土也，濕熱相并，身必發黃，若小便自利者，濕熱得以下泄，故不能發黃。夫繫者，虛繫而不實也，可繫於此，而亦可繫於彼，至七八日陽明主氣之期，亦可繫於陽明，故大便硬者，爲陽明也。以見太陰陽明之氣相爲表裏，而太陰陽明之邪亦可交相爲繫者也。《卷四》

章楠曰（《傷寒論本旨》）：《內經》言，邪中於陰，則溜於腑，以邪由陰經犯臟，臟氣實而不受邪，還歸於腑也。如此條初本邪中太陰，至七八日大便硬者，是脾家實而邪歸於胃，轉爲陽明病也。是故邪必隨人身陽氣强弱而變。上條（編者按：指第278條）脾氣實，腸胃宿垢因之而出，此條脾氣實而邪傳陽明，邪熱盛則便硬也。其陽氣弱者，雖陽經受邪，亦必傳入於陰，所以太陽病發熱頭痛而脉反沉者，急用四逆湯救裏，防其邪入於陰而致危殆也。可知仲景之法全在辨別陰陽表裏虛實寒熱而治之，非同後世之書，但云某病用某方，而貽誤後學者多矣。《卷三》

原文 傷寒轉繫陽明者，其人濈然微汗出也。（188）

成無己曰（《注解傷寒論》）：傷寒則無汗，陽明法多汗，此以傷寒邪轉繫陽明，故濈然微汗出。

程知曰（《傷寒經注》）：此以濈濈微汗辨其爲陽明證也。濈濈者，肌肉開而微汗不乾之貌。有太陽證而汗出，爲太陽中風；無太陽證，但發熱微汗出，爲轉屬陽明。《卷六》

汪琥曰（《傷寒論辨證廣注》）：此承上文而申言之。上言傷寒繫在太陰，要之既轉而繫於陽明，其人外證不但小便利，當濈然微汗出。蓋熱蒸於內，汗潤於外，汗雖微，而府實之證矣。《卷六》

沈明宗曰（《傷寒六經辨證治法》）：此言陽明必有汗出也。邪氣轉入陽明，熱蒸騰達，肌腠疏而濈濈然微汗自出。濈濈者，微微自汗不乾之貌也。然陽明多汗爲太過，無汗爲不及，此濈濈然微汗出者，乃邪入胃腑，邪正兩停，而無太過不及，却合陽明下奪之式，故爲正陽明也。《卷四》

錢潢曰（《傷寒溯源集》）：轉者，以此轉屬於彼，即傳經之謂也。繫，連屬也。濈然，濈濈然微汗潤濕之貌，言以無汗之傷寒，才入陽明，即濈然微汗而現陽明經證矣。此示人以驗邪入陽明之候也。《卷六》

吳謙曰（《醫宗金鑒》）：凡傷寒，無論三陰、三陽，若轉繫陽明，其人必有濈濈然

微汗出之證，始爲轉屬陽明也。《卷四》

舒詔曰（《傷寒集注》）：但據汗出漐漐一端，便是轉屬陽明，恐不能無疑。若熱退身涼，飲食有味，豈非病自解之汗耶？必其人惡熱不惡寒、腹滿按痛、譫語諸證錯見，方爲有據，否則不足憑也。《卷五》

王丙曰（《傷寒論注》）：傷寒之傳屬陽明者，無論何經所傳，驗其入胃，必漐然而微汗，此大、小承氣證也。《卷三》

沈元凱曰（《傷寒大乘》）：傷寒表實，故無汗，陽明裏實而表虛，故法多汗，是以傷寒而轉繫陽明，則其人漐然微汗出也。《卷三》

原文 陽明中風，口苦咽乾，腹滿微喘，發熱惡寒，脉浮而緊。若下之，則腹滿小便難也。（189）

成無己曰（《注解傷寒論》）：脉浮在表，緊爲裏實。陽明中風，口苦咽乾，腹滿微喘者，熱傳於裏也；發熱惡寒者，表仍未解也。若下之，裏邪雖去，表邪復入於裏，又亡津液，故使腹滿而小便難。

方有執曰（《傷寒論條辨》）：陽明之脉，挾口環唇，然膽熱則口苦，咽爲膽之使，故口苦則咽乾；腹滿，熱入陽明也；微喘，發熱惡寒，脉浮而緊，風寒俱有，而太陽未除也。下之腹滿者，誤下則裏虛，外邪未除者，乘虛而盡入內陷也；小便難，亡津液也。《卷四》

王肯堂（《傷寒準繩》）：發熱惡寒，表未解也，而誤下之，則亡陰，無陰則陽無以化，故腹滿小便難也。《怢之三》

程知曰（《傷寒經注》）：言陽明兼有太陽、少陽表邪即不可攻也。陽明中風，熱邪也；腹滿而喘，熱入裏矣，然喘而微，則未全入裏也。發熱惡寒，脉浮而緊，皆太陽未除之證；口苦咽乾，爲有少陽之半表裏。若誤下之，則表邪乘虛內陷而腹益滿矣；兼以重亡津液，故小便難也。《卷七》

錢潢曰（《傷寒溯源集》）：此條尚發熱惡寒，則知太陽之經邪亦未解也，庸可下乎？若早下之，則胃氣空虛，表邪陷入而腹更滿；陽氣虛損，三焦不運，氣化不行，津液不流而小便難矣。《卷六》

張錫駒曰（《傷寒直解》）：此言陽明之氣不特與太陰爲表裏，抑且中合於少陽，外合於太陽也。陽明中風，不涉於本氣之燥化而涉於少陽之熱化，故口苦咽乾；復涉太陰之濕化，故腹滿微喘；又涉太陽之寒化，故發熱惡寒。以風邪而入於裏陰，故脉緊；復外合於太陽，故浮而緊。浮宜外解，若下之，則太陰脾土不能轉運而腹滿如故，少陽三焦不能決瀆而小便難也。《卷四》

尤怡曰（《傷寒貫珠集》）：口苦咽乾，陽邪內侵也；腹滿微喘，裏氣不行也；發熱惡寒，表邪方盛也。夫邪在裏者已實。而在表者猶盛，於法則不可下，下之則邪氣盡陷，脾乃不化，腹加滿而小便難矣。此陽明自中風邪而表裏俱受之證，是以脉浮而緊。蓋太陽脉緊爲表有寒，陽明脉緊爲裏有實。《卷三》

沈金鰲曰（《傷寒論綱目》）：此爲陽明初病，屬在裏之表也。口爲胃竅，咽爲胃門，故不兼少陽，而有口苦咽乾之症。《卷九》

王丙曰（《傷寒論注》）：腹滿微喘，疑當作胸滿。陽明中風，即風之中膺者，此爲膺窗、乳中，足陽明穴，其鄰則足少陽淵液、輒筋穴，所以風中陽明而少陽之口苦咽乾併見，邪方在胸，故胸滿微喘也。……病在陽明之經脉，故惡寒。脉浮爲風，緊爲寒飲在上。陽明脉浮緊與太陽有別，當吐之，誤下而熱陷太陰，甚至腹滿，肺氣逆則小便難也。《卷三》

章楠曰（《傷寒論本旨》）：此即言邪中陽明者，易於化熱，故口苦咽乾也。腹滿微喘者，陽明當肺胃之間，肺胃氣鬱故也。其身發熱而又惡寒者，邪在表分也。脉緊者，兼寒也。以無頭項强痛，故非太陽，而爲陽明之經證。邪未入腑，若誤下之，則傷脾腎，脾傷而腹更滿，腎傷則小便難，以下焦氣化不宣也。此辨陽明表證誤下，則邪陷太陰而腹更滿，以太陰爲陽明之裏也。《卷三》

唐宗海曰（《傷寒論淺注補正》）：此只申明少陽陽明證。脉浮而緊，是弦脉也；發熱惡寒，是少陽證也；口苦咽乾，是少陽證也；惟腹滿微喘，兼在陽明。當借少陽而達於表，不可下腸胃而引入裏也。少陽三焦司決瀆，故引入裏，則小便難。《陽明病》

原文 陽明病，若能食，名中風；不能食，名中寒。（190）

成無己曰（《注解傷寒論》）：陽明病，以飲食別受風寒者，以胃爲水穀之海，風爲陽邪、陽邪殺穀，故中風者能食；寒爲陰邪，陰邪不殺穀，故傷寒者不能食。

方有執曰（《傷寒論條辨》）：此以食之能否，喻人驗風寒之辨。蓋陽明主水穀，風能食，陽能化穀也；寒不能食，陰不殺穀也。名，猶言爲也；中寒，即傷寒之互詞。大意推原風寒傳太陽而來，其辨驗有如此者，非謂陽明自中而然也。

又曰：風寒本天之二氣，中傷是以人之被之而爲稱。譬如稱人之中於箭，傷於刃，只可在刀箭瘡上認病，豈可向中、傷上摸形？由此言之，則中風與傷寒之說，必須於風寒二病上認得證候分曉，不當在中、傷上各別尋頭腦也。且以經文大義考之，措詞多是互相發，則中、傷二字，亦是互相爲用，不言可知矣。通篇雖無傷風一說，然以傷寒復稱中寒論之，則中風得稱傷風，亦可推也。《卷四》

萬全曰（《傷寒摘錦》）：此言陽明本經自受風寒之證別也。《卷上》

柯琴曰（《傷寒論注》）：此不特以能食不能食別風寒，更以能食不能食審胃家虛實也。要知風寒本一體，隨人胃氣而別。此條本爲陽明初受表邪，先辨胃家虛實，爲診家提綱，使其着眼處，不是爲陽明分中風、傷寒之法也。《卷三》

程應旄曰（《傷寒論後條辨》）：陽明經病，不一之病也，前不必有所傳，後不復有所歸，在表既無頭痛惡寒證，則非太陽之表，在裏又無燥堅裏實證，則並非陽明之裏，錯綜之邪從何辨之？辨之於本因之寒熱耳。本因有熱，則陽邪應之，陽化穀，故能食，就能食者名之曰中風，猶云熱則生風，其實乃瘀熱在裏證也。本因有寒，則陰邪應之，陰不化穀，故不能食，就不能食者名之曰中寒，猶云寒則召寒，其實乃胃中虛冷證也。

寒熱於此辨，則胃氣之得中與失過於此驗，非教人於能食不能食處辨及中風、中寒之來路也。《卷八》

張志聰曰（《傷寒論集注》）：合下三節皆論食，以陽明内合太陰，而脾胃爲倉廩之官也。風乃陽邪，主鼓動陽明之氣，故能食；寒乃陰邪，主閉拒陽明之氣，故不能食。論陽明而及於食，以徵胃合於脾而陽明又以胃氣爲本之意。《卷三》

黃元御曰（《傷寒懸解》）：若能食者，名爲中風，是風中於表也；不能食者，名爲中寒，是寒生於裏也。陽明承氣之證，來自中風者多。能食者，府中陽旺，乃異日胃家燥熱之根。不能食者，是陽虛而中寒，胃陽已不用事，脾陰將司其權，不得與實家之中風並論也。《卷七》

陳念祖曰（《傷寒論淺注》）：此一節，以食而辨風寒之氣，即以食而驗陽明之胃氣，因正而辨邪，因邪而識正。善讀者，能會心於文字之外，則得矣。《卷四》

高學山曰（《傷寒尚論辨似》）：陽明病，指經邪而言。胃中陽氣充足，則胸陽與胃陽俱滿，惟風邪能傷之，而寒邪不易入也，故能食者，因胃陽有余，知其所病爲中風也。胃中陽氣不足，内虛與外寒相召，其機甚易，故不能食者，因胃陽不足，知其所病爲傷寒也。《陽明篇》

原文 陽明病，若中寒者，不能食，小便不利，手足濈然汗出，此欲作固瘕，必大便初鞕後溏。所以然者，以胃中冷，水穀不别故也。（191）

成無己曰（《注解傷寒論》）：陽明中寒不能食者，寒不殺穀也。小便不利者，津液不化也。陽明病，法多汗，則周身汗出，此手足濈然汗出，而身無汗者，陽明中寒也。固瘕者，寒氣結積也。胃中寒甚，欲留結而爲固瘕，則津液不得通行，而大便必硬者，若汗出小便不利者，爲實也。此以小便不利，水穀不别，雖大便初硬，後必溏也。

方有執曰（《傷寒論條辨》）：固，堅固；瘕，積聚，以本寒因，水穀不化腐，聚成堅固也。《卷四》

王肯堂曰（《傷寒準繩》）：胃主四肢，爲津液之主，故病則手足汗出也。手足汗出爲熱聚於胃，是津液之旁達也。經曰：手足濈然汗出，大便已硬。又曰：手足漐漐汗出，大便難而譫語。二者俱宜下之。又，陽明中寒不能食，小便不利，手足濈然汗出，此欲作瘕瘕，不下爲宜。《帙之三》

盧之頤曰（《仲景傷寒論疏鈔金錍》）：固瘕者，禁固陽生，假形成瘕，若病發於陰爲藏結、因成痞也。必大便初硬後溏。所以然者，以胃中冷，水穀不别，猶釜底薪亡，致失濟泌醲瀆之所致耳。《卷八》

張璐曰（《傷寒纘論》）：溏泄久而不止，則曰固瘕，言如癥瘕固結不散也。《卷上·陽明下》

柯琴曰（《傷寒論注》）：瘕瘕，即初硬後溏之謂，肛門雖固結，而腸中不全乾也。《卷三》

程知曰（《傷寒經注》）：陽明病不能食，是胃受寒也，而小便不利，手足濈然汗出，則必有飲食之瘕聚，爲之固留不易下也。經曰：手足漐然汗出者，大便已硬。其人胃虛腸實，腸有硬便，則手足漐然汗；胃中虛冷，則不能泌別水穀而有瘕聚之溏。硬者固於下，溏者聚於上，是以有固瘕之名，即今人所謂食積便溏者是也。《卷七》

周揚俊曰（《傷寒論三注》）：此條陽明中之變證……着眼只在中寒不能食句。此係胃弱素有積飲之人，兼膀胱之氣不化，故邪熱雖入，未能實結；況小便不利，則水併大腸，故第手足汗出，不若潮熱之遍身漐漐有汗。此欲作固瘕也。其大便始雖硬，後必溏者，豈非以胃中陽氣向衰，不能蒸腐水穀？爾時急以理中溫胃尚恐不勝，況可誤以寒下之藥乎？仲景懼人於陽明證中但知有下法，及有結未定俟日而下之法，全不知有不可下、反用溫之法，故特揭此以爲戒。《卷四》

張志聰曰（《傷寒論集注》）：此言不能食名中寒也。陽明病若中寒，則胃中冷而不能食，水穀不別而小便不利。手足漐然汗出者，土氣外虛也。固瘕，大瘕泄也，乃寒邪內結，假氣成形，而爲久泄之病。欲作，乃將成未成之意。初硬者，感陽明之燥氣；後溏者，寒氣內乘也。所以不能食而小便自利者，以胃中冷，水穀不別故也。張氏曰：陽明病，若中寒，中字主平聲，言陽明中見之氣虛寒，故胃中冷而水穀不別，蓋陽明藉中見太陰之氣化而爲胃消磨其水穀也。《卷三》

錢潢曰（《傷寒溯源集》）：若中寒不能食者，言陽明若爲寒邪所中而不能食者，即前不能食者爲中寒之義也。小便不利者，寒邪在裏，三焦之氣化不行也。漐然汗出，邪入陽明之本證也；手足漐然汗出則又不同矣。《陽明脉解》云：四肢者，諸陽之本也。《靈樞·終始篇》云：陽受氣於四末。《太陰陽明論》云：四肢皆禀氣於胃。如下文陽明脉遲，有潮熱而手足漐然汗出者，爲大便已硬，此胃氣實而手足漐然汗出也；此所謂手足漐然汗出者，以寒邪在胃，欲作固瘕，致四肢不能禀氣於胃，陽氣不達於四肢，衛氣不固，故手足亦漐然而冷汗出也。寒邪固結，中氣不行，所以欲作固瘕。固瘕者，寒聚腹堅，雖非石瘕腸覃，《月令》所謂“水澤腹堅”之意也。初硬後溏者，胃未中寒之時，中州溫暖，尚能堅實，自中寒之後，胃寒無火化之功，三焦無氣化之用，水穀不分，胃氣不得堅實而溏也。故又申明其旨曰，所以然者，以胃中冷，水穀不別故也。《卷六》

黃元御曰（《傷寒懸解》）：陽明病，若中寒，不能食，土濕而小便不利，手足陽泄而漐然汗出，此寒氣凝結，欲作堅固之癥瘕，大便必初硬後溏。所以然者，胃中寒冷，不能蒸化水穀，水穀不別，俱入二腸而成泄利故也。凡水寒土濕，陰氣凝結，瘕塊堅硬，多病溏泄。服暖水燥土之劑，陽回泄止，寒消塊化，續從大便而出，滑白粘聯，狀如痰涕，是即固瘕之泮解而後行者也。《五十七難》所謂“大瘕泄”者即此。《卷七》

沈又彭曰（《傷寒論讀》）：初硬後溏，以病之先後言，非於一便之中分先後也。此無方，即下文四逆主治。稱陽明，自然諸證悉具，惟汗止在手足而不遍出爲异耳。且不能食，而又無譫語潮熱，則中寒明矣。小便不利，則濕無出路明矣，所以大便雖硬，其後必溏。必曰痼瘕，假陽明也。《辨陽明證》

王丙曰（《傷寒論注》）：癥瘕皆結聚，癥爲真而瘕爲假。大便頭堅後溏，則堅爲假結可知。蓋病前腸中先有結糞，因此而見漐然汗出之假象，其實胃中虛冷，陽氣不化，

則小便不利，故後溏而水穀不別也。《卷三》

吳貞曰（《傷寒指掌》）：陽明病，手足汗，潮熱譫語，便硬者可下；若陽明胃土中寒，脾不約束，津液橫溢四肢，猶如陰盛霪雨滂沱，故汗出而冷也。陽虛失運，中寒不化，故不能食，而小便不利也，大便必先硬後溏。今雖便硬、手足汗出，非陽明實熱者比，不可攻，攻之必作固瘕，宜厚朴甘草生姜半夏人參湯。固瘕，硬屎下後，即瀉清水也。《卷一》

章楠曰（《傷寒論本旨》）：此三焦陽氣不化而小便不利也。四肢稟氣於胃，胃中水氣外溢手足爲汗；水穀不化，欲作固瘕，津液不輸，下焦反燥，故大便初硬後溏也。陰寒固結，假水成病，而名固瘕，《內經》名大瘕泄，即水穀不化而飧泄也。……似宜理中、真武等法治之也。《卷三》

辨陽明病脉證并治第八

原文 陽明病，初欲食，小便反不利，大便自調，其人骨節疼，翕翕如有熱狀，奄然發狂，濈然汗出而解者，此水不勝穀氣，與汗共併，脉緊則愈。（192）

成無己曰（《注解傷寒論》）：陽病客熱，初傳入胃，胃熱則消穀而欲食。陽明病熱爲實者，則小便當數，大便當硬，今小便反不利，大便自調者，熱氣散漫，不爲實也。欲食，則胃中穀多，《內經》曰：食入於陰，長氣於陽。穀多則陽氣勝，熱消津液則水少。經曰：水入於經，其血乃成。水少則陰血弱，《金匱要略》曰：陰氣不通，即骨疼。其人骨節疼者，陰氣不足也。熱甚於表者，翕翕發熱；熱甚於裏者，烝烝發熱。此熱氣散漫，不專著於表裏，故翕翕如有熱狀。奄，忽也。忽然發狂者，陰不勝陽也。《內經》曰：陰不勝其陽者，則脉流薄疾，併乃狂。陽明蘊熱爲實者，須下之愈；熱氣散漫，不爲實者，必待汗出而愈，故云濈然而汗出解也。水穀之等者，陰陽氣平也。水不勝穀氣，是陰不勝陽也。汗出則陽氣衰，脉緊則陰氣生。陰陽氣平，兩無偏勝則愈，故云與汗共併，脉緊則愈。

方有執曰（《傷寒論條辨》）：欲食，胃氣將回也。陽明以胃實爲正，故小便不利、大便自調爲反也。骨節疼，如有熱，余表未除也。奄然，忽然也。發狂，陽明之所以作汗也。水不勝，以小便反不利言；穀氣，以欲食言，蓋謂所以汗出者，由小便不利，胃回不作實，故得汗，得汗則表併解，故曰脉緊則亦愈也。《卷四》

盧之頤曰（《仲景傷寒論疏鈔金錍》）：緊者，來如紆行，生陽之象。經云：發其汗已，其脉如蛇，此之謂也。《卷八》

柯琴曰（《傷寒論注》）：初欲食，則胃不虛冷；小便不利，是水氣不宣矣；大便反調，胃不實可知；骨節疼者，濕流關節也；翕翕如有熱而不甚熱者，燥化不行，而濕在皮膚也。其人胃本不虛，因水氣怫鬱，鬱極而發，故忽狂。汗生於穀，濈然汗出者，水氣與穀氣併出而爲汗也。脉緊者，對遲而言，非緊則爲寒之謂。《卷三》

程知曰（《傷寒經注》）：此言陽明中風胃有水飲能食自愈也。初欲食，胃有風熱也。能食者，小便當利，而小便反不利者，胃熱上搏而水道不行也。大便自調者，胃無寒故不下利，胃無實熱故亦不硬燥也。骨節痛，胃中水濕之氣欲流行也。翕翕如熱，忽然如狂，濈然汗出而解，此穀氣有權，能驅所漬之水與汗共併而出也。脉緊疾則愈，邪因胃勝得以盡泄於外也。設脉遲，則穀氣不能領汗出矣。此胃強能食之人所以得病易愈歟。《卷七》

程應旄曰（《傷寒論後條辨》）：初欲食者，胃氣未嘗爲病奪也。小便雖不利而大便自調，更非初硬後溏者比。緣胃中不冷，寒不能中，而只在經絡間，故脉不遲反緊。若其人骨節煩疼，翕翕如有熱狀，奄忽發狂者，此則經絡間之寒邪將欲還表而作汗，故先見鬱蒸之象也。《卷八》

錢潢曰（《傷寒溯源集》）：初者，陽明本經受病之初也；欲食，非能食也。仲景原云能食爲中風，不能食爲中寒，曰初欲食者，謂陽明受病之初，寒邪在經，尚未深入，胃氣猶在，故欲食也。胃無邪熱，小便當利，今小便不利，故曰反也。寒邪固閉，三焦不運，氣化不行，故小便反不利也。若陽明熱邪歸裏，大便當硬，今反自調，尤知裏無熱也。骨節疼者，在經之寒邪未解也。翕翕如有熱狀，寒氣衰而陽欲復也；奄然發狂，鬱伏之陽迅發，汗欲出而煩躁如狂也。翕然有熱，奄然發狂，則陽回氣潤，陽蒸陰而爲汗，故濈然汗出而寒邪得解也。《卷六》

尤怡曰（《傷寒貫珠集》）：此陽明風濕爲痹之證。《金匱》云："濕痹之候，小便不利，大便反快"，又濕病"關節疼痛而煩"是也。奄然發狂者，胃中陽勝，所謂怒狂生於陽也；濈然汗出者，穀氣內盛，所謂汗出於穀也。穀氣勝而水濕不能勝之，則隨汗外出，故曰與汗共併；汗出邪解，脉氣自和，故曰脉緊則愈。《卷三》

吳謙曰（《醫宗金鑒》）：陽明病，初欲食，知其從中風熱邪傳來也。陽明受邪，當小便數，大便硬，今小便反不利，大便自調，知津未傷而胃自和，不成裏實也。既不成實，則在經之邪本輕，可自愈也。若其人骨節疼，翕翕如有熱狀，是太陽之表未除也。奄，忽也。忽然發狂，濈然汗出而解者，蓋以太陽傳來之邪本輕，陽明所受之邪自淺，津未傷而胃自和，仍當還表作解也。然必待發狂而解者，此胃中水氣不勝初欲食之穀氣，穀氣長陽化熱，水不勝熱，釀汗共併而出，所以發狂作解也。凡將汗解，脉必先浮，今言脉緊則愈者，亦邪還於表，欲解應見之脉也。《卷四》

舒詔曰（《傷寒集注》）：此證妙在欲食，可徵胃氣有權，否則小便不利，勢必偏滲大腸，何其大便能自調耶？其人骨節疼者，乃濕邪阻滯經脉也。翕翕如有熱狀者，陽氣鬱蒸，汗作之兆也。奄然發狂者，伏邪將潰，陽氣冲擊，不能驟開，頓覺不安而欲狂，故少頃即濈然汗出而解也。《卷四》

胡嗣超曰（《傷寒雜病論》）：欲食、大便自調，胃強而無病也。小便反不利，濕熱閉也。濕甚則痛，風盛則熱。發狂汗出而解者，由其穀氣強壯，故能驅濕熱之邪與汗相併而出也。脉緊則愈者，言其奄然發狂之時，必得此陰陽交争之緊脉，邪始與汗併出而愈也。《卷六》

陳恭溥曰（《傷寒論章句》）：奄，忽也，發狂，陽氣勃發也。少陰之水氣爲邪氣，陽明之穀氣爲正氣，穀氣勝水者，正勝邪也。穀氣化爲汗，水氣亦化爲汗，共併而出。脉緊則愈，此於未汗出之前，診其脉陰陽相搏，則知其汗出必愈也。《卷三》

鄭壽全曰（《傷寒恒論》）：書云戰汗而解，狂汗而解即此，其中全賴水穀之氣勝，而邪併水穀之氣而出。脉緊者，言氣機勝，非指邪盛也。《卷四》

高學山曰（《傷寒尚論辨似》）：脉緊就陽明而言，與太陽之緊不同。蓋陽明之脉本緩，緊則有發憒之象，故能與汗共併其水，則愈。《陽明篇》

唐宗海曰（《傷寒論淺注補正》）：飲食與大便自調，是陽明之穀氣勝也。小便不利，是太陽之水不化；其人骨節疼，是太陽之身疼痛；翕翕如有熱狀，是太陽桂枝證之翕翕發熱。此乃太陽水中所化之氣怫鬱在肌肉間，皆太陽病本未能解，惟賴陽明之穀氣勝，外合太陽，兩陽相併，是爲重陽。《內經》云重陽狂，故必奄然發狂，濈然汗出而解。《陽明病》

原文 陽明病欲解時，從申至戌上。（193）

成無己曰（《注解傷寒論》）：四月爲陽，土旺於申、酉、戌，向王時，是爲欲解。

方有執曰（《傷寒論條辨》）：申、酉、戌，陽明之王時也。正氣得其旺時，則邪不能勝，故退而自解也。《卷四》

柯琴曰（《傷寒論注》）：申酉爲陽明主時，即日晡也。凡稱欲解者，俱指表而言，如太陽頭痛自止，惡寒自罷；陽明則身不熱、不惡熱也。《卷三》

程知曰（《傷寒經注》）：按三陽解時，雖是乘經氣之王，亦是從經邪之衰，經氣至其時而王，邪氣至其時而衰矣。三陰亦然。《卷六》

尤怡曰（《傷寒貫珠集》）：申酉戌時，日晡時也。陽明潮熱，發於日晡，陽明病解，亦於日晡，則申酉戌爲陽明之時，其病者邪氣於是發，其解者正氣於是復也。《卷四》

吳謙曰（《醫宗金鑒》）：凡陽明病，無論在經在府，必乘其旺時而解。申、酉、戌，陽明旺時也。經氣旺，則邪氣自退，故解也。《卷四》

舒詔曰（《傷寒集注》）：申、酉、戌，陽明之王時也。凡病欲解之時，必從其經氣之王，以正氣得所王之時則能勝邪，故病解。乃陽明之潮熱獨作於申、酉、戌者，又以腑邪實盛，正不能勝，惟乘王時而僅與一爭耳。是以一從王時而病解，一從王時而熱潮，各有自然之理也，學者識之。《卷五》

陳念祖曰（《傷寒論淺注》）：蓋陽明旺於申酉，病氣得天時之助也。然此言陽明之表證，從微汗而解，若胃家實之證，值旺時，更見發狂譫語矣。《卷四》

鄭壽全曰（《傷寒恒論》）：申酉戌乃陽明之旺時，邪衰者於旺時可以潛消，邪盛者於此時更盛。觀日晡潮熱之人，則得解與不解之道也。《卷五》

原文 陽明病，不能食，攻其熱必噦，所以然者，胃中虛冷故也。以其人本虛，攻其熱必噦。（194）

成無己曰（《注解傷寒論》）：不能食，胃中本寒，攻其熱，復虛其胃，虛寒相搏，故令噦也。經曰：關脉弱，胃氣虛，有熱不可大攻之，熱去則寒起。此之謂也。

方有執曰（《傷寒論條辨》）：攻熱皆寒藥，故知必噦。胃中虛，以不能食言。此亦戒謹之意。《卷四》

程應旄曰（《傷寒論後條辨》）：能食不能食，可以辨人之中氣，則凡不能食者，統屬胃中虛冷之故，雖有陽明經分之熱，不可攻之矣。攻藥不遠寒，虛寒相搏必噦，胃陽被傷故也。本虛，以平素言，熱以陽明病言，有本，則凡病之來雖有熱邪，俱宜標視之。陽明且然，他經益可例矣。《卷八》

汪琥曰（《傷寒論辨證廣注》）：寒中陽明，胃中虛冷，無熱可攻。成注云熱去寒起，竟認作有熱之證，其誤甚矣。其人雖不能食，以胃氣本虛，故不食，非胃中實而食不下也。此條系真寒證。《卷六》

秦之楨曰（《傷寒大白》）：陽明不能食，有寒熱二條：胃熱不能食，攻其熱則愈；胃寒不能食，攻其熱必噦呃。《卷三·呃逆》

魏荔彤曰（《傷寒論本義》）：陽明病不能食，即使有手足濈然汗出等證之假熱見於膚表面目之間，一考驗之於不能食，自不可妄下攻下。若以爲胃實之熱而攻之。則胃陽愈陷而脫，寒邪愈盛而衝，必作噦證，穀氣將絕矣。《卷四》

陳念祖曰（《傷寒論淺注》）：陽明病雖以胃家實爲大綱，而治者當刻刻於虛寒上著眼。陽明病，胃氣實則能食，今不能食，可以知其胃家之虛矣。醫家反攻其熱，則虛不受攻，寒復傷胃，其人必噦，所以然者，胃中虛冷故也。此胃氣存亡之關頭，不得不再爲叮嚀曰：以其人胃氣本虛，故攻其熱必噦。《卷四》

鄭壽全曰（《傷寒恒論》）：經云胃熱則能消穀，此云不能食，明是胃寒不能消穀也。即或有挾熱情形，當於溫中藥內稍加一二苦寒，則得調燮之妙，若專於攻熱而不溫中，豈非雪地加霜，能不致噦乎?《卷四》

慶恕曰（《醫學摘粹》）：陽明與太陰爲表裏，陽盛則陽明司權，太陰化燥而入胃府；陰盛則太陰當令，陽明化濕而傳脾藏。人之本氣不一，有胃實者，有胃虛者，胃實入府則燥熱，而宜涼泄；胃虛傳藏則濕寒，而宜溫補。大、小承氣之證，胃之實也；五苓、四逆之證，胃之虛者。實者是爲陽明病，虛者名爲陽明，而實則太陰也。人知胃實者之無所復傳，不知胃虛者之動入三陰，傳變無窮也。則承氣三湯，可以生人於胃實，可以殺人於胃虛，未可混施也。《傷寒十六證類方·陽明經虛證提綱》

原文 陽明病，脉遲，食難用飽，飽則微煩頭眩，必小便難，此欲作穀癉。雖下之，腹滿如故，所以然者，脉遲故也。（195）

成無己曰（《注解傷寒論》）：陽明病脉遲，則邪方入裏，熱未爲實也。食入於陰，長氣於陽。胃中有熱，食難用飽，飽則微煩而頭眩者，穀氣與熱氣相搏也。兩熱相合，消搏津液，必小便難。利者不能發黃，言熱得泄也。小便不利，則熱不得泄，身必發黃。疸，黃也。以其發於穀氣之熱，故名穀疸。熱實者，下之則愈；脉遲爲熱氣未實，雖下之，腹滿亦不減也。經曰：脉遲尚未可攻。

方有執曰（《傷寒論條辨》）：遲爲寒，不化穀，故食難用飽；穀不化則與熱搏，濕鬱而蒸，氣逆而不下行，故微煩頭眩，小便難也。癉，黃病也；穀癉，水穀之濕蒸發而身黃也。下則徒虛胃氣，外邪反乘虛陷入，所以腹滿仍舊也。《卷四》

張遂辰曰（《張卿子傷寒論》）：此條同愈後損穀則愈症，由胃虛食鬱致熱，故曰穀疸。成注先云胃中有熱，食難用飽，則與"脉遲故也"句似失之。《卷五》

盧之頤曰（《仲景傷寒論疏鈔金錍》）：陽明病脉遲，遲則爲陰，故食難用飽，緣非胃熱之善消，故飽則微煩頭眩矣。小便難者，此以形不勝穀，致上焦之不發，穀味之不宣，並致中焦失其腐化，下焦失其決瀆，此欲作穀癉也。《卷八》

張璐曰（《傷寒續論》）：夫陽明證本當下，陽明而至腹痛，尤當急下，獨此一證下之腹滿必如故者，緣脉遲，則胃氣空虛，津液不充，其滿不過虛熱內壅，非結熱當下之比也。可見脉遲胃虛，下之無益，則發汗、利小便之法，用之無益。惟當用和法，如甘草乾姜湯先溫其中，然後少與調胃微和胃氣是也。《卷上·陽明下》

程應旄曰（《傷寒論後條辨》）：脉證互參，則凡陽明經病之有虛寒、有瘀熱，可一一指出之矣。如陽明病脉遲，遲爲寒，寒則不能宣行胃氣，故非不能飽，特難用飽耳。饑時氣尚流通，飽即填滯，以故上焦不行，而有微煩頭眩證，下脘不通，而有小便難證，小便難中包有腹滿證在內。欲作穀疸者，中焦升降失職，則水穀之氣不行，鬱黷而成黃也。

又曰：熱蓄成黃之腹滿，下之可去；此則穀氣不得宣泄，屬胃氣虛寒使然，下之益虛其虛矣，故腹滿如故。《卷八》

張錫駒曰（《傷寒直解》）：此言胃氣虛不能淫精於經脉也。本經曰，"傷寒三日，陽明脉大"，今陽明病脉遲者，經脉不能稟氣於胃也。《經脉別論》曰，"食氣入胃，濁氣歸心，淫精於脉，脉氣流經"，是食由胃而歸於心，由心而淫於脉，流於經也。故食氣散達於經脉之中，自不厭其飽；若不能散達，俱留滯於胃，故食難用飽，飽則濁氣歸心，不能淫於脉、流於經，故微煩也。不但此也，不能循經而上行則頭眩，不能循經而下行必小便難，不能循經而留於中則欲作穀癉。癉，黃也。此胃氣不能橫充而旁達，故雖下之而腹滿如故，所以然者，以胃虛不能淫精於經脉，脉遲故也。《卷四》

魏荔彤曰（《傷寒論本義》）：陽明病，其人脉遲，遲爲寒，似屬虛寒之診矣，但非不能食，則已不類寒，能食而難用飽，飽則微煩頭眩者，胃惟不寒，故能食，胃惟氣虛，故不用飽。不用飽者，不受飽也，用飽則以飽爲樂，不用飽則以飽爲苦。微煩頭眩，俱虛而兼熱之象。……然遲爲寒脉，何云是熱？不知此遲乃兼澀之遲，非沉遲之遲，謂之虛而兼濕熱則可，謂之虛寒則大不可也。故其人必又見小便難一證，虛則氣不充而濕不除，濕則氣不化而熱不消，胃中穀氣不能化正養身，卻醞釀濕熱，蒸作癉黃之兆，是胃中倉廩所積之穀霉爛熏黑，太倉紅朽之虞在目前矣。如不除濕清熱，培土消癉爲治，而妄下之，徒使濕因陰寒之藥而愈增，虛因攻下之傷而愈甚，腹滿如故，胃累及脾，表裏受病，而發黃身腫等證浸淫而成矣。《卷四》

尤怡曰（《傷寒貫珠集》）：脉遲者，氣弱而行不利也；氣弱不行，則穀化不速，穀化不速，則穀氣鬱而生熱，其熱上衝，則作頭眩；氣上衝者不下走，則小便難。而熱之鬱於中者，不得下行濁道，必將蒸積爲黃，故曰欲作穀疸。然以穀氣鬱而成熱，而非胃有實熱，故雖下之而腹滿不去，不得與脉數胃實者同論也。《卷四》

吴謙曰（《醫宗金鑒》）：陽明病不更衣，已食如饑，食輒腹滿脉數者，則爲胃熱，可卜證也。今脉遲，遲爲中寒，中寒不能化穀，所以雖饑欲食，食難用飽，飽則煩悶，是健運失度也。清者阻於上升，故頭眩；濁者阻於下降，故小便難。食鬱濕瘀，此欲作穀疸之微，非陽明熱濕，腹滿發黃者比。雖下之腹滿暫減，頃復如故，所以然者，脉遲中寒故也。《卷四》

王丙曰（《傷寒論注》）：遲爲在藏，脾之傷也。風故能食，但以風中有寒，阻其脾陽，艱於運轉，故飽則微煩而頭眩也。脾不輸精於上，而穀氣之變有濁無清，濕蒸爲熱，氣化不行，必小便難而腹漸滿，謂之穀癉。以腹滿而下之，必如故也。苟明乎脉遲之故，必當理脾，使風濕熱自消爲要。《卷三》

原文 陽明病，法多汗，反無汗，其身如蟲行皮中狀者，此以久虛故也。（196）

成無己曰（《注解傷寒論》）：胃爲津液之府，氣虛津液少，病則反無汗。胃候身之肌肉，其身如蟲行皮中者，知胃氣久虛也。

郭雍曰（《傷寒補亡論》）：以無汗，故如蟲行皮中狀，須小汗乃解，宜桂枝麻黃各半湯，此湯解身癢，能小汗故也。《卷六·陽明經證》

方有執曰（《傷寒論條辨》）：法多汗，言陽明熱鬱肌肉，腠理反開，應當多汗，故謂無汗爲反也。無汗則寒勝，而腠理反秘密，所以身如蟲行皮中狀也。久虛寒勝則不能食，胃不實也。《卷四》

萬全曰（《傷寒摘錦》）：太陽病身若癢者，責其不能得汗也，故用各半湯。此陽明病身癢如蟲行者，責其胃虛不能作汗也，宜小建中湯。《卷上》

王肯堂曰（《傷寒準繩》）：胃爲津液之主，病人久虛，津液竭，不能爲汗。胃主肌肉，實則爲痛，虛則爲癢，宜用黃芪建中湯。得津液既和，而陽明證仍在，以小柴胡湯徐解之。《帙之三》

柯琴曰（《傷寒論注》）：陽明氣血俱多，故多汗；其人久虛，故反無汗，此又當益津液，和營衛，使陰陽自和而汗出也。《卷三》

程知曰（《傷寒經注》）：言陽明胃虛則無汗也。胃爲津液之府，胃虛則汗不能透出於肌表，故身如蟲行皮膚中。《卷七》

程應旄曰（《傷寒論後條辨》）：陽明病，陽氣充盛之候也，故法多汗。今反無汗，胃陽不足，其人不能食可知。蓋汗生於穀精，陽氣所宣發也。胃陽既虛，不能透出肌表，故怫鬱皮中如蟲行狀。"虛"字指胃言，兼有寒；"久"字指未病時言。《卷八》

汪琥曰（《傷寒論辨證廣注》）：陽明多氣多血，寒中陽明，熱鬱肌肉，法當多汗，今反無汗者，此以經中陽氣虛，不能升發於表，以故皮中如蟲行之狀也。《卷六》

張志聰曰（《傷寒論集注》）：陽明病者，病陽明皮腠之氣也。本篇云陽明外證"身熱汗自出"，故法多汗，今反無汗，其身如蟲行皮中狀者，由於胃府經脉之虛，故曰此久虛故也。由是而知經脉皮膚之血氣，本於胃府所生矣。《卷三》

張錫駒曰（《傷寒直解》）：此言胃氣虛不能輸精於皮毛也。身熱汗自出者，陽明病也，故陽明病法多汗，今反無汗，其身癢如蟲行皮中狀者，此胃氣久虛不能輸精於皮毛故也。經曰：輸精皮毛，毛脉合精，行氣於府。以是知內而經脉，外而皮毛，皆禀氣於胃者也，胃氣一虛，皮毛經脉俱無所禀而病矣。所謂以胃氣為本也。《卷四》

魏荔彤曰（《傷寒論本義》）：陽明證，法應多汗，今反無汗，此由傷寒而成者，然傷寒在表之邪已變熱而入裏，因其人氣虛，入裏之邪反不能透表發熱汗出，現陽明之本證，但見身如蟲行皮中狀者，此邪熱欲出表作熱作汗，而正氣衰弱，不能達之也，所以胃亦不能成實也。仲師明之曰：此以久虛故也。主治者，欲使其熱透表，必令其汗透表。然陽明已成裏證，且中氣虛，又無發汗之法，惟有清其熱，補其虛，使正氣充足，亦如上條（編者按：指第192條）濈然汗出，則胃熱消而陽明病亦愈矣。《卷四》

尤怡曰（《傷寒貫珠集》）：陽明者，津液之府也，熱氣入之，津為熱迫，故多汗。反無汗，其身如蟲行皮中狀者，氣內蒸而津不從之也。非陽明久虛之故，何致是哉！《卷四》

吳謙曰（《醫宗金鑒》）：陽明病法當汗多，反無汗，其身如蟲行皮中狀者，以其人胃氣久虛，邪鬱於太陽之表，陽明肌膚不能宣發作汗故也。宜葛根湯小劑微汗，和其肌表，自可愈也。《卷四》

原文 陽明病，反無汗，而小便利，二三日嘔而欬，手足厥者，必苦頭痛。若不欬不嘔，手足不厥者，頭不痛。一云冬陽明。（197）

成無己曰（《注解傷寒論》）：陽明病法多汗，反無汗，而小便利者，陽明傷寒，而寒氣內攻也。至二三日，嘔咳而肢厥者，寒邪發於外也，必苦頭痛；若不咳不嘔，手足不厥者，是寒邪但攻里而不外發，其頭亦不痛也。

方有執曰（《傷寒論條辨》）：此亦寒勝，故小便利，嘔，咳，手足厥。手足為諸陽之本，三陽皆上頭，故手足厥者，必苦頭痛也。《卷四》

盧之頤曰（《仲景傷寒論疏鈔金錍》）：胃逆故嘔，肺逆故咳，經逆搏額顱故頭痛。蓋手足者，諸陽之本，其本逆而末順者否矣……亦未有其末順而本逆者，故不咳、不嘔、手足不厥者，頭不痛。《卷八》

程知曰（《傷寒經注》）：陽明法多汗，反無汗而小便利，寒氣直中於裏而水液下行也。至二三日嘔而咳，胃中之寒邪上逆也；手足厥，胃弱而寒氣見於四肢也；寒上逆而發於外，則苦頭痛矣。若不咳不嘔不厥，則不苦頭痛，是邪下注而不上逆者也。以知寒邪傷人，有自表傳裏者，亦有直中於裏而後傳表者。

又曰：問無汗、小便利、嘔、咳、肢厥、頭痛，曷不謂太陽病？曰：初起無頭痛諸表證也。此之頭痛是二三日後嘔咳而厥所致，非因頭痛致嘔咳而厥也。嘔、咳二證，太陽、少陽俱有之，其表證未解者則屬太陽病，其寒熱往來者則謂之少陽病也。《卷七》

程應旄曰（《傷寒論後條辨》）：陽明病反無汗，陽虛不必言矣。而小便利，陽從下泄，中誰與溫？積之稍久，胃中獨治之寒厥逆上攻，故二三日咳而嘔、手足厥，一皆陰邪用事。必苦頭痛者，陰盛自干乎陽，其實與陽邪無涉。頭痛者標，咳、嘔、手足厥者本。條中有一嘔字，不能食可知。《卷八》

張志聰曰（《傷寒論集注》）：此節明陽明之氣須行於表裏上下橫充周遍之意。陽明病反無汗者，氣滯於裏而不出於表也；小便利者，氣行於下而不升於上也；二三日嘔而咳者，陽明之氣內合肺金，病氣上逆於膺胸，故嘔而咳也；手足厥者，不能分布於四肢也。氣不橫充，必上逆而苦頭痛。若不咳不嘔，氣能周遍於外內；手足不厥，氣能敷布於四旁，故不上逆而頭不痛。《卷三》

錢潢曰（《傷寒溯源集》）：此條與陽明中風之但頭眩，不惡寒，故能食而咳，其人必咽痛，若不咳者咽不痛之條，一寒一熱，恰相對待，蓋示人以辨證之法也。《卷六》

張錫駒曰（《傷寒直解》）：嘔者，胃病也，咳者，肺病也，肺脘與胃脘相連，故《咳論》曰：聚於胃，關於肺。然不特肺胃相連，陽明，燥金也，肺，寒金也，皆主秋金之氣，故此二節皆咳。《卷四》

黃元御曰（《傷寒懸解》）：無汗則陽氣內虛，小便利則陽氣下虛，《經》所謂"水泉不止者，是膀胱不藏也"。二三日後，胃陽愈虛，氣逆咳嘔，手足厥冷，濁氣上壅，必苦頭痛。不咳不嘔，手足不厥逆，濁氣未逆，故頭不痛。《卷七》

徐大椿曰（《傷寒約編》）：小便利者，裏無熱；反無汗者，表有寒。頭痛厥逆，必因嘔咳，是表裏虛寒，胃陽不伸，而迫肺上干也。小青龍合吳茱萸湯，兩解表裏之邪，則嘔咳而厥逆、頭痛自平矣。《卷二》

沈元凱曰（《傷寒大乘》）：是蓋內感證，良由飲食勞倦直傷陽明所致，故先咳嘔支厥，而後頭痛也。《卷三》

原文 陽明病，但頭眩，不惡寒，故能食而欬，其人咽必痛。若不欬者，咽不痛。一云冬陽明。（198）

成無己曰（《注解傷寒論》）：陽明病，身不重痛，但頭眩而不惡寒者，陽明中風而風氣內攻也。經曰：陽明病，若能食，名中風。風邪攻胃，胃氣上逆則咳。咽門者，胃之系，咳甚則咽傷，故必咽痛。若胃氣不逆，則不咳，其咽亦不痛也。

王肯堂曰（《傷寒準繩》）：胃氣主嘔，肺氣主咳，成氏以胃氣上逆則咳，恐非，蓋風邪侵肺也。《帙之三》

程知曰（《傷寒經注》）：此言風邪中胃則頭眩而不惡寒，其邪上逆則咳而咽痛也。風為陽邪，故頭眩而不痛；陽邪入裏，故不惡寒；陽邪消穀，故能食；上逆則咳而咽痛矣，咽為胃之系也。

陰邪下行，故無汗而小便利，陽邪上行，故不惡寒而頭眩；寒則嘔不能食，風則能食；寒則頭痛，風則咽痛，是風寒入胃之辨也。《卷七》

程應旄曰（《傷寒論後條辨》）：陽明以下行為順，逆則上行，故中寒則有頭痛證，中風則有頭眩證。以不惡寒而能食，知其鬱熱在里也。寒上攻能令咳，其咳兼嘔，故不能食而手足厥；熱上攻亦令咳，其咳不嘔，故能食而咽痛。以胃氣上通於肺，而咽爲胃府之門也。夫咽痛惟少陰有之，今此以咳傷致痛，若不咳則咽不痛；況更有頭眩、不惡寒以證之，不難辨其爲陽明之鬱熱也。《卷八》

秦之楨曰（《傷寒大白》）：此申明陽經咽痛多因火熱上衝，不同寒邪抑遏，妄用辛溫從治。《卷一·咽痛》

吳謙曰（《醫宗金鑒》）：陽明病，當惡熱不惡寒，若從傷寒傳來，則不能食，今從中風傳來，故能食也。傷寒挾寒邪，則有頭痛證，今中風挾風邪，則有頭眩證，理固然也。寒邪屬陰，若兼飲則咳而嘔，今不嘔而咽痛，則以風屬陽邪，風病則兼火，故咳而咽痛，以類相從也。《卷四》

舒詔曰（《傷寒集注》）：不惡寒者，表已解也；能食者，胃中非虛冷也。此但以熱邪挾飲爲患，上逆而爲咳，爲咽痛，犯高巔而爲頭眩。若邪不上逆則不咳，故咽亦不痛，其頭亦不眩，又在言外矣。《卷四》

陳念祖曰（《傷寒論淺注》）：陽明病其證不一，然他證無論，但頭旋目眩，此證不在陽明提綱之內，且有陽有陰有寒有熱，從何處辨起？惟不惡寒，知病屬陽明而不屬陰經矣。前云"陽明病，若能食，名中風"，故吾即於其能食知爲陽明胃熱，而非陽明胃寒矣。由是熱氣上衝，肺受火灼而發咳，咳極其人必咽痛。若熱不上干於肺而不咳者，咽亦不痛。《卷四》

原文 陽明病，無汗，小便不利，心中懊憹者，身必發黃。（199）

成無己曰（《注解傷寒論》）：陽明病無汗，而小便不利者，熱蘊於內而不得越；心中懊憹者，熱氣鬱蒸，欲發於外而爲黃也。

方有執曰（《傷寒論條辨》）：無汗，小便不利，則濕停；懊憹，濕停熱鬱也，所以知黃必發也。《卷四》

盧之頤曰（《仲景傷寒論疏鈔金錍》）：陽明爲闔，闔病者，病轉開，故外證之汗出呈開於外，而內證之胃實仍闔於內也。若無汗併小便亦不利，此但闔無開矣，以致菀結懊憹，迫呈中見。此陽明之太陰，非太陰之陽明也。《卷八》

柯琴曰（《傷寒論注》）：陽明病法多汗，反無汗，則熱不得越；小便不利，則熱不得降；心液不支，故雖未經汗下，而心中懊憹也。無汗、小便不利，是發黃之原；心中懊憹，是發黃之兆。《卷三》

程知曰（《傷寒經注》）：此言陽明發黃出於熱邪不得泄越也。曰陽明病，則身熱可知，乃無汗，則熱不得從外越，小便不利，則熱併不得從下泄，是以鬱悶不寧，發而爲黃也。黃者，胃之色，熱蒸於胃，則色見於外矣。《卷七》

張志聰曰（《傷寒論集注》）：陽明病者，陽明濕熱病也。濕熱留中不能合肺而外行於皮毛，故無汗；更不能從皮毛而下輸於膀胱，故小便不利。夫陽明之氣不行於表裏上下，則內逆於心中而爲懊憹。陽熱之氣留中，入胃之飲不布，則濕熱窨黷而身必發黃。

吴谦曰（《醫宗金鑒》）：陽明病無汗，以熱無從外越也。小便不利，濕不能下泄也。心中懊憹，濕瘀熱鬱於裏也。故身必發黃，宜麻黃連軺赤小豆湯，外發内利可也。若經汗吐下後，或小便利，而心中懊憹者，乃熱鬱也，非濕瘀也。便硬者，宜調胃承氣湯下之；便軟者，宜梔子豉湯涌之可也。《卷四》

黃元御曰（《傷寒懸解》）：飲入於胃，胃陽蒸動，化而爲氣，氣降則水化。陽氣升發，則水化之氣外泄而爲汗；陽氣收藏，則氣化之水下注而爲尿。汗出水利，濕熱發泄，故不發黃。無汗則小便不利，濕氣莫泄，鬱而生熱，薰蒸于上，則心中懊憹，身必發黃也。《卷七》

原文 陽明病，被火，額上微汗出，而小便不利者，必發黃。（200）

成無己曰（《注解傷寒論》）：陽明病，則爲内熱，被火，則火熱相合而甚。若遍身汗出而小便利者，熱得泄越，不能發黃。今額上微汗出，而小便不利，則熱不得越，鬱蒸於胃，必發黃也。

方有執曰（《傷寒論條辨》）：陽明之脉，循髮際，至額顱，故被火熱甚，汗出額上也。黃，火迫土也。《卷四》

盧之頤曰（《仲景傷寒論疏鈔金錍》）：陽明病被火，額上微汗出，劑頸而還，小便不利者，此邪熱被火不得越，致干中見之濕化，必黃呈形層之以外也。《卷八》

程知曰（《傷寒經注》）：此言發黃由於誤用火者也。陽明病本有内熱，被火則兩陽相薰，熱邪愈熾，僅得額上微汗耳，不能越於周身也。況又小便不利，故必發黃。《卷七》

程應旄曰（《傷寒論後條辨》）：被火則土遭火逼，氣蒸而炎上益甚，汗僅微見於額上，津液被束，無復外布與下滲矣，濕熱交蒸，必發黃。《卷八》

吳謙曰（《醫宗金鑒》）：陽明病無汗，不以葛根湯發其汗，而以火劫取汗，致熱盛津乾，引飲水停，爲熱上蒸，故額上微汗出，而周身反不得汗也。若小便利，則從燥化，必煩渴，宜白虎湯；小便不利，則從濕化，必發黃，宜茵陳蒿湯。《卷四》

黃元御曰（《傷寒懸解》）：陽明病無汗，是陽虛而土濕者。以火薰發汗，但額上微汗出而身上無汗，小便不利者，濕無泄路，鬱而生熱，必發黃也。《卷七》

舒詔曰（《傷寒集注》）：太陽邪風被火熱，兩陽相薰灼，其身發黃，今陽明被火者亦然，總爲無汗與小便不利而致。其所以無汗者，非腠理閉密；小便不利者，非氣化不行也，蓋以津液被劫，無陰以化之也。《卷四》

章楠曰（《傷寒論本旨》）：邪入陽明化熱，必自汗而熱得外越；若被火攻，反使邪熱内走而上蒸，額上微汗出，其三焦阻遏，小便不利，而水濕内留，熱蒸其濕，必發黃矣。《卷三》

原文 陽明病，脉浮而緊者，必潮熱，發作有時。但浮者，必盗汗出。（201）

成無己曰（《注解傷寒論》）：浮爲在經，緊者裏實，脉浮而緊者，表熱裏實也，必潮熱，發作有時。若脉但浮而不緊者，止是表熱也，必盜汗出。盜汗者，睡而汗出也。陽明病裏熱者自汗，表熱者盜汗。

王肯堂曰（《傷寒準繩》）：睡則胃氣行裏，表中陽氣不緻，故津液得泄，覺則氣行於表而汗止矣。

又曰：雜病盜汗責其陰虛，傷寒盜汗由邪氣在半表半裏使然也。若邪氣在表則又謂之自汗矣。經曰：微盜汗出，反惡寒者，表未解也。又，陽明當作裏實，而脉浮者，云必盜汗，是猶有表邪也。又，三陽合病，目合則汗。是知盜汗邪在表裏之間，而悉屬和解明矣，非若自汗有表裏虛實之別也。《快之三》

盧之頤曰（《仲景傷寒論疏鈔金錍》）：浮則爲虛，緊則爲寒，必日晡潮熱，發作有時，此以因其時旺乃得顯明昭著，非内證胃實熱無休息之比。設但浮不緊者，此以承其就寢，衛巡陰道，理腠失防，汗得盜竊而出，亦非外證漐然汗出、相續不斷之比。《卷八》

李中梓曰（《傷寒括要》）：發熱者，無休止也；潮熱者，時熱時止如潮之有汛也。《卷上》

張璐曰（《傷寒纘論》）：脉浮緊而潮熱者，太陽寒邪欲入陽明之府而未入也，邪雖未入，而潮熱之證預形矣。脉但浮而盜汗出者，太陽風邪將傳少陽之經而未傳也，經雖未傳，而盜汗之證先見矣。蓋少陽氣血俱少，本不主汗，以其邪熱在裏，熏蒸陽明，而陽明肉腠自固，故不得出，乘合目時，脾氣不運，肉腠疏豁，則邪熱得以透出。所以盜汗雖爲少陽證，而實不外乎陽明也。《卷上·陽明上》

柯琴曰（《傷寒論注》）：陽明脉證與太陽脉證不同，太陽脉浮緊者，必身疼痛，無汗惡寒，發熱不休；此則潮熱有時，是惡寒將自罷，將發潮熱時之脉也。此緊反入裏之謂，不可拘緊則爲寒之說矣。太陽脉但浮者，必無汗，今盜汗出，是因於内熱，且與本經初病但浮無汗而喘者不同，又不可拘浮爲在表之法矣。《卷三》

汪琥曰（《傷寒論辨證廣注》）：此系太陽風寒之邪傳入陽明之證。陽明病，當見目疼、鼻乾、不得臥矣。其脉浮而緊者，仍見太陽傷寒之脉也，陰寒之邪束其經中之陽氣，陽氣被鬱不得發，故乘其經氣王時，必潮熱發作也。若其脉但浮者，此是太陽經風邪傳於陽明，其人必盜汗出。盜汗者，睡而汗出也，陽邪入於陰分，以故睡則汗出。《卷六》

吳人駒曰（《醫宗承啓》）：潮熱多因裏實，而亦有表實者。曰陽明病，則内熱已盛，其脉當大，反浮而緊者，表之寒邪閉固，内熱不得舒發，兩相拒抗，而爲潮作之勢，故發作有時。《卷三》

錢潢曰（《傷寒溯源集》）：邪在太陽，以浮緊爲寒，浮緩爲風；在陽明則緊爲在裏，浮爲在表。脉浮而緊者，言浮而且緊也，謂邪雖在經，大半已入於裏也。邪入於裏，必發潮熱，其發作有時者，陽明氣旺於申酉，故日晡時潮熱也。潮熱則已成可下之證矣，但脉尚兼浮，則爲表邪未盡，猶未可下也。若但浮者，風邪未全入裏，其在經之邪未解，必盜汗出也。陽明本多汗多眠，故有盜汗，然不必陽明始有盜汗，如太陽上篇脉浮而动数，因自汗出之中风，即有盗汗，蓋由目瞑則衛氣内入，皮膚不闔，則盗汗出矣。此示人當以脉症辨認表裏，未可因潮熱而輕用下法也。《卷六》

尤怡曰（《傷寒貫珠集》）：太陽脉緊爲寒在表，陽明脉緊爲實在裏，裏實則潮熱發作有時也。若脉但浮而不緊者，爲裏未實而經有熱，經熱則盗汗出，蓋雜病盗汗爲熱在臟，外感盗汗爲邪在經。《卷三》

吳謙曰（《醫宗金鑒》）：陽明病在經，脉當浮長，入府，脉當實大。今脉浮而緊，潮熱有時者，是陽明病而見太陽傷寒脉也，則知是從傷寒傳來。太陽傷寒之邪未罷，必無汗。故雖見陽明潮熱發作有時之證，仍當從太陽陽明傷寒治之，宜麻黄加葛根湯汗之。若見潮熱發作有時之證，而脉但浮不緊，是陽明病而見太陽中風脉也，則知是從中風傳來。太陽中風之邪未罷，必自汗出，當從太陽陽明中風治之，宜桂枝加葛根湯解之。《卷四》

舒詔曰（《傷寒集注》）：此條據脉不足憑也。況脉浮緊與潮熱，脉但浮與盗汗出，皆非的對必有之症也。若陽明病潮熱發作有時者，當察其表之解與未解，胃之實與不實，而治法即出其間。若盗汗出者，又當視元氣之虛否，裏熱之盛否，更辨及其兼症庶幾，法有可憑，否則非法也。《卷四》

孟承意曰（《傷寒點精》）：此已入陽明之症，未離太陽之脉，當從症不從脉也。《卷一》

高學山曰（《傷寒尚論辨似》）：浮緊，爲陽明之浮緊。夫陽明之浮，是邪氣向表，有欲解之象；陽明之緊，又是邪氣凝結之徵。乃浮緊并呈，緊以知其潮熱，浮以知其發作但有時耳。若不緊而但浮，則以陽明之熱氣外蒸，醒則衛氣足以包舉，睡則衛陽一伏，明汗出如盗矣。《陽明篇》

唐宗海曰（《傷寒論淺注補正》）：此脉緊是應大腸中有燥屎結束之形也，故必潮熱。凡仲景所言潮熱，皆是大腸内實結，解爲太陽實邪，非也。仲景脉法，如脉緊者必咽痛，脉遲身涼爲熱入血室，皆與後世脉訣不同。《陽明病》

原文 陽明病，口燥，但欲漱水，不欲嚥者，此必衄。（202）

成無己曰（《注解傷寒論》）：陽明之脉起於鼻，絡於口。陽明裏熱，則渴欲飲水，此口燥但欲漱水不欲嚥者，是熱在經而裏無熱也。陽明氣血俱多，經中熱甚，迫血妄行，必作衄也。

張璐曰（《傷寒纘論》）：漱水不欲嚥，知邪入血分，血爲陰，故不能消水也。陽明之脉起於鼻，血得熱而妄行，必由清道出也。《卷二·陽明上》

張志聰曰（《傷寒論集注》）：口燥者，病陽明之燥氣也。津液不榮於經脉，故但欲漱水；不涉火熱之氣化，故不欲嚥。夫胃足陽明之經脉主血所生病，又主汗出、鼽衄，此必衄者，經脉不得津液以相滋也。《卷三》

沈明宗曰（《傷寒六經辨證治法》）：此風熱上行也。口燥漱水而不欲嚥，乃邪鬱於

經，未入於胃也。陽明經脉起於鼻頞，風性上行，逼迫經血從鼻而出，故必衄。《卷四》

尤怡曰（《傷寒貫珠集》）：陽明口燥欲飲水者，熱在氣而屬府；口燥但欲漱水不欲嚥者，熱在血而屬經。經中熱甚，血被熱迫，必妄行爲衄也。《卷三》

胡嗣超曰（《傷寒雜病論》）：口燥與口渴异，口渴爲津虧，口燥爲血熱，但欲漱水不欲嚥，所以知其必衄也。《卷六》

原文 陽明病，本自汗出，醫更重發汗，病已差，尚微煩不了了者，此必大便鞕故也。以亡津液，胃中乾燥，故令大便鞕。當問其小便日幾行，若本小便日三四行，今日再行，故知大便不久出。今爲小便數少，以津液當還入胃中，故知不久必大便也。（203）

成無己曰（《注解傷寒論》）：先亡津液，使大便硬，小便數少，津液分別，大便必自下也。

方有執曰（《傷寒論條辨》）：差，小愈也。以亡津液至大便硬，是申釋上文。當問其小便日幾行至末，是詳言大便出不出之所以然。蓋水穀入胃，其清者爲津液，粗者成渣滓，津液之滲而外出者則爲汗，潴而下行者爲小便，故汗與小便出多，皆能令人亡津液，所以渣滓之爲大便者，乾燥結硬而難出也。然二便者，水穀分行之道路，此通則彼塞，此塞則彼通。小便出少，則津液還停胃中，胃中津液足，則大便潤，潤則軟滑，此其所以必出可知也。《卷四》

萬全曰（《傷寒摘錦》）：凡不大便，若有潮熱譫語，痞滿實痛者，可下之。無諸下證，只是津液不足，當須自便，所謂不更衣十日無苦也。《卷上》

張璐曰（《傷寒纘論》）：此因過汗傷津，雖微煩不大便，而無所苦，終非熱邪固結之比。內既無熱，水穀之余仍隨胃氣上蒸，營衛一和，津液自漑。況大腸、小腸皆屬於胃，燥則腸胃皆燥，潤則源流俱潤。所以小便今反數少，洵爲津液還入胃中，大便不久自行無疑。《卷上·陽明下》

柯琴曰（《傷寒論注》）：治病必求其本，胃者，津液之本也，汗與溲皆本於津液。本自汗出，本小便利，其人胃家之津液本多，仲景提出亡津液句，爲世之不惜津液者告也。病差，指身熱汗出言；煩即惡熱之謂。煩而微，知惡熱將自罷，以尚不了，故大便硬耳。數少，即再行之謂。大便硬，小便少，皆因胃亡津液所致，不是陽盛於裏也。因胃中乾燥，則飲入於胃，不能上輸於肺，通調水道，下輸膀胱，故小便反少，而游溢之氣尚能輸精於脾，津液相成，還歸於胃，胃氣因和，則大便自出，更無用導法矣。以此見津液素盛者，雖亡津液而津液終自還。《卷三》

程知曰（《傷寒經注》）：此言汗後大便硬有俟其自便之法，不宜妄下以傷胃氣也。《卷六》

程應旄曰（《傷寒論後條辨》）：汗與小便，皆胃汁所釀，盛於外者，必竭於中，凡陽明病必多汗及小便利必大便硬者職此。重發陽明汗，必併病之陽明也。所以病雖差，尚微煩不了了，所以然者，大便硬故也。大便硬者，亡津液，胃中乾燥故也。此由胃氣失潤，非關病邪，胃無邪搏，津液當自復，故第問其小便日幾行耳。本小便日三四行，指重發汗時言；今日再行，指尚微煩不了了時言。觀一尚字，知未差前病尚多，今微剩此未脫然耳，故只須靜以俟津液之自還。蓋攻之一字，與病相當，是奪燥氣以還津液；稍不相當，即是奪津液以增燥氣。《卷七》

汪琥曰（《傷寒論辨證廣注》）：病家如欲用藥，宜少與麻仁丸。《卷六》

周揚俊曰（《傷寒論三注》）：陽明本有汗，醫復發其汗，邪雖去而胃已傷，故其微煩而精神不爽慧者，非經邪尚留而胃府已硬也。然邪結與胃燥正自不同，熱結者，愈遲愈結；胃燥者，津回自潤。故一詢其小便日幾行，如前多今少，則知津液還入於胃，大便之行豈俟遲久哉？彼大腸小腸皆屬於胃，燥則腸胃俱燥，潤則源流俱潤。要知此條仲景不治之治，不必更與湯藥也。《卷四》

尤怡曰（《傷寒貫珠集》）：陽明病不大便，有熱結與津竭兩端。熱結者，可以寒下，可以咸軟；津竭者，必津回燥釋，而後便可行也。茲已汗復汗，重亡津液，胃燥便硬，是當求之津液，而不可復行攻逐矣。小便本多而今數少，則肺中所有之水精不直輸於膀胱，而還入於胃府，於是燥者得潤，硬者得軟，結者得通，故曰不久必大便出，而不可攻之意隱然言外矣。《卷四》

沈元凱曰（《傷寒大乘》）：陽明病不應發汗，是蓋在陽明之經者，故醫重發其汗而不爲大逆也。發汗則既亡津液，故使大便硬，大便硬則小便必數。今既小便漸少，津液當還，故知不久大便而自愈也。《卷三》

原文 傷寒嘔多，雖有陽明證，不可攻之。（204）

成無己曰（《注解傷寒論》）：嘔者，熱在上焦，未全入府，故不可下。

張璐曰（《傷寒纘論》）：嘔多爲邪在上焦，縱有陽明證，戒不可攻，攻之必邪氣乘虛內犯也。設有少陽證兼見，亦當從和解例，斷不可行攻下法也。《卷上·陽明下》

柯琴曰（《傷寒論翼》）：嘔、渴雖六經俱有之症，而少陽、陽明之病機，在嘔、渴中分，渴則屬陽明，嘔則仍在少陽。如傷寒嘔多，雖有陽明症不可攻之，因三焦之氣不通，病未離少陽也。服柴胡湯已，渴者屬陽明也，此兩陽之併合，病已過少陽也。《少陽病解》

程應旄曰（《傷寒論後條辨》）：陽明以下行爲順，嘔多則氣逆，逆則中焦氣微不能下達，亦令大便閉。誤攻則下虛而上愈逆，隔噎、反胃之荄種此矣。《卷七》

汪琥曰（《傷寒論辨證廣注》）：此條傷寒，當是太陽證。嘔多者，風寒之邪方盛於表，胸中陽氣爲寒所鬱，於是上逆而作嘔，故云雖有陽明胃家實不大便之證，不可攻之。……太陽傷寒未罷，嘔多，兼有陽明證，仲景法還宜用葛根加半夏湯也。《卷六》

張志聰曰（《傷寒論集注》）：此下凡六節，前三節言不可攻，後三節言三承氣之證而屬可攻，大意謂陽明乃燥熱之證，可與攻下，然必以胃氣爲本，詳審邪正虛實。當知攻邪所以救正，若因攻而反傷其正氣，何異攻賊而併害其良民。《卷三》

沈明宗曰（《傷寒六經辨證治法》）：惡寒發熱之嘔屬太陽，寒熱往來之嘔屬少陽，但惡熱不惡寒之嘔屬陽明。然嘔多則氣已上逆，邪氣偏侵上脘，或帶少陽，故雖有陽明，是不可攻，攻則正傷邪陷，爲患不淺。《卷四》

吳謙曰（《醫宗金鑒》）：傷寒三陽多有嘔證，以其風寒之表未除，胸中陽氣爲寒所鬱，故皆不可攻下也。其乾嘔而惡寒發熱者，屬太陽也；喜嘔而寒熱往來者，屬少陽也。今雖只有惡熱、不惡寒、大便硬之陽明證，而嘔多亦不可攻之，其氣逆在上而未斂爲實也。《卷四》

黃元御曰（《傷寒懸解》）：傷寒經府鬱迫，不能容受，是以作嘔。嘔緣土虛胃逆，雖有陽明裏證，不可攻之也。《卷七》

舒詔曰（《傷寒集注》）：嘔多者，胃氣虛寒之徵也，且其氣逆而不降，故曰雖有陽明，不可攻之。《卷四》

孟承意曰（《傷寒點精》）：欲攻其實，先慮其虛，是治陽明病要着。《卷一》

章楠曰（《傷寒論本旨》）：胃寒則嘔多，兼少陽之邪則喜嘔，故雖有陽明證，不可攻下也。若胃寒而攻之，必下利清穀；兼少陽而攻之，必挾熱下利矣。《卷三》

胡嗣超曰（《傷寒雜病論》）：嘔多則傷津，且爲三陽俱有之經症，故不可攻。《卷六》

原文 陽明病，心下鞕滿者，不可攻之。攻之利遂不止者死，利止者愈。（205）

成無己曰（《注解傷寒論》）：陽明病腹滿者，爲邪氣入府，可下之。心下硬滿，則邪氣尚淺，未全入府，不可便下之。得利止者，爲邪氣去，正氣安，正氣安則愈；若因下利不止者，爲正氣脫而死。

盧之頤曰（《仲景傷寒論疏鈔金錍》）：陽明病心下硬滿者，此屬痞氣逆承心下，非堅實大熱之在胃也，故不可攻。……攻之利遂不止者，洞泄寒中，氣無止息，故死；利止者，仍得迴宣而維闔，不致洞泄之殆甚，故愈。《卷八》

柯琴曰（《傷寒論注》）：陽明證具而心下硬，有可攻之裏矣。然硬而尚未滿，是熱邪散漫，胃中尚未乾也。妄攻其熱，熱去寒起，移寒於脾，實反成虛，故利遂不止也。若利能自止，是其人之胃不虛而脾家實，腐穢去盡而邪不留，故愈。《卷三》

程應旄曰（《傷寒論後條辨》）：心下硬滿者，邪聚陽明之膈。膈部，三陽均得而主之者也。況人身陽氣盈歉各有分數，膈實者腹必虛，氣從虛閉，亦見陽明假實證，攻之是爲重虛，關防盡徹，必至漏底而死。其止而愈者，則以下關之徹僥倖得閉。善治者不當以一死博此僥倖矣。《卷七》

汪琥曰（《傷寒論辨證廣注》）：陽明病心下硬滿，心下者，胸膈之間也。此爲邪氣初聚，府未全實，慎不可攻，攻之則腸胃中真氣受傷，利遂不止。……或問云：同是誤攻，何以其利有止與不止之分？愚答云：其不止者，必其人腸胃素虛，或醫反用大承氣，故利不止而死；其止者，必其人腸胃素實，或醫止用小承氣，故利止而愈。或又問云：結胸證同是心下硬滿，又屬可下何也？余答云：結胸證，心下硬滿而痛，此爲胃中實，故可下；此證不痛，當是虛硬虛滿，與半夏瀉心湯證心下痞硬略同，故云不可攻也。《卷六》

錢潢曰（《傷寒溯源集》）：見證雖屬陽明，而心下尚硬滿。心下者，心之下，胃之上也。邪未入胃，尚結於胸膈之間，即太陽結胸之類也。雖屬陽明，猶未離乎太陽也，故不可攻之。攻之則裏虛邪陷，隨其誤下之勢，利遂不止者，正氣不守，真元暴亡，所以死也。即太陽篇之結胸證，脉浮大者不可下，下之則死，其義一也。若利止者，中氣足以自守，真元不致驟脱，故邪去而能愈也。《卷六》

黃元御曰（《傷寒懸解》）：心下痞者，太陰之證，太陰病腹滿而吐，自利益甚，下之必胸下結硬是也。陽明之病而見太陰心下硬滿之證，陰盛陽弱，故不可攻之。攻之脾陽陷敗，利遂不止者死，陽回利止者則愈也。《卷七》

陳念祖曰（《傷寒論淺注》）：心下硬滿者，止在心下，尚未及腹，止是硬滿，而不兼痛，此陽明水穀空虛，胃無所仰，虛硬虛滿，不可攻之。若誤攻之，則穀氣盡而胃氣敗，利遂不止者死；若其利能自止者，是其人胃氣尚在，穢腐去而邪亦不留，故愈。《卷四》

胡嗣超曰（《傷寒雜病論》）：後條腹脹滿可調者，胃燥也；此云心下硬滿不可攻者，虛痞也，只宜瀉心爲主治，不堪承氣之攻下。雖有利止而愈者，亦云幸也。《卷六》

原文 陽明病，面合色赤，不可攻之。必發熱，色黃者，小便不利也。（206）

成無己曰（《注解傷寒論》）：合，通也。陽明病面色通赤者，熱在經也，不可下之。下之虛其胃氣，耗其津液，經中之熱，乘虛入胃，必發熱色黃，小便不利也。

方有執曰（《傷寒論條辨》）：合，應也；赤，熱色也。陽明之脉起於鼻，胃熱上行，面應赤色。攻則亡津液，故發熱色黃，小便不利。《卷四》

盧之頤曰（《仲景傷寒論疏鈔金錍》）：陽明病，面合赤色者……猶怫鬱在表，未溜於府，當解之熏之，不可攻之，攻之必蒸蒸發熱，色黃，小便不利，轉呈中見之濕化矣。《卷八》

張璐曰（《傷寒纘論》）：下虛之人，才感外邪，則挾虛火而面色通紅，在太陽時即不可妄用發汗，況在陽明可妄下乎？總由真陽素虛，無根之火隨表藥之性上升，即咽乾、煩躁、足冷；隨裏藥之性下降，則發熱、色黃、小便不利也。《卷上》

程應旄曰（《傷寒論後條辨》）：面合赤色者，由胃熱上行，怫鬱在經也。氣滯於經者，液不達於府，胃失潤，或亦見陽明里實證，一攻之，截熱於外而耗液於里，胃氣燥而成瘀矣。濕瘀能致黃，燥瘀亦能致黃。此從攻後，兼發熱證，當是熱阻於肌膚之間，不能歸里，液鬱成黃，故不言發黃，只言色黃。《卷七》

張志聰曰（《傷寒論集注》）：陽明病，面合赤色，此陽氣怫鬱在表，當解之熏之。

若攻其裏，則陽熱之邪不能外解，必發熱，肌表之熱內乘中土，故色黄。夫表氣外達於皮毛，而後小便行，今表氣怫鬱，濕熱發黄，則小便不利也。《卷三》

沈明宗曰（《傷寒六經辨證治法》）：邪鬱於胃，風熱上蒸，故面合赤色，即滿面通紅也。邪既上逆，熱必汗解，而誤攻則正傷，邪陷於中，風濕鬱蒸，身熱發黄在所不免；氣鬱不下，故小便不利也。《卷四》

錢潢曰（《傷寒溯源集》）：陽明居身之前，其脉起於鼻之交頞中。《靈樞·邪氣藏府病形篇》云：諸陽之會，皆在於面，其中人也，方乘虛時，及新用力，若飲食汗出，腠理開而中於邪，中於面則下陽明。故熱在陽明之經，皆現於面，所以面色通赤。此時邪方在經，尚未入裏，不可攻之，攻之則胃虛邪陷，熱鬱在裏。其所以必發熱色黄者，以小便不利，濕與熱并，鬱蒸於裏故也。若小便利，必不能發黄矣。《卷六》

張錫駒曰（《傷寒直解》）：陽明病面皆赤色者，陽氣怫鬱於表也，不可攻裏。夫陽明怫鬱在表而不得散，不但面合赤色，必遍蒸於膚表而發熱，內鬱於中土而發黄，水道不通而小便不利也。《經》曰：三焦膀胱者，腠理毫毛其應。蓋言三焦主腠理，膀胱主毫毛也。膀胱外應皮毛而內通水道，濕熱在表不得下泄故發黄者，必小便不利。古人開鬼門以利小便，良有以也。《卷四》

尤怡曰（《傷寒貫珠集》）：陽明雖有可下之例，然必表證全無而熱結在腸中者，方可攻之。若嘔多者，邪在膈也；心下硬滿者，邪未下於胃也；面合赤色者，邪氣怫鬱在表也，故皆不可攻之。《卷四》

鄭壽全曰（《傷寒恒論》）：據陽明而面赤色，又當察其可攻與不可攻。如氣粗面赤唇焦，飲冷甚者，宜攻之；若雖面赤而無熱象足徵，又不可攻。攻之則必發熱者，是真陽因攻而浮於上，浮於上即不能化下焦之陰，小便亦見不利，學者切勿執一陽明病而定爲熱證，妄施攻下也。《卷四》

原文 陽明病，不吐不下，心煩者，可與調胃承氣湯。（207）

成無己曰（《注解傷寒論》）：吐後心煩，謂之內煩；下後心煩，謂之虛煩。今陽明病不吐不下心煩，則是胃有鬱熱也，與調胃承氣湯，以下鬱熱。

方有執曰（《傷寒論條辨》）：不由吐下而心煩，則發於胃實可知也。《卷四》

萬全曰（《傷寒摘錦》）：此心煩者，以胃中鬱熱凌迫火位，故爾心煩也。《卷上》

王肯堂曰（《傷寒準繩》）：詳本湯之證，則曰不吐不下心煩者，又發汗不解，蒸蒸發熱，又吐後腹脹滿，是太陽陽明去表未遠，其病在上，不當攻下，故宜緩劑以調和之也。《帙之三》

盧之頤曰（《仲景傷寒論疏鈔金鎞》）：不吐不下而心煩者，是爲熱聚，但未燥堅之甚耳，可與調胃承氣湯。《卷八》

柯琴曰（《傷寒論注》）：言陽明病，則身熱汗出，不惡寒反惡熱矣。若吐下後而煩，爲虛邪。宜梔子豉湯；未經吐下而煩，是胃火乘心，從前來者爲實邪，調其胃而心自和，此實則瀉子之法。《卷三》

汪琥曰（《傷寒論辨證廣注》）：此條言陽明病，亦胃家實之證。不吐不下者，謂熱邪上不得越，下不得泄也。熱鬱胃府之中，其氣必上薰于膈，則心煩。煩，悶而熱也。陽明病，但心煩，爲下證未全具，故以調胃承氣湯，下其實熱，和其胃氣。《卷六》

周揚俊曰（《傷寒論三注》）：此太陽經入陽明府候也。未經吐下，忽然心煩，則其煩爲熱邪內陷之徵，與調胃下之，庶熱去而煩自止耳。然不言宜而曰可與者，明以若吐後則肺氣受傷，若下後則胃氣已損，其不可與之意已在言外。雖然，調胃亦有在吐下後可與者正多，且又戒未極吐下者，反不可與，豈仲景自相反耶？但吐下後可與，必有腹滿、便硬等證也；不吐下者反不可與，必有乾嘔、欲吐等證也。《卷四》

張志聰曰（《傷寒論集注》）：陽明病不吐不下，則陽明胃氣不虛。心煩者，少陰君火受邪而逆於中胃也。故可與調胃承氣湯，上承火熱之氣，而調胃中之實邪。用芒消承君火之熱以解心煩，甘草調中，大黃行熱從腸胃而出。《卷三》

尤怡曰（《傷寒貫珠集》）：病在陽明，既不上涌，又不下泄，而心煩者，邪氣在中土，鬱而成熱也。《經》曰：土鬱則奪之。調胃承氣蓋以通土氣，非以下燥屎也。《卷三》

黃元御曰（《傷寒懸解》）：不因吐下而心煩者，胃陽原盛，所謂正陽陽明也。燥土耗傷津液則煩，心煩即譫語之根，甚則譫語。此亦大承氣之初證也。《卷六》

高學山曰（《傷寒尚論辨似》）：未經吐下，胃中津液似無虧損，但心煩一症，其人平日胃液素短可知，故宜調胃以令小安也。《陽明篇》

原文 調胃承氣湯方

甘草二兩，炙　芒消半升　大黃四兩，清酒洗

上三味，切，以水三升，煮二物至一升，去滓，內芒消，更上微火一二沸。溫頓服之，以調胃氣。

成無己曰（《注解傷寒論》）：《內經》曰：熱淫於內，治以咸寒，佐以苦甘。芒硝咸寒以除熱，大黃苦寒以蕩實，甘草甘平，助二物推陳而緩中。

許宏曰（《金鏡內臺方議》）：汗吐下後，病不解，心煩譫語，及心煩不得寐者，此非大實大滿之症，乃虛結不散而凝于中，故屬此方也。以大黃爲君而通中結，以芒硝爲臣而潤其燥，以甘草爲佐爲使，緩調其中而輔二藥。經曰"熱淫於內，治以咸寒，佐以甘苦"是也。

問曰：諸下泄方中皆不用甘草，獨此方中復用甘草何也？答曰：諸下泄方，乃下大實大熱之證，速如星火，甘草能緩諸藥，是以去也。獨此方中乃調和胃氣，故用甘草以緩其中也。又桃仁承氣湯中用甘草者，乃治小腹急結，以甘草緩之也。《卷五》

柯琴曰（《傷寒附翼》）：不用氣藥而亦名承氣者，調胃即所以承氣也。《經》曰：平人胃滿則腸虛，腸滿則胃虛，更虛更實，故氣得上下。今氣之不承，由胃家之熱實，必用硝、黃以濡胃家之糟粕，則氣得以下；同甘草以生胃家之津液，而氣得以上，推陳之中，便寓致新之義，一攻一補，調胃之法備矣。胃調則諸氣皆順，故亦得以承氣名

之。前輩見條中無燥屎字，便云未堅硬者可用，不知此方專爲燥屎而設，故芒硝分兩多於大承氣。……此方全在服法之妙，少少服之，是不取其勢之銳，而欲其味之留中，以濡潤胃府而存津液也。《卷下》

程知曰（《傷寒經注》）：調胃承氣爲調和胃熱之藥，而非若大、小承氣之用枳、朴以下硬滿也。《卷六》

汪琥曰（《傷寒論辨證廣注》）：或問云：胃喜溫暖，故用溫暖之藥可稱調胃。上方中用硝、黃咸苦大寒，止炙甘草一味溫暖，反少用之，何也？余答云：胃以溫暖爲適中，所以胃犯大熱之氣，則太過而不調；犯大寒之氣，則不及而亦不調。今者胃有鬱熱而煩，是太過也，故方中專藉甘草，引硝、黃瀉胃中有餘之熱，調和其氣而使之平。調胃之名，正以此也。《卷六》

王子接曰（《絳雪園古方選注》）：調胃承氣者，以甘草緩大黃、芒硝留中泄熱，故曰調胃，非惡硝、黃傷胃而用甘草也。泄盡胃中無形結熱，而陰氣亦得上承，故亦曰承氣。其義亦用制勝，甘草制芒硝，甘勝咸也；芒硝制大黃，咸勝苦也。去枳實厚朴者，熱邪結胃劫津，恐辛燥重劫胃津也。《上卷·下劑》

吳謙曰（《醫宗金鑒》）：方名調胃承氣者，有調和承順胃氣之義，非若大小承氣專攻下也。《經》曰：熱淫於內，治以咸寒；火淫於內，治以苦寒。君大黃之苦寒，臣芒硝之咸寒，二味并舉，攻熱瀉火之力備矣。恐其速下，故佐甘草之緩；又恐其過下，故少少溫服之，其意在不峻而和也。《卷四》

徐大椿曰（《傷寒論類方》）：芒硝善解結熱之邪。大承氣用之，解已結之熱邪；此方用之，以解將結之熱邪。其能調胃，則全賴甘草也。《卷二》

又曰（《傷寒約編》）：大黃蕩熱以通地道，芒硝瀉實以潤燥結，炙草緩中以益胃氣，推陳之中仍寓致新之意，一攻一緩，調胃之法備矣。《卷三》

舒詔曰（《傷寒集注》）：調胃者，調和胃氣也。大黃用酒浸，緣酒性上升，大黃得之則緩於下矣；若不爾，乃隨急性之芒硝一直達下而無戀膈生津之用，何爲調胃耶？《卷五》

章楠曰（《傷寒論本旨》）：其瀉心湯五方，用大黃者有二，導離火以交坎也，以瀉心爲主，故皆用黃連；承氣湯，承陰氣以和陽也，以通胃爲主，故皆用大黃。各取其義以名湯，本乎陰陽水火生化之理也。《卷五》

原文 陽明病，脉遲，雖汗出不惡寒者，其身必重，短氣，腹滿而喘，有潮熱者，此外欲解，可攻裏也。手足濈然汗出者，此大便已鞕也，大承氣湯主之。若汗多，微發熱惡寒者，外未解也，一法與桂枝湯其熱不潮，未可與承氣湯。若腹大滿不通者，可與小承氣湯，微和胃氣，勿令至大泄下。（208）

成無己曰（《注解傷寒論》）：陽明病脉遲，若汗出多，微發熱惡寒者，表未解也；若脉遲，雖汗出而不惡寒者，表證罷也。身重、短氣、腹滿而喘，有潮熱者，熱入府也。四肢諸陽之本，津液足，爲熱烝之，則周身汗出；津液不足，爲熱烝之，其手足濈然而汗出，知大便已硬也，與大承氣湯，以下胃熱。經曰：潮熱者，實也。其熱不潮，是熱未成實，故不可便與大承氣湯；雖有腹大滿不通之急，亦不可與大承氣湯，與小承氣湯微和胃氣。

方有執曰（《傷寒論條辨》）：脉遲不惡寒，表罷也；身必重，陽明主肌肉也；短氣腹滿而喘，胃實也；潮熱，陽明王于申酉戌，故熱作於此時，如潮之有信也；手足濈然汗出者，脾王四肢而胃爲之合，胃中熱甚而蒸發，騰達於四支，故曰此大便已硬也。承氣者，承上以逮下，推陳以致新之謂也。曰大者，大實大滿，非此不效也。枳實泄滿也，厚朴導滯也，芒硝軟堅也，大黄蕩熱也。陳之推，新之所以致也。汗多，微發熱惡寒，皆表也，故曰外未解也。其熱不潮，胃中未定熱，陽明信不立也。小承氣者，以滿未硬，不須軟也，故去芒硝，而未復致大下之戒也。更衣，古人致大便之恭也。夫胃實一也，以有輕重緩急之不同，故承氣有大、小、調胃之异制，湯有多服少服之异度。《卷四》

萬全曰（《傷寒摘錦》）：陽明屬胃，其本燥，非通泄不可，必待表證已罷，用承氣湯以疏利之，則熱除燥潤而病瘳矣。若惡寒未除，則表邪尚在，不可下也，切須記此。《卷上》

盧之頤曰（《仲景傷寒論疏鈔金錍》）：陽明病脉遲，遲固名陰，此以邪聚熱結，腹滿胃實，致經脉濡行而至來遲。……其身必重者，以實滿兼至，致失肢體之輕捷，非陰凝沉重之比。蓋短氣、腹滿而喘，徵以潮熱，外始欲解；外已解者，手足濈然汗出，便斯硬矣，乃可攻之以大承氣湯。《卷八》

張璐曰（《傷寒纘論》）：仲景既言脉遲尚未可攻，而此證首言脉遲復言可攻者，何也？夫所謂脉遲尚未可攻者，以腹中熱尚未甚，燥結未定，故尚未宜攻下，攻之必脹滿不食，而變結胸、痞滿等證，須俟脉實結定後，方可攻之。此條雖云脉遲，而按之必實，且其證一一盡顯胃實，故當攻下無疑。若以脉遲妨礙一切下證，則大陷胸之下證最急者，亦將因循縮手待斃乎？《卷上·陽明下》

程應旄曰（《傷寒論後條辨》）：遲者大而遲，其人素禀多陰也，故雖汗出不惡寒，其身必重，必短氣，必腹滿而喘，經脉濡滯，不能如陽脉之迅利莫阻也。故邪雖離表，仍逗留不肯遽入裏，直待有潮熱，方算得外欲解，不然則身重短氣、腹滿而喘之證，仍算外，不算裏。在他人只潮熱證便可攻，而脉遲者必待手足濈然汗出，此時陽氣大勝，方是大便已硬，方可主以大承氣湯。此脉不用小承氣者，以里證備具，非大承氣不能伏其邪耳。若汗雖多而只微發熱惡寒，即不敢攻；即不惡寒而熱未潮，亦不敢攻。蓋脉遲則行遲，入里頗艱難，雖腹大滿不通，勢急矣，熱尚未全聚，雖滿而不甚結，只可用小承氣湯，勿令大泄下。總因一遲字，遂爾斟酌如此，觀遲字下雖字可見。然遲脉亦有邪聚熱結，腹滿胃實，阻住經隧而成者，又不可不知。《卷七》

吳人駒曰（《醫宗承啓》）：虛實之辨，其確據在乎脉。有此實證，須當有此實脉。不則，須用參酌其間，不得輕易放過。如陽明病，脉當盛實而有餘，今反見遲滯而不足，故雖汗出不惡寒，其身必重着而不輕快，氣必短乏而不高揚。若後來見腹滿而喘，其熱如潮作者，此陽長而陰必消，知其外之寒邪欲解，裏之熱邪益甚也，故云可攻。更見於手足濈濈然而汗出，此因其中燥甚，津液反被逼出，達於四肢，大便知其已硬，堪用大承氣攻其燥結。若汗雖多，熱雖發而不盛，且微惡寒，此外之寒邪未盡解，內之熱邪未極甚也，未可以承氣湯。設若腹大滿不容，不少寬者，只可權宜與小承氣湯微和胃氣，勿令大泄下，乃因其脉遲，須得回護者如此。《卷三》

鄭重光曰（《傷寒論條辨續注》）：脉遲、汗出、不惡寒、身重、短氣、腹滿、喘、潮熱，八者皆陽明外邪欲解，乃可攻裏。必曰欲解，曰可攻，不過小承氣、調胃承氣之法耳；必手足濈然汗出，方可驗胃實便硬，外邪盡解，而後從大承氣急下之法。申酉時獨熱爲潮熱。若汗多，微發熱惡寒，是陽明證尚兼太陽，縱腹大滿，胃終不實，只可微和胃氣，以從緩治而已。《卷五》

魏荔彤曰（《傷寒論本義》）：潮熱二字，原兼汗出而言，然發熱汗出爲太陽中風本有者，何以辨之？不知太陽之發熱汗出自是汗，陽明之大熱汗出自是潮。潮者，潮潤之謂；汗者，汗漫之謂，各有意象也。目今諺謂潮濕者即此，乃由熱氣薰蒸鬱悶而作，當每年梅雨之時，衣物之間無不潮濕者此也。……試觀本篇下條云"太陽病三日，發汗不解，蒸蒸發熱者，屬胃也"，詳蒸蒸之意，潮熱之義，不必更質之他人，還質仲師可耳。《卷五》

尤怡曰（《傷寒貫珠集》）：脉雖遲，猶可攻之，以腹滿便閉，裏氣不行，故脉爲之濡滯不利，非可比於遲則爲寒之例也。《卷三》

吳謙曰（《醫宗金鑒》）：陽明病脉遲，雖汗出不惡寒，外證欲解而脉不實，尚未可攻也。若其人身重，熱困于體也；短氣而喘，熱壅於上也；腹滿潮熱，熱聚於中也；手足濈然汗出，大便已硬，熱結於下也，斯爲外邪已解，內實已成，始可攻之，主以大承氣湯可也。若汗出，微發熱惡寒者，則外猶未解也，其熱不潮者，裏猶未實也，不可與承氣湯。即有裏急、腹大滿、不通等證，亦只宜與小承氣湯微和胃氣，勿令大泄下，蓋以脉遲故也。《卷四》

黃元御曰（《傷寒懸解》）：陽明病而見脉遲，是濕旺之診，雖汗出不惡寒者，表證已解，然而裏熱未成，以其土濕也，其身必重濁濡滯。迨至胃熱已盛，燥奪其濕，肺府壅遏，短氣腹滿而喘，有潮熱者，此外證欲解，可攻裏也。再驗其手足濈然而汗出者，此胃熱盛實，大便已硬也，宜以大承氣泄之。蓋四肢秉氣于胃，胃寒則四肢厥冷，胃熱則四肢氣蒸汗泄，故手足汗出，是爲胃熱之極，大便硬。若汗雖多，猶微發熱而惡寒者，外未解也，不可攻裏。既外已解，而其熱不潮，尚非可下之時，未可與承氣湯。若腹中大滿不通者，急不能待，可與小承氣湯微和胃氣，通其大滿而止，勿令大泄下也。《卷六》

陳念祖曰（《傷寒論淺注》）：陽明病脉遲，爲陽邪入於里陰。然止言脉，猶不足憑也，必以汗出，知陽熱之內蒸。然止言汗，亦不足憑也，雖汗出爲陽熱之內蒸，而表未罷者，亦恒多汗出之證，必以不惡寒者，定其表證之已罷。然表證已罷，尤當再驗其裏證。陽明主肌肉，邪在表陽，則身輕易以轉側，若入於裏陰，則其身必重；邪結於中，必礙呼吸而短氣；腹滿難以下通，勢必上逆而爲喘，此已屬大承氣證矣。然猶必身熱變爲潮熱，知其熱邪盡入於胃，乃可以指其實在曰：有潮熱者，此外欲解，可攻裏也；又必通身熱蒸之汗變爲手足濈然之汗，熱與汗俱斂止，露出胃所主之四肢爲本證真面目，乃可指其實曰：手足濈然而汗出者，此大便已硬也，以大承氣湯主之。若其人汗出雖多，微發熱惡寒者，外未解也，不可攻裏。即不惡寒，而其熱不潮，爲胃未全實，未可與大承氣湯。若其人腹大滿，大便不通者，凡不見潮熱之證，止可與小承氣湯，微和胃氣，勿令大泄下。《卷四》

原文 大承氣湯方

大黃四兩，酒洗　厚朴半斤，炙，去皮　枳實五枚，炙　芒消三合

上四味，以水一斗，先煮二物，取五升，去滓，内大黃，更煮取二升，去滓，内芒消，更上微火一兩沸。分溫再服。得下，餘勿服。

成無己曰（《傷寒明理論》）：承，順也。傷寒邪氣入胃者，謂之入府，府之爲言聚也。胃爲水穀之海，榮衛之源，水穀會聚於胃，變化而爲榮衛。邪氣入於胃也，胃中氣鬱滯，糟粕秘結，壅而爲實，是正氣不得舒順也。《本草》曰：通可去滯。泄可去邪，塞而不利，閉而不通，以湯蕩滌，使塞者利而閉者通，正氣得以舒順，是以承氣名之。王冰曰：宜下必以苦，宜補必以酸，言酸收而苦泄也。枳實苦寒，潰堅破結，則以苦寒爲之主，是以枳實爲君。厚朴味苦溫，《内經》曰：燥淫於内，治以苦溫。泄滿除燥，則以苦溫爲輔，是以厚朴爲臣。芒硝味咸寒，《内經》曰：熱淫於内，治以咸寒。人傷於寒，則爲病熱，熱氣聚於胃，則謂之實。咸寒之物，以除消熱實，故芒硝爲佐。大黃味苦寒，《内經》曰：燥淫所勝，以苦下之。熱氣内勝，則津液消而腸胃燥，苦寒之物，以蕩滌燥熱，故以大黃爲使，是以大黃有將軍之號也。承氣湯，下藥也，用之尤宜審焉。審知大滿大實，堅有燥屎，乃可投之也。如非大滿，則猶生寒熱，而病不除。況無滿實者，而結胸、痞氣之屬，由是而生矣。是以《脉經》有曰，傷寒有承氣之戒，古人亦特謹之。《卷四》

許宏曰（《金鏡内臺方議》）：中滿者，泄之於内，此方乃通泄之劑也。傷寒之邪自表傳裏，若至陽明，則爲内實之盛也。如譫語有燥屎，大熱便閉，腹滿不得通，煩熱，脉沉實，陽明汗多，少陰口燥，厥陰囊縮，此非大下泄之劑不能已也。輕者小承氣湯，重者用大承氣湯也。小承氣湯少厚朴而無芒硝，以芒硝性寒而能潤堅，厚朴能破大實，病未至盛，以此減之。大承氣湯多厚朴而加芒硝，以其病之盛而大滿大實，非此不能除也。《卷五》

萬全曰（《傷寒摘錦》）：病三焦俱傷，則痞滿實堅燥俱全，宜大承氣湯。枳實苦寒以去痞，厚朴苦溫以除滿，芒硝咸寒以潤燥軟堅，大黃苦寒以泄實去熱，病斯愈矣。邪在中焦，則有燥實堅三證，故用調胃承氣湯。以甘草和中，芒硝潤燥，大黃瀉實。不用枳實，恐傷上焦虛無氤氳之元氣，調胃之名於此立也。上焦受傷，則爲痞實，用小承氣湯。枳實、厚朴除痞，大黃泄實，去芒硝，則不傷下焦血分之真陰，謂不伐其根也。《卷上》

李中梓曰（《傷寒括要》）：承氣有三種，用者大須審酌，必真有大熱大實者，方與

大承氣湯；小熱小實者，可與小承氣湯；若但結熱而不滿堅者，僅與調胃承氣湯，此爲合法適宜也。若病大而以小承氣攻之，則邪氣不伏；病小而以大承氣攻之，則正氣必傷。《卷下》

程知曰（《傷寒經注》）：厚朴苦溫以去痞，枳實苦寒以泄滿，大黃苦寒以泄實去熱，芒硝咸寒以潤燥軟堅。病大而以小攻之，則邪氣不服；病小而以大攻之，則過傷正氣。然不及猶可再攻，過則不能復救也。《卷六》

周揚俊曰（《傷寒論三注》）：大黃，血分藥也，乃仲景命爲承氣何哉？熱邪結於腸胃，使中焦之津液乾枯，而上下之氣不復升降，非氣味苦寒、力猛性速者，不足攻其滯而順其氣也，故一味大黃，則熱可去、邪可下、實可通矣。然聖人以爲未也，邪熱既盛，膈且痞，使大黃欲下，而膈間之痞足以當之，勢必急下不得，而反上嘔，故厚朴去痞者也，加厚朴而上焦之逆氣可下矣。然聖人又以爲未也，邪熱既結，胸必痛，使大黃、厚朴欲下，而胸中之滿足以滯之，勢必急下不能，而反增其滿，故枳實泄滿者也，合枳實而中焦之滯氣可下矣。然聖人又以爲未足也，邪結既定，中必燥，燥則津液已乾，而大黃合枳、朴，性急如火，若奔馬委轡，而一櫪當住，可奈何？於是聖人思所以軟之，芒硝味咸，咸則潤，潤則無堅不軟，遂使上中二焦之氣得以直達於下而無壅滯之患矣。王海藏謂此湯必痞滿燥堅實全而後可用，信哉。《卷四》

錢潢曰（《傷寒溯源集》）：熱邪歸胃，邪氣依附於宿食粕滓而鬱蒸煎迫，致胃中之津液枯竭，故發潮熱而大便硬也。若不以大承氣湯下之，必致熱邪敗胃，譫語狂亂，循衣摸床等變而至不救。故必咸寒苦泄之藥，逐使下出，則熱邪隨宿垢而泄，猶釜底抽薪，薪去則火亦隨薪而出矣。然非必宿垢滿實而泄之也，胃中之熱邪盛者，亦在所必用，古人所謂用之以逐熱邪，非下糟粕也。其製以苦寒下泄之大黃爲君，咸寒軟堅下走之芒硝爲臣，又以辛溫下氣之厚朴爲佐，破氣泄滿之枳實爲使，而後可以攻堅瀉熱也。若脉弱氣餒，熱邪不甚者，未可輕用也。……謂之承氣者，蓋承其邪盛氣實，而以咸寒苦泄蕩滌攻下之也。《卷六》

吳謙曰（《醫宗金鑒》）：諸積熱結於裏而成滿痞燥實者，均以大承氣湯下之。滿者，腹脅滿急䐜脹，故用厚朴以消氣壅；痞者，心下痞塞硬堅，故用枳實以破氣結；燥者，腸中燥屎乾結，故用芒硝潤燥軟堅；實者，腹痛大便不通，故用大黃攻積瀉熱。然必審四證之輕重，四藥之多少，適其宜，始可與也。若邪重劑輕，則邪氣不服；邪輕劑重，則正氣轉傷，不可不慎也。《卷四》

陳蔚曰（《長沙方歌括》）：承氣湯有起死回生之功，惟善讀仲景書者方知其妙。俗醫以滋潤之脂麻油、當歸、火麻仁、鬱李仁、肉蓯蓉代之，徒下其糞而不能蕩滌其邪，則正氣不復；不能大瀉其火，則真陰不復，往往死於糞出之後，于是咸相戒曰：潤腸之品，且能殺人，而大承氣湯更無論矣。甚矣哉！大承氣湯之功用，盡爲那庸耳俗目所掩也。《卷五》

呂震名曰（《傷寒尋源》）：大承氣湯開陽明之結，直達下焦，其力猛而效速，故曰大。蓋胃大實，故重任厚朴以破結，而數獨倍於大黃；矢已硬，故雖有枳實以導下，而功必資於芒硝。至其煎法，尤有深義，厚朴、枳實之汁以濃而力銳，大黃、芒硝之性以

生而力銳，故分作三次煎。此斬關奪門之將，用此以急下存陰也。《下集》

原文 小承氣湯方

大黃四兩，酒洗　厚朴二兩，炙，去皮　枳實三枚，大者，炙
上三味，以水四升，煮取一升二合，去滓。分溫二服。初服湯當更衣，不爾者盡飲之。若更衣者，勿服之。

成無己曰（《注解傷寒論》）：大熱結實者，與大承氣湯，小熱微結者，與小承氣湯。以熱不大甚，故於大承氣湯去芒硝；又以結不至堅，故亦減厚朴、枳實也。

許宏曰（《金鏡內臺方議》）：陽明者，三陽之盛也。太陽爲陽之表，少陽爲表裏之中，陽明爲陽之裏，是以證屬陽明者，皆爲可下也。若大滿大實者，屬大承氣湯，今此大熱、大便硬，未至於大實，只屬小承氣湯也。以大黃爲君，而蕩除邪熱；以枳實爲臣，而破堅實；以厚朴爲佐使，而調中除結燥也。《卷五》

柯琴曰（《傷寒附翼》）：夫諸病皆因於氣，穢物之不去，由于氣之不順，故攻積之劑必用行氣之藥以主之，亢則害，承乃制，此承氣之所由；又病去而元氣不傷，此承氣之義也。夫方分大小，有二義焉：厚朴倍大黃，是氣藥爲君，名大承氣；大黃倍厚朴，是氣藥爲臣，名小承氣。味多性猛，制大其服，欲令泄下也，因名曰大；味少性緩，制小其服，欲微和胃氣也，故名曰小。二方煎法不同，更有妙義。大承氣用水一斗，先煮枳、朴，煮取五升，內大黃煮取三升，內硝者，以藥之爲性，生者氣銳而先行，熟者氣鈍而和緩，仲景欲使芒硝先化燥屎，大黃繼通地道，而後枳、朴除其痞滿，緩於制劑者，正以急於攻下也。若小承氣則三物同煎，不分次第，而服只四合，此求地道之通，故不用芒硝之峻，且遠於大黃之銳矣，故稱爲微和之劑。《卷下》

錢潢曰（《傷寒溯源集》）：小承氣者，即大承氣而小其制也。大邪大熱之實於胃者，以大承氣湯下之；邪熱輕者，及無大熱，但胃中津液乾燥而大便難者，以小承氣微利之，以和其胃氣，胃和則止，非大攻大下之駃劑也。以無大堅實，故於大承氣中去芒硝；又以邪氣未大結滿，故減厚朴、枳實也。創法立方，惟量其緩急輕重而增損之，使無太過不及，適中病情已耳。若不量虛實，不揆輕重，不及則不能祛除邪氣，太過則大傷元氣矣。臨證審之。《卷六》

張錫駒曰（《傷寒直解》）：胃與大腸小腸交相貫通者也。……是大承氣者，所以通泄大腸而上承熱氣者也，故用朴、實以去留滯，大黃以滌腐穢，芒硝上承熱氣。小承氣者，所以通泄小腸而上承胃氣者也，故曰微和胃氣者，是承制胃府太過之氣者也，不用芒硝而亦名承氣者以此。若調胃承氣，乃調和胃氣而上承君火之熱者也，以未成糟粕，故無用枳、朴之消留滯。此三承氣之義也。承者制也，謂制其太過之氣也，故曰：亢則害，承乃制。《卷四》

王丙曰（《傷寒論注》）：承氣三方各異其旨。大承氣主攻者也，厚朴倍於大黃，佐以枳實，是氣分爲君，取"燥淫所勝，平以苦溫"之旨。先煎朴、枳，後內大黃，使隨氣藥而運，芒硝最後烊化，欲其銳於開結也。小承氣主和者也。大黃倍於厚朴，是血分

爲君，又復同煎，以苦寒者下其熱，以苦溫者治其燥，則胃中之陰陽和而地道漸通也。調胃承氣主化者也，故去枳、朴而加甘草，以緩大黃之性，不欲擾動其氣，但取芒硝以徐開其結，則胃中之陰生而化爲津液。《卷二》

陳念祖曰（《傷寒眞方歌括》）：大承氣，厚朴倍大黃，是氣藥爲君，分煎，取其後來居上，欲急下燥屎也。小承氣，大黃倍厚朴，是氣藥爲臣，同煎，取其氣味渾勻，欲微和胃氣也。《卷二》

原文 陽明病，潮熱，大便微鞕者，可與大承氣湯，不鞕者，不可與之。若不大便六七日，恐有燥屎，欲知之法，少與小承氣湯，湯入腹中，轉失氣者，此有燥屎也，乃可攻之。若不轉失氣者，此但初頭鞕，後必溏，不可攻之，攻之必脹滿不能食也。欲飲水者，與水則噦。其後發熱者，必大便復鞕而少也，以小承氣湯和之。不轉失氣者，慎不可攻也。（209）

成無己曰（《注解傷寒論》）：潮熱者實，得大便微硬者，便可攻之；若不硬者，則熱未成實，雖有潮熱，亦未可攻。若不大便六七日，恐有燥屎，當先與小承氣湯漬之，如有燥屎，小承氣湯藥勢緩，不能宣泄，必轉氣下失；若不轉失氣，是胃中無燥屎，但腸間少硬爾，止初頭硬，後必溏，攻之則虛其胃氣，致腹脹滿不能食也。胃中乾燥，則欲飲水，水入胃中，虛寒相搏，氣逆則噦。其後却發熱者，則熱氣乘虛還復聚於胃中，胃燥得熱，必大便復硬而少，與小承氣湯，微利與和之，故以重云不轉失氣，不可攻內，慎之至也。

方有執曰（《傷寒論條辨》）：上條訣人以手足汗出爲當下之時，此以潮熱、轉矢氣次第而詳言，亦訣人當下之二候也。轉矢氣，反屁出也；脹滿，寒藥之過也；噦，亦寒傷胃也；硬而少，重下故也。末句重致叮嚀之意。《卷四》

盧之頤曰（《仲景傷寒論疏鈔金錍》）：微硬者，按之堅，護腹，雖痛不增劇，亦可與大承氣湯。不硬者，不堅，則不護腹，不可與之。《卷八》

程知曰（《傷寒經注》）：上條曰外欲解，可攻裏，曰外未解，未可與承氣，曰可與小承氣微和胃氣，勿令大泄下；此條曰可與，曰不可與，曰乃可攻之，不可攻之，曰少與小承氣，曰以小承氣和之，慎不可攻，多少商量慎重之意！故惟手足濈然汗出，大便燥硬者，始主之以大承氣。若小承氣，猶是微和胃氣之法也。《卷六》

周揚俊曰（《傷寒論三注》）：此爲正陽陽明也。正陽陽明，非大承氣則邪不服，然爲證不一，大旨在硬而後攻，則必有以試其可攻而後可，故此條曲而該，詳而盡，只此意也。以本經之邪歸府，至於潮熱，大便自硬，爲可攻已，否則不可與也。此仲景戒人慎之於先也。然恐人畏用攻藥，遷延誤病，故曰六七日不大便，恐有燥屎，又示人以探之之法，扼定而無失也。……至其後發熱，是必日晡時作，此又未盡之邪復結而硬，但既攻之後，所結不多，只小承氣湯和之足矣。此仲景復戒人慎之於既誤之後。然使潮熱一證，果能依法探試，俟其燥結後攻，一服可愈，百治無失矣，故復申之曰，不轉矢氣，慎不可攻，見裏證未急，攻未可驟，欲知之法，慎不可忽。《卷四》

黄元御曰（《傷寒懸解》）：燥屎阻礙，滯氣之鬱過者多，小承氣泄其壅滯，隧道略通，故轉失穢氣，此當以大承氣攻之。若不轉失氣，則胃無燥屎。攻之敗其中氣，必脹滿不能食也；與水則噦，亦不能飲。雖其後陽回發熱，大便堅矣，而糞必少也。以其不能食，故亦止可以小承氣湯和之，不可攻也。《卷六》

舒詔曰（《傷寒集注》）：矢氣二字，從前書中皆云失氣，此誤也，緣矢字誤寫出頭耳。蓋矢與屎同，矢氣者屁，乃矢之氣也。且失字之上無轉字之理，轉乃轉運也，以其氣由轉運而出，若果失字，夫何轉之有？確爲矢字無疑。《卷五》

高學山曰（《傷寒尚論辨似》）：胃實爲急症，大承爲峻藥，當下則下，不下則津枯，不當下而下，則陽敗，故以小承試之并和之也。《陽明篇》

原文 夫實則讝語，虛則鄭聲。鄭聲者，重語也。直視讝語，喘滿者死，下利者亦死。（210）

成無己曰（《注解傷寒論》）：《內經》曰：邪氣盛則實，精氣奪則虛。讝語由邪氣盛，而神識昏也；鄭聲由精氣奪，而聲不全也。讝語者，言語不次也；鄭聲者，鄭音不正也。《論語》云：惡鄭聲之亂雅樂。又曰：放鄭聲，遠佞人。鄭聲淫，佞人殆。言鄭聲不正也。今新差氣虛，人聲轉者，是所謂重語者也。若聲重，亦聲轉之故。

直視讝語，邪勝也。喘滿爲氣上脫，下利爲氣下脫，是皆主死。

湯尹才曰（《傷寒解惑論》）：病有讝語，世多不辨，均謂之狂言亂道，尤不可不別。仲景云：實則讝語，虛則鄭聲。鄭者重也，雖疾證相似，但大小便利，手足冷，脈微細，此鄭聲也。

王好古曰（《陰證略例》）：有內感傷冷，語言錯亂，世疑作讝語者，神不守舍也，止是陰證，此特脈虛而不實耳。《論讝言妄語有陰陽》

方有執曰（《傷寒論條辨》）：實以邪言，讝語，呢喃不了之妄語也；虛以正言，以重語釋鄭聲者，謂語聲之出，由于邪實正虛，濁惡而厭聽也。

又曰：直視，精不榮於目也；讝語，神不主乎心也。喘則陽爭於上，利則陰奪於下。胃，中土也，陰陽爭奪於上下，而中氣不守，故無法可治，而皆主死也。《卷四》

王肯堂曰（《傷寒準繩》）：讝語者，謂亂言無次，數數更端也。鄭聲者，謂鄭重頻煩也，只將一句舊言重疊頻言之，終日殷勤不換他聲也。蓋神有餘則能機變，而亂語數數更端；神不足則無機變，而只守一聲也。成氏謂鄭聲爲鄭衛之聲，非是。《秩之三》

盧之頤曰（《仲景傷寒論疏鈔金錍》）：夫邪勝形神實，實則讝語，自言且妄也；形神離決虛，虛則鄭聲，重語多復也。讝語、喘滿，是爲重實；直視者，巨陽已絕於前；下利者，至陰已絕於後，是爲重虛。實因虛現，虛因實呈，實虛倒置，故皆死也。

又曰：重，讀去聲之重亦可，猶言鄭重也；或讀平聲之重亦可，猶言殷勤多復也。《卷八》

張璐曰（《傷寒纘論》）：重語者，字語重疊，不能轉出下語，真氣奪之徵也。《卷上·陽明下》

程知曰（《傷寒經注》）：言讝語、鄭聲有虛實之別，不可不辨也。讝語者，謂言之威嚴可畏也；又作譫，謂妄有瞻見而言也，斯皆胃中熱盛上冒於心，神識昏亂而然，故曰實。鄭聲者，鄭重其聲，氣將脫而言不足之貌，或不易發言，或一言而諄諄不已，故曰虛。

讝語有死證，不可不知也。讝語爲心熱亢極，直視則腎水垂絕，喘滿則邪實於內而正氣從上脫，下利則邪實於內而正氣從下脫，故皆主死也。《卷六》

程應旄曰（《傷寒論後條辨》）：譫語一證，有大實，亦有大虛。實者，證與脉俱實，其發則名譫語；虛者，證雖實而脉虛，其發則名鄭聲。……以後只言譫語，不言鄭聲，欲人於虛實內辨譫語，即於譫語內辨鄭聲，聲語間無甚岐異也。

又曰：直視譫語，尚非死證，即帶微喘，亦有脉弦者生一條，唯兼喘滿，兼下利，則真氣脫而難回矣。《卷七》

錢潢曰（《傷寒溯源集》）：譫語雖非死證，直視則心神不守而精氣竭，目繫不轉而肝將絕。以直視譫語而加之以喘滿，喘則膻中迫促而氣不接，滿則傳化不通而胃氣絕，故死。《五藏別論》云：魄門亦爲五藏使。《脉要精微論》云：倉廩不藏者，是門戶不要也，得守者生，失守者死。以直視譫語，若下利則中氣不守而脾已絕，腎主二陰，下利則真氣不攝而下焦脫，乃所謂門戶不要，失守者死也。《卷六》

尤怡曰（《傷寒貫珠集》）：直視譫語，爲陰竭熱盛之候。此爲邪氣日損，或陰氣得守，猶或可治；若喘滿，則邪內盛，或下利，則陰內泄，皆死證也。《卷四》

吳謙曰（《醫宗金鑒》）：譫語一證，有虛有實。實則譫語，陽明熱甚，上乘於心，亂言無次，其聲高朗，邪氣實也。虛則鄭聲，精神衰乏，不能自主，語言重復，其氣微短，正氣虛也。《卷四》

沈又彭曰（《傷寒論讀》）：譫語、鄭聲本自不同，而易於相混，然與其就一證上分辨難清，不若合他證辨之，尤爲易見。故論中諸條無鄭聲字，不論虛實，皆稱譫語。於亡陽譫語條可見。《辨陽明證》

舒詔曰（《傷寒集注》）：直視一證，亦有陰陽之分。若陽明胃實，火亢水虧，外見口臭惡熱等證，最患直視，直視者，腎水垂絕之徵也，法當急奪其土以救腎水。其少陰中寒，真陽埋没，津液不上騰而直視者，津不營目也，外見身重惡寒等證，此則不患水絕，最患亡陽，法當補火殖土以回其陽。《卷五》

王丙曰（《傷寒論注》）：直視，視物而目睛不轉動也。譫語非死證，惟直視而譫語者可危，以風火爍其真精也，然猶有可治之法，所恐者，喘滿而孤陽獨升，下利而真陰復竭，則皆主死耳。《卷三》

鄭壽全曰（《傷寒恒論》）：此條舉虛實以明陰陽現證之異。異者何？聲厲聲低是也，有神無神是也，張目瞑目是也，安静不寧是也。學者不可粗心，務要將譫語鄭聲情形實據熟習於胸，臨證分辨庶不誤人。《卷五》

原文 發汗多，若重發汗者，亡其陽，讝語，脉短者死；脉自和者不死。
（211）

成無己曰（《注解傷寒論》）：亡陽胃燥、譫語者，脉短，津液已絶，不可復治；脉自和，爲正氣未衰而猶可生也。

方有執曰（《傷寒論條辨》）：汗本血之液，陽亡則陰亦虧。脉者，血氣之道路，短則其道窮矣，故亦無法可治而主死也；和則病雖竭，而血氣則未竭，故知生可回也。《卷四》

盧之頤曰（《仲景傷寒論疏鈔金錍》）：譫語邪勝，脉短形損者，死；脉自和，仍得形與神俱者，不死。《卷八》

柯琴曰（《傷寒論注》）：亡陽，即津液越出之互辭。心之液爲陽之汗，脉者血之府也。心主血脉，汗多則津液脱，營血虛，故脉短是營衛不行，藏府不通，則死矣。此譫語而脉自和者，雖津液妄泄，而不甚脱，一唯胃實，而營衛通調，是脉有胃氣，故不死。《卷三》

程知曰（《傷寒經注》）：此言譫語之因於多汗亡陽者，脉短則死也。《内經》曰，長則氣治，以知短者陽氣不足之脉也。人身真陽隨汗液亡失，則所存者陰耳，故短爲陽絶也。越人曰：脉上不至關爲陽絶。《卷七》

程應旄曰（《傷寒論後條辨》）：自和字對短字言，猶未失陽明之長大脉也。《卷七》

汪琥曰（《傷寒論辨證廣注》）：此係太陽病轉屬陽明譫語之證。本太陽經得病時，發汗多，轉屬陽明，重發其汗，汗多亡陽，汗本血之液，陽亡則陰亦虧，津血耗竭，胃中燥實而譫語。譫語者，脉當弦實或洪滑，爲自和，自和者，言脉與病不相背也，是病雖甚不死。若譫語脉短者，爲邪熱盛，正氣衰，乃陽證見陰脉也，以故主死。《卷六》

張志聰曰（《傷寒論集注》）：此言汗多亡陽譫語，憑脉而決其死生也。發汗多則亡中焦之津液矣，若重發汗，更亡心主之血液矣。夫汗雖陰液，必由陽氣蒸發而出，故汗多重汗則亡其陽，表陽外亡，心氣內亂，故譫語。脉者，心之所主也，脉短則血液虛而心氣內竭，故死；脉自和則心氣調而血液漸生，故不死。《卷三》

尤怡曰（《傷寒貫珠集》）：汗多復汗，陽氣重傷而邪復不解，爲譫語而脉短，譫語爲邪之盛，脉短爲氣之少，病盛勝臟，故死；脉自和者，邪氣雖盛而正氣猶足相持，故得不死。《卷四》

吳謙曰（《醫宗金鑒》）：太陽病，發汗過多，不解，又復重發其汗，以致氣液兩亡，熱邪乘燥傳入陽明而生譫語，譫語者，胃熱，陽也；脉短者，氣衰，陰也。陽病見陰脉，爲陰勝於陽，故死也。若脉不短，爲陰陽自和，故不死也。《卷四》

沈又彭曰（《傷寒論讀》）：其不死之法，當從少陰治，用四逆輩，又非承氣輩治矣。《辨陽明證》

舒詔曰（《傷寒集注》）：亡其陽，"陽"字有誤，應是"陰"字。何也？病在少陰，汗多則亡陽；病在陽明，汗多則亡陰。……蓋陽虛者，汗多則亡陽；其陽盛者，汗多則亡陰。陽明熱越之證，胃中津液隨汗而盡越於外，而汗出不止，法當急除其熱以救津液，少緩則陰亡，可見汗多亦亡陰。《卷五》

高學山曰（《傷寒尚論辨似》）：亡陽，就津液而言。陽明首重津液，於太陽過汗至陽明，而重發其汗，則津液乾而譫語矣。更見脉短者，草枯而卷、木乾而枯之象，故

死。言不必如上條之症具，先見於脉者，有如此也。《陽明篇》

唐宗海曰（《傷寒論淺注補正》）：此見譫語不盡胃實，心神虛乏亦譫語也。又見心神藏於血中，血脉乏竭則神不可復，故死；血脉流利則神可歸宅，故不死。《卷二》

原文 傷寒若吐若下後不解，不大便五六日，上至十餘日，日晡所發潮熱，不惡寒，獨語如見鬼狀。若劇者，發則不識人，循衣摸牀，惕而不安，一云順衣妄撮，怵惕不安。微喘直視，脉弦者生，濇者死。微者，但發熱譫語者，大承氣湯主之。若一服利，則止後服。（212）

成無己曰（《注解傷寒論》）：若吐、若下，皆傷胃氣，不大便五六日，上至十餘日者，亡津液，胃氣虛，邪熱內結也。陽明王于申酉戌，日晡所發潮熱者，陽明熱甚也；不惡寒者，表證罷也。獨語如見鬼狀者，陽明內實也，以爲熱氣有餘。若劇者，是熱氣甚大也，熱大甚於內，昏冒正氣，使不識人，至於循衣摸床，惕而不安，微喘直視。傷寒陽勝而陰絕者死，陰勝而陽絕者死。熱劇者，爲陽勝，脉弦爲陰有餘，濇爲陰不足。陽熱雖劇，脉弦，知陰未絕而猶可生；脉濇則陰絕，故不可治。其邪熱微而未至於劇者，但發熱譫語，可與大承氣湯，以下胃中熱。經曰：凡服下藥，中病即止，不必盡劑。此以熱未劇，故云若一服利。則止後服。

柯琴曰（《傷寒論注》）：壞病有微劇之分。微者是邪氣實，當以下解，若一服利，止後服，只攻其實，無乘其虛也。劇者，邪正交爭，當以脉斷其虛實，弦者是邪氣實，不失爲下證，故生；濇者是正氣虛，不可更下，故死。如有所見，獨語，與鄭聲、譫語不同。潮熱，不惡寒，不大便，是可下證。目直視不識人、循衣摸床等證，是日晡發熱時事，不發時自安，故勿竟斷爲死證。還將脉推之，凡譫語脉短者死，濇者短也，短則氣病；弦者長也，長則氣治。凡直視譫語，喘滿者死，此微喘而不滿，只是氣之不承，非氣之不治耳。《卷三》

程知曰（《傷寒經注》）：此言熱歸陽明譫語之勢重者，而詳其微劇死生之候也。若吐、若下皆傷胃氣，故津液亡而邪熱內結也。五六日至十餘日不大便，日晡所發潮熱，不惡寒，至獨語如見鬼狀，皆譫語之熱重者也。其劇者，熱甚於內。至正氣昏冒而不識人，其手循衣摸床，其筋脉動惕不安，其氣微喘，其目直視，五者皆證之至危惡者也，故辨其死生以決之。……喘則氣欲上脫，微喘者，邪實於內，而又不能大喘也。不識人，循衣摸床，心欲絕也；動惕不安，肝欲絕也；微喘，肺欲絕也；直視，腎欲絕也。《內經》所謂三陰三陽五藏六府皆受病，榮衛不行，藏府不通也，故脉濇死。

前云脉滑而疾者，小承氣主之，脉微濇者，裏虛也，不可更與承氣；此云脉弦者生，脉濇者死；後又云脉短者死，可以知潮熱譫語脉法矣。《卷六》

沈明宗曰（《傷寒六經辨證治法》）：弦屬少陽發生之氣，見之乃生氣未離，還可疏通困土，所以得生；濇乃金熱水絕木枯，土失疏通，四旁無漑，殘陰告竭，故主死也。蓋木勝克土，世咸知之，但木能疏土，反爲生氣，人皆不識耳。若邪熱壅土之微者，但發熱譫語，即當大承氣一服，俾病去而止後服，不可過劑。見劇者，不識人，循衣摸衣，惕而不安，微喘直視，乃土氣告竭，津液無存，而不急下以救津液，何也？然津液既枯，若以承氣攻之，頃刻竭絕殘陰而死，仲景故不出方，聽人臨證消息。若脉弦者，乃生機尚存，或以扶元滋陰而救津液，兼通大便，無不可耳。《卷四》

錢潢曰（《傷寒溯源集》）：傷寒法當先汗，此但曰若吐若下後不解，明是當汗不汗而誤吐誤下，以致外邪內陷而不解也。邪既入裏，而不大便五六日，則熱邪鬱結於內，再上至十餘日，鬱蒸愈久，熱邪愈深矣。日晡，未後申酉之間，陽明氣旺之時也。潮熱為陽明裏證，當下之候也。不惡寒，陽明之本證，言無外邪也。獨語，譫言妄語也。如見鬼狀，邪熱熾盛，不得下泄，濁邪上迫，目眩神昏而妄見也。劇者，病之甚也；發，發作之時也。言病之劇者，其發作之時，邪熱肆虐，蔽塞清道，奪人聰明，亂人心志，故令不識人也。循衣，遇衣則捫而循之也；摸床，摸其所臥之床也。言兩手無措，撮空之狀也。惕而不安，動惕不能安臥，即《經》所謂病則惡人與火，聞木聲則惕然而驚也。微喘，氣短促而呼吸無力也；直視，目光直而睛不轉動也。……《金匱真言論》云：東方青色，入通於肝，開竅於目，故直視又為肝氣將絕也。弦脉屬肝，弦則少陽之生氣未絕，三焦之真氣尚行，且弦脉氣旺而有力，故生；若如新張弓弦，則亦真臟之絕脉，未必生矣。澀脉屬陰，澀則陰氣虛竭，陽邪迫爍，精枯髓涸，故死也。病之劇者則然，若邪之輕微者，但發熱譫語而已，當以大承氣湯主之。邪熱既微，若一服即利，止後服。《卷六》

魏荔彤曰（《傷寒論本義》）：此條乃申解陽明病危篤之候，分別死生之脉，仍立法以救之，正所以示失治之禁也。陽明病應下，即應急下之，若因循觀望，必至胃津枯竭，成無所復傳之證，遂至不可救矣。況有在太陽即失治者，如其人本傷風寒表證，在太陽即治之不如法，若吐、若下，津液傷而病不解，乃轉屬陽明。不大便，延至五六日以上，十餘日之久，日晡所發潮熱，不惡寒，獨語如見鬼狀，陽明之病備具，此胃中邪熱已盛，病已成實，急宜攻下以救胃津矣。若逡巡畏縮，坐至病劇，熱邪大盛，擾亂神明，時發狂疾，不能識人，循衣摸床，驚惕不安，微喘直視，津已將竭，陰已垂絕，此際雖欲急下，恐正絕，則邪去亦無救於死矣。……《卷五》

吳謙曰（《醫宗金鑑》）：循衣摸床，危惡之候也。一以陰氣未竭為可治，如太陽中風，火劫變逆，捻衣摸床，小便利者生，不利者死是也。一以陽熱之極為可攻，如陽明裏熱成實，循衣摸床，脉滑者生，濇者死是也。大抵此證，多生于汗、吐、下後，陽氣大虛，精神失守。經曰：四肢者，諸陽之本也。陽虛故四肢擾亂失所倚也，以獨參湯救之；汗多者，以參耆湯；厥冷者，以參附湯治之。愈者不少，不可概謂陽極陰竭也。《卷四》

黃元御曰（《傷寒懸解》）：煩躁之極，則循衣摸床；木燥風生，則惕而不安；氣阻肺熱，則微喘；血枯系結，故直視。弦則木氣猶存，故生；澀則營血已槁，故死。《卷六》

沈金鰲曰（《傷寒論綱目》）：潮熱、譫、狂俱見，症之極重者矣。閱仲景陽明症論中，有單言潮熱者，有單言譫語者，有單言發狂者，此條乃獨舉潮熱、譫、狂而備言之，明乎其症之重，且憑脉以決其生死也。大約病至此，其脉必弦者少而澀者多，故

"弦者生"句輕,看專重在"澀者死"句。欲醫者於此,急審其脉,或猶見弦象,則猶有下之一法以救之,不然,可勿藥也。《卷八》

孟承意曰(《傷寒點精》):若一服利,止後服,只攻其實,無乘其虛也。《卷二》

原文 陽明病,其人多汗,以津液外出,胃中燥,大便必鞕,鞕則讝語,小承氣湯主之。若一服讝語止者,更莫復服。(213)

成無己曰(《注解傷寒論》):亡津液,胃燥,大便硬而讝語,雖無大熱內結,亦須與小承氣湯和其胃氣。得一服,讝語止,則胃燥以潤,更莫復與承氣湯,以本無實熱故也。

柯琴曰(《傷寒論注》):陽明主津液所生病,故陽明病多汗。多汗是胃燥之因,便硬是讝語之根。一服讝語止,大便雖未利,而胃濡可知矣。《卷三》

程知曰(《傷寒經注》):此言讝語因於多汗也。止後服,恐重亡津液也。《卷六》

程應旄曰(《傷寒論後條辨》):陽明病法多汗,其人又屬汗家,則不必發其汗而津液外出,自致胃燥便硬而讝語。證在虛實之間,故雖小承氣湯亦只一服為率。讝語止更莫後服者,雖燥硬未全除,輒於實處防虛也。《卷七》

陳亮斯曰(引自《傷寒論辨證廣注》):大承氣湯證,必如前條不大便五六日,或至十餘日之久,漸漸搏實而後用之。今則汗多、燥硬而讝語,其機甚速,此亡津液之故,而非漸漸搏實,雖堅而不大滿,故止當用小承氣主之。且津液不足,非大承氣所宜。服藥後讝語雖止,即未大便,亦莫盡劑,恐過傷元氣耳。《卷六》

周揚俊曰(《傷寒論三注》):府病汗必出,若其人衛氣早虛,則汗出較多,胃中之津液大出,更不問小腸之水道復利,總之以有限之藏,不足供外越之用也。故始而燥,既而硬,既而讝語,皆因多汗,惟小承氣足以去其邪,止其讝語也。《卷四》

尤怡曰(《傷寒貫珠集》):汗生於津液,津液資於穀氣,故陽明多汗,則津液外出也。津液出於陽明,而陽明亦藉養於津液,故陽明多汗,則胃中無液而燥也。胃燥則大便硬,大便硬則讝語,是宜小承氣湯以和胃而去實。若一服讝語止,更莫復服者,以津液先亡,不欲多下以竭其陰。《卷三》

徐大椿曰(《傷寒論類方》):讝語由便硬,便硬由胃燥,胃燥由汗出、津液少,層層相因,病情顯著。《卷二》

原文 陽明病,讝語,發潮熱,脉滑而疾者,小承氣湯主之。因與承氣湯一升,腹中轉氣者,更服一升,若不轉氣者,勿更與之。明日又不大便,脉反微澀者,裏虛也,為難治,不可更與承氣湯也。(214)

成無己曰(《注解傷寒論》):陽明病,讝語,發潮熱,若脉沉實者,內實者也,則可下;若脉滑疾,為裏熱未實,則未可下,先與小承氣湯和之。湯入腹中,轉失氣者,中有燥屎,可更與小承氣湯一升以除之;若不轉失氣者,是無燥屎,不可更與小承氣湯。至明日邪氣傳時，脉得沉實緊牢之類，是裏實也；反得微澀者，裏氣大虛也。若大便利後，脉微澀者，止爲裏虛而猶可，此不曾大便，脉反微澀，是正氣內衰，爲邪氣所勝，故云難治。

方有執曰（《傷寒論條辨》）：以譫語併脉言，亦訣人下候及斟酌用湯度數之意。滑以候食，故爲大便硬之診；疾，里熱甚也。然滑疾有不寧之意，不可不知。微者，陽氣不充；澀者，陰血不足，故曰裏虛也。難治者，氣不充則無以爲運行，血不足則無以爲潤送，故曰陽微不可下，無血不可下，此之謂也。《卷四》

柯琴曰（《傷寒論注》）：脉滑而疾者，有宿食也；譫語潮熱，下證具矣。與小承氣試之，不轉矢氣，宜爲易動。明日而仍不大便，其胃家似實，而脉反微澀，微則無陽，澀則少血，此爲裏虛，故陽證反見陰脉也。然胃家未實，陰脉尚多，故脉遲、脉弱者，始可和而久可下；陽脉而變爲陰脉者，不惟不可下，更不可和，脉滑者生，脉澀者死，故爲難治。然滑有不同，又當詳明。夫脉弱而滑，是有胃氣；此脉來滑疾，是失其常度，重陽必陰，仲景早有成見，故少與小承氣試之。若據譫語潮熱而與大承氣，陰盛已亡矣。此脉證之假有餘，小試之而即見真不足，憑脉辨證，可不慎哉！《卷三》

汪琥曰（《傷寒論辨證廣注》）：譫語潮熱，脉滑疾者，乃陽證見陽脉，其人邪氣盛而正氣未衰也，故云可與承氣湯；脉反微澀者，是陽證見陰脉，其人邪氣盛、正氣衰，故云不可更與承氣湯也。不轉失氣，併不大便，非腸中空虛而無物，乃胃家正氣既衰，雖得湯藥內助，其惡濁之物仍然不能下泄，故云難治。……但云難治，其非不治之證明矣。如欲用藥，還宜補瀉兼施之劑。《卷六》

周揚俊曰（《傷寒論三注》）：脉之滑疾，正與微澀相反，何未經誤下，變乃至此懸絕耶？譫語潮熱，明明下證，假使證兼腹滿硬痛，或手足濈然汗出，仲景此時竟行攻下，當不俟小承氣試之矣。假使下證總未全見，而脉實大有力，即欲試之，一轉矢氣，此時仲景亦竟行攻下，當不俟小承氣再試之矣。然其所以然者，正疑其人痰結見滑，得熱變疾，胃氣早虛者有之，故一見滑疾，便有微澀之慮，此所以一試再試而不敢攻也。故曰裏虛之候，治之爲難，不但大承氣所禁，即小承氣亦不可與，故仲景特揭以垂訓。《卷四》

秦之楨曰（《傷寒大白》）：陽明病，譫語潮熱，脉沉數，方是下脉。今脉滑疾，尚是浮動表邪之脉，且以小承氣湯服之，察其若轉矢氣，仍以小承氣湯更服一劑，若不轉矢氣，勿更服。明日不大便，脉反微澀，則裏氣已虛，不可更投承氣湯，故曰難治。《卷二·潮熱》

魏荔彤曰（《傷寒論本義》）：陽明病，譫語發潮熱，胃實宜攻下可知，但診之而其脉滑而疾者，仍不宜大攻下也。蓋滑雖熱盛於裏之兆，而疾則熱未成實之徵。熱之初傳入府，脉又變沉大而兼帶遲滯之象，遲滯者，不復如前數也，如此方可用攻下之大承氣湯，斯不致驅邪而傷正。今脉見滑疾，是猶帶數，熱變而傳入，尚未堅凝結聚，小承氣湯主之，消熱調津，足以已病矣。《卷五》

尤怡曰（《傷寒貫珠集》）：譫語發潮熱，胃實之徵也。脉滑而疾，則與滑而實者差異矣，故不與大承氣而與小承氣也。《卷四》

吴谦曰（《醫宗金鑒》）：陽明病，譫語，潮熱，脉滑而疾者，是可攻之證脉也。然無濈濈然之汗出，與小便數、大便硬燥實等證，則不可驟然攻之，宜先與小承氣湯一升試之。若腹中轉失穢氣，則知腸中燥屎已硬，以藥少未能遽下，所轉下者，但屎之氣耳！可更服一升促之，自可下也。若不轉失氣，則勿更與服，俟明日仍不大便，診其脉仍滑疾，則更服之。今脉反見微濇，則是裏虛無氣，不能承送，故爲難治，所以不可更與承氣湯也。《卷四》

黄元御曰（《傷寒懸解》）：脉滑而疾者，血熱而陽旺也；脉反微濇者，血寒而陽虛也。《卷六》

舒詔曰（《傷寒集注》）：譫語發潮熱，陽明腑證審矣。再驗其舌胎乾燥，惡熱喜冷，則徑投大承氣急下可也，又何必小承氣試之又試爲哉？若脉反微濇者，則微爲陽虛，濇爲液竭，方中宜加參、附以補陽氣，歸、地以助陰精，此又法中之法也，吾常用之而有驗。《卷五》

鄭壽全曰（《傷寒恒論》）：譫語發熱，本可下之證，仲師斟酌轉矢氣與不轉矢氣，以定可攻不可攻之分。但轉矢氣而下之，復見脉微濇，此又正氣之虛。此刻欲攻之，則恐正氣不勝；不攻之，又慮邪氣復熾，故曰難治，不可更以承氣湯也。《卷五》

原文 陽明病，譫語有潮熱，反不能食者，胃中必有燥屎五六枚也；若能食者，但鞕耳。宜大承氣湯下之。（215）

成無己曰（《注解傷寒論》）：譫語潮熱爲胃熱，當消穀引食；反不能食者，胃中有燥屎，而胃中實也。若能食者，胃中虛熱，雖硬不得爲有燥屎。雜病虛爲不欲食，實爲欲食；傷寒則胃實熱甚者不能食，胃中虛熱甚者能食，與雜病爲異也。大承氣湯以下燥屎，逐結熱。

萬全曰（《傷寒摘錦》）：經言：胃中有燥屎。屎貯於大腸，溺貯於膀胱，屎溺由小腸分別，各從其道而貯，何以燥屎反在胃中也？蓋水穀入胃，游溢精氣，以榮百脉及其變化，而糟粕津液則爲屎溺，人皆有之，安能爲病？惟傷寒之邪入裏，寒化爲熱，熏蒸臟腑，地道不通，變化不行，其水穀之在胃中者，不能糟粕津液流行布散，凝聚乾濇，穀氣與邪氣相併，以致發熱，煩渴，滿實急痛，譫語狂亂。此當下去之，使地道通，變化行，燥屎去而病愈也。但言胃，則小腸、大腸皆在其中矣。《卷上》

王肯堂曰（《傷寒準繩》）：玩“但”字，則末句恐當在“若能食者”之上。《秩之三》

張璐曰（《傷寒纘論》）：此以能食不能食，辨燥結之微甚也。詳仲景言，病人潮熱譫語，皆胃中熱盛所致，胃熱則能消穀，今反不能食，此必熱傷胃中津液，氣化不能下行，燥屎逆攻於胃之故，故宜大承氣湯，急祛亢極之陽，以救垂絕之陰。若能食者，胃中氣化自行，熱邪原不爲盛，津液不致大傷，大便雖硬而不久自行，不必用藥反傷其氣也。《卷上·陽明下》

程知曰（《傷寒經注》）：此言譫語有燥屎，當以不能食爲驗也。有燥屎則胃熱結

塞，故不能食；若能食，則胃熱未結，故但硬耳。《卷六》

周揚俊曰（《傷寒論三注》）：大承氣湯句，宜單承燥屎五六枚來。何者？至於不能食，爲患已深，故宜大下；若能食但硬，未必燥屎五六枚，口氣原是帶說，只宜小承氣湯可耳。《卷四》

錢潢曰（《傷寒溯源集》）：此條示人以機宜活法，未可以能食不能食執泥其法，以爲中風中寒而致誤也。……然所以不能食者，何也？若果中于寒，必有如中寒條內胃中虛冷之變矣。今譫語潮熱，乃由胃中實滿，故不能食，是以知必有燥屎五六枚也。若能食者，胃中未至實滿之極，但屎硬耳。在硬亦在所當下，故皆宜大承氣湯。《卷六》

張錫駒曰（《傷寒直解》）：此以能食不能食以驗譫語有燥屎、便硬之不同，而又以明腸胃更虛更滿之義也。《經》曰：胃滿則腸虛，腸滿則胃虛。陽明病，若譫語潮熱而反不能食者，胃滿也，胃滿故必有燥屎五六枚；若譫語潮熱而能食者，腸滿也，腸滿故但便硬，俱宜大承氣湯。《卷四》

秦之楨曰（《傷寒大白》）：此以不能食別有燥屎，以能食別無燥屎。言陽明熱本能食，今反不能食，此腸胃中填實，無余地納穀，即大實大滿互詞，故斷其必有燥屎五六枚，宜大承氣湯主之。若能食者，但硬大便，未必有乾結燥屎，未可用大承氣湯。《卷二·潮熱》

尤怡曰（《傷寒貫珠集》）：譫語潮熱，胃之熱也，是當能食，而反不能食者，中有燥屎，氣窒而不行，法當大承氣下之者也。若能食者，屎未成燥而但硬耳，設欲攻之，則必以小承氣和之。《卷三》

徐大椿曰（《傷寒論類方》）：能食非真欲食，不過粥飲猶可入口耳。不能食，則穀氣全不可近，腸胃實極故也，宜大承氣湯下之，硬即可下。按：燥屎當在腸中，今云胃中何也？蓋邪氣結成糟粕，未下則在胃中，欲下則在腸中。已結者，即謂之燥屎；言胃，則腸已該矣。《卷二》

鄭壽全曰（《傷寒恒論》）：燥屎與便硬，二者有輕重之分。其間譫語潮熱不能食，皆胃中熱結阻滯也。《卷五》

原文 陽明病，下血譫語者，此爲熱入血室，但頭汗出者，刺期門，隨其實而瀉之，濈然汗出則愈。（216）

成無己曰（《注解傷寒論》）：陽明病熱入血室，迫血下行，使下血譫語。陽明病法多汗，以奪血者無汗，故但頭汗出也。刺期門以散血室之熱，隨其實而瀉之，以除陽明之邪熱，散邪除熱，榮衛得通，津液得復，濈然汗出而解。

方有執曰（《傷寒論條辨》）：陽明之脉，其直者從缺盆下乳內廉，下挾臍，入氣街中；血室之脉，起於氣街，上行至胃中而散。所以婦人熱入血室，則似結胸而譫語；陽明熱入血室，則亦譫語下血。男順女逆，道則同也，故亦刺期門。《卷四》

盧之頤曰（《仲景傷寒論疏鈔金錍》）：譫語非內實，蓋血中有眚，則不能審得失而妄言；但頭汗出者，瀉於下必疏於上，經循發際至額顱故也。期門，肝之募，厥、太、

少陰維之會，主藏血，熱據入室，致失所維，併失所藏，隨其熱實者而瀉之，濈然汗出則愈。《卷八》

柯琴曰（《傷寒論注》）：血室者，肝也，肝爲藏血之臟，故稱血室。女以血用事，故下血之病最多，若男子，非損傷則無下血之病。惟陽明主血所生病，其經多血多氣，行身之前，鄰於冲任，陽明熱盛，侵及血室，血室不藏，溢出前陰，故男女俱有是證。血病則魂無所歸，心神無主，譫語必發，要知此非胃實，因熱入血室而肝實也。肝熱心亦熱，熱傷心氣，既不能主血，亦不能作汗，但頭有汗而不能遍身。此非汗吐下法可愈矣，必刺肝之募，引血上歸經絡，推陳致新，使熱有所泄，則肝得所藏，心得所主，魂有所歸，神有所依，自然汗出周身，血不妄行，譫語自止矣。《卷三》

汪琥曰（《傷寒論辨證廣注》）：按此條，當亦是婦人病，邪熱鬱於陽明之經，陽明多氣多血，邪熱甚則迫血從下而行，血下則經脉空虛，熱得乘虛而入其室，亦作譫語。……但頭汗出者，血下奪則無汗，熱上擾則汗蒸也。刺期門以瀉經中之實，則邪熱得除而津液回復，遂濈然汗出而解矣。《卷六》

張志聰曰（《傷寒論集注》）：此言陽明下血譫語，無分男婦，而爲熱入血室也。下血者，便血也，便血則血室內虛。冲脉任脉皆起於胞中而上注於心下，故譫語，此爲血室虛而熱邪內入。但頭汗出者，熱氣上蒸也。夫熱入血室，則冲任氣逆而肝藏實，故當刺肝之期門，乃隨其實而瀉之之義。夫肝藏之血充膚熱肉，澹滲皮毛，濈然汗出，乃皮膚之血液爲汗，則胞中熱邪共併而出矣。《卷三》

秦之楨曰（《傷寒大白》）：陽明有熱，深入藏血藏魂之所，火擾神明，則下血譫語，如見鬼狀。熱邪閉而不宣，故但頭汗。刺期門，則營衛得通，遍身汗出而愈。《卷三·頭汗》

沈金鰲曰（《傷寒論綱目》）：肝藏血，腎生血，心主血，脾統血，而其源則匯於冲。冲起腎下，與腎貼近，血之由冲而出者，即如由腎而生，故曰腎生血，言腎所生，以冲即在腎下也。由是上行至脾，脾之爲地寬廣，故得而統之。再上行至肝，爲營氣凝聚之處，一身之血皆歸焉，故曰藏也。心爲君主，血脉皆朝宗而聽命，故曰主也。然則血室之說，成氏主冲，柯氏主肝，二說雖異，其實則同，主冲者就其源頭處言，主肝者就其藏聚處言。血必由源而出，不有源，則無根；血必聚處而藏，不有聚，則散漫無所收，于此二處而爲血之室，其旨同也。假如脾而曰統，統者，屬也，不過爲其所屬，非根源處，非藏聚處，故不得曰室；即心爲營血之主，亦非根源處，非聚藏處，故亦不得曰室也。兹故并錄二人之說，復爲發明之，閱者亦可知其言之皆是而無背，而讀古人書，貴有融會貫通處者，此類是也。若執一家言，以爲此是彼非，則毋論不能尋究古人之書，即人一身之臟腑經絡先不得明，又何以治人之病矣。《卷八》

王丙曰（《傷寒論注》）：此風循陽明之經脉，由氣街而入血室者也。冲爲血海，其脉起氣街，邪與之合，熱迫血下；血病則譫語，即如狂也；但頭汗出，風邪親上也。蓋以熱滯於血，不得通身周浹，刺期門左右穴，視其堅滿者瀉之，所謂開厥陰之闔，則血中之氣散，而陽明之闔亦開，故針家以刺期門爲能取汗也。言外有不用此法必致用桃仁承氣意。《卷三》

515

原文 汗汗一作臥。出讝語者，以有燥屎在胃中，此爲風也。須下者，過經乃可下之。下之若早，語言必亂，以表虛裏實故也。下之愈，宜大承氣湯。（217）

韓祇和曰（《傷寒微旨論》）：病人三四日以前，切不宜早下，早則多成結胸及四逆之患。至十二日以後者，見有下證，雖脉不至實盛，亦宜下之。假令第十二三日投下藥之後，至十六七日，尚口燥咽乾讝語者，即更宜下之。何者？蓋爲陰病不過六七日乃劇，若陽病至十三日以後，頻投下藥無害也。今立此言者，恐醫流將病人日數淺深一概治也。且今太平久矣，臟腑柔脆，故氣血虛弱，但遲投下藥亦無害耳。《卷上·可下篇》

成無己曰（《注解傷寒論》）：胃中有燥屎則讝語，以汗出爲表未罷，故云風也。燥屎在胃則當下，以表未和則未可下，須過太陽經，無表證，乃可下之。若下之早，燥屎雖除，則表邪乘虛復陷于裏，爲表虛裏實，胃虛熱甚，語言必亂。與大承氣湯，却下胃中邪熱則止。

方有執曰（《傷寒論條辨》）：過經，謂寧遲遲，非謂待十三日後也。言出於心，心爲胃之母，子能令母虛，故下早則必亂也。表虛裏實，謂外邪悉入胃也。《卷四》

盧之頤曰（《仲景傷寒論疏鈔金錍》）：不曰讝語汗出，曰汗出讝語者，此風秉陽明胃土所致也。以汗出，致有燥糞在胃中。……即須下者，過經乃可下之。俟其成乎燥，證乎熱與實，乃可下之。下之太早，迫風淫內，併乃狂，語言必亂，益實其裏，益虛其表也。《卷八》

錢潢曰（《傷寒溯源集》）：此因太陽中風之陽邪傳入陽明胃府之所致，故曰此爲風也。但胃中之燥屎須下之，然必過經乃可下之。過經者，非所謂過經十餘日及十三日方謂之過經，言太陽之表邪已罷，邪氣已過陽明之經，入裏而胃實，乃可下之。若有太陽證未罷，固不可下，即陽明之經邪，尚未入裏，亦不可遽下。下之若早，則胃氣一虛，外邪必陷，必至熱甚神昏，語言必亂。蓋以表間之邪氣皆陷入於裏，表空無邪，邪皆在裏，故謂之表虛裏實也。邪既盡入於裏，則邪熱實於胃中，故下之則愈，宜大承氣湯。《卷六》

秦之楨曰（《傷寒大白》）：此章汗出讝語，且有燥屎在腸胃之中，乃是陽明風熱消津結硬，蒸其胃汁外騰，陰血陽津有立盡之勢，則須下之。以表虛無邪，裏實有熱，下之則愈，宜大承氣湯。然立大下之法，又恐後人下早，故先戒曰：過經表散，乃可下之；若下之太早，則表邪內攻，語言必亂而死矣。前四句，立大下法門；中三句，關防下早變症；末三句，繳前應下方法。失下恐津液立盡，早下恐變症不測。《卷三·自汗》

魏荔彤曰（《傷寒論本義》）：陽明之爲病，原自發熱汗出，必裏熱盛，汗出多，然後胃津耗亡，腸枯屎燥，而讝語始見，此所以有大承氣湯攻下之法也。若乃太陽尚未全罷，陽明初類轉屬，手足方漐然汗出，而即讝語者，以平日本有燥屎在胃，不關太陽表邪入裏而成也。所以然者，胃中血短陰虧，虛風在內鼓蕩，以致津液素傷，不能滋潤食物之故。仲師示之曰"此爲風也"，言燥屎成於胃風，而非成於太陽傳裏之風寒二邪也。既有燥屎，必須下之，無論其何因矣。但下之之法亦同於陽明胃實，必太陽之經既過，陽明之胃實已成，乃可下之。下之若早，太陽未全罷，陽明未全實，則蕩滌之劑重傷其胃津，而風燥之性愈肆害於中脘。語言者，心之聲也，心爲陰血之主，風燥傷陰，神明必擾，語言必亂。……惟過經乃下，下之得宜。太陽之在表者已離，則表虛；陽明之入府者已結，則裏實，職此之故，下之斯愈，大承氣湯不容改圖矣。《卷五》

尤怡曰（《傷寒貫珠集》）：表虛裏實，即表和裏病之意，言邪氣入而併於裏也。《外臺》云"裏病表和，下之則愈，汗之則死"，故宜大承氣以下裏實。《卷四》

王丙曰（《傷寒論注》）：汗出非汗多也，何以驟見譫語？知其平素胃熱，未病之先已有燥屎，今因風邪自汗，胃中津乾，故譫語也。燥屎宜下，但恐邪未盡解，下早而乘虛入胃，譫甚則妄，故必過此一經之六七日乃可下也。汗出爲表虛，屎燥爲裏實，辨證既確，下之則愈，此固必用大承氣也。《卷三》

章楠曰（《傷寒論本旨》）：其經邪入腑，下之則愈，宜用大承氣湯。倘下早而語亂，當用救治之法，非謂仍用大承氣也。此倒裝文法，不可錯解。《卷三》

高學山曰（《傷寒尚論辨似》）：過經者，太陽與陽明兩經經表之邪盡情灌入於胃，而兩經表症悉罷之謂。若不俟過經而早下之，則從前先入胃腑些小之邪雖去，而太陽、陽明未過經之表邪，因胃中一空，悉行坐入，反成表虛裏實之勢，故不得不用再下。若俟其過經，則一下而盡下矣。《陽明篇》

原文 傷寒四五日，脉沉而喘滿，沉爲在裏，而反發其汗，津液越出，大便爲難，表虛裏實，久則譫語。（218）

成無己曰（《注解傷寒論》）：邪氣入內之時，得脉沉而喘滿，裏證具也，則當下之；反發其汗，令津液越出，胃中乾燥，大便必難，久則屎燥胃實，必發譫語。

常器之曰（引自《傷寒補亡論》）：喘滿無大熱者，可麻黃杏仁甘草石膏湯；里實譫語者，調胃承氣湯。《卷六·陽明經證》

方有執曰（《傷寒論條辨》）：滿，胃實也，逆溢則喘。越出，謂枉道而出也。表虛，津液越出也；裏實，大便難也。《卷四》

張璐曰（《傷寒纘論》）：傷寒四五日，正熱邪傳裏之時，況見脉沉喘滿，裏證已具，而反汗之，必致燥結譫語矣。蓋燥結譫語，頗似大承氣證，此以過汗傷津，而不致大實大滿腹痛，止宜小承氣爲允當耳。《卷上·陽明下》

柯琴曰（《傷寒論注》）：喘而胸滿者，爲麻黃證，然必脉浮者，病在表，可發汗。今脉沉爲在裏，則喘滿屬於裏矣，反攻其表則表虛，故津液大泄；喘而滿者，滿而實矣，因轉屬陽明，此譫語所由來也。宜少與調胃。《卷三》

鄭重光曰（《傷寒論條辨續注》）：此條因誤汗而發譫語，其曰表虛因誤汗，裏實即上文（編者注：即第214條）胃中燥之互辭，亦即上文小承氣法也。《卷五》

秦之楨曰（《傷寒大白》）：脉沉爲邪在裏，今反發其汗，則津液越出，腸胃乾涸，

大便爲難。仲景雖不立方，然微和胃氣，躍然言內。《卷二·譫語》

黃元御曰（《傷寒懸解》）：熱在裏則脉沉，胃氣壅遏，則肺阻而爲喘，氣滯而爲滿。誤汗亡津，表陽虛而裏熱實。久則神氣煩亂而爲譫語。《卷六》

舒詔曰（《傷寒集注》）：脉沉而喘滿，則知爲陽明宿燥阻滯，濁氣上干而然也，故曰沉爲在裏，明非表也。而反發其汗，則津越便難而成實矣。至久則譫語者，自宜大承氣湯，此因奪液而成燥者，原非大熱入胃者比，故仲景不出方，尚有微甚之斟酌耳。《卷五》

原文 三陽合病，腹滿身重，難以轉側，口不仁，面垢，又作枯，一云向經。譫語遺尿。發汗則譫語；下之則額上生汗，手足逆冷。若自汗出者，白虎湯主之。（219）

成無己曰（《注解傷寒論》）：腹滿身重，難以反側，口不仁，譫語者，陽明也。《針經》曰：少陽病甚則面微塵。此面垢者，少陽也；遺尿者，太陽也。三者以陽明證多，故出陽明篇中。三陽合病，爲表裏有邪，若發汗攻表，則燥熱益甚，必愈譫語；若下之攻裏，表熱乘虛內陷，必額上汗出，手足逆冷。其自汗出者，三陽經熱甚也。《內經》曰：熱則腠理開，榮衛通，汗大泄，與白虎湯，以解內外之熱。

柯琴曰（《傷寒論注》）：此本陽明病，而略兼太少也。胃氣不通，故腹滿；陽明主肉，無氣以動，故身重；難以轉側者，少陽行身之側也。口者，胃之門戶，胃氣病。則津液不能上行，故不仁。陽明病則顏黑，少陽病則面微有塵，陽氣不榮於面，故垢。膀胱不約爲遺溺，遺溺者，太陽本病也。雖三陽合病，而陽明證多，則當獨取陽明矣。無表證則不宜汗，胃未實則不當下，此陽明半表裏證也，裏熱而非裏實，故當用白虎，而不當用承氣。若妄汗則津竭而譫語，誤下則亡陽而額汗出、手足厥也。此自汗出，爲內熱甚者言耳，接遺尿句來。《卷三》

程知曰（《傷寒經注》）：三陽病而列之陽明，以熱入陽明之裏也。腹滿，陽明經熱合於前也；身重，太陽經熱合於後也；不可轉側，少陽經熱合於側也。三證見而一身之前後左右俱熱氣彌漫矣。口不仁而面垢，熱合少陽之府也。膽熱上溢，則木克土而口不仁，清陽不升而面垢，《針經》曰"少陽病甚則面微塵"是也。譫語，熱合陽明之府也；遺尿，熱合太陽之府也。三證見而身內之上中下俱熱氣充塞矣。大抵三陽主外，三陰主內，陽實於外則陰虛於內，故不可發汗以耗其欲枯之陰液；陽浮於外則陰孤於內，故不可下以傷其欲脫之微陽。惟白虎一湯，解熱而不礙表里，在所急用。然非自汗出，則表邪抑塞，亦未可用此也。《卷六》

程應旄曰（《傷寒論後條辨》）：腹滿身重者，陽盛於經，裏氣莫支也；口不仁、譫語者，熱淫布胃，氣濁識昏也，此是陽明主證。而少陽之合，則見面垢證，風木動而塵棲也；太陽之合，則見遺尿證，膀胱熱而不守也。凡陽盛者陰必虛，而熱盛者氣更傷。汗則傷氣，譫語者，胃愈涸也；下則傷陰，額上生汗者，陽無依而上越也，手足逆冷者，陰被奪而熱深厥深也。內燥外寒，陰脉將絕，血不內守，氣將安附，危證成矣。計

唯化熱生津，從陽分清回陽氣，使氣清則液布，固白虎湯之職也。胃熱祛而肺金肅，水亦溉自高原矣。《卷七》

吳人駒曰（《醫宗承啟》）：三陽合病，陽盛之極而有餘者也。陽盛之極，必侵入陰，故腹亦為之滿，身重難以轉側。軀殼之際，無非陽邪充塞，口不得如常之柔和，面亦為之塵垢。邪熱熏炙，心神皆亂，言語非常。神不能克約，尿為之遺。此皆溫熱之邪散漫於三焦，而未知孰為頭領。若自汗出，則知其外無寒邪閉固，內熱可得而清者也，當以白虎湯。當其熱鬱之時，若從而發之，則本無表寒可發，反觸動其熱焰，必令譫語益甚。若下之，則胃中本無實邪，反令在下之元陽虛乏，手足為之逆冷，元陽避出於上，額反為之汗。《卷五》

吳謙曰（《醫宗金鑒》）：三陽合病者，太陽、陽明、少陽合而為病也。必太陽之頭痛、發熱，陽明之惡熱、不眠，少陽之耳聾、寒熱等證皆具也。太陽主背，陽明主腹，少陽主側，今一身盡為三陽熱邪所困，故身重難以轉側也。胃之竅出於口，熱邪上攻，故口不仁也。陽明主面，熱邪蒸越，故面垢也。熱結於裏則腹滿；熱盛於胃，故譫語也。熱迫膀胱則遺尿；熱蒸肌腠，故自汗也。證雖屬於三陽，而熱皆聚胃中，故當從陽明熱證主治也。若從太陽之表發汗，則津液愈竭，而胃熱愈深，必更增譫語；若從陽明之裏下之，則陰益傷而陽無依則散，故額汗肢冷也。要當審其未經汗下，而身熱自汗出者，始為陽明的證，宜主以白虎湯，大清胃熱，急救津液，以存其陰可也。《卷四》

王丙曰（《傷寒論注》）：三陽合病有順、逆、險三證。《少陽篇》目合則汗者，順也，此條則險者也，其無汗者則逆者也。三陽經脉之病齊到，邪氣彌漫，所以有腹滿以下諸證。下之則額上生汗者，汗欲出不遽出之意，與手足厥冷皆陽鬱也。若其人本無汗出，則不可治。自汗出者，無論曾誤汗下與否，皆以白虎為主方，清其兩陽合陽之地，則太、少齊解也。《卷三》

章楠曰（《傷寒論本旨》）：若未經誤治而自汗出者，主以白虎湯。此倒裝文法，謂非誤發其汗之汗，故名自汗出；若誤發其汗而致譫語，或下之額上生汗者，皆絕汗也。手足逆冷，陽氣將亡，即所謂"再逆促命期"，非白虎所可治也。《卷三》

原文 二陽併病，太陽證罷，但發潮熱，手足漐漐汗出，大便難而譫語者，下之則愈，宜大承氣湯。（220）

成無己曰（《注解傷寒論》）：本太陽病併於陽明，名曰併病。太陽證罷，是無表證；但發潮熱，是熱併陽明。一身汗出為熱越，今手足漐漐汗出，是熱聚於胃也，必大便難而譫語。經曰：手足漐漐然而汗出者，必大便已硬也，與大承氣湯，以下胃中實熱。

柯琴曰（《傷寒論注》）：太陽證罷，是全屬陽明矣。先揭二陽併病者，見未罷時便有可下之證，今太陽一罷，則種種皆下證矣。《卷三》

程知曰（《傷寒經注》）：此言熱併陽明而譫語，宜用大承氣也。併病者，一經證多，一經證少，有歸併之勢也。太陽證罷而歸併陽明，但手足漐漐汗出，是大便已硬

也，與大承氣以下胃熱。《卷六》

錢潢曰（《傷寒溯源集》）：太陽陽明併病與上條（編者按：即第48條）同義，但上文則太陽證多而未解，雖有陽明證而猶未可下，當專以太陽主治而宜汗；此條則言太陽證已罷，但有潮熱、手足汗出、大便難而譫語等陽明胃實諸證，應以陽明爲治而當下，皆示人以辨證施治之法也。《卷六》

鄭重光曰（《傷寒論條辨續注》）：太陽與陽明併病，太陽證未罷者，從太陽而小發汗；太陽已罷者，從陽明而下之。其機在惡寒、惡熱而分也。《卷六》

舒詔曰（《傷寒集注》）：曰併病者，其義有二，一曰兼併，一曰吞併也。如太陽證不罷，而陽明、少陽之證即兼見者，爲兼併也。……今則太陽證罷，乃爲陽明吞併而成胃實，亟從下奪，無庸議矣。《卷四》

原文 陽明病，脉浮而緊，咽燥口苦，腹滿而喘，發熱汗出，不惡寒反惡熱，身重。若發汗則躁，心憒憒，反譫語。若加温針，必怵惕煩躁不得眠。若下之，則胃中空虛，客氣動膈，心中懊憹，舌上胎者，梔子豉湯主之。（221）

成無己曰（《注解傷寒論》）：脉浮發熱，爲邪在表；咽燥口苦，爲熱在經；脉緊腹滿而喘，汗出，不惡寒，反惡熱，身重，爲邪在裏。此表裏俱有邪，猶當和解之。若發汗攻表，表熱雖除，而內熱益甚，故躁而憒憒，反譫語。憒憒者，心亂。經曰：榮氣微者，加燒針則血不行，更發熱而躁煩。此表裏有熱，若加燒針，則損動陰氣，故怵惕煩躁不得眠也；若下之，裏熱雖去，則胃中空虛，表中客邪之氣乘虛陷於上焦，煩動於膈，使心中懊憹而不了了也。舌上胎黃者，熱者客於胃中；舌上胎白，知熱氣客於胸中，與梔子豉湯，以吐胸中之邪。

柯琴曰（《傷寒論注》）：脉證與陽明中風同，彼以惡寒，故名中風；此反惡熱，故名陽明病。陽明主肌肉，熱甚無津液以和之，則肉不和，故身重，此陽明半表裏證也。邪已入腹，不在營衛之間，脉雖浮，不可爲在表而發汗；脉雖緊，不可以身重而加温針；胃家初實，尚未燥硬，不可以喘滿惡熱而攻下。若妄汗之，則腎液虛，故躁；心液亡，故昏昧而憒憒；胃無津液，故大便燥硬而譫語也。若謬加温針，是以火濟火，故心恐懼而怵惕；土水皆因火侮，故煩躁而不得眠也。陽明中風，病在氣分，不可妄下，此既見胃實之證，下之亦不爲過，但胃中以下而空虛，喘滿、汗出、惡熱、身重等證或罷，而邪之客上焦者，必不因下除，故動於膈而心中懊憹不安也。病在陽明，以妄汗爲重，妄下爲輕。舌上胎句，頂上四段來。不惡、反惡，皆由心主，憒憒、怵惕、懊憹之象，皆心病所致，故當以舌驗之。舌爲心之外候，心熱之微甚，與胎之厚薄，色之淺深，爲可徵也。梔子豉湯主之，是總結上四段症。要知本湯是胃家初受雙解表裏之方，不只爲誤下後立法。蓋陽明初病，不全在表，不全在裏，諸證皆在裏之半表間，汗、下、温針，皆在所禁，將何以治之，惟有吐之一法，爲陽明表邪之出路耳。然病在胸中，宜瓜蒂散，此已在腹中，則瓜蒂散不中與也，梔子豉湯主之，外而自汗、惡熱、身重可除，內而喘滿、咽干、口苦自解矣。

陽明之有梔豉湯，猶太陽之有桂枝湯，既可以驅邪，亦可以救誤，上焦得通，津液得下，胃氣因和耳。《卷三》

汪琥曰（《傷寒論辨證廣注》）：愚按舌上胎，仲景不言何色，成注云：舌上胎白，知熱氣客於胸中。胸中者，胃口也。若熱聚胃中，當見胎黃；熱結大腸，當見胎黑矣。若然，則是仲景云舌胎，當是白胎無疑。《卷六》

吳人駒曰（《醫宗承啟》）：發熱汗出，不惡寒反惡熱，咽燥口苦，腹滿而喘，陽明之內熱已甚。但脉仍浮緊而不大，身雖不痛，但重而不輕。如是者，發汗燒針皆不可，謂其內熱而焰不可助也。若下之，則胃中本來空虛，誤下，頓令客氣乘虛而動膈。更察其心中懊憹有可惱之情況，舌上微苔，足驗其邪熱之結聚，不得一宣達之力，則何以解。梔子味苦而性微寒，苦寒者就下，而體却輕浮，輕浮者又能就上。豆豉為五穀之重者，重則就下，既經釀化，則輕能就上，意在使之不上不下，出沒乎其兩間，若涌蕩焉。涌之不已，勢必吐達，吐則邪因之而越，表裏諸證，頓然而解矣。《卷三》

鄭重光曰（《傷寒論條辨續注》）：咽燥口苦，腹滿而喘，是陽明裏熱；發熱汗出不惡寒，是陽明表熱。因陽明之熱自內達外，則裏證為急，故此條以裏證列前。任梔子以清裏熱，而表熱自解；用香豉以泄腹滿，而身重亦除。所以汗、下、燒針皆不可用，故著其變證以示戒也。憒憒，心亂狀；怵惕，恐懼貌；舌上胎則膈熱甚，故涌以梔子豉湯而徹膈上之熱，雖治太陽而不礙陽明矣。但太陽以心胸為裏，故用辛甘發散助心胸之陽而開玄府之表，不用苦寒以傷上焦之陽，所以宜汗不宜吐；陽明以心胸為表，當用酸苦涌泄引胃脘之陽而開胸中之表，不得用溫散以傷中宮之津液，故法當吐不當汗。《卷四》

尤怡曰（《傷寒貫珠集》）：浮而緊，陽明表裏之脉然也；咽燥口苦，腹滿而喘，發熱汗出，不惡寒，反惡熱，身重，陽明之裏之證然也。是為邪已入裏則氣連於表，內外牽制，汗下俱礙。是以汗之而邪不能出於表，則躁，心憒憒然昏亂而譫語；火之而熱且擾於中，則怵惕，煩躁不得眠；下之而邪不盡於裏，則胃氣徒虛，客氣內動，心中懊憹。若舌上胎白者，邪氣盛於上焦，故與梔子豉湯以越胸中之邪，所謂病在胸中當須吐之是也。《卷四》

吳謙曰（《醫宗金鑑》）：此承前條（編者按：即第189條）互發其義，以明其治也。前條表證居多，戒不可誤下；此條表裏混淆，脉證錯雜，不但不可誤下，亦不可誤汗也。若以脉浮而緊，誤發其汗，則奪液傷陰；或加燒針，必益助陽邪，故譫語煩躁，怵惕憒亂不眠也；或以證之腹滿、惡熱而誤下之，則胃中空虛，客氣邪熱，擾動胸膈，心中懊憹，舌上生胎，是皆誤下之過，宜以梔子豉湯一涌而可安也。《卷四》

章楠曰（《傷寒論本旨》）：此風寒互傷陽明經表裏之證，亦如太陽之互傷營衛也。蓋陽明之表，肌肉也；裏，胃脘也。脘上通咽，下及於腹，故咽燥口苦，腹滿而喘，裏證也；脉浮緊，發熱汗出，不惡寒，反惡熱，表證也。以寒為陰邪，滯於肌肉，故身重而脉緊；風為陽邪，化熱內擾，故咽燥口苦惡熱也。……若未經汗、下、燒針時，其風寒互持，表寒少而裏熱多，似宜桂枝二越脾一之法為當，何也？以其風寒互持，故脉緊身重，腹滿而喘，必須麻、桂；以其自汗，則須芍藥；其咽燥口苦，不惡寒，反惡熱，則須石膏。餘皆調和營衛之藥，陽明主肉，營衛在肉中，營衛調則肌肉之邪解矣。《卷三》

原文 若渴欲飲水，口乾舌燥者，白虎加人參湯主之。（222）

成無己曰（《注解傷寒論》）：若下後，邪熱客於上焦者為虛煩；此下後，邪熱不客於上焦而客於中焦者，是為乾燥煩渴，與白虎加人參湯，散熱潤燥。

盧之頤曰（《仲景傷寒論疏鈔金錍》）：若渴欲飲水，口乾舌燥者，雖燥化專令，仍無內證者，白虎湯主之，轉蕃茂為容平。若匡傾扶弱，則佐以人參。《卷八》

柯琴曰（《傷寒論注》）：上文是陽邪自表入裏，此條則自淺入深之證也。咽燥、口苦、惡熱，熱雖在裏，尚未犯心；憒憒、怵惕、懊憹，雖入心，尚不及胃；燥渴欲飲，是熱已入胃，尚未燥硬。用白虎加人參湯，瀉胃火而扶元氣，全不涉汗吐下三法矣。《卷三》

吳謙曰（《醫宗金鑒》）：若脉浮不緊，證無懊憹，惟發熱，渴欲飲水，口乾舌燥者，為太陽表邪已衰，陽明燥熱正甚，宜白虎加人參湯，滋液以生津。《卷四》

吳儀洛曰（《傷寒分經》）：若有身重以上等證，加以渴欲飲水，口乾舌燥者，宜解熱生津，白虎加人參湯主之。《卷三》

陳念祖曰（《傷寒論淺注》）：梔子豉湯止為熱邪乘心之劑也，恐不能兼清陽明經氣之燥熱。若前證外更加渴欲飲水，口乾舌燥者，為陽明經氣之燥熱也，又宜白虎加人參湯主之。此承梔子豉湯而進一步言也。《卷四》

章楠曰（《傷寒論本旨》）：若其由發汗傷津，而渴欲飲水，口乾舌燥者，用人參白虎湯生津以清熱，則其心躁、憒憒、譫語亦可以愈，又不可因譫語而誤作腑實用下法也。《卷三》

原文 若脉浮發熱，渴欲飲水，小便不利者，豬苓湯主之。（223）

成無己曰（《注解傷寒論》）：此下後，客熱客於下焦者也。邪氣自表入裏，客於下焦，三焦俱帶熱也。脉浮發熱者，上焦熱也；渴欲飲水者，中焦熱也；小便不利者，邪客下焦，津液不得下通也。與豬苓湯利小便，以瀉下焦之熱也。

柯琴曰（《傷寒論注》）：上條根首條諸證，此條又根上文飲水來。連用五"若"字，見仲景設法御病之詳。梔豉湯所不及者，白虎湯繼之；白虎湯不及者，豬苓湯繼之，此陽明起手之三法。所以然者，總為胃家惜津液，既不肯令胃燥，亦不肯令水漬入胃耳。

又曰：脉證全同五苓，彼以太陽寒水利於發汗，汗出則膀胱氣化而小便行，故利水之中仍兼發汗之味；此陽明燥土最忌發汗，汗之則胃亡津液而小便更不利，所以利水之中仍用滋陰之品。二方同為利水，太陽用五苓者，因寒水在心下，故有水逆之證，桂枝以散寒，白朮以培土也；陽明用豬苓者，因熱邪在胃中，故有自汗證，滑石以滋土，阿

膠以生津也。散以散寒，湯以潤燥，用意微矣。《卷三》

程應旄曰（《傷寒論後條辨》）：汗則胃實，燒針則損陰，下則胃虛邪客，證因誤治而變壞，難爲一定之法，故有梔子豉等湯之不同，所謂視其脉證，知犯何逆，以法治之也。熱在上焦，故用梔子豉湯；熱在中焦，故用白虎加人參湯；熱在下焦，故用猪苓湯。《卷七》

汪琥曰（《傷寒論辨證廣注》）：陽明病誤下，胃中空虛，上焦受傷，與下焦何與？蓋下後則胃中津液亡而燥渴欲飲水，但渴未甚而與之水，水不能消，積於下焦，小便因而不利。其脉浮者，非風邪在表之脉浮，乃熱邪傷氣之脉浮也。……故與猪苓湯以專清里熱，利小便，而脉浮發熱自愈。此又陽明病利小便之一法也。或問：渴欲飲水與白虎湯證相同，且也白虎湯證亦未嘗云小便利，兹何以因其小便不利即改用猪苓湯也；余答云：白虎湯證即或有小便不利者，但病人汗出多，水氣得以外泄。今觀下條云，汗出多，不可與猪苓湯，乃知此證其汗亦少，汗與溺俱無，則所飲之水安得不停？故用猪苓湯上以潤燥渴，下以利濕熱也。《卷六》

鄭重光曰（《傷寒論條辨續注》）：治陽明經病有三法，如熱在上焦者，梔豉湯吐之，上焦得通，津液自下，胃家不實矣；熱在中焦者，白虎湯清之，胃火得清，胃家不實矣；熱在下焦者，猪苓湯利之，火從下泄，胃家不實矣。《卷四》

吳謙曰（《醫宗金鑒》）：若發熱渴欲飲水，小便不利者，是陽明飲熱併盛，宜猪苓湯利水以滋乾。《卷四》

陳念祖曰（《傷寒論淺注》）：白虎加人參湯止清陽明經氣之燥熱，若脉浮發熱，渴欲飲水，如前證外更加小便不利一證者，爲陽明累及太陰脾氣，不能散精歸肺，通調水道，下輸膀胱所致也。第運脾調肺以導水，又必以清熱滋陰爲本，方不失爲陽明之治法。以猪苓湯主之。此承白虎加人參湯又進一步言也。《卷四》

章楠曰（《傷寒論本旨》）：若因燒針助火而脉仍浮，發熱，渴欲飲水，小便不利，此熱鬱三焦，用猪苓湯滋液清熱而利小便，則三焦氣化宣通，邪火下泄，其怵惕、煩躁、不得眠亦可愈也。《卷三》

原文 猪苓湯方

猪苓去皮　茯苓　澤瀉　阿膠　滑石碎，各一兩
上五味，以水四升，先煮四味，取二升，去滓，内阿膠烊消。溫服七合，日三服。

成無己曰（《注解傷寒論》）：甘甚而反淡，淡味滲泄爲陽；猪苓、茯苓之甘，以行小便；咸味涌泄爲陰，澤瀉之咸，以泄伏水；滑利竅，阿膠、滑石之滑，以利水道。

許宏曰（《金鏡内臺方議》）：猪苓湯與五苓散二方，大同而異者也。但五苓散中有桂、朮，兼治於表也；猪苓湯中有滑石，兼治於内也。今此脉浮發熱本爲表，又渴欲飲水，小便不利，乃下焦熱也。少陰下利不渴者爲寒，今此下利渴，又咳而嘔，心煩不得眠，知非虛寒，乃實熱也。故用猪苓爲君，茯苓爲臣，輕淡之味，而理虛煩、行水道；

澤瀉爲佐，而泄伏水；阿膠、滑石爲使，鎮下而利水道者也。《卷八》

方有執曰（《傷寒論條辨》）：豬苓、茯苓，從陽而淡滲；阿膠、滑石，滑澤以滋潤；澤瀉咸寒，走腎以行水。水行則熱泄，滋潤則渴除。《卷四》

柯琴曰（《傷寒附翼》）：二苓不根不苗，成於太空元氣，用以交合心腎，通虛無氤氳之氣也。阿膠味厚，乃氣血之屬，是精不足者，補之以味也。澤瀉氣味輕清，能引水氣上升；滑石體質重墜，能引火氣下降，水升火降，得既濟之理矣。且豬苓、阿膠，黑色通腎，理少陰之本；茯苓、滑石，白色通肺，滋少陰之源。澤瀉、阿膠，咸先入腎，培少陰之體；二苓、滑石，淡滲膀胱，利少陰之用。五味皆甘淡，得土中冲和之氣，是水位之下，土氣承之也；五物皆潤下，皆滋陰益氣之品，是君火之下，陰精承之也。以此滋陰利水而升津，諸症自平矣。《卷下》

陳念祖曰（《長沙方歌括》）：此湯與五苓之用有天淵之別。五苓散治太陽之水，太陽司寒水，故加洼以溫之，是暖腎以行水也；此湯治陽明、少陰結熱，二經兩關津液，惟取滋陰以行水。蓋傷寒表證最忌亡陽，而裏熱又患亡陰，亡陰者，亡腎中之陰與胃之津液也。若過於滲利，則津液反致耗竭，方中阿膠即從利水中育陰，是滋養無形，以利有形也。《卷五》

文通曰（《百十三方解》）：此凉膀胱瀉心熱啓腎水以滋肺金之方也。……方中用澤瀉啓膀胱之水而使之交於肺，滑石降肺中之熱下行而使之達於膀胱，豬苓、茯苓從小腸以導其熱，阿膠滋膀胱之陰而使之收斂也。《卷下》

吕震名曰（《傷寒尋源》）：同屬渴欲飲水小便不利之證，太陽從寒水化氣，故宜五苓散，主桂枝、白尤之甘溫，以宣陽而輸精；陽明從燥土化氣，故宜豬苓湯，主滑石、阿膠之凉降，以育陰而利水。《下集》

黄寶臣曰（《傷寒辨證集解》）：仲景制豬苓一湯以行陽明少陰二經水熱，其旨全在益陰，不專利水，方中阿膠養陰滋燥，滑石去熱利水，佐以二苓澤瀉之滲瀉，是利水而不傷陰之善劑也。《卷三》

原文 陽明病，汗出多而渴者，不可與豬苓湯，以汗多胃中燥，豬苓湯復利其小便故也。（224）

成無己曰（《注解傷寒論》）：《針經》曰：水穀入於口，輸于腸胃，其液別爲五，天寒衣薄則爲溺，天熱衣厚則爲汗，是汗溺一液也。汗多爲津液外泄，胃中乾燥，故不可與豬苓湯利小便也。

柯琴曰（《傷寒論翼》）：上越、中清、下奪，是治陽明三大法；發汗、利小便，是陽明經兩大禁。然於風寒初入陽明之表，即用麻黃、桂枝發汗者，以急於除熱而存津液，與急下之法同。若脉浮煩渴，小便不利，用豬苓湯利小便者，亦以清火而存津液。而又曰汗多者不可與豬苓湯，要知發汗、利小便是治陽明權巧法門，非正治法。《陽明病解》

周揚俊曰（《傷寒論三注》）：渴而小便不利，本當用豬苓湯，然汗多在所禁也。此與“傷寒入府，不令溲數”同意。蓋邪出陽明，已劫其津，汗出復多，更耗其液，津液曾幾，尚可下奪耶？倘以白虎加人參去其熱，則不利小便而津回自利矣。《卷十五·熱病篇》

沈明宗曰（《傷寒六經辨證治法》）：此明渴與汗皆禁滲利也。汗多而渴，胃中熱蒸，津液外泄，內必枯燥，若以豬苓湯滲利小便，重傷津液，恐有甕乾杯罄之虞，故不可與。《卷四》

張錫駒曰（《傷寒直解》）：豬苓湯，所以助脾氣之轉輸、肺氣之通調而利小便者也。若陽明病汗出多而渴者，乃陽明津液越出，乾燥而渴，非水津不布而渴也，故不可與豬苓湯。以汗多津液亡胃中燥，豬苓湯復利其小便，更走其津液故也。《卷四》

吳謙曰（《醫宗金鑒》）：陽明病，法當多汗，因汗出多，致小便少而渴者，不可與豬苓湯。蓋以汗多胃燥，無水不能下行，乃水涸之小便少，非水蓄之小便不利也，恐豬苓湯更利其小便，則益竭津液而助燥矣。《卷四》

徐大椿曰（《傷寒約編》）：豬苓湯雖用阿膠，而利水居其十七，故不可與。《卷二》

邵仙根曰（《傷寒指掌》邵評）：汗多津虧，禁利小便，蓋陽明一經，以存津液爲第一義也。《卷一》

章楠曰（《傷寒論本旨》）：上條渴欲飲水而用豬苓湯者，因小便不利，水鬱其熱而渴也。小便利，則熱泄而渴自止。若非小便不利，因汗出多，胃燥而渴者，當用白虎加參生津清熱也，不可用豬苓湯更利小便以泄津液也。《卷三》

原文 脉浮而遲，表熱裏寒，下利清穀者，四逆湯主之。（225）

成無己曰（《注解傷寒論》）：浮爲表熱，遲爲裏寒。下利清穀者，裏寒甚也，與四逆湯，温裏散寒。

萬全曰（《傷寒摘錦》）：此陽明傳少陰也……因下後而致，名越經傳。《卷上》

盧之頤曰（《仲景傷寒論疏鈔金錍》）：浮而遲，便非犖有餘之爲浮矣，若瞥瞥之羹上肥，有其外，無其內，正所以徵陽氣之衰微。《卷八》

柯琴曰（《傷寒論注》）：脉浮爲在表，遲爲在藏，浮中見遲，是浮爲表虛，遲爲藏寒；未經妄下而利清穀，是表爲虛熱，裏有真寒矣。……必其人胃氣本虛，寒邪得以直入脾胃，不犯太少二陽，故無口苦、咽乾、頭眩、項強痛之表證。然全賴此表熱，尚可救其裏寒。《卷四》

錢潢曰（《傷寒溯源集》）：此與少陰、厥陰裏寒外熱同義。若風脉浮而表熱，則浮脉必數；今表雖熱而脉遲。則知陰寒在裏，陰盛格陽於外而表熱也。虛陽在外，故脉浮，陰寒在裏，故脉遲，所以下利清穀。此爲真寒假熱，故以四逆湯祛除寒氣，恢復真陽也。若以爲表邪而汗之，則殆矣。《卷六》

章楠曰（《傷寒論本旨》）：脉浮身熱是有表邪，而不知其脉遲爲陽虛裏寒，即使便硬，爲陰結也。若誤攻下，而表熱仍在，裏寒益甚，必下利清穀。以四逆湯急救脾腎之陽，用生附配乾姜，從裏達表，其外邪亦可解散，而不至內陷矣。《卷三》

原文 若胃中虛冷，不能食者，飲水則噦。（226）

成無己曰（《注解傷寒論》）：噦者，咳逆是也。《千金》曰：咳逆者，噦逆之名。胃中虛冷，得水則水寒相搏，胃氣逆而噦。

盧之頤曰（《仲景傷寒論疏鈔金錍》）：此亦承上，不能則爲病熱也。反與飲水，以寒其寒，轉致搏激，氣逆則噦矣。《卷八》

柯琴曰（《傷寒論注》）：要知陽明病不能食者，雖身熱惡熱，而不可攻其熱。不能食，便是胃中虛冷，用寒以徹表熱，便是攻，非指用承氣也。傷寒治陽明之法利在攻，仲景治陽明之心全在未可攻，故諄諄以胃家虛實相告耳。《卷三》

鄭重光曰（《傷寒論條辨續注》）：此條較前脉遲胃冷必噦者，虛寒更甚，故不但攻熱必噦，即飲水亦噦矣。《卷四》

張錫駒曰（《傷寒直解》）：此論陽明中焦虛冷也。……夫胃氣壯則穀消而水化，若胃中虛冷則穀不消而不能食。夫既不能食，則水必不化，故飲水則噦。《卷四》

尤怡曰（《傷寒貫珠集》）：陽明土也，土惡水而喜溫，若胃虛且冷，不能納穀者，土氣無權，必不能勝水而禁冷，設與之水，水與寒搏，必發爲噦。噦，呃逆也。《卷三》

原文 脉浮發熱，口乾鼻燥，能食者則衄。（227）

成無己曰（《注解傷寒論》）：脉浮發熱，口乾鼻燥者，熱在經也；能食者，裏和也。熱甚於經，迫血爲衄。胃中虛冷，陰勝也，水入於經，其血乃成，飲水者助陰，氣逆爲噦。發熱口乾，陽勝也，食入於陰，長氣於陽，能食者助陽，血妄爲衄。三者，偏陰偏陽之疾也。

方有執曰（《傷寒論條辨》）：浮因於風也，風爲陽，所以證如此也。《卷四》

張璐曰（《傷寒纘論》）：能食知邪不在裏而在經，故必衄。《卷上·陽明上》

柯琴曰（《傷寒論注》）：此邪中於面，而病在經絡矣。液之與血，異名而同類，津液竭，血脉因之而亦傷，故陽明主津液所生病，亦主血所生病。陽明經起於鼻，系於口齒，陽明病則津液不足，故口鼻乾燥，陽盛則陽絡傷，故血上溢而爲衄也。……能食者，胃氣强也。以脉浮發熱之證，而見口乾鼻燥之病機，如病在陽明，更審其能食、不欲嚥水之病情，知熱不在氣分而在血分矣。此問而知之也。

又曰：太陽、陽明皆多血之經，故皆有血證。太陽脉當上行，營氣逆，不循其道，反循巔而下至目內眥，假道於陽明，自鼻頰而出鼻孔，故先目瞑、頭痛；陽明脉當下行，營氣逆而不下，反循齒環唇而上循鼻外，至鼻頰而入鼻，故先口燥、鼻乾。異源而同流者，以陽明經脉起於鼻之交頻中，旁納太陽之脉故也。《卷三》

錢潢曰（《傷寒溯源集》）：脉浮發熱，邪在表也。口乾鼻燥，陽明之脉起於鼻之交頻中，下循鼻外，上入齒中，還出挾口環唇，下循喉嚨，入缺盆。《熱論》云：陽明主肉，其脉挾鼻絡於目，故身熱目疼而鼻乾不得臥也。能食者，陽明中風，熱邪能殺穀

也。陽明鬱甚，不得汗泄，逼血妄行而出於上焦清竅也。《卷六》

張錫駒曰（《傷寒直解》）：夫熱在經脉，故脉浮發熱；熱循經脉而乘於上焦，故口乾鼻燥；不傷中焦之胃氣，故能食；胃氣和而經脉熱，故能食者則衄。能食者則衄，言病不在胃，非因能食而致衄也。《卷四》

魏荔彤曰（《傷寒論本義》）：脉浮發熱，太陽病尚有存者，而口乾鼻燥、能食，雖陽明裹證未全成，陽明內熱已太盛。熱盛則上逆，上逆則引血，血上則衄，此又氣足陽充之故，熱邪亦隨之而泄。《卷四》

吳謙曰（《醫宗金鑒》）：陽明病，脉浮發熱，口鼻乾燥，熱在經也。若其人能食，則爲胃和，胃和則邪當還表作解也。然還表作解，不解於衛，則解於營。汗出而解者，從衛解也；衄血而解者，從營解也。今既能食、衄血，則知欲從營解也。《卷四》

鄭壽全曰（《傷寒恒論》）：脉浮發熱，風熱在表也；口燥鼻乾，熱入陽明也。能食則衄，胃氣健而鼓動，便可以從衄解也。《卷四》

原文 陽明病，下之，其外有熱，手足溫，不結胸，心中懊憹，饑不能食，但頭汗出者，栀子豉湯主之。（228）

成無己曰（《注解傷寒論》）：表未罷而下者，應邪熱內陷也。熱內陷者，則外熱而無手足寒；今外有熱而手足溫者，熱雖內陷，然而不深，故不作結胸也。心中懊憹，饑不能食者，熱客胸中爲虛煩也。熱自胸中熏蒸於上，故但頭汗出而身無汗。與栀子豉湯，以吐胸中之虛煩。

柯琴曰（《傷寒論注》）：外有熱，是身熱未除；手足溫，尚未漐然汗出，此猶未下前證，見不當早下也。不結胸，是心下無水氣，知是陽明之燥化；心中懊憹，是上焦之熱不除；饑不能食，是邪熱不殺穀；但頭汗出而不發黃者，心火上炎，而皮膚無水氣也。此指下後變證。夫病屬陽明，本有可下之理，然外證未除，下之太早，胃雖不傷，而上焦火鬱不達，仍與栀子豉湯吐之，心清而內外自和矣。《卷三》

程知曰（《傷寒經注》）：陽明證，疑於可下，乃下之，而身熱不去，反致上壅，是未及硬滿燥實而下之不如法也。外有熱，經邪未解也；手足溫，熱未入裹也。無太陽證，故雖下早而猶不致結胸，而鬱熱煩悶之狀則不能免，故心中懊憹、饑不能食、但頭汗出者，邪不服而不下降，熱不外越也。與栀子豉湯以涌在上之熱邪，兼以解胸中之虛煩。《卷七》

汪琥曰（《傷寒論辨證廣注》）：陽明誤下，邪熱雖應內陷，不比太陽病誤下之深，故其身外猶有余熱，手足溫，不結胸。手足溫者，徵其表和而無大邪；不結胸者，徵其裹和而無大邪。表裹已無大邪，其邪但在胸膈之間，以故心中懊憹、饑不能食者，言懊憹之甚，則似饑非饑，嘈雜不能食也。但頭汗出者，成注云：熱自胸中熏蒸於上，故但頭汗出而身無汗也。與栀子豉湯以吐胸中之邪熱。《卷六》

沈明宗曰（《傷寒六經辨證治法》）：此邪偏膈上也。下後有熱，手足溫，不結胸，雖下而證不變，陽明經邪仍在，此不爲逆。但見心中懊憹，饑不能食。頭汗出，則太

陽、陽明二經風邪會鬱胸膈之間，故宜梔豉湯，從其高而越之。《卷四》

魏荔彤曰（《傷寒論本義》）：陽明若表邪所變之熱已全入裏府，而作潮熱，手足濈然汗出者，此宜作胃實論，而言下之也。如表邪所變之熱尚未全入裏府，乃即以爲胃實而遽下之，則其外仍有熱，究不能隨下藥而滌蕩也，於是雖熱而不潮，手足雖溫而無濈然之汗出，則是在表者仍在表，而復誤下之傷其裏耳。即不致如全在太陽者誤下成結胸，而心下懊憹、饑而不能食、但頭汗出，其鬱熱之氣爲陰寒之藥所格，俱凝塞於胸膈之上，病證昭然矣。但病仍帶表，既不可再下，且已入裏，又不可復發汗，惟有主以梔子豉湯，仍從太陽治法。以豉之香辛越表邪於上，以梔子苦寒泄里邪於下，表裏兼治而不犯誤下、誤汗之禁，是又仲師之神於處方者也。《卷四》

舒詔曰（《傷寒集注》）：此證下傷脾胃，故心中懊憹，饑不能食，頭汗出者，陽虛也。法宜理脾開胃，兼以扶陽，梔豉湯不可用也。《卷四》

原文 陽明病，發潮熱，大便溏，小便自可，胸脅滿不去者，與小柴胡湯。（229）

成無己曰（《注解傷寒論》）：陽明病潮熱，爲胃實，大便硬而小便數；今大便溏，小便自可，則胃熱未實，而水穀不別也。大便溏者，應氣降而胸脅滿去；今反不去者，邪氣猶在半表半裏之間，與小柴胡湯，以去表裏之邪。

方有執曰（《傷寒論條辨》）：潮熱，少陽陽明之涉疑也。大便溏，小便自可，胃不實也；胸脅滿不去，則潮熱仍屬少陽明矣，故須仍從小柴胡。《卷四》

王肯堂曰（《傷寒準繩》）：陽明爲病，胃實是也，今便溏而言陽明病者，謂陽明外證身熱汗出，不惡寒反惡熱之病也。《佚之三》

盧之頤曰（《仲景傷寒論疏鈔金鎞》）：陽明病，發潮熱，非胃實之所致，承其旺時，邪得顯發，因此以識陽明之爲病也。設胃果實，大便當硬，今反溏；設果秉燥，小便當澗，今自可，知不在裏。……其胸脅滿而不去，爲邪留之脅、之胸，乃可懲從樞鍵。《卷八》

柯琴曰（《傷寒論注》）：潮熱已屬陽明，然大便溏而小便自可，未爲胃實。胸脅苦滿，便用小柴胡和之，熱邪從少陽而解，不復入陽明矣。……此是陽明少陽合病，若謂陽明傳入少陽，則謬矣。《卷三》

汪琥曰（《傷寒論辨證廣注》）：此條係陽明病傳入少陽之證。陽明病發潮熱，若似乎胃家實矣，但胃實者，大便必硬，小便赤澀，今則大便溏，小便自可，是熱雖潮，邪猶在經，非入府之證也。更加胸脅滿不去者，已傳入少陽也。故與小柴胡湯以和解半表半裏之邪。《卷六》

錢潢曰（《傷寒溯源集》）：此陽明兼少陽之證也。邪在陽明而發潮熱，爲胃實可下之候矣，而大便反溏，則知邪雖入而胃未實也。小便自可，尤知熱邪未深，故氣化無乖而經邪尚未盡入也。胸脅滿者，邪在少陽之經也。少陽之脈循脅裏，其支者合缺盆，下胸中。胸脅之滿未去，其邪猶在半表半裏之間，故爲少陽陽明。然既曰陽明病，而獨以少陽法治之者，蓋陽明雖屬主病，而仲景已云"傷寒中風，有柴胡證，但見一證便是，不必悉具"，故凡見少陽一證，便不可汗下，惟宜以小柴胡湯和解之也。《卷六》

原文 陽明病，脅下鞕滿，不大便而嘔，舌上白胎者，可與小柴胡湯。上焦得通，津液得下，胃氣因和，身濈然汗出而解。（230）

成無己曰（《注解傷寒論》）：陽明病，腹滿，不大便，舌上胎黃者，爲邪熱入府，可下；若脅下硬滿，雖不大便而嘔，舌上白胎者，爲邪未入府，在表裏之間，與小柴胡湯以和解之。上焦得通，則嘔止；津液得下，則胃氣因和，汗出而解。

方有執曰（《傷寒論條辨》）：此承上條而言。即使不大便而脅下硬滿在，若有嘔與舌苔，則少陽爲多，亦當從小柴胡。上焦通，硬滿開也；津液下，大便行也。百體皆受氣於胃，故胃和則身和，汗出而病解。《卷四》

柯琴曰（《傷寒論翼》）：此雖已屬陽明，而少陽之症未罷也。蓋少陽之氣，游行三焦，因脅下之阻隔，令上焦之治節不行，水精不能四布，故舌上有白胎而嘔。與之小柴胡，轉少陽之樞也，則上焦氣化始通，津液得下，胃家不實，而大便自輸矣。身濈然而自汗解者，是上焦津液所化，故能開發腠理，薰膚充身澤毛，若霧露之溉，與胃中邪熱薰蒸而自汗不解者不同。《少陽病解》

程知曰（《傷寒經注》）：此亦言陽明兼少陽宜用柴胡也。不但大便溏爲胃未實，即使不大便而嘔，亦爲邪未入裏。硬滿在脅而不在腹，舌胎白而不黃，皆少陽之見證爲多，故當從小柴胡分解陰陽，使上下通和，濈然汗出，而表裏之邪爲之一徹也。上焦和則嘔、胎去，津液下則硬滿消，胃氣因和則大便亦行矣。《卷七》

程應旄曰（《傷寒論後條辨》）：前證不但大便溏爲未實，即使不大便，而却與脅下硬滿之證兼見，則非關下焦之不通也。緣木氣鬱於土中，不能升發，是爲上焦不通，上焦不通則氣不下降，故不但滿而且嘔。上焦既窒，則津液爲熱搏結，徒薰蒸於膈上，不得下滋於胃府，故舌上白胎而不大便。白胎雖不遠於寒，然津結終不似寒結之大滑，推其原，只因上焦不通。夫不通屬下焦者從導，不通屬上焦者從升，小柴胡湯主之，達土中之木而順其性，使上焦得通，則津液得下，胃氣因和，諸證皆愈矣。上焦得通，照脅下硬滿言；津液得下，照舌胎與嘔言；胃氣因和，照不大便言。因字宜活看，見陽明病不必治陽明，而陽明無不可因之治也。身濈然汗出者，陽明病多汗，窒則汗不得越，一通之而津液不窒，自能四布矣。

上條陽明病從潮熱上見，此條陽明病從不大便上見。《卷七》

張志聰曰（《傷寒論集注》）：此承上文言小柴胡湯治脅下硬滿，更調和胸胃之氣於上下而流通於內外也。陽明病，脅下硬滿者，氣機內逆不能從樞開闔也；不大便者，土氣不和於下也；嘔者，土氣不和於上也；舌上白胎者，少陽樞轉不利而火氣虛微也。故可與小柴胡湯，從脅下出中胃而上達於膺胸，故上焦得通於上，津液得行於下，胃氣得和於中，上中下氣機旋轉，則身濈然汗出，內外交通而病解矣。《卷三》

錢潢曰（《傷寒溯源集》）：此亦陽明兼少陽之證也。上文雖潮熱而大便反溏，小便自可，此雖不大便而未見潮熱，皆爲陽明熱邪未實於胃之證。前云胸脅滿未去，此云脅下硬滿而嘔，皆爲少陽見證，而似差有輕重，以致後人有少陽爲多之解。然仲景之意，不過互相發明，初無少異，但訓人以見證雖有不同，其理本無二致也。言證見陽明而又脅下硬滿，此證兼少陽也。少陽之脉行身之側，循脅裏，邪氣入經，故硬滿也。不大便爲陽明裏熱，然嘔則又少陽證也。少陽之支脉合缺盆，下胸中，邪在胸中，故嘔也。舌胎之狀雖各有不同，而寒熱虛實及邪之淺深、證之表裏，無不畢現，智者明睿所照，自是纖毫無爽。若熱邪實於胃，則舌胎非黃即黑，或干硬，或芒刺矣。舌上白胎，爲舌胎之初現，若夫邪初在表，舌尚無胎，既有白胎，邪雖未必全在於表，然猶未盡入於裏，故仍爲半表半裏之證。邪在半裏則不可汗，邪在半表則不可下，故可與小柴胡湯以和解之。少陽之經邪得解，則胸脅去而其嘔自止，脅邪平而硬滿自消。無邪氣間隔於中，則上焦之氣得以通行無滯，故胃中之津液得以下流而大便自通，胃氣因此而和，遂得表裏暢達，通身濈然汗出而解矣。《卷六》

張錫駒曰（《傷寒直解》）：此言小柴胡湯不特達陽明之氣於外，更能調和上下之氣，流通內外之津液也。夫陽明之氣由下而上，由內而外，出入於心胸，游行於腹胃，靡不藉於少陽之樞。今陽明病脅下硬滿者，不得由樞以出也。不得由樞以出，遂致三焦相混，內外不通矣。不大便者，下焦不通，津液不得下也；嘔者，中焦不治，胃氣不和也；舌上白胎者，上焦不通，鬱於上也。可與小柴胡湯調和三焦之氣，上焦得通而白胎去，津液得下而大便利，胃氣因和而嘔止，三焦通暢，氣機旋轉，身濈然汗出而解也。《卷四》

沈金鰲曰（《傷寒論綱目》）：喻嘉言謂上焦得通，津液得下八字，關係病機最切，誠哉言也。其意以風寒聚膈中，必挾津液而成喘逆嘔痞諸症，故上焦風寒不解，則津液必不得下，惟和之於中而上焦通矣，上焦通而津液亦和而下矣。《卷九》

吳貞曰（《傷寒指掌》）：按白胎，屬痰飲溢於上焦，與小柴胡，則痰飲化而津液行，胃氣一和，則上焦仍得汗出而解矣。《卷一》

陳念祖曰（《傷寒論淺注》）：此言小柴胡湯不特達陽明之氣於外，更能調和上下之氣，流通內外之津液也。《卷四》

章楠曰（《傷寒論本旨》）：言陽明病者，必有脉大、潮熱等證也；脅痛硬滿，邪及少陽；中氣阻逆，濁壅不降，故不大便而嘔；舌胎白者，經熱腑寒，表裏不和也。既標陽明病，不過兼及少陽，而與小柴胡何也？蓋邪在經，必使汗解，而少陽爲樞，陽明爲闔，治其闔，邪必難達，不及轉其樞之靈也。其樞既轉，以故上焦得通，津液得下，胃氣因和，自然汗出而解，表里通調，大便亦可出矣。《卷三》

原文 陽明中風，脉弦浮大而短氣，腹都滿，脅下及心痛，久按之氣不通，鼻乾，不得汗，嗜臥，一身及目悉黃，小便難，有潮熱，時時噦，耳前後腫，刺之小差，外不解，病過十日，脉續浮者，與小柴胡湯。（231）

成無己曰（《注解傷寒論》）：浮大爲陽，風在表也；弦則爲陰，風在裏也。短氣腹滿，脅下及心痛，風熱壅於腹中而不通也。若寒客於內而痛者，按之則寒氣散而痛止；此以風熱內壅，故雖久按而氣亦不通。陽明病，鼻乾不得臥，自汗出者，邪在表也；此鼻乾不得汗而嗜臥者，風熱內攻，不干表也。一身面目悉黃，小便難，有潮熱，時時噦者，風熱攻於胃也。陽明之脉出大迎，循頰車，上耳前，過客主人，熱勝則腫，此風熱在經，故耳前後腫，刺之經氣通，腫則小差。如此者，外證罷則可攻。若外證不解，雖過十日，脉續浮者，邪氣猶在半表半裏，與小柴胡湯以和解之。

方有執曰（《傷寒論條辨》）：弦，少陽；浮，太陽；大，陽明。脅下痛，少陽也；小便難，太陽之膀胱不利也；腹滿，鼻乾，嗜臥，一身及面目悉黃，潮熱，陽明也；時時噦，三陽俱見而氣逆甚也。耳前後腫，陽明之脉出大迎，循頰車，上耳前；太陽之脉，其支者從巔至耳；少陽之脉下耳後，其支者從耳後入耳中，出走耳前也。然則三陽俱見證，而曰陽明者，以陽明居多而任重也；風寒俱有，而曰中風者，寒證輕而風脉甚也。續浮，謂續得浮，故與小柴胡，從和解也。《卷四》

柯琴曰（《傷寒論注》）：本條不言發熱，看中風二字，便藏表熱在內，外不解，即指表熱而言，即暗伏內已解句。病過十日，是內已解之互文也，當在外不解句上。無餘證句，接外不解句來。刺之，是刺足陽明，隨其實而瀉之。小差句，言內證俱減，但外證未解耳，非刺耳前後，其腫少差之謂也。脉弦浮者，向之浮大減小而弦尚存，是陽明之脉證已罷，惟少陽之表邪尚存，故可用小柴胡以解外。《卷三》

程知曰（《傷寒經注》）：陽明脉大，而兼浮弦，則是太陽、少陽之邪俱未解也。腹爲陽明之位，脅下屬少陽，心間爲太陽，乃通腹都滿，氣短不通，至脅下及心俱痛，則太陽、少陽之證具見，而陽明所居之前後皆邪氣爲之彌漫充塞也。鼻乾，陽明經燥也；不得汗，表未解也；嗜臥，經氣不通而神昏也；身面俱黃，熱不得越於外也；小便難，熱在太陽之府也；有潮熱，邪入陽明之里也；時時噦，邪氣盛而正氣不得通也。耳前後腫，少陽經熱壅也；刺之小差，略疏其經也。此其裏邪充滿，外證未解，真是無可如何。若過十日，陽明之氣猶存，脉漸向浮，則邪猶可從外解，當與小柴胡湯引陽明之邪從少陽出；若但見浮脉而無他惡證，則與麻黃湯引陽明之邪從太陽出。若不尿、腹滿、更加噦，則邪氣不得前通，真氣不得往來，不可治矣。《卷七》

程應旄曰（《傷寒論後條辨》）：此條所中之氣兼有溫邪在內，故脉弦浮大。裏陽爲表陽閉遏，萬物所歸之經氣阻塞不通，怫之極則擾之極，故卒難用治，唯照依《內經·刺熱篇》中之刺法，泄去其熱。此刺不專爲耳腫設。小差外不解者，內勢漸殺，所不解者，外不得汗，仍潮熱耳。猶須俟過十日者，恐小差之熱勢去之不盡，不無因升發之藥而復盈也。脉續浮者，尚接弦大之浮，熱未能盡去也，故用小柴胡湯雙解之。《卷七》

汪琥曰（《傷寒論辨證廣注》）：此條病雖云陽明中風，觀其脉弦、脅下痛、時時噦、耳前後腫，少陽之證偏重，故從柴胡例治。《卷六》

張錫駒曰（《傷寒直解》）：此言陽明主闔必藉少陽之樞、太陽之開，若闔而不能開轉，則一息不運，針機窮矣。故《經》曰：太陽爲開，陽明爲闔，少陽爲樞，三經者，不得相失也。陽明中風，脉弦浮大者，以陽明之病而見三陽之脉也。陽明主闔，不得由樞而開，故短氣。夫不能從開樞而出，闔於腹則腹滿，闔於脅則脅下及心痛也。久按者，按其心腹與脅下也，久按之則閣而復閣，故氣不通也。陽明之脉起於鼻，其津液爲汗，氣閣於內，津液不得外達，故鼻乾不得汗也。嗜臥者，陽明隨衛氣而行於陰也。一身及面目悉黃者，土鬱而色現也。小便難者，脾不能爲胃行其津液也。有潮熱者，隨旺時而熱也。時時噦者，陽明氣逆也。耳前後腫者，逆於少陽之經也。刺之小差者，經氣少通也。外不解者，不能從樞而出也。"病過十日"直貫至"不治"句，蓋言病過十日，又當三陰受邪，若脉續浮者，不涉於陰，仍欲從少陽之樞而出也，故與小柴胡湯以轉其樞；脉但浮，無他餘之證者，欲從太陽之開而出也，故與麻黃湯以助其開。若不能從太陽之開、少陽之樞，逆於三陰之分，則不尿、腹滿加噦矣。夫不尿則甚於十日前之小便難也，加噦更甚於十日前之時時噦也。樞轉不出，逆於三陰，故爲不治。《卷四》

尤怡曰（《傷寒貫珠集》）：此條雖係陽明，而已兼少陽，雖名中風，而實爲表實，乃陽明、少陽邪氣閉鬱於經之證也。陽明閉鬱，故短氣腹滿，鼻乾不得汗，嗜臥，一身及面目悉黃，小便難，有潮熱；少陽閉鬱，故脅下及心痛，久按之氣不通，時時噦，耳前後腫。刺之小差，外不解者，脉證少平而大邪不去也。病過十日而脉續浮，知其邪猶在經，故與小柴胡湯和解邪氣。《卷三》

吳謙曰（《醫宗金鑒》）：續浮之"浮"字，當是"弦"字，始與文義相屬，則可與小柴胡湯。若俱是"浮"字，則上之浮既宜用小柴胡湯，下之浮又如何用麻黃湯耶？《卷四》

鄭壽全曰（《傷寒恒論》）：稱陽明中風，是邪已確在陽明，至所現病情脉象，實陽明而兼少陽、太陽兩經之證。三陽病勢彌漫已極，理應照三陽併病法治之，至所主柴胡、麻黃二方，皆是相機而行之法。《卷四》

黃寶臣曰（《傷寒辨證集解》）：此條三陽俱有見證，而陽明少陽爲多。《卷三》

原文 脉但浮，無餘證者，與麻黃湯。若不尿，腹滿加噦者，不治。（232）

成無己曰（《注解傷寒論》）：若其脉但浮而不弦大，無諸裏證者，是邪但在表也，可與麻黃湯以發其汗；若不尿，腹滿加噦者，關格之疾也，故云不治，《難經》曰：關格者，不得盡其命而死。

萬全曰（《傷寒摘錦》）：此條當分作三治法。如脉但浮大，無諸裏證者，此邪在於經，可與麻黃湯以汗之；如脉弦大，外證罷者，此邪在於裏，可與大柴胡湯下之；病過十日，外不解，脉續浮者，此邪在半表半裏，可與小柴胡湯和解之。若不尿，腹滿加噦，此關格之病也。《卷上》

張璐曰（《傷寒續論》）：陽明之邪。來自太陽，去自少陽，所以脉續浮者，與小柴胡湯，推其邪使速往少陽去路也；脉但浮無餘證者，與麻黃湯，推其邪使速還太陽來路也。若不尿，腹滿，則胃邪內壅不下行矣；而更加噦，胃氣將竭，愈逆上矣。《卷上·陽明上》

柯琴曰（《傷寒論注》）：若脉但浮而不弦大，則非陽明、少陽脉；無餘證，則上文諸證悉罷，是無陽明、少陽證，惟太陽之表邪未散，故可與麻黃湯以解外。所以然者，以陽明居中，其風非是太陽轉屬，即是少陽轉屬，兩陽相熏灼，故病過十日，而表熱不退也。無餘證可憑，只表熱不解，法當憑脉。故弦浮者，可知少陽轉屬之遺風；但浮者，是太陽轉屬之餘風也。若不尿、腹滿加噦，是接耳前後腫來。此是內不解，故小便難者，竟至不尿；腹部滿者，竟不減；時時噦者，更加噦矣。非刺後所致，亦非用柴胡、麻黃後變證也。《卷三》

程應旄曰（《傷寒論後條辨》）：脉但浮者，減去弦大之浮、不得汗之外，無餘證也，故用麻黃獨表之。不尿、腹滿加噦，俱指刺後言，非指用柴胡、麻黃後言。刺之而諸證小差，唯此不差，噦且有加，則府熱已經攻藏，而穀氣垂亡，不治之勢已成，雖小柴胡湯、麻黃湯不必用矣。《卷七》

張志聰曰（《傷寒論集注》）：脉但浮，無餘證者，此三陽合併於太陽而從開，但得太陽之氣外浮，而無內逆之餘證，故可與麻黃湯開發皮毛，邪從表出，乃得太陽之開浮而可出也。若不尿、腹滿，乃五運之氣逆於中土；加噦者，生陽之氣脫於下。《經》云，升降息則氣立孤危，出入廢則神機化滅，故爲不治。莫氏曰：若不尿，則甚於小便難；加噦，則甚於時時噦。有增無減，故屬不治。《卷三》

吳人駒曰（《醫宗承啟》）：此風溫爲病，彌漫三焦，始終皆見浮脉，而無實熱裏證，故雖曰日久，仍得自表而解。又以破通篇之成局，而示人之取用，當知有決擇者也。蓋陽明熱盛者，不當汗，而此復爲之汗，因其不得自汗出也。病過十餘日者，不當表散而爲之表散者，因其脉浮也。若不尿腹滿加噦，則水竭於下，火炎於上，雖欲使柴胡、麻黃，不可得矣，故曰難治。《卷二》

尤怡曰（《傷寒貫珠集》）：若脉但浮而無少陽證兼見者，則但與麻黃湯發散邪氣而已。蓋以其病兼少陽，故不與葛根而與柴胡；以其氣實無汗，故雖中風而亦用麻黃。若不得尿，故腹加滿、噦加甚者，正氣不化而邪氣獨盛，雖欲攻之，神不爲使，亦無益矣，故曰不治。《卷三》

吳謙曰（《醫宗金鑒》）：中風傳陽明，病太陽未罷，脉當浮緩。今脉弦浮大，弦，少陽脉也；浮，太陽脉也；大，陽明脉也。脉既兼見，證亦如之。腹滿，太陽陽明證也；脅下及心痛，久按之氣不通快，少陽證也；鼻乾，陽明證也；不得汗，太陽證也；嗜臥，少陰證也；面目悉黃，太陰證也；小便難，太陽府證也；潮熱，陽明裏證也；噦逆，胃敗證也；耳前後腫，少陽證也；短氣，氣衰證也，凡仲景立法無方之條，皆是此等陰陽錯雜，表裏混淆之證，但教人俟其病勢所向，乘機而施治也。故用刺法，待其小差，若外病不解，已成危候。如過十日，脉續弦不浮者，則邪機已向少陽，可與小柴胡湯和之，使陽明之邪從少陽而解。若脉但浮不大，而無餘證者，則邪機已向太陽，當與麻黃湯汗之，使陽明之邪從太陽而解。若已過十餘日，病勢不減，又不歸於胃而成實，更加不尿腹滿噦甚等逆，即有一二可下之證，胃氣已敗，不可治也。《卷四》

原文 陽明病，自汗出，若發汗，小便自利者，此爲津液內竭，雖鞕不可攻之，當須自欲大便，宜蜜煎導而通之。若土瓜根及大豬膽汁，皆可爲導。（233）

成無己曰（《注解傷寒論》）：津液內竭，腸胃乾燥，大便因硬，此非結熱，故不可攻，宜以藥外治而導引之。

李中梓曰（《傷寒括要》）：汗出，則津液枯於上；小便利，則津液竭於下，若強攻之，危症立見。如上二法導之，爲虛弱人立權巧法也。然此惟燥在直腸者宜之，若燥屎在上者，非其治也。《卷上》

張璐曰（《傷寒纘論》）：凡係多汗傷津，及屢經汗下不解，或尺中脉遲弱，元氣素虛人，當攻下而不可攻者，并宜導法。但須分津液枯者用蜜導，熱邪盛者用膽導，濕熱痰飲固結，姜汁、麻油浸梔蔓根導。……至於陰結便秘者，宜於蜜導中加姜汁、生附子末，或削陳醬姜導之。此實補仲景之未逮也。《卷上·陽明下》

柯琴曰（《傷寒論注》）：本自汗，更發汗，則上焦之液已外竭；小便自利，則下焦之液又內竭，胃中津液兩竭，大便之硬可知。雖硬而小便自利，是內實而非內熱矣。蓋陽明之實，不患在燥而患在熱，此內既無熱，只須外潤其燥耳。連用三"自"字，見胃實而無變證者，當任其自然，而不可妄治。更當探苦欲之病情，於欲大便時，因其勢而利導之；不欲便者，宜靜以俟之矣。此何以故？蓋胃家實，固是病根，亦是其人命根，禁攻其實者，先慮其虛耳。《卷三》

程知曰（《傷寒經注》）：此言津液內竭有導通之法，不宜妄攻以再傷津液也。小便自利，則內無實熱，故須其自便，蜜煎以導其燥。土瓜根、猪膽汁，皆寒而潤也。《卷六》

程應旄曰（《傷寒論後條辨》）：小便自利者，津液未肯還入胃中也。津液內竭而硬，故自欲大便，但苦不能出耳。須其有此光景時，方可從外導法漬潤其腸，腸潤則水流就濕，津液自歸而還胃，故不但大便通，而小便亦從內轉矣。《卷七》

汪琥曰（《傷寒論辨證廣注》）：或問：小便自利，大便硬，何以不用麻仁丸？余答云：麻仁丸治胃熱，屎結於迴腸以內；兹者胃無熱證，屎已近肛門之上，直腸之中，故云因其勢而導之也。《卷六》

周揚俊曰（《傷寒論三注》）：既云當須自欲大便，復云宜蜜煎導而通之，此種妙義，人多不解，仲景只因"津液內竭"四字，曲爲立法也。其人至於內竭，急與小承氣以存津液，似合治法，殊不知無譫語、脉實等證，邪之內實者無幾，固當俟其大便，然外越既多，小便復利，則津回尚遠，故以蜜煎導其下，使下之硬者先去少許，則中之硬者復下，氣一轉舒，硬自不留。此導之正以通之，通之正以欲便也。《卷四》

吳謙曰（《醫宗金鑒》）：陽明病，自汗出，或發汗，小便自利者，此爲津液內竭，雖大便硬而無滿痛之苦，不可攻之。當待津液還胃，自欲大便，燥屎已至直腸，難出肛門之時，則用蜜煎潤竅滋燥，導而利之。或土瓜根宣氣通燥，或猪膽汁清熱潤燥，皆可爲引導法，擇而用之可也。《卷四》

原文 蜜煎方

食蜜七合

上一味，於銅器內，微火煎，當須凝如飴狀，攪之勿令焦著，欲可丸，併手捻作挺，令頭銳，大如指，長二寸許。當熱時急作，冷則鞕。以內穀道中，以手急抱，欲大便時乃去之。疑非仲景意，已試甚良。

又大豬膽一枚，瀉汁，和少許法醋，以灌穀道內，如一食頃，當大便出宿食惡物，甚效。

許宏曰（《金鏡內臺方議》）：將蜜於銅器內，微火煎之，稍凝如飴狀，攪之勿令焦，滴水中堅凝，可用，蘸皂角末，捻作挺，以豬膽汁或油潤穀道，內之，少頃欲大便，乃去之。又豬膽汁方，以豬膽一二枚，以小竹管插入膽口，留一截，用油潤，內入穀道中，以手將膽捻之，其汁自內出，一食頃，當大便下。又用土瓜根削如指狀，蘸豬膽汁，內入穀道中，亦可用。

大便不通者，必用下之。有下之而不得通者，有津液內竭，腸胃乾燥，大便因硬不可通者，此非結熱也，故立是法而用之。《卷十》

柯琴曰（《傷寒附翼》）：蜂蜜釀百花之英，所以助太陰之開；膽汁聚苦寒之津，所以潤陽明之燥，雖用甘用苦之不同，而滑可去着之理則一也。惟求地道之通，不傷脾胃之氣。此爲小便自利，津液內竭者設，而老弱虛寒無內熱症者最宜之。《卷下》

汪琥曰（《傷寒論辨證廣注》）：按土瓜即王瓜，《月令》"四月王瓜生"，即此也。王瓜系蔓草類，李氏《綱目》云：其根作土氣，其實似瓜，故名土瓜。根似栝蔞根而小，氣味苦寒。《肘後方》治大便不通，采根搗汁，筒吹入肛門內，取通。《卷六》

王子接曰（《絳雪園古方選注》）：蜜煎外導者，胃無實邪，津液枯涸，氣道結澀，燥矢不下，乃用蜜煎導之。雖曰外潤魄門，實導引大腸之氣下行也，故曰土瓜根亦可爲導。

豬膽導者，熱結於下，腸滿胃虛，承氣等湯恐重傷胃氣，乃用豬膽之寒，苦酒之酸，收引上入腸中，非但導去有形之垢，并能滌盡無形之熱。《上卷·下劑》

吳謙曰（《醫宗金鑒》）：土瓜，即俗名赤雹也。《肘後方》治大便不通，采根搗汁，用筒吹入肛門內。此與上豬膽汁方同義。《內臺方》用土瓜根削如挺，內入穀道中，誤矣。蓋蜜挺入穀道能烊化而潤大便，土瓜根不能烊化，如削挺用之，恐失仲景制方之義。《卷四》

徐大椿曰（《傷寒約編》）：胃虛腸結，燥閉不通，故宜甘以緩之，潤以通之。是陽明無熱而胃虛便閉者，法當需此通導，則腸結解而胃氣無傷也。

腸結有火，胃家有實，故宜豬膽之苦以泄之，寒以瀉之。是胃本無火，腸結挾熱者，需此外導以通泄之，則腸熱化而胃不寒也。土瓜根導，亦不出苦寒通導腸結之義。《卷二》

陳恭溥曰（《傷寒論章句》）：蜜煎導三方，通便潤燥，緩證外治之法也，凡津液內竭不大便，及老人虛秘者用之。……夫用承氣通大便，亦藉人之津液之未竭也，若津液已竭，即攻之亦不能通，徒傷正氣耳。不得已而通之，則此三方爲良法。《卷六·方解》

原文 陽明病，脉遲，汗出多，微惡寒者，表未解也，可發汗，宜桂枝湯。（234）

成無己曰（《注解傷寒論》）：陽明病脉遲，汗出多，當責邪在裏，以微惡寒，知表未解，與桂枝湯和表。

方有執曰（《傷寒論條辨》）：遲者，緩之變；汗出多微惡寒者，風邪猶有在表者，故曰未解也，可發汗例也。宜桂枝湯，謂仍須解其肌，則入胃之路自絕也。《卷四》

盧之頤曰（《仲景傷寒論疏鈔金錍》）：脉遲，汗出多，不惡熱，反惡寒，內無胃實。稱表未解者，蓋邪不溜府，侵薄肌層致皮膚疏，皮膚疏致汗出多，汗出多致脉不鼓，脉不鼓致至來遲，故遲則名寒，罔成熱化者也。《卷九》

程知曰（《傷寒經注》）：言中風傳陽明者，表邪未解，仍宜桂枝解肌也。病屬陽明，脉雖不浮，而遲猶有緩意焉，則為風邪未解，況有微惡寒之證，故仍用桂枝解表。《卷七》

汪琥曰（《傷寒論辨證廣注》）：此條言陽明病，非胃家實之證，乃太陽病初傳陽明，經中有風邪也。脉遲者，太陽中風緩脉之所變，傳至陽明，邪將入裏，故脉變遲。汗出多者，陽明熱而肌腠疏也。微惡寒者，太陽在表之風邪未盡解也。治宜桂枝湯以解肌發汗，以其病從太陽經來，故仍從太陽經例治之。《卷六》

沈明宗曰（《傷寒六經辨證治法》）：此陽明桂枝湯證也。太陽風傷衛，脉必浮緩；欲傳陽明，則緩轉為遲，證必目疼鼻乾不得臥也。此汗出多，乃風邪入而已兼陽明經腑熱蒸之故。微惡寒，即惡風之互辭。此乃兼太陽未罷，仍當桂枝湯和營衛而解兩經之邪，故謂可發汗也。《卷四》

沈又彭曰（《傷寒論讀》）：言陽明病汗出多者，非盡當急下也。如果急下之證，必不惡寒反惡熱矣。今脉遲、微惡寒者，此風傷衛之多汗，實由外邪未解，非燥熱內燩之多汗也。《辨陽明證》

王丙曰（《傷寒論注》）：太陰中風溜於陽明，故脉遲而微惡寒，桂枝湯和其榮衛。不云即愈，無待言也。《卷三》

陳念祖曰（《傷寒論淺注》）：此節合下節，言陽明病在肌表，而可以汗解也。蓋陽明以肌腠為表，在太陽則謂之解肌，在陽明則謂之發汗也。《卷四》

沈元凱曰（《傷寒大乘》）：微惡寒固為表未解，然《經》云：尺中遲者，不可發汗，以血少故也。又云：病人身有寒者，不可發汗，胃中虛冷，必吐蚘。夫遲則為寒，今脉遲而更云發汗，臨病宜審也。《卷三》

章楠曰（《傷寒論本旨》）：此言正陽陽明中風之證治也。太陽中風，必有頭痛而脉緩，今標陽明病者，發熱自汗而無頭項強痛也。脉遲與脉緩相類。微惡寒者，以汗出多而腠疏，表邪未解也，故宜桂枝湯解肌以發汗。《卷三》

呂震名曰（《傷寒尋源》）：陽明病從太陽傳入，必審太陽病全罷，方可從陽明論治，若陽明證已見而太陽證未罷者，治當仍從太陽而不從陽明。故仲景於太陽初入陽明之候，特挈出兩條。……蓋風寒之邪，由表而入裏，此將入未入之界，當逆挽其邪，使

仍從太陽而解。《上集》

高學山曰（《傷寒尚論辨似》）：此太陽之經邪傳入陽明之經，而未入其腑者也。陽明病，指壯熱略微而言，非概指渴而惡熱也，以渴而惡熱爲胃腑受邪之病，且與下文微惡寒有礙也。故陽明之本脉當緩，陽明之病脉當大，今獨見遲，經曰：遲爲在臟，似乎裏陽虛弱，不宜汗之之脉矣。陽明之自汗有二，一則熱入陽明之腑，如鍋中煮熱飯，蒸出水穀之氣而爲汗者；一則熱邪在肌肉及經，如熏籠烘濕衣，烤出太陽之營陰而爲汗者。此處之汗，殆指陽明經熱逼出太陽之營陰而爲汗耳，其竅妙在煩渴與不煩渴爲辨也。夫病邪多半在陽明之經，而所出者仍是太陽不攝之汗，故微惡寒而表未解，桂枝解肌，正從肌肉之分而托出爲宜。蓋謂脉不大而遲，雖似不可汗之診，但熱鬱汗出則脉遲，卻是因汗出太多之故，而非關遲爲在裏也，故可發汗。《陽明篇》

原文 陽明病，脉浮，無汗而喘者，發汗則愈，宜麻黃湯。（235）

成無己曰（《注解傷寒論》）：陽明傷寒表實，脉浮，無汗而喘也，與麻黃湯以發汗。

方有執曰（《傷寒論條辨》）：浮者，緊之轉，邪外向也；無汗而喘者，寒邪在表，未全除也，故曰發汗則愈，言當仍從解外也。宜麻黃湯者，言當散窮寇於境界也。《卷四》

萬全曰（《傷寒摘錦》）：此二條皆陽明在經證也。《卷上》

盧之頤曰（《仲景傷寒論疏鈔金錍》）：陽明病，脉浮，無汗而喘者，邪據形層之膚，毫孔閉拒，唯呈閫象者也。并未顯陽明外內證，亦不現太陽經化狀，故但戀形層之膚，開其毫孔，發汗則愈。

又曰：此承上條邪據形層之肌，此復申邪據形層之膚者也。據肌者，則皮疏，據膚者，則毛閫，一唯傷寒，咸非秉熱。《卷九》

張璐曰（《傷寒纘論》）：此二條言太陽之邪初入陽明，未離太陽，故仍用桂枝湯解肌，則風邪仍從衛分而出；用麻黃湯發汗，則寒邪仍從營分而出矣。陽明營衛難辨，辨之全藉於脉證。風邪之脉，傳至陽明，自汗已多，則緩去而遲在；寒邪之脉，傳至陽明，發熱已甚，則緊去而浮在。此皆邪氣在經之徵，若傳入於府，則遲者必數，浮者必實矣。《卷下·陽明上》

柯琴曰（《傷寒論注》）：此陽明之表證表脉也。二證全同太陽，而屬之陽明者，不頭項強痛故也。要知二方專爲表邪而設，不爲太陽而設，見麻黃證，即用麻黃湯，見桂枝證，即用桂枝湯，不必問其爲太陽、陽明也。若惡寒一罷，則二方所必禁矣。《卷三》

又曰（《傷寒論翼》）：太陽行身之後，陽明行身之前，所受風寒，俱在營衛之表。太陽營衛有虛實，陽明營衛亦有虛實，虛則桂枝，實則麻黃，是仲景治表邪之定局也。仲景之方，因症而設，非因經而設，見此症便與此方，是仲景活法。《陽明病解》

程應旄曰（《傷寒論後條辨》）：條中無一陽明證，云陽明病者，胃已實而不更衣也。陽明之脉必大，今卻兼遲兼浮；陽明之證不惡寒，法多汗，今尚微惡寒，無汗而

喘，是府中雖是陽明，而經中全是太陽。仍從解肌發汗例，治以桂枝、麻黃二湯，經邪散而府中之壅滯亦通矣。《卷七》

張錫駒曰（《傷寒直解》）：陽明病脉浮者，邪在表也。邪在表則表氣閉拒而肺氣不利，故無汗而喘，發其表汗則愈，宜麻黃湯。《卷四》

黃元御曰（《傷寒懸解》）：太陽經病內傳陽明之府，陽明之府邪未實，太陽之經邪未罷，是宜用太陽表藥。即裏有下證，而表病未解，亦不可下，當先以麻、桂表其風寒，然後議下也。風脉浮緩，寒脉浮緊，遲者緩之變文也。風脉不言浮，寒脉不言緊，省文也。《卷六》

徐大椿曰（《傷寒約編》）：表有風寒，脉必浮盛有力。無汗而喘者，邪盛外束，氣鬱不伸也。麻黃湯發汗，則汗出而邪外解，陽氣和，喘自平而脉自斂矣。《卷二》

沈又彭曰（《傷寒論讀》）：言胃家雖實，偏脉浮無汗而喘，仍是風寒兩傷營衛，假胃實證也。蓋由上焦不通，故喘；不通則津液不下，胃因不和，而似乎實矣。發汗則表寒一散，胃亦得和，故曰發汗則愈。《辨陽明證》

舒詔曰（《傷寒集注》）：此二條陽明病，縱有太陽證未除，法宜葛根、桂、麻併用，豈可專用桂、麻治太陽而遺陽明耶？喻氏謂太陽之邪初入陽明，而太陽尚未盡罷，治宜專從太陽，於法不合。若不兼用葛根，陽明之邪何由得解也。再按篇中但言陽明病，未挈陽明經證……此闕文也。是必鼻塞，前額連眼眶脹痛，發熱不惡寒，方爲陽明經證，不然，何所據而認爲陽明病耶？《卷四》

王丙曰（《傷寒論注》）：風中於膺，從陽明之閫而無汗，蓋風性浮而上行，故必作喘，用麻黃湯發汗即愈，順其常度也。《卷三》

章楠曰（《傷寒論本旨》）：此言正陽陽明傷寒之證治也。若無汗而喘，脉浮緊，頭痛惡寒者，太陽寒傷營也。此寒傷陽明而無頭痛，得之一日，其惡寒自罷，脉亦浮而不緊矣。然無汗而喘，則邪閉於表，與太陽同也。蓋肺爲華蓋而朝百脉，陽明經脉連肺，故喘；肺與皮毛相合，故無汗，必當從麻黃例發汗則愈。是麻黃湯爲開達營衛肌肉、發表祛邪之總法，非獨治太陽病也。《卷三》

原文 陽明病，發熱汗出者，此爲熱越，不能發黃也。但頭汗出，身無汗，劑頸而還，小便不利，渴引水漿者，此爲瘀熱在裏，身必發黃，茵陳蒿湯主之。（236）

許叔微曰（《傷寒百證歌》）：發黃與瘀血，其證相似，皆因瘀熱在裏故也。但發黃者，小便多不利，瘀血則小便利，小腹硬滿，大便黑色。《卷三·四十九證》

成無己曰（《注解傷寒論》）：但頭汗出，身無汗，劑頸而還者，熱不得越也；小便不利，渴引水漿者，熱甚於胃，津液內竭也。胃爲土而色黃，胃爲熱蒸，則色奪於外，必發黃也。與茵陳湯，逐熱退黃。

萬全曰（《傷寒摘錦》）：周身汗出，熱得外越也；但頭汗，身無汗，則熱不得越矣。小便自利，熱不內蓄也；小便不利，渴飲水漿，則熱甚於裏矣。胃屬土而色黃，胃

爲熱蒸則色見於外，必發黃也，故用茵陳蒿湯以逐熱退黃。《卷上》

程知曰（《傷寒經注》）：熱不得越，故但頭有汗而身無汗。既無汗矣，曷以頭獨有汗？蓋熱不得越而上蒸於頭面也。小便不利，且至渴飲水漿，是熱盛而瘀於裏也，故必發黃。與茵陳湯以退熱逐黃。梔子涌上焦也，大黃蕩中焦也，茵陳蒿利下焦也，分殺其勢而黃瘳矣。《卷七》

程應旄曰（《傷寒論後條辨》）：頭汗出，身無汗，劑頸而還，足徵陽熱之氣鬱結於內而不得越，故但上蒸於頭，頭爲諸陽之首故也。氣不下達，故小便不利；府氣過燥，故渴飲水漿。瘀熱在裏，指無汗言。無汗而小便利者，屬寒；無汗而小便不利者，屬濕熱。兩邪交鬱，不能宣泄，故窨而發黃。解熱除鬱，無如茵陳，梔子清上，大黃滌下，通身之熱得泄，何黃之不散也。《卷八》

沈明宗曰（《傷寒六經辨證治法》）：此辨津越與發黃也。濕熱相蒸，騰達於外，故發熱汗出，而汗屬胃中津液，出則表裏氣通，是無鬱蒸，故不發黃，而爲熱越，但胃燥，須當急下以救津液。若但頭汗出，身無汗，劑頸而還，乃肌表之氣鬱而不通，裏滯不行，故小便不利，胃熱津枯，渴飲水漿，爲瘀熱在裏，勢必發黃。故用茵陳合大黃、梔子清熱開鬱，微利內瘀之熱也。《卷四》

鄭重光曰（《傷寒論條辨續注》）：陽明病濕停熱鬱而煩渴有加，勢必發黃。有汗出熱從外越，則黃可免；小便多，熱從下泄，黃亦可免，反此必發黃也。《卷四》

尤怡曰（《傷寒貫珠集》）：熱越，熱隨汗而外越也，熱越則邪不蓄而散，安能發黃哉？若但頭汗出而身無汗，劑頸而還，則熱不得外達，小便不利，則熱不得下泄。而又渴飲水漿，則其熱之蓄於內者方熾，而濕之引於外者無已。濕與熱得，瘀鬱不解，則必蒸發爲黃矣。茵陳蒿湯苦寒通泄，使病從小便出也。《卷四》

原文 茵陳蒿湯方

茵陳蒿六兩　梔子十四枚，擘　大黃二兩，去皮
上三味，以水一斗二升，先煮茵陳減六升，内二味，煮取三升，去滓，分三服。小便當利，尿如皂莢汁狀，色正赤，一宿腹減，黃從小便去也。

成無己曰（《傷寒明理論》）：王冰曰：小熱之氣，涼以和之；大熱之氣，寒以取之。發黃者，熱之極也，非大寒之劑，則不能徹其熱。茵陳蒿味苦寒，酸苦涌泄爲陰，酸以涌之，苦以泄之，泄甚熱者，必以苦爲主，故以茵陳蒿爲君。心法南方火而主熱，梔子味苦寒，苦入心而寒勝熱，大熱之氣，必以苦寒之物勝之，故以梔子爲臣。大黃味苦寒，宜補必以酸，宜下必以苦，推除邪熱，必假將軍攻之，故以大黃爲使。苦寒相近，雖其熱大毒必祛除，分泄前後，復得利而解矣。《卷四》

方有執曰（《傷寒論條辨》）：茵陳逐濕鬱之黃，梔子除胃家之熱，大黃推壅塞之瘀，三物者，苦以泄熱，熱泄則黃散也。《卷四》

盧之頤曰（《仲景傷寒論疏鈔金錍》）：茵陳者，因陳致新，宣發健行，力主諸邪成熱，入中作疸；梔子……體性輕浮，宣氣四達，解而上出；大黃其動也辟，蕩而滌之，

爲宣劑，積著留礙者，通乎理而已。《卷九》

柯琴曰（《傷寒附翼》）：太陽、陽明俱有發黃症……症在太陽之表，當汗而發之，故用麻黃連翹赤豆湯，爲涼散法；症在太陽、陽明之間，當以寒勝之，用梔子蘗皮湯，乃清火法；病在陽明之裏，當瀉之於內，故立本方，是逐穢法。茵陳秉北方之色，經冬不凋，傲霜凌雪，歷遍冬寒之氣，故能除熱邪留結，佐梔子以通水源，大黃以除胃熱，令瘀熱從小便而泄，腹滿自減，腸胃無傷，仍合引而竭之之義，亦陽明利水之奇法也。《卷下》

錢潢曰（《傷寒溯源集》）：茵陳性雖微寒，而能治濕熱黃疸及傷寒滯熱，通身發黃，小便不利；梔子苦寒，瀉三焦火，除胃熱時疾黃病，通小便，解消渴心煩懊憹，鬱熱結氣，更入血分；大黃苦寒下泄，逐邪熱，通腸胃。三者皆能蠲濕熱，去鬱滯，故爲陽明發黃之首劑云。《卷六》

王子接曰（《絳雪園古方選注》）：茵陳散肌表之濕，得大黃則兼瀉中焦之鬱熱；山梔逐肉理之濕，得大黃則兼瀉上焦之鬱熱。惟其性皆輕浮，故與大黃僅入氣分，泄熱利小便，建退黃之功，與調胃承氣僅瀉無形之熱同義。無枳實、芒硝，不能疾行大便，故不得妄稱爲下法。《上卷·寒劑》

徐大椿曰（《傷寒論類方》）：先煮茵陳，則大黃從小便出，此秘法也。《卷四》

文通曰（《百十三方解》）：此治脾胃濕熱在裏之方也。茵陳蒿入脾散濕，梔子入胃去熱，大黃導濕熱下行。先煮茵陳蒿，後入梔子、大黃，則大黃、梔子不下大腸，而濕熱從小便中泄去。仲景之方，先煎後煎，在在有法，不然則差之毫釐，失之千里矣。《卷下》

高學山曰（《傷寒尚論辨似》）：夫利小便，有五苓、豬苓二湯何以不用，而反用此也？……余曰：五苓、豬苓之症，水爲病而成熱，水去則熱退，故止治水，不必治熱。此症系熱爲病，爲閉蓄其水且煎煉之，故乘火而水泛土浮，以致發黃，若徒去其水而熱猶在，則可再閉而再煉耶，況并不得去其水乎？故此湯專治熱，而兼去其熱水也。且陽明一見自汗，便禁五苓，陽明汗多而渴，并禁豬苓，恐滲泄其真液故也，試問此症，而猶可以滲泄其液乎？故不用彼而用此者，有天壤之隔也。《陽明篇》

原文 陽明證，其人喜忘者，必有畜血。所以然者，本有久瘀血，故令喜忘。屎雖鞕，大便反易，其色必黑者，宜抵當湯下之。（237）

成無己曰（《注解傷寒論》）：《內經》曰：血并於下，亂而喜忘。此下本有久瘀血，所以喜忘也。津液少，大便鞕，以畜血在內。屎雖鞕，大便反易，其色黑也。與抵當湯，以下瘀血。

方有執曰（《傷寒論條辨》）：喜忘，好忘前言往事也。志傷則好忘，然心之所之謂志，志傷則心昏，心昏則血滯，所以知必有蓄血也。大便反易，血主滑利也；黑，血色也。《卷四》

萬全曰（《傷寒摘錦》）：太陽蓄血則如狂者，膀胱，腎之府也，腎主志，志亂則狂；陽明蓄血則喜忘者，胃，脾之府也，脾主意，意閉則忘。《針經》曰：腸胃實而心肺虛，虛則榮衛留於下，久之不以時上，故喜忘也。膀胱貯溺，蓄血則溺反快；腸胃貯屎，蓄血則屎反易。《卷上》

盧之頤曰（《仲景傷寒論疏鈔金錍》）：經言凡屬有知，統歸血性。血性淨明，知理之速，如矢之發，乃云覺爾；血中有眚，則知昏覺昧。既本有久瘀血，益令人喜忘矣。《卷九》

張璐曰（《傷寒續論》）：按大便色黑，雖曰瘀血，而熱邪燥結之色，未嘗不黑也，但瘀血則粘黑如漆，燥結則晦黑如煤，此爲明辨也。《卷上·陽明下》

柯琴曰（《傷寒論注》）：瘀血是病根，喜忘是病情，此陽明未病前症，前此不知，今因陽明病而究其由也。屎硬爲陽明病，硬則大便當難，而反易，此病機之變易見矣。原其故，必有宿血，以血主濡也。血久則黑，火極反見水化也。此以大便反易之機，因究其色之黑，乃得其病之根，因知前此喜忘之病情耳。承氣本陽明藥，不用桃仁承氣者，以大便易，不須芒硝；無表症，不得用桂枝；瘀血久，無庸甘草，非虻蟲、水蛭不勝其任也。《卷三》

程知曰（《傷寒經注》）：陽明熱盛則逼血致瘀，心主血脉，血瘀則神明不清而善忘，故不當下其便，而當下其瘀也。《卷六》

程應旄曰（《傷寒論後條辨》）：血蓄於下，則心竅易塞而識智昏，故不譫則狂，不狂則忘。忘字包有妄字在內，應酬問答必失常也。病屬陽明，故屎硬；血與糞併，故易而黑。張隱菴曰：太陽之氣起於膀胱，故驗其小便；陽明之氣本於腸胃，故驗其大便焉。不用桃核承氣湯用抵當湯者，以久瘀故也。《卷八》

吳人駒曰（《醫宗承啓》）：心宮清虛，乃能應物。血瘀則心亦不得其清虛，雖應事，但過而不能留，故善忘。治須去其瘀血。曰陽明病者，乃腸胃之宿疾，而非外受之暴得者，故云本有久瘀血也。《卷三》

鄭重光曰（《傷寒論條辨續注》）：太陽熱結膀胱，證輕者如狂，重者發狂。如狂者，血自下，但用桃核承氣湯，因勢而利導之；發狂者，血不下，須用抵當湯。此條喜忘差減於狂，乃用發狂之重劑何也？蓋太陽經少血，陽明經多血，所以宜用抵當湯峻攻。太陽云主之，乃確然不易之法；此云宜用，則證有輕重，在於臨時酌量耳。《卷四》

原文 陽明病，下之，心中懊憹而煩，胃中有燥屎者，可攻。腹微滿，初頭鞭，後必溏，不可攻之。若有燥屎者，宜大承氣湯。（238）

成無己曰（《注解傷寒論》）：下後，心中懊憹而煩者，虛煩也，當與梔子豉湯。若胃中有燥屎者，非虛煩也，可與大承氣湯下之。其腹微滿，初硬後溏，是無燥屎，此熱不在胃而在上也，故不可攻。

方有執曰（《傷寒論條辨》）：可攻以上，以轉矢氣言。懊憹，悔懟痛恨之意。蓋藥力未足以勝病，燥硬欲行而攪作，故曰可攻，言當更服湯以促之也。腹微滿以下，以不

轉矢氣言。頭硬後溏，裏熱輕也，故曰不可攻之，言當止湯勿服也。末二句，乃申上節以決治意。《卷四》

張璐曰（《傷寒纘論》）：以小承氣湯試其可下，而用大承氣湯下之矣。若下後心中懊憹而煩，爲病在氣分不解，當察其所下多少，或結或溏，然後方可定其可下不可下。設先前所下，初硬後溏，雖腹微滿，爲表邪乘虛入裏之徵，不可便下，須俟結定，乃可攻之。若先前所下，純是燥屎，爲下未盡，即當再與大承氣湯，以協濟前藥，急驅熱邪，則煩滿立解矣。《卷上·陽明下》

柯琴曰（《傷寒論注》）：下後心中懊憹而煩，梔子豉證；若腹大滿不通，是胃中燥屎上攻也；若微滿，猶是梔子厚朴湯證。《卷三》

程知曰（《傷寒經注》）：按便硬與燥屎亦不同，便硬者，大便實滿而硬；燥屎者，胃中宿食因胃熱而結爲燥黑之屎也。故便硬猶有用小承氣者，若燥屎則無不用芒硝之咸寒也。《卷六》

汪琥曰（《傷寒論辨證廣注》）：或問：陽明病既下之矣，何以胃中猶有燥屎？余答云：病人痞滿燥實證俱全，本當用大承氣，醫人或止用小承氣，爲下之未盡。《卷六》

沈明宗曰（《傷寒六經辨證治法》）：下後餘邪不盡，燥屎重結，氣逆於胸，故心中懊憹而煩。若繞臍痛、腹滿、潮熱、喘冒或現一證，則可再攻；若腹微滿，乃胃熱未實，必初硬後溏，不可攻也。若果屬燥屎大滿，是宜大承氣下之。《卷四》

錢潢曰（《傷寒溯源集》）：前陽明上篇，有下之而胃中空虛，客氣動膈，心中懊憹，舌上胎者，不用攻下，而以梔子豉湯主之，及下之不結胸，心中懊憹，饑不能食，亦以梔子豉湯主之者，一以脉尚浮緊，發熱汗出，一以其外有熱，但頭汗出，此皆表未解而誤下所致，雖未結胸，而邪已入膈，乘其將陷未陷之時，故用高者越之之法，以涌出其邪耳。此以陽明病而不言外證，是已無表邪也。既無外證而下之，心中懊憹而煩者，當是熱邪在裏也。察其脉症，若舌胎黃黑，按之而痛者，或脉大沉實者，乃胃中有燥屎，可攻之證也。若腹微滿，則知證兼太陰，裏無大熱可知，若攻之，必初頭硬，後必溏泄，故不可攻之也。若上截所謂胃中有燥屎者，乃胃實之證，宜大承氣湯。《卷六》

尤怡曰（《傷寒貫珠集》）：陽明下後，心中懊憹而煩，胃中有燥屎者，與陽明下後心中懊憹，饑不能食者有別矣。彼爲邪擾於上，此爲熱實於中也。熱實則可攻，故宜大承氣。若腹微滿，初頭硬，後必溏者，熱而不實，邪未及結，則不可攻，攻之必脹滿不能食也。《卷四》

吳謙曰（《醫宗金鑒》）：陽明病，下之後，心中懊憹而煩者，若腹大滿，不大便，小便數，知胃中未盡之燥屎復硬也，乃可攻之。若腹微滿，不可攻也。誤攻必變脹滿不能食，飲水則噦等，逆矣。若果有燥屎，宜下者，以大承氣湯下之。《卷四》

黃元御曰（《傷寒懸解》）：下之而心中懊憹而煩，胃中有燥屎者，可再攻也。平人燥屎俱在大腸，陽明病熱盛津枯，糟粕在胃已成結燥，不須至腸，故曰胃中有燥屎。《卷六》

胡嗣超曰（《傷寒雜病論》）：病至胃家實，不可不攻，一攻而病若失；又不可妄攻，妄攻即危，故仲景於攻之一法，不啻千叮嚀萬囑咐，平脉辨症，思前慮後，一一指點出來，欲使人用藥時萬妥萬當，方算得能用攻法。然病有輕重之分，藥有過不及之弊，又不能不爲下後者再明其攻法。如以大承氣治胃家實，邪果盡去，則病已若失，乃其人心下懊憹而煩者，是燥結雖除而未盡，餘邪欲下而不行，攪擾腸胃，意亂心煩，無可奈何之象。可攻者，言必須審察詳明，胃家已實，方可攻之也。若下後腹微滿，是藥已太過，初雖硬，後必溏，不但不可攻，已受妄攻之害矣。末二句，申上可攻者之治法也。《卷六》

鄭壽全曰（《傷寒恒論》）：陽明下後而懊憹心煩者，熱邪未去而擾攘太甚也。胃中尚有燥矢者，下之而結熱未净也。燥者可攻，裏實也；先硬後溏者不可攻，裏虛也。此處就是認證眼目，用藥法竅，學者宜細求之。《卷五》

原文 病人不大便五六日，繞臍痛，煩躁，發作有時者，此有燥屎，故使不大便也。（239）

成無己曰（《注解傷寒論》）：不大便五六日者，則大便必結爲燥屎也。胃中燥實，氣不得下通，故繞臍痛，煩躁，發作有時也。

柯琴曰（《傷寒論注》）：發作有時，是日晡潮熱之時。二腸附臍，故繞痛，痛則不通矣。《卷三》

程應旄曰（《傷寒論後條辨》）：病人雖不大便五六日，屎燥未燥，未可知也。但使繞臍痛，則知腸胃乾，屎無去路，故滯澀在一處而作痛。煩躁發作有時，因屎氣攻動，則煩躁發作，攻動究不能去，則又有時伏而不動，煩躁此時亦不作。以此徵之，從有燥屎斷其不大便當無差矣，何大承氣湯之不可攻也！《卷七》

汪琥曰（《傷寒論辨證廣注》）：繞臍痛者，邪已入下脘及腸中也。……仲景用大承氣湯證，必辨其有燥屎，則是前言潮熱譫語，手足汗出，轉矢氣，其法可謂備矣。此條復云繞臍痛，可見證候多端，醫者所當通變而診治之也。《卷六》

張志聰曰（《傷寒論集注》）：此論內有燥屎，乃承上文之意而申言之也。病人不大便五六日，則熱邪在裏；繞臍痛者，入於胃下，近於大腸也；煩燥者，陽明火熱之氣化，心煩而口燥也；發作有時者，隨陽明氣旺之時而發也。此有燥屎在腸胃，故使不大便也。不言大承氣湯者，省文也。上文云"若有燥屎者，宜大承氣湯"，此接上文而言"此有燥屎"，則亦宜大承氣湯明矣。《卷三》

錢潢曰（《傷寒溯源集》）：不大便五六日而繞臍痛者，燥屎在腸胃也。煩躁，實熱鬱悶之所致也。發作有時者，日晡潮熱之類也。陽明胃實裏證悉備，是以知其有燥屎，故使不大便也。《卷六》

原文 病人煩熱，汗出則解，又如瘧狀，日晡所發熱者，屬陽明也。脉實者，宜下之；脉浮虛者，宜發汗。下之與大承氣湯，發汗宜桂枝湯。（240）

成無己曰（《注解傷寒論》）：雖得陽明證，未可便爲裏實，審看脉候，以別內外。其脉實者，熱已入府爲實，可與大承氣湯下之；其脉浮虛者，是熱未入府，猶在表也，可與桂枝湯，發汗則愈。

方有執曰（《傷寒論條辨》）：煩熱，太陽也，故脉浮虛而宜汗散。如瘧狀，謂熱之往來，猶瘧之作輟有時而不爽也。晡，日加申，陽明之王時也，故脉實而宜下解。《卷四》

萬全曰（《傷寒摘錦》）：此陽明本經病證也。脉浮虛者，邪在於經，故宜發汗；脉實者，邪入於府，故宜下。《卷上》

柯琴曰（《傷寒論注》）：煩熱自汗似桂枝證，寒熱如瘧似柴胡證，然日晡潮热，斯屬陽明，而脉已沉實，確爲可下，是承氣主證主脉也。當與不大便六七日互相發明。《卷三》

沈明宗曰（《傷寒六經辨證治法》）：此陽明表裏之辨也。煩熱，汗出則解，乃太陽之邪已解；又如瘧狀，即日晡所發潮熱，故屬陽明。當辨之於脉，若實者，乃陽明內實之應，故當大承氣下之；脉浮虛者，乃兼太陽未盡，故宜桂枝湯發汗，兼提陽明之邪，使從太陽而出。《卷四》

錢潢曰（《傷寒溯源集》）：此亦太陽入陽明之辨證法也。言病人煩熱，至汗出而後解者，又或如瘧狀，必至日晡時發熱者，即潮熱也，如此，則邪氣已屬陽明矣。然表裏之分，當以脉辨之，若按其脉而實大有力者，爲邪在陽明之裏而胃實，宜攻下之；若脉浮虛者，即浮緩之義，爲風邪猶在太陽之表而未解，宜汗解之。謂之浮虛者，言浮脉按之本空，非虛弱之虛也，若虛弱則不宜於發汗矣，宜詳審之。脉實者下之，以其胃熱，故宜與大承氣湯；浮虛者汗之，以其風邪未解，故宜與桂枝湯。《卷六》

秦之楨曰（《傷寒大白》）：似瘧者，發作有時而準也。按似瘧與潮熱皆不失時候，但熱不寒者，名潮熱；先寒後熱者，名似瘧。……太陽如瘧皆表邪，今日晡發熱，此陽明似瘧之症。故分脉沉而實，宜下之以大承氣；脉若不實而浮，尚是太陽似瘧，而以桂枝發汗也。《卷二·似瘧》

尤怡曰（《傷寒貫珠集》）：煩熱，熱而煩也，是爲在裏，裏則雖汗出不當解，而反解者，知表猶有邪也。如瘧者，寒熱往來，如瘧之狀，是爲在表，表則日晡所不當發熱，而反發熱者，知裏亦成實也。是爲表裏錯雜之候，故必審其脉之浮沉，定其邪之所在，而後從而治之。若脉實者，知氣居於裏，故可下之，使從裏出；脉浮而虛者，知氣居於表，故可汗之，使從表出。而下藥宜大承氣湯，汗藥宜桂枝湯，則天然不易之法矣。《卷四》

吳謙曰（《醫宗金鑒》）：病人，謂病太陽經中風、傷寒之人也。太陽病煩熱，汗出則應解矣。今又寒熱如瘧狀，每至日晡所即發潮熱。日晡者，乃申酉陽明王時，故曰屬陽明也。證雖如此，當審其果盡歸陽明耶？抑或尚兼太陽也？故又當以脉辨之。若脉實者，邪已入裏，則汗出潮熱，爲陽明下證，宜與大承氣湯下之；若脉浮虛者，邪尚在表，則寒熱如瘧，仍屬太陽當汗之證也，宜與桂枝湯汗之。《卷四》

章楠曰（《傷寒論本旨》）：邪正相爭則煩熱，正勝邪却則汗出而解，乃又如瘧狀而發寒熱，其熱發於日晡陽明經氣旺時，此營衛之邪未淨而兼及陽明也，當辨其脉而分治法矣。若脉實者，陽明邪盛而使營衛不和，蓋脾胃爲營衛之源也，故發熱在日晡，同於潮熱之腑證，則宜下之，裏氣通而表亦和矣。若脉浮虛者，邪在營衛，故如瘧狀，以略兼陽明，而曰晡發熱，故宜桂枝湯，調營衛以發汗，則邪解也。其言脉實宜下者，既有如瘧之表證，亦只可用調胃承氣和而下之。故止言承氣之法，要人酌宜而用也。《卷三》

辨陽明病脉證并治第八

原文 大下後，六七日不大便，煩不解，腹滿痛者，此有燥屎也。所以然者，本有宿食故也，宜大承氣湯。（241）

韓祗和曰（《傷寒微旨論》）：凡投下藥，候四五日以後，有下脉及有可下證，即可下之。《卷上·可下篇》

又曰：病人用承氣湯下之後，至四五日，兩手脉沉數有力，或潮熱，或譫語者，更宜下之，或再投承氣湯。《卷下·勞復證篇》

成無己曰（《注解傷寒論》）：大下之後，則胃弱不能消穀，至六七日不大便，則宿食已結不消，故使煩熱不解而腹滿痛，是知有燥屎也。與大承氣湯以下除之。

方有執曰（《傷寒論條辨》）：煩不解，則熱未退可知；腹滿痛，則胃實可診，故曰有燥屎。《卷四》

柯琴曰（《傷寒論注》）：未病時本有宿食，故雖大下之後，仍能大實，痛隨利減也。《卷三》

程知曰（《傷寒經注》）：此亦辨燥屎之候也。大下之後，宜乎病解矣，乃復六七日不大便，煩不解而腹滿痛，此必有燥屎未下而然，蓋宿食經熱爲之結硬也。《卷六》

程應旄曰（《傷寒論後條辨》）：即此而推之，不獨未下可用大承氣，即大下之後，不妨重用之也。以有六七日不大便、煩不解、腹滿痛之證，乃燥屎之明徵也。煩不解，指大下後之證；腹滿痛，指六七日不大便後之證。從前宿食經大下，而棲泊于迴腸曲折之處，胃中尚有此，故煩不解；久而宿食結成燥屎，擋住去路，新食之濁穢總畜于腹，故滿痛。《卷七》

汪琥曰（《傷寒論辨證廣注》）：或問大下後，六七日不大便，此是下證否？余答云：大下之後，胃中虛，新穀未入，雖六七日不大便，亦非下證。惟煩不解，腹滿痛，此是有燥屎之徵，故宜復與大承氣湯下除之也。《卷六》

沈明宗曰（《傷寒六經辨證治法》）：此下後燥屎未盡，可再下也。大下之後，乃邪去正復之時，此煩不解而腹滿痛，本有宿食燥屎，下之未盡，餘熱未清，其邪重結，所以下後六七日不大便，故當大承氣湯下之。《卷四》

張錫駒曰（《傷寒直解》）：此證着眼全在六七日上，以六七日不大便，則六七日內所食之物又爲宿食，所以用得大承氣。然今人本虛質弱，大下後得此者，亦什不得一耳。《卷四》

舒詔曰（《傷寒集注》）：此證雖經大下，而宿燥隱匿未去，是以大便復閉，熱邪復

集，則煩不解而腹爲滿爲痛也。所言有宿食者，即胃家實之互辭，乃正陽陽明之根因也。《卷五》

王丙曰（《傷寒論注》）：宿食即大下後所進之食。陽明病因下減者，自能進食。六七日不大便，津液不下大腸也；煩不解，穀氣助其熱也；腹滿痛者，實也。知必有宿食，但當以小承氣和之。《卷三》

原文 病人小便不利，大便乍難乍易，時有微熱，喘冒一作息不能臥者，有燥屎也，宜大承氣湯。（242）

成無己曰（《注解傷寒論》）：小便利，則大便硬；此以有燥屎，故小便不利，而大便乍難乍易。胃熱者，發熱，喘冒無時及嗜臥也；此燥屎在胃，故時有微熱，喘冒不得臥也，與大承氣湯以下燥屎。

方有執曰（《傷寒論條辨》）：小便不利，所以大便有乍難乍易也；時有微熱，陽明潮作也；喘冒不能臥，胃不和也，故曰有燥屎。《卷四》

程知曰（《傷寒經注》）：夫病至於喘冒不得臥，非急下其燥屎，無以令之稍安也。《卷六》

程應旄曰（《傷寒論後條辨》）：燥屎阻住經輸，故小便不利，非津液偏滲者比也。小便不利，故大便乍難乍易，易者，新屎得潤而流利；難者，燥屎不動而阻留。況時有微熱，喘冒不得臥，莫非燥屎之明徵也。屎燥胃乾，三焦不通而菀熱，非陽明邪盛之熱，故微；濁氣乘肺，故喘；濁氣乘心，故冒，冒者昏憒也；濁氣乘膽，故不得臥，總是屎氣不下行，上擾乎清道也。時有者，動則有，伏則不有也。可見無燥屎，雖不更衣十日無所苦；有燥屎，不必盡不大便而可下，下不下，可不講求其訣乎？《卷七》

錢潢曰（《傷寒溯源集》）：凡小便不利，皆由三焦不運，氣化不行所致，惟此條小便不利則又不然，因腸胃壅塞，大氣不行，熱邪內瘀，津液枯燥，故清道皆涸也。乍難，大便燥結也；乍易，旁流時出也；時有微熱，潮熱之餘也；喘者，中滿而氣急也；冒者，熱邪不得下泄，氣蒸而鬱冒也。胃邪實滿，喘冒不寧，故不得臥，《經》所謂"胃不和則臥不安"也。若驗其舌胎黃黑，按之痛而脉實大者，有燥屎在內故也，宜大承氣湯。《卷六》

秦之楨曰（《傷寒大白》）：小便不利，裏熱互詞；大便乍難乍易，裏熱互詞；時有微熱，潮熱互詞；喘冒不得臥下，大實大滿互詞。故曰有燥屎，宜大下。《卷三·不得臥》

孟承意曰（《傷寒點精》）：此症不宜妄動，必以手按之，臍腹有硬塊，喘冒不能臥，方可攻之。《卷二》

陳念祖曰（《傷寒論淺注》）：病人小便不利，若津液還入胃中，則大便下而愈矣。今邪熱耗灼，清道涸竭，大便不得其灌溉，則結聚不下而乍難；結者自結於中，其未結者旁流而乍易。又於日晡所之時有微熱，氣滿不得下而喘冒，胃氣不得和而不能臥者，皆爲有燥屎之徵也，宜大承氣湯。《卷四》

郑寿全曰（《伤寒恒论》）：此条总缘燥矢不行，隔塞於中，而各经气机不得舒畅。气阻於前阴则小便不利，气阻於胆则夜不能眠，气逆於肺而喘证生，气阻於卫则微热作。大便之乍难乍易者，皆气机之时开时阖所致也。急以大承气汤治之，去其燥矢，燥矢一去，气机立通，则诸证自释矣。《卷五》

原文 食谷欲呕，属阳明也，吴茱萸汤主之。得汤反剧者，属上焦也。
（243）

成无己曰（《注解伤寒论》）：上焦主内，胃为之市，食谷欲呕者，胃不受也，与吴茱萸汤以温胃气。得汤反剧者，上焦不内也，以治上焦法治之。

方有执曰（《伤寒论条辨》）：食谷欲呕，胃寒也，故曰属阳明，言与恶寒呕逆不同也。茱萸辛温，散寒下气，人参甘温，固气安中，大枣益胃，生姜止呕，四物者，所以为阳明安谷之主治也。上焦以膈言，亦戒下之意。《卷四》

万全曰（《伤寒摘锦》）：此阳明证似少阳者也。食谷欲呕，客寒在胃也，故主吴茱萸；若呕不止，反加甚者，属少阳也，小柴胡汤主之。《卷上》

卢之颐曰（《仲景伤寒论疏钞金錍》）：食谷欲呕者，受盛之失量，腐化之力微，此发寒中，非燥化之所致也。吴茱萸孕含火木，温暄中胃；生姜辅而佐之；人参、大枣，建中迭运，若轮机之鼓扇，釜底之薪燃。《卷九》

李中梓曰（《伤寒括要》）：脾胃虚寒，则不能纳谷。以参枣益其不足，以姜茱煦其中寒，当有速效。若得汤反剧者，属上焦也。火逆於上，食不得入，或小柴胡汤，或黄芩汤，可选用之。《卷下》

柯琴曰（《伤寒论注》）：胃热则消谷善饥，胃寒则水谷不纳。食谷欲呕，固是胃寒，服汤反剧者，以痰饮在上焦为患，呕尽自愈，非谓不宜服也。《卷四》

程知曰（《伤寒经注》）：胃和则食谷如常，胃热则消谷善饥，今食谷欲呕，是胃寒不受食也。《卷七》

程应旄曰（《伤寒论後条辨》）：食谷欲呕者，纳不能纳之象，属胃气虚寒，不能消谷使下行也。曰属阳明者，别其与少阳喜呕之兼半表，太阳干呕不能食之属表者不同，温中降逆为主，吴茱萸汤是其治也。得汤反剧者，寒盛格阳，不能下达，再与吴茱萸汤则愈。《卷八》

沈明宗曰（《伤寒六经辨证治法》）：食谷欲呕虽属阳明，恐挟厥阴寒邪逆胃所致，先以吴茱萸汤温肝下逆而探之，若得汤反剧，则非厥阴之呕，乃少阳或太阳之邪传入阳明腑病之呕，为属上焦也。《卷四》

张锡驹曰（《伤寒直解》）：胃主容谷，今食谷欲呕，属阳明胃气虚寒也，当与吴茱萸汤以温补胃气。得汤呕反甚者，乃属上焦有热，不纳而呕，非关中焦之阳明也。《卷四》

魏荔彤曰（《伤寒论本义》）：此条乃申解阳明病中虚寒、上焦热之辨，立法以昭示也。……吴茱萸、人参之辛温，本宜於中焦之寒者，先乖於上焦之热，此吴茱萸之所以

宜用，而未全宜耳。主治者，見茲上熱下寒之證，則固有黃連炒吳茱萸，生薑易干薑一法。《卷四》

尤怡曰（《傷寒貫珠集》）：食穀欲嘔，有中焦與上焦之別，蓋中焦多虛寒，而上焦多火逆也。陽明中虛，客寒乘之，食穀則嘔，故宜吳茱萸湯以益虛而溫胃。若得湯反劇，則仍是上焦火逆之病，宜清降而不宜溫養者矣。仲景於疑似之間，細心推測如此。《卷三》

吳謙曰（《醫宗金鑒》）：食穀欲嘔，屬陽明者，以胃主受納也。今胃中寒，不能納穀，故欲嘔也。以吳茱萸湯溫中降逆，而止其嘔可也。若得湯反劇者，此必非中焦陽明之裏寒，乃上焦太陽之表熱也。吳茱萸氣味俱熱，藥病不合，故反劇也。法當從太陽陽明合病，不下利但嘔之例治之，宜葛根加半夏湯。《卷四》

徐大椿曰（《傷寒約編》）：食穀吐嘔，固是胃寒，宜吳茱萸湯溫之。得湯反劇者，以痰飲在上焦，再服吳茱萸湯，探吐自愈。《卷二》

陳念祖曰（《傷寒論淺注》）：胃主容穀，今食穀欲嘔者，屬陽明胃氣虛寒也，以吳茱萸湯主之。若得此湯而嘔反劇者，人必疑此湯之誤，而不知陽明與太陰相表裏，其食穀欲吐者，是陽明虛甚，中見太陰，爲中焦之胃氣虛寒也。服吳茱萸湯之後反劇者，是太陰虛回，中見陽明，爲上焦之胃口轉熱也。此爲從陰出陽，寒去熱生之吉兆，可以析其疑曰，太陰濕土喜得陽明之燥氣，其病機屬上焦而向愈也。《書》曰：若藥不瞑眩，厥疾不瘳，其斯之謂歟。《卷四》

高學山曰（《傷寒尚論辨似》）：太陽之嘔，在胸分有邪，欲逼胃口，而胃腑格拒不受之應，故曰上焦；陽明之嘔，是胃腑虛寒，虛則力不能運，寒則氣不能化，如重車不勝載而有傾覆之象。食穀欲嘔，是不食則不嘔，明系陽明胃府之虛寒而不能載，故以吳茱萸之辛熱而降，生薑之辛溫而散，扶其中焦之陽而安輯其下焦陰逆之氣，且以人參、大棗之甘溫補其虛耳。若得湯反劇，是增補其中焦欲上之氣，而胸分之邪壓之而不得伸，故愈見格拒而欲嘔也，則反劇矣，豈非病在太陽之上焦乎？是宜表散之中，大加半夏爲當矣。《陽明篇》

原文 吳茱萸湯方

吳茱萸一升，洗　　人參三兩　　生薑六兩，切　　大棗十二枚，擘

上四味，以水七升，煮取二升，去滓，溫服七合，日三服。

成無己曰（《注解傷寒論》）：《內經》曰：寒淫於內，治以甘熱，佐以苦辛。吳茱萸、生薑之辛以溫胃，人參、大棗之甘以緩脾。

許宏曰（《金鏡內臺方議》）：乾嘔，吐涎沫，頭痛，厥陰之寒氣上攻也；吐利，手足逆冷者，寒氣內甚也，煩躁欲死者，陽氣內爭也；食穀欲嘔者，胃寒不受食也。此以三者之症共用此方者，以吳茱萸能下三陰之逆氣，爲君；生薑能散氣，爲臣；人參、大棗之甘緩，能和調諸氣者也，故用之爲佐使，以安其中也。《卷八》

程知曰（《傷寒經注》）：吳茱萸、生薑以散胃寒，人參、大棗以補胃虛，虛則受寒

也。《卷七》

柯琴曰（《傷寒論注》）：吳茱萸溫中散寒，則吐利可除；人參安神定志，則煩躁可止；薑、棗調和營衛，則手足自溫，頭痛自瘳矣。《卷四》

汪琥曰（《中寒論辨證廣注》）：嘔爲氣逆，氣逆者必散之，吳茱萸辛苦味重下泄，治嘔爲最；兼以生薑，又治嘔聖藥，非若四逆中之乾薑守而不走也。武陵陳氏云：其所以致嘔之故，因胃中虛生寒，使溫而不補，嘔終不愈，故用人參補中，合大棗以爲和脾之劑焉。《卷上》

周揚俊曰（《傷寒論三注》）：《本草》言吳茱萸氣味俱厚，爲陽中之陰，氣辛故性好上，味厚故又善降，其臭臊，故專入肝，而脾胃則旁及者也。寇氏言其下逆氣最速。東垣云：濁陰不降，厥氣上逆脹滿，非吳茱萸不爲功。然則仲景立吳茱萸湯本以治厥陰病，乃於陽明之食嘔亦用之何哉？蓋脾胃既虛，則陽退而陰寒獨盛，與辛熱之氣相宜。況土虛則木必乘，乘則不下泄、必上逆，自然之理也，然後知未得穀前已具上逆之勢，況穀入而望其安胃耶？此非味厚能降者不能治之也。故以人參補胃，而薑、棗益脾散滯，不於奠土者有殊功歟？《卷四》

王子接曰（《絳雪園古方選注》）：吳茱萸湯，厥陰、陽明藥也。厥陰爲兩陰交盡，而一陽生氣實寓於中，故仲景治厥陰以護生氣爲重，生氣一虧，則濁陰上干陽明，吐涎沫、食穀欲嘔、煩躁欲死，少陰之陽并露矣。故以吳茱萸直入厥陰，招其垂絕之陽，與人參震坤合德，以保生氣，仍用薑、棗調其營衛，則參、茱因之以承宣中下二焦，不治心肺，而涎沫得攝，嘔止煩寧。《上卷·溫劑》

原文 太陽病，寸緩關浮尺弱，其人發熱汗出，復惡寒，不嘔，但心下痞者，此以醫下之也。如其不下者，病人不惡寒而渴者，此轉屬陽明也。小便數者，大便必鞕，不更衣十日，無所苦也。渴欲飲水，少少與之，但以法救之。渴者，宜五苓散。（244）

成無己曰（《注解傷寒論》）：太陽病，脉陽浮陰弱，爲邪在表；今寸緩關浮尺弱，邪氣漸傳裏，則發熱汗出，復惡寒者，表未解也。傳經之邪入裏，裏不和者，必嘔；此不嘔但心下痞者，醫下之早，邪氣留於心下也。如其不下者，必漸不惡寒而渴，太陽之邪轉屬陽明也。若吐、若下、若發汗後，小便數，大便硬者，當與小承氣湯和之；此不因吐下、發汗後，小便數，大便硬，若是無滿實，雖不更衣十日無所苦也，候津液還入胃中，小便數少，大便必自出也。渴欲飲水者，少少與之，以潤胃氣，但審邪氣所在，以法救之。如渴不止，與五苓散是也。

方有執曰（《傷寒論條辨》）：以表證與脉在，故知痞爲誤下之所致。以表除而作渴，故知轉屬陽明。十日無所苦者，以津液偏滲而致乾，非熱結也。以乾而渴，故與水而宜五苓。《卷四》

萬全曰（《傷寒摘錦》）：此條言太陽之邪漸傳於裏之證治也。如嘔而心下痞者，此邪在半表半裏，乃小柴胡湯證；不嘔，但心下痞者，此以下後邪氣留於心中，乃梔子豉湯證。如未經下者，必漸入於胃而屬陽明也。不惡寒而渴，乃白虎加人參湯證；惡寒而渴，還屬太陽，故主五苓散。五苓散，太陽藥也，若陽明，則豬苓湯，然皆非小便數者所宜也。若吐、若下、若發汗後，小便數，大便硬者，當與小承氣湯和之；此不因吐、下、發汗後，小便數，大便硬，乃發熱汗出，亡津液，胃中乾燥故也。若無滿實，不可下之。經曰：今爲小便數少，以津液當還入胃中，故知不久必大便也。曰不更衣十日無所苦者，只問其小便日幾行也。《卷上》

程知曰（《傷寒經注》）：言病屬陽明，小便數而渴，有用五苓法也。寸緩、關浮、尺弱，發熱汗出，復惡寒，純是太陽未罷之證也。傳經之邪，入裏必嘔，此又不嘔，設非誤下，何緩得心下痞結耶？如其不下，乃不惡寒而渴，則病傳陽明矣。陽明病以燥硬爲苦，此小便數而大便硬，則是熱氣偏滲膀胱，與大腸之燥結者自別，所以雖旬日不更衣，亦無苦也。渴欲飲水，少少與之以去熱。法仍救之以五苓，以導熱而止渴。蓋病在膀胱，故仍治太陽而不治陽明也。《卷七》

鄭重光曰（《傷寒論條辨續注》）：小便既數矣，何反復利小便而重亡津液耶？蓋胃中邪熱迫小水而滲下，今復利其小水，而邪熱隨其下消，邪熱既消，則津回而渴止，大便且自行矣。此《內經》通因通用之法也。《卷四》

張錫駒曰（《傷寒直解》）：此章凡七節（編者注：指第244條至250條），皆論太陽陽明也。首節統論轉屬之意，次節甚言津液之不可亡，三節、四節言亡津液而遂成胃熱脾弱之證，五節言發汗後轉屬陽明，六節言吐後轉屬陽明，七節總言發汗、吐、下皆能轉屬陽明，皆所以亡津液也。《卷四》

陳念祖曰（《傷寒論淺注》）：前言太陽陽明，今試重申其轉屬之義。太陽病，寸緩爲陽氣虛，關浮爲中氣虛，尺弱爲陰氣虛，其人發熱汗出，復惡寒，皆爲桂枝證之未解，又於不嘔知其裏氣之和。裏氣既和，緣何心下又發痞？但心下痞非本有之證者，此以醫下之太早所致也。如其不因誤下者，邪熱入裏則罷，太陽之本寒從陽明之燥化，病人不惡寒而且口渴者，此太陽轉屬陽明也。其小便數者，津液下滲，大便必硬，是硬爲津液之不足，非胃家之有餘，即不更衣十日，亦無所爲痞滿硬痛之苦也。若津液竭而渴欲飲水，宜少少與之，以潤其燥。然此但因其竭而以通權之法救之，審其實系水津不布而渴者，又宜五苓散，助脾氣之轉輸，而使水津之散布。夫曰十日無所苦，承氣湯既不可用，飲水不至數升，白虎加人參湯又非所宜，惟助脾氣以轉樞，多飲暖水以出汗，則內外俱松。須知病從太陽而入者，仍從太陽而出也。《卷四》

鄭壽全曰（《傷寒恒論》）：據脉象病情，乃太陽經證，本桂枝湯法，非可下之法。若未下而見不惡寒，獨發熱而渴，此陽明的候，乃白虎湯法。至小便數，大便硬，不更衣十餘日無所苦，雖在胃腑，其邪未實，故不言下。所云渴欲飲水，亦非五苓的候，當是小便短數而渴，方是五苓的候，學者須知。《卷四》

原文 脉陽微而汗出少者，爲自和一作如。也；汗出多者，爲太過。陽脉實，因發其汗，出多者，亦爲太過。太過者，爲陽絕於裏，亡津液，大便因鞕也。（245）

成無己曰（《注解傷寒論》）：脉陽微者，邪氣少，汗出少者爲適當，故自和；汗出多者，反損正氣，爲汗出太過也。

陽脉實者，表熱甚也。因發汗，熱乘虛蒸津液外泄，致汗出太過。汗出多者，亡其陽，陽絶於裏，腸胃乾燥，大便因硬也。

方有執曰（《傷寒論條辨》）：輕高而上前者爲陽，微以中風之緩言。中風本自汗，故言出少爲自和。和對太過言，謂未至太過耳，非直謂平和。太過者，以其失於不治，與凡治之不對，致出不已者言也。實以傷寒之緊言。傷寒本無汗，故曰因發其汗，發而出之過多，則與自出過多者同一致，故曰亦爲太過。自此以下，乃總結上文以申其義。陽絶即亡陽，蓋汗者血之液，血爲陰，陰主静，本不自出，蓋所以出者，陽氣之動鼓之也，故汗多則陽絶，豈惟陽絶，亡津液即亡陰也。讀者最宜究識。《卷四》

盧之頤曰（《仲景傷寒論疏鈔金錦》）：脉陽微者，猶小則病退。汗出少，若遍身縶縶微似有汗者益佳，此爲自和也。如汗出多，即如水流灕，病必不除，爲汗發太過也。陽脉實者，亦猶大則病進。發其汗出多者，亦爲太過。太過，爲陽絶於裏，所謂陽在外，陰之使也，内亡津液，大便因硬耳。

又曰：太過者，宜應陽絶於外，而曰陽絶於裏者，蓋以津液本屬陰守，陰在内故也。《卷九》

張璐曰（《傷寒纘論》）：中風之脉，輕微而緩者，爲風邪本微，汗出少而不爲過也。傷寒之脉已至於實，即將去太陽而成可下之證矣，況過發其汗，寧無亡津液大便因硬，致傳陽明之證乎？《卷上·陽明下》

柯琴曰（《傷寒論注》）：陽明主津液所生病者也，因妄汗而傷津液，致胃家實耳。桂枝證本自汗，自汗多則亡津；麻黄證本無汗，發汗多亦亡津。此雖指太陽轉屬，然陽明表證亦有之。《卷三》

程應旄曰（《傷寒論後條辨》）：陽絶於裏者，孤陽獨治，無陰液以和之，大便因硬而成内實證，則不得不用大承氣湯矣，咎在過亡津液也。《卷八》

張志聰曰（《傷寒論集注》）：此言汗少爲陰陽自和，汗多則陽盛陰虛，故爲太過。陽絶於裏者，以陰液外亡，表陽内陷，如絶於裏而不行於外者然，是以土炎燥而大便因硬也。《卷三》

魏荔彤曰（《傷寒論本義》）：其人脉陽微而汗出，中風之證也，中風證本有汗，然汗少出則肌自解而營衛和，若發汗而汗出多者，則爲太過矣。再其人陽脉實而無汗，傷寒之證也，傷寒證本無汗，然發其汗，汗既出則表已透而營衛亦和也，若發汗而汗出多，雖宜發汗者，亦爲太過矣。斯二者，宜汗不宜汗不同，而發汗過多致陽明病則同。津液耗於内而陽氣浮於外，陽浮於外則將絶於裏，津耗於内則其勢馴至於亡，倉廩之官失所守，傳送之官無可輸，大便因硬，乃正陰日燥，邪陽日實，必至於無所復傳，穀氣垂盡而不救也。過多之汗，可輕發哉！

又曰：經文"陽絶"之義，似是阻絶，蓋謂陽盛阻陰也，非斷絶之絶。《内經》言絶多如此。《卷四》

尤怡曰（《傷寒貫珠集》）：脉陽微者，諸陽脉微，即正之虛也，故汗出少者，邪適去而正不傷，爲自和；汗出多者，邪雖却而正亦衰，爲太過也。陽脉實者，邪之實也，然發其汗出多者，亦爲太過，爲其津亡於外，而陽絕於裏也。夫陽爲津液之源，津液爲陽之根，汗出過多，津液竭矣，陽氣雖存，根本則離，故曰陽絕。陽絕津亡，大便焉得不硬耶？《卷三》

沈又彭曰（《傷寒論讀》）：衛氣爲陽，人之所知也；津液爲陽，人之所未知也。《經》云：上焦出氣，宣五穀味，熏膚充身澤毛，若霧露之溉，是謂氣。衛氣即津液也，故在外之津液少，則曰無陽不能作汗；在內亡津液，則曰陽絕於裏。要之言陽也，即言衛氣也，即言津液也。

穀食在胃，全賴津液充足，方能滑潤下達；若津液一枯，穀食即燥結難下，故陽明非燥不病。《辨陽明症》

孟承意曰（《傷寒點精》）：此示人不論中風、傷寒，脉微、脉實，欲發其汗者，不可不早慮及陰津也。《卷一》

陳念祖曰（《傷寒論淺注》）：上節亡津液是本旨，而五苓散特爲轉屬之變治，非亡津液之主方。此節復足上文亡津液之意，而治法自在言外。《卷四》

原文 脉浮而芤，浮爲陽，芤爲陰，浮芤相搏，胃氣生熱，其陽則絕。（246）

成無己曰（《注解傷寒論》）：浮芤相搏，陰陽不諧，胃氣獨治，鬱而生熱，消爍津液，其陽爲絕。

方有執曰（《傷寒論條辨》）：浮爲氣上行，故曰陽；芤爲血內損，故曰陰。胃中生熱者，陰不足以和陽，津液乾而成枯燥也。陽絕即亡陽之互詞。《卷四》

盧之頤曰（《仲景傷寒論疏鈔金錍》）：浮者，舉有餘，脉在肉上行也；芤者，按之中央虛，兩旁實也。浮爲陽、芤爲虛者，蓋衛行脉外者陽，故浮則有其氣而具其形，營行脉中者陰，故芤則亡其神而無其骨。浮芤相搏，是唯外無內，有陽無陰，胃氣生熱，致涉陽明，但干府器，無關氣化者也。《卷九》

程應旄曰（《傷寒論後條辨》）：浮爲陽，陽盛於外；芤爲陰，陰空於中，二脉互結，胃氣生熱而有不更衣之證。其陽則絕者，陽氣自成阻絕，陰氣不得通，亦曰胃家實也。《卷八》

沈明宗曰（《傷寒六經辨證治法》）：此辨陽明津竭之脉也。浮爲邪氣強，芤爲陰血虛，陽邪盛而陰血虛，爲浮芤相搏，胃氣生熱，故爲其陽則絕，即亡津液之互辭也。若見此脉，當養津液，不可喜攻生事之囑耳。《卷四》

錢潢曰（《傷寒溯源集》）：浮爲陽邪盛，芤爲陰血虛。搏，聚也，浮芤並見，故曰浮芤相搏。陽邪盛則胃氣生熱，陰血虛則津液內竭，故其陽則絕。絕者，非斷絕敗絕之絕，言陽邪獨治，陰氣虛竭，陰陽不相爲用，故陰陽阻絕而不相流通也。即《生氣通天論》所謂"陰陽離決，精氣乃絕"之義也。注家俱謂陽絕乃無陽之互詞，恐失之矣。《卷六》

張錫駒曰（《傷寒直解》）：胃爲陽土，貴得陰氣以和之。若脉浮而芤，浮爲陽盛，芤爲陰虛，浮芤相搏，則胃之陽氣盛而熱自生，其陽亢而與陰相絶矣。《卷四》

魏荔彤曰（《傷寒論本義》）：陽明病本應脉大，浮而緩、浮而緊俱不應見，及診之而竟見浮且兼芤者何也？蓋浮而芤，即大脉而中空者也，以其人胃中真陰素虧，一遇太陽之邪傳入胃府，則真陰先傷，熱邪更熾，故陽氣傷於外而陰氣欠於內，外大內空，浮而芤所由來也。得此者，知其人胃中陽熱盛浮，與真陰虛芤者相搏，胃氣無陰，則陽邪之熱愈生，陰立盡於內，陽隨絶其根，而穀氣竭矣。此由於素日不寶津液，遇病不早調濟，以至此極也。《卷五》

舒詔曰（《傷寒集注》）：其陽則絶，"陽"字有誤，應是"陰"字，何也？胃氣生熱，乃胃中陽亢，津液枯竭，豈非陰絶乎？《卷五》

原文 跌陽脉浮而濇，浮則胃氣强，濇則小便數，浮濇相搏，大便則鞕，其脾爲約，麻子仁丸主之。（247）

成無己曰（《注解傷寒論》）：跌陽者，脾胃之脉，診浮爲陽，知胃氣强；濇爲陰，知脾爲約。約者，儉約之約，又約束之約。《內經》曰：飲入於胃，游溢精氣，上輸於脾，脾氣散精，上歸於肺，通調水道，下輸於膀胱，水精四布，五經並行，是脾主爲胃行其津液者也。今胃强脾弱，約束津液，不得四布，但輸膀胱，致小便數，大便難。與脾約丸，通腸潤燥。

盧之頤曰（《仲景傷寒論疏鈔金錍》）：跌陽，胃足陽明之脉，動於足跌，以診陽明經府之盛衰。浮則渙漫，胃强不密而腐化弛；濇則槁瘁，溲便頻瀉而津化竭，故浮濇相搏，大便則難。蓋脾者，胃之藏，禀胃津液，轉相灌溉者也。本源既涸，其脾爲約，約束津液，枯着腸間，便難下也。《卷九》

程知曰（《傷寒經注》）：按小便數與小便利有別，利是如常而長，數則裏熱而頻下也。脾約之證當在太陽，所謂太陽陽明也。此是汗吐下後津液衰少，或平素胃熱燥結之人感受風寒，邪未入胃，胃已先實者，不得不變下例而小潤之，以通秘也。《卷六》

程應旄曰（《傷寒論後條辨》）：脾約者，脾陰外滲，無液以滋，脾家先自乾槁了，何能以餘陰蔭及腸胃，所以胃火盛而腸枯，大腸堅而糞粒小也。麻仁丸寬腸潤燥，以軟其堅，欲使脾陰從內轉耳。《卷八》

周揚俊曰（《傷寒論三注》）：跌陽，胃脉也，胃氣强則浮，陰氣弱則濇……故浮濇相搏，必致氣有餘而血不足，更兼外邪，則强者益强而虛者益虛，所以不俟歸府而大便已硬也。其脾爲約，知其約較勝於平日矣。此仲景特立麻仁丸爲預下一法，以存胃家之津液也。《卷四》

錢潢曰（《傷寒溯源集》）：跌陽，足跌上動脉也，又名冲陽，胃脉也。浮爲陽脉，跌陽浮，則陽邪入胃而胃中熱，故曰胃氣强，非胃陽之正氣强也；濇爲陰脉，跌陽濇，則津液熱燥而小便短數，故云小便數，非氣化行而津液多之頻數也。浮濇兩相搏聚，則知胃氣熱而津液枯矣，所以大便難而其脾爲約也。所謂脾約者，胃無津液，脾氣無精可

散而窮約也。脾既無精可散，胃終熱燥而大便難，故當以通腸潤燥為治，而以麻仁丸主之。《卷六》

徐大椿曰（《傷寒論類方》）：此即《論》中所云"太陽陽明者，脾約是也"，麻仁丸主之。太陽正傳陽明，不復再傳，故可以緩法治之。《卷二》

原文 麻子仁丸方

麻子仁二升　芍藥半斤　枳實半斤，炙　大黃一斤，去皮　厚朴一尺，炙，去皮　杏仁一升，去皮尖，熬，別作脂

上六味，蜜和丸如梧桐子大。飲服十丸，日三服，漸加，以知為度。

成無己曰（《傷寒明理論》）：約者，結約之約，又約束之約也。《內經》曰，"飲入於胃，游溢精氣，上輸於脾，脾氣散精，上歸於肺，通調水道，下輸膀胱，水精四布，五經並行"，是脾主為胃行其津液者也。今胃強脾弱，約束津液，不得四布，但輸膀胱，致小便數而大便硬，故曰其脾為約。麻仁味甘平，杏仁味甘溫，《內經》曰：脾欲緩，急食甘以緩之。麻仁、杏仁，潤物也，《本草》曰：潤可去枯。脾胃乾燥，必以甘潤之物為之主，是以麻仁為君，杏仁為臣。枳實味苦寒，厚朴味苦溫，潤燥者必以甘，甘以潤之；破結者必以苦，苦以泄之。枳實、厚朴為佐，以散脾之結約。芍藥味酸微寒，大黃味苦寒，酸苦涌泄為陰，芍藥、大黃為使，以下脾之結燥。腸潤結化，津液還入胃中，則大便利、小便少而愈矣。《卷四》

方有執曰（《傷寒論條辨》）：麻子、杏仁能潤乾燥之堅，枳實、厚朴能導固結之滯，芍藥斂液以輔潤，大黃推陳以致新，脾雖為約，此可疏矣。《卷四》

柯琴曰（《傷寒附翼》）：凡胃家之實，多因於陽明之熱結，而亦有因太陰之不開者，是脾不能為胃行其津液，故名為脾約也。承氣諸劑，只能清胃，不能扶脾。……病在太陰，不可蕩滌以取效，必久服而始和，蓋陰無驟補之法，亦無驟攻之法。故取麻仁之甘平入脾，潤而多脂者為君；杏仁之降氣利竅，大黃之走而不守者為臣；芍藥之滋陰斂液，與枳、朴之消導除積者為佐。煉蜜為丸，少服而漸加焉，以和為度。此調脾承氣，推陳致新之和劑也。使脾胃更虛更實，而受盛傳道之官各得其職，津液相成，精血相生，神氣以清，內外安和，形體不敝矣。《卷下》

周揚俊曰（《傷寒論三注》）：脾約之人，素係血燥，平日無病或二三日而始大便，倘至熱邪歸胃，消爍津液，豈復易出耶？仲景不得已，立麻仁丸一法，於邪未入府之前，先用麻仁之油滑、杏仁之潤降，蓋以肺與大腸相表裏也；兼以芍藥養血，大黃、枳實、厚朴佐其破滯，使之預行，庶幾熱入不至於大結，津液不至於盡耗耳。《卷四》

尤怡曰（《傷寒貫珠集》）：大黃、枳實、厚朴，所以瀉令胃弱；麻仁、杏仁、芍藥，所以滋令脾厚。用蜜丸者，恐速下而傷其脾也。蓋即取前條潤導之意，而少加之力，亦傷寒下藥之變法也。《卷四》

王子接曰（《絳雪園古方選注》）：下法不曰承氣，而曰麻仁者，明指脾約為脾土過燥，胃液日亡，故以麻、杏潤脾燥，白芍安脾陰，而後以枳、朴、大黃承氣法勝之，則

下不亡陰。法中用丸漸加者，脾燥宜用緩法，以遂脾欲，非比胃實當急下也。《上卷·下劑》

吳儀洛曰（《傷寒分經》）：此治素慣脾約之人復感外邪，預防燥結之法。方中用麻、杏二仁以潤腸燥，芍藥以養陰血，枳實、大黃以泄實熱，厚朴以破滯氣也。然必因客邪加熱者，用之方爲合轍。後世以此概治老人津枯血燥之閟結，但取一時之通利，不顧愈傷其真氣，得不速其咎耶？《卷二》

陳元犀曰（《長沙方歌括》）：脾爲胃行其津液也，今胃熱而津液枯，脾無所行而爲窮約，故取麻仁、杏仁多脂之物以潤燥，大黃、芍藥苦泄之藥以破結，枳實、厚朴順氣之藥以行滯。以蜜爲丸者，治在脾而取緩，欲脾不下泄其津液而小便數，已還津液於胃中，而大便難已也。《卷五》

原文（248） 太陽病三日，發汗不解，蒸蒸發熱者，屬胃也。調胃承氣湯主之。

成無己曰（《注解傷寒論》）：蒸蒸者，如熱熏蒸，言甚熱也。太陽病三日，發汗不解，則表邪已罷；蒸蒸發熱，胃熱爲甚，與調胃承氣湯下胃熱。

方有執曰（《傷寒論條辨》）：此概言陽明發熱之大意。三日，舉大綱言也。蒸蒸，熱氣上行貌，言熱自內騰達於外，猶蒸炊然，故曰屬胃也。《卷四》

盧之頤曰（《仲景傷寒論疏鈔金錍》）：太陽病三日，發汗不解，例值陽明發病期矣。經云陽明受病，當二三日發，故蒸蒸發熱者，屬胃也。屬胃者，例遠於寒，第蒸蒸猶屬下而淫上，所謂蒸之浮之，雖涉燥化，未盡實堅，不可大泄下，調胃承氣湯主之。《卷九》

程知曰（《傷寒經注》）：蒸蒸者，熱勢自內騰外，若蒸炊之熱也，其熱蒸蒸則必其汗濈濈矣。此胃熱之驗，故用硝、黃、甘草以調胃，不用大、小承氣者，爲其內無實物硬滿也。《卷六》

程應旄曰（《傷寒論後條辨》）：太陽病三日，經期尚未深也，何以發汗不解，便屬胃？蓋以胃燥素盛，故他證雖罷，而汗與熱不解也。第徵其熱如炊籠蒸蒸而盛，則知其汗必連綿濈濈而來，此即大便已硬之徵，故曰屬胃也。熱雖聚於胃，而未見潮熱、譫語等證。主以調胃承氣湯者，於下法內從乎中治，以其爲日未深故也。《卷七》

汪琥曰（《傷寒論辨證廣注》）：此條言太陽病不可拘以日數，但見屬胃之證，即可下也。有如太陽病方三日，曾發過汗矣，其不解者，非表邪不解，乃病熱不能解也。太陽病止翕翕發熱，明知其熱在外，今變而爲蒸蒸發熱，蒸者，熏也，炊也，火氣上升之貌……此係太陽之邪轉屬於胃。經云：已入於府者，可下而已。與調胃承氣湯者，以下證未全具，故大承氣中止用硝、黃，復加甘草，以調其中而下其實熱也。《卷六》

張志聰曰（《傷寒論集注》）：本篇云：少陽陽明者，發汗、利小便已，胃中燥煩實，大便難是也。太陽病三日，當少陽主氣之期，發汗則津液外泄，不解則熱邪內入。蒸蒸發熱者，陽明水穀之熱外現，病於中土，故屬胃也，調胃承氣湯主之。夫轉屬陽明

者，轉屬陽明之氣化；屬胃者，屬於胃府之有形。《卷三》

錢潢曰（《傷寒溯源集》）：蒸蒸發熱，猶釜甑之蒸物，熱氣蒸騰，從內達外，氣蒸濕潤之狀，非若翕翕發熱之在皮膚也。邪在太陽已三日，表證未解，發熱惡寒無汗之候，發汗則當熱退身涼而解矣。乃邪氣仍不解，反蒸蒸然發熱，則其身熱汗出不惡寒之陽明證已現，邪不在太陽可知矣。而蒸蒸之熱又爲熱氣自內而出，併不在陽明之經，已入陽明之腑，故曰屬胃也。邪既入胃，必致熱耗津液，故當調和其胃氣。謂之調胃者，蓋以大黃去胃熱，而以甘草和胃也。其所以止用調胃者，以未至潮熱便硬，故不須攻下。既無潮熱便硬等胃實之證，而三日即用調胃者，以邪既入裏，必損胃中之津液，且無太陽表證，故不以爲早也。《卷六》

魏荔彤曰（《傷寒論本義》）：太陽之發熱，自表而入裏之熱；陽明之發熱，自裏而出表之熱。太陽之汗出而熱，汗自汗，熱自熱；陽明之汗出而熱，熱揣之有似汗，汗揣之有似熱。大約其熱經胃府鬱悶而生，與在表衛疏自出之汗形狀迥異，粘滯濕膩，著於衣被必粘，按之手足如蒸，此乃汗熱二證合爲一證，以此驗胃熱，洵要訣也。《卷五》

原文 傷寒吐後，腹脹滿者，與調胃承氣湯。（249）

成無己曰（《注解傷寒論》）：《內經》曰：諸脹腹大，皆屬於熱。熱在上焦則吐，吐後不解，復腹脹滿者，邪熱入胃也，與調胃承氣湯下其胃熱。

程知曰（《傷寒經注》）：熱在上焦則吐，吐後腹脹滿，則邪不在胸，其爲裏實可知。然但脹滿而不硬痛，自不宜用急下之法，但與調胃承氣和其胃熱耳。《卷六》

程應旄曰（《傷寒論後條辨》）：吐法爲膈邪而設，吐後無虛煩等證，必吐其所當吐者，只因胃家素實，吐亡津液，燥氣不能下達，遂成土鬱，是以腹脹滿，其實無大穢濁之在腸也，調胃承氣湯一奪其鬱可耳。《卷七》

汪琥曰（《傷寒論辨證廣注》）：傷寒雖不指何經，大都是太陽病。既吐之後，則胸中熱邪得越，表證亦隨之而解，以吐中有發散之義故也。今者既吐之後，腹復脹滿，是邪熱不因吐解，留結於胃，而爲裏實之證無疑矣。與調胃承氣湯者，以吐後胃氣受傷，不得不調之，以緩下其實也。《卷六》

張錫駒曰（《傷寒直解》）：夫有形之邪在於胃之上脘，宜吐之。傷寒吐後，則上脘之邪已去，而腹仍脹滿者，乃中下之實邪未解，故與調胃承氣湯。《卷四》

秦之楨曰（《傷寒大白》）：腹脹滿雖是下症，但吐後止可用調胃承氣湯。《卷二·嘔吐》

舒詔曰（《傷寒集注》）：此證乃吐傷上焦，清陽之氣不能宣化，而濁陰之氣壅塞胸中而爲脹滿，法當健脾和胃，宣暢胸膈，則濁陰白化而脹滿自消，豈可復用下法以重傷其正，戕害其生乎？是必後人之誤。《卷四》

王丙曰（《傷寒論注》）：傷寒本有伏熱，表邪從吐而散，而伏熱之在裏者，因吐後而內燥，變爲腹滿。《經》云：諸脹腹大，皆屬於熱。又曰：先熱而後生中滿者，治其標。故必以承氣湯主之也。《卷三》

鄭壽全曰（《傷寒恒論》）：腹脹滿，胃家未大實者，可與小承氣湯，俾和其胃氣，以泄其邪熱，乃爲合法。若因吐後而中州大傷以致脹滿者，此是胸中胃陽因吐而傷，宣佈失職，濁陰僭亂，堵塞中宮，宜溫中健脾，俾胃氣宣暢而脹滿自消，此又非調胃承氣所宜也，學者臨證宜細求之。《卷四》

高學山曰（《傷寒尚論辨似》）：吐能提氣，吐後腹脹滿者，是胃中之陽氣上浮，而無下通之勢，故以調胃之微溏者潤下之，與吐後煩熱用降下之梔豉湯同義。但梔豉潤胸，此則調胃，地位既異，且胸則維虛熱之氣，故只消以梔豉降之，胃則必兼停滯，不得不取硝黃以擊之耳。《陽明篇》

原文 太陽病，若吐若下若發汗後，微煩，小便數，大便因硬者，與小承氣湯和之愈。（250）

成無己曰（《注解傷寒論》）：吐下發汗，皆損津液，表邪乘虛傳裏。大煩者，邪在表也；微煩者，邪入裏也。小便數，大便因硬者，其脾爲約也。小承氣湯和之愈。

盧之頤曰（《仲景傷寒論疏鈔金錍》）：此則太陽之陽明……僅呈陽明之燥化，未允陽明之大實耳。宜別微甚。《卷九》

程應旄曰（《傷寒論後條辨》）：吐、下、汗後而見煩證，徵之於大便硬，固非虛煩者比，然煩既微而小便數，當由胃家失潤，燥氣客之使然，胃雖實，非大實也。和以小承氣湯，取其滋液以潤腸胃，和也，非攻也。《卷七》

汪琥曰（《傷寒論辨證廣注》）：此條係太陽陽明證。太陽病既經汗、吐、下，其邪爲已減矣，所未解者內入於胃，胃府實熱必不大甚，故曰微煩。微煩者，大便未必能硬，其硬者，只因小便數故也。此非大滿大實之證，故云與小承氣湯和之則愈。《卷六》

張錫駒曰（《傷寒直解》）：此總論發汗、吐、下後皆可以轉屬於陽明也。吐、下、汗後則津液亡矣，津液亡於外則燥熱甚於內，故微煩；又走其津液而小便數，則大便因小便之數而硬也。止可與小承氣微和胃氣則愈。《卷四》

黃元御曰（《傷寒懸解》）：吐下發汗，傷其津液，微覺心煩，小便數行，大便因硬者，此將來之大承氣證，宜早以小承氣和之即愈也。《卷六》

徐大椿曰（《傷寒論類方》）："因"字當著眼，大便之硬，由小便數之所致。蓋吐、下、汗已傷津液，而又小便太多，故爾微硬，非實邪也。《卷二》

章楠曰（《傷寒論本旨》）：吐、下、發汗，津液大傷，餘熱未淨而微煩，三焦熱則水道行速，小便頻數，腸胃因之乾燥而大便硬，與小承氣湯通腸胃，則水液歸內，而熱亦隨去，則愈。《卷三》

原文 得病二三日，脉弱，無太陽、柴胡證，煩躁，心下鞕。至四五日，雖能食，以小承氣湯，少少與，微和之，令小安。至六日，與承氣湯一升。若不大便六七日，小便少者，雖不受食，一云不大便但初頭鞕，後必溏；未定成鞕，

攻之必溏，須小便利，屎定鞭，乃可攻之，宜大承氣湯。（251）

韓衹和曰（《傷寒微旨論》）：病人至六七日不大便，若其兩手寸脉小，尺中脉大，亦不可下之。雖不服下藥而大便者，則必先硬而後溏，蓋由腹中有陰氣也。仲景論曰：先硬後軟，不可攻也，況鴨溏乎。《卷上·可下篇》

龐安時曰（《傷寒總病論》）：凡下證小便不利，或尚少，未可攻之也。《卷二·不可下證》

成無已曰（《注解傷寒論》）：《針經》曰：脉軟者，病將下。弱爲陰脉，當責邪在裏，得病二三日脉弱，是日數雖淺，而邪氣已入裏也。無太陽證，爲表證已罷；無柴胡證，爲無半表半裏之證。煩躁心下硬者，邪氣內甚也。胃實熱甚，則不能食；胃虛熱甚，至四五日雖能食，亦當與小承氣湯微和之，至六日則熱甚，與大承氣湯一升。若不大便六七日，小便多者，爲津液內竭，大便必硬，則可下之。小便少者，則胃中水穀不別，必初硬後溏，雖不能食爲胃實，以小便少則未定成硬，亦不可攻。須小便利，屎定硬，乃可攻之。

方有執曰（《傷寒論條辨》）：以無太少，故知諸證屬陽明；以脉弱，故宜微和。至六日以下，歷叙可攻不可攻之節度。《卷四》

盧之頤曰（《仲景傷寒論疏鈔金錍》）：此條概論處方之慎重，比量病狀之虛實，不獨陽明一經爲然也，故不曰陽明病，而曰得病二三日。《卷九》

柯琴曰（《傷寒論注》）：得病二三日，尚在三陽之界，其脉弱，恐爲無陽之徵。無太陽桂枝證，無少陽柴胡證，則病不在表，而煩躁心下硬，是陽邪入陰，病在陽明之裏矣。辨陽明之虛實，在能食不能食。若病至四五日尚能食，則胃中無寒而便硬可知，少與小承氣微和其胃，令煩躁少安。不竟除之者，以其人脉弱，恐大便之易動故也，猶太陰脉弱，當行大黃、芍藥者減之之意。至六日復與小承氣一升。至七日仍不大便，胃家實也。欲知大便之燥硬，既審其能食不能食，又當問其小便之利不利。而能食必大便硬，後不能食，是有燥屎。小便少者，恐津液還入胃中，故雖不能食，初頭硬，後必溏。小便利者，胃必實，屎定硬，乃可攻之。所以然者，脉弱是太陽中風，能食是陽明中風，非七日後不敢下者，以此爲風也，須過經乃可下之，下之若早，語言必亂，正此謂也。《卷三》

程知曰（《傷寒經注》）：二三日，陽明受病時也，既無太陽、少陽證，則煩躁、心下硬正屬陽明之可下無疑矣。乃其人脉弱，雖是能食，止可以小承氣少少與和胃氣，俟六日再以小承氣稍稍多進，總因脉弱，故而遲徊也。若其人不大便已六七日，似乎胃實，乃小便復少，正恐胃弱之人膀胱之氣不化，轉滲大腸，其便必初硬後溏，故必小便利，屎定硬，乃可攻之。若屎定硬，則宜大承氣矣。《卷六》

程應旄曰（《傷寒論後條辨》）：得病二三日，指不大便言，弱者，大而弱也，病進矣而脉不進，腸胃雖燥而血自少也。雖表邪盡去，無太陽、柴胡證，裏邪告急，有煩躁、心下硬證，正不可恣意於攻之一字也。此句以上，截作一頭，下面分作兩脚。能食者，以結在腸間而胃火自盛也，先以小承氣湯少少與之，和胃中之火，令少安，後以前湯增至一升，去腸中之結。既是小承氣矣，而又減去分數，接續投之，以弱脉之胃禀素虛，而爲日又未久也。……若前證不大便六七日，小便總是不利，則腸雖結而胃弱不能布水，水漬胃中，故不能食，非關燥屎在胃不能食也。攻之雖去得腸間之結，早已動及胃中之水，硬反成溏矣。須小便利者，先行滲法也，水去而硬乃定，故可攻以大承氣湯。其不用小承氣湯者，以爲日已久，弱脉不可久羈也。《卷七》

汪琥曰（《傷寒論辨證廣注》）：此條乃申言大、小承氣不可多用及驟用之意。得病二三日，不言傷寒與中風者，乃風寒之邪皆有，不須分辨之病也。脉弱者，謂無浮緊等在表之脉也；無太陽、柴胡證，謂無惡寒發熱或往來寒熱在表及半表半裏之證也。煩躁、心下硬者，全是陽明府熱邪實。至四五日，則足陽明胃府實熱者，下而傳於手陽明，當大腸之府實熱也。《經》云“腸實則胃虛”，故能食。能食者，其人不痞不滿，爲下證未急，非陽明胃強發狂、能食比也。故云雖能食，止須以小承氣湯少少與，微和之，因其人煩躁，必不大便，欲令其小安也。至六日仍煩躁不安而不大便者，前用小承氣湯可加至一升，使得大便而止。此言小承氣湯不可多用之意。若不大便句，承上文煩躁、心下硬而言。至六七日不大便，爲可下之時。但小便少，乃小水不利，此系胃中之水穀不分清，故不能食，非譫語潮熱有燥屎之不能食也。故云雖不能食，但初頭硬，後必溏，未定成硬，而攻之，併硬者必化而爲溏矣。須待小便利，屎定成硬，乃可用大承氣湯攻之。此言大承氣亦不可驟用之意。《卷六》

張錫駒曰（《傷寒直解》）：此章凡五節，論陽明自病，非關轉屬。首節反覆辨論，以示不可輕攻之意。後四節於陽明之中，復提悍熱之氣爲病最急，又不可泥不可輕攻之說，徐徐緩下以成莫救之患也。《卷四》

章楠曰（《傷寒論本旨》）：此條總因脉弱，恐元氣不勝藥氣，故再四詳審，左右迴顧，必俟其邪氣結實而後攻之，則病當其藥，便通可愈，否則邪不去而正先萎，病即危矣。《卷三》

唐宗海曰（《傷寒論淺注補正》）：此分兩端。上段言脉弱者，雖燥硬，亦不可攻，只當用小承氣和之而已，治燥硬者，當顧其虛也。次段言小便少者，未盡結硬，不可攻之，須審其小便利者，屎乃純硬，方爲斷爲燥結而攻之也。須是須辨別，不是須等待，安有病淺而待其病深之理？且使待之久，而小便仍少，豈遂別無治法哉？一字之差，所誤不少。《卷三》

原文 傷寒六七日，目中不了了，睛不和，無表裏證，大便難，身微熱者，此爲實也，急下之，宜大承氣湯。（252）

成無己曰（《注解傷寒論》）：《內經》曰：諸脉者，皆屬於目。傷寒六七日，邪氣入裏之時，目中不了了，睛不和者，邪熱內甚上熏於目也。無表裏證，大便難者，裏實也。身大熱者，表熱也；身微熱者，裏熱也。《針經》曰：熱病目不明，熱不已者，死。此目中不了了，睛不和，則證近危惡也，須急與大承氣湯下之。

萬全曰（《傷寒摘錦》）：不頭疼，目痛，惡寒，此無表證也；不腹痛，發渴，譫

語，此無裏證也。《卷上》

盧之頤曰（《仲景傷寒論疏鈔金錍》）：目得五藏之精華上注而能視，蓋五藏之精華，受氣於胃中水穀之精粹，本源既涸？自失其神觀鑿鑿之以陽爲用也。……拯必窮源，急下之，宜大承氣湯。必使濁陰得走其下竅，清陽斯得歸注於上竅耳。《卷九》

程知曰（《傷寒經注》）：此言目不明了宜急下也。陽明之脉絡於目，而諸脉皆屬於目。傷寒六七日，熱入裏之時也；目中不了了，睛不和，邪熱內甚上薰於目而水液欲枯也。無表證，謂身無大熱也；無裏證，謂止大便難而無硬滿之急也。無表裏證，似乎不急，而實熱上逼則急矣。《針經》曰：熱病目不明、熱不已者死。故知目睛不明爲最危惡之證也，宜急下以救將絶之陰。《卷六》

汪琥曰（《傷寒論辨證廣注》）：不了了者，病人之目視物不明了也。睛不和者，乃醫者視病人之睛光或昏暗，或散亂，是爲不和。爲陽明熱邪亢盛，土來乘水，腎水將絶，瞳子不能照物故也。《卷六》

張志聰曰（《傷寒論集注》）：合下三節，論陽明悍熱之氣剽悍猛烈，首節上走空竅，次節行其經脉，末節出於氣街，而皆爲急下之證。此言悍熱之氣循空竅而上炎者急下之。《靈樞·動輸篇》曰：胃氣上注於肺，其悍氣上衝頭者，循咽，上走空竅，循眼系，入絡腦，出顑，下客主人，循牙車，合陽明，并下人迎，此胃氣別走於陽明，故陰陽上下，其動若一。傷寒六七日，氣當來復於高表。目中不了了者，乃悍熱之氣循眼系而上走於空竅也；睛不和者，腦爲精髓之海而髓之精爲瞳子，悍熱之氣入絡於腦故也。無表裏證者，言悍熱之氣止上走空竅而非在表在裏也，即有裏證而大便難，猶無裏證也；即有表證而身微熱，猶無表證也。此爲空竅不虛而熱邪上實也。經云，火熱在上，水氣承之，亢則害矣。故當急下之，宜大承氣湯。若不急下，則髓枯神散矣。《卷三》

錢潢曰（《傷寒溯源集》）：六七日，邪氣在裏之時也。不了了，視物不能明了也。睛，目瞳子也，睛不和，精神不能貫注，故視不明也。外既無發熱惡寒之表證，內又無譫語腹滿等裏邪，且非不大便而曰大便難，又非發大熱而身僅微熱，勢非甚亟也。然目中不了了，是邪熱伏於裏而耗竭其津液也。《經》云"五臟六腑之精皆上注於目"，熱邪內爍，津液枯燥，則精神不得上注於目，故目中不了了，睛不和也。此終爲邪熱內實於裏也，當急下之，以救陰液，宜大承氣湯。《卷六》

秦之楨曰（《傷寒大白》）：按仲景用急下有六條，陽明經三條，皆救津液：一曰汗多，津越於外；一曰潮熱便結，津竭於內；一曰目睛不和，津竭於上。少陰經三條，皆救腎水：一曰真水自竭；一曰木燥水枯；一曰土燥水乾。夫人以津液養生，停聚則病，泥結則危，乾竭則死。《卷四·大便秘結》

尤怡曰（《傷寒貫珠集》）：目中不了了者，目光不精而視物不明也；睛不和者，目直視而不圓轉也。六七日，熱盛而陰傷，故其證如此。無表裏證，無頭痛惡寒，而又無腹滿譫語等證也。然而大便難，身微熱，則實證已具，合之目中不了了，睛不和，其爲熱極陰傷無疑。故雖無大滿大實，亦必以大承氣湯急下，見稍遲，則陰竭不復而死耳。《卷三》

吳謙曰（《醫宗金鑒》）：目中不了了而睛和者，陰證也；睛不和者，陽證也。今傷寒六七日，目中不了了，睛不和者，是腎水爲胃陽所竭，水既不能制火，則火上熏於目，而眸子朦朧，爲之不了了也。此熱結神昏之漸，危惡之候也。雖外無陽證，惟身微熱，內無滿痛，只大便難，亦爲熱實，故曰：此爲實者。急以大承氣湯下之，瀉陽救陰，以全未竭之水可也。睛不和者，謂睛不活動也。《卷四》

黃元御曰（《傷寒懸解》）：肝竅於目，目中不能了了，睛不和，是胃火傷及厥陰，血亡木枯，目系乾硬，是以睛直。無表裏證，表無寒熱，裏無滿痛也。身熱雖微，而府熱則劇，故當急下。……陽明之病，胃家實也。篇中"脉實者下之"，"以表虛裏實故也"，"此爲內實也"，"此爲實也"，皆發明胃家實之義。

又曰：此下三章，與少陰急下三章彼此互文。是陽明之陽亢而傷陰者，陽未盛而下早，則亡其陽；陽已亢而下遲，則亡其陰，故有緩攻之法，又有急下之條。《卷六》

唐宗海曰（《傷寒論淺注補正》）：陽明只一燥氣，合於邪熱，則爲燥熱，輕者可以緩調，重者必須急下，方能挽亢陽而存孤陰，爲燥熱正治之大法，非陽明燥熱之外，別有所謂悍熱也。若夫《內經》所謂悍氣，是申明胃氣之意，言營者，水穀之精氣，而衛者，水穀之悍氣，非言陽明燥氣外另有一悍氣也。……注家於《內經》悍氣二字扯入陽明，既與經旨有乖，而於陽明篇反添蛇足，不亦謬乎！《卷三》

原文 陽明病，發熱汗多者，急下之，宜大承氣湯。（253）

成無己曰（《注解傷寒論》）：邪熱入府，外發熱汗多者，熱迫津液將竭，急與大承氣湯以下其府熱。

方有執曰（《傷寒論條辨》）：胃實本由於無津液而內燥，汗多則津液益亡矣。急下者，竭則不可治也。《卷四》

萬全曰（《傷寒摘錦》）：陽明證雖法多汗，或濈然微汗出，或手足濈濈然汗出，此汗出太多則熱迫津液將竭，正氣脫也，故用大承氣湯急下之。《卷上》

盧之頤曰（《仲景傷寒論疏鈔金錍》）：陽明病，熱淫於內，汗泄於外，胃實殆甚，外證轉熾矣。急下之，宜大承氣湯。否則開闔並失，陰陽兩竭，爲難治也。《卷九》

李中梓曰（《傷寒括要》）：陽明汗多熱甚，恐胃汁乾，大承氣湯急下之。《卷上》

柯琴曰（《傷寒論注》）：前條若汗多，微發熱惡寒者，外未解也，未可與承氣，總爲脉遲者言耳。若脉大而不惡寒，蒸蒸發熱，汗多亡陽者，當急下以存津液，而勿以潮熱爲拘也。《卷三》

程知曰（《傷寒經注》）：言胃實發熱汗多者宜急下也。曰陽明病，則有胃實證也，乃發熱蒸蒸，汗液隨熱勢騰達而不可已，非急下無以救津液之外越也。

前云發汗不解蒸蒸發熱者，屬胃也，調胃承氣主之，是微以調胃和其熱也；此云發熱汗多者急下之，是急以承氣救其汗也，故用劑有輕重緩急之不同。《卷六》

程應旄曰（《傷寒論後條辨》）：大承氣湯雖有去實滿、去燥熱之不同，總之爲救津液而設，則緩急之勢亦宜視津液而斟酌矣。陽明病……發熱而復汗多，陽氣大蒸於外，慮陰液暴亡於中，雖無內實之兼證，宜急下之以大承氣湯矣。

此等之下，皆爲救陰而設，不在奪實，奪實之下可緩，救陰之下不可緩。不急下，防成五實，《經》曰"五實者死"。《卷七》

周揚俊曰（《傷寒論三注》）：曰陽明病者，明是歸府後復熱多汗，故其發熱則是熱蒸於外，而汗多則不但手足濈然汗出。是即不言潮熱，而至日晡必其熱愈盛；即不言小便利，而始先必利，今則反少可知。由是而結定矣，成硬矣。稍遲一日，則汗多一日，津液愈耗，血氣愈傷，又何顧忌而不下乎？曰急下者，謂無俟小承氣試之也。《卷四》

錢潢曰（《傷寒溯源集》）：潮熱自汗，陽明胃實之本證也。此曰汗多，非復陽明自汗可比矣。汗多則津液盡泄，衛陽隨之而外走，頃刻有亡陽之禍，故當急下，庶可以留陽氣而存津液，故宜大承氣湯。然必以脈症參之，若邪氣在經而發熱汗多，胃邪未實，舌苔未乾厚而黃黑者，未可下也。《卷六》

尤怡曰（《傷寒貫珠集》）：發熱汗多者，熱盛於內，而津迫於外也。不下則熱不除，不除則汗不止，而陰乃亡矣，故宜急下。然必有實滿之證，而後可下，不然，則是陽明白虎湯證，宜清而不宜下矣。《卷三》

黃元御曰（《傷寒懸解》）：腎主五液，入心爲汗，發熱汗多，水枯土燥，傷及少陰，故當急下。此與少陰口燥咽乾章義同。《卷六》

高學山曰（《傷寒尚論辨似》）：此條全重在汗多二字，蓋汗多者，胃中津液有不盡不止之勢，下之，則裏空而氣從內斂，故汗可止。……大凡汗多者，其熱必潮，即使表邪未解，而汗多之後，其熱必微，今汗多而仍發熱，則知發熱爲內熱所蒸，故可放膽下之。《陽明篇》

原文 發汗不解，腹滿痛者，急下之，宜大承氣湯。（254）

成無己曰（《注解傷寒論》）：發汗不解，邪熱傳入府，而成腹滿痛者，傳之迅也，是須急下之。《卷四》

盧之頤曰（《仲景傷寒論疏鈔金錍》）：發汗不解者，熾於外，腹滿痛者，劇於內，此交通之不表，命固之不施矣。急下之，宜大承氣湯。《卷九》

柯琴曰（《傷寒論注》）：表雖不解，邪甚於裏，急當救裏，裏和而表自解矣。《卷三》

程應旄曰（《傷寒論後條辨》）：發汗不解，津液已經外奪；腹滿痛者，胃熱遂爾迅攻。邪陽盛實而彌漫，不急下之，熱毒裏蒸，糜爛速及腸胃矣，陰虛不任陽填也。《卷七》

張錫駒曰（《傷寒直解》）：此言悍熱之氣不上走空竅而下循於臍腹者，亦宜急下也。悍熱爲病，陽氣盛也，陽盛則陰虛，復發汗以傷其陰液，是以不解，而反留於腹，故腹滿痛，亦宜急下之。《卷四》

吳謙曰（《醫宗金鑒》）：發汗後表已解，腹滿不痛者，乃腹滿時減，減復如故之虛滿也，當溫之，厚朴生薑半夏甘草人參湯證也。今發汗後表不解，腹滿大痛者，乃腹滿不減，減不足言之實滿也，當下之，宜大承氣湯，蓋以裏急，先攻裏後和表也。

《卷四》

黃元御曰（《傷寒懸解》）：發汗不解，是非表證，乃胃陽之實也。汗之愈亡其陰，燥屎阻其胃火，傷及太陰，故腹滿而痛。陽亢陰亡，則成死證，故當急下之。……此與少陰六七日腹脹不大便章義同。《卷六》

徐大椿曰（《傷寒論類方》）："不解"二字，必兼有陽明症，加以腹滿且痛，則實邪有徵矣。急下之，宜大承氣湯。《卷二》

沈又彭曰（《傷寒論讀》）：未發汗時，先有腹滿痛證，所以編入陽明論中；若是汗後增出，又屬厚朴生薑半夏人參證，非陽明承氣證矣。《辨陽明證》

原文 腹滿不減，減不足言，當下之，宜大承氣湯。（255）

成無己曰（《注解傷寒論》）：腹滿不減，邪氣實也。經曰：大滿大實，自可除下之。大承氣湯，下其滿實。若腹滿時減，非內實也，則不可下。《金匱要略》曰：腹滿時減復如故，此爲寒，當與溫藥。是減不足言也。

郭雍曰（《傷寒補亡論》）：減不足言者，言不甚減也，論言太陽發汗不徹，不足言，與此同意，俗語所謂不濟事者是也。《卷十·可下》

柯琴曰（《傷寒論注》）：下後無變證，則非妄下。腹滿如故者，下之未盡耳，故當更下之也。《卷三》

程知曰（《傷寒經注》）：言大滿宜下也。腹滿而略不減，即小有所減，亦不足以寬其急，所謂大滿大實也，故宜急下。《卷六》

錢潢曰（《傷寒溯源集》）：此承上文言，下之而腹滿不減，雖或稍減而不足以言減，是胃中邪食過於堅實，不爲攻下所奪也，當下之，宜大承氣湯。然有下之而脈症不爲少減者，死證也。《卷六》

徐大椿曰（《傷寒論類方》）：以上諸條，舉當下之一、二症，即用下法，然亦必須參觀他症而後定，爲妥。《卷二》

原文 陽明少陽合病，必下利，其脈不負者，爲順也。負者，失也，互相尅賊，名爲負也。脈滑而數者，有宿食也，當下之，宜大承氣湯。（256）

龐安時曰（《傷寒總病論》）：陽明土，其脈大，少陽木，其脈弦。若合病，土被木賊克，更利，爲胃已困。若脈不弦，爲土不負；弦者爲土負，必死。《卷二·可下證》

成無己曰（《注解傷寒論》）：陽明土，少陽木，二經合病，氣不相和，則必下利。少陽脈不勝，陽明不負，是不相克，爲順也；若少陽脈勝，陽明脈負者，是鬼賊相克，爲正氣失也。《脈經》曰：脈滑者，爲病食也。又曰：滑數則胃氣實。下利者，脈當微厥；今脈滑數，知胃有宿食，與大承氣湯以下除之。

郭雍曰（《傷寒補亡論》）：此合病一證，下至"名爲負也"而終。按本論原誤錄宿食一證相連者，非也，《脈經》以宿食別作一證爲當。蓋脈滑數，有宿食，故仲景可用承氣湯；若胃爲木克，因而下利，安有用承氣之理？今依《脉經》離而爲二。……讀仲景論仍須以《脉經》參校之。

又曰：今合病下利，胃氣傷困，只當救胃，宜用温藥，故雍以理中、四逆補其胃，是胃氣已負，而又加以寒藥，則胃穀絶矣。仲景於此一證特論脉負不負，蓋欲後人當思陽明少陽土木克賊之理，而治之可謂盡善矣。以是知合併病之論，雖二陽俱受病，邪氣俱當去，又須審二經五行之氣，毋令相克賊，抑强扶衰，以致和氣。《卷十·可下》

方有執曰（《傷寒論條辨》）：陽明屬土，其主水穀，少陽屬木，其主風，風主飧泄，故知下利可必也。陽明脉大，少陽脉弦，不負，謂大而不弦，無相勝負而相得也；失，得之反也，謂弦則木克土，不大則土受木賊，少陽勝而陽明負，爲不相得，猶言不宜也。滑主食，數主熱，宿食可知也。大承氣湯者，陳宜推，所以通因通用也。《卷四》

王肯堂曰（《傷寒準繩》）：太陽陽明合病爲在表，故與葛根湯以汗之；太陽少陽合病爲在半表半裏，故與黃芩湯以和解之；陽明少陽合病爲少陽邪氣入裏，故與承氣湯下之。《秩之三》

盧之頤曰（《仲景傷寒論疏鈔金錍》）：陽明少陽合病，則闔樞不得，水穀不泌，必下利矣。其脉不負者，各無偏勝，與得合病之常脉者，爲順也。負者，失其常脉，互相克賊，名爲負也。如下利，脉反滑實，此陽明內伏有宿食，是闔勝而樞負矣，法當懲闔以平樞，宜大承氣湯。《卷九》

程知曰（《傷寒經注》）：言陽明少陽合病下利脉滑數者宜用下也。陽明土也，與木邪交動，則水穀不停而急奔，故下利可必。然陽明脉大，少陽脉弦細，必兩經之脉不甚相勝，乃爲順候。若弦脉獨見，則少陽勝而陽明負，爲鬼賊相克矣，半表之邪未去，未可言下。脉滑而數，則宿食在胃，裏邪急矣，故下以奪之，蓋抑其勝而治之也。《卷八》

沈明宗曰（《傷寒六經辨證治法》）：此陽明少陽合病，當辨勝負順逆也。二經之氣本是相制，少陽賊邪會合陽明地界，逼迫水穀下奔，故必下利。或見陽明脉大，少陽脉弦，兩無勝負，是爲順也；或陽明氣衰而脉小，少陽氣盛而脉弦大，斯爲負矣。負者，正氣不勝，故爲失也。然非但少陽氣盛乘克陽明爲負，即陽明氣盛反壅少陽之氣不宣，亦可爲負，試觀互相克賊一語，義可見矣。所以脉滑而數者，乃外邪與宿食搏聚於胃，陽明濕熱氣盛，反壅少陽之氣不伸，當下陽明之實，而解少陽之圍。《卷四》

尤怡曰（《傷寒貫珠集》）：陽明少陽合病，視太陽陽明合病爲尤深矣，故必下利。而陽明爲土，少陽爲木，於法又有互相克賊之機，故須審其脉，不負者爲順，其有負者爲失也。負者，少陽王而陽明衰，謂木勝乘土也。若脉滑而數，則陽明王而少陽負，以有宿食在胃，故邪氣得歸陽明，而成可下之證。不然，胃虛風動，其下利寧有止期耶？《卷三》

陳念祖曰（《傷寒論淺注》）：此言陽明少陽合病，審其應下者下之，中寓土鬱奪之，木鬱達之二意。《卷四》

原文 病人無表裹證，發熱七八日，雖脉浮數者，可下之。假令已下，脉數不解，合熱則消穀喜饑，至六七日不大便者，有瘀血，宜抵當湯。（257）

成無己曰（《注解傷寒論》）：七八日，邪入府之時，病人無表裹證，但發熱，雖脉浮數，亦可與大承氣湯下之。浮爲熱客於氣，數爲熱客於血，下之，邪熱去，而浮數之脉俱當解。若下後，數脉去而脉但浮，則是榮血間熱併於衛氣間也，當爲邪氣獨留，心中則饑，邪熱不殺穀，潮熱發渴之證。此下之後，浮脉去而數不解，則是衛氣間熱合於榮血間也，熱氣合併，迫血下行，胃虛協熱，消穀善饑。血至下焦，若大便利者，下血乃愈。若六七日不大便，則血不得行，畜積於下爲瘀血，與抵當湯以下去之。

萬全曰（《傷寒摘錦》）：凡傷寒可下之證，皆自表入裹，故下之。今不言陽明病，但言病人無表裹證，是外不惡寒，裹無譫語，非風寒自表而裹之證，乃脾胃内傷之病也。經曰：浮數之脉，宜以汗解，不可下也。此非外感，浮則傷胃，數則傷脾，至七八日，發熱消爍津液，正陽盛陰虛之時，苟不攻之，其熱不已而變生焉。雖脉浮數，可下之，言不待脉候沉實而論也。此内傷之證，屬於脾胃，又爲下證，故類編於陽明篇中。《卷上》

柯琴曰（《傷寒論注》）：不頭痛惡寒，爲無表症，不煩躁嘔渴，爲無裹症，非無熱也。七八日下，當有不大便句，故脉雖浮數，有可下之理，觀下於六七日猶然不便可知。……上條大便反易，知瘀血留久，是驗之於已形；此條仍不大便，知瘀血已結，是料之於未形。六經惟太陽、陽明有蓄血症，以二經多血故也，故脉症異而治則同。《卷二》

周揚俊曰（《傷寒論三注》）：傷寒一書，凡太陽表證未盡者，仲景戒不可攻。今發熱七八日，太陽表證也，脉浮數，太陽表證也，此仲景自言者也；七八日中未嘗更衣，陽明府證也，此仲景言外者也。何云病人無表裹證，乃至自爲矛盾耶？必始先發熱，至七八日則熱勢已殺，且熱不爲潮；七八日雖不更衣，未嘗實滿，則裹不爲急，故曰無表裹證。然脉尚浮數，仲景以爲可下者，正以浮雖在外，而數且屬府，不一兩解，恐内外之邪相持而不去也。爾時以大柴胡議下，不亦可乎？《卷四》

錢潢曰（《傷寒溯源集》）：無表裹證者，言不惡寒而但發熱，則邪不在太陽之表，但發熱而不潮熱譫語，則邪又不在陽明之裹矣。既無表裹證而又發熱，其證已屬可疑，其熱邪自有留蓄之處矣。脉浮數爲邪熱在表，然發熱至七八日，量其邪熱已入陽明，即所謂身熱不惡寒反惡熱之證，故脉雖浮數，似有表症未除，亦爲可下之證也。下之則胃中之熱去，脉數可以解矣。假令已下之後而脉數仍不解者，是邪不在胃，與氣分無涉，而在陰分血分矣。《卷六》

張錫駒曰（《傷寒直解》）：病人無表裹證者，邪在絡脉之中而不現表裹之證也。發熱七八日，一經已過也。無裹證故脉浮數，無表證而止有表脉，故雖脉浮數者可下之。夫下者，所以解絡中之熱也。假令已下而脉數仍不解，則熱猶合而不散也。合，聚也，熱聚則有餘於胃，故消穀善饑。又至六七日，再經已過而不大便者，熱傷絡脉，熱聚於絡則血凝不散，故有瘀血，宜抵當湯下之。《卷四》

565

吴謙曰（《醫宗金鑒》）：病人無表裏證，是無太陽表、陽明裏證也。但發熱而無惡寒，七八日，雖脉浮數不可汗也。若屎硬可下之，假令已下，脉不浮而數不解，是表熱去裏熱未去也。至六七日又不大便，若不能消穀善饑，是胃實熱也，以大承氣湯下之。今既能消穀善饑，是胃和合熱，非胃邪合熱，故屎雖硬色必黑，乃有瘀血熱結之不大便也，宜用抵當湯下之。《卷四》

徐大椿曰（《傷寒論類方》）：脉數不解，邪本不在大便也；消穀善饑，蓄血本不在水穀之路，故能食。《卷二》

沈金鰲曰（《傷寒論綱目》）：前用抵當湯，雖表症仍在而不顧者，急於救裏也；用桃仁承氣，雖外症已解而邪甚者，仍當顧表也。此表裏症俱無，而仍用抵當者，以表裏熱極也。合熱是表熱極，協熱是裏熱極。無表症，是不頭痛惡寒；無裏症，是不煩躁口渴。《卷十》

孟承意曰（《傷寒點精》）：浮數必浮數有力之脉也。可下之，不過調胃承氣湯，非大承氣之謂也。《卷二》

陳念祖曰（《傷寒論淺注》）：夫抵當湯爲攻瘀之的方，茲不直斷之曰“主之”，而僅商之曰“宜”者，蓋欲臨證者，審其有身黃、小便自利、善忘、如狂等證，而後用此劑爲得宜也。《卷四》

黃寶臣曰（《傷寒辨證集解》）：病人即病太陽中風傷寒之人也。無表裏證，謂無頭痛惡寒之表證及煩渴結胸痞硬之裏證也。其人但發熱而不惡寒，至七八日一經已周，正邪熱傳入陽明之候。由發熱推知，非太陽病之發熱，而爲陽明病之發熱，乃實熱也。雖脉仍見浮數者，可斟酌下之。假令已下之後，其脉浮解而數不解，邪熱合於胃熱則消穀善饑。夫消穀善饑，大便當自調矣，乃復至六七日，竟不大便者，知非陽明氣結，實陽明血結而有瘀血也，宜抵當湯。《卷三》

原文 **若脉數不解，而下不止，必協熱便膿血也。（258）**

成無己曰（《注解傷寒論》）：下後，脉數不解，而不大便者，是熱不得泄，畜血於下，爲瘀血也。若下後，脉數不解而下利不止者，爲熱得下泄，迫血下行，必便膿血。

方有執曰（《傷寒論條辨》）：抵當下之，數仍不退，熱未除也。利不止，所以知協熱必便膿血也。《卷四》

萬全曰（《傷寒摘錦》）：此承上文，乃陽明傳厥陰也。《卷上》

程應旄曰（《傷寒論後條辨》）：今之醫者……不論病人表罷未罷，裏全未全，但見發熱七八日，雖脉浮敷者，以爲可下之矣，不知發熱脉浮，邪渾在表，豈可計日妄下，故一下而變證各出。脉數不解，則是表熱與膈熱相合，上焦被熱，勢必傳爲膈消，而成消渴善饑之證。若六七日不大便，熱併腸胃也，中焦結燥，而成蓄血抵當湯之證。若脉數不解，而下利不止，熱侵陰分也，下焦搏濕，而成協熱便膿血之證。隨其熱勢所至，而變證紛紜若此，究其由來，豈非證之與脉不加詳察，而徒計日誤下之過哉？《卷八》

吴謙曰（《醫宗金鑒》）：若脉數不解，不大便硬而下利不止，必有久瘀，協熱腐化

而便膿血也，則不宜用抵當湯下之矣。《卷四》

徐大椿曰（《傷寒論類方》）：此指服湯後之變症，熱邪不因下而去，又動其血，則血與便合爲一，而爲便膿血之症，又當別有治法。《卷二》

沈金鰲曰（《傷寒論綱目》）：熱利不止，必大便膿血，由於素有畜血，內外俱熱，陽盛陰虛，而陰絡受傷故也。《卷十》

原文 傷寒發汗已，身目爲黃，所以然者，以寒濕—作溫。在裏不解故也。以爲不可下也，於寒濕中求之。（259）

韓祗和曰（《傷寒微旨論》）：陰黃者，乃心病也。心火爲濕所折，即遍身發黃，與傷寒黃病異矣。……傷寒病，嘗校之，每遇太陰或太陽司天歲，若下之太過，往往變成陰黃，何故？如是蓋因辰戌歲太陽寒水司天，寒化太過，即水來犯土；丑未歲太陰濕土司天，土氣不及，即脾氣虛弱，又水來凌犯，多變斯證也，醫者宜審察之。《卷下·陰黃證篇》

成無己曰（《注解傷寒論》）：《金匱要略》曰：黃家所起，從濕得之。汗出熱去，則不能發黃。發汗已，身目爲黃者，風氣去濕氣在也。脾惡濕，濕氣內著，脾色外奪者，身目爲黃。若瘀血在裏發黃者，則可下；此以寒濕在裏，故不可下，當從寒濕法治之。

盧之頤曰（《仲景傷寒論疏鈔金錍》）：不曰陽明傷寒，但曰傷寒者，無外證之汗出惡熱、內證之胃家實是也。此以無汗而發汗，發汗已，身與目爲黃，不獨寒凝，并有濕濡在裏，目黃而識濕也。若屬陽明是動之病黃，應中多蘊熱，又非寒家之所宜見，故以知其爲寒濕。《卷九》

柯琴曰（《傷寒論注》）：發黃有因瘀熱者，亦有因寒邪者，有因於燥令者，亦有因於濕化者，則寒濕在裏，與瘀熱在裏不同，是非汗下清三法所可治矣。……當溫中散寒而除濕，于真武、五苓輩求之。《卷三》

汪琥曰（《中寒論辨證廣注》）：此條傷寒乃中寒之證，若系傷寒，則發汗已，熱氣外越，何由發黃？今者發汗已，身目爲黃，所以然者，以其人在裏素有寒濕，在表又中寒邪，發汗已，在表之寒邪雖去，在裏之寒濕未除，故云不解也。且汗爲陽液，乃中焦陽氣所化，汗後中氣愈虛，寒濕愈滯，脾胃受寒濕所傷而色見於外，此與濕熱發黃不同，故云不可下，言不可以苦寒藥下之也。於寒濕中求之者，仲景正恐世醫與下文瘀熱在裏之證同治，而《條辨》《尚論》諸書反以茵陳、梔子蘗皮等湯補其治法，大誤之極。況仲景既云不可下，而茵陳蒿湯中有大黃二兩，謂非下乎？則知仲景當日必另有治法，後人宜以意會之而已。《補亡論》常器之云"宜五苓散"，其議庶猶近之。《卷六》

吳謙曰（《醫宗金鑒》）：傷寒發汗已，身目爲黃。所以然者，以表有寒裏有濕未解也。夫表寒裏濕，鬱而發黃，自非熱濕內瘀，鬱而成黃者比，故不可下。惟當於表寒裏濕中求其治法，宜發其表寒，利其裏濕可也。《卷四》

沈金鰲曰（《傷寒論綱目》）：寒濕在裏與瘀熱在裏不同，且既由寒濕，則非屬陽明

病矣，故不可下。《卷十》

原文 傷寒七八日，身黃如橘子色，小便不利，腹微滿者，茵蔯蒿湯主之。（260）

成無己曰（《注解傷寒論》）：當熱甚之時，身黃如橘子色，是熱毒發泄於外。《內經》曰：膀胱者，津液藏焉，氣化則能出。小便不利，小腹滿者，熱氣甚於外而津液不得下行也，與茵陳湯，利小便，退黃逐熱。

方有執曰（《傷寒論條辨》）：橘子色，言黃之鮮明也，腹微滿，濕不行也。《卷四》

李中梓曰（《傷寒括要》）：黃者，中央土色也，故屬陽明、太陰之症。濕熱交併，必發身黃。……濕勝者，一身盡痛，色如熏黃而晦；熱勝者，一身無痛，色如橘黃而明。更有蓄血，亦能發黃，但兼小腹硬，小便自利，其人如狂耳。《卷上》

張璐曰（《傷寒纘論》）：色黃鮮明，其爲三陽之熱無疑；小便不利，腹微滿，乃濕家之本證。……方中用大黃者，取佐茵陳、梔子，建驅除濕熱之功，以利小便，非用下也。然二便有偏阻者，有因前竅不利，而後竅併爲不通者。……此因濕熱搏聚，小便不利，致腹微滿，故少與大黃同水道藥，開泄下竅，則二便俱得通利，而濕熱勢殺，得以分解矣。

或問仲景既云寒濕，而用藥又皆袪濕熱之味，其故何耶？蓋始本寒濕襲於軀殼，久之陽氣漸復，則鬱發而爲熱矣。若泥寒字，全失移寒化熱之義。《卷上·太陽下》

錢潢曰《傷寒溯源集》）：此言陽明發黃之色，狀與陰黃如烟薰之不同也。傷寒至七八日，邪氣入裏已深。身黃如橘子色者，濕熱之邪在胃，獨傷陽分，故發陽黃也。小便不利則水濕內蓄，邪食壅滯而腹微滿也。以濕熱實於胃，故以茵蔯蒿湯主之。《卷六》

吳謙曰（《醫宗金鑒》）：身黃濕熱之爲病也，濕盛於熱，則黃色晦，熱盛於濕，則黃色明。如橘子色者，謂黃色明也。傷寒七八日，身黃色明，小便不利，其腹微滿，此裏熱深也。故以茵蔯蒿治疸病者爲君，佐以大黃，使以梔子，令濕熱從大小二便瀉出，則身黃腹滿自可除矣。《卷四》

章楠曰（《傷寒論本旨》）：傷寒七八日，邪已入裏化熱，與胃濕鬱蒸而身黃。如橘子色者，鮮明而不沉晦，此屬胃之陽黃也。腹微滿者，邪壅中焦，因而三焦氣化皆窒，而小便不利。故以大黃通腑，茵陳、梔子解鬱熱，以化三焦之氣，則濕從小便而去。以其熱盛，故尿色赤也。若陰黃屬脾者，不可用下法，當運脾以利濕也。《卷三》

原文 傷寒身黃發熱，梔子蘗皮湯主之。（261）

成無己曰（《注解傷寒論》）：傷寒身黃，胃有瘀熱，當須下去之；此以發熱，爲熱未實，與梔子蘗皮湯解散之。

方有執曰（《傷寒論條辨》）：熱既發於外，則裏證較輕可知，故解之以梔子、蘗

皮，而和之以甘草，以爲退之之輕劑。《卷四》

盧之頤曰（《仲景傷寒論疏鈔金錍》）：上條身黃如橘，小便不利，腹微滿，若瘅熱之客腑，邪匿已深，是以茵陳、梔子，協大黃逐黃，從小便去也。此條身黃，但發熱，無小便之不利、臚腹之微滿，固遠於寒，但襲於形，宜謹從形表，奇方輕劑，解而外出也。《卷九》

錢潢曰（《傷寒溯源集》）：發黃本由乎濕熱，此以傷寒而不言無汗，更不曰小便不利，但曰身黃發熱者，是熱勝於濕，無形之邪鬱蒸而發黃也。故不必茵陳、大黃，而以梔子蘗皮湯主之。《卷六》

尤怡曰（《傷寒貫珠集》）：此熱瘀而未實之證。熱瘀，故身黃；熱未實，故發熱而腹不滿。梔子徹熱於上，蘗皮清熱於下，而中未及實，故須甘草以和之耳。《卷四》

吳謙曰（《醫宗金鑒》）：傷寒身黃發熱者，設有無汗之表，宜用麻黃連軺赤小豆汗之可也；若有成實之裏，宜用茵陳蒿湯下之亦可也。今外無可汗之表證，內無可下之裏證，故惟宜以梔子蘗皮湯清之也。《卷四》

黃元御曰（《傷寒懸解》）：瘀熱在裏，則身熱而腹滿；瘀熱在表，則身黃而發熱。梔子蘗皮湯，甘草培土而保中氣，梔子、蘗皮泄濕而清表熱也。《卷七》

胡嗣超曰（《傷寒雜病論》）：黃爲濕熱瘀裏之症，發熱則有外出之機，故隨勢清解之。《卷六》

原文 梔子蘗皮湯方

肥梔子十五箇，擘　甘草一兩，炙　黃蘗二兩

上三味，以水四升，煮取一升半，去滓。分溫再服。

許宏曰（《金鏡內臺方議》）：傷寒發黃者有數等……今此身發黃熱者，爲表裏有熱，其熱未宣，不可汗之。故與梔子爲君，能瀉相火，去胃熱，利小便；黃蘗爲臣，能去鬱滯之熱；甘草爲佐爲使，能緩其中，以瀉經中之熱也。《卷八》

李中梓曰（《傷寒括要》）：身黃者，本於濕熱，去濕熱之道，莫過於清膀胱，故投黃蘗直入少陰，以達膀胱之本；投梔子導金水而下濟；甘草入中宮，調和升降，剖別清濁，庶幾直搗黃症之巢矣。《卷下》

柯琴曰（《傷寒附翼》）：因於傷寒而肌肉發黃者，是寒邪已解而熱不得越，當兩解表裏之熱，故用梔子以除內煩，蘗皮以散外熱，佐甘草以和之，是又茵陳湯之輕劑矣。《卷下》

錢潢曰（《傷寒溯源集》）：梔子苦寒，解見前方（編者注：見茵陳蒿湯）。黃柏苦寒，《神農本經》治五臟腸胃中結熱黃疸，瀉膀胱相火，故用之以瀉熱邪。又恐苦寒傷胃，故以甘草和胃保脾，而爲調劑之妙也。《卷六》

王子接曰（《絳雪園古方選注》）：梔子、蘗皮，表劑也，以寒勝熱，以苦燥濕，已得治黃之要矣，而乃緩以甘草者，黃必內合太陰之濕化。若發熱者，熱已不瘀於裏，有出表之勢，故汗下皆所不必，但當奠安脾土，使濕熱二邪不能復合，其黃自除。《上

卷·寒劑》

沈又彭曰（《傷寒論讀》）：梔蘗湯，清熱利小便，治濕熱之主方也，只有濕熱而無風寒者宜之。若外兼風寒，又屬麻黃連軺赤小豆湯。《辨陽明證》

文通曰（《百十三方解》）：此凉脾胃之方也，治脾胃濕熱發黃之症。……用梔子以清胃熱，黃蘗以清脾熱，用甘草以和之，內熱清則外之發熱發黃自愈矣。《中卷》

吕震名曰（《傷寒尋源》）：身黃發熱，熱已有外泄之機。從內之外者治其內，故用梔子、蘗皮直清其熱，則熱清而黃自除。用甘草者，正引藥逗留中焦，以清熱而導濕也。《下集》

原文 傷寒瘀熱在裏，身必黃，麻黃連軺赤小豆湯主之。（262）

成無己曰（《注解傷寒論》）：濕熱相交，民多病癉。癉，黃也。傷寒爲寒濕在表，發黃爲瘀熱在裏，與麻黃連軺赤小豆湯除熱散濕。

張璐曰（《傷寒纘論》）：傷寒瘀熱在裏，身必發黃者，因其人素有濕熱，汗出不盡，則肌腠之裏爲瘀熱所凝，而遍身發黃，故宜此湯以取微汗也。《卷下·正方》

錢潢曰（《傷寒溯源集》）：瘀，留蓄壅滯也。言傷寒鬱熱與胃中之濕氣互結濕蒸，如淖澤中之瘀泥，水土粘潭而不分也。……蓋以濕熱膠固，壅積於胃，故曰瘀熱在裏，身必發黃也。麻黃之用，非熱在裏而反治表也；赤小豆之用，所以利小便也；翹根、梓皮，所以解鬱熱也。上文云：無汗而小便不利者，身必發黃。故治黃之法，無如汗之，則濕熱從毛竅而散；利其小便，則濕熱由下竅而泄，故以麻黃連軺赤小豆湯主之。《卷六》

吳謙曰（《醫宗金鑒》）：傷寒表邪未解，適遇其人陽明素有濕邪，熱入裏而與濕合，濕熱蒸瘀，外薄肌表，身必發黃也。若其人頭有汗，小便不利，大便硬，則或清、或下、或利小便，自可愈也。今乃無汗小便利，是裏之瘀熱未深，表之鬱遏猶甚，故用麻黃連軺赤小豆湯，外發其表，內逐其濕也。《卷四》

沈又彭曰（《傷寒論讀》）：此論外傷寒而內濕熱證也。濕熱主方本是梔子蘗皮湯，因外傷寒邪，故用是湯主之。《辨陽明證》

胡嗣超曰（《傷寒雜病論》）：寒鬱於表，熱瘀於裏，故用表裏兼治法。前條（編者按：指第260條）是陽黃，故用大黃逐熱；此條是陰黃，故用麻黃逐寒。《卷六》

唐宗海曰（《傷寒論淺注補正》）：在裏言在肌肉中，對皮毛而言，則爲在裏也。肌是肥肉，氣分所居，肉是瘦肉，血分所藏，若熱入肌肉，令氣血相蒸，則汗滯不行，是名瘀熱。氣瘀則爲水，血瘀則爲火，水火蒸發於肌肉中，現出土之本色，是以發黃。故用麻黃、杏仁發皮毛以散水於外，用梓白皮以利水於內。梓白皮象人之膜，人身肥肉均生於膜上，膜中通利，水不停汗，則不蒸熱，故必利膜，而水乃下行。此三味是去水分之瘀熱也。連翹散血分之熱，赤豆疏血分之結，觀仲景赤豆當歸散是疏結血，則此處亦同。此二味是去血分之瘀熱也。尤必用甘、棗、生薑宣胃氣，協諸藥使達於肌肉。妙在潦水，是雲雨既解之水，用以解水火之蒸鬱，爲切當也。即方觀證，而義益顯明。

原文 **麻黄連軺赤小豆湯方**

麻黄二兩，去節　連軺二兩，連翹根是　杏仁四十個，去皮尖　赤小豆一升　大棗十二枚，擘　生梓白皮切，一升　生薑二兩，切　甘草二兩，炙

上八味，以潦水一斗，先煮麻黄再沸，去上沫，内諸藥，煮取三升，去滓，分温三服，半日服盡。

成無己曰（《注解傷寒論》）：《内經》曰：濕上甚而熱，治以苦温，佐以甘辛，以汗爲故止。此之謂也。又煎用潦水者，亦取其水味薄，則不助濕氣。

許宏曰（《金鏡内臺方議》）：傷寒瘀熱在裏，身必發黄，此蓋其人素有濕熱，就因傷寒汗不盡，則陽明之經爲瘀熱所凝，則遍身必發黄，經云"濕熱相交，民多病癉"是也。此湯蓋爲發汗不盡，脉浮、身發黄者所設也。麻黄能散表邪，用之爲君；杏仁、生薑能散氣解表，用之爲臣；連軺味苦性寒，生梓白皮性寒，能除濕熱，赤小豆味甘平，能去脾胃之濕，用之爲佐；甘草、大棗性甘，能入脾，益胃氣，用之爲使。以此八味之劑，專治表邪不盡，瘀熱在裏，遍身發黄者之用也。

問曰：發黄之證有數方，各有所主乎？答曰：麻黄連軺赤小豆方乃治餘汗不盡，瘀熱在裏，身必發黄，其脉浮者所設，取微汗之；茵陳蒿湯乃治瘀熱在裏，身發必黄，其脉沉實，爲表邪已散者所設，取微利之；栀子蘗皮湯乃治表裏皆熱者之所設，不可汗下，只此解之；茵陳五苓散治發汗後發渴，小便不通，身目皆黄者所設，以取其利小便也。《卷二》

方有執曰（《傷寒論條辨》）：麻黄、甘草、杏仁，利氣以散寒，麻黄湯中之選要也；連軺、小豆、梓皮，行濕以退熱，去瘀散黄之領袖也；薑、棗益土，爲克制；潦水，無力不助濕。

又曰：軺，《本草》作翹，翹本鳥尾，以草子析開，其間片片相比如翹得名。軺本使者小車乘馬者，無義，疑誤。《卷四》

盧之頤曰（《仲景傷寒論疏鈔金錍》）：連翹假喻爲名，猶車軺也，引重致遠，以濟不通，合陰陽而外内，誠開闔而樞鍵，力主熱執厥中，其本在裏，其末在皮膚間者。《卷九》

張璐曰（《傷寒纘論》）：麻黄發散表邪，杏仁、生薑辛散走表，連軺瀉經絡之積火，梓皮除肌肉之濕熱，小豆降火利水，甘草、大棗益脾和胃，蓋土厚可以御水濕之蒸。《卷下·正方》

柯琴曰（《傷寒附翼》）：此湯爲麻黄湯之變劑也。傷寒不用麻黄發汗，而反下之，熱不得越，因瘀於裏，熱邪上炎，故頭有汗；無汗之處，濕熱熏蒸，身必發黄；水氣上溢皮膚，故小便不利。此心肺爲瘀熱所傷，營衛不和故耳。夫皮膚之濕熱不散，仍當發汗，而在裏之瘀熱不清，非桂枝所宜，必擇味之酸苦，氣之寒凉，而能調和營衛者，以凉中發表，此方所由制也。小豆赤色，心家穀也，酸以收心氣，甘以瀉心火，專走血

分，通經絡，行津液，而利膀胱；梓白皮色白，肺家藥也，寒能清肺熱，苦以瀉肺氣，專走氣分，清皮膚，理胸中，而散煩熱，故以爲君。佐連翹、杏仁以瀉心，麻黃、生薑以開表，甘草、大棗以和胃。潦水味薄，流而不止，故能降火而除濕。取而煮之，半日服盡者，急方通劑，不必緩也。

夫麻黃一方，與桂枝合半，則小發汗；加石膏、薑、棗，即於發表中清火而除煩躁；去桂枝之辛熱，加石膏之辛寒，則於發表中清火而定喘；君以文蛤，即於發表中祛內外之濕熱；加連翹等之苦寒，即於發表中清火而治黃。《卷上》

尤怡曰（《傷寒貫珠集》）：瘀熱在裏者，汗不得出而熱瘀於裏也，故與麻黃、杏仁、生薑之辛溫以發越其表，赤小豆、連軺、梓白皮之苦寒甘以清熱於裏，大棗、甘草甘溫悅脾，以爲散濕驅邪之用。用潦水者，取其味薄，不助水氣也。合而言之，茵陳蒿湯是下熱之劑，梔子蘗皮湯是清熱之劑，麻黃連軺赤小豆湯是散熱之劑也。《卷四》

王子接曰（《絳雪園古方選注》）：麻黃連軺赤小豆湯，表裏分解法。或太陽之熱，或陽明之熱，內合太陰之濕，乃成瘀熱發黃，病雖從外之內，而粘着之邪，當從陰以出陽也。杏仁、赤小豆泄肉理濕熱，生薑、梓白皮泄肌表濕熱，仍以甘草、大棗奠安太陰之氣，麻黃使濕熱從汗而出太陽，連軺根導濕熱從小便而出太陽，潦水助藥力從陰出陽。經云"濕上甚爲熱"，若濕下行則熱解，熱解則黃退也。《上卷·汗劑》

吳謙曰（《醫宗金鑒》）：濕熱發黃無表裏證，熱盛者清之，小便不利者利之，裏實者下之，表實者汗之，皆無非爲病求去路也。用麻黃湯以開其表，使黃從外而散。去桂枝者，避其熱也；佐薑、棗者，和其營衛也。加連軺、梓皮以瀉其熱，赤小豆以利其濕，共成治表實發黃之效也。連軺，即連翹根。無梓皮以茵陳代之。《卷四》

陳蔚曰（《長沙方歌括》）：梔子蘗皮湯治濕熱已發於外，止有身黃發熱而無內瘀之證。此治瘀熱在裏，迫其濕氣外蒸而爲黃也。麻黃能通泄陽氣於至陰之下以發之，加連翹、梓皮之苦寒以清火，赤豆利水以導濕，杏仁利肺氣而達諸藥之氣於皮毛，薑、棗調營衛以行諸藥之氣於肌腠，甘草奠安太陰，俾病氣合於太陰而爲黃者，仍助太陰之氣，使其外出下出而悉去也。潦水者，雨後水行涝地，取其同氣相求，地氣升而爲雨，亦取其從下而上之義也。《卷五》

文通曰（《百十三方解》）：此凉上焦心肺之方也，治瘀熱在經發黃之症，無汗乾黃方可用，亦當如太陽例，無汗用此湯，有汗用梔子蘗皮湯。方中赤小豆降心經之熱，杏仁降肺中之熱，連翹解膀胱之熱，生梓白皮降小腸之濕熱，生薑、大棗、甘草以和中，而用麻黃以開三焦而宣泄之，汗出則黃退矣。乃治經中濕熱之劑，上焦所主；若梔子蘗皮湯，乃清脾胃之熱，中焦所主；茵陳蒿湯下脾胃濕熱之劑，下焦所主，須細辨之。《上卷》

辨少陽病脉證并治第九

原文 少陽之爲病，口苦，咽乾，目眩也。（263）

成無己曰（《注解傷寒論》）：足少陽，膽經也。《內經》曰：有病口苦者，名曰膽癉。《甲乙經》曰：膽者，中精之府，五藏取決於膽，咽爲之使。少陽之脉，起於目銳眥。少陽受邪，故口苦、咽乾、目眩。

方有執曰（《傷寒論條辨》）：少陽者，膽經也，其脉起於目銳眥。《靈樞》曰：足少陽之正，上肝貫心，以上挾咽，出頤頷中。故又曰：是動則病口苦。苦，膽之味也；咽，膽之使也，口苦咽乾，熱聚於膽也。眩，目旋轉而昏運也。少陽屬木，木生火而主風，風火扇搖而燔灼，所以然也。《卷四》

萬全曰（《傷寒摘錦》）：《內經》曰：三日少陽受之。少陽主膽，其脉循脅絡於耳，故胸脅痛而耳聾。少陽者，足膽甲風木也，此經行身之側，後有太陽，專主表；前有陽明，專主裏；在於表裏之間，故曰不從標本，從中治也。太陽之本寒，陽明之本熱，少陽居其中，乃有寒熱往來之症。少陽之脉起於目銳眥，皆從耳後入耳中，出走耳前，下胸，循脅裏，出氣街，乃有目眩、耳聾、胸脅痛之證。《內經》曰：有病口苦者，名曰膽癉。《甲乙經》曰：五臟取決於膽，咽爲之使。所以有口苦、咽乾之證也。自陽明傳來者名循經傳；自太陽傳來者名越經傳；有本經自受病者；亦能傳經併入胃府也。其脉弦，經曰：尺寸俱弦者，少陽受病也。

又曰：經脉所踞，足太陽在後，表病多，足陽明在前，裏病多，汗下分屬二經，該之盡矣。少陽在二經之間，既無表之可汗，又無裏之可下，只有半表半裏之證和解一法而已也。雖云和解一法，實兼統乎太陽、陽明，未可少其法而輕議之也。《卷上》

盧之頤曰（《仲景傷寒論疏鈔金錍》）：此足少陽爲病之總綱者，謂"之爲"兩字，內攝有"口苦、咽乾、目眩"六字也。則下凡云少陽病者，雖略"之爲"兩字，總一病字該括之，口苦、咽乾、目眩在其中矣。

又曰：少陽處陽之盡，陰之界矣。陽入陰出，樞機之謂乎。……其形層間肌胸之間，身中之脅者，蓋身中之脅，即所以間肌胸之間。一曰膚，二曰皮，三曰肌，四曰脅，五曰胸，六曰腹，七曰胃也。以上下論，以外內言，而脅咸列在身之中者也，故經稱少陽爲樞。所以間乎上下、別乎外內之爲樞，設有所偏，便非樞鍵矣。《卷九》

張璐曰（《傷寒纘論》）：少陽證，統而言之，邪居表裏之半，析而言之，亦有在經在府之分。然其治總不越小柴胡隨證加減爲權衡，謂其能於本經中鼓舞胃氣，升載其邪於上也。蓋少陽爲樞職，司開闔，而轉運其樞者，全賴胃氣充滿，則開闔有權，其邪不

敢内犯，胃氣不振，則關鑰廢弛，邪得出入無禁矣。是少陽所主，寧不重在胃氣乎！《卷上·少陽》

柯琴曰（《傷寒論注》）：太陽主表，頭項強痛爲提綱；陽明主裏，胃家實爲提綱；少陽居半表半裏之位，仲景特揭口苦、咽乾、目眩爲提綱，奇而至當也。蓋口咽目三者，不可謂之表，又不可謂之裏，是表之入裏，裏之出表處，所謂半表半裏也。三者能開能闔，開之可見，闔之不見，恰合樞機之象，故兩耳爲少陽經絡出入之地，苦乾眩者，皆相火上走空竅而爲病也。此病自内之外，人所不知，惟病人獨知，診家所以不可無問法。三證爲少陽一經病機，兼風寒雜病而言，但見一證即是，不必悉具。《卷三》

程應旄曰（《傷寒論後條辨》）：少陽在人身爲甲木，相火寄居於此，寄火無根，故邪多從升處而見諸所絡之空竅。口苦咽乾者，火因木鬱而蒸也；目眩者，木因火煽而搖也。此少陽府邪見證，屬之半裏，與經邪之屬表傳者對待，方成半表裏。

又曰：少陽在六經中典開闔之樞機，出則陽，入則陰，職守最重。……凡客邪侵到其界，裏氣輒從而中起，故云半表半裏之邪。半表者，指經中所到之風寒而言，所云往來寒熱、胸脅苦滿等是也；半裏者，指膽府而言，所云口苦、咽乾、目眩是也。表爲寒，裏爲熱，寒熱互拒，所以有和解一法。……觀其首條所揭口苦、咽乾、目眩之證，終篇總不一露，要知終篇無一條不具有首條之證也。有首條之證，而兼一二表證，小柴胡湯方可用；無首條之證，而只據往來寒熱等，及或有之證，用及小柴胡，府熱未具，而裏氣預被寒侵，是爲開門揖盜矣，蓋裏氣虛而萬不能御表也。《卷九》

汪琥曰（《傷寒論辨證廣注》）：愚按上三證不足以盡少陽病，故云此僅舉其病熱之大綱耳。《卷七》

張志聰曰（《傷寒論集注》）：此論少陽風火主氣。夫少陽之上，相火主之，標本皆熱，故病則口苦咽乾。《六元正經論》云，“少陽所至，爲飄風燔燎”，故目眩。目眩者，風火相煽也。《卷三》

張錫駒曰（《傷寒直解》）：少陽者，一陽也。少陽之上，相火主之，苦從火化，火勝則乾，故口苦咽乾也。少陽爲甲木，風虛動眩，皆屬於木，故目眩也。此論少陽氣化之爲病也。《卷四》

魏荔彤曰（《傷寒論本義》）：少陽經病，必有往來寒熱、胸脅苦滿、默默不欲飲食、心煩喜嘔也；少陽膽府病，必有口苦、咽乾、目眩也。其餘則或有或無，不可以爲典要，惟變所適者也。……仲師所謂“不必悉具”者，指或中餘證，而少陽經、膽府之主病，未有不悉具而遽可指之爲少陽病成者。《卷七》

黃元御曰（《傷寒懸解》）：少陽之氣，化於相火，其經自頭走足，病則氣逆而火炎，升燎咽喉而上燔頭目，少陽之兼證不一，而口苦、咽乾、目眩則爲主證，以相火之上鬱故也。病情遞變而三者不變，病狀善移而三者不移，緣相火不得下秘，離本根而上浮，故口苦咽乾、頭目旋轉而不寧也。是則少陽之他證皆在於或然之中，而少陽之三者則處於必然之例。提綱揭三證以概少陽，少陽雖幻化無常，然或有殊狀而必無遁情矣。《卷八》

呂震名曰（《傷寒尋源》）：以足少陽膽與三焦相火合化，此經受邪，多從升處而走所絡之空竅，故仲景以口苦、咽乾、目眩括少陽病之提綱。至若往來寒熱，胸脅苦滿，

默默不欲飲食，心煩，喜嘔，皆邪入少陽當然之證。《上集·少陽問答一》

原文 少陽中風，兩耳無所聞，目赤，胸中滿而煩者，不可吐下，吐下則悸而驚。（264）

成無己曰（《注解傷寒論》）：少陽之脉，起於目眥，走於耳中；其支者，下胸中，貫膈。風傷氣，風則爲熱。少陽中風，氣壅而熱，故耳聾，目赤，胸滿而煩。邪在少陽，爲半表半裏。以吐除煩，吐則傷氣，氣虛者悸；以下除滿，下則亡血，血虛者驚。

常器之曰（引自《傷寒補亡論》）：吐下驚而悸者，可桂枝去芍藥加龍骨牡蠣湯。《卷六·少陽經證》

郭雍曰（《傷寒補亡論》）：此證當服柴胡加龍骨牡蠣湯，用桂枝非也。《卷六·少陽經證》

方有執曰（《傷寒論條辨》）：少陽之脉，上抵頭角，下耳後，其支者從耳後入耳中，出走耳前，其支者下胸中，貫膈。肝主目，膽爲之合。風爲陽而主氣，耳無聞者，風塞則氣塞也；目赤者，風熱則氣昏也；胸滿而煩者，風鬱則膈熱也。少陽本無吐下法，其經又多氣少血，吐下復傷其經，則血愈少而虛，血虛則心虛，所以神識昏亂，怔忡而驚也。《卷四》

萬全曰（《傷寒摘錦》）：此少陽本經自中風之證也，宜小柴胡湯。不可吐下，吐下爲犯禁。故以吐除煩，吐則傷氣，氣虛者悸；以下除滿，下則亡血，血虛者驚。治悸以小柴胡湯加茯苓、炙草，治驚以小柴胡湯加龍骨、牡蠣也。《卷上》

柯琴曰（《傷寒論注》）：少陽經絡，繫於頭目，循於胸中，爲風木之藏，主相火，風中其經，則風動火炎，是以耳聾目赤，胸滿而煩也。耳目爲表之裏，胸中爲裏之表，當用小柴胡和解法。或謂熱在上焦，因而越之，誤吐者有矣；或謂釜底抽薪，因而奪之，誤下者有矣；或謂火鬱宜發，因而誤汗者有矣。少陽主膽，膽無出入，妄行吐下，津液重亡。膽虛則心亦虛，所生者受病，故悸也；膽虛則肝亦虛，府病及藏，故驚也。《卷三》

程應旄曰（《傷寒論後條辨》）：此與傷寒脉弦細條皆是表邪直犯少陽，不從太陽透迤來者，故總無四五日、六七日字。《卷九》

汪琥曰（《傷寒論辨證廣注》）：邪在少陽，有吐下之禁，止因煩滿，故誤行吐下之法。成注又云：吐則傷氣，氣虛者悸，下則亡血，血虛者驚。愚以驚悸皆主於心。胸滿而煩者，邪已離表，未全入裏，爲半在表半在裏之證，乃上焦病也。上焦與心相近，誤吐且下，則氣血衰耗，而神明無主，以故怵然而悸，惕然而驚也。《卷上》

錢潢曰（《傷寒溯源集》）：上文（編者注：指265條）言傷寒邪入少陽禁汗，此言少陽中風禁吐下，非謂傷寒中風禁各不同，皆互相發明之意也。前云傷寒脉弦細者屬少陽，乃太陽傳少陽之語，此條直曰少陽中風，爲本經自受之邪，似有二義，然亦非謂傷寒必自太陽傳來，中風偏可本經自感，亦皆互明其義也。《卷七》

尤怡曰（《傷寒貫珠集》）：此少陽自中風邪之證，不從太陽傳來者也。少陽之脉起於目銳眥，其支從耳後入耳中，以下胸中，少陽受邪，壅熱於經，故耳聾目赤，胸中滿而煩也。是不在表，故不可吐，復不在裏，故不可下。吐則傷陽，陽虛而氣弱則悸；下則傷陰，陰虛而火動則驚。《卷五》

吳謙曰（《醫宗金鑒》）：少陽，即首條口苦、咽乾、目眩之謂也。中風，謂此少陽病，是從中風之邪傳來也。少陽之脈，起目銳眥，從耳後入耳中；其支者，會缺盆，下胸中，循脅。表邪傳其經，故目赤耳聾，胸中滿而煩也。然此乃少陽半表半裏之胸滿而煩，非太陽證具之邪陷胸滿而煩者比，故不可吐、下，若吐、下則虛其中，神志虛怯，則悸而驚也。此揭中風邪傳少陽之大綱也。《卷五》

黃寶臣曰（《傷寒辨證集解》）：少陽中風，謂少陽經自中風邪，非概謂自太陽中風傳來也。蓋六經皆有中風，皆有傷寒，此條乃少陽中風之證。少陽之脈起目銳眥，從耳後入耳中，其支者會缺盆，下胸中，循脅。經中於風，則壅塞其竅道，故兩耳無所聞；風火交攻，故目赤。風火滯留於中，則少陽樞機不能轉運，勢且內侵於包絡而心主亦爲之不安，故胸中滿而生煩。若此者，乃少陽自受之風邪據於半表半裏之間，非太陽病之邪陷胸滿而煩者比，故不可吐下也。若誤吐下，則胸中正氣大傷，恐風邪內併，逼亂神明，心悸而且驚矣。《卷四》

原文 傷寒脈弦細，頭痛發熱者，屬少陽。少陽不可發汗，發汗則讝語，此屬胃。胃和則愈，胃不和，煩而悸。一云躁。（265）

成無己曰（《注解傷寒論》）：經曰：三部俱弦者，少陽受病。脈細者，邪漸傳裏，雖頭痛、頭熱，爲表未解。以邪客少陽，爲半在表半在裏，則不可發汗，發汗亡津液，胃中乾燥。少陽之邪，因傳入胃，必發讝語，當與調胃承氣湯下之，胃和則愈；不下，則胃爲少陽木邪干之，故煩而悸。

方有執曰（《傷寒論條辨》）：胃和，以未至實言；不和，言實也。《卷四》

萬全曰（《傷寒摘錦》）：此少陽本經自傷寒之證也，不可發汗，汗之爲犯禁。汗則讝語，此屬胃，乃少陽之邪入胃府也，謂之少陽陽明，當與調胃承氣湯以和胃氣則愈。《卷上》

王肯堂曰（《傷寒準繩》）：凡頭痛俱爲在表，惟此頭痛爲少陽者何？以脈弦細也。可汗不可汗，當以此爲法。《秩之三》

盧之頤曰（《仲景傷寒論疏鈔金錍》）：弦則端挺，細則纖微，效象一陽之氣用也。頭痛者，以其經上抵頭角，應經脈之上節病也。發熱者，本病標象，亦即相火化令，翼本而振發也。治平樞脅，以叶中鍵，非若巨陽辟闔從開，渙汗其大號者比。設樞從開辟，迫使津液耗亡，胃海涸徹，必發讝語，此轉屬胃矣。胃和則愈，胃不和則煩而悸，固屬燥萬物者，之莫熯乎火，亦迫呈中見風木之使然也。蓋風自火出，火乘風燧，在所必至。《卷九》

張璐曰（《傷寒纘論》）：頭痛發熱，爲太陽傷寒之候，以其脈不浮緊而弦細，故知邪入少陽之界矣。《卷上·少陽》

柯琴曰（《傷寒論注》）：少陽初受寒邪，病全在表，故頭痛發熱與太陽同，與五六日而往來寒熱之半表不同也。弦爲春脉，細則少陽初出之象也。但見頭痛發熱，而不見太陽脉證，則弦細之脉斷屬少陽，而不可作太陽治之矣。少陽少血，雖有表證，不可發汗，發汗則津液越出，相火燥，必胃實而譫語。當與柴胡以和之，上焦得通，津液得下，胃氣因和。若加煩躁，則爲承氣證矣。《卷三》

汪琥曰（《傷寒論辨證廣注》）：此言少陽之邪已入胃，故可下也。愚以邪自少陽經傳來，還須用大柴胡湯下之爲妥。《卷七》

鄭重光曰（《傷寒論條辨續注》）：上條少陽中風禁吐下，此條少陽傷寒禁發汗，二義對舉，其旨甚明。《卷六》

錢潢曰（《傷寒溯源集》）：寒邪在太陽而頭痛發熱者，脉必浮緊，若傳入少陽，則膽腑肝臟皆屬東方木氣，所以脉見弦細，此太少不同之診也，故云屬少陽。然邪入少陽，已在三陽之第三層，逼近於裏，其入已深，達表不易，以並無邪氣之太陽居表，汗之適足以損泄衛陽，使胃中之津液外走，而胃脘之陽亦亡矣。陽亡而邪氣乘虛入胃，故云發汗則譫語也。譫語者，邪氣入胃，胃實所致也。邪既屬胃，是屬陽明而非少陽矣，故當和胃，如陽明篇以小承氣和胃，令大便微溏，胃和則愈也。胃不和者，以陽氣虛損之胃，邪熱陷入而胃虛邪實，所以煩悶而築築然悸動，此少陽誤汗之變症也，可不慎歟？《卷七》

張錫駒曰（《傷寒直解》）：脉弦者，少陽春生之象也；脉細者，寒傷少陽而經氣少也。少陽之脉上抵頭角，故頭痛；少陽之上，相火主之，故發熱。此屬少陽自受之寒邪也。少陽主樞，無表證之可汗，故不可發汗，發汗則竭其水穀之津，胃中燥熱，必發譫語。夫樞者，少陽，而所以運其樞者，不屬少陽而屬胃也。胃和則能轉樞而病愈，胃不和則少陽三焦之氣內合厥陰心包，故煩而悸。《卷四》

秦之楨曰（《傷寒大白》）：頭痛發熱，本是太陽汗症，但脉弦而細，此是少陽也，故誤用麻黃、桂枝，則譫語。此症全賴胃氣冲和可愈，若胃氣不和，則煩而悸矣。《卷一·發熱》

尤怡曰（《傷寒貫珠集》）：《經》曰：少陽之至，其脉弦。故頭痛發熱者，三陽表證所同，而脉弦細，則少陽所獨也。少陽經兼半裏，熱氣已動，是以不可發汗，發汗則津液外亡，胃中乾燥，必發譫語。云此屬胃者，謂少陽邪氣併於陽明胃府也。若邪去而胃和則愈；設不和，則木中之火又將併入心藏，而爲煩爲悸矣。《卷五》

吳謙曰（《醫宗金鑒》）：不曰少陽傷寒，而曰傷寒，略言之也，謂此少陽病是從傷寒之邪傳來也。脉弦細，少陽之脉也。上條不言脉，此言脉者，補言之也。頭痛發熱無汗，傷寒之證也，又兼見口苦、咽乾、目眩少陽之證，故曰屬少陽也。蓋少陽之病已屬半裏，故不可發汗，若發汗，則益傷其津而助其熱，必發譫語，既發譫語，則是轉屬胃矣。若其人津液素充，胃能自和，則或可愈；否則津乾熱結，胃不能和，不但譫語，且更煩而悸矣。此揭傷寒邪傳少陽之大綱也。《卷五》

黃元御曰（《傷寒懸解》）：少陽爲三陽之始，陽氣未盛，故脉弦細。少陽經脉自頭走足，病則經氣逆升，壅於頭上，故善頭痛。少陽從相火化氣，病則相火鬱蒸，故善發熱。相火薰灼，津液既損，故不可發汗；汗之津亡土燥，則作譫語。此屬胃病，蓋君相下根，全由胃土之降，汗亡津液，土燥胃逆，二火飛騰，神明擾亂，故作譫語。胃津續復，行其清降之令，二火漸下，不至爲病；若胃燥而不和，二火拔根，則心家煩生而風木鬱沖，作悸動也。《卷八》

沈金鰲曰（《傷寒論綱目》）：潔古以少陽不可汗吐下，謂治療無正法，此蓋其語病也，特其意義猶未乖耳。蓋病在太陽之表，固以汗爲正法；病在陽明之裏，又以下爲正法；症在太陽、陽明可上越者，更以吐爲正法。今症在半表半裏之間，既不可汗吐下，因設立小柴胡和解法。有和法，則無須於下而自泄；有解法，則無須於汗而自達；有和且解法，則無須於吐而自升。是汗爲太陽正法，下爲陽明正法，吐爲太陽、陽明俱用之正法者，和解即少陽之正法，而小柴胡湯即治療少陽正法之藥也。《卷十一》

原文 本太陽病不解，轉入少陽者，脅下鞕滿，乾嘔不能食，往來寒熱，尚未吐下，脉沉緊者，與小柴胡湯。（266）

成無己曰（《注解傷寒論》）：太陽轉入少陽，是表邪入於裏。脅下硬滿，不能食，往來寒熱者，邪在半表半裏之間。若已經吐下，脉沉緊者，邪陷入府爲裏實；尚未經吐下，而脉沉緊，爲傳裏雖深，未全入府，外猶未解也，與小柴胡湯以和解之。

盧之頤曰（《仲景傷寒論疏鈔金錍》）：本太陽病不解，轉入少陽者，此以經入經，部署形層，亦統歸乎樞鍵矣。脅下滿者，以其經循脅裏，出氣街，其直者，復過脅下，合髀厭中，固應經脉之中節病，正所以驗中樞之呈象也。乾嘔不能食，往來寒熱者，悉屬不出入，不上下，不內外，不陰陽，不輸納，皆樞病也。《卷九》

柯琴曰（《傷寒論翼》）：少陽初感風寒，惡寒發熱與太陽同，不得爲半表，惟寒熱不齊，各相回避，一往一來，勢若兩分，始得謂之半表耳。往來寒熱有三義：少陽自受寒邪，陽氣尚少，不能發熱，至五六日鬱熱內發，始得與寒氣相爭而往來寒熱，一也；或太陽傷寒過五六日，陽氣已衰，餘邪未盡，轉屬少陽而往來寒熱，二也；夫風爲陽邪，少陽爲風府，一中於風，便往來寒熱，不必五六日而始見，三也。《少陽病解》

張志聰曰（《傷寒論集注》）：此太陽受病而轉入少陽也。脅下者，少陽所主之分部，病人少陽樞轉不得，故脅下硬滿。乾嘔不能食者，上下之氣不和也；往來寒熱者，開闔之機不利也。如吐下而脉沉緊，則病入於陰。今尚未吐下，中土不虛，脉沉緊者，乃太陽本寒內與少陽火熱相搏，故與小柴胡湯從樞轉而達太陽之氣於外也。《卷三》

錢潢曰（《傷寒溯源集》）：脉雖沉緊，似乎寒邪已入於裏，而其往來寒熱、脅下硬滿之半表證尚在，是脉雖沉緊，而邪氣猶在少陽，未入於裏也，故當仍與小柴胡湯。《卷七》

尤怡曰（《傷寒貫珠集》）：本太陽脉浮頭痛惡寒之證，而轉爲脅下硬滿，乾嘔不能食，往來寒熱者，太陽不解而傳入少陽也。尚未吐下，不經藥壞者，脉雖沉緊，可與小柴胡以和之，以證見少陽，舍脉而從證也。或云脉沉緊，連上未吐下看，言尚未經吐下，與脉未至沉緊者，知其邪猶在經，可與小柴胡以和之。《卷五》

吳謙曰（《醫宗金鑒》）：脉沉緊，當是“脉沉弦”，若是沉緊，是寒實在胸，當吐之診也。惟“脉沉弦”，始與上文之義相屬，故可與小柴胡湯。《卷五》

徐大椿曰（《傷寒論類方》）：此爲傳經之邪也。……未吐下，不經誤治也。少陽已漸入裏，故不浮而沉，緊則弦之甚者，亦少陽本脉。《卷一》

沈又彭曰（《傷寒論讀》）：脉沉緊不細，從太陽轉入少陽，未經吐下，故得此脉。既見柴胡證，自然用柴胡湯和解。《辨少陽證》

原文 若已吐、下、發汗、溫針，讝語，柴胡湯證罷，此爲壞病。知犯何逆，以法治之。（267）

成無己曰（《注解傷寒論》）：少陽之邪，在表裏之間，若妄吐、下、發汗、溫針，損耗津液，胃中乾燥，木邪干胃，必發讝語。若柴胡證不罷者，則不爲逆；柴胡證罷者，壞病也，詳其因何治之逆，以法救之。

方有執曰（《傷寒論條辨》）：少陽主半表半裏。半，不也。不表不裏者，隙地也。夫以表實則可汗，裏實則可下，上實則可吐，隙無實可言，故汗下吐皆無其法。

又曰：以法，即隨證之互詞。《卷四》

盧之頤曰（《仲景傷寒論疏鈔金錍》）：未經吐下者，可與小柴胡湯；已經吐、下、發汗、溫針，而致讝語，柴胡湯證罷者，此爲壞病，柴胡不中與也。知犯何逆，隨其所逆之因，憑其所逆之證。以法治之，懲其逆也。《卷九》

柯琴曰（《傷寒論注》）：少陽爲樞，太陽外證不解，風寒從樞而入少陽矣。若見脅下硬滿、乾嘔不能食、往來寒熱之一，便是柴胡證未罷，即誤於吐、下、發汗、溫針，尚可用柴胡治之。若誤治後，不見半表半裏證而發讝語，是將轉屬陽明，而不轉屬少陽矣，柴胡湯不中與之，亦不得以讝語即爲胃實也。知犯何逆，治病必求其本也。《卷三》

張志聰曰（《傷寒論集注》）：此總結上文之意。夫少陽不可吐下，吐下則悸而驚；少陽不可發汗，發汗則讝語。若已吐、下、發汗，則溫針、讝語。夫溫針者，驚也。本論云：太陽傷寒，加溫針必驚。故仲祖以溫針爲驚也。夫驚而讝語，病非少陽。如柴胡湯證罷者，此爲裏虛自敗之病，知犯何逆，隨其病之所在而治之，又不可與小柴胡湯。《卷三》

沈明宗曰（《傷寒六經辨證治法》）：太陽不解而傳少陽，當與小柴胡和解，乃爲定法。反以吐、下、發汗、溫針以犯少陽之戒，而邪熱陷入陽明，故發讝語，是非少陽本證，所謂柴胡證罷而爲壞病。要知讝語乃傷陽明之氣而受病，即當知犯陽明之逆而治之矣。《卷五》

錢潢曰（《傷寒溯源集》）：不循本經治法，妄施汗下，因而生變，乃醫壞之也，故稱壞病。但變證已生，本證已壞，非復柴胡之舊矣，故於臨症之時，當審其形勢，察其變端，知犯何經何絡，何臟何腑，何虛何實，何故變逆，然後以法治之也。《卷七》

沈金鰲曰（《傷寒論綱目》）：此條壞病，尚由太陽病不解而來，已有壞之之機，故一入少陽，即患脅滿乾嘔、寒熱不食也，更兼吐、下、汗、針，更不知變生何病矣。故必審之，知犯何逆，然後可隨所犯而以法治。非既入少陽，再加吐、下、汗、針之後，而成壞病也。《卷十一》

高學山曰（《傷寒尚論辨似》）：傷寒中風，非陰經無壞病而陽經有之，蓋陰經之症多從陽經壞起，亦只言陽經足矣。陽經，非陽明無壞病而太、少有之，蓋陽明之症又多從太、少壞來，故只言太、少足矣。《少陽·壞病》

唐宗海曰（《傷寒論淺注補正》）：若柴胡證罷，則邪逆於腑，爲三陽壞病；邪逆於臟，爲三陰壞病。譫語者，邪逆於臟腑之一端也。即不譫語，而知其另犯何逆，皆當以法救之。法在何處？蓋仲景已詳於二陽、三陰各篇中，按各經法治之可也。仲景於此只提數語，而凡兼見二陽、三陰各證治，義已賅舉，欲人會而通之也。《卷三》

慶恕曰（《醫學摘粹》）：少陽在陰陽之交，表裏之半，忌發汗、吐、下，泄其陰陽。陽虛而入太陰之藏，陰虛而入陽明之府，是爲少陽壞病。《傷寒十六證類方·傷寒證六經提綱》

原文 三陽合病，脈浮大，上關上，但欲眠睡，目合則汗。（268）

龐安時曰（《傷寒總病論》）：三陽皆有合病，凡合病者，有十四證。唯三陰無合病。《卷一·厥陰證》

成無己曰（《注解傷寒論》）：關脈，以候少陽之氣，太陽之脈浮，陽明之脈大。脈浮大，上關上，知三陽合病。膽熱則睡，少陰病但欲眠睡，目合則無汗，以陰不得有汗。但欲眠睡，目合則汗，知三陽合病，膽有熱也。

方有執曰（《傷寒論條辨》）：太陽脈浮，陽明脈大，關上乃少陽之部位，故曰三陽合病。但欲眠睡者，熱聚於膽也。目合則汗出者，少陽少血，虛則不與陽和，寐屬陰，故盜出也。《卷四》

盧之頤曰（《仲景傷寒論疏鈔金錍》）：三陽爲病，是爲陽併，陽併則唯外唯上，故脈浮大，上溢關上，而無內無下也。又不獨此，即開者失其開而唯闔，但欲眠睡矣；闔者失其闔而唯開，目合則汗矣。繇樞鍵執其兩端，令開闔之倒置者以此。《卷九》

李中梓曰（《傷寒括要》）：睡而汗出，覺即汗止，故名盜汗。睡則胃氣行裏，而表中陽氣不緻，故津液泄也；覺即氣行於表而止矣。雜病盜汗主於陰虛；傷寒盜汗，邪在半表半裏也。《卷上》

周揚俊曰（《傷寒論三注》）：溫氣發出，乃至三陽皆病。其邪熱溷實，不言可知，故其脈浮大也。憶邪伏少陰時，則尺脈亦已大，今因由內達外，由下達上，而浮大見於關已上，故曰上關上也。邪雖上見陽位，少陰之源未竭，則欲眠尚顯本症；而目合則汗，即爲盜汗，又顯少陽本症。何以獨見少陽？因母虛子亦虛，而少陰邪火與少陽相火同升燔灼也。……然何以不言太陽、陽明二經症？以浮爲太陽經脈，大爲陽明經脈也。《卷十五·溫病篇》

錢潢曰（《傷寒溯源集》）：關上者，指關脈而言也。仲景《辨脈》篇中，稱尺脈曰尺中，關脉曰關上，寸脉曰寸口。……左關雖候肝，而少陽膽經乃肝之合也，故少陽受邪，浮大於左；右關候脾胃，故邪入陽明而右關浮大也。其不言左右而但言脉浮大，上關上者，乃該左右而合言之，以見邪自太陽而來，與少陽熱邪、陽明熱邪三經鬱熱之氣並蒸，令人蒙昧昏冒，故但欲眠睡也。目合則汗者，即陽明中風條下所謂脉但浮者，必盜汗出之義也。《卷七》

魏荔彤曰（《傷寒論本義》）：診其脉浮爲太陽，大爲陽明，其長上於關上，則弦可知矣。弦又爲少陽，是三陽之經同受邪，所以三陽之脉同見病如此。再諦之於證，但欲眠睡，陽盛氣昏，神思倦怠也。及目合則汗出，汗爲心之液，陰血之屬，目爲肝之竅，陰血之統，且心藏神，肺藏魄，目合而神欲安息，魄之陰精爲陽邪擾亂，不能寧貼，所以陰血散而爲汗，浸浸然乘其不覺肆越於外，此真足形容盛陽逼陰之情狀也。《卷七》

黃元御曰（《傷寒懸解》）：太陽傳陽明、少陽，陽明府病而太、少之經邪未解，是爲三陽合病。太陽之脉浮，陽明之脉大，膽氣候於左關，胃氣候於右關，膽胃不降，二氣逆行；故脉上關上。膽熱則甲木克土，土氣困乏，故欲眠睡。平人寐則陽氣內蟄，三陽合病，陽盛於外，寐時陽氣不斂，鬱蒸而開皮毛，故目合則汗也。《卷八》

舒詔曰（《傷寒集注》）：脉浮大，上關上，陽盛之診也。欲眠睡者，熱盛神昏之意也。目合盜汗，陽虛陽盛皆有之，不必鑿解。《卷七》

原文 傷寒六七日，無大熱，其人躁煩者，此爲陽去入陰故也。（269）

成無己曰（《注解傷寒論》）：表爲陽，裏爲陰。邪在表則外有熱。六七日，邪氣入裏之時，外無大熱，內有躁煩者，表邪傳裏也，故曰陽去入陰。

方有執曰（《傷寒論條辨》）：去，往也，言表邪往而入於裏，所以外無大熱而內則躁煩也。《卷四》

萬全曰（《傷寒摘錦》）：此言少陽傳經之邪復傳於三陰也。陽去入陰者，表爲陽，裏爲陰，言表邪盡，傳於入裏也。《卷上》

柯琴曰（《傷寒論注》）：此條是論陽邪自表入裏症也。凡傷寒發熱至六七日，熱退身涼爲愈，此無大熱，則微熱尚存，若內無煩躁，亦可云表解而不了了矣。傷寒一日即見煩躁，是陽氣外發之機，六七日乃陰陽自和之際，反見煩躁，是陽邪內陷之兆。陰者指裏而言，非指三陰也。或入太陽之本，而熱結膀胱；或入陽明之本，而胃中乾燥；或入少陽之本，而脅下硬滿；或入太陰而暴煩下利；或入少陰而口燥舌乾；或入厥陰而心中疼熱，皆入陰之謂。《卷一》

周揚俊曰（《傷寒論三注》）：陽邪不從外解，必從內傳。病至六七日，已在經盡欲解之時，而無大熱，似可解矣，乃其人忽然煩躁，知無大熱者非熱勢之去於外，已漸進於陰也。然入陰未定何經，欲商治法，亦姑就熱邪之存於何經者一解之，則傳入者亦必少殺耳。《卷五》

張志聰曰（《傷寒論集注》）：此病少陽而入於少陰也。傷寒六七日，少陽之邪當從太陽而外出，無大熱則不能外出於陽。其人躁煩者，病少陰標本之氣化。此爲去太陽，故無大熱，入於少陰，故躁煩也。夫七日乃再經之第一日，蓋太陽少陰標本相合，雌雄相應，故七日而不出乎太陽，即可入乎少陰也。《卷三》

鄭重光曰（《傷寒論條辨續注》）：陽去入陰，其義有二，非專指陰經。一爲陽邪下膈，一爲陽去入陰。若其人陽氣不虛，則下膈入裏而變實熱；若其人陽氣素虛，則陽去入陰而變陰寒。此陰陽虛實之大關，最宜詳察。《卷六》

錢潢曰（《傷寒溯源集》）：此言邪自三陽傳入三陰之驗也。……陽去入陰，非但指少陽之邪傳入陰經也，即太陽、陽明之邪，雖不由少陽，亦可傳入，前人所謂越經傳者是也，所以仲景不獨言少陽而總言之曰陽去入陰也。以少陽爲三陽盡處，與三陰爲鄰，故以此二條附入少陽篇後，以爲邪氣傳陰與不傳陰之辨也。《卷七》

吳謙曰（《醫宗金鑒》）：傷寒六七日，邪欲入裏之時也。無大熱，表熱微也。躁煩者，裏熱盛也。此爲陽去入陰也。陽去入陰者，謂陽邪去表入裏，傳於三陰也。《卷五》

舒詔曰（《傷寒集注》）：但言躁煩，便指爲陽去入陰，粗疏極矣，若無三陰徵驗，不得謂之入陰。蓋少陽病六七日，加躁煩，邪乃漸入陽明之裏，法宜小柴胡合白虎而兼解之，一定之理也，何得謬謂入陰？仲景必無此法。《卷七》

孟承意曰（《傷寒點精》）：陽去入陰之脉，亦必數急而不浮者也。陰者裏也，非三陰之謂。《卷一》

陳念祖曰（《傷寒論淺注》）：是可見樞有權，則轉外，樞失職，則內入，當於少陽一經三致意也。《卷五》

沈元凱曰（《傷寒大乘》）：所謂煩躁者，謂先煩而後躁也；所謂躁煩者，謂先躁而後煩也。蓋內熱曰煩，謂心中鬱煩也；外熱曰躁，謂氣外鬱躁也。內煩爲有根之火，故但煩不躁及先煩後躁者皆可治；外熱爲無根之火，故但躁不煩及先躁後煩者皆不可治。《卷三》

原文 傷寒三日，三陽爲盡，三陰當受邪，其人反能食而不嘔，此爲三陰不受邪也。（270）

成無己曰（《注解傷寒論》）：傷寒四日，表邪傳裏，裏不和，則不能食而嘔；今反能食而不嘔，是邪不傳陰，但在陽也。

方有執曰（《傷寒論條辨》）：陽以表言，陰以裏言。能食，真陽勝而表邪散也；不嘔，裏氣和而胃氣回也，陰不受邪可知也。《卷四》

盧之頤曰（《仲景傷寒論疏鈔金錍》）：此條承上三陽，起下三陰之文也。言凡傷於寒者，太陽當一日發本經之病，陽明當二日發本經之病，少陽當三日發本經之病，太陰四日，少陰五日，厥陰六日發也。如少陽爲病，未及期日，在一日可稱少陽之太陽，二日可稱少陽之陽明，至三日始成正少陽之爲病也。三陰遞次，亦復同例。設傷寒三日，三陽爲盡，若或三陰亦當遞次應顯，故云三陰當受邪。受邪者，正所以受應襲之邪。以顯正經之爲病矣。其人反能食而不嘔，此陽不去陰，不涉三陰之應襲爲證矣。故云此爲

三陰不受邪也。《卷九》

柯琴曰（《傷寒論注》）：受寒三日，不見三陽表症，是其人陽氣冲和，不與寒争，寒邪亦不得入，故三陽盡不受邪也。若陰虚而不能支，則三陰受邪氣。岐伯曰：中於陰者，從臂胻始。故三陰各自受寒邪，不必陽經傳授。所謂太陰四日、少陰五日、厥陰六日者，亦以陰經之高下爲見症之期，非六經部位以次相傳之日也。三陰受邪，病爲在裏，故邪入太陰，則腹滿而吐，食不下；邪入少陰，欲吐不吐；邪入厥陰，饑而不欲食，食即吐蚘。所以然者，邪自陰經入藏，藏氣實而不能容，則流於府，府者胃也，入胃則無所復傳，故三陰受病已入於府者，可下也。若胃陽有餘，則能食不嘔，可預知三陰之不受邪矣。蓋三陰皆看陽明之轉旋，三陰之不受邪者，藉胃爲之蔽其外也，則胃特爲六經出路，而實爲三陰外蔽矣。胃陽盛，則寒邪自解；胃陽虚，則寒邪深入陰經而爲患；胃陽亡，則水漿不入而死。要知三陰受邪，關係不在太陽而全在陽明。《卷一》

程知曰（《傷寒經注》）：言胃和則不傳入三陰也。《卷八》

程應旄曰（《傷寒論後條辨》）：緣少陽之在六經，司陰陽開闔之樞，出則陽，入則陰，所關係不小，全賴胃陽操勝，木不能克，而始能載木以拒邪，所以三陽爲盡之日，其人反能食、不嘔，即三陰當受邪不受也。知此而又安敢妄行汗、吐、下重傷及胃乎？《卷九》

汪琥曰（《傷寒論辨證廣注》）：傷寒三日者，即《素問》相傳日數。上條言六七日，此止言三日，可見日數不可拘也。邪在少陽，原嘔而不能食，今反能食而不嘔，可徵裏氣之和，而少陽之邪自解也。既裏和而少陽邪解，則其不傳三陰斷斷可必，故云三陰不受邪也。《卷七》

沈明宗曰（《傷寒六經辨證治法》）：此以能食不能食辨邪之傳陰不傳陰也。若以次第言之，傷寒三日，邪傳少陽，爲陽經已盡，三陰當受邪也。蓋太陰爲陽明之裏，少陰爲胃之關，厥陰爲胃之賊，而邪入三陰，則胃氣不伸，當不能食而嘔。此能食不嘔，即知臟氣安和，三陰不受邪矣。《卷五》

沈金鰲曰（《傷寒論綱目》）：傷寒一日太陽，二日陽明，三日少陽，迨三日後三陽爲盡，三陰當受邪。三陰必先太陰脾，脾與胃表裏，今能食不嘔，皆胃之握固有力，能以衛脾，故雖脾當受邪而邪不能犯，並邪之在少陽者，亦得藉中州之力以爲驅逐，三陽之邪且由少陽而已矣。《卷十一》

王丙曰（《傷寒論注》）：此即《内經》熱病傳經之候，總欲胃中和，正氣得伸，不致傳入三陰也。少陽病原喜嘔而不欲食，今過三日而欲食矣，不喜嘔矣，是病已解，無所傳矣。《卷三》

陳念祖曰（《傷寒論淺注》）：此當與太陽篇"至七日以上自愈者，以行其經盡"節合看，則傳經了然。《卷五》

鄭壽全曰（《傷寒恒論》）：三陽三陰各有界限，當三日後，應歸三陰，而其人反能食不嘔，可知太陰氣旺，旺不受邪，理勢然也。《卷七》

原文 傷寒三日，少陽脈小者，欲已也。（271）

成無己曰（《注解傷寒論》）：《內經》曰：大則邪至，小則平。傷寒三日，邪傳少陽，脈當弦緊；今脈小者，邪氣微而欲已也。

方有執曰（《傷寒論條辨》）：小，謂不弦也；已，愈也。《卷四》

程應旄曰（《傷寒論後條辨》）：其人能食不嘔，三陰雖不受邪，猶恐脈尚弦大，陽邪一時未退，若更得脈小，則陽得陰以和，是邪盡退而正來復，胃土允、無木侵矣。《卷九》

沈明宗曰（《傷寒六經辨證治法》）：三日少陽脈小而不弦大，乃經氣復而邪解，爲病欲已。若弦大數疾，邪盛病進，是在言外矣。《卷五》

錢潢曰（《傷寒溯源集》）：傷寒三日，乃邪傳少陽之時也。若邪在少陽，脈必弦數而不小，三日而少陽脈小，爲少陽不受邪矣。即使已傳少陽而得此脈，亦必邪氣輕微，故爲將解而欲已也。《卷七》

張錫駒曰（《傷寒直解》）：此承上文而言，言傷寒三日乃少陽主氣之期，若少陽脈小者，不惟不入於陰，即少陽之病亦欲已也。《卷四》

吳謙曰（《醫宗金鑒》）：傷寒該中風而言也。其邪三日，少陽受之，脈若大者，爲邪盛欲傳，今脈小，爲邪衰欲自已也。《卷五》

黃元御曰（《傷寒懸解》）：《陽明篇》"傷寒三日，陽明脈大。"若三日而見少陽之小脈，不見陽明之大脈，是不傳陽明之府而病欲已也。此與太陽經"傷寒一日，太陽受之，脈若靜者，爲不傳"義同。《卷八》

徐大椿曰（《傷寒約編》）：少陽受病，當三四日發。傷寒三日脈弦細，屬少陽，小即細也。脈小而無頭痛發熱，是少陽經中邪氣欲罷耳。《卷四》

沈金鰲曰（《傷寒論綱目》）：少陽本弦，又邪在而更助其弦長，今變爲小，故知其不傳陰而即從少陽解也。不得以脈之小，誤認爲正虛脈微。《卷十一》

胡嗣超曰（《傷寒雜病論》）：小者不弦也，脈有和緩之機，無勁直之象，故欲已。《卷八》

原文 少陽病欲解時，從寅至辰上。（272）

成無己曰（《注解傷寒論》）：《內經》曰：陽中之少陽，通於春氣。寅、卯、辰，少陽木王之時。

盧之頤曰（《仲景傷寒論疏鈔金錍》）：寅、卯而陽始升，少陽主時也，因其旺時，邪自解却。至辰上看，臨辰之首，盡卯之尾也。《卷九》

程知曰（《傷寒經注》）：言受病之經正氣衰微，每藉力於時令之王也。《卷八》

鄭壽全曰（《傷寒恒論》）：六經各有旺時，邪氣衰者，每於旺時自解，正所謂正旺而邪自退也。《卷七》

辨太陰病脉證并治第十

原文 太陰之爲病，腹滿而吐，食不下，自利益甚，時腹自痛。若下之，必胸下結鞕。（273）

成無己曰（《注解傷寒論》）：太陰爲病，陽邪傳裏也。太陰之脉布胃中，邪氣壅而爲腹滿。上不得降者，嘔吐而食不下；下不得升者，自利益甚，時腹自痛。陰寒在內而爲腹痛者，則爲常痛；此陽邪干裏，雖痛而亦不常痛，但時時腹自痛也。若下之，則陰邪留於胸下爲結硬。經曰：病發於陰，而反下之，因作痞。

方有執曰（《傷寒論條辨》）：太陰，脾經也，其脉起於大趾之端，上循膝股內廉，入腹屬脾絡胃，上膈，挾咽，連舌本。《靈樞》曰：是動則舌本強，食則嘔，胃脘痛，腹脹，身體皆重。是主脾所生病者，舌本痛，體不能動搖，食不下。蓋脾爲胃之合，自利益甚者，脾苦濕，病而不能爲胃以行其津液，水穀不分也。時腹自痛者，《靈樞》曰，"足太陰之別，名曰公孫，去本節之後一寸，別走陽明，其別入絡腸胃"，實則腸中切痛是也。胸下結硬者，足太陰之脉，"其支者復從胃別上膈，注心中"，故誤下則邪反聚其別也。《卷五》

盧之頤曰（《仲景傷寒論疏鈔金錍》）：此足太陰爲病之總綱。太陰者，處三陽之盡，居三陰之首，是即部署。其形層統身一體，而所向偏多於腹，故是動則病腹滿而吐，食不下，時腹自痛也。蓋太陰爲開，病則開者失其開，並闔者亦失其闔，以致水穀不納，不腐，不濟，不泌，故自利益甚，益甚者，益甚於溏瘕泄。……若下之，必胸下結硬，是爲藏結。所謂病發於陰而反下之，因成痞也。《卷九》

柯琴曰（《傷寒論注》）：陽明三陽之裏，故提綱屬裏之陽證；太陰三陰之裏，故提綱皆裏之陰證。太陰之上，濕氣主之，腹痛吐利，從濕化也。脾爲濕土，故傷於濕，脾先受之。……太陰脉布胃中，又發於胃，胃中寒濕，故食不內而吐利交作也。太陰脉從足入腹，寒氣時上，故腹時自痛。法宜溫中散寒，若以腹滿爲實而誤下，胃中受寒，故胸下結硬。《卷四》

又曰（《傷寒論翼》）：脾胃同處腹中，故腹滿爲太陰、陽明俱有之症，在陽明是熱實爲患，在太陰是寒濕爲眚。……不大便而滿痛，或繞臍痛者，爲實熱，屬陽明；下利而腹滿時痛，爲虛寒，屬太陰。《太陰病解》

程知曰（《傷寒經注》）：此言太陰總證也。太陰之藏爲脾，太陰之脉入腹，故腹滿時痛吐利，爲太陰病也。食邪在腹，時穢行而利減；此寒邪在藏，故自利日益甚也。陽邪所干，則痛而暴煩；此陰邪在腹，故腹時自痛也。蓋邪逼於上，則吐而食不下；邪逼於下，則利甚而腹痛。上下交亂，中州無主，此但可行溫散，設誤下之，則在下之邪可去，而在上之邪陷矣，故胸下結硬，有同結胸之變也。《卷九》

程應旄曰（《傷寒論後條辨》）：太陰以濕土而司轉輸之職，喜溫而惡寒，違其所喜，投以所惡，土乃病矣，故所見證，俱屬裏陰。陽邪亦有腹滿，得吐則滿去而食可下；今腹滿而吐，食不下，則滿爲寒脹，吐與食不下，總爲寒格也。陽邪亦有下利，然乍微乍甚，而痛隨利減；今下利益甚，時腹自痛，則腸虛而寒益留中也。雖曰邪之在臟，實由胃中陽乏，以致陰邪用事，升降失職，故有此。下之則胸下結硬，不頂上文吐利來，直接上太陰之爲病句，如後條設當行大黃、芍藥者亦是也。曰胸下，陰邪結於陰分，异於結胸之在胸而且按痛矣；曰結硬，無陽以化氣，則爲堅陰，异於痞之濡而軟矣。彼皆陽從上陷而阻留，此獨陰從下逆而不歸，寒熱大別。《卷十》

汪琥曰（《傷寒論辨證廣注》）：此條言太陰病，乃陽邪傳裏之證也。太陰之脉入腹屬脾絡胃，邪熱壅甚，則爲腹滿；邪迫於上，則吐而食不下；邪迫於下，則利甚而腹自痛。……邪雖干裏，既痛且利，則此腹痛之候宜和而不宜下矣。《卷八》

鄭重光曰（《傷寒論條辨續注》）：《傷寒論》立太陰本病爲主，以腹滿而吐、食不下、自利益甚、時腹自痛爲提綱，不以《內經》太陰病腹滿嗌乾，自陽部注經之熱證而亂提綱者，緣太陰爲陰中之至陰，無熱可發，因爲胃行其津液，以灌四旁，故得主四肢而熱於手足，所以太陰傷寒手足自溫，太陰中風四肢煩疼也。脾之爲藏，具坤靜之德而有乾健之能，不於陰中助陽，乾何由而健？故首以不可下爲戒，而急法宜溫以四逆湯，大旨了然矣。……熱病腹滿是熱鬱太陰之經，有嗌乾可證，病在標也；寒濕腹滿是寒生至陰，有自利可證，病在本也。脾經有熱，則陰精不上輸於肺，故嗌中乾；脾藏有寒，則不能爲胃行其津液，故自利。《卷七》

錢潢曰（《傷寒溯源集》）：此總叙太陰之見症，言太陰經受病，必見腹滿而吐等證也，然非謂諸證皆具，方爲太陰也。以後凡稱太陰病，必見此等症者，乃爲太陰病也。《卷八》

尤怡曰（《傷寒貫珠集》）：此足太陰病之的證也。太陰之脉，入腹屬脾絡胃，上膈挾咽，故其病有腹滿而吐、食不下、自利腹痛等證。然太陰爲病，不特傳經如是，即直中亦如是，且不特傷寒如是，即雜病亦如是，但有屬陰屬陽，爲盛爲虛之分耳。《卷六》

吳謙曰（《醫宗金鑒》）：太陰，脾經也，其脉布胃中，絡於嗌。寒邪傳於太陰，故腹滿，時腹自痛；寒邪循脉犯胃，故吐食不下。此太陰裏虛，邪從寒化之證也，當以理中、四逆輩溫之。若腹滿嗌乾，不大便，大實痛，始爲太陰裏實，邪從熱化之證，當以桂枝加大黃湯下之矣。若以太陰虛寒之滿痛，而誤認爲太陰實熱之滿痛而下之，則寒虛相搏，必變爲藏結痞硬，及自利益甚矣。此太陰病全篇之提綱，後凡稱太陰病者，皆指此證而言也。《卷六》

沈又彭曰（《傷寒論讀》）：太陰、陽明俱屬土，同主中州，病則先形諸腹。陽明爲陽土，陽道實，故病則胃家實，而非滿也；太陰爲陰土，陰道虛，故病則腹滿，而不能實也。凡風、燥、熱，三陽邪，犯陽明；寒與濕，二陰邪，犯太陰。陽邪犯陽，則能食而不嘔；陰邪犯陰，則不能食而吐。陽邪犯陽則不大便，陰邪犯陰則自利。證俱相反可認。若誤下，則胃中空虛，客氣動膈，在陽邪則懊憹而煩，在陰邪則胸下結硬。倘再誤攻，必至利不止而死。此太陰病之提綱也。後稱"太陰病"，俱指腹滿言。《辨太陰證》

吳貞曰（《傷寒指掌》）：太陰濕土所主，仲景以腹滿而吐、食不下、時腹自痛、自利不渴等症爲太陰病，乃濕土自病，非陽經注入之症也，其脉必沉而細。無論外受寒邪，内傷生冷，總以溫中散寒爲主，理中湯主之。《卷二》

呂震名曰（《傷寒尋源》）：飲食入胃，全恃太陰司轉輸之職。太陰受病則轉輸之道窒，故食不下，腹滿時痛，因之上涌則吐，下注則利。其主治之法，大約宜扶植中州陽氣，使復其轉輸之常職，則病自已。《上集·太陰問答一》

原文 太陰中風，四肢煩疼，陽微陰濇而長者，爲欲愈。（274）

成無己曰（《注解傷寒論》）：太陰，脾也，主營四末。太陰中風，四肢煩疼者，風淫末疾也。表邪少則微，裏向和則濇而長。長者陽也，陰病見陽脉則生，以陰得陽則解，故云欲愈。

方有執曰（《傷寒論條辨》）：陽微，陽經無邪也；陰濇，太陰統血，血凝氣滯也；長，陽氣勝也。陽主發生，故邪自退而病欲愈也。《卷五》

王肯堂曰（《傷寒準繩》）：脾在時則寄王於四季，在人則應於手足，故太陰病則四肢應之。《秩之四》

柯琴曰（《傷寒論注》）：風爲陽邪，四肢爲諸陽之本，脾主四肢，陰氣衰少，則兩陽相搏，故煩疼。脉濇與長，不是並見。濇本病脉，濇而轉長，病始愈耳。風脉本浮，今而微，知風邪當去；濇而少氣少血，今而長，則氣治，故愈。四肢煩疼，是中風未愈前證，微濇而長，是中風將愈之脉，宜作兩截看。《卷四》

周揚俊曰（《傷寒論三注》）：煩疼似病進，然細審其脉微濇而長，則是休徵。何也？長爲陽明經本脉，脾胃表裏，今脉轉出於陽，故爲欲愈。然則惟微濇，故煩疼；惟長，雖煩疼，爲欲愈也。《卷六》

錢潢曰（《傷寒溯源集》）：此言太陰在經之表證也。太陰中風者，風邪中太陰之經也。四肢煩疼者，言四肢酸疼而煩擾無措也，蓋脾爲太陰之藏而主四肢故也。……微、濇皆陰脉也。陽微陰濇者，言輕取之而微，重取之而濇也。邪在陰經，陽未受邪，陰實陽虛而脉偏見於沉候，故陽脉微也。脉者，氣血伏流之動處也，因邪入太陰，脾氣不能散精，肺氣不得流經，營陰不利於流利，故陰脉濇也。陽微陰濇，正四肢煩疼之病脉也。長脉者，陽脉也。以微濇兩陰脉之中，而其脉來去皆長，爲陰中見陽。長則陽氣無損，長則陽氣將回，故爲陰病欲愈也。《卷八》

尤怡曰（《傷寒貫珠集》）：脉陽微陰濇而長者，陽無病而陰受邪，而濇又爲邪氣之將衰，長爲正氣之方盛，正盛邪衰，故爲欲愈。《卷六》

吳謙曰（《醫宗金鑒》）：太陰中風者，謂此太陰病是從太陽中風傳來者，故有四肢煩疼之證也。陰陽以浮沉言，夫以浮微沉濇之太陰脉，而兼見陽明之長脉，則爲陰病陽脉，藏邪傳府，故爲欲愈也。

沈又彭曰（《傷寒論讀》）：凡陰邪病陰，或四肢煩疼，或身體疼痛，俱爲有表證，即風邪也。既稱太陰病，無有不傷寒濕者，略兼風邪，即名太陰中風。若止感風而無寒濕，未有不發熱者，並不入太陰也。其欲愈之徵，全在脉長上見，以長則氣治也。至若陽微陰澀，仍是太陰病脉耳。《辨太陰證》

吳貞曰（《傷寒指掌》）：三陰，世都以傳經、直中分兩門，傳經悉指爲熱，直中悉指爲寒，此說似是而實有未盡者。夫傳經，即邪從三陽經傳人；直中，即本經自受之風寒也。蓋邪之傳入三陰，熱症固多，而寒症亦間有；本經中寒固無熱症，而中風亦能發熱，未可以此分寒熱了之。《卷二》

胡嗣超曰（《傷寒雜病論》）：陽脉雖微，得長則和，陰脉雖澀，得長則緩，是爲陽和陰緩之象，故能自愈。《卷九》

唐宗海曰（《傷寒論淺注補正》）：注陽脉微爲風邪當去，此想像語，非定論也。注陰脉澀爲血氣衰少，夫血氣既衰少，則不得復見長脉，長既爲脉絡相通，則不衰少也。……仲景論脉，皆是與證合勘，反正互參，乃得真諦。此節言太陰中風，脉若陽大而陰滑，則邪盛內陷矣，今陽不大而微，陰不滑而澀，則邪不盛、不內陷矣。然微澀雖邪不內陷，又恐正虛，亦不能自愈，必微澀而又見長者，乃知微澀是邪不盛，不是正氣虛，長是正氣足，不嫌其微澀，故爲欲愈。《卷四》

原文 太陰病欲解時，從亥至丑上。（275）

成無己曰（《注解傷寒論》）：脾爲陰土，王於丑、亥、子，向王，故云解時。

方有執曰（《傷寒論條辨》）：亥子丑，太陰所王之三時也。欲解者，正王則邪不勝也。《卷五》

盧之頤曰（《仲景傷寒論疏鈔金鎞》）：亥子氣門已閉，爲陰氣隆，太陰主時也。因其旺時而解，欲其以陰與陰也。《卷九》

程應旄曰（《傷寒論後條辨》）：解從亥子丑者，亥，陰退氣；子，陽進氣，丑中之土得承陽而旺也。《卷十》

張錫駒曰（《傷寒直解》）：太陰爲陰中之至陰，陰極於亥，陽生於子，從亥至丑上，陰盡陽生也。陰得生陽之氣，故解也。《卷五》

鄭壽全曰（《傷寒恒論》）：各經皆有旺時，病之輕者，可以當旺時而潛消，宜知。《卷八》

原文 太陰病，脉浮者，可發汗，宜桂枝湯。（276）

成無己曰（《注解傷寒論》）：經曰：浮爲在表，沉爲在裏。太陰病脉浮者，邪在經也，故當汗散之。

方有執曰（《傷寒論條辨》）：浮爲在表，太陰之脉，尺寸俱沉細，今見浮，則邪見還表可知。然浮爲風，宜桂枝湯者，以太陰之中風言也。《卷五》

萬全曰（《傷寒摘錦》）：此太陰本經自受風寒之邪也，其病在經，屬表，故宜汗之。不言證者，經中已言，四肢煩疼是也。桂枝，太陰經表藥也；中有芍藥、甘草，酸甘相合，甲己化土，故入脾也。《卷下》

王肯堂曰（《傷寒準繩》）：在太陽則脉浮無汗，宜麻黃湯。此脉浮當亦無汗，而不言者，謂陰不得有汗，不必言也。不用麻黃而用桂枝者，以陰病不當更發其陽也。須識無汗亦有用桂枝證。《秩之四》

柯琴曰（《傷寒論注》）：太陰主裏，故提綱皆屬裏證。然太陰主開，不全主裏也。脉浮者病在表，可發汗，太陰亦然也。尺寸俱沉者，太陰受病也，沉爲在裏，當見腹痛吐利等證；此浮爲在表，當見四肢煩疼等證。裏有寒邪當溫之，宜四逆輩；表有風熱可發汗，宜桂枝湯。……謂脉在三陰則俱沉，陰經不當發汗者，非也。《卷四》

錢潢曰（《傷寒溯源集》）：此所謂太陰病者，即上文太陰中風也。上條言陽微陰濇而長者爲欲愈，此言其外證雖見四肢煩疼之太陰證，而其脉尚浮者，則其邪猶在太陽之表，猶未深入太陰也。何也？邪從外入，必由營衛，營衛屬太陽，風邪在衛則脉浮，故脉浮猶屬太陽也，即太陽上篇陽浮陰弱之義，故亦宜桂枝湯。《卷八》

尤怡曰（《傷寒貫珠集》）：太陰脉浮有二義，或風邪中於太陰之經，其脉則浮；或從陽經傳入太陰，旋復反而之陽者，其脉亦浮。浮者，病在經也。凡陰病在藏者宜溫，在經者則宜汗，如少陰之麻黃附子細辛，厥陰之麻黃升麻皆是也。桂枝湯甘辛入陰，故亦能發散太陰之邪。《卷六》

吳謙曰（《醫宗金鑒》）：太陰經病，脉當浮緩；太陰藏病，脉當沉緩。今邪至太陰，脉浮不緩者，知太陽表邪猶未全罷也。故即有吐利不食、腹滿時痛一二證，其脉不沉而浮，便可以桂枝發汗，先解其外，俟外解已再調其內可也。於此又可知論中身痛腹滿下利，急先救裏者，脉必不浮矣。《卷六》

舒詔曰（《傷寒集注》）：此言太陰病，是必腹滿而吐，腹痛自利矣。證屬裏陰，脉雖浮亦不可發汗。即令外兼太陽表證，當以理中爲主，內加桂枝，兩經合治，此一定之法也。今但言太陰病，未見太陽外證，只據脉浮即用桂枝，專治太陽不顧太陰，大不合法，恐亦後人有錯。《卷八》

吳貞曰（《傷寒指掌》）：三陰自受之邪，論中有可歷指而見者。如太陰病，脉浮者，可發汗，宜桂枝湯，此太陰中風也；如太陰病，腹滿而吐，自利益甚，時腹自痛，此太陰中寒之症也。如少陰中風，脉陽微陰浮者，爲欲愈，此即少陰中風欲愈之脉也；至於少陰中寒，宜汗者，麻黃附子細辛湯，當溫者，附子、四逆等湯是也。如厥陰中風，脉微浮爲欲愈，此即厥陰中風欲愈之脉也；厥陰中寒，即當歸四逆加吳茱生薑湯是也。《卷二》

胡嗣超曰（《傷寒雜病論》）：溫之一字是太陰要法，然病自他經轉繫者，亦當分其表裏而施治。如太陰病而見浮脉，即有自利等症，亦是太陰被太陽邪氣所侮使然，病雖在陰，脉仍是陽。自表來者自表去，仍從桂枝例可也。《卷九》

原文 自利不渴者，屬太陰，以其藏有寒故也。當溫之，宜服四逆輩。（277）

成無己曰（《注解傷寒論》）：自利而渴者，屬少陰，爲寒在下焦；自利不渴者。屬太陰，爲寒在中焦，與四逆等湯，以溫其藏。

方有執曰（《傷寒論條辨》）：自利不渴，濕勝也，太陰濕土，故曰有寒。四逆之輩，皆能燠土以燥濕，故曰溫之也。《卷五》

張璐曰（《傷寒纘論》）：自利不渴者屬太陰，太陰主水穀，故病自利；內有真寒，故不渴。……知太陰藏寒，故當溫之，宜用四逆輩，則理中等可不言而喻也。《卷上·太陰》

張志聰曰（《傷寒論集注》）：上節病太陰之在外，此節病太陰之在內，在外故宜桂枝湯，在內故宜四逆輩。《卷四》

錢潢曰（《傷寒溯源集》）：曰四逆輩而不曰四逆湯者，蓋示人以圓活變化之機，量其輕重以爲進退，無一定可擬之法也。《卷八》

張錫駒曰（《傷寒直解》）：自利不渴者，無中見之燥化，屬太陰脾藏有寒故也。當溫其寒，宜服四逆輩溫熱之藥。《卷五》

魏荔彤曰（《傷寒論本義》）：以其人脾臟之陽平素不足，寒濕凝滯，則斡運之令不行，所以胃腸水穀不分而下泄益甚。……此條既云自利，又云藏有寒，則非經誤治，亦非傳經，可謂之曰寒邪直中太陰矣。少陰、厥陰俱有直中，少陰直中，中寒也；厥陰直中，中風也。太陰直中者，其此證乎？蓋太陰直中，中濕也。風寒濕雖分三邪，俱以寒邪爲宗主也。《卷十三》

吳謙曰（《醫宗金鑒》）：凡自利而渴者，裏有熱，屬陽也。若自利不渴，則爲裏有寒，屬陰也。今自利不渴，知爲太陰本藏有寒也，故當溫之。四逆輩者，指四逆、理中、附子等湯而言也。《卷六》

沈又彭曰（《傷寒論讀》）：自利者，不因下而利也。凡利，津液下注，外證多渴，其不渴者，屬太陰之寒病也。上節（編者按：指第273條）無方，此出方治。以不渴兩字認太陰，此是辨寒熱利之金針，常須識此，勿令誤也。《辨太陰證》

舒詔曰（《傷寒集注》）：口渴一證，有爲實熱，亦有虛寒。若爲熱邪傷津而作渴者，必小便短，大便硬；若自利而渴者，乃爲火衰作渴。證屬少陰者，以寒中少陰，腎陽受困，火衰不能薰騰津液，故口渴，法主附子助陽溫經，正所謂釜底加薪，津液上騰而渴自止。若寒在太陰，于腎陽無干，故不作渴。《卷八》

王丙曰（《傷寒論注》）：自利，便滑也，與下利之不甚暢者不同。藏指胃言，爲生冷所傷，則亦屬太陰也。此示太陰內傷寒飲之治法。《卷四》

胡嗣超曰（《傷寒雜病論》）：少陰下利而渴，厥陰下利消渴，太陰自利不渴。三陰臟病無不下利者，其所以分別處，在此渴與不渴、消渴耳。《卷九》

呂震名曰（《傷寒尋源》）：夫自利不皆屬寒，自利不渴，則寒證可知，雖未至手足厥逆，而溫中散寒，當防於未然矣。此太陰用四逆之大法。《下集·四逆湯》

原文 傷寒脉浮而緩，手足自溫者，繫在太陰。太陰當發身黃，若小便自利者，不能發黃；至七八日，雖暴煩下利日十餘行，必自止，以脾家實，腐穢

當去故也。（278）

　　成無己曰（《注解傷寒論》）：太陰病至七八日，大便硬者，爲太陰入府，傳於陽明也。今至七八日，暴煩，下利十餘行者，脾家實，腐穢去也。下利煩躁者死；此以脾氣和，逐邪下泄，故雖暴煩，下利日十餘行，而利必自止。

　　王好古曰（《陰證略例》）：若面黃而潔，或黃潔俱見，脉浮沉不一，緩而遲者，傷在太陰脾之經也。理中丸。《海藏老人內傷三陰例》

　　方有執曰（《傷寒論條辨》）：此條二節，自不能發黃以上，與陽明第四十一條（編者按：即187條）上節同，下節相反，蓋同感異變而各成一家之證也。然彼以至七八日反大便硬，爲轉陽明，此以至七八日暴下利，穢腐當去，爲脾家實，何也？蓋脾主爲胃以行其津液，暴下利則脾得以爲胃行其津液矣，所以脾爲實，而證爲猶繫太陰也；彼大便硬者，由脾不能爲胃行其津液而反爲約，所以爲轉陽明也。然則一脾胃也，而反復之變不同有如此者，醫之爲道，豈可以易易言哉。《卷五》

　　盧之頤曰（《仲景傷寒論疏鈔金錍》）：雖暴煩下利日十餘行，爲屬腐穢之當去，穢盡自止。此勿藥之有喜，非涌泄之可施。《卷九》

　　柯琴曰（《傷寒論注》）：首揭傷寒，知有惡寒證，浮而緩，是桂枝脉，然不發熱而手足溫，是太陰傷寒，非太陽中風矣。然亦暗對不發熱言耳，非太陰傷寒必手足溫也。夫病在三陽，尚有手足冷者，何況太陰？陶氏分太陰手足溫、少陰手足寒、厥陰手足厥冷，是大背太陰四肢煩疼、少陰一身手足盡熱之義。第可言手足爲諸陽之本，尚自溫，不可謂脾主四肢，故當溫也。……手足自溫，是表陽猶在，暴煩是裏陽陡發，此陰中有陽，與前藏寒不同。《卷四》

　　程知曰（《傷寒經注》）：言自利之證，脉浮緩，手足溫，則爲脾實也。太陰脉本緩，故浮緩雖類太陽中風，然手足自溫，則不似太陽之發熱，更不似少陰、厥陰之厥逆，所以繫在太陰。太陰濕熱相蒸，勢必發黃，然小便利，則濕下泄而不發黃矣。此雖暴煩頻利，有似少陰之證，然其利當自止，所以然者，以脉浮緩，手足溫，知其人脾氣實，而非虛寒之比，其濕熱所積之腐穢，自當逐之而下也。若不辨晰，而以四逆法治之，則誤矣。《卷九》

　　程應旄曰（《傷寒論後條辨》）：所以然者，脾家貴在實，虛則客邪，實則拒邪也。何以驗之？如傷寒脉浮而緩，陽脉，非陰脉也；手足自溫，陽邪，非陰邪也。據脉與證似貼太陽表邊居多，然表證初不一見，則雖非太陰，亦可繫在太陰矣。太陰得浮緩、手足溫之脉證，則胃陽用事，自無臟寒之病，陰鬱或有之。小便不利，必發黃，雖發黃，不爲陰黃；若小便自利者，不能發黃。陰欲鬱而陽必驅，至七八日，雖暴煩下利日十餘行，必自止，所以然者，脉不沉且弱而浮緩，手足不冷而自溫，陰得陽以周護，則不寒，不寒則不虛，是爲脾家實也。《經》曰：陽道實，陰道虛。陰行陽道，豈肯容邪久住，此則腐穢當去故耳。夫脾家實則腐穢自去，則邪在太陰，自是實脾二字爲第一義矣。《卷十》

　　汪琥曰（《傷寒論辨證廣注》）：成注云"下利煩躁者死"，此爲先利而後煩，是正氣脫而邪氣擾也；茲則先煩後利，是脾家之正氣實，故不受邪而與之争，因暴發煩熱也。下利日十餘行者，邪氣隨腐穢而得下泄也，以故腐穢去盡，利必自止而病亦愈。《卷八》

鄭重光曰（《傷寒論條辨續注》）：脉浮而緩，非太陰本脉，蓋浮爲陽，緩爲胃，太陰傷寒脉不沉細而反浮緩，是陰中有陽。脉有胃陽，所以手足自温而顯脾家之實，或發黄、便硬而轉屬陽明。此證在太陰陽明之間，故曰繫在太陰，若太陰自受寒邪，不應如此。若小便自利，濕熱下泄，不能發黄也。前陽明篇中，不能發黄語句皆同。彼以胃實而便硬，其證正屬陽明；此以脾實而下穢腐，則證屬太陰。《卷七》

張錫駒曰（《傷寒直解》）：《經》云"太陰之上，濕氣主之，中見陽明"，是以不得中見之化，則爲藏寒之病；中見太過，濕熱相並，又爲發黄之證。此太陰之有寒有熱也。傷寒脉浮而緩，手足自温者，繫在太陰而中見陽明之化者也。陽明之熱合太陰之濕，當發身黄；若小便自利者，濕熱得以下泄，不能發黄。至七八日，驟得陽熱之化，故暴煩；陰濕在内，故下利，然雖下利日十餘行，必當自止，所以然者，以太陰中見熱化，脾家實，倉廩之腐穢當去故也。《卷五》

秦之楨曰（《傷寒大白》）：脉浮，陽脉也；脉緩，太陰也。上章以自利不渴，定其太陰寒症下利；此章以脉浮、手足自温，定其太陰濕熱下利。太陰濕熱，當發身黄，若小便自利，不發黄。至七八日，大便結硬，此外傳陽明，濕熱變燥而爲脾約等症；若不外傳而發暴煩下利，雖每日十餘行，濕熱去盡，必自止而愈，以脾熱穢腐當去者也。同一太陰熱邪，以濕熱繫住太陰下利，則入太陰篇；以外傳陽明，濕熱變燥，大便乾結，則入陽明篇。《卷四·下利》

魏荔彤曰（《傷寒論本義》）：此條至七八日，不惟大便不硬，却暴煩下利日十餘行者何故？蓋病之初入同，而病之去向分也。熱勝於濕，則濕去而熱獨盛，遂成胃實大便硬之證；濕勝於熱，則濕不能盡去而熱欲出，遂成脾實下利日十餘行之證。此胃實脾實之分關，不出濕熱二字，諸家俱不曾道破者也。以濕既與熱相溷，濕，陰邪，凝滯可以留；熱，陽邪，直捷必欲出。小便既泄不盡，又不發黄，熱從何出？必隨濕下流，歸於大便，平日爲熱爲濕所停畜穢腐之物無不隨之而去，有不容自己之勢也。此脾實屬太陰而胃實屬陽明，只在濕熱分關，遂爲兩經判然之證也，所以重見而非復也。

又曰：脾家素有濕，但寒濕、濕熱又不同。寒濕則上條所言，四逆輩所治之自利不渴也；濕熱又辨其濕勝熱勝，隨證以治之。《卷十三》

尤怡曰（《傷寒貫珠集》）：傷寒脉浮而緩者，脉緊去而成緩，爲寒欲變熱之證。……手足自温，非太陰定證，見太陰有寒，手足必寒，有熱，手足乃自温耳。又陽明受熱，則一身及手足熱，太陰則身不熱而手足温，茲寒已變熱而手足自温，則傷寒之邪不之陽明而之太陰。而其脉仍浮，則其邪亦未盡入，故曰繫在太陰，謂以太陽而内連太陰也。於法太陰受熱而汗不出者，熱與濕搏，當發身黄。若小便自利者，其熱得通，不能蒸鬱爲黄矣。至七八日暴煩下利者，正氣内作，邪氣欲去也。雖日十餘行，繼必自止，所以然者，脾家本有穢腐當去，故爲自利，穢腐盡，則利亦必自止矣。《卷六》

沈又彭曰（《傷寒論讀》）：脾屬太陰濕土，凡傷於濕者，内應太陰，兼寒者，吐利腹痛，即太陰之正病；兼熱者，即濕痹、發黃證；若內濕熱而外復感風寒者，即麻黃連翹赤小豆證。丹溪以造麴比之，謂濕熱鬱久則發黃。故自汗出者，謂之熱越，不能發黃；即不汗出而小便自利者，亦不能發黃，以濕熱分泄故也。此條脉浮爲有表證，脉緩爲屬脾，不見吐利腹痛，是濕熱，非寒濕也。即是麻黃連翹赤小豆證，因小便自利，故不發黃耳。……七八日暴煩下利，正是邪去欲解之候，恐人誤作傳入陰經治，故曰必自止，當不治自解耳。《辨太陰證》

王丙曰（《傷寒論注》）：煩而下利，似乎變證，然煩爲陽氣之復，利爲陰邪之去，因前此脾氣不運所停水穀已成腐穢，今脾得陽明標熱而虛轉爲實，利每一行，腐穢盡去，濁降而清升，必有微汗不待言也。《卷四》

胡嗣超曰（《傷寒雜病論》）：胃陽不虛，脾陰自實，故脉不沉而浮，不弱而緩，手足溫而不冷，陰從陽化，腐穢當去也。夫腐穢去由於脾家實，則凡病在太陰，又當以實脾爲第一義。禁下，宜溫，非此之故歟？《卷九》

原文 本太陽病，醫反下之，因爾腹滿時痛者，屬太陰也，桂枝加芍藥湯主之；大實痛者，桂枝加大黃湯主之。(279)

成無己曰（《注解傷寒論》）：表邪未罷，醫下之，邪因乘虛傳於太陰，裏氣不和，故腹滿時痛，與桂枝湯以解表，加芍藥以和裏。

大實大滿，自可除下之，故加大黃以下大實。

方有執曰（《傷寒論條辨》）：腹滿時痛者，脾受誤傷而失其職司，故曰屬太陰也。以本太陽病而反下也，故仍用桂枝以解之；以太陰之被傷而致痛也，故倍芍藥以和之。……又以胃家本來實者言。本來實者，舊有宿食也，所以實易作而痛速，故不曰陽明而曰大實，例之變也。桂枝加大黃者，因變以制宜也。《卷五》

李中梓曰（《傷寒括要》）：太陰腹滿痛，其症有三。如腹滿咽乾者，此傳經之陽邪，在法當下；如吐食自利而腹滿痛，此直入本經之陰邪，在法當溫；如太陽誤下，因而滿痛，此乘虛內陷之邪，法當以桂枝加芍藥湯和之；若手不可按，脉洪有力，此爲大實，當以桂枝加大黃湯和之。設使直入之陰症，而脉來沉細者，非二湯所宜也。大抵陰邪滿痛，宜與理中；熱邪滿痛，宜與大柴胡；惟誤下滿痛，宜用二湯，不可不辨也。《卷下》

張璐曰（《傷寒纘論》）：桂枝大黃湯一證，乃緣誤下陽邪內陷而腹痛，用以泄陷內之陽邪，非太陰有可下之例也。《卷上·太陰》

柯琴曰（《傷寒附翼》）：妄下後，外不解，而腹滿時痛，是太陽太陰併病；若大實痛，是太陽陽明併病。此皆因妄下而轉屬，非太陰、陽明之本證也。脾胃同處中宮，位同而職異。太陰主出，太陰病則穢腐之出不利，故腹時痛；陽明主納，陽明病則穢腐燥結而不行，故大實而痛。仍主桂枝湯者，是桂枝證未罷，不是治病求本，亦不是升舉陽邪，仲景治法，只舉目前，不拘前症。如二陽併病，太陽證罷，但潮熱汗出，大便難而譫語者，即用大承氣矣。此因表症未罷，而陽邪已陷入太陰，故倍芍藥以滋脾陰而除滿痛，此用陰和陽法也。若表邪未解，而陽邪陷入於陽明，則加大黃以潤胃燥而除其大實痛，此雙解表裏法也。凡妄下必傷胃氣，胃陽虛即陽邪襲陰，故轉屬太陰；胃液涸則兩陽相摶，故轉屬陽明。屬太陰則腹滿時痛而不實，陰道虛也；屬陽明則腹大實而痛，陽道實也。滿而時痛，下利之兆；大實而痛，是燥屎之徵。桂枝加芍藥，小試建中之劑；桂枝加大黃，微示調胃之方。《卷上》

周揚俊曰（《傷寒論三注》）：太陽誤下，太陰受傷矣。何也？以毫不被邪之脾，忽然而下，使清陽之氣不能四布，因而腹滿；健運之常失其所司，因而時痛。……適胃有宿食，則脾因胃之實而實，亦即因太陽之邪而痛矣。《卷六》

張志聰曰（《傷寒論集注》）：此承上文腐穢當去之意而推言。本太陽病，醫反下之，因爾腹滿時痛者，乃太陽之邪入於地土而脾絡不通，故宜桂枝加芍藥湯主之，此即小建中湯治腹中急痛之義也。大實痛者，乃腐穢有餘而不能去，故以桂枝加大黃湯主之。《卷四》

尤怡曰（《傷寒貫珠集》）：病在太陽，不與解表，而反攻裏，因而邪氣乘虛陷入太陰之位，爲腹滿而時痛，陶氏所謂誤下傳者是也。夫病因邪陷而來者，必得邪解而後愈，而藏陰爲藥所傷者，亦必以藥和之而後安，故須桂枝加芍藥湯主之。桂枝所以越外入之邪，芍藥所以安傷下之陰也。按《金匱》云：「傷寒陽脉濇，陰脉弦，法當腹中急痛者，與小建中湯；不差者，與小柴胡湯。」此亦邪陷陰中之故。而桂枝加芍藥，亦小建中之意，不用膠飴者，以其腹滿，不欲更以甘味增滿耳。

又曰：腹滿而未實，痛而不甚者，可以桂枝加芍藥和而解之。若大實大痛者，邪氣成聚，必以桂枝加大黃，越陷邪而去實滯也。夫太陰，脾藏也，藏何以能實而可下？陽明者，太陰之表，以膜相連，藏受邪而府不行則實，故脾非自實也，因胃實而實也，大黃所以下胃，豈以下脾哉。《卷六》

原文 桂枝加芍藥湯方

桂枝三兩，去皮　芍藥六兩　甘草二兩，炙　大棗十二枚，擘　生薑三兩，切
上五味，以水七升，煮取三升，去滓。溫分三服。本云桂枝湯，今加芍藥。

陳亮斯曰（引自《傷寒論辨證廣注》）：上證原從誤治，引太陽之邪入裏，其邪未盡離乎太陽，未全歸於太陰。自表而入，還欲其自表而出，故仍用桂枝湯驅太陽未盡之邪。況桂枝辛溫，建中亦可溫中，而救誤下之害。其加芍藥者，專主腹痛。腹痛宜和，凡屬寒之痛，宜薑、附之熱以和之，而芍藥在所不用；屬熱之痛，宜芍藥之寒以和之，而薑、附又非所宜。此陽經之邪侵入太陰作痛者，故當以芍藥和之。芍藥性寒，寒能御熱而瀉侵脾之熱邪；芍藥味酸，酸能收斂脾氣，使不受外邪所侵。此其所以用桂枝湯而加芍藥也。《卷八》

錢潢曰（《傷寒溯源集》）：加芍藥者，桂枝湯中已有芍藥，因誤下傷脾，故多用之以收斂陰氣也。《神農本經》言其能治邪氣腹痛。張元素云：與薑同用，能溫經散濕通塞，利腹中痛，胃氣不通，入脾經而補中焦，太陰病之所不可缺；得甘草爲佐，治腹中

痛。熱加黃芩寒加桂，此仲景神方也。李時珍云：白芍益脾，能於土中瀉木，所以倍加入桂枝湯也。《卷八》

魏荔彤曰（《傷寒論本義》）：桂枝湯，太陽治表邪之藥也，用於此，非治風也。……今於加芍藥之中，更可見引陽入陰，由陰轉陽之治法與病機矣。病由太陽誤下而歸太陰，仍升而舉之，使返太陽，此理與風邪用桂枝、寒邪用麻黃迥不相涉也，學者識之。《卷十三》

王子接曰（《絳雪園古方選注》）：桂枝加芍藥湯，此用陰和陽法也。其妙即以太陽之方，求治太陰之病。腹滿時痛，陰道虛也。將芍藥一味，倍加三兩，佐以甘草，酸甘相輔，恰合太陰之主藥，且倍加芍藥，又能監桂枝深入陰分，升舉其陽，辟太陽陷入太陰之邪，復有薑棗爲之調和，則太陽之陽邪，不留滯於太陰矣。《上卷·和劑》

陳恭溥曰（《傷寒論章句》）：桂枝加芍藥湯，通脾絡泄陷邪之方也。……太陽病，桂枝證也，誤下則太陽之氣逆於脾絡，故腹滿而時痛，轉屬太陰矣。以桂枝湯還太陽之本藥，倍芍藥以通脾絡，則滿者泄而邪由外解。《卷五·方解》

原文 桂枝加大黃湯方

桂枝三兩，去皮　大黃二兩　芍藥六兩　生薑三兩，切　甘草二兩，炙　大棗十二枚，擘

上六味，以水七升，煮取三升，去滓。溫服一升，日三服。

許宏曰（《金鏡內臺方議》）：表邪未罷，若便下之，則虛其中，邪氣反入裏。若脉虛弱而腹滿時痛者，乃脾虛也，不可再下，急與桂枝加芍藥湯以止其痛；若脉沉實，大實而痛，以手按之不止者，乃脾實也，急宜再下，與桂枝湯以和表，加芍藥、大黃以攻其裏。且赤芍藥性涼而能瀉血中熱，大黃能除其實、瀉其脾也。

問曰：桂枝加芍藥湯用白芍藥，加大黃湯用赤芍藥，二症皆同，何得有異？答曰：白芍藥能補脾止痛，赤芍藥能瀉脾止痛。前症加芍藥湯，乃治虛邪；後症加大黃湯，乃治實邪，以此虛實之不同，故補瀉之有異。《卷一》

王子接曰（《絳雪園古方選注》）：大黃入於桂枝湯中，欲其破脾實而不傷陰也。大黃非治太陰之藥，脾實腹痛，是腸中燥矢不去，顯然太陰轉屬陽明而陽道實，故以薑、桂入太陰，升陽分，殺太陰結滯，則大黃入脾反有理陰之功，即調胃承氣之義。燥矢去，而陽明之內道通，則太陰之經氣出注運行而腹痛減，是雙解法也。《上卷·下劑》

徐大椿曰（《傷寒約編》）：脾陰虧弱，則胃陽轉燥，故胃家亦實，而腹大實痛也。用桂枝湯轉輸脾液，以解未盡之邪；稍加大黃濡潤胃熱，以除實痛。此是兩解表裏之法。《卷五》

陳念祖曰（《長沙方歌括》）：桂枝加大黃者，以桂、薑升邪；倍芍藥引入太陰，鼓其陷邪；加大黃運其中樞，通地道，去實滿；棗、草助轉輸，使其邪悉從外解下行，各不相背。《卷五》

原文 太陰爲病，脉弱，其人續自便利，設當行大黃、芍藥者，宜減之，以其人胃氣弱，易動故也。下利者先煎芍藥三沸。（280）

成無己曰（《注解傷寒論》）：腹滿痛者，太陰病也。脉弱，其人續自便利，則邪雖在裏，未成大實。欲與大黃、芍藥攻滿痛者，宜少與之，以胃氣尚弱，易爲動利也。

萬全曰（《傷寒摘錦》）：此言太陰傳經裏病腹滿痛者，設當用桂枝湯加芍藥、大黃，須當審其脉證，不可輕忽也。如脉沉細有力、便實者，不可減少；脉弱、便調，不減用之，則下利不止，此其宜禁也。《卷下》

程應旄曰（《傷寒論後條辨》）：前二條之行大黃、芍藥者，以其病爲太陽誤下之病，自有浮脉驗之，非太陰爲病也；若太陰自家爲病，則脉不浮而弱矣。縱有腹滿、大實痛等證。其來路自是不同，中氣虛寒，必無陽結之慮，目前雖不便利，續自便利，只好靜以俟之。大黃、芍藥之宜行者且減之，況其不宜行者乎？誠恐胃陽傷動，則洞泄不止，而心下痞硬之證成，雖復從事於溫，所失良多矣。胃氣弱，對脉弱言；易動，對續自便利言。太陰者，至陰也，全憑胃氣鼓動爲之生化，胃陽不衰，脾陰自無邪入，故從太陰爲病，指出胃氣弱來。

胃氣二字，爲人身根本，五藏六府有病，皆宜照料及，不獨太陰也。《卷十》

汪琥曰（《傷寒論辨證廣注》）：太陰病者，腹滿時痛是也。但腹滿痛者，其脉未必盡弱，今者太陰之脉既弱，其人腸胃之氣必不能固，其大便必接續自利而通。設於未利之先，當行大黃、芍藥者，方中宜減用之，以其人脉弱，則胃氣亦弱，大便易於動利故也。診其藏脉，可以知府，醫人用藥可不詳慎，以保其中州之氣乎？或問大黃能傷胃氣，故宜減，芍藥能扶脾陰，何以減之？余答云：脉弱而胃氣弱者，弱則氣餒不充，仲景以甘溫之藥能生氣，芍藥之味酸寒，雖不若大黃之峻，要非氣弱者所宜多用，以故減之亦宜。《卷八》

張志聰曰（《傷寒論集注》）：此因上文加芍藥、大黃而申言胃氣弱者宜減也。太陰爲病，脉弱，其人續自便利，乃太陰陰濕爲病，土氣內虛，不得陽明中見之化，設客邪內實而當行大黃、芍藥者，亦宜減之。減者，少其分兩也，以其人胃氣虛弱而易動故也。治太陰者，尤當以胃氣爲本矣。《卷四》

吳謙曰（《醫宗金鑒》）：太陰爲病，必腹滿而痛，治之之法，當以脉消息之。若其人脉弱，則其中不實，雖不轉氣下趨少腹，然必續自便利。設當行大黃、芍藥者，宜減之，以胃氣弱難堪峻攻，其便易動故也。由此推之，可知大便硬者，不論在陰在陽，凡脉弱皆不可輕下也。《卷六》

徐大椿曰（《傷寒約編》）：脉弱則胃氣不充，故不得已而用大黃，亦宜減少。《卷五》

沈又彭曰（《傷寒論讀》）：此言人平素本有太陰病，雖感熱邪，當行大黃、芍藥者，宜減用，恐動脾氣也。太陰爲病若何？其脉則弱，其病則續自便利也。即此可以見太陰病之本脉。《辨太陰證》

胡嗣超曰（《傷寒雜病論》）：弱者，緩脈之無力者也。續自便利，病在脾臟無不下利也。當用大黃、芍藥且宜減，況其不宜者乎？仲景說出胃氣弱來，明是教人在温字上著眼。《卷九》

辨少陰病脉證并治第十一

原文 少陰之爲病，脉微細，但欲寐也。（281）

成無己曰（《注解傷寒論》）：少陰爲病，脉微細，爲邪氣傳裏深也。衛氣行於陽則寤，行於陰則寐。邪傳少陰，則氣行於陰而不行於陽，故但欲寐。

方有執曰（《傷寒論條辨》）：少陰，腎經也。脉微細者，少陰居於極下，其脉起於小趾之下也。《靈樞》曰，是主所生病者，嗜臥。但欲寐，嗜臥也。蓋人肖天地，天地之氣行於陽則辟而曉，行於陰則闔而夜，故人之氣行於陽則動而寤，行於陰則靜而寐。然則病人但欲寐者，邪客於陰故也。《卷五》

盧之頤曰（《仲景傷寒論疏鈔金錍》）：此足少陰爲病之總綱也。《卷十》

張璐曰（《傷寒纘論》）：此言少陰之總脉總證也。蓋少陰屬水主靜，即使熱邪傳至此經，其在先之脉雖滑大，亦必變爲微細，在先之證雖煩熱不寧，亦必變爲昏沉嗜臥，但仍不得安臥爲異耳，況夫少陰經自感之寒證耶？但須以先見表證，至五六日後，變出脉細沉數，口中燥不得臥者，爲熱證；始病便脉微細，口中和，但欲臥者，爲寒證。以此明辨，萬無差誤耳。《卷上·少陰上》

柯琴曰（《傷寒論注》）：三陽以少陽爲樞，三陰以少陰爲樞。弦爲木象，浮而弦細者，陽之少也；微爲水象，沉而微細者，陰之少也。衛氣行陽則寤，行陰則寐，日行二十五度，常從足少陰之間，分行藏府。今少陰病，則入陽分多，故欲寐，欲寐是病人意中，非實能寐也。《卷四》

程知曰（《傷寒經注》）：此總明少陰脉證也。陽脉滑大，陰脉沉細，寒邪深入於裏則脉微細，而與三陽之滑大迥殊。衛氣行陽則寤，行陰則寐，邪入少陰，則陽氣微弱不能自振，故但欲寐也。《卷十》

程應旄曰（《傷寒論後條辨》）：少陰病六七日前，多與人以不覺，但起病喜厚衣近火，善瞌睡，凡後面亡陽發燥諸劇證，便伏於此處矣，最要隄防。《卷十一》

汪琥曰（《傷寒論辨證廣注》）：此少陰病熱困極之狀也。……邪在三陽，脉皆洪大，傳入少陰則變微細者，此熱邪深而脉內伏也。成注云：邪傳少陰，則氣行於陰而不行於陽，故但欲寐。愚以此非真寐，乃熱極而神志昏憒，若欲寐然。《卷九》

周揚俊曰（《傷寒論三注》）：經謂晝行於陽則寤，夜行於陰則寐。古人以邪至少陰，則併其正於陰，故欲寐，然則何太、厥二陰不寐，獨少陰云爾耶？又《素問》云，陽氣盡則寐，陰氣盡則寤，是亦尋常寤寐之理，與上相對互發，而非併其正於陰之說也。夫人之精與神皆藏於腎，故精固而後神清，神清而後氣爽。設少陰經氣已虛而邪復

瀰漫，欲不昏昏如夢，不可得矣。曰欲寐，非能寐也。《卷七》

張志聰曰（《傷寒論集注》）：少陰之上，君火主之，本熱而標陰，火上而水下。火之精爲神，水之精爲精，脉微者，神氣微也；細者，精氣虛也。此少陰水火爲病而見於脉也。少陰主樞，外內出入，但欲寐則氣神不能外浮而陰陽樞轉不利。此少陰陰陽爲病而見於證也。少陰標本，不外水火陰陽，故此節首論水火陰陽而爲少陰病之總綱也。《卷四》

吳謙曰（《醫宗金鑒》）：少陰腎經，陰盛之藏也。少陰受邪，則陽氣微，故脉微細也。衛氣行陽則寤，行陰則寐，少陰受邪，則陰盛而行陰者多，故但欲寐也。此少陰病之提綱，後凡稱少陰病者，皆指此脉證而言也。《卷七》

沈又彭曰（《傷寒論讀》）：微，薄也，屬陽虛；細，小也，屬陰虛。但欲寐者，衛氣行於陰而不能行於陽也。此是少陰病之提綱。凡稱少陰病，必見但欲寐之證據，而其脉或微或細，見一即是，不必並見。少陰，腎脉也，真陰真陽寓焉，陽虛則易受寒邪，陰虛則易中熱。第陽既虛矣，而復受寒，則微陽有立亡之勢；陰既虛矣，而復傷熱，則微陰有立竭之虞。故辨證既明，治不宜緩。《辨少陰證》

王丙曰（《傷寒論注》）：《辨脉法》云：脉瞥瞥如羹上肥者，陽氣微也；縈縈如蜘蛛絲者，陽氣衰也。蓋輕取則微，重取則細，本經之正氣極虛，所以爲受邪之地也。但欲寐者，非嗜臥之謂，乃或得寐，或不得寐，昏昏如夢，擬其神情，常似欲寐未寐之交耳。此少陰爲病之始，全從神識上見之。《卷四》

章楠曰（《傷寒論本旨》）：人身衛氣，由陰蹻脉而入於陰則寐，由陽蹻脉而出於陽則寤。陽蹻爲太陽之支別，陰蹻爲少陰之支別，少陰受邪，衛氣沉困，不能外達於陽，故脉微細，但欲寐也。《卷四》

高學山曰（《傷寒尚論辨似》）：脉微爲無陽，脉細爲有陰，微而且細，是有陰無陽之診矣。陰不能自強，當依陽氣以爲用，今有陰無陽，故止覺睏盹而成暮夜之象，但欲寐而非真寐也。《少陰篇》

黃竹齋曰（《傷寒辨證集解》）：但欲寐者，以心腎不交，故其證似睡非睡，似醒非醒而神志昏憒也。《卷六》

原文 少陰病，欲吐不吐，心煩，但欲寐，五六日自利而渴者，屬少陰也，虛故引水自救；若小便色白者，少陰病形悉具。小便白者，以下焦虛有寒，不能制水，故令色白也。（282）

成無己曰（《注解傷寒論》）：欲吐不吐，心煩者，表邪傳裏也。若腹滿痛，則屬太陰；此但欲寐，則知屬少陰。五六日，邪傳少陰之時。自利不渴者，寒在中焦，屬太陰；此自利而渴，爲寒在下焦，屬少陰。腎虛水燥，渴欲引水自救。下焦虛寒，不能制水，小便色白也。經曰：下利欲飲水者，以有熱故也。此下利雖渴，然以小便色白，明非裏熱，不可不察。

郭雍曰（《傷寒補亡論》）：問曰：自利者，三陰證也，仲景以自利不渴者屬太陰，渴者屬少陰，何也？雍曰：太陰，脾之經也，其脉布胃中，與胃爲表裏，脾本惡濕，加以胃中寒，故不渴也。少陰，腎之經也，腎屬水，故惡燥，經中邪則腎當大燥，於是飲水自救，故渴也。是以太陰無渴證，少陰有渴證也。《卷七·少陰經證》

王肯堂曰（《傷寒準繩》）：小便色白，下焦虛寒可知。惟其虛，故藉外水以自救，非熱而作渴也，故《活人》云"四逆湯主之"。若小便不白而黃赤，則不在此例。《秩之四》

盧之頤曰（《仲景傷寒論疏鈔金鎞》）：欲吐不吐，但欲寐，心煩者，不開不闔、不入不出之鍵歟。蓋少陰受病，自利者，抑開失開、闔失闔、不濟不泌之所致爾。煩而渴，渴而煩，尚屬火化之自專，若小便色白者，以下焦虛有寒，不能制水，此不能則爲病熱。《卷十》

程知曰（《傷寒經注》）：少陰之脉循肺，出絡心，注胸中，腎邪上逆，故嘔嘔欲吐而復無物可吐，不似太陰之腹滿而痛、吐也。至五六日邪傳少陰之時，自利而渴，正是少陰病形。腎主二陰，下焦虛故不能禁便，津液少故引水自救。若自利而不渴，則屬太陰也。然當以小便之色辨其寒熱。蓋欲吐心煩，自利而渴，有似傳經熱邪，若小便黃赤，即是熱證，今小便色白，是下焦虛寒不能克制寒水之氣，故令溺白，當用溫法而不當寒下也。《卷十》

程應旄曰（《傷寒論後條辨》）：煩證不盡屬少陰，故指出但欲寐來；渴證不盡屬少陰，故指出小便白來……。

吐利而渴與豬苓證同，別在但欲寐，且豬苓證小便必不利而赤也。飲水與白頭翁證同，彼曰以有熱故也，小便亦必不白。《卷十一》

汪琥曰（《中寒論辨證廣注》）：此少陰中寒也。以全文觀之，大似熱證，惟於小便色白細辨，知其爲真寒之證無疑。少陰經脉貫膈，循喉嚨，欲吐不吐者，寒中其經，腎火虛，不能納氣，以故衝逆於咽膈之間，欲作吐也。少陰之支脉從肺出絡心，注胸中，寒氣凌心，故心煩但欲寐。然此與熱邪之但欲寐不同，其寐必不昏濁，其呼吸必促而細也。如此等證，若不急治，延至五六日，寒邪直入下焦，侵少陰之藏，腎家虛冷，失其閉藏之令，故自利；自利則腎水下泄，兼之火虛，其氣不能熏蒸以上潤其經，故喉舌間反作渴也。曰屬少陰者，以別其非陽邪鬱熱之作渴也。腎氣大虛，内無津液，甚至飲水自救。愚謂渴是假象，試以冷水飲之，必不能多也。紉察其小便，若色白者，此少陰虛寒之形證悉具也。下焦者，兩腎也，惟下焦虛，故不能約束水液；惟下焦既虛且有寒，故令便色白也。《卷中》

周揚俊曰（《傷寒論三注》）：欲吐矣，復無所吐，心煩矣，又倦怠嗜臥，此皆陰邪上逆，經氣遏抑，無可奈何之象。設此時投以溫經之劑，不幾太陽一照，陰霾頓開乎？乃因循至五六日之久，邪深於内，勢必利且渴。然渴者，非少陰有熱也，虛故引水自救，吾知渴必不爲水止，利且不爲便消，則是引水終難自救，小便不因利短也。其色必白，少陰純陰之象無一不備，總由下焦既虛，復有寒邪，遂令膀胱氣化亦屬虛寒，證之危殆，更何如耶。《卷七》

錢潢曰（《傷寒溯源集》）：欲吐不吐者，少陰真火衰微，寒在下焦，陰氣上逆，寒邪犯胃，胃寒故也。心煩者，少陰之脉從肺出絡心，注胸中，寒盛於下，虛陽上迫，故心煩也。但欲寐，與前第一條同義。五六日，邪傳少陰之候也。自利而渴者，陰寒在裹則胃陽不守，故自利，下焦無火則津液不升，故渴也。……然渴非陽邪，因下焦無火，不能蒸動氣液，上焦無灌溉之潤，且自利則水穀下趨，而津液消亡矣。夫腎者，水臟也。《上古天真論》云：腎者主水，聚五臟六腑之精而藏之者也。上枯下竭，水臟虛涸，故引水自救，非熱燥而渴也。如果熱邪作渴，小便當赤，若小便色白，而又有欲吐心煩但欲寐之少陰病形悉具，則其所以小便白者，以下焦命門火虛，但有寒氣在下，無火不能制水，故令色白也。如此者，急當以溫經復陽爲治，不可因渴生疑，誤用寒涼，枉人生命也。《卷九》

魏荔彤曰（《傷寒論本義》）：少陰病，欲吐不吐，心煩，但欲寐，則陰寒凝聚於下而孤陽浮游於上可驗矣。五六日之久，脾陽亦失令，而自利，胃津以利耗，而作渴。……引水自救，以理論之，雖渴未必能多飲水，或多飲多尿，尿色淡白，則少陰腎臟爲真寒……附子湯主之。

又曰：少陰腎臟爲病，內素虛寒者十之六七，外寒乘入者十之三四，無內寒則不能召外寒，君子平日寧可不以命門之火爲寶，而用嗇道乎？《卷十五》

尤怡曰（《傷寒貫珠集》）：此少陰自受寒邪之證，不從陽經來也。寒初到經，欲受不可，欲却不能，故欲吐不吐，心煩，但欲寐，而實不能寐也。至五六日，自利而渴，則其邪已入少陰之藏矣。然少陰，陰藏也，寒，陰邪也，以陰受陰，法當不渴，而渴者，此非有熱，以藏虛故引水自救耳。更審其小便，若色白者，則少陰寒病全體大露無疑。何以言之？熱傳少陰，自利而渴者，邪熱足以消水，其小便色必赤；寒中少陰，自利而渴者，雖能飲而不能制，其小便色必白也。仲景辨證之精如此。《卷七》

舒詔曰（《傷寒集注》）：陰邪上逆則欲吐，真陽擾亂則心煩，但欲寐者，陰霾盛而陽不開也。此時宜用附子湯加半夏。若失此不圖，延至五六日，則下焦寒甚，邪急奔而下利；腎水欠溫，不上潮而口渴，非從溫經散邪，引水終難自救也。以小便色白而證少陰之寒，更當以不喜冷飲而證虛寒之渴也。《經絡考》云：舌下有二隱竅，名曰廉泉，運動開張，津液涌出，然必藉腎中真陽爲之薰騰，乃足以上供。若寒邪侵到少陰，則真陽受困，津液不得上潮，故口渴，與三陽經之邪熱爍乾津液者大相反也。《卷九》

原文 病人脈陰陽俱緊，反汗出者，亡陽也，此屬少陰，法當咽痛而復吐利。（283）

成無己曰（《注解傷寒論》）：脈陰陽俱緊，爲少陰傷寒，法當無汗；反汗出者，陽虛不固也，故云亡陽。以無陽陰獨，是屬少陰。《內經》曰：邪客少陰之絡，令人嗌痛，不可內食。少陰寒甚，是當咽痛而復吐利。

王好古曰（《陰證略例》）：寒中少陰之經，是以脈緊。……或曰：脈緊屬七表，仲景緊脈屬少陰，緊脈屬陽邪屬陰邪？予曰：仲景脈寸口俱緊者，清邪中於上焦，濁邪中於下焦。……是寒邪之氣入人經絡所致，皆虛寒之脈也。其在陽經則浮而緊，在陰經則沉而緊。《辨少陰緊脈證》

萬全曰（《傷寒摘錦》）：此少陰似太陽之證也。脉陰陽俱緊，乃太陽傷寒，法當無汗，麻黃湯證是也。今反汗出，知屬少陰傷寒也。少陰傷寒法當咽痛而復吐利，蓋心陰之脉循喉嚨，寒氣客之，必發咽痛，腎司開闔，少陰治在下焦，寒邪內盛，則開闔不治，下焦不約，吐而又下利也，用四逆湯治之。此少陰自受寒邪之病，故溫之。《卷下》

程應旄曰（《傷寒論後條辨》）：陰陽俱緊者，傷寒脉也，法當無汗，反汗出者何也？由腎陽素虛，一遇寒侵其府，藏氣輒不能內守而陽亡於外，既已亡陽，雖太陽病亦屬少陰矣。所以孤陽飛越則咽痛，無陽則陰獨而復吐利也。《卷十一》

周揚俊曰（《傷寒論三注》）：脉至陰陽俱緊，陰寒極矣。寒邪入裏，豈能有汗？乃反汗出者，則是真陽素虧，無陽以固其外，遂致腠理疏泄，不發熱而汗自出也。聖人特垂訓曰：此屬少陰，正用四逆急溫之時，庶幾真陽驟回，裏證不作，否則陰邪上逆則爲咽痛，爲吐，陰寒下注而復爲利，種種危候，不一而足也。《卷七》

錢潢曰（《傷寒溯源集》）：此曰病人脉陰陽俱緊，則寒傷營之脉也。傷寒本無汗，今反汗出者，以寒邪不在太陽之表，而在少陰之裏，命門之真火衰微，不能升越其清陽而爲衛氣，衛陽不密，玄府不閉，故反汗出也。《卷九》

張錫駒曰（《傷寒直解》）：夫緊爲陰寒，脉陰陽俱緊者，少陰本寒而復受外寒也。陰不得有汗，今反汗出者，陰盛於內而亡陽於外也。此屬少陰陰陽不交之故，是以法當咽痛而復吐利。咽痛者，格陽於外也；吐利者，獨陰於內也。陰陽不交，其病如此。《卷五》

尤怡曰（《傷寒貫珠集》）：陰陽俱緊，太陽傷寒之脉也，法當無汗，而反汗出者，表虛亡陽，其病不屬太陽而屬少陰矣。少陰之脉上膈循喉嚨，少陰之藏爲胃之關，爲二陰之司，寒邪直入，經藏俱受，故當咽痛而復吐利也。此爲寒傷太陽，陽虛不任，因遂轉入少陰之證。蓋太陽者，少陰之表，猶唇齒也。唇亡則齒寒，陽亡則陰及，故曰少陰之邪，從太陽飛渡者多也。《卷七》

黃元御曰（《傷寒懸解》）：陰陽俱緊，傷寒之脉，不應有汗，反汗出者，陽亡於外也，則此之脉緊乃裏陰之內盛，非表寒之外束矣。《卷十一》

沈又彭曰（《傷寒論讀》）：脉陰陽俱緊，無汗者，麻黃證；汗出者，亡陽證。故見此脉，當於汗上辨之。亡陽脉證不一，脉有微細者，有陰陽俱緊者，有沉遲者，有數者；證有煩躁類少陽者，有譫語類陽明者。此條當於某證上辨，彼條又當於某證上辨。……逐條細辨，方得病情，豈可一例論哉。《辨少陰證》

鄭壽全曰（《傷寒恒論》）：少陰乃封藏之所，脉現細微，乃是本象，今所現者緊，而反汗出，是陽亡於外，上逆而爲吐，爲咽痛，陽既上逆，而下部即寒，故見自利。《卷九》

原文 少陰病，欬而下利譫語者，被火氣劫故也，小便必難，以强責少陰汗出。（284）

成無己曰（《注解傷寒論》）：咳而下利，裏寒而亡津液也，反以火劫強責少陰汗者，津液內竭，加火氣煩之，故讖語、小便難也。《卷五》

常器之曰（引自《傷寒補亡論》）：桂枝去芍藥加蜀漆龍骨牡蠣救逆湯以救火逆，豬苓湯、五苓散以通小便。《卷七·少陰經證》

方有執曰（《傷寒論條辨》）：少陰之脉，從足走腹，循喉嚨，其支別至肺，自下而上者也。受火之劫，火性炎上，循經而蒸爍於肺，肺傷則氣逆，所以咳也。下利者，少陰屬水，其藏虛寒，劫迫則滑脫也。滑脫而虛，故生熱亂而讖語也。強責，謂過求也。小便與汗皆血液也，少陰少血，劫汗奪血，則小便之涸竭，故難也。

萬全曰（《傷寒摘錦》）：太陽中風被火劫，亦讖語，小便難，表裏同也。二經有此火逆，小便利者，可治。《卷下》

沈明宗曰（《傷寒六經辨證治法》）：少陰邪熱在裏，當以清熱養陰，若以火劫其汗，火邪內攻，津液耗竭，若攻衝於肺則咳，入胃則發讖語，奔迫大腸則下利，注於膀胱，陰水涸竭，故小便必難，因火強責少陰之汗故也。《卷六》

鄭重光曰（《傷寒論條辨續注》）：少陰之脉從足至腹，循喉嚨，散舌本，故多咽痛之證；其支別出肺，故亦有咳證。今以火氣強責其汗，則熱邪挾火力，上攻必爲咳，下攻必爲利，內攻則讖語，皆火熱燔灼而致。小便必難者，蓋肺爲火熱所傷，膀胱氣化不行，大腸奔迫無度，則水穀併趨一路，心胞燔灼不已，則小腸枯涸，必致便難。強責，謂安求也。然則少陰，可強責其汗乎？《卷九》

張錫駒曰（《傷寒直解》）：此三節俱論少陰不可發汗。《平脉篇》云"腎氣微，少精血，奔氣促迫，上入胸膈"，是咳者，少陰精血少，奔氣上逆也；下利者，少陰腎氣微，津液下注也。復以火劫其汗，則少陰精氣妄泄，神氣浮越，水不勝火，則發讖語，故曰"讖語者，被火氣劫故也"。然不特讖語，小便必難，以強責少陰腎藏之精而爲汗，竭其津液之源故也。《卷五》

尤怡曰（《傷寒貫珠集》）：少陰之邪，上逆而咳，下注而利矣。而又復讖語，此非少陰本病，乃被火氣劫奪津液所致。火劫即溫針灼艾之屬。少陰不當發汗，而強以火劫之，不特竭其腎陰，亦並耗其胃液，胃乾則讖語，腎燥則小便難也。《卷七》

吳謙曰（《醫宗金鑒》）：少陰屬腎，主水者也。少陰受邪，不能主水，上攻則咳，下攻則利。邪從寒化，真武湯證也；邪從熱化，豬苓湯證也。今被火氣劫汗，則從熱化而轉屬於胃，故發讖語；津液內竭，故小便難，是皆由強發少陰之汗故也。欲救其陰，白虎、豬苓二湯，擇而用之可耳！《卷七》

徐大椿曰（《傷寒約編》）：咳利因傷寒，讖語因火劫。以腎主五液，少陰病液不上升，故陰不得有汗也。不得已用麻黃發汗，即用附子固裏，豈可火劫之而強發汗哉？頓使津液暴亡，小便難而讖語矣。《卷六》

陳念祖曰（《傷寒論淺注》）：此言少陰病不可發汗，以火劫汗之禍更烈也。少陰原有灸法，而少陰之熱證又以火爲讎。《卷五》

原文 少陰病，脉細沉數，病爲在裏，不可發汗。（285）

成無己曰（《注解傷寒論》）：少陰病，始得之，反發熱脈沉者，爲邪在經，可與麻黃附子細辛湯發汗。此少陰病，脈細沉數，爲病在裏，故不可發汗。

方有執曰（《傷寒論條辨》）：細沉而數，裏熱也，故曰病爲在裏，不可發汗，惡虛其表也。《卷五》

王肯堂曰（《傷寒準繩》）：陰脈沉細，今帶數，恐人以爲熱，故舉以告人。蓋此數乃沉細之數，如經曰"數爲虛"者是也，非熱則煩數之數也。《秩之四》

程知曰（《傷寒經注》）：言熱邪在裏有發汗之禁也。少陰之脈微細，其常也，乃沉而加之以數，正爲熱邪在裏之徵，發汗則動經而增燥熱，有奪血之變矣。

又曰：少陰病無論寒熱，總有發汗之禁。脈緊反汗出者爲亡陽，不可發汗；脈微爲亡陽，亦不可發汗；此脈細數爲熱在裏，亦不可發汗也。《卷十一》

程應旄曰（《傷寒論後條辨》）：何謂之裏，少陰病脈沉是也，毋論沉細、沉數，俱是藏陰受邪，與表陽是無相干。法當固密腎根爲主，其不可發汗，從脈上斷，非從證上斷，前法（編者注：指麻黃細辛附子湯）不可恃爲常法也。《卷十一》

鄭重光曰（《傷寒論條辨續注》）：少陰發熱脈沉，是病爲在表，以無裏證，故可發汗；若脈浮而遲，表熱裏寒，下利清穀，是遲爲無陽，病爲在裏，又不得以浮爲在表而發汗也。要知陰中有陽，沉亦可汗，陽中有陰，浮亦當溫。此條脈細沉數，數則爲熱，沉爲在裏，此陽邪入裏，故以發汗而示戒也。《卷九》

沈又彭曰（《傷寒論讀》）：脈細屬陰虛，沉爲在裏，數則爲熱。此陰虛而熱邪入裏也。《辨少陰證》

王丙曰（《傷寒論注》）：此手少陰病之生於本者也。其始脈微細，繼從君火變爲細沉數，所謂躁者在手，當以小承氣和其胃，不可以麻黃附子甘草發其汗，爲其津液之素虛也。然必審其尺中之沉候，細而有力兼滑者可下，若弱而無力，澀而少氣，但當以黃連解毒湯和之，不可下也。《卷四》

陳念祖曰（《傷寒論淺注》）：《內經》云：心部於表，腎治於裏。是少陰有裏亦有表也。少陰病，腎水之氣少則脈細，君火之氣不升則脈沉數，此病爲在少陰之裏，不可發汗以傷其裏氣。……程扶生、汪苓友、鄭重光注解，俱以邪熱傳裏而言，誤矣。《卷五》

原文 少陰病，脈微，不可發汗，亡陽故也；陽已虛，尺脈弱濇者，復不可下之。（286）

許叔微曰（《傷寒百證歌》）：脈微則氣虛，脈濇則血少，二者不可汗下。《卷三·四十三證》

成無己曰（《注解傷寒論》）：脈微爲亡陽表虛，不可發汗；脈弱濇爲亡陽裏虛，復不可下。

方有執曰（《傷寒論條辨》）：微者，氣不充，故曰無陽，無陽則化不行，故汗不可發也。尺以候陰，弱濇者，陰血不足也，故謂復不可下。蓋少陰藏寒，其官作强，有出

無入，有虛無實，有補無瀉，所以汗下皆不可行。而反復叮嚀，以示禁止如此。《卷五》

柯琴曰（《傷寒論注》）：少陰之不可汗下與少陽同，因反發熱，故用麻黃微汗；因裏熱甚，故用承氣急下，此病反其本，故治亦反其本。微爲無陽，澀爲少陽，汗之亡陽，下之亡陰。陽虛者既不可汗，即不可下，玩復字可知。其尺脉弱澀者，復不可下，亦不可汗也。《卷四》

程知曰（《傷寒經注》）：脉微則懼有亡陽之變，故不可汗，尺弱澀則爲裏陰不足，故不可下，謂陽既虛矣，更不宜竭陰以速斃也。《卷十》

程應旄曰（《傷寒論後條辨》）：微爲陽虛，發汗愈亡其陽，陽虛陰血自爾不足，故尺脉不弱即澀，下之並爾亡陰矣。……但拈出尺脉弱澀字，則少陰之有大承氣湯證，其尺脉必强而滑，已伏見於此處矣。《卷十一》

汪琥曰（《中寒論辨證廣注》）：凡言少陰病，皆脉微細，但欲寐。夫微脉輕取而得，細脉重取而得，今但云微而不云細，此表氣已虛，裏氣不守，乃亡陽而欲脱之脉也。汗出陽氣所化，豈有亡陽而可發汗者哉！此可見少陰亡陽，但脉微，雖無汗出之證，亦自不可發汗。至亡陽而陽已虛矣，尺脉又弱，夫尺脉必沉取乃得，沉取脉弱，是裏氣又虛，兼之脉澀，則血亦不足矣，故復有下之之禁。《卷中》

周揚俊曰（《傷寒論三注》）：少陰本無發汗之理，今禁發汗者，恐人用麻黃附子細辛之屬也。況其脉既微，則陽虛已著，即不用表藥，尚有真陽外越之虞，況可汗之而傷其陽乎！夫陽虛者，陰必弱，縱使邪轉陽明之府，勢所必下者，亦不可下之而傷其陰也。然則不可汗，用四逆加人參湯，不可下者，用蜜煎導，不知有合合治法否？《卷七》

張志聰曰（《傷寒論集注》）：寸爲陽，尺爲陰。陽已虛，言寸脉已虛，以明脉微之在寸口，觀尺脉弱澀而復不可下之句，其義明矣。《卷四》

錢潢曰（《傷寒溯源集》）：微者，細小軟弱，似有若無之稱也。脉微則陽氣大虛，衛陽衰弱，故不可發汗以更竭其陽，以汗雖陰液，爲陽氣所蒸而爲汗，汗泄而陽氣亦泄矣。今陽氣已虛，故曰亡陽故也。若陽已虛，而其尺脉又弱澀者，知命門之真火衰微，腎家之津液不足，不惟不可發汗，復不可下之，又竭其陰精陽氣也。此條本爲少陰禁汗禁下而設，故不言治，然溫經補陽之附子湯之類，即其治也。《卷九》

吳謙曰（《醫宗金鑒》）：少陰病，脉微，雖有發熱，亦爲少陰裏寒外熱，非太陽發熱者可比，故不可發汗，發汗則亡陽。然陽已虛，津液已涸，即見少陰口燥咽乾可下之證，若尺脉弱澀者，復不可下之，又恐亡陰也。《卷七》

原文 少陰病，脉緊，至七八日，自下利，脉暴微，手足反温，脉緊反去者，爲欲解也，雖煩下利，必自愈。（287）

成無己曰（《注解傷寒論》）：少陰病，脉緊者，寒甚也。至七八日傳經盡，欲解之時，自下利，脉暴微者，寒氣得泄也。若陰寒勝正，陽虛而泄者，則手足厥，而脉緊不去；今手足反温，脉緊反去，知陽氣復，寒氣去，故爲欲解。下利煩躁者逆；此正勝邪微，雖煩下利，必自止。

方有執曰（《傷寒論條辨》）：緊，寒邪也。自下利，脉暴微者，陰寒內泄也。故謂手足爲反溫，言陽回也。陽回則陰退，故謂緊反去爲欲解也。夫寒邪在陰而脉緊，得自利、脉暴微、手足溫、緊去爲欲解者，猶之邪在陽，脉數而熱，得汗出、脉和身涼、數去爲欲愈之意，同陰陽勝復之理也。《卷五》

盧之頤曰（《仲景傷寒論疏鈔金錍》）：少陰病，脉緊，緊則名寒。至七八日自下利，脉暴微，蓋微則病退，更徵手足之冷反溫，脉緊之寒反去者，嚴已解，縛已釋，雖煩下利，必自愈也。《卷十》

柯琴曰（《傷寒論注》）：微本少陰脉，煩利本少陰證，至七八日，陰盡陽復之時，緊去微見，所謂穀氣之來也，徐而和矣。煩則陽已返於中宮，溫則陽已敷於四末，陰平陽秘，故煩利自止。《卷四》

汪琥曰（《中寒論辨證廣注》）：此條乃少陰中寒自愈之證。少陰病脉緊者，寒邪盛也。至七八日失治，自下利，宜乎病加而寒將入藏矣。及診其脉乃暴微，則其微非亡陽之微，實陽氣回而脉微也。故其手足不厥而反溫，緊脉反去，此爲寒邪欲解之候。雖煩且利，知其煩非寒氣凌心，乃陽復之煩；其利亦非腎氣失於閉藏，成注云"寒氣得泄"，自愈可必也。《卷中》

周揚俊曰（《傷寒論三注》）：始病脉緊，陰寒實盛，可以必其下利，蓋真陽退舍，勢必下走也。利去之後，脉忽變微，手足反溫，固邪氣向衰之兆，即真陽內復之徵。陽既漸復，寒邪自散矣，利雖未止，不可決其必愈耶？《卷七》

錢潢曰（《傷寒溯源集》）：以絞索之緊，忽變而爲輕細軟弱之微脉，微則恐又爲上文不可發汗之亡陽脉矣，爲之奈何？不知少陰病，其脉自微，方可謂之無陽，若以寒邪極盛之緊脉忽見暴微，則緊峭化而爲寬緩矣，乃寒邪弛解之兆也。《卷九》

魏荔彤曰（《傷寒論本義》）：經邪之感也有淺深，而人之氣禀有強弱，若其人正弱而邪盛，則非醫藥不爲功；若其人正旺而邪淺，則經盡可以自解，六經皆然耳。如少陰病，本脉緊，至七八日，自下利，脉暴微，手足反溫，脉緊反去者，知非少陰臟病虛寒之下利也，乃在經寒邪欲散也。所以緊者失其緊，忽變而爲微，微者，緩也，平也，正緊字之對，非虛微之微也。且臟病下利，必手足冷，若利止，方手足溫，今下利而手足溫，知其邪不在臟而在經矣。……其人雖煩而不燥，正不見陰盛而見陽回之象，即下利未自止，而經邪漸可消散矣。決之曰"必自愈"，其示人治少陰經邪不同臟邪如此。《卷十四》

尤怡曰（《傷寒貫珠集》）：寒傷少陰之經，手足厥冷而脉緊，至七八日，邪氣自經入藏，自下利而脉微，其病爲較深矣。乃手足反溫，脉緊反去者，陽氣內充而陰邪不能自容也，故爲欲解。雖煩下利，必自止者，邪氣轉從下出，與太陰之穢腐當去而下利者同意。設邪氣盡，則煩與利亦必自止耳。《卷七》

高學山曰（《傷寒尚論辨似》）：此從手足溫上看出自愈之機也。蓋脉緊爲寒，七八日自利，脉暴微，未始爲愈兆也，惟下利脉微，而手足反溫，則知下利非寒極之利，乃腐穢自去，脉微非陽敗之診，乃仇解而自疲耳，故知爲欲解而自愈也。《少陰篇》

唐宗海曰（《傷寒論淺注補正》）：上二節沉細微弱澀，皆言少陰虛證，此脉緊，是言少陰實證。寒氣凝結，陽回氣復，則脉變緊而爲微，結因煩而自解化矣。前節微脉，是虛而不欲愈者，此節微脉，是和而欲愈者，剝換處，正欲人參考而得也。又脉緊句，又有手足冷厥意在內，觀下文“反溫”二字，則知先有手足冷，其後下利，欲解，乃反溫也。《卷五》

辨少陰病脉證并治第十一

原文 少陰病，下利，若利自止，惡寒而蜷臥，手足溫者，可治。（288）

成無己曰（《注解傷寒論》）：少陰病下利，惡寒，蜷臥，寒極而陰勝也；利自止，手足溫者，裏和，陽氣得復，故爲可治。

方有執曰（《傷寒論條辨》）：下利，陰寒勝也；自止，寒邪退也；惡寒而倦臥，其藏本虛寒也。手足屬脾，溫者，脾土和也。土和則萬物生，故曰可治也。《卷五》

柯琴曰（《傷寒論翼》）：太陰手足溫者，必暴煩下利而自愈，是太陰藉胃脘之陽。少陰吐利，亦必手足溫者可治，手足厥者不治，是下焦之虛寒既侵迫於中宮，而胃脘之陽仍得敷於四末，斯知先天之元陽，仍賴後天之胃氣培植也。《少陰病解》

程應旄曰（《傷寒論後條辨》）：少陰病下利而利自止，則陰寒亦得下袪，而又不至於脫，雖有惡寒蜷臥不善之證，但使手足溫者，陽氣有挽回之機。《卷十一》

張志聰曰（《傷寒論集注》）：此病少陰而得火土之生氣者可治也。下利者，病少陰陰寒在下，若利自止，下焦之火氣自生矣。惡寒而蜷臥者，病少陰陰寒在外，手足溫者，中焦之土氣自和矣。火土相生，故爲可治。《卷四》

錢潢曰（《傷寒溯源集》）：陰寒在裏，則胃陽不守而下利；若利自止，則知胃氣復固，陽氣復能自守。惡寒者，陽虛不能勝任外氣也。蜷臥者，身體四肢皆蜷曲而臥，惡寒之情狀也。大凡熱者，偃臥而手足弛散，寒則蜷臥而手足斂縮。下文惡寒蜷臥而手足逆冷者，即爲真陽敗絕而成不治矣。若手足溫，則知陽氣未敗，以其陽氣尚能溫暖四肢，故曰手足溫者可治。然治之之法，亦無外乎溫經復陽之法也。《卷九》

沈又彭曰（《傷寒論讀》）：脾主四肢，手足溫者，中州之陽有來復之機，所以利自止。然真陽未能遽復，必藉溫藥以復之，故曰可治。治之之法，不外四逆輩。《辨少陰證》

胡嗣超曰（《傷寒雜病論》）：利自止，手足溫，陽漸復也；惡寒而蜷臥，陰未退也，可溫之。《卷十三》

原文 少陰病，惡寒而蜷，時自煩，欲去衣被者，可治。（289）

成無己曰（《注解傷寒論》）：惡寒而蜷，陰寒甚也；時時自煩，欲去衣被，爲陽氣得復，故云可治。

方有執曰（《傷寒論條辨》）：惡寒而蜷，承上條而言也。時或自煩，欲去衣被，陽熱復也，猶之手足溫，故亦曰可治也。《卷五》

張璐曰（《傷寒纘論》）：自煩欲去衣被，真陽擾亂不寧，尚未至出亡在外，故可用溫法。然必微煩即止，神氣不亂，手足漸溫，脉來沉微不絕，方爲可治，設見躁逆悶亂，擾攘不寧，手足厥冷，脉反躁急，或散大無倫，皆死證也。《卷上·少陰上》

程知曰（《傷寒經注》）：惡寒而踡，陰邪甚也；時自煩，欲去衣被，陽猶內爭也。此與亡陽躁亂之證不同，故爲可治，謂可用溫治也。《卷十》

程應旄曰（《傷寒論後條辨》）：少陰病，不必盡下利也，只惡寒而踡，已知入藏深矣。煩而去衣被，陽勢尚肯力爭也，而得之時與欲，又非虛陽暴脫者比。雖前此失之於溫，今尚可溫而救失也。《卷十一》

沈明宗曰（《傷寒六經辨證治法》）：惡寒乃陽微陰盛，而陰主靜，故踡；陰邪上逆，陽不歸寧，故時自煩而欲去衣被。雖然陽氣擾亂不寧，尚在欲脫未脫之際，還可收陽內返，故定可治。《卷七》

王丙曰（《傷寒論注》）：足少陰惡寒，病爲在裏，踡則幾入藏矣。蓋少陰脉由足入腹，屬腎，踡則邪將內入；若不踡而煩，欲去衣被，是少陰之樞未壞而君火之氣欲伸，尚可助陽以達邪也。《卷四》

章楠曰（《傷寒論本旨》）：惡寒而踡，寒邪重也；時時自煩，欲去衣被者，身中陽氣尚能振作，與邪相爭，用藥助陽，其邪可解也。《卷四》

唐宗海曰（《傷寒論淺注補正》）：水寒於下而火浮於外，是水病而火尚在，則陽未絕也，引火下交於水中則愈。《卷五》

原文 少陰中風，脉陽微陰浮者，爲欲愈。（290）

成無己曰（《注解傷寒論》）：少陰中風，陽脉當浮，而陽脉微者，表邪緩也；陰脉當沉，而陰脉浮者，裏氣和也。陽中有陰，陰中有陽，陰陽調和，故爲欲愈。

方有執曰（《傷寒論條辨》）：陽微，風邪散而表氣和也；陰浮者，裏氣勝而邪外出也。《卷五》

張志聰曰（《傷寒論集注》）：少陰中風者，風動少陰君火之氣也。脉陽微者，寸爲陽而火氣虛微也；陰浮者，尺爲陰而水氣外浮也。夫風火爲陽，今陽脉內微而陰脉外浮，乃陽病而得陰氣以和之，故爲欲愈。《卷四》

錢潢曰（《傷寒溯源集》）：脉之陰陽，《辨脉》載之詳矣，然其所以分陰陽者有三：一曰大浮數動滑爲陽，沉澀弱弦微爲陰，故曰陰病見陽脉者生，陽病見陰脉者死。其二曰寸口脉陰陽俱緊，以一寸口而曰陰陽脉，是浮候爲陽，沉候爲陰也。其三曰寸口脉微，名曰陽不足，尺脉弱者，名曰陰不足，此以尺寸分陰陽，即關前爲陽，關後爲陰之法也。……前太陽中風，陽浮而陰弱，蓋以浮候沉候分陰陽也；此所謂陽微陰浮者，是以寸口尺中分陰陽也。……夫少陰中風者，風邪中少陰之經也。脉法浮則爲風，風爲陽邪，中則傷衛，衛受風邪，則寸口陽脉當浮，今陽脉已微，則知風邪欲解。邪入少陰，唯恐尺部脉沉，沉則邪氣入裏，今陰脉反浮，則邪不入裏，故爲欲愈也。《卷九》

王丙曰（《傷寒論注》）：重在陰浮二字。蓋少陰脉微細，以尺寸例之，必陽微陰

細;……若陰本細而轉爲浮，則邪從陰中而出矣，故知爲欲愈。《卷四》

原文 少陰病欲解時，從子至寅上。（291）

成無己曰（《注解傷寒論》）：陽生於子。子爲一陽，丑爲二陽，寅爲三陽，少陰解於此者，陰得陽則解也。

方有執曰（《傷寒論條辨》）：子丑寅，陽生之時也。各經皆解於其所王之時，而少陰獨如此而解者，陽進則陰退，陽長則陰消。且天一生水於子，子者，少陰生王之地，故少陰之欲解，必於此時歟。《卷五》

程應旄曰（《傷寒論後條辨》）：腎中之生陽在子，而丑中有土，寅中有火，陰翳須從此爲開泰也。《卷十一》

原文 少陰病，吐利，手足不逆冷，反發熱者，不死。脉不至者，至一作足。灸少陰七壯。（292）

成無己曰（《注解傷寒論》）：經曰：少陰病，吐利躁煩四逆者，死；吐利，手足不厥冷者，則陽氣不衰，雖反發熱，不死。脉不至者，吐利暴虛也，灸少陰七壯，以通其脉。

郭雍曰（《傷寒補亡論》）：凡灸少陰下利諸證，皆兼服四逆湯。《卷十二·可灸》

方有執曰（《傷寒論條辨》）：陰寒吐利，法當厥逆者，以無陽也。手足不逆冷，則陽自若而脾胃和，故以熱爲反發者，婉詞也。然陽自若則陰爲有制，脾胃和則五臟六腑皆得以受其氣而生也。灸之者，以其有可生之道，所以通其經以遂其生也。《卷五》

盧之頤曰（《仲景傷寒論疏鈔金錍》）：欲吐不欲者，少陰病也；既吐且利，樞牡幾欲自亡矣。還切脉之微細，診證之但欲寐，乃可衡量樞機，否則不可以言少陰之爲病也。設手足不逆冷，形層之外反發熱者，則化令未息，四末猶存，諸陽本在，爲不死。縱脉不至寸，而別走四街，灸少陰七壯，仍得機轉不迴，脉搖形固矣。

又曰：脉不至者，統寸關尺而言也，蓋手足逆冷者，每多脉不入寸，以其別走四街故也。必少陰動脉仍在者，不死。若樹之有根，枝葉雖枯槁，根本將自生；設生氣獨絕於內，併少陰脉不見者，猶根絕則莖枯矣。《卷十》

張璐曰（《傷寒纘論》）：少陰病，手足不逆冷，而反發熱，似乎陰盡復陽之兆，但吐利未止而脉不至，又似真陽發外，故於少陰本穴用灸法，以引其陽內返，斯脉至而吐利亦得自止耳。《卷上·少陰上》

柯琴曰（《傷寒論注》）：上吐下利，胃脘之陽將脫；手足不逆冷，諸陽之本猶在；反發熱，衛外之陽尚存。急灸少陰，則脉可復而吐利可止也。若吐利而兼煩躁，四肢俱冷，純陰無陽，不可復生矣。《卷四》

程應旄曰（《傷寒論後條辨》）：少陰病吐而且利，裏陰勝矣，以胃陽不衰，故手足不逆冷。夫手足逆冷之發熱，爲腎陽外脫；手足不逆冷之發熱，爲衛陽外持。前不發熱，今反發熱，自非死候。人多以其脉之不至而委弃之，失仁人之心與術矣。不知脉之不至，由吐利而陰陽不相接續，非脉絕之比。灸少陰七壯，治從急也。嗣是而用藥，自當從事於溫；苟不知此，而妄攻其熱，則必死。《卷十一》

錢潢曰（《傷寒溯源集》）：此雖吐利而手足不逆冷，則陽氣未損。陰經當無熱而惡寒，今反發熱，足見陽氣已回，故曰不死。既有可生之機而脉不至，則是陽雖未絕，寒邪固閉，脉道鬱伏而不通，故灸少陰七壯。《卷九》

秦之楨曰（《傷寒大白》）：少陰變熱，乃爲回陽，故曰不死，然脉不至，尚是危兆，故灸少陰。《卷一·發熱》

魏荔彤曰（《傷寒論本義》）：少陰病吐利，或並見，或單見，宜乎手足冷，而其人之手足不逆冷；宜乎惡寒，而其人反發熱。若但發熱，或爲陰盛逼陽於外之機，然既手足溫，則非陰盛逼陽，乃陽足抗陰也。陰盛而作吐利，自是病邪；陽雖微，尚能與之內拒，自是正氣。正陽猶存於中，陽氣尚見於四肢周身，陰病中得此，必無死理也。或有脉不至者，不過陽氣微弱，不克宣通快行於經隧之間而已，非陽已離脫，脉見欲絕之比也。灸其少陰本穴七壯者，就其經行之道路，扶其陽氣，使能宣通，則吐利不止自止，脉不至亦必至矣。七壯必非一穴，凡少陰之經起止循行之處，皆可灸也。……此後仍須溫中扶陽，又不待言。

又曰：浮取、中取俱不應手，沉取方得；或寸關不應手，而尺中方得，皆可謂之不至，非脉微欲絕之浮取即見，而沉取乃欲絕也。《卷十四》

吳謙曰（《醫宗金鑒》）：少陰吐利，法當逆冷，今不逆冷反發熱者，是陽未衰，故曰不死。若脉不至，雖有外熱，恐是假熱，須防陽脫，宜急灸少陰，速通其陽，則脉可復也。《卷七》

王丙曰（《傷寒論注》）：吐利皆寒邪也，腎中真陽失守，則陽氣隨吐利而散；真陽未動，則寒邪從吐利以出。但使手足不逆，身反發熱，是陽未離表，治之可生也。脉不足者，吐利驟虛之故，灸太谿穴以引陽內返，則生機復矣。《卷四》

陳念祖曰（《傷寒論淺注》）：少陰陰寒之病，上吐下利，而手足不逆冷，反發熱者，此少陰而得太陽之標陽也，陰病得陽，故爲不死。若不得太陽之標熱，則少陰之氣反陷於下，而脉不至者，當灸少陰之太谿二穴七壯，以啓在下之陽。《卷五》

鄭壽全曰（《傷寒恒論》）：吐利而手足不逆冷者，陽尚未亡也。反發熱者，雖在不死之例，而陽已發於外也，急宜招之。倘發熱兼見汗出則殆矣，所幸者無汗，故曰灸之，實以助陽也。《卷九》

原文 少陰病，八九日，一身手足盡熱者，以熱在膀胱，必便血也。（293）

成無己曰（《注解傷寒論》）：膀胱，太陽也。少陰太陽爲表裏。少陰病至八九日，寒邪變熱，復傳太陽。太陽爲諸陽主氣，熱在太陽，故一身手足盡熱；太陽經多血少氣，爲熱所乘，則血散下行，必便血也。

方有執曰（《傷寒論條辨》）：膀胱屬太陽，太陽者，六經之長也，爲諸陽主氣，與少陰腎爲合。陰從陽化，裏熱達表，故一身手足盡熱也。熱在膀胱，太陽多血，腎司開闔，陰主下降，故熱亂則血出於二便也。《卷五》

萬全曰（《傷寒摘錦》）：此少陰之邪復傳太陽也。膀胱，太陽也。少陰太陽爲表裏傳，下血乃愈；血不下，小腹硬痛者，宜抵當湯主之。《卷下》

柯琴曰（《傷寒論注》）：此藏病傳府，陰乘陽也，氣病而傷血，陽乘陰也，亦見少陰中樞之象。發於陰者六日愈，到七日其人微發熱、手足溫者，此陰出之陽則愈也。到八日以上，反大發熱者，腎移熱於膀胱，膀胱熱則太陽經皆熱。太陽主一身之表，爲諸陽主氣，手足者，諸陽之本，故一身手足盡熱。太陽經多血，血得熱則行，陽病者，上行極而下，故尿血也。此裏傳表證，是自陰轉陽，則易解，故身熱雖甚不死。輕則豬苓湯，重則黃連阿膠湯可治。與太陽熱結膀胱血自下者，證同而來因則異。

少陰傳陽證者有二，六七日腹脹不大便者，是傳陽明；八九日一身手足盡熱者，是傳太陽。《卷四》

程知曰（《傷寒經注》）：病至八九日，邪當內解之時，乃反一身盡熱，當是熱盛於藏，邪逼於府，膀胱之府爲腎之表，一身及手足正軀殼之表，故而盡熱也。熱逼膀胱，少陰之血必從便出也。

又曰：少陰病，手足不逆冷，反發熱者不死，陽未全虧也；此七八日，一身及手足盡熱，陽盛於裏也。《卷十一》

錢潢曰（《傷寒溯源集》）：此條雖係自陰轉陽，其中風之熱邪既歸太陽之裏，與太陽熱結膀胱之證治無異，不可仍以少陰爲治也。必便血三字，前注家俱謂必出二陰之竅，恐熱邪雖在膀胱，而血未必從小便出也。《卷九》

吳謙曰（《醫宗金鑒》）：邪傳少陰，不從陰化而見寒證，亦不從陽化而見熱證，是其人腎氣素充，所以藏雖受邪，留連八九日，仍復傳府外散也。太陽主表，故一身手足盡熱。若熱還衛分，非汗不解；熱還營分，非衄不解。熱甚於上，則頭痛、目瞑、衄血；熱甚於下，則腹痛、尿難、便血，理必然也。凡熱少血多，瘀成血畜；熱多血少，熱迫其血，血不得畜。今爲少陰邪熱，復轉膀胱而傷營分，迫走下竅，故便血也。《卷七》

沈元凱曰（《傷寒大乘》）：太陰有入胃者，少陰有入膀胱者，厥陰有入膽者，蓋太陰與胃、少陰與膀胱、厥陰與膽相爲表裏故也。是熱結膀胱與後冷結膀胱二證，皆屬少陰入府，千古已來，無人識此。傷寒八九日，亦非少陰傳太陽之時，成注謂邪復傳太陽，誤矣。《卷四》

唐宗海曰（《傷寒論淺注補正》）：原文明言熱在膀胱，則知便血是言小便也。《卷五》

原文 少陰病，但厥無汗，而強發之，必動其血，未知從何道出，或從口鼻，或從目出者，是名下厥上竭，爲難治。（294）

成無己曰（《注解傷寒論》）：但厥無汗，熱行於裏也，而強發汗，虛其經絡，熱乘經虛，迫血妄行，從虛而出，或從口鼻，或從目出。諸厥者，皆屬於下，但厥爲下厥，血亡於上爲上竭，傷氣損血，邪甚正虛，故爲難治。

方有執曰（《傷寒論條辨》）：必動其血者，汗爲血之液，不得汗則得血也；或從口鼻，或從目出者，迫則錯經而妄逆也。下厥，以少陰居下而熱深言也；上竭，以妄逆言也。《卷五》

盧之頤曰（《仲景傷寒論疏鈔金錍》）：汗本腎液，入心乃成，故病陰者，不得有汗。苟強發之，下厥上竭，形氣兩絕，血菀於上，使人薄厥。《卷十》

柯琴曰（《傷寒論注》）：陽氣不達於四肢，故厥，厥爲無陽，不能作汗，而強發之，血之與汗，異名同類，不奪其汗，必動其血矣。……峻劑發汗，傷經動血，若陰絡傷而下行，猶或可救，若陽絡傷而上溢，不可復生矣。妄汗之害如此。《卷四》

程知曰（《傷寒經注》）：言強發少陰汗則有亡血之變也。脉沉細數，但厥無汗，是熱深於裏也，而強投辛燥之藥，勢必血逆妄行。厥者，熱深於下也。熱深於下，血竭於上，是爲危證。小兒痘疹此證最多，業醫者不可不識也。《卷十一》

程應旄曰（《傷寒論後條辨》）：少陰病，但厥無汗，陽微陰盛可知，只從少陰例治之可耳，奈何強發之，犯所禁乎？夫汗釀於營分之血，陽氣盛方能釀，故陰經無汗總因陽微，乃強發之，汗疲於供，自是逼及未曾釀之營血以苦應。下厥上竭，生氣之源索然矣。難治者，下厥非溫不可，而上竭則不能用溫，故爲逆中之逆耳。

又曰：五液皆主於腎，故太陽當汗之證，尺中一遲，輒不可汗，曰營氣不足、血少故也，況強發少陰汗乎！周身之氣皆逆，血隨奔氣之促逼而見，故不知從何道出。《卷十一》

張志聰曰（《傷寒論集注》）：此言強發少陰之汗而動胞中之血也。少陰病，但四肢厥冷，則無汗矣，若強發之，則血液內傷，故必動其血。胞中者，血海也。經云：沖脉、任脉皆起於胞中。未知從何道出者，未知從沖脉而出，從任脉而出也。沖脉會於咽喉，別而絡唇口，出於頑顙，頑顙乃口鼻交通之竅，或從口鼻者，從沖脉而出也。任脉從少腹之內上行，繫兩目之下中央，至目下之承泣，或從目出者，從任脉而出也。此生氣厥於下，血出竭於上，是名下厥上竭，經脉內傷，爲難治。《卷四》

張錫駒曰（《傷寒直解》）：此論少陰生陽衰於下而真陰竭於上也。少陰病但厥無汗者，陽氣微也。夫汗雖血液，皆由陽氣之薰蒸宣發而出也。今少陰生陽衰微，不能蒸發，故無汗，強發之，不能作汗，反動其經隧之血從空竅而出也。然未知從何道之竅而出，少陰之脉循喉嚨，挾舌本，繫目系，故或從口鼻，或從目出。陽氣厥於下而陰血竭於上，少陰陰陽氣血俱傷矣，故爲難治。《卷五》

秦之楨曰（《傷寒大白》）：此條少陰傳經裏熱症，醫見其手足冷而無汗，絕似傷寒表邪未伸，誤用麻黃、桂枝辛溫強散其汗，則血得熱而妄行，或從口鼻耳目而出。《卷三·無汗》

吳謙曰（《醫宗金鑒》）：此條申明強發少陰熱邪之汗，則有動血之變也。少陰病脉細沉數，加之以厥，亦爲熱厥。陰本無汗，即使無汗，亦不宜發汗。若發其汗，是爲強發少陰熱邪之汗也。不當發而強發之，益助少陰之熱，炎炎沸騰，必動其本經之血，或

從口鼻，或從目出，是名下厥上竭。下厥者，少陰熱厥於下也；上竭者，少陰血竭於上也，故爲難治。《卷七》

黃元御曰（《傷寒懸解》）：汗生於血而釀於氣，譬之釜水騰沸，氣蒸爲露也。少陰病氣虛血寒，但有厥逆而無汗，而強發之，必動其血。血之所以不上溢者，氣斂之也，氣根於水，強發其汗，泄其陽根，衛虛不斂，營血失統，上走七竅，未知從何道而出，或從口鼻，或從目出，是名下厥上竭，最爲難治。以陰盛於下，陽盛於上，下之陰盛，故見厥逆，上之陽盛，故見血脱，血中溫氣絶根外亡，則陽竭矣。《卷十一》

王丙曰（《傷寒論注》）：此四逆散證也。但厥者，不吐下、煩躁，乃寒氣與燥氣相結，邪不得達，當緩調之，？使少陰之樞自轉。若誤發汗，血必逆行而上出於陽竅，以其人津液少也。《卷四》

鄭壽全曰（《傷寒恒論》）：少陰病，厥亦已重矣，無汗則幸矣。而強汗之，是逼陽於外，血即不動亦動矣。血或從上從下，原不可定，此名曰厥上竭下，爲難治，確乎不爽。《卷九》

唐宗海曰（《傷寒論淺注補正》）：解但厥無汗爲裏熱，非也。使果是裏熱，而又動血，是上皆熱，施治不難措手。此云難治者，以下厥本是陽虛於下，陽下陷而不升，則衛氣不能達於肌腠，故無汗，明言衛陽不外達則無津氣，不得有汗也。而醫者乃強發之，則肌腠間既無氣津，只有營血獨被其劫，必動而上出，是爲陰血竭於上也。下厥當用熱藥，上竭又當凉藥，相反相妨，故爲難治。蓋少陰爲水火兩臟，有合病者，有分病者，若扯雜無分曉，則不知其義矣。須知少陰之厥與厥陰不同，厥陰則厥深者熱亦深，若少陰，則厥是陽虛。此先題少陰證三字，則爲脉細但欲寐之厥，是陽虛也。《卷五》

原文 少陰病，惡寒身踡而利，手足逆冷者，不治。（295）

成無己曰（《注解傷寒論》）：《針經》曰：多熱者易已，多寒者難已。此內外寒極，純陰無陽，故云不治。

柯琴曰（《傷寒論注》）：傷寒以陽爲主，不特陰證見陽脉者生，又陰病見陽證者可治。背爲陽，腹爲陰，陽盛則作痙，陰盛則踡卧。若利而手仍溫，是陽回，故可治；若利不止而手足逆冷，是純陰無陽，所謂六府氣絶於外者，手足寒，五藏氣絶於內者，下利不禁矣。《卷四》

程應旄曰（《傷寒論後條辨》）：陽受氣於四肢，雖主於脾，實腎中生陽之氣所奉，故手足之溫與逆，關於少陰者最重。《卷十一》

汪琥曰（《中寒論辨證廣注》）：外寒甚，則惡寒身踡，手足厥冷，寒主收引故也。裏寒甚，則腎失閉藏，不能禁固而利不止，乃少陰之氣已絶也。《卷中》

周揚俊曰（《傷寒論三注》）：四逆、白通溫經回陽諸劑，必其人真陽未至衰絶，故藥力尚有所施，但於危者扶之，使有以自立，非於無者造之，使可以作有也，故云不治。《卷七》

張志聰曰（《傷寒論集注》）：少陰病，惡寒者，少陰標陰外呈，而不得太陽之表陽也；身踡者，少陰神機內逆，而不得君火之本熱也。若更下焦生氣不升而利，中焦土氣不和而手足逆冷，此病陰寒而不得陽熱之化，故爲不治。愚按此節不言死而但言不治者，乃少陰死證之總綱。夫少陰陰寒爲病，得太陽之表陽者不死，得君火之本熱者不死，下焦生氣上升者不死，中焦土氣自和者不死，今四者全無，故言不治，而爲死證之總綱，其下則分言死證之條目。《卷四》

沈明宗曰（《傷寒六經辨證治法》）：惡寒身踡而利，手足厥冷，若見煩躁，乃陽氣欲脫未脫之際，還可回其陽，希圖萬一。此不煩躁，是屬純陰之徵，縱欲回陽，其陽決不能回，故曰不治。《卷七》

錢潢曰（《傷寒溯源集》）：前惡寒而踡，因有煩而欲去衣被之證，爲陽氣猶在，故爲可治。又下利自止，惡寒而踡，以手足溫者，亦爲陽氣未敗，而亦曰可治。此條惡寒身踡而利，且手足逆冷，則四肢之陽氣已敗，故不溫，又無煩與欲去衣被之陽氣尚存，況下利又不能止，是爲陽氣已竭，故爲不治。雖有附子湯及四逆、白通等法，恐亦不能挽回既絕之陽矣。《卷九》

吳謙曰（《醫宗金鑒》）：惡寒身踡而臥，雖係少陰證，而不至於死。若下利不止，手足逆冷不回，是有陰無陽，即不吐利躁煩，亦不可治也。《卷七》

舒詔曰（《傷寒集注》）：此證尚未至汗出息高，猶爲可治，急投四逆湯加人參，或者不死。《卷九》

王丙曰（《傷寒論注》）：此下五節，皆言少陰死證也。凡三陽與太陰，除一誤再誤外，無死證，少陰則有蹉跎數日即不治者，不可執不服藥爲中醫之說也。《卷四》

鄭壽全曰（《傷寒恒論》）：惡寒身踡而利，陽氣下趨已甚，又見手足逆冷，陽將盡也，法在不治之例，能急溫之，手足能溫者，尚可不死。原文雖云不治，醫者亦不得束手旁觀，能無僥倖之一愈也。《卷九》

原文 少陰病，吐利躁煩，四逆者死。（296）

成無己曰（《注解傷寒論》）：吐利者，寒甚於裏；四逆者，寒甚於表。躁煩則陽氣欲絕，是知死矣。

方有執曰（《傷寒論條辨》）：陰寒吐利而至於躁煩，津液內亡而成枯竭也，加之四肢厥逆，脾土敗絕也。《卷五》

程知曰（《傷寒經注》）：上吐下利，因至躁煩，則真陽外擾，更加四肢逆冷，則陰盛之極，至於胃陽俱絕，故主死。《卷十》

程應旄曰（《傷寒論後條辨》）：由吐利而躁煩，陰陽離脫而擾亂可知，加之四逆，胃陽絕矣，不死何待！使早知溫中而暖土也，寧有此乎？此與吳茱萸湯證，只從躁逆先後上辨，一則陰中尚現陽神，一則陽盡難存陰魂耳。《卷十一》

陳亮斯曰（引自《中寒論辨證廣注》）：藏中陽虛，神氣不能固守，故浮越而發爲躁煩。躁出於腎，煩出於心，先躁而後至煩者，腎之神亂而又上干於心也。此與陽經煩躁不同，陽經煩躁，因熱邪從表而侵於內，乃形動其神；陰經躁煩，因寒邪從經而迫於

藏，乃神動其形，故知必死。《卷中》

周揚俊曰（《傷寒論三注》）：此條與吳茱萸湯一條不異，彼以湯治，此則主死者何也？所異者，厥冷與四逆耳。厥冷專言手足，此則竟言四逆者，知其厥冷已過肘膝也。若藏真之氣未至於傷盡，或吐利而不至躁煩，或吐利躁煩而不至於四逆。今寒邪自經侵藏，少陰藏中止有寒邪，逼神外越，豈復能神藏守固耶？故躁出腎，煩出心，由躁而煩，因腎之神亂，使君主之官亦難自持矣。此則由志達形而內外交亂者也。《卷七》

張志聰曰（《傷寒論集注》）：此病少陰在內而土氣內絕者死。少陰病，吐利者，陰陽之氣不歸中土，故上吐而下利也；躁煩者，水火之氣不歸中土，故下躁而上煩也。夫陰陽水火之神機皆從中土而交會，今土氣內絕而四逆，四逆者，冷至肘膝也，故死。《卷四》

陳念祖曰（《傷寒論淺注》）：少陰病，上吐下利，恐陰陽水火之氣頃刻離決。然陰陽水火之氣全藉中土交合，若中土氣敗，則陰不交於陽而躁，陽不交於陰而煩；且土氣既敗，不能旁達，而為四肢逆冷者，死。此言少陰藉中土之氣交上下而達四旁，若胃氣絕，則陰陽離，故主死也。《卷五》

高學山曰（《傷寒尚論辨似》）：吐利為寒邪極盛，四逆為陽氣竭絕，更加煩躁，則些微之陽有出亡之勢而不可挽，故死也。蓋吐則上脫，利則下脫，躁則外脫，逆則內脫，內外上下之陽將離脫而去，不死何待乎？《少陰篇》

黃寶臣曰（《傷寒辨證集解》）：此條與前吳茱萸湯證無異，彼主以吳茱萸湯而此直斷之曰死者何也？意者彼屬始得尚可挽回，此屬病久故難為力乎？抑曾用吳茱萸湯不應而斷其為死證乎？不然是必有闕文也。若以躁煩、煩躁為解，終屬痴人說夢耳。《卷六》

原文 少陰病，下利止而頭眩，時時自冒者死。（297）

成無己曰（《注解傷寒論》）：下利止，則水穀竭，眩冒，則陽氣脫，故死。

方有執曰（《傷寒論條辨》）：頭眩，俗謂昏暈是也。諸陽在頭，然則下利止而頭眩者，津液內亡而陰已虛竭，陽無依附，浮越於外，而神氣散亂，故時時自冒也。《卷五》

盧之頤曰（《仲景傷寒論疏鈔金錍》）：利止頭眩，時時自冒者，若根荄之既絕於下，致莖幹之摧拔而上也，故死。根荄既絕，地復冒明，邪害空竅，未央絕滅。《卷十》

柯琴曰（《傷寒論注》）：冒家自汗則愈，今頭眩而時時自冒，清陽之氣已脫。此非陽回而利止，是水穀已竭，無物更行也。《卷四》

周揚俊曰（《傷寒論三注》）：鬱冒汗出，冒家汗出，以表邪蒙昧於外也。今利止頭眩，并無表邪，故云自冒；真陽上脫，漫無根蒂，故曰時時。《卷七》

沈明宗曰（《傷寒六經辨證治法》）：下利既止，似乎可愈之兆，然利時陰基已壞，陽無所附，脫出腎間，獨聚巔頂之上，紛紜搖動，頃刻飄搖蕩散，故頭眩自冒者死。

錢潢曰（《傷寒溯源集》）：前條（編者注：指第288條）利自止而手足溫，則爲可治。此則下利止而頭眩，頭眩者，頭目眩暈也；且時時自冒，冒者，蒙冒昏暈也。虛陽上冒於巔頂，則陽已離根而上脫，下利無因而自止，則陰寒凝閉而下竭，是亦所謂上厥下竭矣。於此可見陽回之利止則可治，陽脫之利止則必死矣。正所謂有陽氣則生，無陽氣則死也。然既曰死證，則頭眩自冒之外，或更有惡寒四逆等證及可死之脈，未可知也，但未備言之耳。《卷九》

魏荔彤曰（《傷寒論本義》）：少陰病，下利雖止，而頭眩、時時自冒者，此雖似太陽證，而得之少陰病利止之際，則孤陽飛越，逼離其宅，將與少陰病六七日之久息高氣逆者同一上脫也。一眩冒而陽升不返，一息高而氣根已鏟，同一理而分見其證者也，故仲師俱以死期之。《卷十五》

吳謙曰（《醫宗金鑒》）：少陰病利止，若胃和能食，神清氣爽，是爲欲愈也。今利止頭眩，時時昏冒不省，是氣脫神去，故下利雖止，仍主死也。《卷七》

舒詔曰（《傷寒集注》）：下利止而陽回者，自必精神爽慧，飲食有味，手足溫和，病真愈也，所謂陽回利止則生。若利雖止，依然食不下，煩躁不安，四肢厥冷，其陽未回，下利何由自止？勢必陰精竭絕，真死證也，故曰陰盡利止則死。《卷九》

陳念祖曰（《傷寒論淺注》）：人身陰陽相爲倚附者也，下利則陰竭於下，陰竭則孤陽無依，遂上脫而爲眩冒之死證。可見陽回利止則生，陰盡利止則死矣。可見利止而眩冒爲死證，利不止而眩冒更爲死證矣。《卷五》

章楠曰（《傷寒論本旨》）：下利止者，非氣固也，是氣竭也。陽既下竭，如殘燈餘焰上騰，則頭眩時時自冒而死。自冒者，倏忽瞑眩之狀，虛陽上脫也。《卷四》

鄭壽全曰（《傷寒恒論》）：余觀此條，時時眩冒，陽將脫而未脫，急急回陽，或者可救。總之陽回利止，精神健旺，陰盡利止，精神憊極，大有攸分。《卷九》

原文 少陰病，四逆惡寒而身蜷，脉不至，不煩而躁者死。一作吐利而躁逆者死。（298）

成無己曰（《注解傷寒論》）：四逆惡寒而身蜷，則寒甚。脉不至，則真氣絕。煩，熱也；躁，亂也。若憤躁之躁，從煩至躁，爲熱來有漸則猶可；不煩而躁，是氣欲脫而爭也，譬猶燈將滅而暴明，其能久乎？

方有執曰（《傷寒論條辨》）：四肢溫和爲順，故以厥冷爲逆，不順也。蜷，不伸也，陰主屈故也。諸證具見而脉又不至，則陽已先絕可知矣；不煩而躁，孤陰亦欲自盡也。《卷五》

盧之頤曰（《仲景傷寒論疏鈔金錍》）：煩則化令未歸滅絕者生；不煩而躁，形神已將離決者死。死生之界，絕續之關，徵煩驗躁，可不慎諸。《卷十》

張璐曰（《傷寒纘論》）：脉不至，陽已先絕，不煩而躁，孤陰頃刻自盡矣。《卷上·少陰上》

柯琴曰（《傷寒論注》）：陽盛則煩，陰極則躁，煩屬氣，躁屬形，煩發於內，躁見於外，形從氣動也。時自煩，是陽漸回；不煩而躁，是氣已先亡，惟形獨存耳。《卷四》

程知曰（《傷寒經注》）：四逆、惡寒、身踡、脉不至，陰盛無陽矣。設自煩，則是微陽未絕，猶或可用四逆、白通之法；今併不煩而躁，則腎中真氣憒亂於外，如燈將滅而暴明，其能久乎？《卷十》

程應旄曰（《傷寒論後條辨》）：諸陰邪具見，而脉又不至，陽先絕矣；不煩而躁，陰無陽附，亦且盡也。《經》云：陰氣者，靜則神藏，躁則消亡。蓋躁則陰藏之神外亡也，亡則死矣。使早知復脉而通陽也，寧有此乎？《卷十一》

尤怡曰（《傷寒貫珠集》）：惡寒身踡而利，手足逆冷，陰氣太盛，陽氣不振，與前利止手足溫等證正相反。蓋手足溫，時自煩發熱者，陽道長陰道消也；手足逆冷，不煩而躁者，陰氣長陽氣消也。且四逆而脉不至，與手足溫而脉不至者不同，彼則陽氣乍厥，引之即出；此即陽氣已絕，招之不返也。而煩與躁又不同，煩者，熱而煩也；躁者，亂而不必熱也。煩而躁者，陽怒而與陰爭。期在必勝，則生；不煩而躁者，陽不能戰，復不能安，而欲散去，則死也。《卷七》

黃元御曰（《傷寒懸解》）：四逆惡寒而身踡，陰盛極矣，脉又不至，則陽氣已絕，如是則不煩而躁者亦死。蓋陽升則煩，陽脫則躁。陽中之陽已亡，是以不煩；陰中之陽欲脫，是以躁也。《卷十一》

邵仙根曰（《傷寒指掌》邵評）：躁本屬陰，獨躁不煩，且同三陰症見，是純陰無陽之候，非大劑溫中扶陽不可。若煩躁見於三陽，陽經熱實，邪退自安，故多生；見於三陰，陰竭陽浮，散脫之象，故多死。《卷二》

陳念祖曰（《傷寒論淺注》）：少陰病，陽氣不行於四肢，故四逆；陽氣不布於周身，故惡寒而身踡；陽氣不通於經脉，故脉不至。且不見心煩而惟見躁擾者，純陰無陽之中忽呈陰證似陽，爲火將絕而暴張之狀，主死。《卷五》

高學山曰（《傷寒尚論辨似》）：此條重在"不煩"二字。蓋煩爲熱症，少陰直中之病總以見熱症者爲可喜，以其尚有一綫之陽也。言少陰病四逆、惡寒身踡、脉不至，種種陰寒之症盡見，若更不煩，則毫無熱氣，且加腎陽已動而躁，則去不可留，雖用辛熱以溫之，已無及矣，故死。《少陰篇》

原文 少陰病，六七日，息高者死。（299）

成無己曰（《注解傷寒論》）：腎爲生氣之源，呼吸之門。少陰病六七日不愈而息高者，生氣斷絕也。

方有執曰（《傷寒論條辨》）：息，呼吸氣也。嘆聲曰息，言嘆息之聲高而散漫，無接續生息之意。蓋陽氣欲絕，故其聲息如此。《卷五》

柯琴曰（《傷寒論注》）：氣息者，乃腎間動氣，藏府之本，經脉之根，呼吸之蒂，三焦生氣之原也。息高者，但出心與肺，不能入肝與腎，生氣已絕於內也。《卷四》

程知曰（《傷寒經注》）：腎爲生氣之源，息高則真氣散走於胸中，不能復歸於氣海，故主死也。《卷五》

程應旄曰（《傷寒論後條辨》）：夫肺主氣，而腎爲生氣之源，蓋呼吸之門也，關係人之生死者最巨。息高者，生氣已絕於下而不復納，故游息僅呼於上而無所吸也。死雖成於六七日之後，而機自兆於六七日之前，既值少陰受病，何不預爲固護，預爲隄防，迨今真陽渙散，走而莫追，誰任殺人之咎？《卷十一》

汪琥曰（《傷寒論辨證廣注》）：少陰病至六七日，傳經之熱已深。少陰屬水，水生氣，成注云，腎爲呼吸之門，息高則邪熱甚而水將涸，腎虛不能納氣歸源，其鼻息但呼出而聲甚高，故主死也。《卷九》

鄭重光曰（《傷寒論條辨續注》）：息高者，真氣離原，聚於胸中而氣促也。根本動搖，故主死也。六七日三字最宜探討，蓋六七日邪傳少陰之期而息高，與二三日太陽表證而作喘者迥別矣。《卷八》

吳謙曰（《醫宗金鑒》）：少陰病但欲寐，息乎氣和，順也。今息高氣促，逆也。凡病臥而息高聲促者，多死。《卷七》

舒詔曰（《傷寒集注》）：腎主收藏，腎氣不衰則收藏自固，氣化自裕，而肺氣肅然下行。若腎氣憊則收藏之本廢矣，真氣渙散無歸，上進胸中，肺氣不得下達，有升無降，乃息高喘促而死矣。能於六七日前用真武、附子等湯，加胡巴、故紙收固腎氣等藥，當不有此。《卷九》

胡嗣超曰（《傷寒雜病論》）：息，喘息也，即《經》所謂"厥逆連藏則死，連經則生"者是也。《卷十三》

原文 少陰病，脉微細沉，但欲臥，汗出不煩，自欲吐，至五六日自利，復煩躁不得卧寐者死。（300）

成無已曰（《注解傷寒論》）：陰氣方盛，至五六日傳經盡，陽氣得復則愈；反更自利，煩躁，不得卧寐，則正氣弱，陽不能復，病勝藏，故死。

方有執曰（《傷寒論條辨》）：脉微沉細，但欲臥，少陰之本病也；汗出而不作煩熱，無陽也；欲吐，經中之邪不退也；自利，藏病進也；更復煩躁不得卧寐者，陽欲絕而擾亂不寧也。《卷五》

柯琴曰（《傷寒論注》）：脉沉微細，是少陰本脉，欲臥欲吐，是少陰本證。當心煩而反不煩，心不煩而反汗出，亡陽已兆於始得之日矣。五六日自利，而反煩躁不得卧，是微陽將絕，無生理矣。

又曰：同是惡寒踡臥，利止、手足溫者可治，利不止、手足逆冷者不治；時自煩、欲去衣被者可治，不煩而躁、四逆而脉不至者死。同是吐利，手足不逆冷、反發熱者不死，煩躁四逆者死。同是嘔吐汗出，大便數少者可治，自利、煩躁不得卧者死。蓋陰陽互爲其根，陰中有陽則生，無陽則死，獨陰不生故也。《卷四》

程應旄曰（《傷寒論後條辨》）：以今時之弊論之，病不至於惡寒踡臥、四肢逆冷等證叠見，則不敢溫。嗟呼！證已到此，溫之何及？況此諸證有至死不一見者，則盍於本論中要旨一申詳之？少陰病脉必沉而微細，論中首揭此，蓋已示人以可溫之脉矣；少陰病但欲臥，論中首揭此，蓋已示人以可溫之證矣；汗出在陽經不可溫，而在少陰宜急溫，論中蓋已示人以亡陽之故矣。況復有口中和之證，如所謂不煩自欲吐者以互之。少陰中之真證不過如此，其餘一皆詭證，不足憑也。此時邪亦僅在少陰之經，未遽入藏而成死證也。然堅冰之至，稍一露倪，則真武、四逆，誠不啻三年之艾矣。不此綢繆，延至五六日，在經之邪遂爾入藏，前欲吐，今且利矣；前不煩，今煩且躁矣；前欲臥，今不得臥矣。陽虛已脫，陰盛轉加，其人死矣。《卷十一》

錢潢曰（《傷寒溯源集》）：首條云少陰之爲病，脉微細，但欲寐也，此條又見沉脉，則寒邪更深。汗出者，內無真陽，衛氣不固而腠理不收也。不煩者，虛陽猶未上奔也。自欲吐，即前欲吐不吐之證也。少陰之見證如此，乃當急溫急補之時，失此不治，至五六日而更加自利，乃至不煩之證，至陽欲亡而作煩，陰迫陽而發躁，以但砍寐者而不得臥寐，則陽神飛越，真氣敗亡而死矣。雖欲溫之，所謂渴而穿井，斗而鑄兵，不亦晚乎？《卷九》

陳念祖曰（《傷寒論淺注》）：少陰病，脉微細沉，但欲臥，爲陽虛不能外達，惟行於內也；汗出，爲陽氣不能外達，外失所衛而不固也；不煩，自欲吐，爲不得上焦君火之化也。此少陰陰寒之本病，尚非必死之候，亦非必不死之候也，惟於五日爲少陰主氣之期，至六日而足其數，視其陰陽勝復何如耳。如五六日間真陽自復，或因藥力而復，陽復則寒解，否則陰勝而危。故少陰病，以五六日爲生死之關。如至五六日，其病不解，上言汗出，爲陽亡於表，今則自利，爲陽絕於裏，裏寒甚於表寒也；上言不煩、欲吐，爲裏本無熱，今則復煩躁，爲寒邪逼藏，真寒反爲假熱也；上言但欲臥，是陽氣受困，今則不得臥寐者，是真陽被逼，無所歸而飛越也。此皆陽氣外脫，主死。《卷五》

章楠曰（《傷寒論本旨》）：以上六條，或憑脉，或憑證，各有不同，互明其理，皆陽虛，寒邪傷臟而死也。若邪由陽經傳裏而化熱者，本身陽旺，則無死證，其死者，治之不善故也。《卷四》

原文 少陰病，始得之，反發熱，脉沉者，麻黄細辛附子湯主之。（301）

龐安時曰（《傷寒總病論》）：少陰病脉沉，不知何沉也。且沉緊發汗則動經，沉數爲病在裏，不可發汗。詳此脉或沉而濡，或沉而微，是表中寒而裏不消，脉應裏而發熱在表，故以小辛之藥，溫散而微微取汗也。《卷上·少陰證》

成無己曰（《注解傷寒論》）：少陰病，當無熱惡寒，反發熱者，邪在表也。雖脉沉，以始得，則邪氣未深，亦當溫劑發汗以散之。

方有執曰（《傷寒論條辨》）：發熱，邪在表也；脉沉，少陰位北而居裏也。以其居裏，邪在表而發熱，故曰反也。以邪在表不在裏，故用麻黄以發之；以其本陰而標寒，故用附子以溫之；細辛辛溫，通於少陰，用之以佐主治者，以其專經而向導也。《卷五》

萬全曰（《傷寒摘錦》）：此少陰本經自受風寒之證也，爲邪在經，屬表，故宜汗之。麻黃附子細辛湯，乃少陰經表藥也。《卷下》

李中梓曰（《傷寒括要》）：按太陽病，發熱頭痛，其脈當浮，今反沉；少陰脈沉，法當無熱，今反熱，仲景於此二症各言反者，謂反常也。太陽病而脈似少陰，少陰脈而病似太陽，所以皆謂之反，而治之不同也。均是脈沉、發熱，以其有頭痛，故爲太陽病。陽症當脈浮，今反不浮者，以裏虛久寒所致，又身體痛，故宜救裏，使氣內復，逼邪出外。且乾薑、生附，亦能發汗。假使裏不虛寒，則脈必浮，而正屬太陽麻黃症矣。均是脈沉、發熱，以其無頭疼，故名少陰病。陰病當不熱，今反發熱，則寒邪在表，未傳於裏，但以皮膚鬱閉爲熱，而在裏無熱，故用麻黃、細辛以發表間之熱，附子以溫少陰之經。假使寒邪入裏，則外必無熱，當見吐利、厥逆等症，而正屬少陰四逆症矣。由此觀之，表邪浮淺，發熱之反爲輕；正氣衰微，脈沉之反爲重，此四逆湯不爲不重於麻黃附子細辛湯也。又可見熟附配麻黃，發中有補；生附配乾薑，補中有發，而仲景之旨微矣。《卷下》

張璐曰（《傷寒纘論》）：脈沉發熱，乃少陰兼太陽之表邪，當行表散。非少陰病四五日後，陰盛格陽，真陽發露之比。但三陰之表法，與三陽迥異，三陰必以溫經之藥爲表，而少陰尤爲緊關。故麻黃與附子合用，使外邪出而真陽不出，才是少陰表法之正也。《卷上·少陰上》

程應旄曰（《傷寒論後條辨》）：脈沉者，由其人腎經素寒，雖表中陽邪，而裏陽不能協應，故沉而不能浮也。沉屬少陰，不可發汗，而始得即發熱屬太陽，又不得不發汗，須以附子溫經助陽，托住其裏，使真陽不至隨汗而升，其麻黃始可合細辛用耳。《卷十一》

汪琥曰（《中寒論辨證廣注》）：少陰位北而居裏，故脈沉，當不發熱。今者始得病便在少陰，此係寒邪直中其經，非太陽經逗留而傳來者，故以發熱爲反也。要知少陰發熱與太陽較異，太陽當見頭項強痛，今者太陽證皆不見而脈沉，由其人腎經素寒，真陽之氣不能辟邪而出，故脈沉，然其發熱處仍在太陽部分。愚以用麻黃附子細辛湯者，內以溫少陰之裏，使邪仍從太陽之表而出也。《卷中》

張錫駒曰（《傷寒直解》）：此論少陰得太陽之標陽，而太陽之標陽又陷於少陰之裏陰也。少陰標寒而本熱，太陽標熱而本寒。少陰病始得之者，始得太陽標陽之化也，以少陰之病而得太陽之標，故反發熱；雖得太陽之標而仍陷少陰之裏，故脈沉。熟附助少陰生陽之氣外合於太陽，麻黃達太陽之標陽內出於少陰，細辛根芳莖直，其色赤黑，稟水火之氣化，故能啓少陰之生陽於上升，此從裏達表，由陰出陽之劑也。《卷五》

尤怡曰（《傷寒貫珠集》）：此寒中少陰之經，而復外連太陽之證，以少陰與太陽爲表裏，其氣相通故也。少陰始得本無熱，而外連太陽則反發熱；陽病脈當浮而仍緊，少陰則脈不浮而沉。故與附子、細辛專溫少陰之經，麻黃兼發太陽之表，乃少陰經溫經散寒，表裏兼治之法也。《卷七》

吳謙曰（《醫宗金鑒》）：少陰病，謂但欲寐也。脈沉者，謂脈不微細而沉也。今始得之，當不發熱而反發熱者，是爲少陰之裏寒，兼有太陽之表熱也。故宜麻黃附子細辛

湯，溫中發汗，顧及其陽，則兩感之寒邪，均得而解之矣。《卷七》

徐大椿曰（《傷寒論類方》）："少陰病"三字所該者廣，必從少陰諸現症細細詳審，然後"反發熱"知爲少陰之發熱，否則何以知其非太陽、陽明之發熱耶？又必候其脉象之沉，然後益知其爲少陰無疑也。凡審症皆當如此。《卷一》

沈又彭曰（《傷寒論讀》）：少陰病者，但欲寐也。此條雖屬陽虛受寒，而始得之時，脉尚沉而未微也，故可發汗；若脉既微，則不可發汗矣。少陰病，不發熱者居多，故曰反發熱。腎中真陽先虧，失於捍御，故邪得以犯之。然寒邪雖能犯少陰，終屬天氣，必由外而入，故少陰病始得之，未入於裏者，尚可護其陽而散之。《辨少陰證》

鄭壽全曰（《傷寒恒論》）：既云少陰病而脉尚浮，雖有發熱，焉知非真陽外越乎？然麻黃附子細辛固屬少陰之法，學者總要審其發熱之原委，或有頭痛身疼，或無頭痛身疼，畏寒甚否，又審其色之青白，舌之黑乾潤黃，口渴之飲冷飲熱，小便之青長短赤，便得用藥之道，庶不致誤。《卷九》

唐宗海曰（《傷寒論淺注補正》）：少陰之表，即是太陽。若始得病，邪從表入，合於太陽經而惡寒發熱，且並無煩躁下利諸裏證者，仍當從表以汗解之，使隨太陽之衛氣而從衛以解，故用麻黃以解外也。再用附子以振腎中之陽，內陽既振，乃能外達也。若但取發汗，則用甘草益中氣以宣達之，如桂枝湯之用甘、棗矣。惟脉沉爲陽陷不升，則用細辛一莖直上者以升之也。《卷五》

原文 麻黃細辛附子湯方

麻黃二兩，去節　細辛二兩　附子一枚，炮，去皮，破八片

上三味，以水一斗，先煮麻黃，減二升，去上沫，內諸藥，煮取三升，去滓，溫服一升，日三服。

成無己曰（《注解傷寒論》）：《內經》曰：寒淫於內，治以甘熱，佐以苦辛，以辛潤之。麻黃之甘，以解少陰之寒；細辛、附子之辛，以溫少陰之經。

許宏曰（《金鏡內臺方議》）：附子爲君，以溫經散寒；細辛之辛以散少陰之寒邪，爲臣；麻黃能發汗，用之爲佐使。以此三味之劑發汗，非少陰則不敢用也。《卷二》

柯琴曰（《傷寒附翼》）：少陰之發熱而脉沉者，必於表劑中加附子以預固其裏。蓋腎爲坎象，二陰不藏，則一陽無蔽，陰邪因得以內侵，孤陽無附而外散耳。夫太陽爲少陰之表，發熱無汗，太陽之表不得不開；沉爲在裏，少陰之本不得不固。設用麻黃開腠理，細辛散浮熱，而無附子以固元氣，則少陰之津液越出，太陽之微陽外亡，去生遠矣。惟附子與麻黃併用，內外咸調，則風寒散而陽自歸，精得藏而陰不擾。此裏病及表，脉沉而當發汗者，與表病及裏脉浮而可發汗者徑庭矣。《卷下·少陰方》

程知曰（《傷寒經注》）：三陰表法與三陽不同，三陰必以溫經之藥爲表，而少陰尤爲緊關，故以麻黃、細辛散邪，而以附子溫經，俾外邪之深入者可出，而真陽亦不因之外越也。《卷十》

汪琥曰（《中寒論辨證廣注》）：炮附子以辛熱用以溫少陰之裏，細辛之辛熱專以走

少陰之經，麻黃之辛甘熱大能發表。三者相合，使裏溫而陽氣不脫，表透而寒邪得散。《卷中》

周揚俊曰（《傷寒論三注》）：少陰受邪，未有不由真陽虛者，故溫經即以散邪，一切表藥俱不可用，奈何反用麻黃？仲景意中，謂少陰之表即太陽也，邪中陰經，明明貽患，但用本經溫藥則少陰之邪可去，而太陽之熱憑何而解？故以麻黃與附子合用，兼以細辛聯屬其間，俾表裏之邪一時撤去，豈復有他慮耶？《卷七》

錢潢曰（《傷寒溯源集》）：以麻黃發太陽之汗，以解其在表之寒邪；以附子溫少陰之裏，以補其命門之真陽；又以細辛之氣溫味辛專走少陰者，以助其辛溫發散。三者合用，補散兼施，雖發微汗，無損於陽氣矣，故爲溫經散寒之神劑云。《卷九》

徐大椿曰（《傷寒論類方》）：附子、細辛爲少陰溫經之藥，夫人知之。用麻黃者，以其發熱，則邪猶連太陽，未盡入陰，猶可引之外達。不用桂枝而用麻黃者，蓋桂枝表裏通用，亦能溫裏，故陰經諸藥皆用之，麻黃則專於發表，今欲散少陰始入之邪，非麻黃不可，況已有附子足以溫少陰之經矣。《卷一》

陳蔚曰（《長沙方歌括》）：少陰病始得之，是當無熱，而反發熱，爲太陽標陽外呈，脉沉爲少陰之生氣不升，恐陰陽內外不相接，故以熟附子助太陽之表陽而內合於少陰，麻黃、細辛啓少陰之水陰而外合於太陽。須知此湯非發汗法，乃交陰陽法。《卷五》

高學山曰（《傷寒尚論辨似》）：少陰病，難得是發熱，是其少陰之表陽不虛也。又少陰病所忌者脉沉，脉沉是其少陰之臟陽不振也。表陽不虛，故可用麻黃以解表；臟陽不振，故必用附子以溫裏。解表者，拔其根而平其內入之勢；溫裏者，益其力而助其外御之威。然後以細辛香利之品，半以開提腎陽，半以宣暢經表，真剿撫兼行、恩威並濟之妙劑也。《少陰篇》

原文 少陰病，得之二三日，麻黃附子甘草湯微發汗。以二三日無證，故微發汗也。（302）

成無己曰（《注解傷寒論》）：二三日，邪未深也。既無吐利厥逆諸裏證，則可與麻黃附子甘草湯，微汗以散之。

萬全曰（《傷寒摘錦》）：既無裏寒之可溫，又無裏熱之可下，求其所用麻黃、附子之意，則是脉亦沉，方可名曰少陰病；身亦發熱，方可行發表藥。又，得之二三日，邪氣尚淺，比上始得病亦稍輕，故不重言脉證，而但曰微發汗，所以去細辛加甘草，是汗劑之輕者。《卷下》

柯琴曰（《傷寒論注》）：言無裏證，則有表證可知，以甘草易細辛，故曰微發汗。要知此條是微惡寒微發熱，故微發汗也。《皮部論》云：少陰之陰，其入於經也，從陽部注於經，其出者，從陰內注於骨。此證與附子湯證，皆是少陰表證，發熱脉沉無裏證者，從陽部注於經也；身體骨節痛，手足寒，背惡寒，脉沉者，從陰內注於骨也。從陽注經，故用麻黃、細辛；從陰注骨，故用參、苓、尤、芍。口中和，樞無熱，皆可用附

子。《卷四》

程知曰（《傷寒經注》）：此言邪傳少陰發散輕緩之劑也。曰少陰病，是有脉微細、但欲寐證也；無裏證，謂無吐利、煩躁、嘔渴也。既無裏證，病尚在經可知，故以麻黃附子甘草之溫經散寒者微發其汗；若裏證見，則又不可發汗矣。《卷十》

程應旄曰（《傷寒論後條辨》）：若前證得之二三日，熱仍在表，則麻黃勢未可除，但減細辛加甘草，溫裏却兼和中，稍殺麻黃之力可耳。《卷十一》

汪琥曰（《中寒論辨證廣注》）：此條病當承上條而言，上條反發熱、脉沉，此亦反發熱、脉沉，但上言始得之，爲急，此言得之二三日，爲緩。病勢稍緩，治法亦緩，故用麻黃附子甘草湯微發其汗。無裏證者，爲無吐利、躁煩、乾嘔、厥逆等證也，故仍從微汗以溫發之。《卷中》

周揚俊曰（《傷寒論三注》）：此條當與前第一條合看。補出"無裏證"三字，知前條原無吐利躁渴裏證也。前條已有"反發熱"三字，而此條專言無裏證，知此條亦有發熱表證也。少陰證見當用附子，太陽熱見可用麻黃，已爲定法，但易細辛以甘草，其義安在？只因得之二三日，津液漸耗，比始得者不同，故去細辛之辛散，益以甘草之甘和，相機施治，分毫不爽耳。《卷七》

吳謙曰（《醫宗金鑒》）：此詳上條少陰病得之二三日，仍脉沉發熱不解者，宜麻黃附子甘草湯微發其汗也。蓋謂二三日不見吐利裏寒之證，知邪已衰，然熱仍在外，尚當汗之，但不可過耳！故不用細辛而用甘草，蓋於溫散之中有和意也。此二證，皆未曰無汗，非仲景略之也，以陰不得有汗，不須言也。《卷七》

徐大椿曰（《傷寒論類方》）：三陰經，惟少陰與太陽爲表裏，而位最近，故猶有汗解之理。況二三日而無裏症，則其邪未深入。此方較麻黃附子細辛少輕，以其無裏症也。《卷一》

沈又彭曰（《傷寒論讀》）：裏證見於病者，吐利煩躁是也；見於脉者，沉細數是也。二三日較始得之時日期已深，故雖發熱，無裏證者，亦當去細辛之辛烈，加甘草以保中。《辨少陰證》

原文 麻黃附子甘草湯方

麻黃二兩，去節　甘草二兩，炙　附子一枚，炮，去皮，破八片
上三味，以水七升，先煮麻黃一兩沸，去上沫，內諸藥，煮取三升，去滓，溫服一升，日三服。

成無己曰（《注解傷寒論》）：麻黃、甘草之甘，以散表寒；附子之辛，以溫經氣。

方有執曰（《傷寒論條辨》）：雖曰微發汗，而用甘草以易細辛，蓋亦和解之意也。《卷五》

李中梓曰（《傷寒括要》）：少陰發汗二湯，雖同用麻黃、附子，亦有輕重之別，故以加細辛爲重，加甘草爲輕，蓋辛散甘緩之義也。《卷下》

柯琴曰（《傷寒附翼》）：少陰制麻附細辛方，猶太陽之麻黃湯，是急汗之峻劑；制

麻附甘草湯，猶太陽之桂枝湯，是緩汗之和劑。《卷下》

程知曰（《傷寒經注》）：麻黃附子細辛湯是始得之便入少陰者，故以細辛直發其邪；此麻黃附子甘草湯是得之二三日，自太陽傳入少陰者，故止以麻黃甘草去邪，而以附子溫經，爲解散之緩法也。《卷十》

王子接曰（《絳雪園古方選注》）：少陰無裏症，欲發汗者，當以熟附固腎，不使麻黃深入腎經劫液爲汗。更妙在甘草緩麻黃，於中焦取水穀之津爲汗，則內不傷陰，邪從表散，必無過汗亡陽之慮矣。《上卷·汗劑》

黃元御曰（《傷寒懸解》）：麻黃發太陽之表，附子、甘草溫癸水而培己土。《卷十一》

王丙曰（《傷寒論注》）：用甘草者，附得甘而溫及中焦，以防其吐利；麻得甘而緩其表散，但微微作汗。然惟二三日無吐利裏證者始可用之，若有吐利，麻黃非所宜矣。《卷四》

陳念祖曰（《傷寒真方歌括》）：二症俱發熱，故俱用麻黃以發汗；脉俱沉，故俱用附子以固腎，腎固則津液內守，汗不傷陰。一合細辛，猶麻黃湯急汗之法；一合甘草，猶桂枝湯緩汗之法也。《卷五》

章楠曰（《傷寒論本旨》）：前方細辛發散少陰裏邪，故久煮麻黃，欲其緩行，同細辛祛邪出表。此方甘草守中，合附子則固其陽氣，故煮麻黃一二沸，欲其迅速開泄，則附子助少陰之陽，而寒邪外出；若麻黃久煮，又有甘草緩之，其力不足以出邪矣。於此更可見仲景用麻黃之法也。《卷四》

原文 少陰病，得之二三日以上，心中煩，不得臥，黃連阿膠湯主之。（303）

成無己曰（《注解傷寒論》）：《脉經》曰：風傷陽，寒傷陰。少陰受病，則得之於寒，二三日已上，寒極變熱之時，熱煩於內，心中煩，不得臥也。與黃連阿膠湯，扶陰散熱。

柯琴曰（《傷寒論注》）：此病發於陰，熱爲在裏，與二三日無裏證而熱在表者不同。按少陰受病，當五六日發，然發於二三日居多。二三日背惡寒者，腎火衰敗也，必溫補以益陽；反發熱者，腎水不藏也，宜微汗以固陽；口燥咽乾者，腎火上走空竅，急下之以存津液；此心中煩不得臥者，腎火上攻於心也，當滋陰以凉心腎。《卷四》

程知曰（《傷寒經注》）：心煩不得臥，是陽熱內煩，真陰爲邪熱煎熬也，故以解熱滋陰爲主治。與芩、連之苦除熱，鷄黃、阿膠之甘生血，芍藥之酸收陰氣而泄邪熱。《卷十一》

沈明宗曰（《傷寒六經辨證治法》）：此風熱灼耗腎陰而心煩也。身凉欲寐爲本證，得之二三日以上，而顯心煩不得臥，乃風熱入腎，耗竭陰水，心相無制，神志不寧，自焚欲死之徵，而與陰寒上逆之煩躁迥殊。必當滋陰清火，急救腎水，而制火爲主。故用黃連、黃芩專清上焦心相之火，芍藥養陰，鷄子黃養陰濟水，又清陰分之熱，阿膠以滋

肺肝腎陰，而袪內伏之風也。《卷六》

鄭重光曰（《傷寒論條辨續注》）：心煩不得臥而無躁證，則與陰躁不同。蓋陰躁真陽發動，必先陰雲四布，爲嘔爲利爲四逆，乃致煩而且躁，魄汗淋灕而不止，則真陽飛越；今但心煩不臥，而無嘔利四逆等證，此爲陽煩，乃真陰爲熱邪燔灼。故用芩、連以袪裏熱，用鷄卵、阿膠、芍藥以益真陰，解熱生津而爲主治。《卷九》

錢潢曰（《傷寒溯源集》）：腎家雖有真陰，亦自有真陽作配，又增外入之陽邪，是一水不能勝二火，故使熱邪內鬱而心煩不得臥，致手足兩少陰俱受病也。以黃連阿膠湯主之者，所以瀉心家之煩熱，益腎臟之真陰也。《卷九》

尤怡曰（《傷寒貫珠集》）：少陰之熱，有從陽經傳入者，有自受寒邪，久而變熱者。曰二三日以上，謂自二三日至五六日，或八九日，寒極而變熱也。至心中煩，不得臥，則熱氣內動，盡入血中，而諸陰蒙其害矣。蓋陽經之寒變，則熱歸於氣，或入於血；陰經之寒變，則熱入於血，而不歸於氣，此余歷試之驗也。《卷七》

黃元御曰（《傷寒懸解》）：少陰病，但欲臥也。得之二三日以上，心中煩不得臥者，燥土克水而爍心液也。心之液，水之根也，液耗水涸，精不藏神，故心煩不得臥寐。黃連阿膠湯，黃連、芩、芍清君火而除煩熱，阿膠、鷄子黃補脾精而滋燥土也。少陰水藏，在陽明則燥土克水，是爲不足；在少陰則寒水侮土，是爲有餘。有餘則但欲寐，本篇之首章是也；不足則不得臥，陽明篇"時有微熱，喘冒不得臥"是也，陽動陰靜，異同天淵。少陰癸水之藏，無二三日前方病濕寒，二三日後忽轉陽明遽變燥熱之理。此蓋陽明府病之傷及少陰，非少陰之自病也。《病十一》

孟承意曰（《傷寒點精》）：陽明症不得臥，少陰症但欲寐，一在陽，一在陰也。今少陰心中煩，不得臥，必係上焦有熱，腎氣不寧，故用芩、連清心胃之熱，芍藥、阿膠、鷄子黃滋陰而潤燥，上清則下寧矣。《卷二》

陳念祖曰（《傷寒論淺注》）：少陰病，得之二三日以上，自二日以及三日，各隨三陽主氣之期，以助上焦君火之熱化也。下焦水陰之氣不能上交於君火，故心中煩；上焦君火之氣不能下入於水陰，故不得臥。法宜壯水之主，以制陽光，以黃連阿膠湯主之。《卷五》

原文 黃連阿膠湯方

黃連四兩　黃芩二兩　芍藥二兩　鷄子黃二枚　阿膠三兩，一云三挺

上五味，以水六升，先煮三物，取二升，去滓，內膠烊盡，小冷，內鷄子黃，攪令相得，溫服七合，日三服。

成無己曰（《注解傷寒論》）：陽有餘，以苦除之，黃芩、黃連之苦以除熱；陰不足，以甘補之，鷄黃、阿膠之甘以補血；酸，收也，泄也，芍藥之酸，收陰氣而泄邪熱。

方有執曰（《傷寒論條辨》）：少陰本欲寐，反心中煩，不得臥者，風邪客於裏，熱甚而里不和也。黃連、黃芩，清膈以除風擁之裏熱；鷄黃、阿膠，和血以益不足之真

陰。然阿膠者，黑驢皮之膏液也，故能逐陰經之邪風；鷄黃者，巽木禽之誕卵也，故能定邪風於少陰。芍藥下氣以和陰，所以爲少陰風熱之佐使也。《卷五》

汪琥曰（《傷寒論辨證廣注》）：上方乃治足少陰腎水不足，手少陰心火有餘。火有餘者，陽熱內盛也，陽熱盛，必以苦泄之，以寒勝之，故用黃連爲君，黃芩佐之；水不足者，陰血下虛也，陰血虛，必以甘温補之，酸平收之，故以阿膠、鷄子黃爲君，白芍藥爲使也。且也，白芍藥能斂陰益血，成注反云其泄邪熱，殊非善解。《卷九》

王子接曰（《絳雪園古方選注》）：芩、連，瀉心也；阿膠、鷄子黃，養陰也，各舉一味以名其湯者，當相須爲用也。少陰病煩，是君火熱化，爲陰煩，非陽煩也，芩、連之所不能治，當與阿膠、鷄子黃交合心腎，以除少陰之熱。鷄子黃色赤，入通於心，補離中之氣；阿膠色黑，入通於腎，補坎中之精。第四者沉陰滑利，恐不能留戀中焦，故再佐芍藥之酸澀，從中收陰，而後清熱止煩之功得建。《上卷》

徐大椿曰（《傷寒約編》）：此心陽素旺，傷寒後，熱傷心液，心火不降，故二三日便心中煩不得臥也。需此少陰之瀉心湯。芩、連以直折心火，佐芍藥以收斂神明，非得氣血之屬交合心腎，苦寒之味安能使水升火降，陰火終不歸，則少陰之熱不除，鷄子黃入通於心，滋離宮之火，黑驢皮入通於腎，益坎宮之精，與阿井水相溶成膠，配合作煎，是降火歸原之劑，爲心虛火不降之專方。《卷六》

吳儀洛曰（《傷寒分經》）：此湯本治少陰温熱之證，以其陽邪暴虐，傷犯真陰，故二三日已上，便見心煩不得臥。所以始病之際，即用芩、連大寒之藥，兼芍藥、阿膠、黏子黃以滋養陰血也。然傷寒六七日後，熱傳少陰傷其陰血者，亦可取用，與陽明府實用承氣湯法，雖虛實補瀉懸殊，而袪熱救陰之意則一耳。《卷四中》

吳貞曰（《傷寒指掌》）：此傳經熱邪擾動少陰之陰，腎水虧，則君火旺，故以芩、連瀉心，膠、黃育陰，且鷄子黃色赤而通心，阿膠色黑而通腎，坎離合治，自然熱清而煩解。《卷二》

原文 少陰病，得之一二日，口中和，其背惡寒者，當灸之，附子湯主之。（304）

許叔微曰（《傷寒百證歌》）：《素問》云：背爲陽，腹爲陰。背惡寒者，陽弱也。《卷三·四十五證》

成無己曰（《注解傷寒論》）：少陰客熱，則口燥舌乾而渴。口中和者，不苦不燥，是無熱也。背爲陽，背惡寒者，陽氣弱，陰氣勝也。經曰：無熱惡寒者，發於陰也。灸之，助陽消陰；與附子湯，温經散寒。

常器之曰（引自《傷寒補亡論》）：當灸膈俞、關元穴。《卷七·少陰經證》

方有執曰（《傷寒論條辨》）：口中和，謂不燥不渴，裏無熱也。少陰之脉貫脊，脊，背呂也。背字從北從肉，北，天地之陰方也。北肉爲背，人身俏陰之處也。陽脉在背，根陰之義也。……腎居北方，其行屬水，生於天一，故曰少陰。然則陰寒湊於少陰，宜乎背惡寒而他處不惡也。灸之以火者，火能助陽而陰自消也。主之以附子者，附子温經而寒自散也。人參甘寒，補其氣以扶陽於生；芍藥酸平，收其陰而爲陽之附；茯苓甘淡，淡以利竅逐水以消陰，甘以入心順心以從陽；尤味甘苦，苦以燥濕，制水而燠土，甘以益脾，和中而固本也。《卷五》

王肯堂曰（《傷寒準繩》）：背者胸中之府，諸陽受氣於胸中而轉行於背。《內經》曰：人身之陰陽者，背爲陽，腹爲陰。陽氣不足，陰寒氣盛，則背爲之惡寒；若風寒在表而惡寒者，則一身盡寒矣。但背惡寒者，陰寒氣盛可知，如此條是也。又或乘陰氣不足，陽氣內陷於陰中，表陽新虛，有背微惡寒者，經所謂"傷寒無大熱，口燥渴，心煩，背微惡寒，白虎加人參湯主之"是也。一爲陰寒氣盛，一爲陽氣內陷，何以明之？蓋陰寒爲病，則不能消耗津液，故於少陰病則曰口中和；及陽氣內陷，則熱爍津液爲乾，故於太陽病則口燥舌乾而渴也。要辨陰陽寒熱不同者，當於口中潤燥詳之。《秩之四》

張璐曰（《傷寒纘論》）：按少陰自感之寒，有始得之，反發熱，脉沉者；有初入太陽，不作鬱熱，便入少陰者。二證似不甚相遠，若詳究，病情大相懸絶。一則陰經獨困，而太陽不至於失守，故脉雖沉，尚能發熱，即延至二三日，熱猶在表，而無吐利厥逆裏證，可見尚有太陽經外垣可恃也。一則太陽表氣大虛，邪氣即得入犯少陰，故得之二三日，尚背惡寒不發熱，此陰陽兩虧，較之兩感更自不同。兩感表裏皆屬熱邪，猶堪發表攻裏；此則內外皆屬虛寒，無邪熱可以攻擊，急當溫經補陽，溫補不足，更灸關元以協助之。《卷上·少陰上》

汪琥曰（《中寒論辨證廣注》）：前條少陰病始得之，反發熱，此裏寒，正氣與之相爭，故以發熱爲表實，方用熟附子合麻黃、細辛以溫散之。此條少陰病一二日，亦始得之，口中和，其背惡寒，此裏寒而正氣大虛，不能與邪相爭，故不發熱，乃表裏皆虛也，故用生附配參、苓、白尤以溫補而發之。方中用芍藥者，蓋氣虛血必隨之而亦虛，故用芍藥以扶陰也。《卷中》

錢潢曰（《傷寒溯源集》）：一二日，非少陰受病之時也，非其時而見少陰證，亦本經自受之病，非傳經之邪也。《卷九》

張錫駒曰（《傷寒直解》）：《經》云：背爲陽，陽中之陽心也。其背惡寒者，君火衰微而生陽不起也。當灸之，以啓陷下之陽。更以熟附助生陽之氣於上達，人參、白尤補中土以助火氣，雲苓益心氣，芍藥益心血，皆所以資助君火者也。《卷五》

黃元御曰（《傷寒懸解》）：一二日中背惡寒者，督脉之陽衰，太陽寒水之旺，當灸之以溫外寒，附子湯以溫內寒也。後章口燥咽乾者急下之，此曰口中和，則純是濕寒而非燥熱也，互觀自明。《卷十一》

鄭壽全曰（《傷寒恒論》）：背惡寒，口中和，證似太陽而非少陰，何也？太陽行身之背，惡寒乃太陽提綱，此以爲少陰者，太陽底面即是少陰，少陰寒甚，溢於太陽地面，故惡寒而見於背，是亦裏病及表之驗也。故灸之，主以附子湯，皆是助陽祛陰之意也。《卷九》

高學山曰（《傷寒尚論辨似》）：背上惡寒有二：一則內有熱邪，陰氣逼出陽分，故其所惡者，爲皮膚拘緊之寒；一則陽氣幾絕，背爲胸之腑，故其所惡者，從腔內陰沁而

出者也。長沙之意，謂口不和而背惡寒，則爲內熱之應，今口中和，則所惡者爲真陽幾絕之寒。《少陰篇》

　　唐宗海曰（《傷寒論淺注補正》）：此節言少陰腎之元陽病？非言心火不宣，乃是腎水中命門之真陽不能充達也，腎水坎中一陽，生於兩腎中間，是爲命門，此陽氣隨吸入之天陽下入臍下丹田氣海之中，蒸動膀胱之水，則化爲氣，充達於外，是爲衛氣。腎之元陽化氣爲衛，隨太陽經而布於外。太陽者，腎之府也，太陽之陽，實則腎中之元陽也。腎陽不振，以致太陽經惡寒，宜附子湯兼溫經脉，以助其陽。《卷五》

原文 附子湯方

附子二枚，炮，去皮，破八片　茯苓三兩　人參二兩　白朮四兩　芍藥三兩
上五味，以水八升，煮取三升，去滓，溫服一升，日三服。

　　成無己曰（《注解傷寒論》）：辛以散之，附子之辛以散寒；甘以緩之，茯苓、人參、白朮之甘以補陽；酸以收之，芍藥之酸以扶陰。所以然者，偏陰偏陽則爲病，火欲實，水當平之，不欲偏勝也。

　　張璐曰（《傷寒纘論》）：或問附子湯與真武湯，只互換一味，何真武湯主行水收陰，附子湯主回陽峻補耶？蓋真武湯內生薑佐熟附，不過取辛熱之勢，以走散經中之水飲；附子湯中人參助生附，純用其溫補之力，以快復渙散之真陽。且附子湯中附、朮皆倍於真武，其分兩亦自不同，所以主治迥異，豈可比例而觀乎？《卷下·正方》

　　柯琴曰（《傷寒附翼》）：此大溫大補之方，乃正治傷寒之藥，爲少陰固本御邪之劑也。……方中用生附二枚，取其力之銳，且以重其任也。蓋少火之陽，鼓腎間動氣以御外侵之陰翳，則守邪之神有權，而呼吸之門有鎖鑰，身體骨節之痛自除，手足自溫，惡寒自罷矣。以人參固生氣之原，令五臟六腑之有本，十二經脉之有根，腎脉不獨沉矣。三陰以少陰爲樞，設使扶陽而不益陰，陰虛而陽無所附，非治法之善也。故用白朮以培太陰之土，芍藥以滋厥陰之木，茯苓以利少陰之水，水利則精自藏，土安則水有所制，木潤則火有所生矣。扶陽以救寒，益陰以固本，此萬全之術，其畏而不敢用，束手待斃者，曷可勝計耶？此與麻黃附子湯，皆治少陰表症而大不同，彼因病從外來，表有熱而裏無熱，故當溫而兼散；此因病自內出，表裏俱寒而上虛，故大溫大補。然彼發熱而用附子，此不熱而用芍藥，是又陰陽互根之理歟。此與真武湯似同而實異，此倍朮、附去薑而用參，全是溫補以壯元陽；彼用薑而不用參，尚是溫散以逐水氣，補散之分岐，只在一味之旋轉歟。《卷下》

　　程知曰（《傷寒經注》）：傷寒惟附子湯用附子最重，又益之參、朮理中，茯苓利水，蓋欲克制北方之水，使陰寒不至上逆耳。芍藥之用，則所以入裏而和陰，使寒盛不至格陽也。《卷十》

　　陳亮斯曰（引自《中寒論辨證廣注》）：四逆諸方皆有附子，於此獨名附子湯，其義重在附子，他方皆附子一枚，此方兩枚可見也。附子之用不多，則其力豈能兼散表裏之寒哉？二枚生用，生則辛烈善走，不獨溫少陰之經，而又走衛氣以治背惡寒也。邪之

所湊，其氣必虛，參、朮、茯苓皆甘溫益氣，以補衛氣之虛。辛熱與溫補相合，則氣可益而邪可散矣。既用生附之辛烈，而又用芍藥者，以斂陰氣，使衛中之邪不遽全進於陰耳。《卷中》

王子接曰（《絳雪園古方選注》）：附子湯，少陰固本御邪之劑，功在倍用生附，力肩少陰之重任，故以名方。其佐以太、厥之藥者，扶少陰之陽而不調太、厥之開闔，則少陰之樞紐終不得和，故用白朮以培太陰之開，白芍以收厥陰之闔，茯苓以利少陰之樞紐。獨是少陰之邪，其出者從陰內注於骨，苟非生附，焉能直入少陰注於骨間，散寒救陽尤必人參佐生附，方能下鼓水中之元陽，上資君火之熱化，全賴元陽一起，而少陰之病霍然矣。再論藥品與真武相同，唯生熟分兩各異，其補陽鎮陰之分岐，只在一味轉旋，學者所當深心體會。《上卷·溫劑》

徐大椿曰（《傷寒約編》）：此扶陽御寒、益陰固本之劑，爲少陰虛寒證之第一要方。《卷六》

舒詔曰（《傷寒集注》）：附子破而回陽，取其飛騎突入，豈可用芍藥凝陰之物，以羈絆附子雄入之勢，而致迂緩無功耶？仲景原方必無此藥。《卷九》

王丙曰（《傷寒論注》）：湯名附子，專重此一味，故用至加倍。蓋邪自表來，本虛者，急補裏以御之，此善守之法。佐之以參，陰陽相配也。寒必傷榮，以芍合參而榮和；寒必挾濕，以苓、朮協附而濕通。《卷四》

陳蔚曰（《長沙方歌括》）：方中君以生附子二枚，益下焦水中之生陽以達於上焦之君火也；臣以白朮者，以心腎藉中土之氣而交合也；佐以人參者，取其甘潤以濟生附之大辛；又佐以芍藥者，取其苦降以泄生附之大毒也。然參、芍皆陰分之藥，雖能化生附之暴，又恐其掣生附之肘，當此陽氣欲脫之頃，雜一點陰柔之品便足害事，故又使以茯苓之淡滲，使參、芍成功之後從小便而退於無用之地，不遺餘陰之氣以妨陽藥也。《卷五》

呂震名曰（《傷寒尋源》）：此少陰病溫經散寒正治之法。主附子之雄烈，下消腎中之水寒，上資君主之熱化，人參助陽，芍藥和陰，茯苓利竅以逐水，白术燥濕以燠土，併力溫托，絕不加入一毫升散之藥，但使元陽得振而病自解。《下集》

原文 少陰病，身體痛，手足寒，骨節痛，脉沉者，附子湯主之。（305）

成無己曰（《注解傷寒論》）：少陰腎水而主骨節，身體疼痛，肢冷，脉沉者，寒盛于陰也。身疼骨痛，若脉浮，手足熱，則可發汗；此手足寒，脉沉，故當與附子湯溫經。

方有執曰（《傷寒論條辨》）：少陰腎也，腎主骨，寒淫則痛，然則身體痛，手足寒，骨節痛者，傷寒也。沉爲在裏，是故附子湯者，溫裏以散寒之要藥也。《卷五》

萬全曰（《傷寒摘錦》）：此陰寒直中少陰，真陰證也。若脉浮，則屬太陽麻黃湯證，今脉沉，知屬少陰也。蓋少陰與太陽爲表裏，證同脉異也。《卷下》

張璐曰（《傷寒續論》）：一身骨節俱痛者，太陽經病也，若手足寒而脉沉，則腎中真陽之虛審矣。可見身體骨節之痛，皆陽虛所致，而與外感不相涉也。故用附子湯以助陽而勝腎寒，斯骨節之痛盡除也。《卷上·少陰上》

柯琴曰（《傷寒論注》）：此純陰無陽，陰寒切膚，故身疼；四肢不得稟陽氣，故手足寒；寒邪自經入藏，藏氣實而不能入，則從陰內注於骨，故骨節疼。此身疼骨痛雖與麻黃證同，而陰陽寒熱彼此判然。脉沉者，少陰不藏，腎氣獨沉也。口中兼咽與舌言，少陰之脉循喉嚨，挾舌本，故少陰有口乾舌燥咽痛等證，此云和者，不乾燥而渴，火化幾於息矣。人之生也，負陰而抱陽，故五藏之俞皆係於背，背惡寒者，俞氣化薄，陰寒得以乘之也。此陽氣凝聚而成陰，必灸其背俞，使陰氣流行而爲陽，急溫以附子湯，壯火之陽，而陰自和矣。《卷四》

沈明宗曰（《傷寒六經辨證治法》）：此陽虛而挾濕也。身體骨節痛，手足寒，脉沉者，純是少陰陽虛挾濕之證，雖無下利嘔逆內虛諸證，然亦必當附子湯溫經散寒回陽爲主。《卷七》

錢潢曰（《傷寒溯源集》）：身體骨節痛，乃太陽寒傷營之表證也。然在太陽，則脉緊而無手足寒之證，故有麻黃湯發汗之治；此以脉遲而手足寒，則知寒邪過盛，陽氣不流，營陰滯澀，故身體骨節皆痛耳。且四肢爲諸陽之本，陽虛不能充實於四肢，所以手足寒，此皆沉脉之見證也，故謂之少陰病，而以附子湯主之，以溫補其虛寒也。《卷九》

張錫駒曰（《傷寒直解》）：上節上焦君火衰微，用附子湯以助君火，此節下焦生陽不起，亦用附子湯以益生陽。身體疼者，生陽之氣不周於一身也；手足寒者，生陽之氣不充於四肢也；骨節痛者，生陽之氣不行於骨節也；脉沉者，生陽之氣陷下也，故亦以附子湯主之。《卷五》

魏荔彤曰（《傷寒論本義》）：少陰病脉沉，兼身體痛，手足寒，骨節痛，似爲太陽之傷寒，但脉無浮緊，不發熱而手足寒，則此身體骨節之痛非太陽之經，且非少陰之經，竟屬少陰之臟。骨屬腎，腎寒故骨俱痛也。……必當急救其臟中之陽，不爲陰凌，方爲合法，以附子湯主之。《卷十五》

王丙曰（《傷寒論注》）：此太陽之表寒一起即轉入少陰者也。身痛、手足寒原屬太陽，但不頭痛而骨節痛，則入少陰矣，此脉所以沉也，非陰陽兩虛不至此。急溫而補之，正勝則邪却矣。《卷四》

原文 少陰病，下利便膿血者，桃花湯主之。（306）

成無己曰（《注解傷寒論》）：陽病下利便膿血者，協熱也；少陰病下利便膿血者，下焦不約而裏寒也。與桃花湯，固下散寒。

盧之頤曰（《仲景傷寒論疏鈔金錍》）：此陰氣乘陽，淡陰之疾，注溜焦府之所致也。……古語淡通痰，而陰訛飲。……蓋水穀入胃，化精微，其津汁之純粹者，奉心化赤，乃得獨行經隧，以奉生身，莫貴於此。設中黃生氣有少息，則升出降入廢，上焦不爲開發，五穀不爲宣味，水飲亦不消，血凝亦不流，胃濡脾憊，淡陰之疾作矣。奉心已化者爲赤，爲血；未化者爲白、爲汁。留於中，爲蟲，爲瘕，爲五積；涌於上，爲豌，爲嘔，爲醋心；溢於外，爲腫，爲滿，爲十二水；注於下，爲淋，爲帶，爲沃，爲膿，爲血，爲赤白利矣。此皆津汁之爲眚。《卷十》

程知曰（《傷寒經注》）：腹痛，小便不利，少陰熱邪也；而下利不止，便膿血，則證爲傷血，且有中氣下脫之虞矣。石脂之味辛澀，可以除熱固脫，而色赤者可以入血；加粳米之甘，益中虛也；用乾薑之熱，亦所以存中氣於欲墜之時，而併假其氣以從治，猶之白通湯加人尿、豬膽，乾薑黃連黃芩人參湯用芩、連也。《卷十一》

程應旄曰（《傷寒論後條辨》）：便膿血而傳自下利，是由胃中濕邪下乘而入於腎也，實是腎陽不足，不能載土，所以有此。石脂塞其下源，則水可截；乾薑、粳米溫補夫中焦，則土可升。苟不知此，而漫云清滌，腎氣一寒，土從水崩，而陽氣脫矣。《卷十一》

汪琥曰（《中寒論辨證廣注》）：此條乃少陰中寒，即成下利之證。下利便膿血，協熱者多，今言少陰病下利，必脉微細，但欲寐，而復下利也。下利日久，至便膿血，乃裏寒而滑脫也。《卷中》

錢潢曰（《傷寒溯源集》）：見少陰證而下利，爲陰寒之邪在裏，濕滯下焦，大腸受傷，故皮坼血滯，變爲膿血滑利下脫，故以溫中固脫之桃花湯主之。《卷九》

吳謙曰（《醫宗金鑒》）：少陰病，諸下利用溫者，以其證屬虛寒也。此少陰下利便膿血者，是熱傷營也。而不徑用苦寒者，蓋以日久熱隨血去，腎受其邪，關門不固也，故以桃花湯主之。《卷七》

陳念祖曰（《傷寒論淺注》）：感君火之化而病有形之經脉奈何？少陰病，熱化太過則閉藏失職而下利，熱化太過則陰絡受傷而便膿血。須知便膿血者，大腸鬱化之腐膿與陰絡之血相併而出，與下利清穀不同也，以桃花湯主之。《卷五》

唐宗海曰（《傷寒論淺注補正》）：熱化太過，奔注下利，此說非也。厥陰篇泄利後重方是熱太過，奔迫下注也。此篇一則曰下利，再則曰下利不止，無後重之文，知是虛利，非實證也。故用米以養中，薑以溫中，石脂以填塞中宮。觀赤石脂禹余糧之填塞止利，便知此方亦是填塞止利矣。利止則膿血隨之以止，蓋膿血原是熱所化，今因脾虛寒，用從治法，引少陰之熱使就歸於中土，則火來生土，而不往干血脉，斯膿血亦因以止也。然從治誘敵之法，止可暫用，不可久用，恐久仍化熱而又動膿血矣，故戒曰一服愈，餘勿服，以免過劑，反增變也。……蓋此證是脾土有寒，心經有熱，熱化膿血，寒爲利不止。……此等虛中實證，急難下手，故仲景亦慎之又慎，用脂、米極多，而用薑極少，恐其多則動血也。脂、米補而質柔，則不犯血脉，以免動血。此等難措手處，非閱歷不知。《卷五》

原文 桃花湯方

赤石脂一斤，一半全用，一半篩末　乾薑一兩　粳米一升

上三味，以水七升，煮米令熟，去滓，溫服七合，內赤石脂末方寸匕，日三服。若一服愈，餘勿服。

成無己曰（《注解傷寒論》）：澀可去脫，赤石脂之澀，以固腸胃；辛以散之，乾薑之辛，以散裏寒；粳米之甘，以補正氣。

方有執曰（《傷寒論條辨》）：石脂之澀，固腸虛之滑脫；乾薑之辛，散胃虛之裏寒；粳米甘平，和中而益胃。故三物者，所以爲少陰下利便膿血之主治也。《卷五》

錢潢曰（《傷寒溯源集》）：桃花湯，非濕熱暴利，積多氣實之所宜，蓋所以治陰寒虛滑之劑也。李時珍云：赤石脂，手足陽明藥也，體重性澀，故能收濕止血而固下；味甘氣溫，故能益氣生肌而調中。中者，腸胃肌肉驚悸黃疸是也；下者，腸游泄利崩帶失精是也。白入氣分，赤入血分，故仲景用桃花湯治下利便膿血，取赤石脂之重澀，入下焦血分而固脫；乾薑之辛溫，暖中焦氣分而補虛；粳米之甘溫，佐石脂、乾薑而潤腸胃也。《卷九》

王子接曰（《絳雪園古方選注》）：桃花湯，非名其色也，腎臟陽虛用之，一若寒谷有陽和之致，故名。石脂入手陽明經，乾薑粳米入足陽明經，不及於少陰者，少陰下利便血，是感君火熱化太過，閉藏失職，關閘盡撤，緩則亡陰矣。故取石脂一半，同乾薑粳米留戀中宮，載住陽明經氣，不使其陷下，再內石脂末方寸匕，留藥以沾大腸，截其道路，庶幾利血無源而自止，其腎臟亦安矣。《上卷·溫劑》

吳謙曰（《醫宗金鑒》）：少陰寒邪，多利清穀；少陰熱邪，多便膿血，日久不止，關門不固，下焦滑脫矣。此方君以體膏性澀之石脂，養腸以固脫；佐以味甘多液之糯米，益氣以滋中。則雖下利日久，中虛液枯，未有不愈者也。其妙尤在用乾薑少許，其意不在溫而在散火鬱，借此以開膿血無由而化也。若一服愈，餘勿服，以其粘澀之性甚也。《卷七》

吳儀洛曰（《傷寒分經》）：石脂之澀，以固下焦滑脫；必稍加粳米、乾薑，以理中氣之虛。虛能受熱，故雖熱邪下利，不妨仍用乾薑之辛，以佐石脂之澀。湯中用石脂半斛，不爲少矣，服時又必加末方寸匕，取留滓以沾腸胃也。蓋少陰主禁固二便，腎水爲火所灼，不能濟火，火克大腸金，故下利便膿血。所以用乾薑從治之法，猶白通湯之用人尿、豬膽，彼假其寒，此假其熱耳。《卷四》

王丙曰（《傷寒論注》）：赤石脂色赤入心，人知其澀而不知其善於散結，讀《本草》自明。此能速至下焦，藉乾薑以劫其本寒而散之，復和以粳米，使石脂之散末留連於胃，以行徹上徹下之法，則心與小腸並通而利即止矣。一服愈，止後服，爲挾燥者言之，恐粘滯腸間作熱也。《卷四》

文通曰（《百十三方解》）：此溫小腸膀胱涼大腸之方也。赤石脂與乾薑、粳米同煎則溫小腸，一半生用篩末則涼大腸。寒熱不調，故下利膿血，及腹痛、小便不利、下痢不止、便膿血者皆主之，其病在大小腸，其本則胃熱脾寒也。諸家皆曰溫澀，亦未深達此方之意，殊不知乃溫固之方也。若不用生末則溫，不用乾薑則涼，全方溫涼併用，乃調和寒熱之劑，用石藥方能下達膀胱，膀胱溫則小腸自溫耳。《中卷》

陳恭溥曰（《傷寒論章句》）：是方近以治咯血多效，則不特治陰絡傷，亦能治陽絡傷矣。《卷五·方解》

鄭壽全曰（《傷寒恒論》）：桃花湯乃治少陰虛寒下利的方，若濕熱下利者，斷乎不

可。《卷九》

原文 少陰病，二三日至四五日，腹痛，小便不利，下利不止，便膿血者，桃花湯主之。（307）

成無己曰（《注解傷寒論》）：二三日以至四五日，寒邪入裏深也。腹痛者，裏寒也；小便不利者，水穀不別也；下利不止便膿血者，腸胃虛弱，下焦不固也。與桃花湯，固腸止利也。

方有執曰（《傷寒論條辨》）：腹痛，寒傷胃也；小便不利，下利不止者，胃傷而土不能制水也；便膿血者，下焦滑脫也。《卷五》

萬全曰（《傷寒摘錦》）：此少陰自受寒邪而下利之證也，為病在裏，屬臟。凡陽病下利便膿血者，協熱也；少陰下利便膿血，裏寒也。裏寒何以有膿血也？蓋二三日至四五日，寒邪變熱，迫血下行，血流腐而為膿，下焦不闔，故大便注下也。桃花湯赤石脂以固脫，粳米以補正氣，乾薑以散腎之寒而闔下焦也。《卷下》

處之頤曰（《仲景傷寒論疏鈔金錍》）：便膿血者，即淡陰之濁，注流於下；腹痛，小便不利者，亦淡陰之濁，貯留於中。此以未奉生身者，併致失經決瀆耳。《卷十》

程應旄曰（《傷寒論後條辨》）：二三日至四五日，未可視其為傳經之熱邪也。腹痛而小便不利，水土混淆可知，雖是土虛不能制水，終是火衰不能旺土。仍主前方，則水得火而能輸，土得火而能燥。苟不知此，而漫云滲泄，腎防一徹，前後泄利，而陽神陷矣。《卷十一》

汪琥曰（《中寒論辨證廣注》）：少陰裏寒便膿血，所下之物，其色必黯而不鮮，乃腎受寒濕之邪，水穀之津液為其凝澀，醞釀於腸胃之中而為膿血，非若火性急速而色鮮明。蓋冰伏已久，其色黯黑，其氣不臭，其人必脈微細，神氣靜，而腹不甚痛，喜就溫暖，欲得手按之，腹痛即止，斯為少陰寒利之微。《卷中》

錢潢曰（《傷寒溯源集》）：腹痛，小便不利，下利不止而便膿血者，蓋陰寒下利也。二三日至四五日，陽邪在裏，氣滯腸間，故腹痛也。下焦無火，氣化不行，故小便不利。且下利不止，則小便隨大便而頻去，不得瀦留於膀胱而小便不得分利也。下利不止，氣虛不固而大腸滑脫也。便膿血者，邪在下焦，氣滯不流而大腸傷損也。此屬陰寒虛利，故以澀滑固脫溫中補虛之桃花湯主之。《卷九》

魏荔彤曰（《傷寒論本義》）：少陰病，二三日至四五日不等，其間有患腹痛而小便不利者，乃熱在下焦而熏蒸中焦，使氣化因熱鬱而不行，大便因熱盛而自利也。久而下利不止，將腸胃間穢溺之物，如膿帶血，盡隨大便而下。熱一日不消，利一日不止，此危道也。《卷十四》

吳謙曰（《醫宗金鑒》）：少陰病二三日，無陰邪之證，至四五日始腹痛，小便不利，乃少陰陽邪攻裏也。若腹痛、口燥、咽乾而從燥化，則為可下之證矣。今腹痛、小便不利，是熱瘀於裏，水無出路，勢必下迫大腸而作利也。倘利久熱傷其營，營為火化，血腐為膿，則為可清之證也。今下利晝夜不止，而便膿血，則其熱已隨利減，而下

焦滑脱可知矣，故以桃花湯主之，益中以固脱也。《卷七》

舒詔曰（《傷寒集注》）：此二條桃花湯證，嘉言以爲少陰熱邪，認庵又謂下焦虛寒，二說紛紜不一，究竟桃花湯皆不合也。若爲熱邪充斥，下奔而便膿血者，宜用阿膠、芩、連等藥；其下焦虛寒而爲滑脱者，又當用參、尤、桂、附等劑，而桃花湯於二者之中，均無所用之。總緣仲景之書，恐叔和不能盡得其真也，能無憾乎？《卷九》

章楠曰（《傷寒論本旨》）：邪熱傷少陰，下焦氣化不宣，二便失度，腸胃血液下溜，此少陰熱而太陰寒，故腹痛也，脾弱不能攝血，致血液挾邪熱而下利不止。不從少陰主治，以赤石脂質重下達而澀者，堵塞大腸，乾薑、粳米溫養脾胃，使脾胃輸化，則三焦氣順，二便自調，偏寒偏熱之病，調之以復陽和，如春氣融而桃花艷，故以之名湯。《卷四》

鄭壽全曰（《傷寒恒論》）：腹痛、小便不利者，寒結於下也；下利不止者，是陰寒阻截膀胱運行之機也；便膿血者，下利過甚，而腸中之脂膏亦與之俱下也。主以桃花湯者，溫中化氣，鎮塞海底之意，誠良法也。《卷九》

高學山曰（《傷寒尚論辨似》）：此及下條（編者注：即第306條），古注以爲寒，寒則本病何以有便膿血之症也？喻注以爲熱，熱則本方何以主溫熱之藥也？二說皆是，而特不能會其全耳。蓋寒邪初入少陰，先傷陽氣，脾腎二陽兩相爲用，腎寒則脾亦寒，故二三日至四五日腹痛也。陽氣爲陰寒所傷，不能分運水道，故並小便不利。及至鬱寒成熱，熱則傷血，積水成利，利則泄氣，氣傷故便膿，血傷故便血也。是則此症，便血爲標，便膿爲本；便膿血爲標，利不止爲本；下利便膿血爲標，小便不利而腹痛爲本。試問先腹痛，因而下利不止以及便膿血者，用辛甘溫熱之劑，爲不合法乎？至於陽氣治而本寒無化熱之根，便膿止，而便血不久當自愈矣。此長沙探本窮源之妙，世人不但不能用其法，亦且不能明其理，而混爲饒舌，是可哀也。愚嘗竊其意而治秋後之利紅白者，其效如神。倘本寒盡化標熱，無膿而但便血者，只消方中加黃連一味，則標本相當，真假互對矣。《少陰篇》

原文 少陰病，下利便膿血者，可刺。（308）

成無己曰（《注解傷寒論》）：下焦血氣留聚，腐化則爲膿血。刺之，以利下焦，宣通血氣。

方有執曰（《傷寒論條辨》）：此承上二條而申著其輔治之意。刺，所以通其壅瘀也。壅瘀通，便膿血自愈。《卷五》

盧之頤曰（《仲景傷寒論疏鈔金錍》）：復承上文湯以蕩之，亦可以經取之，虛則補之，實則瀉之，陷下則灸之，化而裁之，神而明之，存乎其人。《卷十》

程知曰（《傷寒經注》）：刺經穴以散其熱。《卷十一》

汪琥曰（《中寒論辨證廣注》）：少陰病下利便膿血，最前條已言其治矣，茲又重出其治而云刺者，當是可灸之誤。蓋少陰不下利而便膿血，此是陽經傳來之熱，壅遏於少陰之經，故宜刺以通泄之。今少陰病既下利矣，復見膿血，曾用桃花湯以溫澀之，倘溫

澀不止，繼之以灸，此爲輔治之法。《卷中》

周揚俊曰（《傷寒論三注》）：三條俱便膿血，而此用刺法者何？夫刺，所以通經氣也；桃花湯，所以固脫也。乃一法通因澀用，一法通因通用者，固病情有虛實之分，亦治病有新久之別歟，不可不加審也。《卷七》

沈明宗曰（《傷寒六經辨證治法》）：此不下利，但便膿血，乃純寒凝於血分，化爲膿血，但桃花湯不能開其壅結，故當刺其經穴，疏通氣血，而瀉血分之寒，俾邪去，則膿血止矣。《卷六》

錢潢曰（《傷寒溯源集》）：邪入少陰而下利，則下焦壅滯而不流行，氣血腐化而爲膿血，故可刺之以泄其邪，通行其脉絡，則其病可已。不曰刺何經穴者，蓋刺少陰之井榮俞經合也。《卷九》

吳謙曰（《醫宗金鑒》）：少陰病下利，便膿血用桃花湯不止者，熱瘀於陰分也，則可刺本經之穴，以泄其熱，熱去則膿血自止矣。《卷七》

黃元御曰（《傷寒懸解》）：《靈樞·脉度》："盛者泄之，虛者飲藥以補之。"桃花湯之治，便膿血之虛者也；若稍盛而生熱者，可刺經穴以泄之。《卷十一》

唐宗海曰（《傷寒論淺注補正》）：下利當溫，而溫藥又恐不能去血脉中之熱，宜分頭施治。內用溫藥以止其利，而其外則可用針刺以瀉血脉中之熱，則瀉經脉而不動臟寒，溫臟寒而不犯經脉，爲至妙也。《卷五》

原文 少陰病，吐利，手足逆冷，煩躁欲死者，吳茱萸湯主之。（309）

成無己曰（《注解傷寒論》）：吐利、手足厥冷，則陰寒氣甚；煩躁欲死者，陽氣內爭。與吳茱萸湯，助陽散寒。

郭雍曰（《傷寒補亡論》）：凡少陰病四逆而煩躁者，未問其餘證，先宜服吳茱萸湯；四逆而無煩躁證者，先宜服四逆湯；四逆下利脉不出者，先宜服通脉四逆湯。此三者，治少陰證大要藥也。《卷七·少陰經證》

方有執曰（《傷寒論條辨》）：吐則耗陽，利則損陰，厥冷者，陰損而逆也；煩躁，陽耗而亂也。茱萸辛溫，散寒暖胃而止嘔；人參甘溫，益陽固本而補中；大棗助胃益脾，生薑嘔家聖藥。故四物者，爲少陰扶危之所須也。《卷五》

萬全曰（《傷寒摘錦》）：此少陰自受寒邪而傳厥陰之證也，爲循經傳，乃母傳子也。吳茱萸湯，厥陰肝經藥也，故知。《卷下》

盧之頤曰（《仲景傷寒論疏鈔金錍》）：既吐且利，胃亡輸納衡量之所致也。蓋能盡其衡量者，皆係於生氣之原。所謂生氣之原者，謂腎間動氣也。此三焦之原，若釜底之灼然薪炭耳；此呼吸之門，若輪機之鼓扇，乃得灼然薪炭耳。設薪抽輪撤，則輪者忘其輪，而納者亦忘其納矣。諸陽本失，四維相代，手足逆冷，煩躁欲死也。《卷十》

柯琴曰（《傷寒論注》）：少陰病，吐利，煩躁四逆者死。四逆者，四肢厥冷，兼臂脛而言；此云手足，是指指掌而言，四肢之陽猶在。《卷四》

程知曰（《傷寒經注》）：吐利，陰邪在裏，上干脾胃也。厥冷，陽不溫於四肢也。

煩而且躁，則陰盛之極，至於陽氣暴露，擾亂不寧也。證至此，幾瀕危矣，非茱萸之辛溫，無以降腎氣之上逆，非人參、薑、棗之甘溫，無以培中土而制腎邪也。

按經言：少陰病，吐利躁煩，四逆者死。而此主以吳茱萸湯，是可無死也。然竊疑四逆與厥冷有別：四逆者，謂四肢逆冷，從指頭至肘膝皆寒也；厥冷者，言自指頭至腕踝冷也。躁煩與煩躁亦有別，躁者陰躁，煩者陽煩。躁煩者，言自躁而煩，是陰邪已外逼也；煩躁者，言自煩而躁，是陽氣猶內爭也。其輕重淺深之別，學者宜審詳之。《卷十》

沈明宗曰（《傷寒六經辨證治法》）：此少陰並挾厥陰而乘胃也。少陰邪盛，淫溢於肝，肝腎之邪協逆胃中，逼迫水穀下奔，陽微不能固攝，故上吐下利而手足厥冷。然肝為將軍之官，是被腎陰逼迫，則陽神飛越，躁急不寧，此乃陽欲上脫，陰欲下脫，故煩躁欲死。但無自汗，正在欲脫未脫之際，還可追陽返宅，故用吳茱萸專驅肝腎之寒而下逆氣，人參、薑、棗溫胃補中，俾正氣得補而寒自散，吐利煩躁即止矣。《卷七》

尤怡曰（《傷寒貫珠集》）：此寒中少陰，而復上攻陽明之證。吐利厥冷，煩躁欲死者，陰邪盛極而陽氣不勝也，故以吳茱萸溫里散寒為主；而既吐且利，中氣必傷，故以人參、大棗益虛安中為輔也。然後條（編者按：指第296條）云：少陰病，吐利煩躁，四逆者死。此復以吳茱萸湯主之者，彼為陰極而陽欲絕，此為陰盛而陽來爭也。病證則同，而辨之於爭與絕之間，蓋亦微矣。或云，先厥冷而後煩躁者，陽欲復而來爭也；先煩躁而四逆者，陽不勝而欲絕也，亦通。《卷七》

吳謙曰（《醫宗金鑒》）：名曰少陰病，主厥陰藥者，以少陰、厥陰多合病，證同情異，而治別也。少陰有吐利，厥陰亦有吐利；少陰有厥逆，厥陰亦有厥逆；少陰有煩躁，厥陰亦有煩躁。此合病而證同者也。少陰之厥有微甚，厥陰之厥有寒熱；少陰之煩躁則多躁，厥陰之煩躁則多煩。蓋少陰之病，多陰盛格陽，故主以四逆之薑、附，逐陰以回陽也；厥陰之病，多陰盛鬱陽，故主以吳茱萸之辛烈，迅散以通陽也。此情異而治別者也。今吐而不吐蚘，手足厥冷，故以少陰病名之也。蓋厥冷不過肘膝，多煩而躁欲死，故屬厥陰病主治也。所以不用四逆湯，而用吳茱萸湯也。《卷七》

徐大椿曰（《傷寒約編》）：少陰傷寒，手足厥冷，陽氣不伸，則木火內鬱，故煩躁欲死也。少陰病，吐利煩躁，四逆者死。此厥冷在手足而不及肢臂，是諸陽之本未脫。故用吳茱萸湯溫中散寒，則水溫土厚而吐利止，木達火舒而煩躁寧，厥冷自除矣。《卷六》

陳念祖曰（《傷寒論淺注》）：少陰先天水火之氣，皆賴後天中土以資生而資始也，醫者必明乎此，方可與言少陰之證治。少陰病，上吐下利，則中土虛矣。中土虛，不能灌漑四旁，故手足厥冷；不能交媾水火，故煩躁。其煩躁欲死者，水自水，火自火，陰陽欲合而不得也，以吳茱萸湯主之。《卷五》

原文 少陰病，下利，咽痛，胸滿，心煩，豬膚湯主之。（310）

成無己曰（《注解傷寒論》）：少陰之脉，從腎上貫肝膈，入肺中，則循喉嚨；其支別者，從肺出，絡心注胸中。邪自陽經傳於少陰，陰虛客熱，下利、咽痛、胸滿、心煩也，與豬膚湯，調陰散熱。

柯琴曰（《傷寒論注》）：少陰下利，下焦虛矣。少陰脉循喉嚨，其支者，出絡心，注胸中。咽痛胸滿心煩者，腎火不藏，循經而上走於陽分也。陽併於上，陰併於下，火不下交於腎，水不上承於心，此未濟之象。豬爲水畜，而津液在膚，君其膚以除上浮之虛火；佐白蜜、白粉之甘，瀉心潤肺而和脾，滋化源，培母氣。水升火降，上熱自除而下利止矣。《卷四》

吳人駒曰（《醫宗承啓》）：少陰者，腎也。腎者，受五臟六腑之精而藏之，下利則精傷，反因之而燥矣。燥則心爲之煩，咽爲之痛，虛熱上乘，胸亦爲之滿。燥者潤之，豬膚、白蜜，取其能潤虛燥而致津液者也。和之以白粉，用以益胃，而緩其下利者也。《卷五》

張錫駒曰（《傷寒直解》）：夫少陰上火下水而主樞機，下利者，水在下而火不得下濟也；咽痛者，火在上而水不得上交也。上下水火不交，則神機樞轉不出，故胸滿；神機內鬱，故心煩。《卷五》

秦之楨曰（《傷寒大白》）：少陰下利陰寒者多，今咽痛胸滿心煩，則是陽火，故用豬膚潤燥。《卷一·咽痛》

尤怡曰（《傷寒貫珠集》）：少陰之脉，從腎上貫肝膈，入肺中，循喉嚨，其支別者，從肺出，絡心注胸中。陽邪傳入少陰，下爲泄利，上爲咽痛。胸滿心煩，熱氣充斥脉中，不特泄傷本藏之氣，亦且消爍心肺之陰矣。《卷七》

徐大椿曰（《傷寒論類方》）：此亦中焦氣虛，陰火上炎之症。豬膚湯主之，以甘咸納之。《卷四》

胡嗣超曰（《傷寒雜病論》）：下利雖屬藏寒，然咽痛、胸滿、心煩是兼陽熱，既非辛溫所宜，又非苦寒可下，故立豬膚湯一法潤燥滋乾，則寒熱俱解矣。《卷十二》

高學山曰（《傷寒尚論辨似》）：此係津液下泄，陽氣上浮，胃中空虛，客氣動膈之症也。初因寒而下利，下利則津液泄而胃空，於是客氣以正虛而動膈，故胸滿也。此惟潤陰津、填胃氣以正治，故以甘寒之豬膚以潤燥，甘平之白粉以益胃。潤燥則咽痛、心煩可止，益胃則下利、胸滿可止矣。《少陰篇》

原文 豬膚湯方

豬膚一斤

上一味，以水一斗，煮取五升，去滓，加白蜜一升，白粉五合，熬香，和令相得，溫分六服。

成無己曰（《注解傷寒論》）：豬，水畜也，其氣先入腎。少陰客熱，是以豬膚解之。加白蜜以潤躁除煩，白粉以益氣斷利。

方有執曰（《傷寒論條辨》）：豬屬亥，宜入少陰，膚乃外薄，宜能解外，其性則涼，固能退熱，邪散而熱退，煩滿可除也。白蜜潤燥以和咽，咽利而不燥，痛可愈也。

白粉益土以勝水，土王水制，利可止也。《卷五》

程知曰（《傷寒經注》）：少陰下利，則陰氣下竭；咽痛、胸滿、心煩，則火邪上逼，故與豬膚以入腎而潤燥。豬膚者，豬肉外皮，去其肥白者是也。此與用黑驢皮之意同，蓋豬，水畜也，其氣先入腎，少陰燥熱以是潤之，加白蜜以助其上潤心肺，加白米粉熬香，以佐其溫養中土也。《卷十一》

汪琥曰（《傷寒論辨證廣注》）：按上湯，治少陰客熱虛燥下利之藥也。豬膚甘寒，白蜜甘涼，白粉甘平，三物皆能清熱潤燥補虛，熱清則煩滿除，燥潤則咽痛解，虛補則利自止矣。《卷九》

周揚俊曰（《傷寒論三注》）：仲景於少陰下利心煩，主用豬苓湯，於咽痛者，用甘草、桔梗湯，一以導熱滋陰，一以散火開邪，上下分治之法亦云盡矣。今於下利咽痛胸滿心煩四證廉見，則另立豬膚湯一法者，其義安在？彼腎司開闔，熱耗陰液則胃土受傷，而中滿不為利減；龍火上結則君火亦熾，而心主為之不寧。故以諸物之潤，莫豬膚若，況豬屬亥，水畜也，且性趨下，氣味甘寒；復加白蜜，全不以既利復潤稍稍介意者，止以下利正因燥劫也，燥潤津回，則利自止，而火亦得下矣。加白粉者，以固中也。《卷七》

吳儀洛曰（《傷寒分經》）：豬屬腎而膚主肺，故取治少陰經中伏邪陰火乘肺咽痛之證。但當取厚皮，湯泡去肥白油，刮取皮上一層白膩者為是。《卷四中》

呂震名曰（《傷寒尋源》）：下利咽痛，有陰盛而陽格於上者，治以驅陰復陽，若通脉四逆加桔梗是也；有陰虛而液不上蒸者，治宜育陰復液，若本方豬膚湯是也。《下集》

高學山曰（《傷寒尚論辨似》）：豬膚謂毛根薄皮，喻氏謂即豬皮之去肥白者。舊注非，喻說為是，但其云"與熬香之說不符"則誤也。蓋熬香者，單將白粉炒香，非與豬膚同炒而香也。本方自明，識者鑒之。《少陰篇》

原文 少陰病，二三日，咽痛者，可與甘草湯。不差，與桔梗湯。（311）

成無己曰（《注解傷寒論》）：陽邪傳於少陰，邪熱為咽痛，服甘草湯則差；若寒熱相搏為咽痛者，服甘草湯若不差，與桔梗湯以和少陰之氣。

方有執曰（《傷寒論條辨》）：咽痛，邪熱客於少陰之咽喉也。甘草甘平而和陰陽，故能主除寒熱；桔梗苦甘而任舟楫，故能主治咽傷。所以微則與甘草，甚則加桔梗也。《卷五》

柯琴曰（《傷寒論注》）：但咽痛而無下利、胸滿、心煩等證，但甘以緩之足矣。不差者，配以桔梗，辛以散之也。其熱微，故用此輕劑耳。《卷四》

程知曰（《傷寒經注》）：邪熱客於少陰，上逼則咽痛，用甘草者，緩其勢也，用桔梗者，開提其邪也。《卷十一》

吳謙曰（《醫宗金鑒》）：少陰病二三日，咽痛無他證者，乃少陰經客熱之微邪，可與甘草湯緩瀉其少陰之熱也。若不愈者，與桔梗湯，即甘草湯加桔梗以開鬱熱。不用苦

寒者，恐其熱鬱於陰經也。《卷七》

王丙曰（《傷寒論注》）：此手少陰病之輕者，二三日不下利惟咽痛，是心火鬱熱不移小腸而爍肺也，生甘草通經脈，利血氣，用以瀉心火而保肺金。……不差則肺中已有熱結，加桔梗以開肺而宣結，則必差也。兩言"可與"，有隨機加味之意。《卷四》

章楠曰（《傷寒論本旨》）：若風寒外閉少陰而咽痛者，仲景用半夏湯、散辛溫開泄之法矣，此少陰伏熱內發，循經上灼而咽痛，雖不合用辛溫開泄，亦不可用涼藥以遏其外出之勢，故用甘草甘平和中，導邪外達；如不差，更加桔梗上通其氣，蓋火鬱不得外出，故痛，通其氣，使火外達，則痛自止矣。《卷四》

高學山曰（《傷寒尚論辨似》）：夫寒邪始入少陰，嘗借臟真之陰陽以爲寒熱，臟中陰偏勝，則從陰而賊陽，陽偏勝，則從陽而賊陰。今二三日而但見咽痛，寒熱未判，故但用空靈淡宕之甘草、桔梗二湯以爲前驅，其不欲以大溫大潤無端而喜功生事可知矣。《少陰篇》

唐宗海曰（《傷寒論淺注補正》）：此咽痛當作紅腫論，與上節豬膚湯不同。豬膚是白爛，故宜清潤以生肌；此是紅腫，故宜瀉火以開利。《卷五》

原文 甘草湯方
甘草二兩
上一味，以水三升，煮取一升半，去滓，溫服七合，日二服。

許宏曰（《金鏡內臺方議》）：少陰之脈，循咽而止，寒熱相搏不散，而成咽痛，故與甘草一味，以泄咽膈之氣也。《卷九》

周揚俊曰（《傷寒論三注》）：少陰之脈循喉嚨，邪熱客之，能無痛乎？正挾少陰之火上升也。主甘草者，甘能除火熱也。《卷七》

張志聰曰（《傷寒論集注》）：甘草生用，主調經脈而清火熱。……本論湯方甘草俱炙，炙則助脾土而守中；惟此生用，生則和經脈而流通，學者不可以其近而忽之也。《卷四》

王子接曰（《絳雪園古方選注》）：一藥治病，是曰奇方。甘草爲九土之精，生用則涼，故可伐腎泄熱。治咽痛者，功在緩腎急而救陰液也。《上卷·和劑》

徐大椿曰（《傷寒約編》）：生草一味，甘涼瀉火，以緩其熱，清其膈，使熱緩膈清，則中氣調，而外邪自解，咽痛無不退矣。《卷六》

原文 桔梗湯方
桔梗一兩　甘草二兩
上二味，以水三升，煮取一升，去滓，溫分再服。

成無己曰（《注解傷寒論》）：桔梗辛溫以散寒，甘草味甘平以除熱，甘梗相会，以調寒熱。

許宏曰（《金鏡內臺方議》）：少陰咽痛者，與甘草湯，若不差者，是邪氣結甚，甘草不能下也。故用桔梗爲君，桔梗能浮而治上焦，利肺痿，爲衆藥之舟楫也。以甘草爲臣佐，合而治之，其氣自下也。《卷十》

陳亮斯曰（引自《傷寒論辨證廣注》）：咽痛既屬熱邪，何不兼用寒凉之味？不知少陰病真藏氣寒，得熱證猶爲易治，若純寒則已瀕於死，故雖屬熱證，不敢輕用寒凉，以其熱非極熱，而驟用寒凉，勢必變極寒之證，其去死不遠矣。《卷九》

秦之楨曰（《傷寒大白》）：甘草瀉心火，服之痛不愈，此火邪結住肺中不得外解，故以桔梗開發肺氣，同甘草瀉出肺中伏火。因此悟得欲清肺中邪結，必要開肺清肺，二味同用，則肺中之邪始出。《卷一·咽痛》

王子接曰（《絳雪園古方選注》）：桔梗味苦平，苦主於降，辛主於散，功專開提足少陰之熱邪，佐以甘草，載之於上，則能從腎上入肺中，循喉嚨而清利咽嗌。張元素謂其爲舟楫之劑者，譬之鐵石，入水本沉，以舟載之，則浮於上也。《上卷·和劑》

陳念祖曰（《長沙方歌括》）：甘草生用，能清上焦之火而調經脉。若不差，與桔梗湯以開提肺氣，不使火氣壅遏於會厭狹隘之地也。《卷五》

原文 少陰病，咽中傷，生瘡，不能語言，聲不出者，苦酒湯主之。（312）

成無己曰（《注解傷寒論》）：熱傷於絡，則經絡乾燥，使咽中傷，生瘡，不能言語，聲不出者，與苦酒湯，以解絡熱，愈咽瘡。

方有執曰（《傷寒論條辨》）：咽傷而生瘡，則比痛爲差重可知也。不能語言者，少陰之脉，復入肺絡心，心通竅於舌，心熱則舌不掉也。聲不出者，肺主聲而屬金，金清則鳴，熱則昏而塞也。《卷五》

盧之頤曰（《仲景傷寒論疏鈔金錍》）：此更深入經中，而邪轉熾也。咽中傷，生瘡，不能語言，聲不出，類狐惑之食於喉，則聲喝，默默欲眠，目不得閉，臥起不安者，苦酒湯主之。《卷十》

秦之楨曰（《傷寒大白》）：夫寒邪挾痰，伏於咽喉而痛，可用半夏以散痰，桂枝以散邪。若熱痰攻咽成瘡，而聲音不出，則不可妄用辛溫，故去桂枝，易以苦酒、鷄子白，溫散潤燥治之。《卷一·咽痛》

徐大椿曰（《傷寒論類方》）：少陰病，咽中傷，生瘡，疑即陰火喉癬之類。……此必遷延病久，咽喉爲火所蒸腐。此非湯劑之所能療，用此藥斂火降氣，內治而兼外治法也。《卷四》

沈金鰲曰（《傷寒論綱目》）：傷者，痛久而傷也；火灼則瘡生；邪熱壅於胸膈之上，故不能語言；聲出於喉，咽病則喉亦病，肺金爲邪火所制，故聲不出。其症較重於咽中痛，皆治之遲誤也。半夏開散，雞子清凉潤，故必治以本湯。《卷十四》

王丙曰（《傷寒論注》）：《靈樞》云：會厭者，音聲之戶，在咽中。足少陰爲寒所傷，其經脉盡處結澀不通，痰涎附麗於此，尸蟲上蝕，傷而生瘡，則不能語言，聲不出矣。凡遇此證，望其咽喉正中處必有粘痰，乃顑頷不開之故，蓋清氣不通於鼻，故濁凝而下結也。治法以半夏之辛微取其氣，使上行以通頏顙之竅，合苦酒之酸泄，以掃痰涎而解毒，更以鷄子白之潤肺而清氣分之熱者和之。繆仲醇曰：苦酒湯到咽即效，余亦歷試皆驗。有服此而口中發出穢氣至不可近，而咽爛已愈者。《卷五》

唐宗海曰（《傷寒論淺注補正》）：此生瘡，即今之喉癰、喉蛾，腫塞不得出聲。今有用刀針破之者，有用巴豆燒焦烙之者，皆是攻破之法，使不壅塞也。仲景用生半夏，正是破之也。予親見治重舌，敷生半夏立即消破，即知咽喉腫閉，亦能消而破之矣。且半夏爲降痰要藥，凡喉腫則痰塞，此仲景用半夏之妙，正是破之，又能去痰，與後世刀針、巴豆等法，較見精密。況兼鷄清之潤，苦酒之泄，真妙法也。《卷五》

原文 苦酒湯方

半夏洗，破如棗核十四枚　鷄子一枚，去黃，內上苦酒，着鷄子殼中。

上二味，內半夏著苦酒中，以鷄子殼置刀環中，安火上，令三沸，去滓，少少含嚥之。不差，更作三劑。

成無己曰（《注解傷寒論》）：辛以散之，半夏之辛，以發聲音；甘以緩之，鷄子之甘，以緩咽痛；酸以收之，苦酒之酸，以斂咽瘡。

方有執曰（《傷寒論條辨》）：半夏主咽而開痰結，苦酒消腫而斂咽瘡，鷄子甘寒而除伏熱。《卷五》

王肯堂曰（《傷寒準繩》）：按苦酒，本草注曰醯也，而成氏復云苦酒之酸，予則以爲名義俱乖，安知酒之味苦者不可已咽瘡耶？《秩之四》

李中梓曰（《傷寒括要》）：古方有醋煮鷄子，主喉痛失音，取其酸斂，固所宜也，獨半夏辛燥，何爲用之？大抵少陰多寒症，取其辛能發散，一散一斂，遂有理咽之功耶。《卷下》

柯琴曰（《傷寒論注》）：取苦酒以斂瘡，鷄子以發聲，而兼半夏者，必因嘔而咽傷，胸中之痰飲尚在，故用之，且以散鷄子、苦酒之酸寒，但令滋潤其咽，不令泥痰於胸膈也。置刀環中，放火上，只三沸即去滓，此略見火氣，不欲盡出其味，意可知矣。鷄子黃走血分，放心煩不卧者宜之；其白走氣分，故聲不出者宜之。《卷四》

程知曰（《傷寒經注》）：半夏之辛，開痰涎而發音聲；鷄子之甘，潤燥而和咽瘡；苦酒之苦，降熱而和血。

按卵白象天，卵黃象地。前黃連阿膠湯用鷄子黃，義取入腎滋陰；此苦酒湯用鷄子白，義取入肺潤瘡。《卷十一》

汪琥曰（《傷寒論辨證廣注》）：咽中生瘡，乃濕熱矣。此證之始，由三陽經有寒邪，傳入少陰，鬱而變熱；又寒之中濕氣居多，鬱熱之內，豈無留濕，濕熱相摶，咽中生瘡，語聲不出，成注云燥熱者誤也。故上方用半夏以去濕散邪，鷄子白以清熱降火，苦酒之用，一以斂半夏之太辛，一以消瘡腫而療咽傷也。此方乃清燥兼施之劑。《卷九》

錢潢曰（《傷寒溯源集》）：少陰之陰熱上攻，終非三陽之熱邪可比，故始終禁用寒藥，然非辛溫滑利，不足以開上焦痰熱之結邪，故用半夏爲君。鬱熱上蒸，則上焦天氣不清，所以咽中傷爛，肺受火刑，金實無聲，故語言不能，聲音不出。肺爲人身之天氣，象形以爲用，故以鷄子白之清涼滑竅爲臣。……陰火上逆，非寒涼可治，當用酸斂以收之，故用味酸性斂之苦酒爲佐，使陰中熱淫之氣斂降，如霧斂雲收，則天清氣朗而清明如故矣。……今之優人，每遇聲啞，即以生鷄子白啖之，聲音即出，亦此方之遺意也。《卷九》

尤怡曰（《傷寒貫珠集》）：半夏之辛，以散結熱，止咽痛；鷄子白甘寒入肺，清熱氣，通聲音；苦酒苦酸，消瘡腫，散邪毒也。《卷七》

王子接曰（《絳雪園古方選注》）：苦酒湯，治少陰水虧，不能上濟君火，而咽生瘡聲不出者。瘡者，疳也。半夏之辛滑，佐以鷄子清之甘潤，有利竅通聲之功，無燥津涸液之慮。然半夏之功能，全賴苦酒攝入陰分，劫澀斂瘡。即陰火沸騰，亦可因苦酒而降矣，故以名其湯。《上卷·和劑》

陳蔚曰（《長沙方歌括》）：一鷄子殼之小，安能納半夏十四枚之多？近刻以訛傳訛，即張令韶、張隱庵、柯韵伯之明亦仍之，甚矣，耳食之爲害也。余考原本，半夏洗破十四枚，謂取半夏一枚，洗去其涎，而破爲十四枚也。《卷五》

呂震名曰（《傷寒尋源》）：半夏、鷄子，消痰利咽，二味並用，俾半夏無燥液劫津之慮，鷄子得通聲利竅之功；而消腫斂瘡，更有藉於苦酒之斂降。其煎法、服法，總使其逗留病所。妙義天開，真令人不可思議。《下集》

原文 少陰病，咽中痛，半夏散及湯主之。（313）

成無己曰（《注解傷寒論》）：甘草湯，主少陰客熱咽痛；桔梗湯，主少陰寒熱相搏咽痛；半夏散及湯，主少陰客寒咽痛也。

方有執曰（《傷寒論條辨》）：此以風邪熱甚，痰上壅而痹痛者言也，是故主之以桂枝，祛風也；佐之以半夏，消痰也；和之以甘草，除熱也。《卷五》

李中梓曰（《傷寒括要》）：凡曰少陰病者，必兼脉微細，乃知咽痛多是伏寒於少陰之經，法當溫散，此半夏、桂枝之所由用也。《卷下》

柯琴曰（《傷寒論注》）：此必有惡寒欲嘔證，故加桂枝以散寒，半夏以除嘔。若挾相火，則辛溫非所宜矣。《卷四》

程知曰（《傷寒經注》）：此言客寒咽痛治法也。少陰病，其人但咽痛而無燥渴、心煩、咽瘡、不眠諸熱證，則爲寒邪所客，痰涎壅塞而痛可知，故以半夏之辛溫滌痰，桂枝之辛熱散寒，甘草之甘平緩痛。《卷十》

尤怡曰（《傷寒貫珠集》）：少陰咽痛，甘不能緩者，必以辛散之；寒不能除者，必以溫發之。蓋少陰客邪，鬱聚咽嗌之間，既不得出，復不得入，設以寒治，則聚益甚，投以辛溫，則鬱反通，《內經》“微者逆之，甚者從之”之意也。半夏散及湯，甘辛合用而辛勝於甘，其氣又溫，不特能解客寒之氣，亦能劫散咽喉怫鬱之熱也。《卷七》

吳謙曰（《醫宗金鑒》）：少陰病咽痛者，謂或左或右，一處痛也。咽中痛者，謂咽

中皆痛也，較之咽痛而有甚焉。甚則涎纏於咽中，故主以半夏散，散風邪以逐涎也。《卷七》

黄元御曰（《傷寒懸解》）：濁陰上逆，衝擊咽喉，因而作痛。半夏、桂枝降其衝氣，甘草緩其迫急也。《卷十一》

沈又彭曰（《傷寒論讀》）：誤汗條云：亡陽屬少陰，法當咽痛而復吐利。可知咽痛不獨陰虛證方有，而陽虛證更多。蓋陽氣既虛，則津液凝聚不化，隨經壅塞於上，故咽爲之痛也。《辨少陰證》

章楠曰（《傷寒論本旨》）：少陰之脉，其直者上循咽喉，外邪入裏，陽不得伸，鬱而化火，上灼咽痛，仍用辛温開達，使邪外解，則内火散。故以半夏入胃通陰陽之氣，甘草和中，桂枝通營以解表邪，此推本而治也。若見咽痛而投寒凉，則反閉其邪，必致更重。如温病咽痛，脉證不同，治法亦異……此邪之來源所當辨也。《卷四》

唐宗海曰（《傷寒論淺注補正》）：此言外感風寒，客於會厭，干少陰經而咽痛。此證予見多矣，喉間兼發紅色，并有痰涎，聲音嘶破，咽喉頗痛。四川此病多有，皆用人參敗毒散即愈，蓋即仲景半夏散及湯之意也。《卷五》

原文 半夏散及湯方

半夏洗　桂枝去皮　甘草炙

上三味，等分，各別擣篩已，合治之。白飲和服方寸匕，日三服。若不能散服者，以水一升，煎七沸，内散兩方寸匕，更煮三沸，下火令小冷，少少嚥之。半夏有毒，不當散服。

成無己曰（《注解傷寒論》）：《内經》曰：寒淫所勝，平以辛熱，佐以甘苦。半夏、桂枝之辛，以散經寒；甘草之甘，以緩正氣。

徐彬曰（《傷寒一百十三方發明》）：苦酒湯及此湯皆以去痰爲務，治在上焦，故劑皆極少，然此加桂、甘，則更巧矣。少陰之邪原從太陽來，故於去痰藥中入此二味，仍欲向太陽提出其火邪，但必審明微有表意者，方爲合法。

柯琴曰（《傷寒附翼》）：少陰之脉循喉嚨，挾舌本，故有咽痛症。若因於他症而咽痛者，不必治其咽。如脉陰陽俱緊，反汗出而吐利者，此亡陽也，只回其陽，則吐利止而咽痛自除。如下利而胸滿心煩者，是下焦虛而上焦熱也，升水降火，上下和調而痛自止。若無他症而但咽痛者，又有寒熱之别。見於二三日，是陰火上沖，可與甘草湯，甘凉瀉火以緩其熱；不瘥者，配以桔梗，兼辛以散之，所謂奇之不去而偶之也。二方爲正治之輕劑，以少陰爲陰中之陰，脉微細而但欲寐，不得用苦寒之劑也。若其陰症似陽，惡寒而嘔吐者，非甘桔所能療，當用半夏之辛温，散其上逆之邪，桂枝之甘温，散其陰寒之氣，緩以甘草之甘平，和以白飲之穀味，或爲散，或爲湯，隨病之意也。如咽中因痛而且傷，生瘡，不能言，語聲不出者，不得即認爲熱症，必因嘔而咽痛，胸中之痰飲未散，仍用半夏之辛温，取苦酒之酸以斂瘡，鷄子白之清以發聲，且三味相合，而半夏減辛烈之猛，苦酒緩收斂之驟，取鷄子白之潤滋其咽喉，又不令泥痰飲於胸膈也。

《卷下》

沈明宗曰（《傷寒六經辨證治法》）：此風熱與痰飲搏結氣分，故以半夏滌飲，甘草清熱，仍用桂枝以驅在上之風。設嗌喉腫窄，散不能服，以故易湯，乃服法之權變也。

《卷七》

王子梓曰（《絳雪園古方選注》）：半夏散，咽痛能嚥者，用散；不能嚥者，用湯。少陰之邪，逆於經脉，不得由樞而出，用半夏入陰散鬱熱，桂枝、甘草達肌表，則少陰之邪由經脉而出肌表，悉從太陽開發，半夏治咽痛，可無劫液之虞。《上卷·和劑》

徐大椿曰（《傷寒論類方》）：治上之藥，當小其劑。……《本草》：半夏治喉咽腫痛，桂枝治喉痹。此乃咽喉之主藥，後人以二味爲禁藥何也？《卷四》

陳蔚曰（《長沙方歌括》）：少陰主樞，熱氣不能從樞而出，逆於經脉而咽痛，爲甘草湯證；寒氣不能從樞而出，逆於經脉而咽中痛，爲半夏散及湯證。半夏運樞，桂枝解肌，甘草緩痛。和以白飲者，即桂枝湯啜粥之義，從中以達外，俾內外之經脉通而少陰之樞機出入矣。如咽痛不能服散，以湯少少嚥之，取其輕捷，即湯亦同於散也。《卷五》

胡嗣超曰（《傷寒雜病論》）：熱邪上逆，咽喉腫而聲嘶者，則以半夏消腫痛，桂枝散結氣，甘草瀉熱。《卷十二》

呂震名曰（《傷寒尋源》）：少陰咽痛，大都上熱下寒，不宜寒凉直折。本方用半夏開痰，桂枝散邪，復甘草以緩其急，使無劫液之虞。能嚥者用散，不能嚥者用湯。須令小冷，少少嚥之。此病在上者，但治其上，不欲其犯及中下也。《下集》

高學山曰（《傷寒尚論辨似》）：半夏散及湯併苦酒湯，即甘、桔二湯而更進之，非另一法也。蓋前條曰咽痛，是嚥則痛，不嚥則不痛，此曰咽中痛，則無時不痛矣。故前條以甘草緩逆，此則易半夏以降逆矣，前條以桔梗宣逆，此則易桂枝以散逆矣。至於咽中不特痛而且生瘡，以至痛而不能言語，更至聲不出者，則是咽中與會厭俱受陰火之逆，而困瘡腫重之故，彼辛熱之桂枝又在當禁，故少用降逆之半夏，佐以甘寒滋潤之雞子清，而以酸斂之苦酒煮之，則降陰火而滋乾熱俱得之。藥滿蛋殼，煎止三沸，服宜少少含嚥，所謂補上治上，制宜緩小也。《少陰篇》

原文 少陰病，下利，白通湯主之。（314）

成無己曰（《注解傷寒論》）：少陰主水，少陰客寒，不能制水，故自利也。白通湯溫裏散寒。

方有執曰（《傷寒論條辨》）：少陰病而加下利者，不獨在經而亦在藏，寒甚而陰勝也。治之以乾薑、附子者，勝其陰則寒自散也；用葱白而曰白通者，通其陽則陰自消也。《卷五》

萬全曰（《傷寒摘錦》）：白通湯薑附加葱白爲脉沉細而微澀。……何以知其脉之微澀也？經曰：少陰病，下利，脉微澀，必數更衣。白通湯治下利不止，故知。《卷下》

程知曰（《傷寒經注》）：此言下利宜通其陽也。少陰病，謂有脉微細、欲寐證也。

少陰下利，陰盛之極，恐至格陽，故用薑、附以消陰，葱白以升陽。通之者，一以溫之而令陽氣得入，一以發之而令陰氣易散也。《卷十》

吳謙曰（《醫宗金鑒》）：少陰病但欲寐，脉微細，已屬陽爲陰困矣。更加以下利，恐陰降極、陽下脫也。故君以葱白，大通其陽而上升；佐以薑、附，急勝其陰而緩降，則未脫之陽可復矣。《卷七》

陳念祖曰（《傷寒論淺注》）：少陰下利凹逆，有寒熱虛實之不同也，試先論虛寒。少陰脈微細、但欲寐之病，不見他證，只見下利，爲陰寒在下，君火不得下交，大失閉藏之職，以白通湯主之。《卷五》

呂震名曰（《傷寒尋源》）：少陰下利，腎中真陽將隨下利而亡，故以薑、附溫腎，而加葱白以升舉下陷之真陽也。《下集》

鄭壽全曰（《傷寒恒論》）：少陰下利，下元火衰也，主以白通湯，亦溫腎助陽，陽回利止之意也。《卷九》

原文 白通湯方

葱白四莖　乾薑一兩　附子一枚，生，去皮，破八片
上三味，以水三升，煮取一升，去滓，分溫再服。

成無己曰（《注解傷寒論》）：《內經》曰：腎苦燥，急食辛以潤之。葱白之辛，以通陽氣；薑附之辛，以散陰寒。

許宏曰（《金鏡內臺方議》）：少陰者，腎水也，若脉沉微，下利無熱症者，乃少陰客寒，不能制腎水，故自利也。以附子爲君，溫經散寒；加乾薑之辛熱，溫中益陽；加葱白之辛而通陽氣。以此三味之劑而治下利，若非內寒陰勝者，不可用也。《卷七》

張璐曰（《傷寒纘論》）：四逆湯中，去甘草之緩，而加葱白於薑附之中，以通其陽而消其陰，遂名其方爲白通，取葱白通陽之義也。《卷上·少陰上》

陳亮斯曰（引自《中寒論辨證論治》）：此方與四逆湯相類，獨去甘草，蓋驅寒欲其速，辛烈之性取其驟發，直達下焦，故不欲甘以緩之也。而尤重在葱白，少陰爲陰，天之寒氣亦爲陰，兩陰相合而偏於下利，則與陽氣隔絕不通，薑、附之力雖能益陽，不能使真陽之氣必入於陰中，惟葱白味辛，能通陽氣，令陰得陽而利可愈。蓋大辛大熱之藥原非吾身真陽，不過藉以益吾陽氣，非有以通之，能令真陽和會，而何以有濟也邪？《卷中》

周揚俊曰（《傷寒論三注》）：少陰下利，純陰之象也。純陰則必取純陽之味以散邪而回陽，然有時陽不得回者，正以陰氣窒塞，未有以通之也，故陰陽和而爲泰，陰陽格而爲否。真陽既虛，陰邪復深，薑、附之性雖能益陽，而不能使陽氣必入於陰中，不入陰中，陽何由復，陰何由去？故惟葱白味辛，可通於陰，使陰得達於陽，而利可除矣。《卷七》

錢潢曰（《傷寒溯源集》）：蓋白通湯，即四逆湯而以葱易甘草。甘草所以緩陰氣之逆，和薑、附而調護中州；葱則辛滑行氣，可以通行陽氣而解散寒邪。二者相較，一緩

一速，故其治亦頗有緩急之殊也。《卷九》

王子接曰（《絳雪園古方選注》）：白通者，薑、附性燥，腎之所苦，須藉葱白之潤，以通於腎，故名。若夫《金匱》云，面赤者加葱白。則是葱白通上焦之陽，下交於腎；附子啓下焦之陽，上承於心；乾薑溫中土之陽，以通上下。上下交，水火濟，利自止矣。按脉之生，原下起於腎，由腎而中歸於胃，由胃而上出於心，由心而大會於肺，外出於經脉。三者能變通於上下，亦由是也。《卷上·溫劑》

原文 少陰病，下利脉微者，與白通湯。利不止，厥逆無脉，乾嘔煩者，白通加豬膽汁湯主之。服湯脉暴出者死，微續者生。（315）

成無己曰（《注解傷寒論》）：少陰病，下利，脉微，爲寒極陰勝，與白通湯復陽散寒。服湯利不止，厥逆無脉，乾嘔煩者，寒氣太甚，內爲格拒，陽氣逆亂也，與白通湯加豬膽汁湯以和之。《內經》曰：逆而從之，從而逆之。又曰：逆者正治，從者反治。此之謂也。服湯脉暴出者，正氣因發泄而脫也，故死；脉微續者，陽氣漸復也，故生。

方有執曰（《傷寒論條辨》）：此承上條，復以其甚者言。脉微，陽虛也。厥逆無脉，乾嘔煩者，熱藥治寒，寒甚者，格拒而不入，湯不爲用，反爭而逆亂也。人尿性寒。膽汁微寒，以之爲向導者，經曰"逆者從之"，此之謂也。暴出，燭欲燼而焱烈也；微續，真陽回而漸復也。《卷五》

柯琴曰（《傷寒論注》）：下利脉微，是下焦虛寒不能制水故也，與白通湯以通其陽，補虛却寒而制水。服之利仍不止，更厥逆，反無脉，是陰盛格陽也；如乾嘔而煩，是陽欲通而不得通也。豬者水畜，屬少陰也；膽者甲木，從少陽也。法當取豬膽汁之苦寒爲反佐，加入白通湯中，從陰引陽，則陰盛格陽者，當成水火既濟矣。脉暴出者，孤陽獨行也，故死；微續者，少陽初生也，故生。《卷四》

程知曰（《傷寒經注》）：言陰盛格陽有膽汁通陰法也。以白通與之，宜乎陽可救陰，乃利不止，反至厥逆無脉，則陰邪愈無忌矣。乾嘔而煩，則陽藥在膈而不入陰矣。此非藥不勝病，乃無鄉導之力也。加入尿、豬膽之陰寒，則可引薑、附之溫入格拒之寒而調其逆，此《內經》從治法也。服湯脉暴出，真陽已離根也；脉微續，陽漸復也。《卷十》

張志聰曰（《傷寒論集注》）：上文言少陰下利與白通湯，此承上文而兼言脉微者，以脉始於腎，主於心，生於中土，以明上文下利乃腎精不升、心火不降、土氣內虛之意。利不止，厥逆無脉者，言服湯不解，始焉下利，繼則利不止；始焉脉微，繼則厥逆無脉；更兼乾嘔、心煩者，乃陰陽水火並竭，不相交濟，故以白通加豬膽汁湯。夫豬乃水畜，膽具精汁，可以滋少陰而濟其煩嘔；人尿乃入胃之飲，水精四布，五經並行，可以資中土而和其厥逆，中土相濟則煩嘔自除，故曰無膽汁亦可。服湯脉暴出死，微續生者，以脉之生原從下而上，由陰而陽，暴出無根，故主死；微續有本，故主生。《卷四》

尤怡曰（《傷寒貫珠集》）：少陰病，下利脉微者，寒邪直中，陽氣暴虛，既不能固其內，復不能通於脉，故宜薑、附之辛而溫者破陰固裏，葱白之辛而通者入脉引陽也。若服湯已，下利不止，而反厥逆無脉，乾嘔煩者，非藥之不中病也，陰寒太甚，上爲格拒，王太僕所謂甚大寒熱，必能與違性者爭雄，異氣者相格也。故即於白通湯中加人尿之咸寒，豬膽汁之苦寒，反其佐以同其氣，使不相格而適相成，《內經》所謂"寒熱溫涼，反從其病"是也。脉暴出者，無根之陽發露不遺，故死；脉微續者，被抑之陽來復有漸，故生。《卷上》

吳謙曰（《醫宗金鑒》）：無脉者，言診之而欲絕也。服湯後，更診其脉，若暴出者，如燭燼焰高，故主死。若其脉徐徐微續而出，則是真陽漸回，故可生也。故上條所以才見下利，即用白通以治於未形，誠善法也。《卷七》

徐大椿曰（《傷寒論類方》）：暴出乃藥力所迫，藥力盡則氣乃絕。微續乃正氣自復，故可生也。《少陰篇》云：少陰病，下利不止，惡寒而踡臥，手足溫者可治。則又當以手足之溫，驗其陽之有無也。《卷三》

吳儀洛曰（《傷寒分經》）：若服湯後，脉暴出者，乃無根之陽憑藥而興，故其來驟，迨藥力既過，陽亦隨盡而死。惟脉微續者，爲真陽藉藥而回，可保其生。然病至此亦危矣，所以遇純陰證，必當早用白通，圖功於未著也。《卷四上》

王丙曰（《傷寒論注》）：下利脉微，陽氣已衰，服白通利仍不止，陰亦傷矣，所以厥逆無脉、乾嘔煩也。此因藥不下達之故，舍白通亦無他法，但加豬膽、人尿之捷於走下者，導之使入下焦，以協力祛寒，邪乃出矣。然服湯後脉暴出，則陰涸而孤陽無依，故死；脉微續，則陰猶能戀其陽，故生也。《卷四》

原文 白通加豬膽汁湯方

葱白四莖　乾薑一兩　附子一枚，生，去皮，破八片　人尿五合　豬膽汁一合
上五味，以水三升，煮取一升，去滓，內膽汁、人尿，和令相得，分溫再服。若無膽，亦可用。

成無己曰（《注解傷寒論》）：《內經》曰：若調寒熱之逆，冷熱必行。則熱物冷服，下嗌之後，冷體既消，熱性便發，由是病氣隨愈，嘔噦皆除。情且不違，而致大益。此和人尿、豬膽汁咸苦寒物於白通湯熱劑中，要其氣相從，則可以去格拒之寒也。

汪琥曰（《中寒論辨證廣注》）：上方後云"若無膽，亦可用"，則知所重在人尿，方當名白通加入尿湯始妥。《卷中》

章楠曰（《傷寒論本旨》）：蓋寒熱之藥同煎，則氣味相和，化爲溫平；此方熱藥煎好，然後加入寒藥，則各行其性，導引陽藥入陰，使陰陽交通而無格拒之患。此陰陽互相爲用，由其互相爲根故也。可知仲景之法，皆本陰陽氣味裁制權宜而配合者，義理精微，有難言喻。《卷四》

原文 少陰病，二三日不已，至四五日，腹痛，小便不利，四肢沉重疼痛，自下利者，此爲有水氣。其人或欬，或小便利，或下利，或嘔者，真武湯主

之。（316）

成無己曰（《注解傷寒論》）：少陰病二三日，則邪氣猶淺，至四五日，邪氣已深。腎主水，腎病不能制水，水飲停爲水氣。腹痛者，寒濕内甚也；四肢沉重疼痛，寒濕外甚也；小便不利，自下利者，濕勝而水穀不別也。《内經》曰：濕勝則濡泄。與真武湯，益陽氣散寒濕。

方有執曰（《傷寒論條辨》）：腹痛，小便不利，陰寒内甚，濕甚而水不行也；四肢沉重疼痛，寒濕内滲，又復外薄也；自下利者，濕既甚而水不行，則與穀不分清，故曰此爲有水氣也。或爲諸證，大約水性泛濫，無所不之之故也。《卷五》

萬全曰（《傷寒摘錦》）：此少陰自病兼有水氣者也。水氣泛濫，故有或爲之證。按太陽表證有水氣者，小青龍湯；少陰裏證有水氣者，真武湯。六經中惟腎、膀胱主水，故二經有水氣之證也。《卷下》

柯琴曰（《傷寒論注》）：爲有水氣，是立真武湯本意。小便不利是病根，腹痛下利，四肢沉重疼痛，皆水氣爲患，因小便不利所致。然小便不利，實由坎中之無陽。坎中火用不宣，故腎家水體失職，是下焦虛寒，不能制水故也，法當壯元陽以消陰翳，逐留垢以清水源，因立此湯。末句語意，直接有水氣來，後三項是真武加減證，不是主證。若雖有水氣而不屬少陰，不得以真武主之也。《卷四》

程知曰（《傷寒經注》）：咳、嘔、腹痛、下利、四肢重痛，皆水寒之證也。咳、嘔則病邪逆於上，故有收逆之法與發散之法；下利、小便不利則病邪深於下，故有溫中之法與利水之法。一加減之間，非苟然也。《卷十》

程應旄曰（《傷寒論後條辨》）：水氣唯太陽與少陰有之，以二經同司夫水也，病則水氣不散，蓄而爲相因之加病。其水内蓄，則腹痛、小便不利而下利；其水氣外滯，則四肢沉重而疼痛；其水氣挾寒而上射與上壅，則咳而或嘔。證與太陽雖無大異，然太陽從表得之，膚腠不宣，而水氣爲玄府所遏，故以小青龍發之。少陰由下焦有寒，不能制伏本水，一二日至四五日，客邪得深入而動其本氣，遂至泛濫而見前證。緣所由來，實是胃陽衰而隄防不及也，故用真武湯溫中鎮水，收攝其陰氣。若用小青龍，則中有麻、桂發動腎中真陽，遂爲奔豚、厥逆，禍不旋踵矣。《卷十一》

吳人駒曰（《醫宗承啓》）：水火者，陰陽之徵兆。始而爲陰寒，終則屬之水矣。二三日尚屬寒之氣可得而散者，設若不已，而至四五日，則化而爲水之氣。故腹痛小便不利，四肢沉重疼痛，自下利者，皆水氣之爲患也。水氣不得施化，故小便不利而大便反快。水氣障礙，則在上之氣不得下交，反逆而爲咳爲嘔。真武湯之附子、乾薑，以溫解寒之氣；白尤、茯苓，壯土以利水；芍藥以收陰邪，使不令犯上。若咳者，加乾薑、細辛以溫中寒，五味以收肺氣。若小便已利，則不用復利，故茯苓可去。若下利，由於陰盛，故芍藥之寒可去，而乾薑可加。若嘔，則因於中寒，附子乃溫下而生姜用以溫中。《卷二》

魏荔彤曰（《傷寒論本義》）：少陰病二三日不已，此亦就藏邪爲言也。至四五日之久，腹中作痛，此痛必隱隱常痛，乃寒濕凝滯之象，必非時痛時止之熱痛也。且寒濕作痛，必兼滿，按之少可，而非熱痛不欲近人也。既辨乎此，又驗之於小便。小便不利，濕盛而氣壅也。單爲寒，則小便色白且利；兼乎濕，則雖色白而不利，此寒濕之可據者也。且單爲寒，則身體骨節痛，而未必沉重；兼濕，則沉重爲多而疼痛爲少，故先言沉重後言疼痛，就緩急言之也。或有自下利者，亦濕邪之下注也，惟小便不利，則大便濕行。種種審諦，知其人有水氣，兼寒邪得中少陰，亦如太陽有水氣，而更感風寒。以水氣爲兼病，而治法必當更爲推求也。於是其人或咳、或嘔，則水氣上逆之故。亦有小便自利者，則又寒濕兼虛，氣不收攝之故。無非水氣與寒邪相涸於下焦。膀胱與腎原相表裏，水氣浸淫於府，陰寒固沍於藏，豈細故哉。法當溫臟回陽以治寒邪，又當燥脾暖土以制水氣，附子治寒邪者，餘制水氣者，主以真武湯。《卷十五》

吳謙曰（《醫宗金鑒》）：論中心下有水氣，發熱有汗，煩渴引飲，小便不利者，屬太陽中風，五苓散證也。發熱無汗，乾嘔不渴，小便不利者，屬太陽傷寒，小青龍湯證也。今少陰病，二三日不已，至四五日，腹痛下利，陰寒深矣。設小便利，是純寒而無水，乃附子湯證也。今小便不利，或咳或嘔，此爲陰寒兼有水氣之證。故水寒之氣，外攻於表，則四肢沉重疼痛；內盛於裏，則腹痛自利也；水氣停於上焦胸肺，則咳喘而不能臥；停於中焦胃府，則嘔而或下利；停於下焦膀胱，則小便不利而或少腹滿。種種諸證，總不外乎陰寒之水。而不用五苓者，以非表熱之飲也；不用小青龍者，以非表寒之飲也。故惟主以真武湯，溫寒以制水也。《卷上》

陳念祖曰（《傷寒論淺注》）：腎者水也，主乎水者，生陽之火也。火衰不能生土，土虛不能制水，水寒用事，此爲有水氣，乃真武之正證。《卷五》

唐宗海曰（《傷寒論淺注補正》）：但是寒水滯留，只是小便不利、四肢沉重、自下利而已，不能腹痛與四肢疼痛也，蓋其有氣欲行，遇水阻拒，乃爲痛也。凡氣者，皆生於腎，布於肺，而其鬱又賴肝木舒散之性以達之也，必肝木不舒散，乃鬱過爲痛，血阻水阻，皆爲痛矣。故凡理氣之藥，枳、朴、木香，皆秉木氣；芍藥平肝木止痛，亦是泄木氣之過鬱也。此有水，復有氣，故薑、附、苓、尤以治水，而必加芍藥以泄其氣也。若下利者，氣既下泄，不當復泄，故去芍藥，可知水與氣之分矣。《卷五》

原文 真武湯方

茯苓三兩　芍藥三兩　白尤二兩　生薑三兩，切　附子一枚，炮，去皮，破八片

上五味，以水八升，煮取三升，去滓，溫服七合，日三服。若欬者，加五味子半升，細辛一兩，乾薑一兩；若小便利者，去茯苓；若下利者，去芍藥，加乾薑二兩；若嘔者，去附子，加生薑，足前爲半斤。

成無己曰（《傷寒明理論》）：真武，北方水神也，而屬腎，用以治水焉。水氣在心下，外帶表而屬陽，必應發散，故治以真武湯。青龍湯主太陽病，真武湯主少陰病，少陰，腎水也，此湯可以和之，真武之名得矣。茯苓味甘平，白尤味甘溫。脾惡濕，腹有水氣，則脾不治；脾欲緩，急食甘以緩之。滲水緩脾，必以甘爲主，故以茯苓爲君，白

尤爲臣。芍藥味酸微寒，生薑味辛溫，《內經》曰：濕淫所勝，佐以酸辛。除濕正氣，是用芍藥、生薑酸辛爲佐也。附子味辛熱，《內經》曰：寒淫所勝，平以辛熱。溫經散濕，是以附子爲使也。水氣內漬，至於散則所行不一，故有加減之方焉。若咳者加五味子、細辛、乾薑，咳者，水寒射肺也，肺氣逆者，以酸收之，五味子酸而收也；肺惡寒，以辛潤之，細辛、乾薑辛而潤也。若小便利者去茯苓，茯苓專滲泄者也。若下利者去芍藥，加乾薑，酸之性泄，去芍藥以酸泄也；辛之性散，加乾薑以散寒也。嘔者去附子，加生薑，氣上逆則嘔，附子補氣，生薑散氣，兩不相損，氣則順矣。增損之功，非大智孰能貫之。《卷四》

許宏曰（《金鏡內臺方議》）：少陰者，腎也，真武者，北方之正氣也。腎氣內虛，不能制水，故以北方主之。其病腹痛者，寒濕內勝也；四肢沉重疼痛者，寒濕外甚也；小便不利，又自下利者，濕勝而水穀不化也；或咳或嘔者，水氣在中也。故用茯苓爲君，白尤爲臣，二者入脾走腎，逐水祛濕；以芍藥爲佐而益脾氣；以附子、生薑之辛爲使，溫經而散寒也。又發汗汗出不解，其人仍發熱，邪氣未解也；心下悸，頭眩，身瞤動，振振欲擗地者，爲真氣內虛而亡其陽，亦用此湯正氣溫經而復其陽也。《卷七》

方有執曰（《傷寒論條辨》）：真武者，北方陰精之宿，職專司水之神，以之名湯，義取之水。然陰寒甚而水泛濫，由陽困弱而土不能制伏也。是故尤與茯苓燥土勝濕，芍藥、附子利氣助陽，生薑健脾以煖土，則水有制而陰寒退。藥與病宜，理至必愈。《卷五》

張璐曰（《傷寒纘論》）：按真武湯方，本治少陰病水飲內結，所以首推尤、附，兼茯苓、生薑之運脾滲水爲務，此人所易明也。至用芍藥之微旨，非聖人不能。蓋此證雖曰少陰本病，而實緣水飲內結，所以腹痛自利，四肢疼重，而小便反不利也。若極虛極寒，則小便必清白無禁矣，安有反不利之理哉？則知其人不但真陽不足，真陰亦已素虧，或陰中伏有陽邪所致，若不用芍藥固護其陰，豈能勝附子之雄烈乎？即知附子湯、桂枝加附子湯、芍藥甘草附子湯，皆芍藥與附子並用，其溫經固營之法，與保陰回陽不殊。後世用藥，能獲仲景心法者幾人哉？《卷下·正方》

徐彬曰（《傷寒一百十三方發明》）：熟附能補，配以生薑之辛，則補中有宣發之意，兼以芍藥之酸，則宣中又有收斂之能。復加苓、尤者，蓋水本坎，正惟挾外邪，而橫流逆射，今有薑、附、芍以溫經而調劑之矣，苓、尤復能攝水下入，故少陰病至四五日，有水氣者用之，水既下趨，則不復能上注也；此之誤汗而亡陽，心悸頭眩身瞤者亦用之，水既內入，則不復能外溢也。一舉而扶土制水，共成溫經之功，故曰真武，取其能鎮北方之水也。……附子湯及真武湯皆兼苓、尤、芍。斂外以固其內也。但附子湯用生附，比真武又加參而去生薑，則有直補驅邪之不同矣。

柯琴曰（《傷寒附翼》）：若兼咳者，是水氣射肺所致，加五味之酸溫，佐芍藥以收腎中水氣；細辛之辛溫，佐生薑以散肺中水氣，而咳自除。若兼嘔者，是水氣在胃，因中焦不和，四肢亦不治，此病不涉少陰，由於太陰濕化不宣也，與治腎水射肺者不同法，不須附子以溫腎水，倍加生薑以散脾濕，此爲和中之劑，而非治腎之劑矣。若小便自利而下利者，是胃中無物，此腹痛因於胃寒，四肢因於脾濕，故去芍藥之陰寒，加乾

薑以佐附子之辛熱，即茯苓之甘平者亦去之，此爲溫中之劑，而非利水之劑矣。《卷下》

汪琥曰（《中寒論辨證廣注》）：真武湯專治少陰裏寒停水，君主之藥當是附子一味，爲其能走腎溫經而散寒也。水來侮土，則腹痛下利，故用苓、术、芍藥以滲停水，止腹痛。四肢沉重是濕，疼痛是寒，此略帶表邪，故用生薑以散邪。《卷中》

錢潢曰（《傷寒溯源集》）：後加減法，爲後世俗醫所增。《卷九》

吳議曰（《醫宗金鑒》）：小青龍湯，治表不解，有水氣，中外皆寒實之病也；真武湯，治表已解，有水氣，中外皆寒虛之病也。真武者，北方司水之神也，以之名湯者，賴以鎮水之義也。夫人一身制水者，脾也；主水者，腎也；腎爲胃關，聚水而從其類者。倘腎中無陽，則脾之樞機雖運，而腎之關門不開，水雖欲行，孰爲之主，故水無主制，泛溢妄行而有是證也。用附子之辛熱，壯腎之元陽，而水有所主矣；白术之苦燥，建立中土，而水有所制矣；生薑之辛散，佐附子以補陽，溫中有散水之意；茯苓之淡滲，佐白术以健土，制水之中有利水之道焉。而尤妙在芍藥之酸斂，加於制水、主水藥中，一以瀉水，使子盜母虛，得免妄行之患；一以斂陽，使歸根於陰，更無飛越之虞。孰謂寒陰之品無益於陽乎？而昧者不知承制之理，論中誤服青龍發汗亡陽，用此湯者，亦此義也。然下利減芍藥者，以其陽不外散也；加乾薑者，以其溫中勝寒也。水寒傷肺則咳，加細辛、乾薑者，散水寒也。加五味子者，收肺氣也。小便利者去茯苓，以其雖寒而水不能停也。嘔者，去附子倍生薑，以其病非下焦，水停於胃也。所以不須溫腎以行水，只當溫胃以散水。佐生薑者，功能止嘔也。《卷七》

陳念祖曰（《傷寒真方歌括》）：附子壯元陽，則水有所主；白术建土氣，則水有所制；合芍藥之苦以降之，茯苓之淡以泄之，生薑之辛以行之，總使水歸其壑。今人以行水之劑目爲溫補之劑，誤矣。《卷五》

原文 少陰病，下利清穀，裏寒外熱，手足厥逆，脉微欲絶，身反不惡寒，其人面色赤，或腹痛，或乾嘔，或咽痛，或利止脉不出者，通脉四逆湯主之。（317）

成無己曰（《注解傷寒論》）：下利清穀，手足厥逆，脉微欲絶，爲裏寒；身熱，不惡寒，面色赤，爲外熱。此陰甚於內，格陽於外，不相通也，與通脉四逆湯，散陰通陽。

王好古曰（《陰證略例》）：若面紅或赤，或紅赤俱見，脉浮沉不一，細而微者，傷在少陰腎之經也。通脉四逆湯。《海藏老人內傷三陰例》

方有執曰（《傷寒論條辨》）：下利清穀，手足厥冷，脉微欲絶而裏寒者，陰甚於內也；身反不惡寒，面色赤而外熱者，格陽於外也。陰陽不相通，所以逆亂而有或爲諸多證。利雖止，邪欲罷也；脉仍不出，陽氣未復也。夫脉者，血氣之道路。血，陰也，非陽不行。薑附辛熱助陽也，甘草甘平益氣也，湯本四逆而分兩殊，通脉則加薑之謂。《卷五》

張志聰曰（《傷寒論集注》）：下利清穀，少陰陰寒之證也；裏寒外熱，內真寒而外假熱也；手足厥冷，則陽氣外虛；脉微欲絕，則生氣內竭。夫內外俱虛，身當惡寒，今反不惡寒，乃真陰內脫，虛陽外浮，故以通脉四逆湯主之。夫四逆湯而曰通脉者，以倍加乾薑，土氣溫和，又主通脉也。《卷四》

錢潢曰（《傷寒溯源集》）：清穀，清水完穀也；裏寒外熱，陰盛格陽於外也。寒甚於裏，故下利清穀、四肢厥逆而脉見微細欲絕也。寒甚則當惡寒，而反不惡寒，寒甚則面不當赤，而反赤色，虛陽上浮而戴陽也。寒邪在裏，或作腹痛；陰氣上逆，或作乾嘔；少陰之脉循喉嚨，若陰盛迫陽於上，或作咽痛；寒凝水涸而利反止，陰盛陽衰之極，營血不流，陽氣不行而至於脉不出者，當以通脉四逆湯主之。前陽明中寒，表熱裏寒，下利清穀者，尚以四逆湯主之，況少陰乎？服湯後，陽回氣動，其脉即出而仍還於有者，乃陽氣未竭，一時爲盛寒所抑，鬱伏不出耳，故即出爲愈也。《卷九》

秦之楨曰（《傷寒大白》）：下利清穀，手足厥逆，已是陰症；且得脉微欲絕，則陰症更有確據。此之不惡寒，面色赤，乃是真陽外脫；此之咽痛，乃是虛陽上浮。《總論·陰症似陽論》

鄭壽全曰（《傷寒恒論》）：下利清穀，其人面赤色，裏寒外熱，厥逆，脉微欲絕，種種病形皆是危亡之候，但其人身反不惡寒，其陽猶在，尚未離根，若惡寒身重甚，陽已離根，招之不易。服白通湯，其脉即出而緩者生，其脉暴出者死。《卷九》

高學山曰（《傷寒尚論辨似》）：此少陰寒邪上犯胃陽，將陽氣逼迫於外者也。脉中營氣起於中焦胃腑，胃因寒逆，故脉欲絕。此通脉者，通其胃中之陽也。條中總以裏寒外熱句爲綱領，裏寒，故下利清穀，手足厥逆，脉欲絕，腹痛，乾嘔；外熱，故不惡寒，面赤，咽痛也。利不止，即下利清穀之甚者；脉不出，即脉欲絕之甚者。以辛熱之薑附而統於浮緩守中之甘草，則胃陽復而陰氣退安於下焦，故諸症可除，胃陽復而營氣得通於四末，故脉絕可出也。《少陰篇》

原文 通脉四逆湯方

甘草二兩，炙　附子大者一枚，生用，去皮，破八片　乾薑三兩，強人可四兩
上三味，以水三升，煮取一升二合，去滓，分溫再服，其脉即出者愈。面色赤者，加葱九莖；腹中痛者，去葱，加芍藥二兩；嘔者，加生薑二兩；咽痛者，去芍藥，加桔梗一兩；利止脉不出者，去桔梗，加人參二兩。病皆與方相應者，乃服之。

成無己曰（《注解傷寒論》）：葱味辛，以通陽氣。芍藥之酸，通寒利腹中痛，爲氣不通也。辛以散之，嘔爲氣不散也。咽中如結，加桔梗則能散之。利止脉不出者，亡血也，加人參以補之。經曰：脉微而利，亡血也，四逆加人參湯主之。

盧之頤曰（《仲景傷寒論疏鈔金錍》）：通脉四逆湯主之，即白通湯加甘草，謂下清穀者，甚於下利，藉甘草之建安中土也；即四逆湯加葱白，謂脉微欲絕者，甚於手足厥逆，藉葱白之前通陽氣也。或腹痛者，此陰凝之至堅，易芍藥之銳利，去葱白之輕通；

或嘔者，此樞機之窒逆，遠葱莖之臭腥，助生薑之辛徹；或咽痛者，此騰經之高遠，謝芍藥之上開，憑桔梗之下載；或利止脉不出者，此又甚於脉微欲絕矣，仍賴葱白之接脉，佐人參之扶陷，斯元貞漸復，邪僻頓除矣。《卷十》

李中梓曰（《傷寒括要》）：此湯與四逆湯同，但倍用乾薑耳。如面赤者，加葱九莖，以通陽氣；腹痛者，去葱，加芍藥，以和營氣；嘔者，加生薑，以散逆氣；咽痛者，去芍藥，加桔梗，以散肺氣；利止脉不出者，去桔梗，加人參，以補肺氣。

又曰：按白通湯及白通加豬膽汁湯，真武湯及通脉四逆湯，皆爲少陰下利而設，惟薑、附相同，餘藥各異，何也？蓋少陰下利，寒氣已甚，非薑、附不除，然兼見之症不齊，故用藥亦異耳。《卷下》

柯琴曰（《傷寒附翼》）：此下焦虛極矣。恐四逆之劑不足以起下焦之元陽，而續欲絕之脉，故倍加其味，作爲大劑，更加葱以通之。葱稟東方之色，能行少陽生發之機，體空味辛，能入肺以行營衛之氣，薑、附、參、甘，得此以奏捷於經絡之間，而脉自通矣。脉通則虛陽得歸其部，外熱自除而裏寒自解，諸症無虞矣。

按：本方以陰症似陽而設，症之異於四逆者，在不惡寒而面色赤。……夫人參所以通血脉，安有脉欲絕而不用者？舊本乃於方後云：面色赤者加葱，利止脉不出者加參。豈非抄錄者之疏失於本方，而蛇足於加法乎？《卷下》

陳亮斯曰（引自《中寒論辨證廣注》）：通脉四逆即四逆湯也，其異於四逆者，附子云大，甘草、乾薑之分兩加重，然有何大異，而加通脉以別之？曰四逆湯者，治四肢逆也。論曰，陰陽之氣不相順接，便爲厥。厥者，陽氣虛也，故以四逆益真陽，使其氣相順接而厥逆愈矣。至於裏寒之甚者，不獨氣不相順接，並脉亦不相順接，其證更劇，故用四逆湯而制大其劑，如是則能通脉矣。《卷中》

汪琥曰（《中寒論辨證廣注》）：或問腹中痛係裏寒甚，何以加芍藥？余答云：芍藥之性平，用入芩、連等劑，則和血分之熱，用入薑、附等劑，則和血分之寒，在配合之得其宜耳。《卷中》

鄭重光曰（《傷寒論條辨續注》）：前條脉暴出者死，此條云脉即出者愈，其辨最細。蓋暴出脉已離根，此即出則陽返舍。繇其外熱，真陽尚在，通其脉而脉即出，設脉不出，陽氣已隨熱勢外散，又當主死矣。《卷八》

錢潢曰（《傷寒溯源集》）：以四逆湯而倍加乾薑，其助陽之力或較勝，然既增通脉二字，當是不同，恐是已加葱白以通陽氣，有白通之義，故有是名。疑是久遠差訛，或編次之失，致原方中脫落，未可知也。《卷九》

張錫駒曰（《傷寒直解》）：以生附啓下焦之生陽，甘草、乾薑溫中焦之中土，脉即出而愈矣。若面赤者，虛陽泛上也，加葱白引陽氣以下行；腹中痛者，脾絡不和也，去葱加芍藥以通脾絡；嘔者，胃氣逆也，加生薑以宣逆氣；咽痛者，少陰循經上逆也，去芍藥之苦泄，加桔梗之開提；利止脉不出者，穀神內虛，脉無所生，去桔梗加人參以生脉。《卷五》

王子接曰（《絳雪園古方選注》）：通脉四逆，少陰格陽，面赤陽越欲亡，急用乾薑、生附奪門而入，驅散陰霾；甘草監制薑附烈性，留頓中宮，扶持太和元氣；藉葱白入營通脉，庶可迎陽內返。推仲景之心，只取其脉通陽返，了無余義矣。至於腹痛加芍藥，嘔加生薑，咽痛加桔梗，利不止加人参，或涉太陰，或干陽明，或陰火僭上，或穀氣不得，非格陽證中所必有者也，故仲景不列藥品於主方之內，學者所當詳審。《上卷·濕劑》

吳謙曰（《醫宗金鑒》）：論中扶陽抑陰之劑，中寒陽微不能外達，主以四逆；中外俱寒，陽氣虛甚，主以附子；陰盛於下，格陽於上，主以白通；陰盛於內，格陽於外，主以通脉。是則可知四逆運行陽氣者也，附子溫補陽氣者也，白通宣通上下之陽者也，通脉通達內外之陽者也。今脉微欲絕，裏寒外熱，是腎中陰盛，格陽於外，故主之也。倍乾薑，加甘草佐附子，易名通脉四逆湯者，以其能大壯元陽，主持中外，共招外熱返之於內。蓋此時生氣已離，亡在俄頃，若以柔緩之甘草爲君，何能疾呼外陽？故易以乾薑。然必加甘草與乾薑等分者，恐渙漫之餘，薑、附之猛，不能安養元氣，所謂有制之師也。若面赤者，加蔥以通格上之陽。腹痛者，加芍藥以和在裏之陰。嘔逆者，加生薑以止嘔。咽痛者，加桔梗以利咽。利止脉不出氣少者，俱倍人参，以生元氣而復脉也。《卷上》

徐大椿曰（《傷寒論類方》）：暴出與即出不同。暴出，一時出盡；即出，言服藥後少頃，即徐徐微續也，須善會之。《卷三》

陳念祖曰（《長沙方歌括》）：陽氣不能運行，宜四逆湯；元陽虛甚，宜附子湯；陰盛於下，格陽於上，宜白通湯；陰盛於內，格陽於外，宜通脉四逆湯。蓋以生氣既離，亡在頃刻，若以柔緩之甘草爲君，豈能疾呼散陽而使返耶，故倍用乾薑；而仍不減甘草者，恐散渙之餘，不能當薑、附之猛，還藉甘草以收全功也。《卷五》

章楠曰（《傷寒論本旨》）：面赤者，虛陽上浮，加蔥引諸藥上達，而招之內返也；腹痛者，肝脾不和，故去蔥之走表，加芍藥和肝脾也；嘔者，寒氣上逆，加生薑以散之也；咽痛者，寒閉其陽，鬱於咽喉，故去芍藥之斂，加桔梗上通其氣也；營行脉中，脉不出者，營氣不續也，營起於中焦，故去桔梗，加人参，補中以生營氣也。《卷四》

文通曰（《百十三方解》）：乾薑附子湯治汗下後陰陽兩虛，故用附子以溫胃腎，用乾薑以溫心脾，爲回陽第一方。加甘草以和陰，即爲四逆湯，主從中宮脾胃而回厥逆，偏在氣分寒多，爲四逆症輕劑也。倍加乾薑即爲通脉四逆湯，主從中宮脾胃而通血脉，偏在血分寒多，爲四逆症重劑也。《下卷》

原文 少陰病，四逆，其人或欬，或悸，或小便不利，或腹中痛，或泄利下重者，四逆散主之。（318）

成無己曰（《注解傷寒論》）：四逆者，四肢不溫也。傷寒邪在三陽，則手足必熱；傳到太陰，手足自溫；至少陰，則邪熱漸深，故四肢逆而不溫也；及至厥陰，則手足厥冷，是又甚於逆。四逆散以散傳陰之熱也。

方有執曰（《傷寒論條辨》）：人之四肢，溫和爲順，故以不溫和爲逆，但不溫和而未至於厥冷，則熱猶爲未入深也，故用柴胡解之也，枳實泄之也。然熱，邪也，邪欲

654

解，本，陰也，陰欲收，芍藥收之也，甘草和之也。《卷五》

盧之頤曰（《仲景傷寒論疏鈔金錍》）：此條少陰之四逆，不必拈定手足溫冷厥逆，亦可手足寒，手足熱，亦可手足時寒，手足時熱也。……故逆者，却也，亂也，迕也，不順也。若僅作少陰觀，則失之者遠矣，大都歸向乎陰樞，殊異乎陽樞之成象矣。《卷十》

李中梓曰（《傷寒括要》）：按少陰用藥，有陰陽之分，如陰寒而四逆者，非薑、附不能療也。此症雖云四逆，必不甚冷，或指頭微溫，或脉不沉微，乃陰中涵陽之症，此惟氣不宣通，乃爲逆冷。故以柴胡涼表，芍藥清中，此本肝膽之劑，而少陰用之者，爲水木同元也；以枳實利七衝之門，以甘草和三焦之氣，即氣機宣通，而四逆可痊已。已下或爲之症凡五條，皆挾陽而發者也。《卷下》

柯琴曰（《傷寒論注》）：四肢爲諸陽之本，陽氣不達於四肢，因而厥逆，故四逆多屬於陰。此則泄利下重，是陽邪下陷入陰中，陽內而陰反外，以致陰陽脉氣不相順接也。……此少陰樞機無主，故多或然之證。因取四物以散四逆之熱邪，隨症加味以治或然證。《卷四》

程知曰（《傷寒經注》）：熱邪傳經至於手足逆冷，最難辨認。謂爲寒深於裏，則無脉微欲絕證；謂爲熱深於裏，則無煩渴證。蓋只是熱邪入結於裏，而陽氣不得順行於四肢也。此證當用和解，不當用寒下，故經中用劑之輕少者無如此方。經方於各味下並無一兩、二兩之文，止言各十分搗篩，白飲和服方寸匕，則其輕緩解散之義可見矣。乾薑、五味、桂枝、茯苓、附子、薤白各隨證而加之，然皆是溫中散結之品，則此證之不可用寒下又可概見矣。方用散者，取其輕揚於四肢也。《卷十》

張志聰曰（《傷寒論集注》）：本篇凡論四逆皆主生陽不升，穀神內脱，此言少陰四逆不必盡屬陽虛，亦有土氣鬱結，胃氣不舒，而爲四逆之證，所以結四逆之義也。故方中用柴胡、炙草和中而達外，枳實宣達胃土，芍藥疏通經脉。用散者，取其四散於外內之意。《卷四》

吳人駒曰（《醫宗承啓》）：同一四逆，而有微甚之各別。因邪有淺深，而治法則有輕重，若以輕而重，以重而輕，則悖矣。四逆散之柴胡用以條達，而厥逆因於在表不得舒發也；枳實用以寬中，而厥逆因於在裏不得通調也；芍藥、甘草以和裏，而厥逆必因裏之不得其和也。而曰少陰病者，有類乎少陰，而初非少陰之裏病，但由微而甚，自淺而深，有自來矣。故有增減諸變通等法。咳而下利，因在裏之寒邪甚者，加乾薑以溫裏，五味爲之酸收。悸屬陽虛，而表寒爲甚，加桂枝同柴胡以治表。小便不利，加茯苓以防水氣。腹中痛，外寒不解，得以犯內，加附子以祛裏寒。泄利下重，因腸胃有艱澀，加薤白爲之滑利。《卷四》

張錫駒曰（《傷寒直解》）：凡少陰病四逆，俱屬陽氣虛寒，然亦有陽氣內鬱不得外達而四逆者，又宜四逆散主之。枳實形圓臭香，胃家之宜品也，所以宣通胃絡；芍藥疏泄經絡之血脉；甘草調中；柴胡啓達陽氣於外行，陽氣通而四肢溫矣。《卷五》

尤怡曰（《傷寒貫珠集》）：四逆，四肢逆冷也。此非熱厥，亦太陽初受寒邪，未鬱爲熱，而便入少陰之證。少陰爲三陰之樞，猶少陽爲三陽之樞也。其進而入則在陰，退

而出則就陽，邪氣居之，有可進可退時上時下之勢，故其爲病，有或咳、或悸、或小便不利、或腹中痛、或泄利下重之證。《卷七》

吳謙曰（《醫宗金鑒》）：凡少陰四逆，雖屬陰盛不能外溫，然亦有陽爲陰鬱，不得宣達而令四肢逆冷者，故有或咳、或悸、或小便不利，或腹中痛、泄利下重諸證也。今但四逆而無諸寒熱證，是既無可溫之寒，又無可下之熱，惟宜疏暢其陽，故用四逆散主之。《卷七》

黃元御曰（《傷寒懸解》）：寒水侮土，四肢厥逆，其人或肺逆而爲咳，或木鬱而爲悸，或土濕木遏而小便不利，或寒氣凝滯而腹中痛，或清氣沉陷而泄利下重者，是皆土鬱而木賊也，宜四逆散。甘草、枳實培土而泄滯，柴胡、芍藥疏木而清風也。《卷十一》

吳儀洛曰（《傷寒分經》）：雖係熱證，然逆用未厥，其熱未深，寒下之劑不必驟用，但宜四逆散主之。《卷四中》

舒詔曰（《傷寒集注》）：此條所見諸證，毫無協熱徵驗。……觀其腹痛作泄，四肢逆冷，少陰虛寒證也。虛寒協飲，上逆而咳，凌心而悸。中氣下陷則泄利下重，此又太陰證也。小便不利者，裏陽虛，不足以化其氣也。法當重用黃芪、白朮、茯苓、半夏、乾薑、砂仁、附子、肉桂，以補中逐飲，驅陰止泄，而病自愈，何用四逆散？不通之至也。《卷九》

章楠曰（《傷寒論本旨》）：此即明熱厥之證治也，以其邪熱閉鬱，經腑之氣不調，故有或咳或悸等證，其脉必沉細而數也。惟當以四逆散開鬱伸陽爲主治，與彼之治寒厥而用薑附四逆湯者大不同也。《卷四》

胡嗣超曰（《傷寒雜病論》）：又或咳、悸、小便不利，或腹中痛，或泄利下重，而四逆者，是非水火有勝負之分，乃陰樞之關鍵不利。故從陽經之樞機處隨症加減，一分解之，則陰陽之開合自順矣。《卷十二》

黃鈺曰（《傷寒辨證集解》）：種種見證不一，即泄利下重一端而知以上諸證皆屬陽邪陷入陰中，熱鬱於內而不得達也。此時既無寒之可溫，而熱又非可下，惟宜四逆散主之，以和解其表裏而宣通其陰陽，庶裏熱除而四逆可痊矣。《卷六》

原文 四逆散方

甘草炙　枳實破，水漬，炙乾　柴胡　芍藥
上四味，各十分，擣篩，白飲和服方寸匕，日三服。欬者，加五味子、乾薑各五分，并主下利；悸者，加桂枝五分；小便不利者，加茯苓五分；腹中痛者，加附子一枚，炮令坼；泄利下重者，先以水五升，煮薤白三升，煮取三升，去滓，以散三方寸匕內湯中，煮取一升半，分溫再服。

成無己曰（《注解傷寒論》）：《內經》曰：熱淫於內，佐以甘苦，以酸收之，以苦發之。枳實、甘草之甘苦，以泄裏熱；芍藥之酸，以收陰氣；柴胡之苦，以發表熱。肺寒氣逆則咳。五味子之酸，收逆氣；乾薑之辛，散肺寒。并主下痢者，肺與大腸爲表裏，上咳下痢，治則頗同。悸者，氣虛而不能通行，心下築築然悸動也。桂，猶圭也。引導陽氣，若執以使。茯苓味甘而淡，用以滲泄。裏虛遇邪則痛，加附子以補虛。泄利下重者，下焦氣滯也，加薤白以泄氣滯。

許宏曰（《金鏡內臺方議》）：四逆者，乃手足不溫也；四厥者，乃寒冷之甚也。四厥爲陰寒之邪，四逆爲傳經之邪，自陽熱已退，邪氣不散，將若傳陰而未入也。此只屬陽，故與涼劑以治之。用甘草爲君以和其中而行其四末，以枳實爲臣而行積滯，以芍藥爲佐而行榮氣，以柴胡爲使而通散表裏之邪也。《卷十一》

萬全曰（《傷寒摘錦》）：四逆散，少陰和解藥也。《卷下》

張璐曰（《傷寒續論》）：柴胡升陷內之陽邪，枳實破內滯之結熱，甘草助脾胃之陽運，芍藥收失位之陰津，允爲和解少陰，陰陽否隔之定法。《卷上·少陰上》

又曰：此證雖屬少陰，而實脾胃不和，故爾清陽之氣不能通於四末，是用四逆散清理脾胃，而散陰分之熱滯，乃正治也。至於腹中痛者加附子，於此不能無疑。蓋陽邪內陷之腹痛，只宜小建中和之，而此竟用附子者，以其證雖屬陽邪，必其人內有沉寒結滯不散，更兼形體素豐，可受陽藥，方可加熱藥於清理脾胃劑中，仍是用和之法，而非溫經助陽之義。觀下文即云泄利下重者加薤白，則知熱滯雖得下利，究竟不能速通，所以急行滌垢爲務。即咳加五味子、乾薑，總是從治之法，慎勿以其用熱治熱而致惑也。《卷上·少陰下》

徐彬曰（《傷寒一百十三方發明》）：四逆爲邪壅正氣，或咳、悸、小便不利，或腹痛、泄痢下重，雖上下寒熱不同，總陰之不與陽通而各自爲病也。故取柴胡以解其邪，甘、芍以和其陰，而以枳實爲通達陰陽之主藥，雖不峻，漸可轉逆爲順，故亦得有四逆之名。

尤怡曰（《傷寒貫珠集》）：夫邪在外者，可引而散之；在內者，可下而去之；其在外內之間者，則和解而分消之。分消者，半從外半從內之謂也。故用柴胡之辛，揚之使從外出，枳實之苦，抑之使其內消。而其所以能內能外者，則樞機之用爲多，故必以芍藥之酸益其陰，甘草之甘養其陽。曰四逆者，因其所治之病而命之名耳，而其制方大意，亦與小柴胡相似。四逆之柴胡、枳實，猶小柴胡之柴胡、黃芩也；四逆之芍藥、甘草，猶小柴胡之人參、甘草也。且枳實兼擅滌飲之長，甘、芍亦備營衛兩和之任。特以爲病有陰陽之異，故用藥亦分氣血之殊，而其輔正逐邪，和解表裏，則兩方如一方也。舊謂此爲治熱深發厥之藥，非是，夫果熱深發厥，則屬厥應下之之例矣，豈此藥所能治哉？《卷七》

王子接曰（《絳雪園古方選注》）：四逆散，與四逆湯藥品皆異者，此四逆由於熱深而厥也。《素問·厥論》云：陰氣虛而陽氣入，胃不和而精氣竭，則不營其四肢。《厥陰篇》曰：前熱者後必厥，厥深熱亦深，厥微熱亦微，厥應下之。故雖少陰逆，而屬陽邪陷入者亦可下，但不用寒下耳。熱邪傷陰，以芍藥、甘草和其陰；熱邪結陰，以枳實泄其陰；陽邪傷陰，陰不接陽，以柴胡和其樞紐之陽。《上卷·下劑》

吳謙曰（《醫宗金鑒》）：方名四逆散，與四逆湯均治手足逆冷，但四逆湯治陰邪寒厥，此則治陽邪熱厥。熱厥者，三陽傳厥陰合病也。太陽厥陰，麻黃升麻湯、甘草乾薑湯證也；陽明厥陰，白虎湯、大承氣湯證也。此則少陽厥陰，故君柴胡以疏肝之陽，臣芍藥以瀉肝之陰，佐甘草以緩肝之氣，使枳實以破肝之逆，三物得柴胡，能外走少陽之陽，內走厥陰之陰，則肝膽疏泄之性遂，而厥可通也。或咳或下利者，邪飲上下爲病，加五味子、乾薑，溫中以散飲也。或悸者，飲停侮心，加桂枝通陽以益心也。或小便不利者，飲蓄膀胱，加茯苓利水以導飲也。或腹中痛者，寒凝於裏，加附子溫中以定痛也。或瀉利下重者，寒熱鬱結，加薤白開結以疏寒熱也。《卷七》

王丙曰（《傷寒論注》）：夫少陰本交太陰，太陰爲開，今反逆而歸於厥陰之闔。火鬱之極。必變動不居，故以炙草先緩其火，即以枳實開太陰以迎少陰而爲前導，柴胡、芍藥又以鼓動厥陰之中氣而不專於闔，則少陰之樞自轉矣。《卷四》

陳念祖曰（《傷寒論淺注》）：少陽爲陽樞，小柴胡湯爲轉陽樞之專方；少陰爲陰樞，此散爲轉陰樞之專方。學者於二方細細體會，並於兩方加減處細細尋繹，知其異並知其同，知其同中之異，並知其異中之同，則於本經治法，思過半矣。《卷五》

章楠曰（《傷寒論本旨》）：柴胡升少陽之清氣，枳實降陽明之濁邪，芍藥、甘草調和肝脾，因邪由表入裏，陰陽相格，清濁相干，而致厥逆，故從肝膽脾胃，升清降濁，旋轉陰陽，其邪可解。或有咳、悸等證，又隨證加藥治之。用散者，取其勢緩而力長，使裏邪漸從外達也。

咳者，肺胃氣逆，故加乾薑開胃陽，五味降肺氣也；肺胃氣和，下利亦止，故並主之。悸者，以心主營，營中鬱閉也，故加桂枝通營。茯苓味淡，能化氣利小便也。腹痛者，太陰虛寒也，故加炮附以溫之。泄利下重者，氣陷而滯也，故加薤白升陽以通滯也。按：四逆散及加味，不離辛溫之法，良以邪雖化熱，而仍在經，并非腑實，因經氣鬱而厥逆，火鬱則發之，木鬱則達之，辛溫方能升發陽氣，若昧者妄用寒凉，使陽陷邪閉，即變危證矣。《卷四》

原文 少陰病，下利六七日，欬而嘔渴，心煩不得眠者，豬苓湯主之。（319）

成無己曰（《注解傷寒論》）：下利不渴者，裏寒也。經曰：自利不渴者，屬太陰，以其藏寒故也。此下利嘔喝，知非裏寒；心煩不得眠，知協熱也。與豬苓湯滲泄小便，分別水穀。經曰：復不止，當利其小便。此之謂歟？

方有執曰（《傷寒論條辨》）：下利固乃陰寒甚而水無制，六七日咳而嘔渴，心煩不得眠者，水寒相搏，蓄積不行，內悶而不寧也。豬苓湯者，瀉利以分清其水穀之二道也，二道清則利無有不止者，利止，則嘔渴心煩不待治而自愈矣。《卷五》

柯琴曰（《傷寒論注》）：少陰病，但欲寐，心煩而反不得臥，是黃連阿膠證也。然二三日心煩是實熱，六七日心煩是虛煩矣。且下利而熱渴，是下焦虛不能制水之故，非苓、連、芍藥所宜。咳嘔煩渴者，是腎水不升；下利不眠者，是心火不降耳。凡利水之劑，必先上升而後下降，故用豬苓湯主之，以滋陰利水而升津液，斯上焦如霧而咳、渴除，中焦如漚而煩、嘔靜，下焦如瀆而利自止矣。《卷四》

汪琥曰（《傷寒論辨證廣注》）：上方乃治陽明病熱渴引飲、小便不利之劑，上條病亦借用之何也？蓋陽明病發熱、渴欲飲水、小便不利者，乃水熱相結而不行；兹則少陰病下利、咳而嘔渴、心煩不得眠者，亦水熱搏結而不行也。病名雖異而病源則同，故仲景法同用豬苓湯主之，不過是清熱利水兼潤燥滋陰之義。《卷九》

張志聰曰（《傷寒論集注》）：本篇論少陰下利皆主土寒水泄，陽氣虛微，此言少陰下利，至六七日則陰盡而陽復。咳者，肺主皮毛而裏邪外出也；嘔、渴、心煩者，少陰合心主之神而來復於陽也；不得眠者，因於煩也。凡此皆爲陽熱下利，故以豬苓湯主之。《卷四》

魏荔彤曰（《傷寒論本義》）：少陰病，下利六七日，咳而嘔，此純類於少陰直中寒邪之證也，然審之而其人口渴，心煩至不得眠，則非直中之寒邪，而爲傳經之熱邪矣。蓋陽煩而陰燥，至不得眠，煩而不燥，則爲陽邪甚確也，知此則其致渴之由與夫下利之故，固熱邪爲之，而水飲挾阻其氣化，陰陽不分，上下不通，下利口渴之所以滋甚也。《卷十四》

尤怡曰（《傷寒貫珠集》）：少陰中寒，下利至六七日，寒變爲熱，而氣復上行，爲咳，爲嘔，爲渴，爲心煩不得眠，所謂下行極而上也。夫邪氣自下而上者，仍須從下引而出之，豬苓、茯苓、澤瀉、滑石，並甘淡下行之藥，足勝導水泄熱之用；然以陰病而屬邪熱，設非得阿膠之咸寒入陰，何以馭諸陽藥而泄陰中之熱，導浮上之氣哉？《卷七》

吳謙曰（《醫宗金鑒》）：凡少陰下利清穀，咳嘔不渴，屬寒飲也。今少陰病六七日，下利粘穢，咳而嘔，渴煩不得眠，是少陰熱飲爲病也。飲熱相搏，上攻則咳，中攻則嘔，下攻則利；熱耗津液，故渴；熱擾於心，故煩不得眠。宜豬苓湯利水滋燥，飲熱之證，皆可愈矣。《卷七》

王丙曰（《傷寒論注》）：心移熱於小腸而下利，至六七日火復炎上而咳，繼以嘔、渴、心煩不眠，知必兼有水氣。用豬苓湯以導之入小腸而出膀胱，則少陰之火降而水道通，利自止矣。《卷四》

孟承意曰（《傷寒點精》）：咳嘔煩渴者，是水不上升；下利不眠者，是火不下降耳。下利而渴，心煩不眠，知挾熱也；咳而嘔渴，知停飲也。下利多，小便必不利，宜利小便，則熱降飲開，下利、嘔、渴止矣。

五苓屬之太陽，以其氣從寒化，故用朮、桂從其寒也；豬苓湯屬之陽明，以其氣從燥化也，故去朮、桂，而用滑石、阿膠從其燥也。少陰但欲寐者也，今反不得眠，而且咳而嘔渴心煩，至是腎有燥邪，故亦以豬苓湯主之也。《卷二》

吳貞曰（《傷寒指掌》）：此少陰陽邪停水也，宜豬苓湯主之，使熱邪從小便而出，諸症自解矣。《卷二》

原文 少陰病，得之二三日，口燥咽乾者，急下之，宜大承氣湯。（320）

成無己曰（《注解傷寒論》）：傷寒傳經五六日，邪傳少陰，則口燥舌乾而渴，爲邪漸深也。今少陰病得之二三日，邪氣未深入之時，便作口燥咽乾者，是邪熱已甚，腎水乾也，急與大承氣湯下之，以全腎也。

方有執曰（《傷寒論條辨》）：口燥咽乾者，少陰之脉，循喉嚨，挾舌本，邪熱客於經，而腎水爲之枯竭也。然水乾則土燥，土燥則水愈乾，所以急於下也。《卷五》

萬全曰（《傷寒摘錦》）：曰二三日，勢之急也；口燥咽乾，邪甚也。熱甚於裏，煎熬真陰，腎精乾涸，故宜急下以救腎水也。《卷下》

盧之頤曰（《仲景傷寒論疏鈔金錍》）：少陰病，當五六日發，頃得之二三日，遂爾口燥咽乾者，此少陰之上，君火主之，火化專令，本反經傷，標陰乃絕矣。急下之，宜大承氣湯。……少陰病，從本從標者，可從本治，可從標治也。《卷十》

柯琴曰（《傷寒論注》）：熱淫於內，腎水枯涸，因轉屬陽明，胃火上炎，故口燥咽乾。急下之，火歸於坎，津液自升矣。此必有不大便證，若非本有宿食，何得二三日便當急下？《卷三》

程知曰（《傷寒經注》）：此下三條，皆言少陰下證也。傷寒傳經五六日，邪入少陰，則口燥舌乾而渴。今得病二三日，即口燥咽乾，則腎水不足上供可知，延至五六日，必枯槁難回矣，故急下以救腎水。《卷十一》

沈明宗曰（《傷寒六經辨證治法》）：此風熱耗竭腎陰與胃津之急也。少陰風熱熾盛，腎水欲絕而不上灌于咽，胃中津液亦竭，故二三日就見口燥咽乾，即陰氣先絕，陽氣後絕而死之徵。故當大承氣急下，蕩滌熱邪，使從腸胃而去，則不濟陰而水自生矣。此必便閉堅結者宜之，否則又當養陰退熱爲主。《卷六》

錢潢曰（《傷寒溯源集》）：此條得病才二三日，即口燥咽乾而成急下之證者，乃少陰之變，非少陰之常也。……然但口燥咽乾，未必即是急下之證，亦必有胃實之證，實熱之脉。其見證雖屬少陰，而有邪氣復歸陽明，即所謂陽明中土，萬物所歸，無所復傳，爲胃家實熱之證據，方可急下而用大承氣湯也。……其所以急下之者，恐入陰之證，陽氣漸亡，胃腑敗損，必至厥躁呃逆，變證蜂起，則無及矣，故不得不急也。《卷九》

張錫駒曰（《傷寒直解》）：少陰病得之二三日，不得下焦水陰之氣，反得上焦君火之化，君火熾盛，水陰枯竭，故口燥咽乾也。急以大承氣上承熱氣而下濟水陰，緩則焦骨焚身，不可救矣。《卷五》

魏荔彤曰（《傷寒論本義》）：少陰病，得之二三日，即口燥咽乾，津液短可短；津液不足，腎水之不足更可知，非急救其腎陰不可也。救腎陰而不泄在裏熱邪，不可爲救也，急用大承氣湯滌除邪熱以救腎陰。《卷十四》

吳謙曰（《醫宗金鑒》）：邪至少陰二三日，即口燥咽乾者，必其人胃火素盛，腎水素虧，當以大承氣湯，急瀉胃火以救腎水。若復遷延時日，腎水告竭，其陰必亡，雖下無及矣。《卷七》

黄元御曰（《傷寒懸解》）：此下三章，皆少陰負趺陽之太過者。少陰固宜負趺陽，而負之太過則腎水涸竭，亦必至死，故急下陽明以救少陰。少陰三承氣證即是陽明急下三證，以其傷在少陰，又故列之少陰篇中，實非少陰之本病也。

又曰：陽明之燥，未傷腎陰，自是陽明病；傷及腎陰，則陽明益盛而少陰益虧，虧則不已，倏就枯竭，便成死證。故陽明病不必急，而陽明傷及少陰，則莫急於此矣。《卷十一》

沈又彭曰（《傷寒論讀》）：此非真少陰也，以其證見但欲寐，故不得不稱少陰。……但欲寐證，有極寒極熱之邪在裏爲患，倘未形諸外者，當于口中和與燥辨之，尤爲易見。此條熱邪內熾，津液有立竭之勢，下之宜急，與上節（編者按：指第304條）針鋒相對。《辨少陰證》

陳念祖曰（《傷寒論淺注》）：此章凡四節，論少陰上火下水而主樞機出入者也。病在上之火者宜下之，病在下之水者宜溫之，或下或溫，如救焚溺，宜急而不宜緩也。首節論君火亢於上，次節論木火煽於中，三節論少陰樞轉不出，逆於地中，末節論少陰陰寒在下，不能上達，急下急溫，各有攸宜。《卷五》

章楠曰（《傷寒論本旨》）：若傷寒由陽經傳裏，五日始至少陰而化熱；若寒邪傷少陰，得之二三日者，以麻黄附子甘草湯微發汗也。今得之二三日，即口燥咽乾，其爲少陰伏熱內發之溫病可知。因其蘊熱已久，而素體強壯，水涸則土燥，大便必堅，故當急下，平土以保腎水，蓋土旺必克水也。《卷四》

鄭壽全曰（《傷寒恒論》）：此證只憑口燥咽乾而定爲急下，余每常見口燥咽乾而不渴，舌尚潤滑，小便清長，治之不外扶陽，陽氣上升則口燥咽乾自愈。若此證斷爲急下，務要察其口咽乾而喜飲冷，氣粗而蒸手，小便短赤痛，脉健有力，方可以主急下法，否則斷乎不可。《卷九》

原文 少陰病，自利清水，色純青，心下必痛，口乾燥者，可下之，宜大承氣湯。（321）

成無己曰（《注解傷寒論》）：少陰，腎水也。青，肝色也。自利色青，爲肝邪乘腎。《難經》曰：從前來者爲實邪。以腎蘊實邪，必心下痛，口乾燥也，與大承氣湯以下實邪。

郭雍曰（《傷寒補亡論》）：惟口乾燥一證見熱，更當須詳其餘證方敢用。《卷七·少陰經證》

盧之頤曰（《仲景傷寒論疏鈔金錍》）：自利清水，色純青，此胃海傾頹，水流而穀留矣；心下必痛，口乾舌燥者，蓋水唯上而水唯下，交通之不表也。急下之，逐其留癖，驅其腐穢，宜大承氣湯。……則流者留而留者行，交通乃表，命固乃施矣。《卷十》

柯琴曰（《傷寒論注》）：自利而渴者屬少陰，今自利清水，疑其爲寒矣。而利清水時，必心下痛，必口燥舌乾，是土燥火炎，脾氣不濡，胃氣反厚，水去而穀不去，故純

青也。雖曰通因通用，仍是通因塞用。《卷三》

程知曰（《傷寒經注》）：熱邪傳入少陰，逼迫津水，注爲自利，質清而無渣滓，色青而無黃赤相間，可見陽邪暴虐之極，反與陰邪無異。但陽邪來自上焦，熱結於裏，心下必痛，口必乾燥；設系陰邪，必心下滿而不痛，口中和而不燥矣。故宜急下以救陰也。《卷十一》

汪琥曰（《傷寒論辨證廣注》）：此條少陰病，亦熱邪入府所當急下之證。少陰之藏本水，經中熱極，則迫其水液下流而腎燥，腎愈燥則腸中之物愈堅，以故下利止清水耳。色純青者，腎將竭而肝木反來侮之，故色青也。心下痛爲實，口乾燥爲熱，故與大承氣湯以下實熱之邪。《卷九》

周揚俊曰（《傷寒論三注》）：熱邪傳至少陰，往往自利，至清水而無渣滓，明係旁流之水可知；色純青而無他色相間，又係木邪乘土可知；況痛在心下，口且乾燥，其燥屎攻脾而津液盡爍又可知矣，故當急下以救陰津。此少陰轉入陽明府證也。然則有渣滓而色不至於青者，非邪熱可知，而又不可攻下也。《卷七》

張錫駒曰（《傷寒直解》）：《經》曰：肝，一陽也；心，二陽也；腎，孤藏也。一水不能勝二火。少陰病自利清水者，水陰不得上濟而惟下泄也。色純青者，青乃肝木之色，火得木助，一水不能勝二火。心下者，土之位也，土受木克，故心下必痛。火盛水竭，故口乾燥。木火交熾而水津枯竭，亦宜急下，以救垂竭之水而遏燎原之火也。《卷五》

尤怡曰（《傷寒貫珠集》）：此亦少陰熱併陽明，而氣復下注之證。然雖下注而邪實不去，但水液從旁下轉，爲自利清水而已，故心下痛而口乾燥也。色純青者，土受水邪。玄黃合色，而色轉純青也。以大承氣急下，則胃實去而腎病亦已矣。《卷七》

吳謙曰（《醫宗金鑒》）：少陰病自利清水，謂下利無糟粕也。色純青，謂所下者皆污水也。下無糟粕，純是污水，此屬少陰實熱，所以心下必痛，口燥咽乾，其爲少陰急下之證無疑矣。故當急下之，宜大承氣湯。《卷七》

原文 少陰病，六七日，腹脹不大便者，急下之，宜大承氣湯。（322）

成無己曰（《注解傷寒論》）：此少陰入府也，六七日，少陰之邪入府之時，陽明內熱壅甚，腹滿，不大便也。陽明病土勝，腎水則乾，急與大承氣湯下之，以救腎水。

方有執曰（《傷寒論條辨》）：腹脹不大便，胃實可知。急下者，少陰屬水，惡土實也。《卷五》

萬全曰（《傷寒摘錦》）：此少陰入陽明胃府也。胃，土也。腹脹，不大便，地道不通，胃土壅塞也。急下之，以去土之墩阜，救水之枯涸也。《卷下》

張璐曰（《傷寒纘論》）：六七日腹脹不大便，何得目之少陰？必在先曾見咽痛、自利、煩渴，至五六日後而變腹脹不大便。《卷上·少陰下》

柯琴曰（《傷寒論注》）：六七日當解不解因轉屬陽明，是藏氣實而不能入，還之於府也。急攻之，所謂已入於府者可下也。《卷三》

沈明宗曰（《傷寒六經辨證治法》）：此少陰風熱轉入陽明燥實也。腎爲胃關，關門熱閉，腎邪還轉陽明，而脾胃腎三臟壅塞無通，故腹脹而不大便，但胃津腎水將已告絕，故宜大承氣急下，而救胃腎將絕之陰也。《卷六》

鄭重光曰（《傷寒論條辨續注》）：以上三條皆少陰轉屬陽明，故仲景于少陰中用陽明治法，又非少陰負趺陽反爲順候之比也。《卷九》

錢潢曰（《傷寒溯源集》）：少陰病而至六七日，邪入已深。然少陰每多自利，而反腹脹不大便者，此少陰之邪復還陽明也。所謂陽明中土，萬物所歸，無所復傳之地，故當急下，與陽明篇腹滿痛者急下之無異也。以陰經之邪，而能復歸陽明之腑者，即《靈樞·邪氣藏府病形篇》所謂"邪入於陰經，其藏氣實，邪氣入而不能客，故還之於府，中陽則溜於經，中陰則溜於府"之義也。然必驗其舌，察其脉，有不得不下之勢，方以大承氣湯下之耳。《卷九》

魏荔彤曰（《傷寒論本義》）：此三條，乃申解少陰病熱邪坐耗腎經真陰急救之法，同於救陽明真陰之治，立法以示延誤之禁也。少陰病傳經而入之熱邪畜伏已久，潛伏已深，腎水素裕，尚可支應，腎水素枯，入即難堪，非急如救焚，不可爲矣。在陽明熱邪之耗胃津，津，胃之真陰也，急爲攻下，救其津，以救胃；在少陰熱邪之耗腎水，水，腎之真陰也，亦急爲攻下，救其水，以救腎，無二法也。

又曰：少陰病六七日之久，熱邪瀰漫，熏灼中焦，不惟少陰水枯，而且陽明津亡，至於腹脹而脾陰已散，不大便而腸胃皆乾，此是如何危急之候，陰之不絕一綫耳！急下其熱邪，以救其腎陰，救腎陰即所救胃與脾者。《卷十四》

黃元御曰（《傷寒懸解》）：脾病則陷，陷則臍以下脹；胃病則逆，逆則臍以上脹。太陰之腹脹則濕盛而便利，陽明之腹脹則燥盛而便結。腹脹而不大便，是陽明燥盛而爍脾陰也。燥土克水，水涸而脾經枯槁，戊己合邪以臨殘陰，水愈不支，更當急下。《卷十一》

舒詔曰（《傷寒集注》）：少陰復轉陽明之證，腹脹不大便者，然必兼見舌胎乾燥，惡熱飲冷，方爲實證，法當急下。《卷九》

鄭壽全曰（《傷寒恒論》）：腹脹不大便亦有寒熱之別。寒結於下，閉其大便運行之機，爲之寒閉，法宜大辛大溫，俾寒解氣通，自然脹者不脹，而不便者便矣。若熱閉下焦，阻其運行之機而作者，法宜急下，此不易之法。大約此證是爲熱結少陰者說法也。《卷九》

高學山曰（《傷寒尚論辨似》）：前條重在二三日，蓋謂二三日者，津液不該傷，而乾燥已見，久則愈無及矣，故急下之，以早救於前也。上條重在心下痛，夫利清水而色青，不該有心下痛等症，是前已失下，故宜急下，以補救於後也。此條又重在六七日，夫腹脹而不痛，人多不加意，而六七日不大便，爲日既久，故宜急下之，以救於人所因循也。《少陰篇》

原文 少陰病，脉沉者，急溫之，宜四逆湯。（323）

成無己曰（《注解傷寒論》）：既吐且利，小便復利，而大汗出，下利清穀，內寒外熱，脉微欲絕者，不云急溫，此少陰病脉沉而云急溫者，彼雖寒甚，然而證已形見於外，治之則有成法；此初頭脉沉，未有形證，不知邪氣所之，將發何病，是急與四逆湯溫之。

方有執曰（《傷寒論條辨》）：脉沉，寒邪深入於裏也，溫之不容以不急也。《卷五》

萬全曰（《傷寒摘錦》）：此陰寒直中少陰之脉也。《卷下》

盧之頤曰（《仲景傷寒論疏鈔金錍》）：逆冬氣，則少陰不藏；腎氣獨沉，脉亦效象而沉、而墮。此不獨失本有之所藏，並失將來之升、之出矣，所謂逆其根，伐其本，壞其真，匪四逆之急疾，亦危矣哉。《卷十》

程知曰（《傷寒經注》）：言脉沉即宜急溫，所謂見微知著，消患於未形也。《卷十》

程應旄曰（《傷寒論後條辨》）：少陰證具，但見脉沉便是邪入藏而陰寒用事，溫之一法不須遲疑矣。四逆湯不必果四逆而後用之也。《卷十一》

汪琥曰（《中寒論辨證廣注》）：少陰病本脉微細，但欲寐，今者輕取之，微脉不見，重取之，細脉幾亡，伏匿而至於沉，此寒邪深中於里，殆將入藏，溫之不容以不急也。少遲則惡寒身踡、吐利躁煩、不得臥寐、手足逆冷、脉不至等死證立至矣，四逆湯之用其可緩乎？《卷中》

張志聰曰（《傷寒論集注》）：此承上文急下而並及於急溫，意謂少陰水火主氣，病火熱在上而無水陰相濟者，宜急下；病陰寒在下而無陽熱之化者，當急溫，緩則如焚如溺矣。夫病有緩急，方有大小，若以平和湯治急證者，與庸醫殺人同律。夫元氣發原於下，從中土而達於四肢。脉沉乃生氣不能從下而中，故用下焦之附子，配中焦之炙草、乾薑。若中焦為病而生原無恙者，止用理中圓而不必附子矣。《卷中》

沈明宗曰（《傷寒六經辨證治法》）：此脉沉為裏寒也。少陰脉見沉細數而有力，四逆湯則非所宜；若沉遲細弱不鼓，證顯手足厥冷，身疼欲寐，乃真陽虛而寒盛於裏，則宜四逆湯溫之。《卷七》

錢潢曰（《傷寒溯源集》）：脉沉者，浮候取之則全無，中候切之猶未見，重按之而方得也。沉則在裏在下，沉則為陰為寒，曰急溫之，則知非沉數沉實沉滑之沉，乃沉遲沉細沉微之沉也。脉沉為邪入少陰，下焦之真火衰微，陰寒獨盛，故當急溫之而宜四逆湯也。若不急溫，則陽氣愈虛，陰寒愈盛，而四肢厥逆、吐利煩躁之變作矣。《卷九》

尤怡曰（《傷寒貫珠集》）：此不詳何證，而但憑脉以論治，曰：少陰病，脉沉者，急溫之，宜四逆湯。然苟無厥逆惡寒下利不渴等證，未可急與溫法。愚謂學者當從全書會通，不可拘於一文一字之間者，此又其一也。《卷七》

陳念祖曰（《傷寒論淺注》）：少陰先天之氣，發原於下而達於上，少陰陰寒之病，脉沉者，生氣衰微，不能上達也。急溫之，以啓下焦之生陽，宜四逆湯。《卷五》

原文 四逆湯方

甘草二兩，炙　乾薑一兩半　附子一枚，生用，去皮，破八片上三味，以水三升，煮取一升二合，去滓，分溫再服。強人可大附子一枚，乾薑三兩。

　　成無己曰（《傷寒明理論》）：四逆者，四肢逆而不溫也。四肢者，諸陽之本，陽氣不足，陰寒加之，陽氣不相順接，是致手足不溫，而成四逆也。此湯申發陽氣，却散陰寒，溫經暖肌，是以四逆名之。甘草味甘平，《內經》曰：寒淫於內，治以甘熱。却陰扶陽，必以甘爲主，是以甘草爲君。乾薑味辛熱，《內經》曰：寒淫所勝，平以辛熱。逐寒正氣，必先辛熱，是以乾薑爲臣。附子味辛大熱，《內經》曰：辛以潤之，開發腠理，致津液、通氣也。暖肌溫經，必憑大熱，是以附子爲使。此奇制之大劑也，四逆屬少陰，少陰者腎也，腎肝位遠，非大劑則不能達。《內經》曰：遠而奇偶，制大其服，此之謂也。

　　許宏曰（《金鏡內臺方議》）：治下利清穀，三陰厥逆，惡寒，脉沉而微者，此方主之。此乃溫經救陽之峻藥也。……必以附子爲君，以溫經濟陽；以乾薑爲臣；輔甘草爲佐爲使，以調和二藥而散其寒也。《內經》曰：寒淫於內，治以甘熱。又曰：寒淫所勝，平以辛熱。乃附子之熱，乾薑之辛，甘草之甘是也。《卷上》

　　李中梓曰（《傷寒括要》）：四肢者，諸陽之本，陽氣不能充布，故四肢逆冷。是方專主是症。故名四逆也。脾主四肢，甘爲土味，是以甘草爲君；寒淫所勝，平以辛熱，是以乾薑爲臣；溫經回陽，非純陽而健悍者無此大作用，是以附子爲使。太陰與少陰，俱受陽和之煦，而真氣充周於肢節矣。《卷下》

　　張璐曰（《傷寒纘論》）：此湯通治三陰脉沉惡寒手足逆冷之證，故取附子之生者，上行頭頂，外徹肌表，以溫經散寒；乾薑亦用生者，以內溫藏府；甘草獨用炙者，以外溫榮衛，內補中焦也。《卷下·正方》

　　柯琴曰（《傷寒附翼》）：按理中、四逆二方，在白朮、附子之別。白朮爲中宮培土益氣之品，附子爲坎宮扶陽生氣之劑，故理中只理中州脾胃之虛寒，四逆能佐理三焦陰陽之厥逆也。……蓋脾爲後天，腎爲先天，少陰之火所以生太陰之土，脾爲五藏之母，少陰更太陰之母，與四逆之爲劑，重於理中也。《卷下》

　　王子接曰（《絳雪園古方選注》）：四逆者，四肢逆冷，因證以名方也。凡三陰一陽證中，有厥者皆用之。故少陰用以救元海之陽，太陰用以溫臟中之寒，厥陰薄厥，陽欲立亡，非此不救。至於太陽誤汗亡陽亦用之者，以太少爲水火之主，非交通中土之氣，不能內復真陽，故以生附子、生乾薑徹上徹下，開辟群陰，迎陽歸舍，交接於十二經。反復以炙草監之者，亡陽不至於大汗，則陽未必盡亡，故可緩制留中，而爲外召陽氣之良法。《卷上·濕劑》

　　吳謙曰（《醫宗金鑒》）：方名四逆者，主治少陰中外皆寒，四肢厥逆也。君以甘草之甘溫，溫善陽氣；臣以薑附之辛溫，助陽勝寒。甘草得薑附，鼓腎陽溫中寒，有水中暖土之功；薑附得甘草，通關節走四肢，有逐陰回陽之力，腎陽鼓，寒陰消，則陽氣外達而脉自升，手足自溫矣。《卷七》

　　徐大椿曰（《傷寒約編》）：四逆湯雖能救急驅寒，然元氣將脫，病在垂危者，非加

人参不爲功。《卷六》

吴儀洛曰（《傷寒分經》）：從前附子皆野生，大者極是難得，重半兩者即少，不若今時之種附子，重一兩外也。近世用二三錢一劑，即與仲景時二三枚分三劑相等耳。《卷四上》

陳元犀曰（《長沙方歌括》）：生附子、乾薑，徹上徹下，開辟群陰，迎陽歸舍，交接十二經，爲斬旂奪關之良將；而以甘草主之者，從容籌畫，自有將將之能也。《卷五》

陳恭溥曰（《傷寒論章句》）四逆湯，溫經救陽之方也，凡經脈虛寒生陽將絕者皆用之。……夫附子熟用則補眞陽，生則啓生陽，此方用生者，重在啓下焦之生陽也。配炙甘草、乾薑以溫土氣，佐附子達於上下四旁。方名四逆，所以救上下四旁之逆也。

又曰：按自附子湯至乾薑附子湯，凡十方皆用附子，唯增減一二味，則別名方，而各有方義，各有妙用。如只乾薑附子二味，則爲扶陽以配陰；加甘草一味名四逆湯，則爲啓生陽以交會於中土；加人參一味，則啓生陽又能生陰血；再加茯苓一味，則能雙補陰陽之氣血。四逆湯倍乾薑，則名通脉四逆湯，重用溫土氣之品以通脉，可知脉本中土之所生矣；此方加膽汁，又能救精汁之大竭。薑附加葱白一味，名白通湯，則能交心腎，定煩躁；再加膽汁，又兼能資津汁。如附子湯，爲溫補眞陽；眞武湯，爲奠安水氣。仲景用藥加減法如此，後學當知所鑒，不可以臆斷，妄爲增減也。《卷五·方解》

> **原文** 少陰病，飲食入口則吐，心中溫溫欲吐，復不能吐。始得之，手足寒，脉弦遲者，此胸中實，不可下也，當吐之。若膈上有寒飲，乾嘔者，不可吐也，當溫之，宜四逆湯。（324）

成無已曰（《注解傷寒論》）：傷寒表邪傳裏，至於少陰。少陰之脉，從肺出，絡心注胸中。邪既留於胸中而不散者，飲食入口則吐，心中溫溫欲吐。陽受氣於胸中，邪既留於胸中，則陽氣不得宣發於外，是以始得之，手足寒，脉弦遲，此是胸中實，不可下，而當吐。其膈上有寒飲，亦使人心中溫溫而手足寒，吐則物出，嘔則物不出，吐與嘔別焉。胸中實，則吐而物出；若膈上有寒飲，則但乾嘔而不吐也，此不可吐，可與四逆湯以溫其膈。

方有執曰（《傷寒論條辨》）：少陰之脉，絡心注胸中。實，謂痰壅而上塞也；寒以虛言，溫有補意。《卷五》

盧之頤曰（《仲景傷寒論疏鈔金錍》）：少陰病，飲食入口則吐，固屬上焦失主於受內，而心下溫溫欲吐，復不能吐，又屬中焦失主於腐化，亦屬邪溜形層之胸，因以名實也。蓋諸陽之氣起於胸中，邪既留連，諸陽亦失宣發於四末矣，故始得之，手足寒，脉弦遲，此名陰也。……此猶涉胸中之實，未陷胸下之結，故不可下也，當吐之。若膈上有寒飲，乾嘔者，寒飲淡陰之爲疾也。謂其嫌於無陽，復不可吐也，當溫之，宜四逆湯。《卷十》

程應旄曰（《傷寒論後條辨》）：胸中實者，寒物窒塞於胸中，則陽氣不得宣越，所以脉弦遲而非微細者比，手足寒而非四逆者比，飲食入口即吐，心中溫溫欲吐，復不能吐，皆是物也。寒在胸中，但不可下，而屬實邪，溫亦被格，但從吐治，一吐而陽氣得通，吐法便是溫法。若膈上有寒飲，乾嘔者，虛寒從下上，而阻留其飲於胸中，究非胸中之病也，直從四逆湯急溫其下矣。《卷十一》

周揚俊曰（《傷寒論三注》）：此條於少陰寒中有虛實之分。入口即吐，原未下嚥，況欲吐不吐，仍是少陰本證；兼之始得之時而四肢即寒，於何見其爲實乎？惟察之於脉，而遲中見弦，則其所滯於中者無疑矣。不得已而因高越之，亦少陰之變法也。若胸中無滯，而寒飲上留，證見乾嘔，明係陰邪上逆，則吐法又在所禁，溫以四逆，仍歸少陰正治也。《卷七》

尤怡曰（《傷寒貫珠集》）：腎者，胃之關也，關門受邪，上逆於胃，則飲食入口即吐，或心中溫溫欲吐而復不能吐也。夫下氣上逆而爲吐者，原有可下之例，如本論之噦而腹滿，視其前後，知何部不利者而利之，《金匱》之食已即吐者，大黃甘草湯主之是也。若始得之，手足寒，脉弦遲者，胸中邪實而陽氣不布也，則其病不在下而在上，其治法不可下而可吐，所謂因其高者而越之也。若膈上有寒飲而致乾嘔者，則復不可吐而可溫，所謂病痰飲者，當以溫藥和之也。故實可下，而胸中實則不可下，飲可吐，而寒飲則不可吐。仲景立法，明辨詳審如此。《卷七》

黃元御曰（《傷寒懸解》）：入口即吐者，新入之飲食，心中溫溫欲吐，復不能吐者，舊日之痰涎。此先有痰涎在胸，故食入即吐，而宿痰膠滯，故不能吐。溫溫者，痰阻清道，君火鬱遏，濁氣翻騰之象也。手足寒者，陽鬱不能四達也。陽衰濕旺，是以脉遲；土濕木鬱，是以脉弦。此胸中邪實，不可下也，腐敗壅塞，法當吐之。若膈上有寒飲，乾嘔，則土敗胃逆，不宜吐也，當急溫之，宜四逆湯。《卷十一》

吳儀洛曰（《傷寒分經》）：少陰病，有挾飲者，亦當從溫以化之，不可純作飲治也。如飲食入口即吐，即非飲食之時，亦心下溫溫欲吐，復不能吐，似有物格拒，若始得之時，其手足雖寒而非四逆，脉不過弦中帶遲而不微細者，此爲胸中痰飲充實，而陽氣不得宣越，不在溫經之例，又其病不在腹，不可下也，當即用吐法以開提之，而陽氣得通矣。若其欲吐之故，非係痰邪遏抑陽氣，因膈上有寒飲而但乾嘔者，則是陰邪上逆而阻留其飲於胸中。吐之轉增其逆，不可吐也。急溫之，宜四逆湯，以助陽而勝陰。《卷四上》

沈又彭曰（《傷寒論讀》）：論乾嘔所因不同，有津液凝聚而成痰者，所謂胸中實，此可吐不可下也；有陽虛不能蒸化，水飲聚於膈上，所謂膈上寒飲者，此可溫不可吐也。《辨少陰證》

陳念祖曰（《傷寒論淺注》）：少陰病，飲食入口則吐，陰寒之氣甚，拒格而不納也，然何以遽定其爲少陰乎？惟於不飲食之時，審其心中溫溫欲吐，復不能吐，以此定其爲少陰樞機之病也。然胸中痰實之病，當其始得之，亦有欲吐不吐，及微厥而手足發寒，與少陰寒邪相似，但少陰之脉必微細，痰滯之脉必弦遲。若脉弦遲者，此爲胸中痰實，不可溫其下焦也，當吐以越之。夫惟以弦遲之脉，知其胸上有痰而可吐，若膈上有寒飲，係少陰之寒氣上瀰，氣本無形，故爲有聲無物之乾嘔者，不可吐也，急溫之，溫

之則寒散而飲亦去矣，宜四逆湯。……中段言痰實脉證，爲借賓定主筆。《卷五》

鄭壽全曰（《傷寒恒論》）：飲食入口即吐，有寒逆熱逆之別。此則手足寒而脉見弦遲，是寒飲上逆之候，而非熱逆之候。既屬寒逆，法當溫中降逆，故云不可吐，不可下，主以四逆輩，實千古不易之確論也。《卷九》

原文 少陰病，下利，脉微濇，嘔而汗出，必數更衣，反少者，當溫其上，灸之。《脉經》云，灸厥陰可五十壯。（325）

成無己曰（《注解傷寒論》）：脉微爲亡陽，濇爲亡血。下利，嘔而汗出，亡陽亡血也。津液不足，裏有虛寒，必數更衣，反少者，溫其上，以助其陽也，灸之以消其陰。

方有執曰（《傷寒論條辨》）：微，陽虛也；濇，血少也。汗出，陽虛不能外固，陰弱不能內守也。更衣……反少者，陽虛則氣下墜，血少所以勤努責，而多空坐也。上，謂頂，百會是也。灸，升舉其陽，以調養夫陰也。《卷五》

錢潢曰（《傷寒溯源集》）：陽氣衰少則脉微，寒邪在經則脉濇，陰邪下走則利，上逆則嘔也。腎臟之真陽衰微，不能升越而爲衛氣，衛氣不密，故汗出也。必數更衣，反少者，即裏急後重之謂也。蓋古之所謂滯下，今之所謂痢疾。利與痢同，蓋古人所通用也。此因寒邪下利，非濕熱痢之可比，乃下焦陽虛，清陽不能升舉，少陰寒甚，陰氣內迫而下攻也。陽氣陷入陰中，陰陽兩相牽掣，致陰邪欲下走而不得，故數更衣；陽氣雖不得上行，猶能提吸而使之反少。……當溫其上，前注皆謂灸頂上之百會穴，以升其陽。蓋百會乃督脉之巔頂，爲諸陽之總會，灸之亦足以提吸陽氣，但未知果合仲景立法之義否？或曰仲景無明文，未可強解，以意測之，非必巔頂然後謂之上也。蓋腎居下焦，而胃雖居中，然亦在腎之上，胃脘之陽爲後天根本，故有胃氣者生也。言數更衣而反少，則下利不快，但因下焦無火，不得以苦寒之藥攻其下，當以補暖升陽之藥溫其胃，且灸之，則下焦之清陽升越，胃中之陽氣流行，清陽升而濁陰降，水穀分消而下利自止矣。灸之者，灸少陰之脉穴，或更灸胃之三脘也，即前所謂當灸之，附子湯主之之法。《卷九》

魏荔彤曰（《傷寒論本義》）：少病病下利，診之脉微濇，注家謂濇爲血少，此非理也。蓋此濇即前條所謂尺中之濇，腎虛之象也。脉微，陽虧寒盛之象也。脉微而濇，即虛寒二字之確據也。兼以嘔而汗出，孤陽亦有上浮外越者，皆陰寒之邪逼之也。但其人下利而數更衣，反留滯而所下甚少，此非陰弱也，正是陰盛逼陽上走者少，陰凝攝陽下陷者多，孤陽急欲隨下利而盡，雖不上脫，必下脫也。……故灸其頂上之百會，使陽氣自頂及踵，達於周身。頭爲六陽之首，陽會於此，而陰邪自消，所謂紅日當空，群陰盡斂之義也。《卷十五》

陳念祖曰（《傷寒論淺注》）：少陰上火下水，而主神機出入，故少陰篇中，俱論陰陽水火、神機樞轉、上下出入之至理，知正氣之出入如是，即知邪氣之出入亦如是。因邪以識正，由正以識邪。邪去則正自復，正復則邪自去。攻也，補也，一而二，二而一也。悟此可以入道矣。若徒泥章句，不能通其意於言外，雖日讀仲景書，日用仲景方，

終屬門外漢耳。《卷五》

　　章楠曰（《傷寒論本旨》）：下利而嘔者，寒邪肆擾，中焦失守也；又汗出，其表陽亦亡矣。脉微而澀，虛中有滯，故數大便而反少，不得暢。溫其上者，灸頭頂百會穴，以助督脉之陽，蓋督爲陽脉之綱，俾行陽氣於諸經，以解寒邪也。《卷四》

　　高學山曰（《傷寒尚論辨似》）：陽上陰下，天地自然之理。陰氣逆於上，故脉微，而症見嘔；陽氣陷於下，故脉澀，而症見汗出。數更衣而反少，明明因下之故，而陽從下陷，又以陽陷之故，而陰從上逆，則所數更衣者，氣也，非利也，故所出反少。灸其頂上，以提其陽，則陰自退安於下，故一灸而了無遺議矣。當主督脉頂心之百會穴。

《少陰篇》

　　黃鈺曰（《傷寒辨證集解》）：少陰陰盛陽微之病固宜用溫藥，然亦有不勝溫藥者。如裏寒下利，診其脉微而且澀，蓋微爲陽氣大虛，澀爲陰血不足；驗其證陰邪上逆而作嘔，虛陽外越而汗出，是陽既不能外固，陰復不能內守。必數更衣入廁而出弓反少者，以陽虛則氣下墜，陰虛則液內竭也。此時欲救其陽必傷其陰，則溫熱之藥又有不可遽投者。再四思維，當溫其上，取百會穴而灸之，以升其陽，庶陽升而陰不傷，利必自止。

《卷六》

辨厥陰病脉證并治第十二

原文 厥陰之爲病，消渴，氣上撞心，心中疼熱，饑而不欲食，食則吐蚘，下之利不止。（326）

成無己曰（《注解傷寒論》）：邪傳厥陰，則熱已深也。邪自太陽傳至太陰，則腹滿而嗌乾，未成渴也；邪至少陰者，口燥舌乾而渴，未成消也；至厥陰成消渴者，熱甚能消水故也。飲水多而小便少者，謂之消渴。木生於火，肝氣通心，厥陰客熱，氣上撞心，心中疼熱。傷寒六七曰，厥陰受病之時，爲傳經盡，則當入府，胃虛客熱，饑不欲食，蚘在胃中，無食則動，聞食臭而出，得食吐蚘，此熱在厥陰經也。若便下之，虛則胃氣，厥陰木邪相乘，必吐下不止。

萬全曰（《傷寒摘錦》）：厥陰自受病者，乃直中陰經之真陰證也，其病爲寒；傳經至厥陰者，其病爲熱，間有寒者，吐利久與醫之誤也。所以厥陰經亦有寒熱兩端，當分治之。《卷下》

張遂辰曰（《張卿子傷寒論》）：《素問》陰證三條，皆指傳邪，故云已滿三日，可下而已；仲景三陰首條，皆言病氣，所謂傷寒本自寒下也。……玩下之利不止一句，爽然矣。

又曰：嘗見厥陰消渴數證，舌盡紅赤，厥冷，脉微，渴甚，服白虎、黃連等湯皆不救。蓋厥陰消渴，皆是寒熱錯雜之邪，非純陽亢熱之證，豈白虎、黃連等藥所能治乎？《卷六》

盧之頤曰（《仲景傷寒論疏鈔金錍》）：此足厥陰爲病之總綱也。《卷十一》

張璐曰（《傷寒纘論》）：按厥陰原無下法，故首先示戒云：下之利不止。蓋厥多主下利，下利中伏有死證，中間雖有小承氣一法，因胃有燥屎，微攻其胃，非攻厥陰之邪也。厥陰與少陰表裏，邪在少陽，已有三禁，豈厥陰反宜下乎？雖有厥應下之一語，乃對發汗而言，謂厥應內解其熱，不當外發其汗，豈可泥應下二字，遂犯厥陰之大戒耶？今人每謂傷寒六七日當下，此特指陽邪入府而言，未嘗言邪傳厥陰可下也。《卷上·厥陰》

柯琴曰（《傷寒論注》）：太陰、厥陰皆以裏證爲提綱，太陰主寒，厥陰主熱，太陰爲陰中之至陰，厥陰爲陰中之陽也。太陰腹滿而吐，食不下，厥陰饑不欲食，食即吐蚘。同是不能食，而太陰則滿，厥陰則饑；同是一吐，而太陰吐食，厥陰吐蚘，此又主脾主肝之別也。太陰病則氣下陷，故腹時痛而自利；厥陰病則氣上逆，故心疼熱而消渴，此濕土風木之殊也。太陰主開，本自利而下之，則開折，胸下結硬者，開折反闔也；厥陰主闔，氣上逆而下之，則闔折，利不止者，闔折反開也。按兩陰交盡，名曰厥陰，陰盡而陽生，故又名陰之絕陽，則厥陰爲病，宜無病熱矣。以厥陰脉絡於少陽，厥陰熱症，皆相火化令耳。厥陰經脉上膈貫肝，氣旺故上撞心；氣有餘即是火，故消渴而心中疼熱。火能消物，故饑；肝脉挾胃，肝氣旺，故胃口閉塞而不欲食也。蟲爲風化，厥陰病則生蚘，蚘聞食臭，則上入於膈而從口出也。病發於陰而反下之，則氣無止息而利不止矣。烏梅丸主之，可以除蚘，亦可以止利。《卷四》

又曰（《傷寒論翼》）：少陽、厥陰，同一相火，相火入於內，是厥陰病；相火出於表，爲少陽病。少陽咽乾即厥陰消渴之機，胸脅痞滿即氣上撞心之兆，心煩即邪熱之初，不欲食是饑不欲食之根，喜嘔即吐蚘之漸。故少陽不解，轉屬厥陰而病危；厥陰病衰，轉屬少陽而欲愈。《厥陰病解》

程應旄曰（《傷寒論後條辨》）：厥陰者，兩陰交盡，陰之極也。極則逆，逆固厥，其病多自下而上，所以厥陰受寒，則雷龍之火逆而上奔，撞心而動心火，心火受觸，則上焦俱擾，是以消渴而心煩疼，胃虛而不能食也。食則吐蚘，則胃中自冷可知，以此句結前證，見爲厥陰自病之寒，非傳熱也；且以見烏梅丸爲厥陰之主方，不但治蚘宜之。蓋肝脉中行，通心肺上巓，故無自見之證，見之中上二焦。其厥利發熱，則厥陰之本證。胃虛藏寒，下之則上熱未除，下寒益甚，故利不止。《卷十二》

沈明宗曰（《傷寒六經辨證治法》）：此厥陰經邪縱橫爲病也。經云：六日厥陰受之，煩滿而囊縮。但言表裏上下本經之證，賴仲景推廣病情而補乘侮之變也。夫風傳厥陰，木火熾盛，縱橫無忌，乘吸胃中津液，兼耗腎水，上渴下消，飲水多而小便少，謂之消渴。但肝氣通心，母邪淫子，故氣上撞心，心中疼熱。抑鬱胃氣不伸，則饑不欲食，而食則吐蚘。然風木盛而胃氣必衰，誤下傷胃，邪入胃中，肆逼水穀下奔，則利不止。竊疑黃芩湯，原治厥陰本病主方，湮沒至今，故予表出。《卷八》

錢潢曰（《傷寒溯源集》）：厥陰雖屬至陰，而陽氣已長，陰陽相半矣。然終是陰中之陽，其氣猶未透達，故通篇以熱多厥少爲病之退，熱少厥多爲病之進，先厥後熱，熱後不厥者愈，熱後厥逆下利煩躁者死也。……邪入其經，則陰邪自下迫陽於上，故氣上撞心，心中疼熱而消渴也。消渴者，飲水多而渴不止也。陰中之陽受迫而在上，故消渴而胃覺饑，然終是陰邪，所以不欲食。客熱尚不殺穀，況陰邪乎？即使強食，陰邪不能腐化，濕熱鬱蒸，頃刻化而爲蚘，隨陰氣之上逆，故吐蚘也。若不知而以苦寒誤下之，則胃陽敗絕，真陽下脫，故利不止也。《卷十》

張錫駒曰（《傷寒直解》）：厥陰者，兩陰交盡，陰之極也，陰極陽生，故厥陰多有熱證；若陰極而陽不生、厥不還者，死也。《經》云"厥陰之上，風氣主之，中見少陽"，是厥陰以風爲本，以陰寒爲標，而火熱在中也。至厥陰而陰已極，故不從標本從乎中治。厥陰之爲病者，厥陰氣之爲病也。消渴者，中見少陽之熱化也。厥陰肝木在下，厥陰心包在上，風木之氣從下而上合心包，風火相擊，故氣上撞心，心中疼熱也。饑而不欲食者，厥陰風火之邪熱不殺穀也。蚘者陰類，感風木之氣則頓然而生，蚘聞食臭出，故食則吐蚘也。標陰在下，下之則傷藏氣，有陰無陽，故利不止。此論厥陰自得之病，乃厥陰爲病之提綱也。《卷五》

吳謙曰（《醫宗金鑒》）：厥陰者，爲陰盡陽生之藏，邪至其經，從陰化寒，從陽化

熱，故其爲病，陰陽錯雜，寒熱混淆也。《卷八》

沈又彭曰（《傷寒論讀》）：此厥陰病之提綱也。然消渴、氣上撞心、心中疼熱、饑不欲食、食則吐蚘之外，更有厥熱往來、或嘔或利等證，猶之陽明病胃家實之外，更有身熱汗出、不惡寒反惡熱等證。故陽明病必須內外證合見，乃是真陽明；厥陰病亦必內外證合見，乃是真厥陰。其餘或厥或利或嘔，而內無氣上撞心、心中疼熱等證，皆似厥陰而實非厥陰也。

又曰：烏梅丸是厥陰主方。……蓋厥陰爲三陰之盡，病及此者，必陰陽錯雜。況厥陰肝木於卦爲震，一陽居二陰之下，是其本象；病則陽泛於上，陰伏於下，而下寒上熱之證作矣。其病藏寒，蚘上入膈，是下寒之證據也；消渴，心中疼熱，是上熱之證據也。況厥者逆也，下氣逆上，即是孤陽上泛，其病多升少降。凡吐蚘，氣上撞心，皆是過升之病，治宜下降其逆上之陽，取《內經》"高者抑之"之義。其下之之法，非必硝、黃攻克實熱方爲下劑，即烏梅丸一方，下法已具方中。毋黃連、烏梅、黃蘗苦酸咸純陰爲下降，即附子直達命門，亦莫非下降藥也。下之而陽伏於下，則陰陽之氣順而厥可愈矣。《辨厥陰證》

舒詔曰（《傷寒集注》）：此條陰陽錯雜之證也。消渴者，膈有熱也。厥陰邪氣上逆，故上撞心。疼熱者，熱甚也，心中疼熱，陽熱在上也。饑而不欲食者，陰寒在胃也；强與之食，亦不能納，必與饑蚘俱出，故食則吐蚘也。此證上熱下寒，若因上熱而誤下之，則上熱未必即去，而下寒必更加甚，故利不止也。《卷十》

黃寶臣曰（《傷寒辨證集解》）：厥陰爲兩陰交盡之名，亦陰盡陽生之藏。《內經》云："厥陰之上，風氣治之，中見少陽"，是厥陰以風木爲本，以陰寒爲標，而火熱在其中也。然厥陰不從標本，而從中見，邪中其經，寒熱每相爲勝復，故其爲病有純陽無陰之證，有純陰無陽之證，有陰陽錯雜之證，有陰陽相等之證，有陽進欲愈、陰進未愈之證。諸證不分，是以動手即錯。《卷七》

原文 厥陰中風，脉微浮爲欲愈，不浮爲未愈。（327）

成無己曰（《注解傷寒論》）：經曰：陰病見陽脉而生，浮者陽也。厥陰中風，脉微浮，爲邪氣還表，向汗之時，故云欲愈。

柯琴曰（《傷寒論注》）：厥陰受病，則尺寸微緩而不浮。今微浮，是陰出之陽，亦陰病見陽脉也。《卷四》

鄭重光曰（《傷寒論條辨續注》）：厥陰中風之脉與他經不同，凡脉浮爲風，此云不浮爲未愈，是厥陰中風，脉反沉矣。風入地中，木鬱不舒，故不愈；微浮是風行地上，草木發陳，邪還於表，故爲欲愈也。《卷十》

錢潢曰（《傷寒溯源集》）：邪入陰經，脉多沉遲細緊，故其邪不易出表。若得微浮，爲邪氣向外，仍歸太陽而欲解矣。所以下文有解表用桂枝湯者，蓋脉微則爲無力，浮則又爲在表，微則輕細和緩而知其邪氣已衰，浮則邪氣還表而知其邪氣將散，故爲欲愈也。若脉不浮，則邪未出表，故爲未愈。《卷十》

尤怡曰（《傷寒貫珠集》）：此厥陰經自受風邪之證。脉微爲邪氣少，浮爲病在經，經病而邪少，故爲欲愈。或始先脉不微浮，繼乃轉而爲浮者，爲自陰之陽之候，亦爲欲愈，所謂陰病得陽脉者生是也。然必兼有發熱微汗等候，仲景不言者，以脉該證也。若不浮，則邪著陰中，漫無出路，其愈正未可期，故曰不浮爲未愈。《卷八》

吴謙曰（《醫宗金鑒》）：厥陰中風，該傷寒而言也。脉微，厥陰脉也。浮，表陽脉也。厥陰之病，既得陽浮之脉，是其邪已還於表，故爲欲愈也。不浮則沉。沉，裏陰脉也。是其邪仍在於裏，故爲未愈也。《卷八》

沈又彭曰（《傷寒論讀》）：提綱中不言脉，讀此可知厥陰脉本沉也。又讀上條（編者按：指第 338 條）脉微爲藏厥，可知厥陰不甚微也。《辨厥陰證》

陳念祖曰（《傷寒論淺注》）：厥陰風木主氣，厥陰中風，同氣相感也。風爲陽病，浮爲陽脉，今脉微浮，以陽病而得陽脉，故爲欲愈。若不浮，不得陽脉也，故爲未愈。《卷六》

原文 厥陰病欲解時，從丑至卯上。（328）

成無己曰（《注解傷寒論》）：厥陰，木也，王於卯丑寅，向王，故爲解時。

方有執曰（《傷寒論條辨》）：厥陰屬木，王於丑寅卯之三時。正氣得其王時，邪退而病解，在六經皆然。夫以六經各解於三時，而三陽解自寅至亥，三陰解自亥至卯。厥陰之解，至寅卯而終，少陽之解，自寅卯而始，何也？曰：寅爲陽初動，陰尚强；卯爲天地辟，陰陽分，所以二經同王，其病之解由此而終始也。然則三陽之王時九，各不相襲；三陰之王時五，太陰與少陰同子丑，少陰與厥陰同丑寅，何也？曰：陽行健，其道長，故不相及；陰行純，其道促，故皆相躡也。《卷五》

盧之頤曰（《仲景傷寒論疏鈔金錍》）：丑爲日入之盡，卯爲日出之始，終而始之，更秉乘其時主之休旺也。《卷十一》

張志聰曰（《傷寒論集注》）：申明厥陰藉中見少陽木火之氣化也。從丑至卯上，乃少陽木氣生旺之時，厥陰而得木氣之陽春，故欲解也。《卷四》

舒詔曰（《傷寒集注》）：六經之病各解於王時之說亦不盡然，總以邪退則病愈，時不可限也。《卷十》

王丙曰（《傷寒論注》）：丑時氣血注於肝，寅卯則木旺時也，故解。《卷五》

唐宗海曰（《傷寒論淺注補正》）：人身厥陰一經，風氣治之，陽動陰應，往往厥熱互勝，惟得其和平，合於少陽之冲和，斯爲無病。厥陰從中見之氣化者如此，以見陰太過則爲厥，陽太過則爲熱，必恰合中見少陽之氣，則爲平和無病。此節從丑至卯，恰是平旦，爲少陽司氣之時，厥陰至此時，則借其和平之氣而愈，正是從中見之氣化也。《卷六》

原文 厥陰病，渴欲飲水者，少少與之愈。（329）

成無己曰（《注解傷寒論》）：邪至厥陰，爲傳經盡，欲汗之時，渴欲得水者，少少與之，胃氣得潤則愈。

方有執曰（《傷寒論條辨》）：厥陰屬木，木生於水，欲飲水，求生也；少少與，潤之也；愈，木得潤則生也。《卷五》

張璐曰（《傷寒纘論》）：陽氣將復，故欲飲水，然須少少與之，是謂以法救之。蓋陰邪方欲解散，陽氣尚未歸復，若恣飲不散，反致停蓄釀禍耳。

又曰：渴欲飲水，與下利後飲水者不同。此則熱邪盡解，但津液受傷而渴；彼則熱邪在裏，煎迫津液而渴，未可一例而推也。《卷上·厥陰》

柯琴曰（《傷寒論注》）：水能生木，能制火，故厥陰消渴最宜之。《卷四》

程應旄曰（《傷寒論後條辨》）：但厥陰之見上熱，由陰極於下而陽阻於上，陰陽不相順接使然，非少陰水來克火，亡陽於外者比。寒涼不可犯下焦，而不妨濟上焦，欲飲水者，少少與之，使陽神得以下通，而復不犯及中下二焦，亦陰陽交接之一法也。《卷十二》

沈明宗曰（《傷寒六經辨證治法》）：木挾火熾，乘吸胃中津液則渴，故欲飲水，但少與之，應接胃中津液和而病自愈。若縱飲無度，胃弱不消，停蓄心下，反變下利嘔逆也。《卷八》

鄭重光曰（《傷寒論條辨續注》）：厥陰消渴，即以水飲之，所以順其欲。然少與水可以平亢火，多與之恐水漬入胃耳。《卷十》

錢潢曰（《傷寒溯源集》）：邪在厥陰，唯恐其下利厥逆，乃爲惡候。若欲飲水，是陽回氣暖，胃中燥熱而渴，已復歸陽明矣。若熱氣有餘，則又有口傷爛赤，咽喉不利吐膿血之變，故可少少與之，令陰陽和平則愈也。《卷十》

尤怡曰（《傷寒貫珠集》）：厥陰之病本自消渴，雖得水未必即愈，此云渴欲飲水，少少與之愈者，必厥陰熱邪還返陽明之候也。熱還陽明，津液暴竭，求救於水，少少與之，胃氣則和，其病乃愈。若係厥陰，則熱足以消水，而水豈能消其熱哉。《卷八》

吳謙曰（《醫宗金鑒》）：厥陰病，渴欲飲水者，乃陽回欲和，求水自滋，作解之兆，當少少與之，以和其胃，胃和汗出，自可愈也。若多與之，則水反停漬入胃，必致厥利矣。《卷八》

黃元御曰（《傷寒懸解》）：陽復而欲飲水，有內熱也。少少與之，滋其渴燥，必當自愈。陽氣初復，未可過與以傷胃氣也。《卷十二》

章楠曰（《傷寒論本旨》）：渴欲飲水，陽氣勝而邪熱盛也。水爲天一之精，少少與飲，濟陽以清熱，其病可愈；若多飲，反致停水之病矣。《卷四》

原文 諸四逆厥者，不可下之，虛家亦然。（330）

龐安時曰（《傷寒總病論》）：手足逆冷，皆屬厥陰，不可下亦不可汗。有須下證者，謂手足雖逆冷，或有溫時，手足雖逆冷而手足掌心必暖，非正厥也，故可消息汗下也。《卷一·厥陰證》

又曰：若下證悉具而見四逆者，是失下後氣血不通使然，但手足微厥，掌心常溫，時復指梢溫便下之，不可拘忌也。《卷二·不可下證》

成無己曰（《注解傷寒論》）：四逆者，四肢不溫也。厥者，手足冷也。皆陽氣少而陰氣多，故不可下，虛家亦然。下之是爲重虛，《金匱玉函》曰：虛者十補，勿一瀉之。

方有執曰（《傷寒論條辨》）：四逆見少陰篇，厥見下。蓋厥爲四逆之極，陰陽既不相順接，下則必至於脫絕，故禁勿用也。《卷五》

萬全曰（《傷寒摘錦》）：厥逆爲陰邪所主，不可下，亦不可汗也。《卷下》

王肯堂曰（《傷寒準繩》）：按言四者，四肢之省文也。四肢者，自指至肘、足至膝是也，其邪爲深；凡言手足者，自指至腕、足至踝而已，其邪爲淺。仲景下字不苟，得之則輕重淺深一覽了然矣。《秩之四》

李中梓曰（《傷寒括要》）：厥者，四肢冷也；逆者，手足冷也。邪在三陽則熱，傳至太陰則溫，至少陰則逆，至厥陰則厥。……厥有陰陽之殊，最當詳慎。《卷上》

柯琴曰（《傷寒論注》）：熱厥者，有可下之理。寒厥爲虛，則宜溫補。《卷四》

錢潢曰（《傷寒溯源集》）：《素問·陰陽應象論》云：清陽實四肢。《陽明脉解》云：四肢爲諸陽之本，陽盛則四肢實。邪入陰經，則陽衰陰盛，陽氣不能充實於四肢，故四逆而厥冷。厥逆則陽氣已微，急當以溫經復陽爲治，若以苦寒攻下，胃陽必敗絕矣，故曰不可下之。然不但諸四逆厥者不可下，即氣血已虛，胃氣不固，元陽衰弱者亦然也。《卷十》

張錫駒曰（《傷寒直解》）：諸病而凡四逆厥者，俱屬陰寒之證，故不可下。然不特厥逆爲不可下，即凡屬虛家而不厥逆者，亦不可下也，故曰虛家亦然。《卷五》

尤怡曰（《傷寒貫珠集》）：四逆與厥本無分別，特其病有陰陽之異耳。此條蓋言陰寒厥逆，法當溫散溫養之，故云不可下之。前條（編者按：指第335條）云"厥應下之"者，則言邪熱內陷之厥逆也，學者辨之。虛家，體虛不足之人也，雖非四逆與厥，亦不可下之。《經》云：毋實實，毋虛虛，而遺人夭殃。此之謂也。《卷八》

陳念祖曰（《傷寒論淺注》）：凡諸四逆厥者，多屬陽氣大虛，寒邪直入之證，而熱深者亦間有之。虛寒厥逆，其不可下，固不待言，即熱深致厥，熱盛於內，內守之真陰被灼幾亡，不堪再下以竭之。吾爲之大申其戒曰：此皆不可下之。推而言之，凡陰虛陽虛之家，即不厥逆，其不可下也亦然。《卷六》

文通曰（《百十三方解》）：夫厥者，陰陽不相順結而閉也。血分厥主包絡不通。氣分厥主三焦不通，氣分厥用四逆散而主柴胡，血分厥用當歸四逆、烏梅丸而主細辛。若四逆之症，則元氣虛寒，責在脾腎，必須四逆、白通、通脉四逆等方方可挽回。厥與四逆，當細辨之。厥輕而逆重，厥因氣血不通，逆因氣血兩虛，熱爲厥而寒爲逆也。《中卷·四逆散》

原文 傷寒先厥，後發熱而利者，必自止，見厥復利。（331）

成無己曰（《注解傷寒論》）：陰氣勝，則厥逆而利；陽氣復，則發熱，利必自止。

見厥，則陰氣還勝而復利也。

盧之頤曰（《仲景傷寒論疏鈔金錍》）：先厥者，陽內而陰外，陽內而陰外者，上而下也，上而下，則利矣。復發熱者，陽外而陰內，陽外而陰內者，下而上也，下而上，則利止矣。見厥復利者，復上而下，又復利矣。《卷十一》

張璐曰（《傷寒纘論》）：傷寒先厥後發熱而利，言傷寒表證罷，先見厥利而後發熱，非陰證始病便見厥利也。先厥後發熱而利必自止，乃厥陰之常候。下文見厥復利，乃預爲防變之辭。《卷上·厥陰》

張志聰曰（《傷寒論集注》）：自此以下凡十八節，皆論厥熱，意謂厥陰者，陰之極也，陰極陽生，厥熱相應，其病當愈；熱氣有餘，則傷包絡，而便膿血；但厥無熱，則有陰無陽，而爲不治之死證也。《卷四》

尤怡曰（《傷寒貫珠集》）：傷寒先厥者，陰先受邪也，後熱者，邪從陰而出陽也。陰受邪而利，及邪出而之陽，故利必自止。設復厥，則邪還入而之陰，故必復利。蓋邪氣在陽則生熱，在陰則爲厥與利，自然之道也。《卷八》

吳謙曰（《醫宗金鑒》）：厥逆，陰也。發熱，陽也。先厥後發熱，而利必自止者，是陰退而陽進也。見厥復利者，是陽退而陰進也。熱多厥少，病雖甚者亦可愈；厥多熱少，病雖微者亦轉甚。可知厥熱，乃陰陽進退生死之機也。《卷八》

原文 傷寒始發熱六日，厥反九日而利。凡厥利者，當不能食，今反能食者，恐爲除中。一云消中。食以索餅，不發熱者，知胃氣尚在，必愈，恐暴熱來出而復去也。後日脉之，其熱續在者，期之旦日夜半愈。所以然者，本發熱六日，厥反九日，復發熱三日，并前六日，亦爲九日，與厥相應，故期之旦日夜半愈。後三日脉之，而脉數，其熱不罷者，此爲熱氣有餘，必發癰膿也。（332）

成無己曰（《注解傷寒論》）：始發熱，邪在表也。至六日，邪傳厥陰，陰氣勝者，作厥而利，厥反九日，陰寒氣多，當不能食，而反能食者，恐爲除中。除，去也；中，胃氣也。言邪氣太甚，除去胃氣，胃欲引食自救，故暴能食，此欲勝也。食以索餅試之，若胃氣絕，得面則必發熱；若不發熱者，胃氣尚在也。恐是寒極變熱，因暴熱來而復去，使之能食，非除中也。《金匱要略》曰：病人素不能食，而反暴思之，必發熱。後三日脉之，其熱續在者，陽氣勝也，期之旦日夜半愈；若旦日不愈，後三日脉數而熱不罷者，爲熱氣有餘，必發癰膿。經曰：數脉不時，則生惡瘡。

方有執曰（《傷寒論條辨》）："食以"之"食"，與飼同。索，當作素。……謂以素常所食之餅餌飼之，以頤其情。一說無肉曰素，謂不令犯食禁也。不發熱，言所食之餅化消而無患，故曰知胃氣尚在也；暴熱，謂厥而猛然得熱，見陽回之意也，故曰其熱續在，期之旦日夜半愈也。旦日，明日；平旦，朝而陽長之時也；夜半，陰盡陽生之時也。……數以候熱。癰膿者，厥陰主血，血熱持久則壅瘀，壅瘀則腐化，故可必也。《卷五》

柯琴曰（《傷寒論注》）：便膿血，是陽邪下注於陰竅；發癰膿，是陽邪外溢於形身，欲所云傷寒留毒者是也。《卷四》

程應旄曰（《傷寒論後條辨》）：傷寒始發熱六日，脉必數，而陽勝可知；厥反九日而利，不復發熱可知，蓋陽極而陰氣來復且勝也。此九日內當不能食，今反能食者，恐爲除中。食以索餅，不發熱者，自是胃陽在內，消磨水穀，中氣尚在，故可懸斷其愈。但愈必俟發熱，恐熱來而復去，與九日之厥期不相應，猶非真愈。後三日脉之，而數脉尚在，知其熱必不去，可與之決愈期矣。雖熱有首尾，而計日不差，亦謂之陰陽平等，故愈。愈後仍脉數，仍發熱，此邪陽反勝，而陰血必傷，厥應下之之法可用於此三日內矣。不知下，而致熱氣留連于肉腠，則癰膿之發必不免耳。《卷十二》

汪琥曰（《傷寒論辨證廣注》）：除中者，胃中之真氣所餘無幾，將欲盡除，求救於食，如燈將滅而復明之意，當以索餅試與食之，以觀其發熱與否。其不驟發熱者，此非除中，知胃中真氣尚在，其厥與利必漸自愈。其發熱者，是爲暴熱，恐其驟來，則能食，出，即來也，既來而復驟去者，此胃中真氣得食而盡泄於外，即名除中而必死矣。《卷十》

錢潢曰（《傷寒溯源集》）：自"始發熱"至"夜半愈"，是上半截原文，"所以然者"至"必發癰膿"止，乃仲景自爲注脚也。但"厥反九日而利"句下，疑脫"復發熱三日利止"七字，不然，如何下文有"恐暴熱來出而復去"二句？且"所以然"句下，云"發熱六日，厥反九日，復發熱三日，併前六日，亦爲九日"，是明明說出，其爲脫落無疑矣。然何以知其爲復發熱利止乎？上條云，先厥後發熱，利必自止，況自食索餅後，並不言利，是以知其復發熱而利止也。《卷十》

魏荔彤曰（《傷寒論本義》）：厥陰病，始發熱六日，陽在陽分也；厥反九日而利，陽已陷入陰分矣。陽在陰內，若爲無陽陰獨之證，則當不能食矣。今其人反能食，知爲陽陷入陰，而非無陽陰獨也。然但就能食以識之，又恐爲陰證中胃陽已亡之除中，於是食以索餅以試之，不發熱，知胃氣尚存，胃氣即胃陽，陽存則厥爲陽陷入陰之厥，而非無陽陰獨之厥也。陽陷者升其陽，即陽陷者亦必自能出，故知其有必愈之理也。雖然，仍有說焉。食索餅以試之，若發熱者，何以知其胃氣亡，則此熱乃暴來出而復去之熱也，即如脉暴出者，知其必死之義也。陰已盛極於內，孤陽外走，出而離陰，忽得暴熱，此傾刻而不救之證也。

又曰：凡仲景言日，皆約略之辭，如此九日之說，亦未可拘，總以熱與厥較其均平耳。如熱七八日，厥七八日，亦可，即熱五六日，厥五六日，俱可。不過較量其陰陽盛衰，非定謂必熱九日厥九日方可驗準也。《卷十六》

尤怡曰（《傷寒貫珠集》）：除中，中者，胃中之陽氣也，除者，去而盡之也，言胃氣爲邪氣所迫，盡情發露，不留餘蘊也。《卷八》

吳謙曰（《醫宗金鑒》）：熱而不厥爲陽，厥而不熱爲陰。傷寒始發熱六日，厥亦六日，至七日仍發熱而不厥者，是陽來復，當自愈也。今厥九日，較熱多三日，是陰勝陽，故下利也。凡厥利者，中必寒，當不能食，今反能食，恐是陰邪除去胃中陽氣，而爲除中之病也。恐者，疑而未定之辭也。故以索餅試之：食後不發熱，則爲除中；若發熱，知胃氣尚在，則非除中，可必愈也。若食後雖暴發熱，恐熱暫出而復去，仍是除中，故必俟之三日，其熱續在不去，與厥相應，始可期之旦日夜半愈也。若俟之三日後，雖熱不罷而亦不愈，且脉猶數者，此爲熱氣有餘，留連營衞，必發癰膿也。《卷八》

舒詔曰（《傷寒集注》）：熱則胃陽尚在，不然胃陽去矣。不發熱，"不"字應是"微"字，與下文"暴"字相照。以其證雖喜發熱，宜微不宜暴，微則陽和有象，暴則脫離之機，故曰"恐暴熱來出而復去也"。後三日脉之，其微熱續在者，期之旦日夜半愈。《卷十》

陳念祖曰（《傷寒論淺注》）：此論寒熱勝復之理，而歸重於胃氣也。

此節大義，謂發熱則厥利止，熱去則復厥利，故厥陰發熱，非即愈候，厥利轉爲發熱，乃屬愈期耳。是以厥轉爲熱，夜半可愈；熱久不罷，必發癰膿。可知仲景不是要其有熱，要其發熱而厥利止，厥利止而熱亦隨罷，方爲順候。《卷六》

胡嗣超曰（《傷寒雜病論》）：少陰有真陽，厥陰有相火，故少陰之厥逆，但發熱便不死，厥陰之厥利，但發熱利必止也。所慮者，厥多熱少，厥利不熱，斯爲危候。蓋熱少者，胃陽虛，論中所云恐暴熱來而復去、三日脉之、其熱續在等語，全是料度胃氣之勝不勝，厥症之應不應，以明陽進陰退而以熱多爲貴也。至得熱太過，必發癰膿者，則以肝藏血故也。《卷十一》

唐宗海曰（《傷寒論淺注補正》）：與厥相應，則厥熱平而合爲冲和之少陽，故愈。厥有餘，則純陰無陽，爲不得愈；熱有餘，亦爲亢陽，而非少陽也，故必復癰膿而不得愈。夜半者，陽之初生，旦日者，陽之冲和，乃天少陽司氣之時也。借天少陽之氣化，人身厥陰寒熱變爲冲和之氣，所謂得中見少陽之化者如此。《卷六》

原文 傷寒脉遲六七日，而反與黃芩湯徹其熱。脉遲爲寒，今與黃芩湯復除其熱，腹中應冷，當不能食，今反能食，此名除中，必死。（333）

成無己曰（《注解傷寒論》）：傷寒脉遲六七日，爲寒氣已深，反與黃芩湯寒藥，兩寒相搏，腹中當冷，冷不消穀，則不能食；反能食者，除中也。四時皆以胃氣爲本，胃氣已絕，故云必死。

方有執曰（《傷寒論條辨》）：反，猶左也，言不順於道也。黃芩湯，寒藥也。徹，亦除也；應，亦當也。反能食者，胃欲絕，引食以自救也。中，以胃言；死，謂萬物無土不生也。《卷五》

盧之頤曰（《仲景傷寒論疏鈔金錍》）：此承上文恐爲除中，熱雖未發，胃氣尚在，其熱續來，必自愈也。此條脉狀先效陰遲，復除其熱，腹中應冷，是爲重陰，重陰不化，而反能食，此名除中，陰氣薄然，獨存無依，故死。《卷十一》

柯琴曰（《傷寒論注》）：此言傷寒，則惡寒可知，言徹其熱，則發熱可知。脉遲爲無陽，不能作汗，必服桂枝湯啜稀熱粥，令汗生於穀耳。黃芩湯本爲協熱下利而設，不爲脉遲表熱而設，今不知脉遲爲裏寒，但知清表之餘熱，熱去寒起，則不能食者爲中

寒，反能食者爲除中矣。除中者，胃陽不支，假穀氣以自救，凡人將死而反强食者是也。《卷三》

程應旄曰（《傷寒論後條辨》）：厥陰之有消渴、除中，同一病機，皆下寒而上熱也。胃氣在則爲消渴，胃氣亡則爲除中。《卷十二》

汪琥曰（《中寒論辨證廣注》）：此條傷寒乃厥陰中寒誤服涼藥而致死之證。脉遲爲寒，不待智者而後知也。六七日反與黃芩湯者，必其病初起便發厥而利，至六七日陽氣回復，乃乍發熱而利未止之時，粗工不知，但見其發熱下利，誤認以爲太少合病，因與黃芩湯徹其熱，徹即除也。又脉遲云云者，是申明除其熱之誤也。腹中應冷，胃無火也，胃無火當不能食，今反能食者，此名除中。《卷中》

陳念祖曰（《傷寒論淺注》）：前言脉數爲熱，便知脉遲爲寒。傷寒脉遲，六七日，正藉此陰盡出陽之期，得陽之氣而可望其陽復也。醫者不知，而反與黃芩湯徹其熱，則惟陰無陽矣。蓋厥陰爲陰之盡，當以得陽爲主，忌見遲脉，而反見之，脉遲爲裏寒，今與黃芩湯復除其外熱，則內外皆寒，腹中應冷，當不能食，今反能食，此名除中，謂中氣已除而外去，必死。由是觀之，傷寒以胃氣爲本之旨愈明矣。《卷六》

原文 傷寒先厥後發熱，下利必自止，而反汗出，咽中痛者，其喉爲痺。發熱無汗，而利必自止；若不止，必便膿血，便膿血者，其喉不痺。（334）

成無己曰（《注解傷寒論》）：傷寒先厥而利，陰寒氣勝也。寒極變熱，後發熱，下利必自止，而反汗出，咽中痛，其喉爲痺者，熱氣上行也。發熱無汗而利必自止，利不止，必便膿血者，熱氣下行也。熱氣下而不上，其喉亦不痺也。

郭雍曰（《傷寒補亡論》）：問曰：厥病發癰膿、便膿血何也？雍曰：毒氣隨三陰經走下，不復可止，非發癰膿、便膿血則無自而出，故其毒也，下於表者則發癰膿，下於裏者則便膿血。以是知厥亦有可下逐之理，免發癰膿、便膿血也。便膿血則喉不痺者，以毒下也；應下之而反汗則口傷爛赤者，以毒下而復上也。曰：厥陰論寒厥，而此皆熱厥何也？《素問》曰：人之傷於寒也，則爲病熱。寒極則生熱，是謂熱厥也。《卷七·厥陰》

盧之頤曰（《仲景傷寒論疏鈔金錍》）：熱氣之所壅，爲喉痺；熱氣之所注，爲膿血矣。上條熱氣之有餘者，必發癰膿，屬形身之內而外；此條熱氣之所壅，屬形身之下而上，熱氣之所注，屬形身之上而下，統非本標之爲患，迫呈中見之火化故也。《卷十一》

張璐曰（《傷寒纘論》）：喉痺者，桔梗湯；便膿血者，白頭翁湯。《卷上·厥陰》

程知曰（《傷寒經注》）：言厥後發熱，熱氣有餘者，有便膿血、喉痺之變也。《卷十二》

汪琥曰（《中寒論辨證廣注》）：此條乃厥陰中寒，陽回變熱，以至喉痺、便膿血之證。……或問中寒之邪，緣何變熱？余答云：元氣有餘之人，寒邪不能深入，才著肌表，即便發熱，此傷寒也。元氣不足之人，寒邪直中陰經，不能發熱，此中寒也。寒中厥陰，爲陰之極，陰極則陽生，故發熱，然亦當視其人之元氣何如。若發熱而自愈者，元氣雖不足，不至大虛，故得愈也。元氣大虛之人，有不能發熱，但厥而至於死者，此真陽脫也；有發熱而仍厥者，此陽氣雖復而不及，全賴熱藥以扶之也；有發熱而至於喉痺、便膿血，如上證者，此陽氣雖復而太過，其力不能勝邪熱，全賴涼藥以平之也。余疑此條證，或於發厥之時過服熱藥而至於此，學者臨證宜細辨之。《卷中》

張志聰曰（《傷寒論集注》）：夫先厥後熱，下利且止，則陰陽自和，其病當愈。而反汗出，咽中痛者，陰液虛而火氣盛也。其喉爲痺者，《經》云：一陰一陽結，謂之喉痺。一陰者，厥陰也，一陽者，少陽也，今厥陰爲病而見少陽之火熱咽痛，故其喉爲痺。《卷四》

秦之楨曰（《傷寒大白》）：傷寒先厥後發熱，下利必自止。反汗出，則是裏熱太過，故咽中痛，喉中痺。發熱無汗，而利必自止，仍不止，則邪熱內攻腸胃，故便膿血。既便膿血，熱邪不上沖，而喉不痺。《卷一·咽痛》

吳謙曰（《醫宗金鑒》）：此承上條而詳辨之，以出其證也。先厥後發熱，下利必自止，厥回利止，其熱若退，爲欲愈也。若厥回利止，其熱不退，而反汗出者，是厥陰病從陽化熱，其邪上循本經之脉，故咽喉痛痺也。若厥回發熱，無汗利不止者，是厥陰邪熱因利下迫，傷及脉中之血，故必便膿血也。便膿血者，其喉不痺，謂熱邪下利，而不復上病咽痛也。可知下利止，其喉爲痺者，謂熱邪已上，病咽痛，即不復病下利也。《卷八》

王丙曰（《傷寒論注》）：厥與發熱，只一鬱熱之氣出入所致。其先厥而後熱者，必熱厥相應而後汗，乃爲愈微；若甫發熱而反汗出，是三焦相火因鬱上炎，必致咽痛而發喉痺，蓋上焦本出胃上口並咽以上也；若發熱無汗，則熱移下焦，因下利之勢爲便膿血，而火不炎於上焦矣。《卷五》

胡嗣超曰（《傷寒雜病論》）：先厥後熱，利必自止，乃反汗出，咽中痛，則是相火上攻而爲喉痺之候，即前條（編者按：指第335條）反發汗，必口傷爛赤之互文。然既發熱，無論有汗無汗，利必自止。今乃發熱無汗而利不止，則又是風熱內盛而傷營，所以必便膿血也。末二句，是推原熱多者在上即不在下之故。《卷十》

黃寶臣曰（《傷寒辯證集解》）：厥陰傷寒先病標陰之氣而厥，後得中見之化而發熱，既得熱化，則前之下利當必自止。然陰不得有汗，而反汗出且咽中痛者，以厥陰從中見少陽之熱化太過，下利雖自止，而陰液外泄，火氣內燔，循經上炎，故咽爲之痛也，且不特痛而爲痺矣。《卷七》

原文 傷寒一二日至四五日，厥者必發熱，前熱者後必厥，厥深者熱亦深，厥微者熱亦微。厥應下之，而反發汗者，必口傷爛赤。（335）

許叔微曰（《傷寒百證歌》）：熱厥與冷厥，本自不同。冷厥，才病便厥；熱厥，必四五日內方發，半日之間熱復來也，揚手擲足，心中煩躁。《卷三·四十六證》

成無己曰（《注解傷寒論》）：前厥後發熱者，寒極生熱也；前熱後厥者，陽氣內陷也；厥深熱深，厥微熱微，隨陽氣陷之深淺也。熱之伏深，必須下去之，反發汗者，引熱上行，必口傷爛赤。《內經》曰：火氣內發，上爲口糜。

湯尹才曰（《傷寒解惑論》）：熱厥與冷厥不同……有失下氣血不通，四肢便厥，醫者不識，却疑是陰厥，復進四逆湯之類，禍如反掌。大抵熱厥脉沉實而滑，頭上有汗，手掌溫，指梢亦溫，便宜下，此仲景之妙旨也。冷厥初得病，四肢逆冷，脉沉細，卧多攣足，或惡寒，或自引衣復身，或下利清穀，或清便自調，小便數，外證惺惺，此冷厥也。……熱厥者，初得病，身必熱，頭痛，至數日後方厥，却微厥後發熱，其脉雖沉伏必滑，其人或欲飲水，或揚手擲足而卧，煩躁不得眠，大小便必秘，精神多昏冒。知是熱厥，已無疑矣。

郭雍曰（《傷寒補亡論》）：仲景言厥應下之者，謂有當下之厥而誤汗者，非謂厥皆可下也，故仲景又曰：諸四逆厥者，不可下。然厥病至於發癰疽、便膿血應下者，不必拘此。《卷七·厥陰》

王好古曰（《陰證略例》）：夫厥者，有陰有陽。初得病身熱，三四日後。熱氣漸深，大便秘結，小便黃赤，或語言讝妄而反發熱者，陽厥也。初得病，身不熱，三四日後，陽氣漸消，大便軟利，小便清白，或語言低微而不發熱者，陰厥也。二證人多疑之，以脉皆沉故也。然陽厥而沉者，脉當有力；陰厥而沉者，脉當無力也。若陽厥，爪指有時而溫；若陰厥，爪指時時常冷也。《傷寒發厥有陰陽》

萬全曰（《傷寒摘錦》）：此言厥應下之者，手足或有溫時，或手足掌心必煖，證必煩滿，脉必沉實，故下之，否則不可下也。《卷下》

盧之頤曰（《仲景傷寒論疏鈔金錍》）：傷寒一二日至四五日，厥者必發熱，言一二日爲淺，四五日爲深也。故前熱者後必厥，前厥者後必熱，厥一二日者，熱亦一二日；厥四五日者，熱亦四五日。厥深者熱亦深，引日長者之爲深；厥微者熱亦微，引日短者之爲微。《卷十一》

李中梓曰（《傷寒括要》）：陽厥者，初得病，身熱頭疼，以後傳入三陰，大便閉，小便赤，譫渴躁亂，見諸熱症而發厥者，熱極反兼勝己之化也。熱微厥亦微，宜四逆散；熱深厥亦深，宜承氣湯。陰厥者，初得病，無身熱頭疼，面寒肢冷，引衣踡卧，見諸寒症而發厥者，輕則理中湯，重則四逆湯。二厥之脉皆沉，陰厥沉遲而弱，指頭常冷；陽厥沉而滑，指頭常溫。《卷上》

張璐曰（《傷寒纘論》）：傷寒初起一二日間，所見皆惡寒發熱之陽證，至四五日傳進陰經而始厥也。《卷上·厥陰》

柯琴曰（《傷寒論注》）：下之清之，謂對汗而言，是胃熱而不是胃實，非三承氣所宜。厥微者，當四逆散。……厥深者，當白虎湯。《卷四》

程知曰（《傷寒經注》）：厥應下之，是對發汗而言，謂厥應內解其熱，不應外發其汗。如白虎湯、四逆散、小承氣湯，皆下法也，而未嘗有峻下之方，讀者詳之。《卷十二》

程應旄曰（《傷寒論後條辨》）：傷寒毋論一二日至四五日，而見厥者，必從發熱得之。熱在前，厥在後，此爲熱厥。不但此也，他證發熱時不復厥，發厥時不復熱，蓋陰陽互爲勝復也。唯此證，孤陽操其勝勢，厥自厥，熱仍熱，厥深則發熱亦深，厥微則發熱亦微，而發熱中兼夾煩渴不下利之裏證，總由陽陷於內，菀其陰於外，而不相接也。須用破陽行陰之法，下其熱而使陰氣得伸，逆者順矣。不知此而反發汗，是徒從一二日及發熱上起見，認爲表寒故也。不知熱得辛溫而助其升散，厥與熱兩不除，而早口傷爛赤矣。《卷十二》

汪琥曰（《傷寒論辨證廣注》）：此條乃傳經邪熱陽極似陰之證。傷寒一二日至四五日而厥者，言傷寒在一二日之時本發熱，至四五日後而厥者，乃邪傳厥陰之候也。必發熱者，言病人四肢及肌表雖厥，而軀殼以內必發熱也。前熱者，後必厥，乃申明一二日爲前，四五日爲後，以見熱極必發厥也。……陽邪深伏，應須以苦寒之藥下去其熱，使陰氣得伸，則陰陽平，四肢和順而不厥矣。粗工見厥，認以爲寒，而反用辛溫之藥以强發其汗，辛溫皆升，引熱上行，必口傷爛赤，以厥陰之脉循頰裏，環唇內故也。《卷十》

錢潢曰（《傷寒溯源集》）：此論熱厥之見證及誤治之變也。……謂之熱厥者，邪氣在裏，阻絕陽氣，不得通達流注於四肢而厥也，與陽虛之厥冷迥異，故應下之，使熱邪下泄，則陽氣流通矣。然非謂厥深熱深而可峻攻大下也。即下文下利而譫語者，亦不過以小承氣湯和胃而已，以其終是陰經鬱熱之邪，故不可大下也。前所謂諸四逆厥者不可下，皆指陽虛之厥而言也，所以下文即云虛家亦然，蓋逆厥與虛家並論，則知虛寒者不可下，熱深者爲可下也。《卷十》

魏荔彤曰（《傷寒論本義》）：前條九日，及此條一二日至四五日，皆設以爲驗之辭，俱不可以日拘，如算法設爲問答，以明其數，使人得較量其虛盈也。下條厥熱各五日亦然。《卷十六》

尤怡曰（《傷寒貫珠集》）：傷寒一二日至四五日，正陰陽邪正交爭互勝之時，或陰受病而厥者，勢必轉而爲熱，陰勝而陽爭之也；或陽受病而熱者，甚則亦變而爲厥，陽勝而陰被格也。夫陽勝而陰格者，其厥非真寒也，陽陷於中而陰見於外也。是以熱深者厥亦深，熱微者厥亦微，隨熱之淺深，而爲厥之微甚也。夫病在陽者宜汗，病在裏者宜下，厥者熱深在裏，法當下之，而反發汗，則必口傷爛赤，蓋以蘊隆之熱而被升浮之氣，不從下出而從上逆故耳。《卷八》

黃元御曰（《傷寒懸解》）：傷寒一二日以至四五日而見厥者，此後必發熱；既已發熱，則此後必又厥。前之厥深者，後之熱亦深；前之厥微者，後之熱亦微。蓋前之陰盛而爲厥，後必陽復而發熱，陰陽之勝復不偏，則厥熱之淺深相等也。陽勝而熱則病退，陰勝而厥則病進，是熱本吉兆。然不可太過，厥將終而熱將作，應當下之以救營血而息肝風，而反發汗者，亡其血液，風動火炎，必口傷爛赤。《卷十二》

陳念祖曰（《傷寒論淺注》）：此一節，遙承上節“諸四逆厥者，不可下之”，恐人泥其說而執一不通也。……前云不可下者，指承氣等方而言也。此云應下之，指熱證輕有四逆散，重有白虎湯，寒證有烏梅丸是也。《卷六》

原文 傷寒病，厥五日，熱亦五日，設六日當復厥，不厥者自愈。厥終不過

五日，以熱五日，故知自愈。（336）

成無己曰（《注解傷寒論》）：陰勝則厥，陽勝則熱。先厥五日，爲陰勝，至六日陽復勝，熱亦五日，後復厥者，陰復勝；若不厥，爲陽全勝，故自愈。經曰：發熱四日，厥反三日，復熱四日，厥少熱多，其病爲愈。

方有執曰（《傷寒論條辨》）：厥五日，熱亦五日，陰陽勝復無偏也。當復厥不厥，陽氣盛也。陽主生，故自愈可知也。《卷五》

柯琴曰（《傷寒論注》）：熱與厥相應，是謂陰陽和平，故愈。《卷四》

程應旄曰（《傷寒論後條辨》）：合而斷之，總期乎陰陽平等，方能順接，凡證候之勝復，治法之進退，一準乎此。條中“五日”字，不必拘。熱與厥，大約以日準，日等氣平，而不加厥，則陰陽已和順矣。

又曰：言外見厥證雖已得熱，尤須維護其得勝，不爲陰復，方保無虞。當厥不厥，制勝已在我，此後亦不須過儿，不是厥熱付之不理，一任病氣循環之謂。《卷十二》

吳謙曰（《醫宗金鑒》）：傷寒邪傳厥陰，陰陽錯雜爲病，若陽交於陰，是陰中有陽，則不厥冷；陰交於陽，是陽中有陰，則不發熱。惟陰盛不交於陽，陰自爲陰，則厥冷也；陽亢不交於陰，陽自爲陽，則發熱也。蓋厥熱相勝則逆，逆則病進；厥熱相平則順，順則病愈。今厥與熱日相等，氣自平，故知陰陽和而病自愈也。《卷八》

黃元御曰（《傷寒懸解》）：陰勝而厥者五日，陽復而熱者亦五日，設至六日，則陰當又勝而復厥，陰勝則病進，復厥者病必不愈。若不愈者，則陰不偏勝，必自愈也。蓋天地之數，五日以後則氣化爲之一變，是以陰勝而厥終不過乎五日，陰勝而陽不能復，則病不愈；以陽復而熱者亦是五日，陰不偏勝而陽不偏負，故知自愈。《卷十二》

原文 凡厥者，陰陽氣不相順接，便爲厥。厥者，手足逆冷者是也。（337）

成無己曰（《注解傷寒論》）：手之三陰三陽，相接於手十指；足之三陰三陽，相接於足十指。陽氣內陷，陽不與陰相順接，故手足爲之厥冷也。

郭雍曰（《傷寒補亡論》）：世之論厥者，皆不達其源。厥者，逆也，凡逆皆爲厥。《傷寒》所論，蓋手足厥逆之一證也。凡陰陽正氣偏勝而厥者，一寒不復可熱，一熱不復可寒。傷寒之厥，非本陰陽偏勝，暫爲毒氣所苦而然。毒氣併於陰，則陰盛而陽衰，陰經不能容，其毒必溢於陽，故爲寒厥；毒氣併於陽，則陽盛而陰衰，陽經不能容，其毒必溢於陰，故爲熱厥。其手足逆冷，或有溫時，手足雖逆冷，而手足心必暖，龐氏謂非正厥，皆寒氣之輕者也，故可消息汗下。或者以此便爲熱厥，非也。熱厥之熱與寒厥之寒一也。《傷寒·厥陰》正論寒厥，惟有輕重之異，無熱厥也。……然則熱厥之證何如？曰：手足如炭火炮烙，或如入湯中是也。曰：傷寒有此證否？曰：雖未之見，以理推之，陽毒恐有此證。……曰：寒熱二厥之論始於何時？曰：始於《素問》。岐伯曰：陽氣衰於下，則爲寒厥；陰氣衰於下，則爲熱厥。故陽氣勝則足下熱，陰氣勝則從五指至膝上寒也。《卷七·厥陰證》

萬全曰（《傷寒摘錦》）：此言厥之由也。凡病發於陽而後厥者，謂之陽厥。陽厥者，陽氣內陷，熱氣逆伏而手足爲之冷也。病發於陰而後厥者，謂之陰厥。陰厥者，陽氣不足而陰氣勝也，其厥必上過於肘，下過於膝。《針經》曰：陰氣起於五指之裏，趨於膝下而聚於膝上。故陰氣勝則從五指至膝上寒，此之謂也。大抵厥逆爲陰所主，寒者多矣。厥爲陰之盛也，若更加之惡寒而踡者，陰氣之極也，則難於制治。陰厥以四逆湯治；陽厥以四逆散。陽厥復有可下者，以脉沉實而證煩滿囊縮也。《卷下》

程知曰（《傷寒經注》）：厥陰爲脉之盡，欲內之陰氣與外之陽氣相順接，邪氣深陷，或寒或熱，陰皆不得與陽相順接，故手足爲之逆冷。寒入而不與陽接者，陰內伏也；熱入而不與陽接者，陽內陷也。《卷十二》

程應旄曰（《傷寒論後條辨》）：人惟陽得下行以接乎陰，則陰中有陽而無厥證；惟陰得上行以接乎陽，則陽中有陰而無發熱證，此之謂順。今之所云厥者，心肺之陽只主其陽於上，肝腎之陰只主其陰於下，兩者不相承接，唯視其勝復以爲寒熱，發熱爲陽，厥逆爲陰，不言發熱，單言厥者，厥爲重也。此陰陽不相接續之病，厥逆之稱爲厥者，即此便是，非盡手足逆冷方謂之厥也。至於陰寒發厥，則專主于四肢逆冷，即下文所謂有陰無陽者是。此少陰之病，即厥陰有此，亦屬少陰移來，固另是一厥，非陰陽不相接續之厥也。二項而外，更多雜證發厥者，諸四逆，如脉促而厥，脉滑而厥，脉乍緊而厥，心下悸而厥，咽喉不利而厥，此又一厥也。《卷十二》

沈明宗曰（《傷寒六經辨證治法》）：此明致厥之因也。陰陽者，非厥陰一經陰陽也，陰乃厥陰肝也，陽乃陽明胃也，二經相勝克賊，合爲陰陽之謂也。即經謂陰者，真臟也，陽者，胃脘之陽也。故凡邪氣傳入於肝，上逆凌胃，但有傷土之能，而無疏土之益，木勝土虛而不相和，木鬱胃陽不達四肢，則手足逆冷爲厥，謂之陰陽之氣不相順接。……故予擬四逆散主之。《卷八》

錢潢曰（《傷寒溯源集》）：陰陽之氣不相順接者，二氣偏盛偏虛，不相接續，故爲厥。然陽氣虛則爲寒厥，陰氣虛則爲熱厥。《卷十》

魏荔彤曰（《傷寒論本義》）：凡厥者，其間爲寒爲熱不一，總由肝臟受病，而筋脉隧道同受其患，非陰盛而陽衰，陽爲寒邪所陷，則陽盛而陰衰，陰爲熱邪所阻，二氣之正，必不相順接，寒可致厥，熱亦可致厥也。……凡厥者，見人遇厥，當詳諦其熱因寒因，而不可概論混施也。《卷十六》

吳謙曰（《醫宗金鑒》）：厥雖陰經俱有，然所屬者厥陰也，故厥陰一病，不問寒熱皆有厥，若無厥，則非厥陰也。太陰寒微，故手足溫而無厥冷；少陰寒甚，故有寒厥而無熱厥；厥陰陰極生陽，故寒厥熱厥均有之也。凡厥者，謂陰陽寒熱之厥也。陰陽不相順接者，謂陰陽之氣不相順接交通也。不相順接交通，則陽自陽而爲熱，陰自陰而爲寒，即爲厥病也。厥者之證，手足逆冷是也。《卷八》

黃元御曰（《傷寒懸解》）：平人陽降而交陰，陰升而交陽，兩相順接，乃不厥冷；陽上而不下，陰下而不上，不相順接，則生逆冷。不順而逆，故曰厥逆。足三陽以下行爲順，足三陰以上行爲順，順行則接，逆行則陰陽離析，兩不相接。其所以逆行而不接者，中氣之不運也。足之三陽隨陽明而下降，足之三陰隨太陰而上升，中氣轉運，胃降脾升，則陰陽順接；中氣不運，胃逆脾陷，此陰陽不接之原也。中氣之所以不轉運者，陰盛而陽虛也。四肢秉氣於脾胃，脾胃陽旺，行氣於四肢，則四肢暖而手足溫，所謂陽盛而四肢實也。緣土旺於四季，故陽受氣於四末，四末溫暖，是之謂順。水盛火負，陽虛土敗，脾胃寒濕，不能溫養四肢，是以厥冷。四肢陽盛之地，而陰反居之，變溫而爲冷，是反順而爲逆也，因名厥逆。《卷十二》

唐宗海曰（《傷寒論淺注補正》）：不相順接者，是言陰陽之氣不交，厥自厥而熱自熱，不能合同而化也，不是十指之脉不相順接。要從陰陽氣化上講，於義乃準。《卷六》

原文 傷寒脉微而厥，至七八日膚冷，其人躁無暫安時者，此爲藏厥，非蚘厥也。蚘厥者，其人當吐蚘。令病者靜，而復時煩者，此爲藏寒，蚘上入其膈，故煩，須臾復止，得食而嘔，又煩者，蚘聞食臭出，其人常自吐蚘。蚘厥者，烏梅丸主之。又主久利。（338）

成無己曰（《注解傷寒論》）：藏厥者死，陽氣絕也。蚘厥，雖厥而煩，吐蚘已則靜，不若藏厥而躁無暫安時也。病人藏寒胃虛，蚘動上膈，聞食臭出，因而吐蚘，與烏梅丸，溫藏安蟲。

張璐曰（《傷寒纘論》）：藏厥者，其人陽氣素虛，腎藏之真陽衰極；蚘厥者，始本陽邪，因發汗、吐、下太過，或寒飲蓄積胃中，寒熱交錯，蚘不能安而上膈也。《卷上·厥陰》

柯琴曰（《傷寒論注》）：傷寒脉微厥冷煩躁者，在六七日，急灸厥陰以救之。此至七八日而膚冷，不煩而躁，是純陰無陽，因藏寒而厥，不治之證矣。然蚘厥之證，亦有脉微膚冷者，是內熱而外寒，勿遽認爲藏厥而不治也。其顯證在吐蚘，而細辨在煩躁。藏寒即躁而不煩，內熱則煩而不躁，其人靜而時煩，與躁而無暫安者迴殊矣。此與氣上撞心，心中疼熱，饑不能食，食即吐蚘者，互文以見意也。……看厥陰諸證，與本文相符，下之利不止，與又主久利句合，則烏梅丸爲厥陰主方，非只爲蚘厥之劑也。《卷四》

程知曰（《傷寒經注》）：藏厥者，腎藏之陽絕也；蚘厥者，手足冷而吐蚘，胃藏之陽虛也。《卷十二》

錢潢曰（《傷寒溯源集》）：陽衰則脉微，陰盛則厥，蓋寒邪肆逆，陽氣衰微而不能充實於四肢也。至七八日之久，陰邪愈甚，陽氣愈衰，而周身之肌膚皆冷，其人發陰躁，無片刻暫安時者，此爲寒邪直入中藏，藏受寒邪而發厥也，爲至危之候，即外灸厥陰，內投四逆，若陽氣不回，則亦死矣，非蚘厥也。若厥陰之寒邪在胃，蚘動而厥者，其人當吐蚘。今病者靜而復時煩，則非藏厥之躁無暫安時可比，此爲寒邪犯藏，藏寒而蚘不能安於胃中，隨陰氣之逆上入胸膈，故時煩也。藏厥與藏寒之淺深各異，陽煩與陰躁之輕重不同，所以須臾復止，此藏厥與蚘厥之辨也。厥陰之木邪犯胃，本饑不欲食，故得食而嘔又煩者，蚘聞食之臭味而上攻，所以其人當自吐蚘也。蚘厥者，當以烏梅圓

主之。又主久利者，利久則胃氣虛寒，大腸滑脫，宜於溫補酸收，雖有黃連黃蘗，亦合《內經》熱因寒用之法矣。《卷十》

沈又彭曰（《傷寒論讀》）：蚘厥證中下二焦俱寒，膈上獨熱，治當下其逆上之陽，此厥陰之正病也。節首脉微藏厥，與少陰有陰無陽之死證同。《辨厥陰證》

陳念祖曰（《傷寒論淺注》）：此借少陰之藏厥，托出厥陰之蚘厥，是明托法。節末補出"又主久利"四字，言外見本經厥利相因，取烏梅丸爲主，分之爲蚘厥一證之專方，合之爲厥陰各證之總方，以主久利，而托出厥陰之全體，是暗托法。《卷六》

章楠曰（《傷寒論本旨》）：蚘厥者，邪在厥陰之經，故手足冷而膚不冷，是肝熱胃寒，蚘不能安，故當吐蚘。蚘不動時，其人則靜，非如藏厥之躁無暫安時而亦不吐蚘，以此爲辨也。……蚘厥者，主以烏梅丸，平厥陰之邪，扶脾胃之陽，故又主久痢。以寒熱錯雜之病，故並用寒熱之藥，爲厥陰之主方。《卷四》

高學山曰（《傷寒尚論辨似》）：此條是就厥中剔出蚘厥一種而細辨之者也。前五句言臟厥，是客；後十二句言蚘厥，是主。……蚘厥者，其人臟寒，故中下焦亦寒，胸爲陽位，比他處較熱，蚘性喜暖，故欲上入，膈爲宗氣之城郭，衆蚘擾之，宗氣亂而不與陰相接，故煩而厥矣。《厥陰》

原文 烏梅丸方

烏梅三百枚　細辛六兩　乾薑十兩　黃連十六兩　當歸四兩　附子六兩，炮，去皮　蜀椒四兩，出汗　桂枝去皮，六兩　人參六兩　黃蘗六兩

上十味，異擣篩，合治之。以苦酒漬烏梅一宿，去核，蒸之五斗米下，飯熟擣成泥，和藥令相得，內白中，與蜜杵二千下，丸如梧桐子大。先食飲服十丸，日三服，稍加至二十丸。禁生冷、滑物、臭食等。

成無己曰（《注解傷寒論》）：肺主氣，肺欲收，急食酸以收之，烏梅之酸，以收肺氣；脾欲緩，急食甘以緩之，人參之甘，以緩脾氣；寒淫於內，以辛潤之，以苦堅之，當歸、桂、椒、細辛之辛，以潤內寒；寒淫所勝，平以辛熱，薑、附之辛熱，以勝寒；蚘得甘則動，得苦則安，黃連、黃蘗之苦，以安蚘。

張璐曰（《傷寒纘論》）：烏梅丸中，酸苦辛溫互用，以治陰陽錯亂之邪，胃中之寒熱和而蚘自安矣。厥陰多主下利厥逆，所以久利而變膿血，亦不出此主治也。《卷下》

徐彬曰（《傷寒百十三方發明》）：此方寒熱兼施，氣血併補，故便膿之久利，以陰陽錯雜，亦能主之。況烏梅、黃連正爲滯下主藥也。

程知曰（《傷寒經注》）：烏梅味酸，蚘得之而軟；連、蘗味苦，蚘得之而伏；椒、細味辛，蚘得之而死；乾薑、桂、附以溫藏寒，人參、當歸以補胃虛。久利亦主此者，爲其酸能收下，苦能燥濕，溫補能益久利之虛，辛能直發陰經之邪也。《卷十二》

程應旄曰（《傷寒論後條辨》）：烏梅丸，破陰以行陽，於酸辛入肝藥中微加苦寒，納逆上之邪陽，而順之使下也。名曰安蚘，實是安胃，故併主久利，見陰陽不相順接，厥而下利之證，皆可以此方括之也。《卷十二》

陳亮斯曰（引自《中寒論辨證廣注》）：烏梅丸專治蚘厥，方名烏梅，是合方中之藥而皆以烏梅統之矣。曷故哉？寒氣從一陰直上而衝心胃，蚘有不得不上膈，不得不吐之勢，非用酸溫之藥則逆氣不可得而斂，逆氣不斂，則蚘不可得而伏也。氣逆由於藏寒，必群隊之辛熱以勝之。附子、蜀椒、乾薑、桂枝、細辛皆辛熱，而其用不同。附子退陰回陽；蜀椒殺蟲益火；乾薑不炮，取其熱勝寒而辛散逆也；細辛取其泄陰經之寒邪，使不由經而入藏；木得桂而枯，故用桂枝。然何不竟用肉桂？蓋厥陰風木，其病發驚駭，其性從九原之下上升，其狀急暴，皆風象也，桂枝能治諸風。藏寒則元氣極微，方中自當用人參以補配溫；而又用當歸者，當歸入厥陰，養肝血，辛溫能散內寒，乃引經之藥也。連、蘗苦以伏蚘，用爲從治。備溫補反佐之法，而統之以酸斂之烏梅，所謂節制之師也。《卷中》

尤怡曰（《傷寒貫珠集》）：古云：蚘得甘則動，得苦則安。又曰：蚘聞酸則静，得辛熱則止。故以烏梅之酸，連、蘗之苦，薑、辛、歸、附、椒、桂之辛，以安蚘溫藏而止其厥逆。加人參者，以蚘動中虛，故以之安中而止吐，且以御冷熱諸藥之悍耳。《卷八》

王子接曰（《絳雪園古方選注》）：烏梅漬醋，益其酸，急瀉厥陰，不欲其緩也。桂、椒、辛、附、薑，重用辛熱，升達諸陽，以辛勝酸，又不欲其收斂陰邪也。桂枝、蜀椒通上焦君火之陽，細辛、附子啓下焦腎中生陽，人參、乾薑、當歸溫中焦脾胃之陽，則連、蘗瀉心滋腎，更無亡陽之患，而得厥陰之治法矣。合爲丸服者，又欲其藥性逗留胃中，以治蚘厥，俾酸以縮蚘，辛以伏蚘，苦以安蚘也。至於臟厥，亦由中土不得陽和之氣，一任厥陰肆逆也。以酸瀉肝，以辛散肝，以人參補土緩肝，以連、蘗監制五者之辛熱，過於中焦而後分行於足三陰，臟厥雖危，或得溫之散之，補之瀉之，使之陰陽和平，焉有厥不止耶？《上卷·和劑》

吳儀洛曰（《傷寒分經》）：烏梅丸，主胃氣虛，而寒熱錯雜之邪積於胸中，所以蚘不安而時時上攻，故仍用寒熱錯雜之味治之。《卷四下》

陳念祖曰（《傷寒真方歌括》）：此經爲病，陰陽錯雜，惟烏梅丸可以統治之。

厥陰，木中有火，此火爲陰火，故有時而下，有時而上。厥爲陰，陰氣下行極而上，則發熱矣；熱爲陽，陽氣上行極而下，則又厥矣。調和於兩者之間，功在安胃。故烏梅丸蒸於飯上，佐以人參，下以白飲，皆安胃之意。《卷六》

陳元犀曰（《長沙方歌括》）：厥陰爲三陰之盡也，《周易》震卦，一陽居二陰之下，爲厥陰本象，病則陽逆於上，陰陷於下。饑不欲食，下之利不止，是下寒之確證也；消渴，氣上撞心，心中疼熱，吐蚘，是上熱之確證也。方用烏梅，漬以苦酒，順曲直作酸之本性，逆者順之，還其所固有，去其所本無，治之所以臻於上理也。桂、椒、辛、附，辛溫之品，導逆上之火，以還震卦下一畫之奇；黃連、黃蘗，苦寒之品，瀉心胸之熱，以還震卦上四畫之偶。又佐以人參之甘寒，當歸之苦溫，乾薑之辛溫，三物合用，能令中焦受氣而取汁。而烏梅蒸于米下，服丸送以米飲，無非補養中焦之法，所謂“厥陰不治，取之陽明”者此也。此爲厥陰證之總方，注家第謂蚘得酸則静，得辛則伏，得苦則下，猶淺之乎測烏梅丸也。《卷六》

章楠曰（《傷寒論本旨》）：烏梅丸爲厥陰正治之主方也。木邪肆橫，中土必困，故以辛熱甘溫助脾胃之陽，而重用酸以平肝，佐苦寒瀉火，因肝木中有相火故也。《卷四》

呂震名曰（《傷寒尋源》）：此方主治蚘厥，其妙處全在米飯和蜜，先誘蚘喜，及蚘得之，而烏梅及醋之酸，椒、薑、桂、附及細辛之辛，黃蘗、黃連之苦，則蚘不堪而伏矣。但厥後氣血不免擾亂，故加人參、當歸奠安氣血。此方雖寒熱錯雜，但溫藏之力居多，又得烏梅之酸澀以固脫，故又主久利。《下集》

原文 傷寒熱少微厥，指一作稍。頭寒，嘿嘿不欲食，煩躁，數日小便利，色白者，此熱除也，欲得食，其病爲愈。若厥而嘔，胸脅煩滿者，其後必便血。（339）

成無己曰（《注解傷寒論》）：指頭寒者，是厥微熱少也；默默不欲食煩躁者，邪熱初傳裏也；數日之後，小便色白，裏熱去，欲得食，爲胃氣已和，其病爲愈。厥陰之脉，挾胃貫膈，布脅肋。厥而嘔，胸脅煩滿者，傳邪之熱甚於裏也。厥陰肝主血，後數日熱不去，又不得外泄，迫血下行，必致便血。

萬全曰（《傷寒摘錦》）：厥而嘔，胸脅煩滿者，大柴胡湯證也。厥應下之，亦宜此湯。便血者，桃仁承氣湯。《卷下》

方有執曰（《傷寒論條辨》）：熱少厥微，邪淺也，所以手足不冷，而但指頭寒。默默，謂無言也；不欲食，厥陰之脉挾胃也；煩躁則內熱，故以小便利、色白爲熱除也；欲食，邪退而胃回也。厥而嘔，胸脅煩滿者，厥陰脉挾胃貫膈，布脅肋也。便血，肝不納也。《卷五》

王肯堂曰（《傷寒準繩》）：嘔而胸脅煩滿者，少陽證也。少陽與厥陰爲表裏，邪干其府，故嘔而胸脅煩滿也。肝主血，故後必便血。《帙四》

柯琴曰（《傷寒論注》）：身無大熱，手足不冷，但指頭寒，此熱微厥亦微也。凡能食不嘔，是三陰不受邪；若其人不嘔，但默默不欲飲食，此內寒亦微。煩躁是內熱反盛。數日來，小便之難者已利，色赤者仍白，是陰陽自和，熱除可知。不欲食者，今欲得食，不厥可知矣。若其人外雖熱少厥微，而嘔不能食，內寒稍深矣；胸脅逆滿，內熱亦深矣。熱深厥深，不早治之，致熱傷陰絡，其後必便血也。此少陽半表半裏症，微者小柴胡和之，深者大柴胡下之。《卷四》

程應旄曰（《傷寒論後條辨》）：熱既少，厥微而僅指頭寒，雖屬熱厥之輕者，然熱與厥並現，實與首條厥微熱亦微者同爲熱厥之例。故陰陽勝復，難以揣摩，但以嘿嘿不欲食、煩躁，定爲陽勝，小便利色白、欲得食，定爲陰復，蓋陰陽不甚在熱厥上顯出者。若此證熱雖少，而厥則不僅指頭寒，且不但嘿嘿不欲食，而加之嘔，不但煩躁，而加之胸脅滿，則自是厥深熱亦深之證也。微陰當不能自復，必須下之，而以破陽行陰爲事矣。苟不知此，而議救於便血之後，不已晚乎？此條下半截曰"小便利色白"，則上半截小便短、色赤可知，是題中二眼目；嘿嘿不欲食，欲得食，是二眼目；胸脅滿、煩

躁，與熱除，是二眼目。"熱"字包有煩躁等證，非專指發熱之熱也。《卷十二》

張錫駒曰（《傷寒直解》）：傷寒熱少者，微從少陽之熱化也；厥微者，微現厥陰之標陰也。惟其熱少厥微，故手足不逆冷而止於指頭寒也。少陽主陽之樞，少陰主陰之樞，陰陽樞轉不出，故默默不欲食而煩躁數日也。若小便利色白者，樞轉利而三焦決瀆之官得之職，水道行而熱已除也。病以胃氣爲本，故必驗其食焉。欲得食，胃氣和，其病爲愈。若厥而嘔，少陰樞轉不出也；胸脅煩滿，少陽樞轉不出也。陰陽並逆，不得外出，必內傷陰絡，其後必便膿血也。《卷五》

吳謙曰（《醫宗金鑒》）：傷寒熱少厥微，所以手足不冷，而但指頭寒，寒邪淺也。默默，陰也。煩躁，陽也。不欲食，胃不和也。此厥陰陰陽錯雜之輕病，即論中熱微厥亦微之證也。若數日小便利，其色白者，此邪熱已去也；欲得食，其胃已和也。熱去胃和，陰陽自平，所以其病爲愈也。若小便不利而色赤，厥不微而甚，不惟默默而且煩，不但不欲食，更嘔而胸脅滿，此熱未除而且深也，即論中厥深熱亦深之證也。熱深不除，久持陰分，後必便血也，所謂數日者，猶曰連日也。《卷八》

孟承意曰（《傷寒點精》）：前截是厥微熱亦微，故其病爲愈；後截是厥深熱亦深，故其後必便血也。《卷二》

鄭壽全曰（《傷寒恒論》）：熱少厥微，是陽厥之最輕者也。至於默默不欲食，煩躁，至小便白色，此時內無熱邪可徵，故曰熱除；欲得食，是胃氣漸復之機，故爲欲愈。倘嘔而胸脅煩滿，此中宮不宣，胃氣滯塞。斷其便血者，是因其氣機之滯而決之也。《卷十》

原文 病者手足厥冷，言我不結胸，小腹滿，按之痛者，此冷結在膀胱關元也。（340）

成無己曰（《注解傷寒論》）：手足厥，不結胸者，無熱也；小腹滿，按之痛，下焦冷結也。《卷五》

方有執曰（《傷寒論條辨》）：關元在臍下三寸，爲小腸募，故小腹滿，按之痛；不上結於胸，陽虛也；下結於膀胱關元者，陰寒盛，故曰冷結也。

盧之頤曰（《仲景傷寒論疏鈔金錍》）：不曰厥陰病，而曰病者，是無總綱之爲病；言我不結胸，亦非形層之胸矣。小腹滿，按之痛，固似形層之腹，第形層之腹者，腹都滿，今僅小腹滿，因知此冷結在膀胱關元也。蓋關元爲形身生氣之源，既冷且結，手足寧復去寒就溫乎？《卷十一》

程知曰（《傷寒經注》）：陽邪結於上，陰邪結於下。手足逆冷，小腹滿，按之痛，其爲陰邪下結可知。此當用溫、用灸。關元在臍下三寸，爲陰極之位。《卷十二》

程應旄曰（《傷寒論後條辨》）：若發厥，雖不結胸，而小腹滿實作痛，結則似乎可下，然下焦之結多冷，不比上焦之結多熱也。況膀胱關元之處，尤爲藏室，下之發動藏氣，害難言矣，益不可也。

下焦爲生氣之原，冷結於此，周身之陽氣俱無所仰，故手足厥冷。《卷十二》

周揚俊曰（《傷寒論三注》）：言我不結胸，知非陽邪不結於陽位也；小腹滿，按之痛，知爲陰邪必結於陰位也。仲景恐人疑爲五苓散及蓄血證，故曰此爲冷結，則用溫用灸自不待言。《卷八》

張志聰曰（《傷寒論集注》）：四肢者，諸陽之本，病者手足厥冷，乃厥陰爲病而不得陽熱之氣也。言我不結胸者，以明陰寒之氣結於下而不結於胸也。結於下故小腹滿，按之痛，膀胱、關元俱在小腹之內，故曰此結在膀胱關元也。蓋太陽之氣生於膀胱，隨氣化而運行於膚表；少陽之氣出於中極，循關元而上合三焦，通會元真於肌腠。名曰關元者，乃元真所出之關也。今冷結在膀胱關元，既不得太陽之陽，又不得少陽之熱，而病手足厥冷者如此。《卷四》

魏荔彤曰（《傷寒論本義》）：此條乃申解厥陰病直中之寒邪起於少陰之由。……有陰無陽之病，本傳經熱邪而馴致者，則爲日遲久，若起自少陰直中寒邪於厥陰者，則爲時迅急，緩不過三二日，速則一日半日之間而已。由於腎陽素虛，寒邪自下中之，既中乎少陰，遂達於厥陰。水木之臟相連，陰寒之邪直入，此直中厥陰之所以爲病也，而其實不外於少陰之中寒也。如病者手足厥冷，此本少陰病也。其人自言我不結胸，但小腹滿，知不可以陽邪言，而可以陰邪言也。按之痛者，陰氣凝結於下，其脉尺中必沉遲也。仲師名之爲冷結膀胱關元，膀胱爲陽府，關元在臍下，俱近於腎臟。少陰陽衰陰盛，冷氣瀰漫於下焦，而膀胱在傍，關元在前，俱有冷邪結聚，少陰之陽寧足振乎？此所以漫及於厥陰而爲直中之病，仍爲少陰之寒邪也。《卷十六》

尤怡曰（《傷寒貫珠集》）：手足厥冷，原有陰陽虛實之別。若其人結胸，則邪結於上而陽不得通，如後所云，病人手足厥冷，脉乍緊，邪結在胸中，當須吐之，以通其陽者也。若不結胸，但少腹滿，按之痛者，則是陰冷內結，元陽不振，病在膀胱關元之間，必以甘辛溫藥，如四逆、白通之屬，以救陽氣而驅陰邪也。《卷八》

吳謙曰（《醫宗金鑒》）：經曰：六日厥陰受之。厥陰循陰器，絡於肝，故煩滿而囊縮。邪傳厥陰，其人本自有熱，必從陽化，則煩渴，少腹滿而囊縮，乃四逆散、承氣湯證也。若其人本自有寒，必從陰化，則手足厥冷，少腹滿而囊縮，乃當歸四逆加吳茱萸湯證也。今病者手足厥冷，言我不結胸，是謂大腹不滿，而惟小腹滿，按之痛也。論中有少腹滿，按之痛，小便自利者，是血結膀胱證；小便不利者，是水結膀胱證；手足熱，小便赤澀者，是熱結膀胱證。此則手足冷，小便數而白，知是冷結膀胱證也。《卷八》

王丙曰（《傷寒論注》）：此言陰結膀胱之厥不宜下也。厥屬上焦，慮膻中血聚，今問之而不結胸，是病在下焦，故少腹滿而按之痛。……以冷結在膀胱血分中，宜溫通下焦血絡爲主。《卷五》

沈元凱曰（《傷寒大乘》）：凡寒邪自陽經傳少陰而入府者，則爲熱結膀胱；寒邪直中少陰而入府者，則爲冷結膀胱。《卷六》

章楠曰（《傷寒論本旨》）：膀胱者，腎之府；關元，任脉之穴，在臍下，膀胱居其所，寒邪由少陰之經而入結於腑，正當關元之地也。或曰：膀胱爲太陽經之裏，何以知其邪由少陰而入耶？余曰：若人陽旺，邪不能入陰，則必初在太陽，由太陽入膀胱，邪必化熱，如所云熱結膀胱，其人如狂是也。此寒傷少陰而犯腎臟，臟不受邪而還歸於腑，即《內經》所云"邪中於陰，則溜於腑"也。若傷臟，即死；臟不受邪，故冷結膀胱也。若論治法，當用四逆湯加桂枝，使邪從太陽而出也。《卷四》

原文 傷寒發熱四日，厥反三日，復熱四日，厥少熱多者，其病當愈。四日至七日熱不除者，必便膿血。（341）

成無己曰（《注解傷寒論》）：先熱後厥者，陽氣邪傳裏也。發熱爲邪氣在表。至四日後厥者，傳之陰也。後三日復傳陽經，則復熱。厥少則邪微，熱多爲陽勝，其病爲愈。至七日傳經盡，熱除則愈；熱不除者，爲熱氣有餘，內搏厥陰之血，其後必大便膿血。

萬全曰（《傷寒摘錦》）：凡陽厥，熱不除，在表者必發癰膿，在裏者必便膿血者，以肝主血而風木易動也，其脉皆數。便膿血，黃芩湯。《卷下》

張璐曰（《傷寒纘論》）：厥陰以厥少熱多爲病退，喜其陰盡復陽也。然熱氣有餘，又爲內外癰膿、便血之兆矣。《卷上·厥陰》

柯琴曰（《傷寒論注》）：傷寒以陽爲主，熱多當愈，熱不除爲太過。熱深厥微，必傷陰絡，醫者當於陽盛時預滋其陰，以善其後也。四日至七日，自發熱起至厥止而言。熱不除指復熱四日，復熱四日句，語意在"其病當愈"下。《卷四》

尤怡曰（《傷寒貫珠集》）：熱已而厥者，邪氣自表而之裏也。乃厥未已，而熱之日又多於厥之日，則邪復轉而之表矣，故病當愈，其熱則除。乃四日至七日而不除者，其熱必侵及營中而便膿血，所謂熱氣有餘，必發癰膿也。《卷八》

吳謙曰（《醫宗金鑒》）：傷寒邪在厥陰，陽邪則發熱，陰邪則厥寒，陰陽錯雜，互相勝復，故或厥或熱也。傷寒發熱四日，厥亦四日，是相勝也。今厥反三日，復熱四日，是熱多厥少，陽勝陰退，故其病當愈也。當愈不愈，熱仍不止，則熱鬱於陰，其後必便膿血也。《卷八》

唐宗海曰（《傷寒論淺注補正》）：厥陰之厥冷，是肝挾腎水，則侮脾土而利不止；厥陰之熱，是包絡挾心火，則傷血脉而便膿血，以包絡主血故也。《卷六》

原文 傷寒厥四日，熱反三日，復厥五日，其病爲進。寒多熱少，陽氣退，故爲進也。（342）

成無己曰（《注解傷寒論》）：傷寒，陰勝者先厥，至四日邪傳裏，重陰必陽，却熱三日，七日傳經盡，當愈。若不愈而復厥者，傳作再經，至四日則當復熱；若不復熱，至五日厥不除者，陰勝於陽，其病進也。

郭雍曰（《傷寒補亡論》）：常氏云：可四逆湯，待其熱退寒存，厥不復熱，始可用之。雍曰：寒多熱少，便宜四逆湯少與之。《卷七·厥陰》

方有執曰（《傷寒論條辨》）：此反上條而言，進謂加重也。《卷五》

盧之頤曰（《仲景傷寒論疏鈔金錍》）：熱少厥多者，陽退而病進也。蓋入陰則厥，出陽則熱，有入無出，故爲進也。《卷十一》

柯琴曰（《傷寒論注》）：凡厥與熱不相應，便謂之反。上文先熱後厥，是陽爲主；此先厥後熱，是陰爲主。熱不及厥之一，厥反進熱之二，熱微而厥反勝，此時不急扶其陽，陰盛以亡矣。《卷四》

程知曰（《傷寒經注》）：此以陰陽進退之義，明厥證重陽之意，厥陰大旨昭然於此矣。《卷十二》

程應旄曰（《傷寒論後條辨》）：厥陰與少陽，一府一藏。少陽在三陽爲盡，陽盡則陰生，故有寒熱之往來；厥陰在三陰爲盡，陰盡則陽接，故有寒熱之勝復。凡遇此證，不必論其來自三陽，起自厥陰，只論熱與厥之多少。熱多厥少，知爲陽勝；厥多熱少，知爲陰勝。熱在後而不退，則陽過勝，過勝而陰不能復，遂有喉痹、便血等證；厥在後而不退，則陰過勝，過勝而陽不能復，遂有除中及亡陽等死證。所以調停二者治法，須合乎陰陽進退之機。陽勝宜下，須待殘陰退盡方下之；……陰勝宜溫，不待其勝也。《卷十二》

周揚俊曰（《傷寒論三注》）：二條總以邪勝則厥，正勝則熱。所以厥者，以厥陰藏中本無真陽也，故厥陰證中喜其發熱者，以正勝也，正勝則邪退，故當愈也。假使熱氣太過，則其熱非正氣之復而爲有餘之邪，故肝藏之血爲熱所逼，疾走下竅，勢所必然。若寒多熱少，又是正不勝邪，其病爲進。故曰邪與正氣不兩立也。《卷八》

錢潢曰（《傷寒溯源集》）：此言厥多於熱，爲陰勝於陽，乃寒邪盛而陽氣衰。人以陽氣爲生，陽衰則病，陽盡則死，故寒多熱少，爲陽氣退而其病爲進也。《卷十》

尤怡曰（《傷寒貫珠集》）：厥已而熱者，陽氣復而陰邪退也。乃熱未已而復厥，而厥又多於熱之日，則其病爲進。所以然者，寒多熱少，陽氣不振，則陰邪復勝也。要之熱已而厥者，傳經之證，慮其陽邪遞深也；厥已而熱者，直中之證，慮其陽氣不振也。故傳經之厥熱，以邪氣之出入言；直中之厥熱，以陰陽之勝復言。病證則同，而其故有不同如此。《卷八》

舒詔曰（《傷寒集注》）：前段熱多於厥者，爲陽勝，陽勝者，患其熱不除，熱除則愈，此陽退而陰復也；若熱久不除，傷陰而便膿血，此陽亢而陰不能復也。後段厥多於熱者，爲陰勝，陰勝者，患其不能發熱，熱多厥少，其病退，此陽進欲愈，陰退而陽復也；厥多熱少，其病進，此陽不能復而陰進未愈也。總之，陽惡熱而陰喜熱，理固在是，而治法亦在是矣。《卷十》

陳念祖曰（《傷寒論淺注》）：上節言熱勝於厥而傷陰，此節言厥勝於熱而傷陽也。《卷六》

原文 傷寒六七日，脉微，手足厥冷，煩躁，灸厥陰，厥不還者，死。（343）

成無己曰（《注解傷寒論》）：傷寒六七日，則正氣當復，邪氣當罷，脉浮身熱，爲欲解；若反脉微而厥，則陰勝陽也。煩躁者，陽虛而争也。灸厥陰，以復其陽。厥不還，則陽氣已絶，不能復正而死。

方有執曰（《傷寒論條辨》）：灸，所以通陽也。陽不回，故於法主死也。《卷五》

柯琴曰（《傷寒論注》）：厥陰肝脉也，應春生之氣，故灸其五俞而陽可回也。《卷四》

程應旄曰（《傷寒論後條辨》）：脉微厥冷而煩躁，是即前條中所引藏厥之證，六七日前無是也，今已至是，雖欲扶陽，無可扶矣。所恃灸厥陰以通其陽，灸而厥不還，陽氣絶也，死而已矣。《卷十二》

汪琥曰（《中寒論辨證廣注》）：寒中厥陰，所忌者厥，所喜者熱。傷寒脉微，手足厥冷，至四五日陽回當熱，今者六七日而陽不回，反加煩躁……乃藏中之真陽欲脱，而神氣爲之浮越，故作煩躁，是皆爲厥冷之兼證也。此時藥力不足恃。宜急灸厥陰以回其陽。如灸之而終厥，陽氣不還者死。《卷中》

吴謙曰（《醫宗金鑒》）：此詳申厥陰藏厥之重證也。傷寒六七日，脉微，手足厥冷，煩躁者，是厥陰陰邪之重病也。若不圖之於早，爲陰消陽長之計，必至於陰氣浸浸而盛，厥冷日深，煩躁日甚，雖用茱萸、附子、四逆等湯，恐緩不及事，惟當灸厥陰以通其陽。如手足厥冷，過時不還，是陽已亡也，故死。《卷八》

高學山曰（《傷寒尚論辨似》）：微爲脉無陽，厥爲症無陽，更加陰不足而煩，陽欲去而躁。陰不足，不宜服陽藥以剥陰，陽欲去，灸厥陰而不還，則無回之之日矣。《厥陰》

原文 傷寒發熱，下利厥逆，躁不得卧者，死。（344）

成無己曰（《注解傷寒論》）：傷寒發熱，邪在表也；下利厥逆，陽氣虛也；躁不得卧者，病勝藏也。故死。

方有執曰（《傷寒論條辨》）：腎主躁，不得卧，藏氣絶也。《卷五》

張璐曰（《傷寒纘論》）：躁不得卧，腎中陽氣越絶之象也。大抵下利而手足厥冷者，皆爲危候，以四肢爲諸陽之本故也。加以發熱、躁不得卧，不但虛陽發露，而真陽亦已爍盡無餘矣，安得不死乎？《卷上·厥陰》

柯琴曰（《傷寒論注》）：厥利不止，藏府氣絶矣；躁不得卧，精神不治矣。微陽不久留，故死。《卷四》

程知曰（《傷寒經注》）：厥陰病但發熱即不死，以發熱則邪出於表而裹證自除也。若外而發熱，内而厥逆、下利不止，且至煩躁不解，則其發熱又爲陽氣外散之候，而主死矣。《卷十二》

錢潢曰（《傷寒溯源集》）：躁不得卧者，陰極而虛陽受迫，陽氣將絶而躁擾不得安寧，故死也。即上文寒邪中臟，七八日膚冷，躁無暫安時之臟厥是也。《卷十》

黄寶臣曰（《傷寒辨證集解》）：夫厥陰傷寒發熱，厥利當自止，而反下利，手足反見厥逆，是陰陽兩不相交，已有欲脱之象，更加以躁不得卧者，乃陰極於内，真陽擾亂不寧，頃之即脫而死也。蓋發熱而下利厥逆，未爲死候，惟躁不得臥，其爲死證矣！

傷寒發熱，下利至甚，厥不止者，死。（345）

　　成無己曰（《注解傷寒論》）：《金匱要略》曰：六府氣絕於外者，手足寒；五藏氣絕於內者，利下不禁。傷寒發熱，爲邪氣獨甚；下利至甚，厥不止，爲府藏氣絕，故死。

　　周揚俊曰（《傷寒論三注》）：厥利止而發熱爲陽復，若仍厥利者爲陽脫也。陽既絕，則雖不煩躁而亦主死矣。《卷八》

　　錢潢曰（《傷寒溯源集》）：發熱則陽氣已回，利當自止，而反下利至甚，厥冷不止者，是陰氣盛極於裏，逼陽外出，乃虛陽浮越於外之熱，非陽回之發熱，故必死也。《卷十》

　　尤怡曰（《傷寒貫珠集》）：發熱下利厥逆，證與上同，而下利至甚，則陰欲亡，厥逆不止，則陽亦傷，雖不躁，猶死也。《卷八》

　　高學山曰（《傷寒尚論辨似》）：厥陰傷寒，但凡發熱，則厥、利便止，但凡厥、利，則發熱便止，以陰陽起伏之氣，常併於一也。今熱而利甚，厥不止，是陽脫於在上在外，陰脫於在下在內，雖比上條無躁症，其主死則同，以其比上條之厥利爲甚也。《卷七》

傷寒六七日不利，便發熱而利，其人汗出不止者，死。有陰無陽故也。（346）

　　成無己曰（《注解傷寒論》）：傷寒至七日，爲邪正爭之時，正勝則生，邪勝則死。始不下利，而暴忽發熱下利，汗出不止者，邪氣勝正，陽氣脫也，故死。

　　方有執曰（《傷寒論條辨》）：發熱而利，裏虛邪入也，故曰有陰；汗出不止，表陽外絕也，故曰無陽。《卷五》

　　柯琴曰（《傷寒論注》）：六七日當陰陽自和，復發熱而利，正氣虛可知。汗出不止，是陽亡而不能衛外也。有陰無陽，指內而言。此爲亡陽，與熱利之發熱不死，汗出自利者天淵矣。《卷四》

　　程知曰（《傷寒經注》）：六七日不利，忽發熱而利，至於汗出不止，渾是外陽內陰，真陽頃刻無存，所以仲景早爲調護，用溫用灸，若俟汗出不止乃始圖之，則無及矣。《卷十二》

　　周揚俊曰（《傷寒論三注》）：陽復發熱，雖利且止；格陽發熱，利汗兼至，陰內盛則不固其津而下脫，復逼其陽而外散耳。《卷八》

　　張志聰曰（《傷寒論集注》）：此少陽三焦外脫而爲死證也。……夫發熱則上焦陽氣外浮，利則下焦生氣下泄，汗出不止則中焦精液外亡，三焦並竭，故死。又申明所以至死者，惟有厥陰之陰而無少陽之陽故也。《卷四》

王元成曰（引自《傷寒直解》）：厥陰病發熱不死，此三節發熱亦死者，首節在躁不得臥，次節在厥不止，三節在汗出不止。《卷五》

秦之楨曰（《傷寒大白》）：三陽合病下利，初起即發熱而利。今不發熱，不下利，即初起不發熱之互詞。直至六七日後發熱下利，則發熱乃真陽外越，下利乃是真陰下竭矣。《陰症似陽論》

魏荔彤曰（《傷寒論本義》）：傷寒六七日，不下利，此必見陽微之證於他端也，而人不及覺，遂延誤其扶陽之方。其人忽而熱發，利行，汗出，且不止，則孤陽爲盛陰所逼，自內而出亡於外，爲汗爲熱；自上而隨陰下泄，爲利。頃刻之間，陽不守其宅，陰自獨於裏，有陰無陽，不惟與向之熱氣有餘之厥陰異，且與寒熱雜合之厥陰亦異矣。此陽脫於陰而死之證也，無可救也。《卷十六》

尤怡曰（《傷寒貫珠集》）：寒傷於陰，至六七日發熱者，陽復而陰解，雖下利猶當自止，所謂傷寒先厥後發熱而利者，必自止也。乃傷寒六七日，本不下利，而忽熱與利俱見，此非陽復而熱也，陰內盛而陽外亡也。若其人汗出不止，則不特不能內守，亦並無爲外護矣，是謂有陰無陽，其死必矣。《卷八》

原文 傷寒五六日，不結胸，腹濡，脉虛復厥者，不可下，此亡血，下之死。（347）

成無己曰（《注解傷寒論》）：傷寒五六日，邪氣當作裏實之時。若不結胸，而腹濡者，裏無熱也；脉虛者，亡血也；復厥者，陽氣少也。不可下，下之爲重虛，故死。《金匱玉函》曰：虛者重瀉，真氣乃絕。

萬全曰（《傷寒摘錦》）：《金匱玉函》曰：虛者十補，勿一瀉之。虛者下之，真氣乃絕。此四逆湯證也。《卷下》

盧之頤曰（《仲景傷寒論疏鈔金鎞》）：不結胸，不腹滿，復厥者，是非熱結在下焦，屬冷結在關元矣。腹濡、脉虛，匪獨無熱，並無血矣。戒勿下之者，無故而隕，必至殞也。《卷十一》

張璐曰（《傷寒纘論》）：以其亡血傷津，大便枯澀，恐人誤認五六日熱入陽明之燥結，故有不可下之之戒。《卷上·厥陰》

柯琴曰（《傷寒論注》）：按此二條（編者按：指340條與本條言），當知結胸證有熱厥者。《卷四》

程應旄曰（《傷寒論後條辨》）：傷寒五六日，外無陽證，內無胸腹證，脉虛復厥，則虛寒二字人人知之，誰復下者？誤在肝虛則燥，而有閉證，寒能澀血故也。故曰：此爲亡血，下之死。《卷十二》

汪琥曰（《傷寒論辨證廣注》）：傷寒五六日，邪氣傳裏，當作裏實之時，不結胸、腹濡者，邪不實也；脉虛者，血自虧也。厥陰之脉挾胃貫膈，使其邪果實，則其胸必結，而其腹必不濡；厥陰藏血，使其血不虧，則其脉亦不至於虛矣。兹者，胸不結，腹又濡，脉又虛，而其人復厥冷者，不可下，此爲陰血素虧，血爲陰，無陰則陽無以附，

故發厥也。若誤下之，重亡其陰，必主死也。《卷十》

尤怡曰（《傷寒貫珠集》）：傷寒五六日，邪氣傳裏，在上則爲結胸，在下則爲腹滿而實。若不結胸，腹濡而脉復虛，則表裏上下都無結聚，其邪爲已解矣。解則其人不當復厥，而反厥者，非陽熱深入也，乃血不足而不榮於四末也。是宜補而不可下，下之是虛其虛也。《玉函》云，"虛者重瀉，其氣乃絕"，故死。《卷八》

舒詔曰（《傷寒集注》）：陽虛則惡寒，此條腹濡脉虛復厥者，陽虛而陰盛也，何得謂之亡血？亡血者，陰虛也，陰虛當發熱，何得復厥？其矛盾不能自解耳。《卷十》

陳念祖曰（《傷寒論淺注》）：上節言亡陽而死，此節言亡陰而死也。《卷六》

高學山曰（《傷寒尚論辨似》）：三陽治例，結胸宜陷胸，腹滿宜大承，今不結胸而腹濡，且脉不實而虛，加之手足厥冷，此必不可下，不特厥爲陽微，以脉虛是無血之診，下之以泄其津液，則死矣。厥陰無結胸症，以其無表邪內陷也，然條中每每借言之者，以厥陰症中有從陽經結胸未解而傳之者，非厥陰本症，不可不知也。《厥陰》

原文 發熱而厥，七日下利者，爲難治。（348）

成無己曰（《注解傷寒論》）：發熱而厥，邪傳裏也。至七日傳經盡，則正氣勝邪，當汗出而解；反下利，則邪氣勝，裏氣虛，則爲難治。

方有執曰（《傷寒論條辨》）：厥七日而下利，陽不復而裏虛也。《卷五》

汪琥曰（《傷寒論辨證廣注》）：發熱而厥，陽邪傳裏也。至七日則陷內之陽當回復於外而厥止，在裏之陰氣亦當伸而熱除矣。今則不惟不止，反加下利，則陰氣消亡，故爲難治。成注云：邪氣勝，裏氣虛。愚以邪氣勝者，陽邪之氣勝也；裏氣虛者，真陰之氣虛也。諸家注認以爲真陽氣虛，大誤之極。《卷十》

張志聰曰（《傷寒論集注》）：此節乃通承上文死證之意而言。發熱而厥，至七日而猶然下利者，病雖未死，亦爲難治。上文言死證之已見，此言未死之先機。《卷四》

錢潢曰（《傷寒溯源集》）：先發熱而厥七日，則厥之多不待言矣。厥多而寒盛於裏，復至下利，則腔腹之內，臟腑經絡，純是陰邪，全無陽氣，雖真武、四逆、白通等溫經復陽之法，恐亦未能挽回陽氣，故曰難治。《卷十》

尤怡曰（《傷寒貫珠集》）：發熱而厥者，身發熱而手足厥，病屬陽而裏適虛也。至七日，正漸復而邪欲退，則當厥先已而熱後除，乃厥熱如故，而反加下利，是正不復而裏亦虛矣。夫病非陰寒，則不可以辛甘溫其裏；而內虛不足，復不可以苦寒堅其下，此其所以爲難治也。《卷八》

吳謙曰（《醫宗金鑒》）：此詳申上條（編者按：指第346條）發熱而厥之義也。發熱而厥至七日，若厥回利止，則可以自解矣。今發熱而厥至七日，下利不止者，爲難治也。蓋上條有陰無陽故主死，此條陰盛而陽不復，故爲難治也。《卷八》

沈又彭曰（《傷寒論讀》）：此較上條（編者按：指第346條）少一汗出證，在可治不可治之間，故曰難治。治法不外通脉四逆。《辨厥陰證》

王丙曰（《傷寒論注》）：厥熱不宜並見，況熱甚而厥至七日，則陰自陰，陽自陽，

不相順接可知。續又下利，其病爲進。治熱則妨厥利，治厥利則熱愈甚，斟酌於淺深進退間，豈不難哉？《卷五》

章楠曰（《傷寒論本旨》）：七日爲陽復之期，先發熱後厥，七日而下利不復熱，其陽隨邪陷而不出，故爲難治也。《卷四》

原文 傷寒脉促，手足厥逆，可灸之。促，一作縱。（349）

成無己曰（《注解傷寒論》）：脉促，則爲陽虛不相續；厥逆，則爲陽虛不相接。灸之，以助陽氣。

方有執曰（《傷寒論條辨》）：促謂短促，陽氣內陷而脉不至，故厥逆也。灸，通陽也。《卷五》

盧之頤曰（《仲景傷寒論疏鈔金錍》）：傷寒脉促，手足厥者，陽欲陷，陰偏勝矣。蓋脉來數，時一止復來者，名曰促。經言陽盛則促，蓋時一止者，陽將墮，復至來者，力猶持。可灸之，救其將墮，復其來至也。

又曰：陷下則灸之，陷，猶墮也。但陽盛之促，勢上奔；此之脉促，勢將墮。故非湍疾急迫之比，乃却前失後之所致耳。奔、墮之故，宜蚤辨也。《卷十一》

張璐曰（《傷寒纘論》）：手足厥逆，本當用四逆湯，以其脉促，知爲陽氣內陷，而非陽虛，故但用灸以通其陽，不可用溫經藥以助陽也。《卷上·厥陰》

柯琴曰（《傷寒論注》）：促爲陽脉，亦有陽虛而促者，亦有陰盛而促者。……火氣雖微，內攻有力，故灸之。《卷四》

程知曰（《傷寒經注》）：傷寒脉促，則陽氣跼蹐可知，更加手足厥逆，其陽必爲陰所拒而不能返，故宜灸之以通其陽也。《卷十二》

錢潢曰（《傷寒溯源集》）：《辨脉法》云："脉來緩，時一止復來者，名曰結；脉來數，時一止復來者，名曰促。陽盛則促，陰盛則結，此皆病脉。"夫數脉所以候陽，故曰陽盛則促，促乃陽勝於陰，陰氣不接而斷續也。此條之脉促，偏見之於手足厥逆，似乎脉不應證，或謂脉促而手足厥逆，乃熱厥也，然則何以云可灸之耶？仲景之於陽邪，最忌火劫，已見於太陽篇矣，豈有陽盛則促之熱厥，而反有灸之之理？此所謂脉促者，非結促之促，乃短促之促也。陰邪太盛，孤陽不守，故脉作虛數而短促，當急救其垂絶之虛陽，故云可灸。《卷十》

尤怡曰（《傷寒貫珠集》）：脉陽盛則促，陰盛則結。手足厥逆而脉促者，非陽之虛，乃陽之鬱而不通也，灸之所以引陽外出。若厥而脉微者，則必更以四逆湯溫之，豈特灸之哉？《卷八》

吳謙曰（《醫宗金鑒》）：傷寒陰證見陽脉者，雖困無害，無寧俟之也。今傷寒脉促，手足厥逆，而曰可灸之者，蓋以欲溫則有陽脉之疑，欲清則有陰厥之礙也。夫證脉無寒熱之確據，設以促之一陽脉清之，惟恐有誤於脉；或以厥之一陰證溫之，又恐有誤於證，故設兩可之灸法，斯通陽而不助熱，回厥而不傷陰也。《卷八》

王丙曰（《傷寒論注》）：太陽脉促當凉解，厥陰脉促當灸，叔和所謂同脉異經

也。……讀書者參觀而自得之。《卷五》

陳念祖曰（《傷寒論淺注》）：陽盛則促，雖手足厥逆，亦是熱厥，忌用火攻。然有陰盛之極，反假現數中一止之促脉。但陽甚者，重按之指下有力；陰盛者，重按之指下無力。傷寒脉促，知其陽盛之假；手足厥逆者，知其陰盛之真，可於厥陰之井滎經俞等穴灸之，以通其陽，蓋以厥陰爲陰之極，貴得生陽之氣也。《卷六》

章楠曰（《傷寒論本旨》）：脉數而歇止無定數者，名促，此陽氣爲邪所鬱，不得循度周行而手足厥冷，灸之以通經絡，氣行則厥愈也。灸法亦有補瀉，令火自盡者爲補，其火未盡而速吹去之爲瀉。若通氣，宜用瀉法也。《卷四》

鄭壽全曰（《傷寒恒論》）：脉促厥逆，系陰寒阻滯之徵，灸之是祛陰散寒之意，理實可從，不易之論也。《卷十》

高學山曰（《傷寒尚論辨似》）：促爲陰不足之脉，厥爲陽不足之症，陰虛者，不宜遽投薑、附，故但以灸法回之耳。《厥陰》

原文 傷寒脉滑而厥者，裏有熱，白虎湯主之。（350）

許叔微曰（《傷寒百證歌》）：小便赤，大便秘，脉沉滑，陽證也。陽極生陰，熱極生寒，故令四肢逆冷，以其伏熱深也。醫見四支逆冷，便以爲陰，則誤也，當仔細審詳。輕者且宜供白虎，重者須當用承氣。《卷二·第二十證》

成無己曰（《注解傷寒論》）：滑爲陽厥，氣內陷，是裏熱也，與白虎湯以散裏熱也。

方有執曰（《傷寒論條辨》）：滑以候熱，滑而厥者，熱本寒因，故曰裏有熱也。與太陽下篇第十三條（編者按：即176條）文相反而意則同，互相發明者也，故治同而方見彼。《卷五》

張璐曰（《傷寒纘論》）：滑，陽脉也，故其厥爲陽厥。裏熱鬱熾，所以其外反惡寒厥逆，往往有唇面爪甲俱青者，故宜白虎或竹葉石膏解其鬱熱則愈也。《卷下·溫熱》

柯琴曰（《傷寒論注》）：脉微而厥爲寒厥，脉滑而厥爲熱厥。陽極似陰之證，全憑脉以辨之。然必煩渴引飲，能食而大便難，乃爲裏有熱也。《卷三》

程應旄曰（《傷寒論後條辨》）：此乃陽實拒陰之厥也。《卷十二》

汪琥曰（《傷寒論辨證廣注》）：傷寒本熱病，熱傷陽明則脉滑，脉滑者，《脉經》云"往來流利"，乃熱盛氣壅之診也。脉雖滑而外證見厥，厥者，手足逆冷也。叔和因其手足逆冷，遂撰入厥陰篇……殊不知足陽明胃府屬土，土主四末，府熱亢極，則氣壅而血不流通，以故四肢之末見厥，在裏則躁熱實盛，乃熱深者厥亦深也，故宜用白虎湯以解其裏熱。《卷十》

錢潢曰（《傷寒溯源集》）：滑者，動數流利之象，無沉細微澀之形，故爲陽脉。滑主痰食，又主胃實，乃傷寒鬱熱之邪在裏，阻絕陽氣，不得暢達於四肢而厥，所謂熱深厥亦深也。爲陰經之邪復歸陽明，故當清瀉胃熱，而以白虎湯主之。《卷十》

張錫駒曰（《傷寒直解》）：傷寒脉滑而厥者，陽氣內鬱而不得外達，外雖厥而裏則熱也，故宜白虎湯。《卷五》

尤怡曰（《傷寒貫珠集》）：傷寒脉微而厥，陰邪所中，寒在裏；脉滑而厥，陽邪所傷，熱在裏。陽熱在裏，陰氣被格，陽反在內，陰反在外，設身熱不除，則其厥不已，故主白虎湯，以清裏而除熱也。此陽明熱極發厥之證，誤編入厥陰者也。《卷八》

吳謙曰（《醫宗金鑒》）：傷寒脉微細，身無熱，小便清白而厥者，是寒虛厥也，當溫之。脉乍緊，身無熱，胸滿而煩厥者，是寒實厥也，當吐之。脉實，大小便閉，腹滿硬痛而厥者，熱實厥也，當下之。今脉滑而厥，滑爲陽脉，裏熱可知，是熱厥也。然內無腹滿痛不大便之證，是雖有熱而裏未實，不可下而可清，故以白虎湯主之。《卷八》

沈又彭曰（《傷寒論讀》）：白虎證兼有消渴，却與厥陰病相似，惟脉滑並無氣上撞心、心中疼爲異耳。《辨厥陰證》

章楠曰（《傷寒論本旨》）：營行脉中，脉滑而厥者，陽明熱鬱，營衛不和，經氣不周於四末而厥冷，比上條（編者按：即第169條）之背惡寒尤甚也。其口渴心煩等證，已括於“裏有熱也”一句中矣，故當主以白虎。恐人認厥爲寒，特舉脉象以明之。《卷四》

鄭壽全曰（《傷寒恒論》）：滑脉主痰，滑而厥，誠濕痰閉束氣機，不能達於四肢也。此以爲裏有熱而用白虎湯，果何所見也？當其時，口燥舌乾歟？氣粗口渴飲冷歟？不然，何所見而必用此方？學者不可執一，總要四面搜求裏熱實據，庶不致誤。《卷十》

原文 手足厥寒，脉細欲絶者，當歸四逆湯主之。（351）

成無己曰（《注解傷寒論》）：手足厥寒者，陽氣外虛，不溫四末；脉細欲絶者，陰血內弱，脉行不利。與當歸四逆湯，助陽生陰也。

王好古曰（《陰證略例》）：若面青或黑，或青黑俱見，脉浮沉不一，弦而弱，傷在厥陰肝之經也。當歸四逆湯。《海藏老人內傷三陰例》

盧之頤曰（《仲景傷寒論疏鈔金錍》）：厥逆者，每多脉不至於寸口，以其別走氣街也。此獨脉細欲絶，不唯氣用衰，體質亦有幾於絶滅矣。《平脉》所謂“綿綿如瀉漆之絶”者，重“之絶”兩字，然又非竟絶，却前收後，中央纖繫，欲絶而未竟於絶也。故曰不獨無陽，並無陰矣。《卷十一》

柯琴曰（《傷寒論注》）：此條證爲在裏，當是四逆本方加當歸，如茯苓四逆之例。若反用桂枝湯攻表，誤矣。既名四逆湯，豈得無薑、附？《卷四》

周揚俊曰（《傷寒論三注》）：肝爲藏血之藏，凡病之深入厥陰者，未有不傷血分者也。經云，脉綿綿如瀉漆之絶者，亡其血也。血傷則脉細，傷之甚則細之甚，而至於欲絶。此非必吐衄下血而後如此也，血爲邪傷，營氣不流，則亦見衰息之象如此。《卷八》

鄭重光曰（《傷寒論條辨續注》）：手足厥冷，脉細欲絶，是厥陰傷寒之外證；當歸四逆，是厥陰傷寒之表藥。夫陰寒如此，而不用薑、附者，以相火寄於肝藏，外雖寒而裏不寒，脉雖細而欲絶，必重按有力，故先厥者後必熱，乃陰陽不相順接也。脉之細者，總因無血，不但不可用下，並不可用溫。蓋脉之虛細本是陽氣衰微，然陰血更爲不足，故藥用歸、芍以濟其陰，不用薑、附恐劫其陰也。《卷十》

錢潢曰（《傷寒溯源集》）：四肢爲諸陽之本，邪入陰經，致手足厥而寒冷，則真陽衰弱可知。其脉微細欲絕者，《素問·脉要精微論》云：脉者，血之府也。蓋氣非血不附，血非氣不行，陽氣既已虛衰，陰血自不能充實，當以四逆湯溫復其真陽，而加當歸以榮養其陰血，故以當歸四逆湯主之。《卷十》

魏荔彤曰（《傷寒論本義》）：其人手足厥寒，脉細欲絕者，豈非四逆湯證乎？然直中之厥陰用四逆宜也，若傳經之邪，先盛後衰，漸至於不振見此者，則此時之寒固宜急理，而當日之熱尤宜回顧也。病在厥陰，一熱一厥互爭日久，厥陰血藏，血分未有不虧者。故厥陰病之末，不惟陽氣衰，而陰血亦亡，法當於救陽之中顧陰也。不然，陰亡而陽亦終歸於亡，何救之有？所以仲師於厥陰傳經病，熱邪衰卸，正陽亦微絕之時，救陽必兼補其血。主以當歸四逆湯，去附子之辛燥，但用桂枝、細辛、通草，入辛熱於陰分，回陽而不傷陰；用當歸、芍藥，生陰血於厥陰，滋陰而不礙陽；甘草、大棗再加調和之，而陰陽兩平矣。《卷十六》

尤怡曰（《傷寒貫珠集》）：手足厥寒，脉微欲絕者，陽之虛也，宜四逆輩；脉細欲絕者，血虛不能溫於四末，並不能榮於脉中也。夫脉爲血之府，而陽爲陰之先，故欲續其脉，必益其血，欲益其血，必溫其經。方用當歸、芍藥之潤以滋之，甘草、大棗之甘以養之，桂枝、細辛之溫以行之，而尤藉通草之入經通脉，以續其絕而止其厥。《卷八》

黃元御曰（《傷寒懸解》）：肝司營血，流經絡而注肢節，厥陰之溫氣虧敗，營血寒澀，不能暖肢節而充經絡，故手足厥寒，脉細欲絕。當歸四逆湯，甘草、大棗補脾精以榮肝，當歸、芍藥養營血而復脉，桂、辛、通草溫行經絡之寒澀也。《卷十二》

徐大椿曰（《傷寒約編》）：此厥陰傷寒脉證，雖無衛外之陽，亦未見內寒吐利煩躁諸險證。當歸四逆養營解邪，則厥愈陽回而脉自復矣。《卷七》

沈又彭曰（《傷寒論讀》）：叔和釋脉云，細極謂之微，則此之脉細欲絕即與微脉混矣。不知微者薄也，屬陽氣虛；細者小也，屬陰血虛。薄者未必小，小者未必薄也。蓋營行脉中，陰血虛，則實其中者少，脉故小；衛行脉外，陽氣虛，則約乎外者怯，脉故薄。《辨厥陰證》

王丙曰（《傷寒論注》）：伏寒之毒藏肌膚，本由陽明而發於太陽，若一停頓，則陽明逆傳三焦，復由三焦入厥陰之裏而手足寒矣。脉細非必全是血虛，總因邪併於榮，閉而不通，遂致細而欲絕耳。血凝脉絕，陷入肝藏，故須當歸四逆入榮以泄邪也。《卷五》

吳貞曰（《傷寒指掌》）：凡傷寒手足厥冷，脉細欲絕者，此寒傷厥陰之經，但當溫散其表，不可遽溫其裏，當歸四逆湯主之。蓋厥陰相火所寄，藏氣本熱，寒邪止得外傷於經，而不內傷於藏，故止用桂枝以解外邪，當歸以和肝血，細辛以散寒，大棗以和營，通草以通陰陽，則表邪散而營衛行，手足溫而脉自不絕矣。若其人素有寒邪，加吳茱萸以溫本藏之寒。《卷二》

陳念祖曰（《傷寒論淺注》）：經脉流行，常周不息，若經血虛少，則不能流通暢達，而手足爲之厥寒，脉細按之欲絕者，以當歸四逆湯主之。《卷六》

原文 當歸四逆湯方

當歸三兩　桂枝三兩，去皮　芍藥三兩　細辛三兩　甘草二兩，炙　通草二兩　大棗二十五枚，擘，一法十二枚

上七味，以水八升，煮取三升，去滓，溫服一升，日三服。

成無己曰（《注解傷寒論》）：《內經》曰：脉者，血之府也。諸血者，皆屬心。通脉者，必先補心益血。苦先入心，當歸之苦，以助心血；心苦緩，急食酸以收之，芍藥之酸，以收心氣；肝苦急，急食甘以緩之，大棗、甘草、通草之甘，以緩陰血。

許宏曰（《金鏡內臺方議》）：陰血內虛，則不能榮於脉，陽氣外虛，則不能溫於四末，故手足厥寒，脉細欲絕也。故用當歸爲君以補血，以芍藥爲臣輔之而養營氣，以桂枝、細辛之苦以散寒溫氣爲佐，以大棗、甘草之甘爲使而益其中，補其不足，以通草之淡而通行其脉道與厥也。

又曰：四逆湯加減者共七方，皆用乾薑、附子爲主，獨當歸四逆湯皆不用薑附，何耶？答曰：諸四逆湯中用薑附者，皆治其陽虛陰盛之證，獨當歸四逆湯治陰血虛甚，手足厥寒，脉微欲絕者，故用當歸爲主，不用薑附。《卷七》

方有執曰（《傷寒論條辨》）：當歸、芍藥，養血而收陰；通草、細辛，行脉而通閉；桂枝辛甘，助陽而固表；甘草、大棗，健脾以補胃。夫心主血，當歸補其心，而芍藥以收之；肝納血，甘草緩其肝，而細辛以潤之；脾統血，大棗益其脾，而甘草以和之。然血隨氣行，桂枝衛陽，氣固則血和也。《卷五》

徐彬曰（《傷寒一百十三方發明》）：脉主血，虛細主血亡，至細而欲絕，則血已無，不但不可下，並不可溫。故宜歸、芍養血，而用桂、甘、大棗以和其陰陽，細辛、通草以通其心腎。不用薑、附以劫其陰，謂脉之虛細，本是陽氣衰微，而陰血更爲不足，則有陽未回而陰先絕之患耳。

程知曰（《傷寒經注》）：言陰虛厥寒宜升陽養陰也。……蓋手足厥寒，陽陷也；脉細欲絕，陰弱也。故以歸、芍益其不足之陰，以桂枝、細辛升其內陷之陽，通草以通其陰陽之氣，乃甘草、大棗則所以和其中氣而爲養陰生陽之本也。若其人內有久寒，則益以生薑、茱萸之辛溫助陽而散寒。不用薑、附，以證無下利，不屬純陰也。蓋脉細欲絕之人，薑、附亦足以劫其陰，故不惟不輕用下，且亦不輕用溫。《卷十二》

陳亮斯曰（引自《中寒論辨證廣注》）：四逆之名多矣，此當歸四逆湯固不如四逆湯及通脉之熱，亦不若四逆散之涼，蓋四逆之故不同，有因寒而逆，有因熱而逆，此則因風寒中於血脉而逆，當歸四逆所由立也。風寒中於血脉，則已入營氣之中，陰陽雖欲相順接而不可得，邪濇於經，營氣不流，非通其血脉不可。當歸辛溫，血中氣藥，能散內寒而和血，故以爲君。然欲通血脉，必先散血中之邪，桂枝散厥陰血分之風者也，細辛泄厥陰血分之寒者也，故以二物爲輔。芍藥、大棗、甘草，調和營衛者也，未有營不

與衛和而脉能通者。桂枝湯治衛不與營和諧，此方治營不與衛和諧。而大棗之用，多與桂枝湯一倍有奇，以大棗能助經脉和陰陽而調營衛也。且邪併肝經，木盛則侮土，甘草、大棗之用，倘兼有厚脾土而御侮之意邪。通草者，《本經》稱其通利九竅血脉關節。蓋邪氣阻塞於血分，吾以通草之入血分而破阻塞者治之，即眾藥亦藉通草之力而無不通矣。制方之神奇有如是哉。《卷中》

錢潢曰（《傷寒溯源集》）：四逆湯者，仲景所以治四肢厥逆者也。陽氣衰微，陰邪肆逆，以致陽氣不充於四末而爲四肢厥冷，故用甘草爲君，以緩陰氣之逆，又以乾薑、附子補助其陽氣之衰，此仲景立法命名之本義也。此條之手足厥寒，即四逆也，故當用四逆湯；而脉細欲絕，乃陽衰而血脉伏也，故加當歸，是以名之曰當歸四逆湯也。不謂方名雖曰四逆，而方中並無薑、附，不知何以挽回陽氣……是以不能無疑也。恐是歷年久遠，散失遺亡，訛舛於後人之手，未可知也。《卷十》

王子接曰（《絳雪園古方選注》）：當歸四逆，不用薑、附者，陰血虛微，恐重劫其陰也。且四逆雖寒，而不至於冷，亦惟有調和厥陰，溫經復營而已。故用酸甘以緩中，則營氣得至太陰而脉生；辛甘以溫表，則衛氣得行而四末溫，不失辛甘發散之理，仍寓治肝四法。如桂枝之辛以溫肝陽，細辛之辛以通肝陰，當歸之辛以補肝，甘、棗之甘以緩肝，白芍之酸以瀉肝，復以通草利陰陽之氣，開厥陰之絡。《上卷·和劑》

吳謙曰（《醫宗金鑒》）：凡厥陰病，必脉細而厥。以厥陰爲三陰之盡，陰盡陽生，若受邪則陰陽之氣不相順接，故脉細而厥也。然相火寄居於厥陰之藏，經雖寒而藏不寒，故先厥者後必發熱也。故傷寒初起，見手足厥冷，脉細欲絕者，皆不得遽認爲虛寒而用薑、附也。此方取桂枝湯，君以當歸者，厥陰主肝爲血室也；佐細辛味極辛，能達三陰，外溫經而內溫藏；通草性極通，能利關節，內通竅而外通營；倍加大棗，即建中加飴用甘之法；減去生薑，恐辛過甚而迅散也。肝之志苦急，肝之神欲散，甘辛並舉，則志遂而神悅，未有厥陰神志遂悅，而脉細不出，手足不溫者也。不須參、苓之補，不用薑、附之峻者，厥陰厥逆與太陰、少陰不同治也。《卷八》

劼仙根曰（見《傷寒指掌》）：以傷寒邪傷厥陰之經，未傷於臟，陽虛血弱，用此方行營衛而散表邪最效。《卷二》

陳恭溥曰（《傷寒論章句》）：當歸四逆湯，調補血氣，通脉活絡之方也，凡血脉虛而寒厥者用之。……方用桂枝、細辛，以助君火之神氣；當歸、芍藥，以資中焦之血氣；大棗、甘草，益中土以生此血脉；木通領諸藥，通脉絡，則氣血充，而脉和厥回矣。《卷五·方解》

唐宗海曰（《傷寒論淺注補正》）：此因脉細，知其寒在血分，不在氣分，故不用薑、附，而但用桂、辛以溫血也。《卷六》

原文 若其人內有久寒者，宜當歸四逆加吳茱萸生薑湯。（352）

郭雍曰（《傷寒補亡論》）：凡溫藥，皆用四逆湯。厥，脉細者，宜當歸四逆湯；凡脉微欲絕及脉不出者，通脉四逆湯；內有久寒者，當歸四逆加茱萸生薑湯主之。《卷十

二·可温》

方有執曰（《傷寒論條辨》）：久寒，謂宿昔素常，藏府有沉寒也。吳茱萸，溫藏以散寒也；生薑者，佐棗以和陰陽也。《卷五》

張璐曰（《傷寒纘論》）：久寒者，陳久之寒，非時下直中之寒也明矣。《卷上·厥陰》

程應旄曰（《傷寒論後條辨》）：血虛停寒，不特不可下也，并亦難用溫，蓋慮薑、附輩之僭而燥也，須以溫經而兼潤燥，和陽却兼益陰爲治。故在厥陰經，逢手足厥冷，脉細欲絶者，寒虛兼燥爲多，當歸四逆湯主之，即此可該亡血之治也；內有久寒者，加吳茱、薑降而散之，即此可該冷結膀胱之治也。

又曰：少陰所主者氣，厥則爲寒，當納火歸腎；厥陰所主者血，厥則爲虛，當溫經復營，此大法也。《卷十二》

周揚俊曰（《傷寒論三注》）：聖人立四逆湯，全從回陽起見；四逆散，全從解表裏之邪起見；當歸四逆，全從養血通脉起見，不欲入一辛熱之味，恐其劫陰也。至其人素有沉寒積冷，苟無熱藥，不能鼓舞正氣，不能迅掃寒邪，然不用乾薑、附子而必取吳茱萸一味者，正見聖人隨經合宜之制。少陰藏中重在真陽，不回陽則邪不去；厥陰藏中職司藏血，故不養血則脉不起。即遇久寒之人，亦止吳茱萸之走肝者自上而下，生薑之辛散者自內達外足矣。《卷八》

魏荔彤曰（《傷寒論本義》）：設有陰盛於陽，陽衰於陰，其人內有久寒者，加茱萸、生薑於方中，雖扶陽之力較多，而養陰之意不失，所以救肝血於熱邪既傷之後，扶陽氣於厥多熱少之時，此方內第一適用者也。《卷十六》

沈又彭曰（《傷寒論讀》）：上方治腹濡脉虛證，下方治冷結在膀胱關元證。《辨厥陰證》

章楠曰（《傷寒論本旨》）：手足厥寒，脉細欲絶者，厥陰氣血兩虛，故主以當歸四逆，養血以通經脉。若內有久寒，再加吳茱、生薑辛溫散寒。蓋肝以酸爲體，以辛爲用也。若少陰手足厥寒，脉細欲絶，必兼下利，以腎爲胃關，關閘不固也，必用薑附四逆等湯。若厥陰屬木而挾相火，其下利由邪熱下迫，或寒熱錯雜，致陽明不闔，故熱利用白頭翁湯，寒熱錯雜者烏梅丸，寒多者加吳茱生薑足矣，若過用大熱，反助相火以焚木也。柯韻伯不明此理，言既名四逆湯，豈得無薑附，吳茱配附子，生薑佐干薑，久寒方能去，而不知少陰寒厥方用薑附四逆湯，其熱厥用四逆散，又豈可用薑附乎？其四逆雖同，而有寒熱不同，豈必用薑附方可名四逆湯乎？何不思之甚哉。且如同名承氣，而有大、小、調胃之不同，同名瀉心，而有五方之各異，法隨病變，因宜而施者也。若憑粗疏之見而論仲景之法，非但不能發明其理，反致迷惑後學，無所適從，每訾王叔和編輯之誤，而不自知其謬也。《卷十》

胡嗣超曰（《傷寒雜病論》）：厥寒脉細，正是氣血虛寒之候，當歸四逆湯生陽養陰；若有久寒，即加吳萸、生薑者，助陽散陰也。此厥陰之溫與少陰之溫稍有不同處，比而觀之，陰寒之治法了如指掌矣。《卷十一》

原文 當歸四逆加吳茱萸生薑湯方

當歸三兩　芍藥三兩　甘草二兩，炙　通草二兩　桂枝三兩，去皮　細辛三
兩　生薑半斤，切　吳茱萸二升　大棗二十五枚，擘

上九味，以水六升，清酒六升和，煮取五升，去滓，溫分五服。一方水酒各
四升。

成無己曰（《注解傷寒論》）：茱萸辛溫，以散久寒；生薑辛溫，以行陽氣。

柯琴曰（《傷寒附翼》）：是方桂枝得歸、芍，生血於營，細辛同通草，行氣於衛，
甘草得棗，氣血以和。且緩中以調肝，則營氣得至手太陰，而脉自不絕；溫表以逐邪，
則衛氣行四末而手足自溫。不須參、尤之補，不用薑、桂之燥，此厥陰之四逆與太、少
不同治，而仍不失辛甘發散爲陽之理也。若其人內有久寒者，其相火亦不足，加吳萸之
辛熱，直達厥陰之藏，生薑之辛散，淫氣於筋，清酒以溫經絡，筋脉不沮弛，則氣血如
故，而四肢自溫，脉息自至矣。此又治厥陰內外兩傷於寒之劑也，冷結膀胱而少腹滿
痛、手足厥冷者宜之。《卷下》

尤怡曰（《傷寒貫珠集》）：若其人內有久寒者，必加吳茱萸、生薑之辛以散之，而
尤藉清酒之濡經浹脉，以散其久伏之寒也。《卷八》

王子接曰（《絳雪園古方選注》）：厥陰四逆證，有屬絡虛不能貫於四末而爲厥者，
當用歸、芍以和營血。若久有內寒者，無陽化陰，不用薑、附者，恐燥劫陰氣，變出涸
津亡液之證，只加吳茱萸從上達下，生薑從內發表，再以清酒和之，何患陰陽不和，四
逆不溫也耶？《上卷·和劑》

原文 大汗出，熱不去，內拘急，四肢疼，又下利厥逆而惡寒者，四逆湯主
之。（353）

成無己曰（《注解傷寒論》）：大汗出，則熱當去；熱反不去者，亡陽也。內拘急，
下利者，寒甚於裏。四肢疼，厥逆而惡寒者，寒甚於表。與四逆湯，復陽散寒。

方有執曰（《傷寒論條辨》）：大汗出，陽虛而表不固也；熱不去，言邪不除也；內
拘急、四肢疼者，亡津液而骨屬不利也；下利厥逆而惡寒者，亡陽而陰寒內甚也。四逆
湯，溫以散寒，回陽而斂液者也。《卷五》

盧之頤曰（《仲景傷寒論疏鈔金鎞》）：汗出而熱，設大渴煩，脉洪大者，屬白虎
輩；或惡熱內實者，又屬承氣輩。是證唯外顯憎寒，內生拘急，厥利無休者，此屬中化
之火衰，不能納氣歸源，氣形兩敗，陽亡陰獨也。曰：此即陽氣者，失柔養於筋膜乎？
失緻密於玄府乎？失舍藏於焦府乎？失區分於層署乎？失統御於四維乎？失火土於受授
乎？曰：然。是故陽氣者，若天與日，失其所則折壽而不彰。《卷十一》

汪琥曰（《中寒論辨證廣注》）：大汗出，熱不去，此真陽欲脫而熱，非邪鬱於表而
發熱也。兼之內拘急，此寒氣深入於裏，寒主攻引，當是腹以內拘急，已具惡寒之狀。
四肢者，諸陽之本，汗不出而四肢疼，則爲邪實；大汗出而四肢疼，則爲陽虛。疼者，

即拘急而疼，總屬寒邪入裏之狀。又下利厥逆者，乃寒邪深入厥陰。前熱已去而但惡寒，此惡寒非表寒，乃裏寒而直達於四肢手足之末也。以寒從少陰經來，故與四逆湯以復陽散寒。《卷中》

錢潢曰（《傷寒溯源集》）：若有表邪而大汗出，則熱當去矣；汗出而熱不去，又似陽明入裏之證。而不知內拘急者，即《經》所謂諸寒收引也；四肢疼者，陽虛而不充於四肢也。既大汗，熱不去，而又下利厥逆而惡寒者，是陰邪盛極於裏，陽氣飛越於外，非表邪也。急當收復陽氣，驅散寒邪，故以四逆湯主之。《卷十》

魏荔彤曰（《傷寒論本義》）：陰寒內固，假熱外現，大汗自出而陽出亡，熱自不去而氣外越，且筋脉拘急，四肢掣疼，又下利厥逆而惡寒，是直中之邪在肝而筋脉隧道並病矣，且陰寒下泄而孤陽將脫矣，容不急為挽救其陽於垂絕之際耶？《卷十六》

尤怡曰（《傷寒貫珠集》）：此過汗傷陽，病本熱而變為寒之證。大汗出，熱不去者，邪氣不從汗解，而陽氣反從汗亡也。陽氣外亡，則寒冷內生，內冷則脉拘急而不舒也。四肢者，諸陽之本，陽虛不足，不能實氣於四肢，則為之疼痛也。甚至下利厥逆而惡寒，則不特無以內守，亦並不為外護矣。故必以四逆湯救陽驅陰為主。余謂傳經之熱，久亦成陰者，此類是也。《卷八》

吳謙曰（《醫宗金鑒》）：通身大汗出，熱當去矣。熱仍不去，而無他證，則為邪未盡而不解也。今大汗出，熱不去，而更見拘急肢疼，且下利厥逆而惡寒，是陽亡於表，寒盛於裏也，故主四逆湯，溫經以勝寒，回陽而斂汗也。《卷八》

胡嗣超曰（《傷寒雜病論》）：若是真熱，必顯煩渴等症，今則不但不煩渴，而且內拘急，四肢疼，脾胃之虛可知，而且下利厥逆而惡寒，肝腎之寒更可知。寒是真寒，熱是假熱，四逆湯主之，驅陰即所以復陽也。《卷十一》

鄭壽全曰（《傷寒恒論》）：汗出熱不去，非外感之熱，乃元陽外出之熱也。汗過甚，血液虧，不能營養筋脉，故內拘急而四肢疼。況又下利而厥。此刻陽虛已極，大有欲脫之機，非大劑四逆何能挽回。《卷十》

唐宗海曰（《傷寒論淺注補正》）：上節無下利，只肝經血脉之寒，故不用薑、附，此節有下利，是肝挾腎水之寒，故用薑、附。最易曉也，何必煩言。惟此與少陰四逆所以同中有異者，在內拘急、四肢疼。二者皆是腹內之膜、四肢之筋為寒凝結也，筋膜當統於肝膈，故此屬厥陰，其他寒疝、轉筋，皆如此例。用生附者，取其麻烈之味，兼秉風性，能追風也。烏頭煎亦是此義。若一炮熟，則風性去，而但能溫腎。《卷六》

原文 大汗，若大下利而厥冷者，四逆湯主之。（354）

成無己曰（《注解傷寒論》）：大汗，若大下利，內外雖殊，其亡津液、損陽氣則一也。陽虛陰勝，故生厥逆，與四逆湯，固陽退陰。

程知曰（《傷寒經注》）：言厥逆因於大汗、大下利，急宜救陽也。大汗則陽亡於外，大下利則陰盛於內，故急宜回陽。《卷十二》

鄭重光曰（《傷寒論條辨續注》）：此證……純是陰寒用事，但此際不得不以救陽為

急。然既云大汗、大下利，則陰津亦傷，俟陽回徐救其陰，所以不當牽制也。《卷十》

錢潢曰（《傷寒溯源集》）：上條大汗出而熱不去，此條大汗出而不言熱，是無熱矣。或曰：上文下利厥逆而惡寒，且多內拘急、四肢疼之證，此條亦大下利厥冷而不惡寒，其不言熱，乃陽氣猶未飛越於外，得毋較前爲稍輕乎？曰：無熱則陽氣更微，大下利則陰邪更盛，故仲景亦以四逆湯主之。《卷十》

吳謙曰（《醫宗金鑒》）：大汗出，汗不收者，桂枝加附子湯證也。大下利，利不止者，理中加附子湯證也。今大汗出，又大下利不止，而更見厥冷，乃陽亡於外，寒盛於中，非桂枝理中之所能治矣，當與四逆湯急回其陽，以勝其陰，使汗利止而厥冷還，則猶可生也。《卷八》

陳念祖曰（《傷寒論淺注》）：陽亡於外而大汗，若陽脫於內而大下利，外亡內脫而厥冷者，四逆湯主之。《卷六》

黃寶臣曰（《傷寒辨證集解》）：大汗則亡其陽，大下利則亡其陰，而更見厥冷者，陰陽有脫離之象也。主之四逆湯以回其陽，尚或可生。按，此條文意，注家皆以"而厥冷者"句統承大汗大下利言，愚謂玩一"若"字，似非一時並見之證，則"而厥冷者"句自當分承，言大汗而厥冷者，又若大下利而厥冷者，均以四逆湯主之也。《卷七》

原文 病人手足厥冷，脉乍緊者，邪結在胸中，心下滿而煩，饑不能食者，病在胸中，當須吐之，宜瓜蒂散。（355）

成無己曰（《注解傷寒論》）：手足厥冷者，邪氣內陷也。脉緊牢者，爲實；邪氣入府，則脉沉。今脉乍緊，知邪結在胸中爲實，故心下滿而煩；胃中無邪則喜饑，以病在胸中，雖饑而不能食，與瓜蒂散，以吐胸中之邪。

方有執曰（《傷寒論條辨》）：手足厥冷，似涉於厥陰傷寒也。乍，忽也，言非厥陰傷寒，乃虛寒之邪自內而作，故曰邪結在胸中。邪亦以痰言，所以胸中滿而煩也。饑不能食者，痰涎涌上，逆而塞膈，氣窒而食不通也。病在胸中，乃承上起下之句。……此條虛寒痰症，即諸家方書所謂四證類傷寒，而痰居其一者是也。《卷五》

盧之頤曰（《仲景傷寒論疏鈔金錍》）：不曰厥陰，而曰病人者，無關總綱證狀，僅病形層之胸，唯手足厥冷，形肖厥陰經象故爾。《卷十一》

柯琴曰（《傷寒論注》）：手足爲諸陽之本，厥冷則胃陽不達於四肢；緊則爲寒，乍緊者，不厥時不緊，言緊與厥相應也，此寒結胸中之脉證。心下者，胃口也。滿者胃氣逆，煩者胃火盛。火能消物，故饑；寒結胸中，故不能食，此陰併於上，陽併於下，故寒傷形，熱傷氣也。非汗下溫補之法所能治，必瓜蒂散吐之，此塞因通用法，又寒因寒用法。《卷三》

程應旄曰（《傷寒論後條辨》）：手足乍冷，其脉乍得緊實者，此由陽氣爲物所遏而不得外達，以致厥也。考其證，心下滿而煩，煩因心煩可知；饑不能食，實不在胃可知，以此定其爲邪結在胸中也。夫諸陽受氣於胸中，胸中被梗，何能復達於四末，但須吐以宣之，不可下也。《卷十二》

周揚俊曰（《傷寒論三注》）：胃有寒飲，遏抑陽氣，推外證與脉，知邪滯於高位。其心下滿而煩，饑不能食，惟痰聚上焦，物不得下，知病在上更無疑矣。用吐之後，胃氣上升，津液旁達，吾知手足之溫，脉之和緩，心胸豁然，頃刻如故。用法者，勿以厥冷爲顧忌也。《卷八》

錢潢曰（《傷寒溯源集》）：上文（編者按：指第340條）言不結胸，此言邪結在胸中，同一手足厥冷之陰邪，一則不結於胸而邪在下，故小腹滿痛；一則仍結於胸中而邪在上，故心下滿而饑不能食。在下則寒邪已入至陰之分，所以當用溫法以回陽氣；在上則寒邪猶在陽位，所以當用吐法以去寒邪，蓋以邪入之淺深而分補瀉也。夫緊爲寒脉，在陽經則爲寒邪在表，在陰經則爲寒邪在裏。若手足厥冷，則脉當沉遲矣。乃忽見緊脉，知寒邪猶未深入，邪當結在胸中。若見心下滿而煩，饑不能食，則其所以滿者，陰邪在膈而脹滿也；煩者，膈間之陽氣不得伸也；饑者，胃陽猶未傷也；不能食，寒邪在胃也，故爲病在胸中。……寒在胸膈，則邪氣未深，尚在陽分，因其近而取之，當用高者越之之法，故須吐之，宜瓜蒂散。假借胃中之陽氣，以涌出胸中之寒邪，則無敗胃深入之患矣。《卷十》

吳謙曰（《醫宗金鑒》）：病人手足厥冷，若脉微而細，是寒虛也，寒虛者可溫可補。今脉乍緊者，是寒實也，寒實者宜溫宜吐也。時煩吐蚘，饑不能食，乃病在胃中也；今心中煩滿，饑不能食，是病在胸中也。寒飲實邪壅塞胸中，則胸中陽氣爲邪所遏，不能外達四肢，是以手足厥冷，胸滿而煩，饑不能食也。當吐之，宜瓜蒂散涌其在上之邪，則滿可消，而厥可回矣。《卷八》

黃元御曰（《傷寒懸解》）：病人手足厥冷，而脉乍緊者，或覺邪結在胸中，心下滿而煩，饑不能食者，此其病在胸中，當須吐之，宜瓜蒂散。蓋胃氣下行，濁氣斂降，則心胸清曠而不滿結。此緣胃氣上逆，濁陰不降，故心下脹滿，饑不能食；胃口痞塞，肺氣鬱遏，淫生痰涎，阻隔竅隧，陽氣不能四達，故手足厥冷，脉候乍緊，《脉法》所謂"支飲急弦"也。吐之宿物盡去，清氣流通，則諸證悉瘳矣。《卷十二》

陳念祖曰（《傷寒論淺注》）：厥雖不同，究竟統屬於厥陰證內……此言痰之爲厥也。《卷六》

鄭壽全曰（《傷寒恒論》）：手足厥冷，乃寒結於胸，陽氣不能達於四末也。胸滿而不能食，中宮爲寒所阻滯，運力微耳。原文主瓜蒂散以吐之，是爲邪壅於上說法也。但此證乃寒邪阻滯，吐之能不更傷其中乎？以余拙見，理應大劑溫中醒脾爲是。《卷十》

原文 傷寒厥而心下悸，宜先治水，當服茯苓甘草湯，却治其厥。不爾，水漬入胃，必作利也。（356）

成無己曰（《注解傷寒論》）：《金匱要略》曰：水停心下，甚者則悸。厥雖寒勝，然以心下悸，爲水飲內甚，先與茯苓甘草湯治其水，而後治其厥；若先治厥，則水飲浸漬入胃，必作下利。

方有執曰（《傷寒論條辨》）：《金匱》曰：水停心下，甚者則悸。然則悸爲水甚，

而厥則寒甚也。寒無象而水有質，水去則寒消。入胃者，水能滲土也。《卷五》

柯琴曰（《傷寒論注》）：心下悸是有水氣，今乘其未及漬胃時先治之，不致厥利相連，此治法有次第也。《卷二》

汪琥曰（《傷寒論辨證廣注》）：此條乃厥陰病熱消渴以後之變證也。……厥而心下悸者，明係消渴飲水多，寒飲留於心下，胸中之陽不能四布，故見厥，此非外來之寒比也。故仲景之法宜先治水，須與茯苓甘草湯，而治厥之法却在其中，蓋水去則厥自除也。不爾者，謂不治其水也。不治其水，水漬而下入於胃，必作濕熱利也。《卷十》

錢潢曰（《傷寒溯源集》）：《金匱》云："水停心下，甚者則悸"，《太陽篇》中有"飲水多者，心下必悸"。此二語，雖皆仲景本文，然此條並不言飲水。蓋以傷寒見厥，則陰寒在裏，裏寒則胃氣不行，水液不布，必停蓄於心下，阻絶氣道，所以築築然而悸動。故宜先治其水，當服茯苓甘草湯以滲利之，然後却與治厥之藥。不爾則水液既不流行，必漸漬入胃，寒厥之邪在裏，胃陽不守，必下走而作利也。《卷十》

魏荔彤曰（《傷寒論本義》）：厥陰爲病必厥，前言之，然厥陰病既厥而復利，則危道也，不可不思患預防之矣。蓋病至厥陰，以陽升爲欲愈之機，以陽陷爲將危之道，此其大關也。若夫厥而下利，則陽無升之理，而有陷之勢，所以必以治下利爲第一義。無論其厥之爲寒爲熱，而俱以下利爲必不可犯之證。如傷寒病厥，厥陰病也，而心下悸者，亦如太陽之心下悸，爲水邪乘心，心陽失御之故也，見此則治厥爲緩，而治水爲急，何也？厥猶可以觀發熱之多少，以審陽升降之遲速，水則必趨於下而力能牽陽下墜者也。法用茯苓甘草湯以治水，使水滌而陽氣有升無降，此正從標水以治本陽也。《卷十六》

尤怡曰（《傷寒貫珠集》）：傷寒寒勝則厥，心下有水則悸，厥而心下悸者，寒中于於而水聚於心下也。是宜以茯苓甘草湯先治其水，水去然後治厥，如傷寒二三日，心中悸而煩者，先服建中湯之意也。建中者，建立中氣，恐其中虛而邪易入，邪入則煩不止矣。茯苓甘草湯甘淡利水益中氣，恐其水漬入胃而作利，利作則厥不回矣。仲景治病，每以正氣爲慮如此。《卷八》

陳念祖曰（《傷寒論淺注》）：夫厥證最忌下利，利則中氣不守，邪愈内陷，故與其調治於既利之後，不若防患於未利之前，所以宜先治水。此言水之爲厥也。《卷六》

章楠曰（《傷寒論本旨》）：水氣逼心則悸，以在膈間故也。如入胃，必作下利。若邪在太陽而挾水，有用小青龍，有用五苓散，皆兼通太陽以泄水也。今邪在厥陰，不能兼治，故先用茯苓甘草湯化三焦之氣以行水，後治其厥也。《經》言：三焦者，中瀆之府，水道出焉，屬膀胱，是膀胱爲三焦之下屬，故凡停水而小便不利者，當化三焦之氣，其水即從膀胱而泄也。《卷四》

胡嗣超曰（《傷寒雜病論》）：《經》曰：三陰結謂之水。三陰者，脾肺腎也。蓋胃陽日敗，則三陰之水結，不能轉輸於上下，而反停滯於中脘，故爲心下悸也。厥是真陽虛，悸是三陰結，先以苓桂薑甘湯通陽泄陰利其水，後以四逆、吳萸等法和肝理脾治其厥，不爾，治節不行，關門不利，陰自結而水日聚，腸胃不勝其漸漬，必作利矣。《卷十一》

鄭壽全曰（《傷寒恒論》）：厥而心下悸者，寒水凌於心下也。此以茯苓甘草湯，與理頗是，但其力薄，恐不勝任，莫若用苓桂尤甘湯重加附子爲妥。《卷十》

原文 傷寒六七日，大下後，寸脉沉而遲，手足厥逆，下部脉不至，喉咽不利，唾膿血，泄利不止者，爲難治，麻黄升麻湯主之。（357）

成無己曰（《注解傷寒論》）：傷寒六七日，邪傳厥陰之時。大下之後，下焦氣虛，陽氣內陷，寸脉遲而手足厥逆，下部脉不至。厥陰之脉，貫膈，上注肺，循喉嚨。在厥陰隨經射肺，因亡津液，遂成肺痿，咽喉不利而唾膿血也。《金匱要略》曰：肺痿之病，從何得之，被快藥下利，重亡津液，故得之。若泄利不止者，爲裹氣大虛，故云難治。與麻黄升麻湯，以調肝肺之氣。

郭雍曰（《傷寒補亡論》）：服湯已，脉終不至，泄利不已，宜服通脉四逆湯。《卷七·厥陰》

方有執曰（《傷寒論條辨》）：下部脉不至者，邪乘下後裹虛深入而陽內陷也；咽喉不利者，厥陰之脉，貫膈，上注肺，循喉嚨之後也；唾膿血者，肺金燥而痿也；難治者，表裹雜亂而不清，陰陽暌而不相順接也。《卷五》

程知曰（《傷寒經注》）：凡傷寒熱熾者，其陰必虛，六七日雖當傳裹之時，脫表證仍在，則猶當清解而不當用下。設以爲大熱不解而大下之，則陰傷而陽亦陷。寸脉沉遲，手足厥冷，下利不止，傷其陽而氣內陷也；下部脉不至，咽喉不利，吐膿血，傷其陰而熱內逼也。一下之誤，既傷其陽，復傷其陰，故爲難治。與升麻、麻黄、桂枝、乾薑、甘草以升陽，而復以茯苓、白尤調其下利；與當歸、白芍、天冬、萎蕤、知母以滋陰，而復以石膏、黄芩清其內熱。蓋傳經熱邪從外入之於內者，仍當從內出之於外也，故曰汗出愈。觀此而可以知治熱病厥逆大法也。《卷十二》

程應旄曰（《傷寒論後條辨》）：更有營衛及脉氣被阻而作厥者。如大下後，寸脉沉而遲，陽神陷裹，而上焦之津液固已先傷也；兼以手足厥逆，胃陽不升，中焦弱也；下部脉不至，腎陰虧乏，下焦竭也。肺既以胃虛無稟，菀而生熱，而下部陰亡，復不能滋潤肝木，以致肝火乘金注肺而成肺痿。此三焦燥涸，不能營養四末之厥，方虞泄利不止、重亡津液爲難治，敢下之乎？膏、芩、蕤、冬清上焦之熱，薑、尤、苓、甘補中焦之虛，芍藥、知母滋下焦之液，更佐麻、升、歸、桂，引清涼之氣而直達乎營與衛，使在上之燥氣一除，則水母得源，而津回降下，腎氣亦滋矣。《卷十二》

張錫駒曰（《傷寒直解》）：此論上熱下寒，陰陽不相交接而爲難治之病也。傷寒六七日，乃由陰出陽之期也。大下後，虛其陽氣，故寸脉沉遲而手足厥冷也。下爲陰，下部脉不至，陰虛而不得上通於陽也。咽喉不利吐膿血者，陽熱在上也；泄利不止者，陰寒在下也。此陽獨居上而陰獨居下，兩不相接，故爲難治。《卷五》

尤怡曰（《傷寒貫珠集》）：傷寒六七日，寒已變熱而未實也，乃大下之，陰氣遂虛，陽氣乃陷。陽氣陷，故寸脉沉而遲；陰氣虛，故下部脉不至。陰陽並傷，不相順接，則手足厥逆。而陽邪之內入者，方上淫而下溢，爲咽喉不利，爲吐膿血，爲泄利不止。是陰陽上下並受其病，而虛實冷熱亦復混淆不清矣。是以欲治其陰，必傷其陽，欲補其虛，必礙其實，故曰此爲難治。麻黄升麻湯合補瀉寒熱爲劑，使相助而不相悖，庶幾各行其事而並呈其效。《卷八》

吳謙曰（《醫宗金鑒》）：傷寒六七日，邪傳厥陰，厥熱勝復之時，醫不詳審陰陽，而大下之，致變中寒下竭之壞證。中寒故寸脉沉遲，手足厥逆；下竭故尺脉不至，泄利不止也。蓋未下之前，陽經尚伏表熱，大下之後，則其熱乘虛下陷，内犯厥陰，厥陰經循喉嚨，貫膈注肺，故咽喉不利，唾膿血也。此爲陰陽錯雜，表裏混淆之證，若温其下，恐助上熱，欲清其上，愈益中寒，仲景故以此湯主之，正示人以陰陽錯雜爲難治，當於表裏上下求治法也。蓋下寒上熱，固爲難温，裏寒無汗，還宜解表，故用麻黄升麻湯，以解表和裏，清上温下，隨證治之也。《卷八》

王丙曰（《傷寒論注》）：此必傷寒之宜下者，特誤於大下，邪反留滯經絡，上行鑠金而將成肺痿也。須急提散出表，責效於一炊間，遲即肺藏受傷，爲難治矣。《卷五》

孟承意曰（《傷寒點精》）：此寒熱錯雜之壞症也，治寒礙熱，治熱礙寒，故爲難治。既爲難治，其不出方可知，況此方與此症似不甚合，必是後人補入，故削之。《卷二》

吕震名曰（《傷寒尋源》）：傷寒六七日，陰液已傷也；復經大下，陽津重竭也。下後陽氣陷入陰中，而陰氣亦復衰竭，故寸脉沉而遲，陽氣既已下陷，將隨下利而亡，故下部脉不至，以致咽喉不利，唾膿血，手足厥逆，泄利不止。種種見證，皆因陽去入陰，上征下奪，最爲危候，故稱難治。《下集》

鄭壽全曰（《傷寒恒論》）：經大下脉遲，手足厥冷，下部脉不至，其陽虛之極已明甚。至咽喉不利，氣化不宣也；吐膿血者，濁陰不降也；泄利不止者，下焦虛寒，不能收束也。法宜大劑回陽，陽回利止，手足温，斯爲合法。原文所主麻黄升麻湯，係太陽陽明發散之藥，並非少陰所宜，大非其法，恐有錯誤。《卷十》

原文 麻黄升麻湯方

麻黄二兩半，去節　升麻一兩一分　當歸一兩一分　知母十八銖　黄芩十八銖　萎蕤十八銖，一作菖蒲　芍藥六銖　天門冬六銖，去心　桂枝六銖，去皮　茯苓六銖　甘草六銖，炙　石膏六銖，碎，綿裹　白朮六銖　乾薑六銖

上十四味，以水一斗，先煮麻黄一兩沸，去上沫，内諸藥，煮取三升，去滓，分温三服。相去如炊三斗米頃令盡，汗出愈。

成無己曰（《注解傷寒論》）：《玉函》曰：大熱之氣，寒以取之；甚熱之氣，以汗發之。麻黄、升麻之甘，以發浮熱；正氣虛者，以辛潤之，當歸、桂、薑之辛以散寒；上熱者，以苦泄之，知母、黄芩之苦，凉心去熱；津液少者，以甘潤之，茯苓、白朮之甘，緩脾生津；肺燥氣熱，以酸收之，以甘緩之，芍藥之酸，以斂逆氣，萎蕤、門冬、石膏、甘草之甘，潤肺除熱。

方有執曰（《傷寒論條辨》）：夫邪深入而陽内陷，寸脉沉而遲也，故用麻黄、升麻

升舉以發之；手足厥逆而下部脉不至也，故用當歸、薑、桂溫潤以達之。然芍藥斂津液，而甘草以和之，咽喉可利也；萎蕤、門冬以潤肺，而黃芩、知母以除熱，膿血可止也；尤能燥土，茯苓滲濕，泄利可愈也。石膏有徹熱之功，所以爲斡旋諸佐使而妙其用焉。《卷五》

汪琥曰（《傷寒論辨證廣注》）：麻黃、升麻，升肺脾之陽也。知母、黃芩、石膏、萎蕤、天門冬，能清肺家之燥熱，以下後則津液重亡，兼之唾膿血，則肺愈燥而熱故也。白尤、茯苓、炙甘草，溫補脾虛，兼主泄利。下多亡陰，故以芍藥、當歸和補中下二焦之陰，肝與脾兼受其益也。用乾薑者，溫中氣以濟知、芩、石膏之寒也。用桂枝者，調營衛而兼升陽之用也。服藥令盡，使汗出愈者，非用上藥以發汗，此以見陰陽和則汗微出，而厥逆等候自除之意。《卷十》

尤怡曰（《傷寒貫珠集》）：方用麻黃、升麻，所以引陽氣發陽邪也，而得當歸、知母、萎蕤、天冬之潤，則肺氣已滋，而不蒙其發越之害矣。桂枝、乾薑，所以通脉止厥也，而得黃芩、石膏之寒，則中氣已和，而不被其燥熱之烈矣。其芍藥、甘草、茯苓、白尤，則不特止其泄利，抑以安中益氣，以爲通上下和陰陽之用耳。《卷八》

王子接曰（《絳雪園古方選注》）：麻黃升麻湯，方中升散、寒潤、收緩、滲泄諸法具備，推其所重，在陰中升陽，故以麻黃升麻名其湯。膏、芩、知母苦辛，清降上焦之津；芍藥、天冬酸苦，收引下焦之液；苓、草甘淡，以生胃津液；歸、尤、萎蕤緩脾，以致津液。獨是九（編者按：應爲“十”）味之藥，雖有調和之致，不能提出陰分熱邪，故以麻黃、升麻、桂枝、乾薑開入陰分，與寒涼藥從化其熱，庶幾在上之燥氣除，在下之陰氣堅，而厥陰錯雜之邪可解。《上卷·汗劑》

吳謙曰（《醫宗金鑒》）：升麻、萎蕤、黃芩、石膏、知母、天冬，乃升舉走上清熱之品，用以避下寒，且以滋上也；麻黃、桂枝、干姜、當歸、白芍、白尤、茯苓、甘草，乃辛甘走外溫散之品，用以遠上熱，且以和內也。分溫三服令盡，汗出愈，其意在緩而正不傷，徹邪而盡除也。脉雖寸脉沉遲、尺脉不至，證雖手足厥逆、下利不止，究之原非純陰寒邪，故兼咽喉痛、唾膿血之證，是寒熱混淆陰陽錯雜之病，皆因大下奪中所變。故仲景用此湯，以去邪爲主，邪去而正自安也。《卷八》

文通曰（《百十三方解》）：此方乃升提陰陽之劑，爲救誤下之方也。厥陰本在血分有熱，故不當下，而庸醫誤大下之，至手足厥逆，下部脉不至，乃陰陽俱陷於下而不能上升，故用桂枝湯加乾薑、茯苓、歸身、白尤以溫升其左，用麻黃、升麻、知母、石膏、黃芩、天冬、萎蕤以涼升其右。陰陽並調，則陷下者自升，而下部脉至矣。因救壞症，病雜，非藥雜也，須思。《上卷》

呂震名曰（《傷寒尋源》）：本方用一派甘寒清熱之藥，不嫌重復，獨任麻黃、升麻二味，以陰分提出陽氣，復以桂枝、乾薑佐諸陰藥化氣生津。蓋熱不清則津不復，陽不升則津不固。錯雜之邪，以錯雜之藥解之，先聖立方之精如此。《下集》

原文 傷寒四五日，腹中痛，若轉氣下趣少腹者，此欲自利也。（358）

成無己曰（《注解傷寒論》）：傷寒四五日，邪氣傳裏之時。腹中痛，轉氣下趣少腹者，裏虛遇寒，寒氣下行，欲作自利也。

方有執曰（《傷寒論條辨》）：腹中痛，厥陰之脉抵小腹挾胃也。轉氣下趣者，裏虛不能守，而寒邪下迫也。《卷六》

張璐曰（《傷寒纘論》）：按腹痛亦有屬火者，其痛必自下逆攻而上；若痛自上而下趨者，定屬寒痛無疑。《卷上》

張志聰曰（《傷寒論集注》）：自此以下凡十八節，皆論厥陰下利，而有陰陽寒熱虛實生死之不同。《卷四》

錢潢曰（《傷寒溯源集》）：傷寒四五日，邪氣入裏傳陰之時也。腹中痛，寒邪入裏，胃寒而太陰脾土病也。轉氣下趨少腹者，言寒邪盛而胃陽不守，水穀不別，聲響下奔，故爲欲作自利也。《卷十》

尤怡曰（《傷寒貫珠集》）：傷寒四五日，正邪氣傳裏之時，若腹中痛而滿者，熱聚而實，將成可下之證。茲腹中痛而不滿，但時時轉氣下趨少腹者，熱不得聚而從下注，將成下利之候也。而下利有陰陽之分，先發熱而後下利者，傳經之熱邪內陷，此爲熱利，必有內煩、脉數等證；不發熱而下利者，直中之陰邪下注，此爲寒利，必有厥冷、脉微等證。要在審問明白也。《卷八》

王丙曰（《傷寒論注》）：此下皆言下利也。下利必因自利而來，故以此節開其端，示人以上工治未病之旨。

章楠曰（《傷寒論本旨》）：四五日，邪入太陰之期也；腹中痛，太陰之證已現也；轉氣下趨少腹，此欲自利之先兆也。蓋脾主升，胃主降，脾陽鼓運，則循序輸化；脾病不運，則腹中結痛，胃氣下溜，則必自利也。《卷四》

高學山曰（《傷寒尚論辨似》）：腹中痛爲寒，寒爲欲利之根，轉趨少腹爲下墜，下墜爲欲利之應，故知自利也。但此條是合論三陰並太、少二陽，非單指厥陰也，余試之屢矣。《厥陰》

原文 傷寒本自寒下，醫復吐下之，寒格，更逆吐下，若食入口即吐，乾薑黃芩黃連人參湯主之。（359）

成無己曰（《注解傷寒論》）：傷寒邪自傳表，爲本自寒下，醫反吐下，損傷正氣，寒氣內爲格拒。經曰：格則吐逆。食入口即吐，謂之寒格，更復吐下，則重虛而死，是更逆吐下，與乾薑黃連黃芩人參湯以通寒格。

方有執曰（《傷寒論條辨》）：寒格，謂藥寒致成格拒也。乾薑、人參，正治以遏其吐；黃連、黃芩，反佐以通其格。《卷五》

王肯堂曰（《傷寒準繩》）：本自寒下，恐是本自吐下，玩復字可見。蓋胃寒則吐，下寒則利，胃寒者不宜吐，醫反吐之，則傷胃氣，遂成寒格。《秩之四》

柯琴曰（《傷寒論注》）：治之小誤，變症亦輕，故制方用瀉心之半。上焦寒格，故用參、薑；心下蓄熱，故用芩、連；嘔家不喜甘，故去甘草；不食則不吐，是心下無水

氣，故不用薑、夏。要知寒熱相阻，則爲格症；寒熱相結，則爲痞證。《卷二》

程知曰（《傷寒經注》）：本自寒下，是其人素胃寒下利也，所以才病傷寒，即不可妄行吐下，與病人舊有微溏不可服梔子同意也。本自寒下而復用吐下，則寒氣格拒，病邪逆而吐下更甚，或食入口即吐也。故用乾薑、人參以溫補其胃，用芩、連之苦以下氣逆，亦從治法也。《卷九》

尤怡曰（《傷寒貫珠集》）：傷寒本自寒下，蓋即太陰腹滿自利之證。醫不知而復吐下之，裏氣遂虛，陰寒益甚，胃中之陽被格而上逆，脾中之陰被抑而下注，得不倍增吐下乎？至食入口即吐，則逆之甚矣。若以寒治逆，則寒下轉增；或僅投溫劑，則必格拒而不入。故以連、芩之苦以通寒格，參、薑之溫以復正氣而逐陰邪也。《卷八》

吳謙曰（《醫宗金鑒》）：經曰：格則吐逆。格者，吐逆之病名也。朝食暮吐，脾寒格也；食入即吐，胃熱格也。本自寒格，謂其人本自有朝食暮吐寒格之病也。今病傷寒，醫見可吐、可下之證，遂執成法，復行吐、下，是寒格更逆於吐下也，當以理中湯溫其太陰，加丁香降其寒逆可也。若食入口即吐，則非寒格乃熱格也，當用乾薑、人參安胃，黃連、黃芩降胃火也。《卷八》

黃元御曰（《傷寒懸解》）：本自內寒下利，醫復吐下之，中氣愈敗，寒邪阻隔，胃氣更逆，脾氣更陷，吐下不止。若食方入口即吐者，是中脘虛寒而上焦有熱，宜乾薑黃連黃芩人參湯。乾薑、人參溫補中脘之虛寒，黃連、黃芩清泄上焦之虛熱也。《卷十二》

孟承意曰（《傷寒點精》）：本自寒下，是傷寒之先，已被寒邪所侵，醫復吐下，誤吐則胃氣上逆，誤下則元陽下虧，遂致寒格，食入即吐。主以乾薑黃連黃芩人參湯，苦以降上焦逆上之陽，薑、參以補下中虛結之寒，與治腹痛欲吐之黃連湯其意頗同。設使上焦之陽逆而不實，安敢以此湯投之哉？《卷二》

鄭壽全曰（《傷寒恒論》）：病既稱寒下，又經醫誤吐下之，寒逆更甚，食入即吐，則中宮之氣逆而又逆、寒而愈寒也明甚，此刻理應溫中降逆回陽，原文主以乾薑黃連黃芩人參湯，似非正論。況此證又無寒熱錯雜病情足徵，何得以此方爲主？恐有遺誤。《卷十》

原文 乾薑黃芩黃連人參湯方
乾薑　黃芩　黃連　人參各三兩
上四味，以水六升，煮取二升，去滓，分溫再服。

成無己曰（《注解傷寒論》）：辛以散之，甘以緩之，乾薑、人參之甘辛，以補正氣；苦以泄之，黃連、黃芩之苦，以通寒格。

許宏曰（《金鏡內臺方議》）：傷寒本自寒下，其人下虛也，醫復吐下之，寒格更逆，損傷正氣，內爲格拒，則陰陽不通，食入口即吐也。……故用乾薑爲君以散逆氣而調其陽，辛以散之也；以黃連爲臣而和其陰，黃芩爲佐以通寒格，苦以泄之也；以人參爲使而和其中，補益真氣，甘以緩之也。《卷九》

王子接曰（《絳雪園古方選注》）：厥陰寒格吐逆者，陰格於內，拒陽於外而爲吐，用芩、連大苦，泄去陽熱，而以乾薑爲之向導，開通陰寒。但誤吐亡陽，誤下亡陰，中州之氣索然矣，故必以人參補中，俾胃陽得轉，並可助乾薑之辛，衝開陰格而吐止。《上卷·和劑》

孟承意曰（《傷寒點精》）：此屬誤復吐下，上下不交，陰陽不接，寒格於下，熱格於上，故用芩、連以撤上焦之熱，乾薑以溫在下之寒，人參補元氣而安中土，則上下和而格拒開矣。《卷二》

陳念祖曰（《傷寒論淺注》）：此言厥陰，因吐下而爲格陽證也。若湯水不得入口，去乾薑加生薑汁少許，徐徐呷之。此少變古法，屢驗。《卷六》

陳蔚曰（《長沙方歌括》）：方名以乾薑冠首者，取乾薑之溫能除寒下，而辛烈之氣又能開格而納食也。家君每與及門論此方及甘草附子湯，謂古人不獨審病有法，用方有法，即方名中藥品之前後亦寓以法。善讀書者，當讀於無字處也。《卷六》

章楠曰（《傷寒論本旨》）：本來中宮虛寒，誤行吐下，反動厥陰相火，與寒氣格拒，更逆吐下。故以人參、乾薑溫中助氣，芩、連瀉三焦之相火，使陰陽氣和，則吐下自止。此但中焦受傷，故不用附子，與少陰之格陽證不同也。《卷四》

原文 下利，有微熱而渴，脉弱者，今自愈。（360）

成無己曰（《注解傷寒論》）：下利，陰寒之疾，反大熱者，逆。有微熱而渴，裏氣方溫也。經曰：諸弱發熱。脉弱者，陽氣得復也，今必自愈。

方有執曰（《傷寒論條辨》）：微熱，陽漸回也；渴，內燥未復也；弱，邪退也。令自愈，言不須治也。《卷五》

盧之頤曰（《仲景傷寒論疏鈔金錍》）：下利有微熱而渴，脉弱者，陰形得陽象，正氣復而邪却走矣，故自愈。《卷十一》

張璐曰（《傷寒纘論》）：脉弱乃陰退陽復，在表作微熱，在裏作微渴。微熱而渴，證已轉陽，故不治自愈。《卷上·厥陰》

張志聰曰（《傷寒論集注》）：言厥陰下利得微熱而自愈也。下利者，裏寒也。有微熱而渴，得少陽中見之火氣；脉弱則初陽漸長，始雖下利，今當自愈。《卷四》

吳人駒曰（《醫宗承啓》）：此指熱利者而言，下利則亡津液，渴所宜也。熱既微，脉且弱，則病勢已緩，此際不用攻伐，亦不能即爲之補助，惟令其自愈者，得之矣。《卷五》

錢潢曰（《傷寒溯源集》）：言陰寒下利，設身有微熱而渴，乃陽氣漸回，陰邪已退之兆，非大熱而熱氣有餘之比；若虛陽飛越於外而熱，則寒盛於裏，雖熱亦不渴矣，故知爲欲愈也。然必脉弱者，方見其裏氣本然之虛，無熱氣太過作癰膿、便膿血、及喉痹口傷爛赤之變，故可不治，令其自愈也。若或治之，或反見偏勝耳。《卷十》

張錫駒曰（《傷寒直解》）：下利，標陰在下也；有微熱而渴，火氣在中也；脉弱，少陽微陽漸起也，故自愈。《卷五》

吴謙曰（《醫宗金鑒》）：厥陰下利，有大熱而渴，脉强者，乃邪熱俱盛也。今下利有微熱而渴，脉弱者，是邪熱衰也，邪熱既衰，故可令自愈也。《卷八》

黄元御曰（《傷寒懸解》）：有微熱而渴，是陽復矣，脉弱而無餘熱，故令自愈。蓋脉數則陽復，數而大則熱有餘而便膿血，數而弱則熱不勝而令自愈。前章（編者按：指第365條）"脉微弱數者，爲欲自止"，正此義也。《卷十二》

唐宗海曰（《傷寒論淺注補正》）：有微熱，則利當止矣。熱不甚而微，又其脉不大而弱，爲得少陽之冲氣，故愈。注以熱爲火氣在中，則非也。《卷六》

原文 下利，脉數，有微熱汗出，今自愈；設復緊，爲未解。一云，設脉浮復緊。（361）

成無己曰（《注解傷寒論》）：下利，陰病也；脉數，陽脉也，陰病見陽脉者生。微熱汗出，陽氣得通也，利必自愈。諸緊爲寒，設復脉緊，陰氣猶勝，故云未解。

郭雍曰（《傷寒補亡論》）：緊爲有寒，須溫之，宜四逆湯。《卷七·厥陰》

程應旄曰（《傷寒論後條辨》）：下利脉數，寒邪已化熱也；微熱而汗出，邪從熱化以出表，故令自愈。設復緊者，未盡之邪復入於裏陰之下，故爲未解。蓋陰病得陽則解，故數與緊可以定愈不愈。《卷十二》

錢潢曰（《傷寒溯源集》）：此條又言下利微熱而脉數，若汗出者，亦可自愈。脉數則太過之熱邪内鬱，故必清膿血；汗出則熱氣外泄，故膿血可免，而亦令自愈也。設其脉復緊，在陽經爲寒邪在表，在陰經則爲寒邪在裏，其下利之證猶未解也。《平脉篇》云：假令下利，以胃中虛冷，故令脉緊也。《卷十》

沈金鰲曰（《傷寒論綱目》）：汗出二字爲本條關鍵，蓋熱從汗解，熱解則利因可愈也。《卷十五》

章楠曰（《傷寒論本旨》）：厥陰爲陰陽交接之地，而邪入之，其人陽旺則熱多厥少，陽虛則熱少厥多，陽勝則邪外出而愈，陰勝則邪内陷而死。如下利脉弱，邪從下泄，而反不厥，有微熱兼渴，則陽氣勝，故可令自愈，不必治之也。若兼脉數，其陽更勝，亦令自愈，若不差，必便膿血，以脉爲血之府，邪熱傷血，故脉數也。若脉數而兼微熱汗出者，邪從表泄，故雖不渴，亦可自愈；若脉緊，邪結於陰而未解，倘兼汗出，是表陽不固，更爲難愈也。《卷四》

原文 下利，手足厥冷，無脉者，灸之不溫，若脉不還，反微喘者，死。少陰負趺陽者，爲順也。（362）

成無己曰（《注解傷寒論》）：下利，手足厥逆無脉者，陰氣獨勝，陽氣大虛也。灸之，陽氣復，手足溫而脉還，爲欲愈；若手足不溫，脉不還者，陽已絶也。反微喘者，陽氣脱也。

少陰腎水，趺陽脾土。下利，爲腎邪干脾，水不勝土，則爲微邪，故爲順也。

常器之曰（引自《傷寒補亡論》）：當灸氣海、關元。《卷七·厥陰》

方有執曰（《傷寒論條辨》）：喘，言息短而聲不續，陽氣衰絕也。

又曰：少陰屬水，其自利者，以陰寒甚，土弱而水無制也。趺陽主胃而屬土，負謂趺陽有脉，土尚強，土強則水有制，而少陰反爲輸負矣。順，言不以受制爲拘也。蓋水惟其有制，則卒遵道，不得終於泛濫而成大害。且萬物資生於土，百骸藉養於胃，水土平成，物類又安，非天下之至順乎？古今謂趺陽有脉者不死，有以哉。《卷五》

盧之頤曰（《仲景傷寒論疏鈔金錍》）：下利，手足逆冷，無脉者，不唯諸陽失本於四肢，胃氣亦失變現於寸口矣。灸之復溫、復還，尚屬伏匿，猶可治也；灸之不溫、不還，反微喘者，生氣已絕於內，復徵於外矣，則死。若少陰負趺陽者，順也。蓋少陰者，腎之脉，動於人迎；趺陽者，胃之脉，動於足趺。若少陰負趺陽而不至者，此胃氣尚存，蓋人之有胃，猶樹之有根，枝葉雖枯稿，根本將自生，雖逆猶順也。《卷十一》

張志聰曰（《傷寒論集注》）：此言下利無脉，不能上承於陽者死，若得上承於陽者爲順也。下利，手足厥冷者，惟陰無陽，不相順接也；無脉者，氣不往來也，故宜灸之。既灸而手足不溫，其脉不還，反微喘者，乃根氣絕於下，陽氣脫於上，故死。此少陰陰氣下絕，不能上承於陽，若少陰之氣上承陽明而負趺陽者爲順。負，承也。趺陽乃陽明之胃脉，言少陰之氣在下，得上承於陽明，則陰氣生而脉還，陽氣復而得溫，故爲順也。《卷四》

錢潢曰（《傷寒溯源集》）：夫少陰，腎也，水中有火，先天之陽也；趺陽，胃脉也，火生之土，後天之陽也。此承上文下利而言。凡少陰證中諸陽虛陰盛之證，而至於下利及下利清穀之證，皆由寒邪太盛，非惟少陰命門真火衰微，且火不能生土，中焦胃脘之陽不守，故亦敗泄而爲下利。少陰脉雖微細欲絕，而爲陰寒所勝，則爲少陰之真陽負矣；若趺陽脉尚無虧損，則是先天之陽雖爲寒邪之所鬱伏，而後天胃脘之陽尚在，爲真陽猶未磨滅，所謂有胃氣者生，故爲順也。若趺陽亦負，則爲無胃氣而死矣。《卷十》

魏荔彤曰（《傷寒論本義》）：少陰脉診於趺上，水也，陽明經趺陽亦診於足趺上，土也，此固人人知之者也，然少陰何以言必負於趺陽乎？則趺陽盛大而少陰弱小之謂也。其人爲直中少陰之寒邪也，則是少陰之陽平日必不足，其弱小者宜見也。若趺陽之脉盛大，則腎陽本於先天雖虧，而胃陽生於後天尚旺，縱有陰邪在下，中焦陽盛，必不致直沖上犯，逼陽出亡，可以一溫而愈也，故其證爲順而易治也。喻注明乎此義，而推言之於少陰病傳經之熱邪，謂熱邪在少陰則不宜少陰負趺陽，不知仲師"少陰負趺陽"五字，原不單爲直中之寒邪在少陰言之也，乃合傳經之熱邪在少陰而言之也。何也傳經之熱邪在少陰亦以少陰負趺陽爲順也？請申明之。夫傳經之邪以脉言之，則細沉見數之診也，見數即知其熱矣。若使少陰脉反盛大於趺陽，則腎家之邪熱寧可撲滅乎？故必熱勢衰微，而後少陰脉弱小，不至勝於趺陽，方爲真陰尚存，邪熱可滌，此所以少陰亦以負趺陽爲順而易治也。《卷十四》

吳儀洛曰（《傷寒分經》）：下利，手足厥冷，無脉者，灸之不溫，若脉久不還，已爲死證矣，猶幸其根柢未絕也。而或丹田之氣反隨火氣逆上，作微喘者，則孤陽上脫，

與少陰息高者正同，其死必矣。《卷四下》

王丙曰（《傷寒論注》）：《金匱》云：六府氣絕於外者，手足寒，五藏氣絕於內者，利不禁，故厥利並見爲危機。灸之，謂灸厥陰之大敦穴也。《卷五》

原文 下利，寸脉反浮數，尺中自濇者，必清膿血。（363）

成無己曰（《注解傷寒論》）：下利者，脉當沉而遲，反浮數者，裏有熱也。濇爲無血，尺中自濇者，腸胃血散也，隨利下，必便膿血。清與圊通，《脉經》曰：清者，厠也。

方有執曰（《傷寒論條辨》）：寸反浮數者，熱轉上逆也；尺中自濇者，熱壅而血瘀也。《卷五》

張璐曰（《傷寒續論》）：下利爲陰邪，浮數爲陽脉，若陰盡復陽，則尺脉自和。今尺中自濇，乃熱邪搏結於陰分，雖寸口得陽脉，究竟陰邪必走下竅而便膿血也。……宜白頭翁湯。膿血止，芍藥甘草湯。《卷上·厥陰》

柯琴曰（《傷寒論注》）：寸爲陽，沉數是陽陷陰中，故圊血，今脉反浮，是陰出之陽，利當自愈矣。濇爲少血，因便膿血後見於尺中，亦順脉也。《卷四》

程應旄曰（《傷寒論後條辨》）：浮數者陽盛，濇者陰虛，陰虛而陽下湊，必隨經而圊膿血。《卷十二》

周揚俊曰（《傷寒論三注》）：陰證陽脉，病家最幸，今云反浮數，雖則下利，安知不轉出陽分有汗而解？然合尺中自濇觀之，則精血受傷，正氣難復，況陽邪正熾，勢必下陷而內入傷陰，不至圊血不已也。《卷八》

張志聰曰（《傷寒論集注》）：此言下利而熱傷包絡也。本篇凡言便膿血者，皆熱傷絡脉，病屬心包。下利則陽氣下陷，其脉當沉，陰氣內盛，其脉當遲，今不沉遲而反浮數見於寸口者，熱傷心包也，尺中自濇者，下利而陰血自虛也。陰血下虛，陽熱上乘，陰陽血氣不和，是以必圊膿血。《卷四》

沈明宗曰（《傷寒六經辨證治法》）：寸脉浮數，似乎風邪還出陽分，但尺脉自濇，餘熱尚留下焦，蒸腐營血，必圊膿血，此與發熱而利必自止，若不止，必便膿血，互明也。《卷八》

胡嗣超曰（《傷寒雜病論》）：病見下利而寸脉反浮數，是陽盛也，尺中自濇，是陰凝也，熱邪逼陰，故其脉象有如此。"反"字"自"字，正是陰陽不順接之故，宜細玩。《卷十》

原文 下利清穀，不可攻表，汗出必脹滿。（364）

成無己曰（《注解傷寒論》）：下利者，脾胃虛也。胃爲津液之主，發汗亡津液，則胃氣愈虛，必脹滿。

張璐曰（《傷寒續論》）：合用厚朴生薑半夏甘草人參湯，以溫胃消脹爲務也。《卷柯琴曰（《傷寒論注》）：裏氣大虛，不能藏精而爲陽之守，幸表陽之尚存，得以衛外而爲固，攻之更虛其表，汗生於穀，汗出陽亡，藏寒而生滿病也。《卷四》

程知曰（《傷寒經注》）：下利清穀，寒深於裏，若誤發其汗，則陽出而陰彌漫，胸腹必脹滿也。《卷十二》

程應旄曰（《傷寒論後條辨》）：下利清穀，此爲裏虛，反攻其表，則汗出而陽從外泄，濁陰得內填，脹滿所由來也。

汗劑所以發邪陽之在表也，表若無邪，必拔及裏陽而外泄，遂生內寒。《卷十二》

張志聰曰（《傷寒論集注》）：本論中凡言下利清穀者，皆屬少陰下利也。《卷四》

錢潢曰（《傷寒溯源集》）：此有裏無表之下利也。下利清水完穀，則寒邪已甚，而無身體疼痛之表證，則知寒邪在裏而不在表矣，故不可攻表。若不知而妄發其汗，汗出則陽氣隨汗而泄，胃陽大損而裏寒更甚，故必脹滿也。《卷十》

尤怡曰（《傷寒貫珠集》）：清與圊同，即完穀也，乃陽不運而穀不腐也。是當温養中土，不可攻表出汗，汗出則陽益虛，陽虛則氣不化，故必脹滿。此寒中太陰之證，非厥陰病也。《卷八》

高學山曰（《傷寒尚論辨似》）：此亦統論三陽及太陰之治例，入厥陰誤，並不可入少陰也。蓋少、厥二陰，凡下利清穀，絕無攻表之症，且攻之之逆，豈止脹滿而已也。《太陰》

原文 下利，脈沉弦者，下重也；脈大者，爲未止；脈微弱數者，爲欲自止，雖發熱，不死。（365）

成無己曰（《注解傷寒論》）：沉爲在裏，弦爲拘急，裏氣不足，是主下重；大則病進，此利未止；脈微弱數者，邪氣微而陽氣復，爲欲自止，雖發熱，止由陽勝，非大逆也。

方有執曰（《傷寒論條辨》）：下重，謂滯下也。大則病進；微弱者，邪氣衰也。《卷五》

王肯堂曰（《傷寒準繩》）：脈沉弦，四逆之類；脈大，葛根黃芩黃連湯。《秩之四》

盧之頤曰（《仲景傷寒論疏鈔金錍》）：僅一下利，三診脈狀，別其休作死生，則知生人重以胃氣爲本也。蓋人有胃氣，乃得內而外，下而上，從乎陽，別乎陰，精勝則邪却也。《卷十一》

張璐曰（《傷寒纘論》）：下利而脈沉弦，爲邪熱內陷，故主後重。若沉弦而大，爲邪熱勢盛，故未易止。若沉而微弱數者，爲邪熱向衰，故雖發熱不死。《卷上·厥陰》

柯琴曰（《傷寒論注》）：沉爲在裏，弦爲少陽，此膽氣不升，火邪下陷，故下重也。脈大爲陽明，兩陽相熏灼，大則病進，故爲未止。微弱爲虛，利後而數亦爲虛，故欲自止。發熱者，熱自裏達外，陰出之陽，故不死。《卷四》

程知曰（《傷寒經注》）：脈沉弦，邪結於裏也，故主裏急後重，而成滯下之證。大

则病进；微弱数，邪氣退而陽復也。此"雖發熱不死"，則脉大身熱者，其死可知。《卷十三》

錢潢曰（《傷寒溯源集》）：寒邪下利，其脉本當沉遲虛細，然沉主下焦，弦則堅勁，故脉沉則陰寒在下，脉弦則裏寒未解，所以仲景有下利脉數令自愈，設復緊爲未解之文。然則弦亦緊之類也，故沉弦爲下焦之寒邪甚盛，其氣隨下利之勢而下攻，必裏急後重也。脉大者，在陽經熱痢，若發熱脉大，則邪不可量，當爲劇症；此雖陰邪，然脉大則亦其氣未衰，故爲未止。若脉微弱，則陽氣雖弱，而寒邪已衰，數則陽氣漸復，故爲欲自止也。然脉微弱則陰氣已虛，脉數則熱氣必盛而發熱矣。以陰陽相半之厥陰，唯恐其寒邪獨盛而爲死證，又恐其復熱太過，而爲癰膿便血及喉痹等變。然癰膿便血，皆非必死之證，而陰極無陽則死矣，故曰雖發熱不死。《卷十》

魏荔彤曰（《傷寒論本義》）：有下利而下重一證，即滯下之病，俗言痢者是也。此無論病在傷寒中，不在傷寒中，皆厥陰肝經所屬之證也。醫家見此，亦當以辨陽氣之升降爲主，陽升則愈，陽陷則危，此不可不知。慎勿惟用苦寒，傷其肝木暢達之性，而日益陷下，致難挽回也。試審之於脉，脉必沉弦，沉爲陽陷入陰，弦爲風木本病，得此脉，知下重之證已成也。然沉弦之脉按之而力愈大，則陽之陷陰也愈深，故陽不易升，而病不易止。若沉弦之脉按之而微弱，則陽之陷陰也尚淺，陽原易升而病原易止；兼之見數，則陷陰之陽已蠢然欲動而上達矣，此仲師所以定其下重欲自止也。陽升者必發熱，雖下重不宜身熱，然脉微弱而數，則發熱正見病愈之機，所以可決其即日久留戀，亦不至於死也。《卷十六》

舒詔曰（《傷寒集注》）：厥陰下利，法當分辨陰陽，確有所據，對證用藥，無不立應。但言脉者，玄渺難憑，吾不敢從。《卷十》

陳念祖曰（《傷寒論淺注》）：此言厥陰下利，而中見之氣下陷也。下重是火邪下迫於肛門，見下白頭翁湯證。然亦有木氣不升，恐苦寒無以升達木氣，喻嘉言借用小柴胡湯，亦是巧思暗合。即《局方》人參敗毒散，亦頗有意義。《卷六》

黃寶臣曰（《傷寒辨證集解》）：厥陰下利，原中見少陽之熱化太過，然少陽之脉弦而不沉，今脉沉弦者，乃少陽之氣不升，火邪下陷，故成滯下之病，而裏急後重也。細審其脉，倘於沉弦之中而覺其大者，爲陽熱有餘，其利未止。若於沉弦之中，脉漸微弱而數者，是陽中有陰，爲利欲自止。雖發熱，乃邪自內出之機，故知不死也。《卷七》

原文 下利，脉沉而遲，其人面少赤，身有微熱，下利清穀者，必鬱冒汗出而解，病人必微厥。所以然者，其面戴陽，下虛故也。（366）

成無己曰（《注解傷寒論》）：下利清穀，脉沉而遲，裏有寒也。面少赤，身有微熱，表未解也。病人微厥，《針經》曰：下虛則厥。表邪欲解，臨汗之時，以裏先虛，必鬱冒，然後汗出而解也。

郭雍曰（《傷寒補亡論》）：不解，宜通脉四逆湯少與之。其人下利清穀，里寒外熱，正通脉四逆證也。《卷七·厥陰》

方有執曰（《傷寒論條辨》）：諸陽聚於面，少赤，亦陽回也，故曰戴陽。鬱冒，作汗也；微厥，邪正爭也。下虛指利而言也。《卷五》

張璐曰（《傷寒纘論》）：太陽陽明併病，面色緣緣正赤者，爲陽氣怫鬱，宜解其表。此下利脉沉遲而面見少赤，身見微熱，乃陰寒格陽於外，則身微熱，格陽於上，則面少赤，仲景以爲下虛者，謂下無其陽而反在外在上。故云虛也。虛陽至於外越上出，危候已彰，或其人陽尚有根，或服溫藥以勝陰助陽，陽得復返而與陰爭，差可恃以無恐。蓋陽返雖陰不能格，然陰尚盛，亦未肯降，必鬱冒少頃，然後陽勝而陰出爲汗，邪從外解，自不下利矣。《卷上》

程知曰（《傷寒經注》）：下利清穀，其脉沉遲，寒在裏也；面少赤，身有微熱，則仍兼表邪，故必從汗解。但面赤爲戴陽之證，陽欲從上露，其下必虛，其手足必微厥，則一汗之中，大伏危機，又非可以鹵莽發散也。《卷十二》

汪琥曰（《中寒論辨證廣注》）：下利脉沉而遲，裏寒也；所下者清穀，裏寒甚也。面少赤，身微熱，下焦虛寒，無根失守之火浮於上，越於表也。以少赤微熱之故，其人陽氣雖虛，猶能與陰寒相爭，必作鬱冒汗出而解。鬱冒者，頭目之際鬱然昏冒，乃真陽之氣能勝寒邪，裏陽回而表和順，故能解也。病人必微厥者，此指未汗出鬱冒之時而言。面戴陽係下虛，此申言面少赤之故。下虛即下焦元氣虛，雖指厥陰肝藏，而命門相火亦在其中，乃寒邪兼及之證也。《卷中》

周揚俊曰（《傷寒論三注》）：下利脉沉而遲，正爲沉遲而下利也，其陰寒內凝審矣。寒深於裏，則必格陽於外；寒深於下，則必格陽於上，安得不完穀而出乎？則在外之陽難於內復，在內之陰難於外解。即欲解，亦必正與邪爭，鬱冒良久，而後陽得返乎裏，陰得汗於表。陰陽未即相接，故必微厥也。《卷八》

尤怡曰（《傷寒貫珠集》）：下利清穀，脉沉而遲，陰在裏在下也；面少赤，身有微熱，陽在上在外也。夫陰內陽外而爲病者，必得陽入陰出而後解。而面雖赤而未甚，身雖熱而亦微，則其陽之發露者僅十之三，而潛藏者尚十之七也。藏而能動，必當與陰相爭，爭而未勝則鬱冒，爭而既勝則汗出，汗出而內伏之陰從外出，外出之陽從內入，而病乃解矣。《卷八》

章楠曰（《傷寒論本旨》）：此即言前條（編者按：指第317條）下利清穀，裏寒外熱之證，服藥後，必鬱冒汗出而解。以下元虛，其陽浮於面，如頂戴然，故名戴陽。微厥者，即鬱冒之狀，手足逆冷而瞑眩也。或問：何以知即言前條之證耶？余曰：下利清穀，虛陽外竄之證，不服藥，豈能自解乎？初本脉微，服藥後轉爲沉遲，故爲將解之兆也。《卷四》

高學山曰（《傷寒尚論辨似》）：汗出而解，是解鬱冒，非諸症全解之謂。陰寒內盛，故下利而脉沉遲，微陽外格，故面少赤而身發熱，加之食不化，而至所利者爲清穀，則陽氣因裏寒而不得內伏，故必怫鬱於表分而冒，倘得自汗，則微熱與鬱冒俱解矣。但其裏陽未溫，鬱冒雖解，汗後必微微見厥，蓋因其面少赤，戴陽於上而尚未下通，下陽虛，故厥，故曰下虛也。《厥陰》

黃寶臣曰（《傷寒辨證集解》）：厥陰下利，脉沉而遲，陰寒在下也；其人面少赤，陽越於上也。雖身有微熱，似得中見少陽之熱化矣，而下利純是清水完穀，則厥陰之藏寒已極。此證陽熱在上，陰寒在下，陰陽之氣兩不相接，危亡之兆已見。於此，惟大具轉旋之力者，乃能交其陰陽而使之解，方可得生。然而不遽解也，必先鬱冒始汗出而解，亦如太陽篇中所云必當先煩，乃有汗而解之意，但彼稍輕而此較重耳。故雖解，而病人必微厥，所以然者，以其面戴陽，陽越於上，陰極於下，下焦之陽大虛，故未解之前必鬱冒，既解之後必微厥，而有此龍戰於野之象也。噫！亦危矣。《卷七》

原文 下利，脉數而渴者，今自愈。設不差，必清膿血，以有熱故也。（367）

成無己曰（《注解傷寒論》）：經曰：脉數不解，而下不止，必協熱便膿血也。

常器之曰（引自《傷寒補亡論》）：可黃芩湯。《卷七·厥陰》

張璐曰（《傷寒續要》）：下利本陽虛陰盛，得至脉數而渴，是始焉陰盛，今則陽復矣，故自愈也。設不愈，則不但陽復，必其陽轉勝於陰，而圊膿血也。《卷上·厥陰》

程應旄曰（《傷寒論後條辨》）：脉數而渴，陽勝陰矣，亦令自愈。若不差，則陰虛熱入，《經》所云脉數不解，而下利不止，必協熱而便膿血是也。《卷十二》

汪琥曰（《傷寒論辨證廣注》）：下利而渴者，熱也，脉數爲熱未解。曰自愈者，其脉必數中帶虛，而其渴爲未甚也。設脉數渴甚，爲不差，必清膿血，以在裏有瘀熱故也。《卷十》

錢潢曰（《傷寒溯源集》）：此承上文（編者注：指第360條）言下利而渴者，固不必治療，當令其自愈矣；設病不差，必清膿血。⋯⋯其所以然者，前脉弱者，裏無熱邪，故可令自愈，此因脉數，有熱在裏故也。⋯⋯此脉弱與脉數之異也。脉弱乃虛陽漸復之機，猶《少陰篇》所謂脉"微續者生"之義也；脉數則嫌其復還之熱太過，所以必圊膿血也。《卷十》

王丙曰（《傷寒論注》）：今當作令。凡厥陰之轉陽者，陽氣雖復，若與邪相併於榮分，在上則吐膿血，在經則發癰膿，今邪乘下利之虛，則便膿血矣。以陽氣勝必化熱，邪不去亦變熱，兩熱相合也。此證或用微涼，或用疏導，無不愈者，惟不可誤用辛熱耳。《卷五》

陳念祖曰（《傷寒論淺注》）：厥陰下利證，前言"脉數，有微熱汗出，今自愈"，又言"有微熱而渴，脉弱者，今自愈"，皆言得中見之化也。設不差，乃中化太過，上合厥陰心包，必隨下迫而清膿血。蓋少陽三焦屬火，厥陰心包亦屬火，兩火相併，以有熱故也。《卷六》

原文 下利後脉絕，手足厥冷，晬時脉還，手足溫者生，脉不還者死。（368）

成無己曰（《注解傷寒論》）：下利後，脉絕，手足厥冷者，無陽也。晬時，周時也。周時厥愈，脉出，爲陽氣復，則生；若手足不溫，脉不還者，爲陽氣絕，則死。

郭雍曰（《傷寒補亡論》）：宜通脉四逆湯。《卷七·厥陰》

張璐曰（《傷寒纘論》）：脉絕不惟無陽，而陰亦無矣，陽氣破散，豈有陰氣不消亡者乎？晬時脉還，乃脉之伏者復出耳。仲景用灸法，正所以通陽氣，而觀其脉之絕與伏耳。故其方即名通脉四逆湯，服後利止脉出，則加人參補其亡血，若服藥晬時脉仍不出，是藥已不應，其爲脉絕可知。《卷上·厥陰》

沈明宗曰（《傷寒六經辨證治法》）：利止後雲，脉絕厥冷，已成純陰無陽之證，但無煩躁汗出，倘或根蒂之陽未盡，故俟晬時，即周時一陽來復，或幾微之陽自續，即脉還，手足轉溫，則生；若脉不還，手足不溫，陽絕則死。《卷八》

錢潢曰（《傷寒溯源集》）：晬時，周時也。夫寒邪下利而六脉已絕，手足厥冷，萬無更生之理，而仲景猶云周時脉還，手足溫者生，何也？夫利有新久，若久利脉絕而至手足厥冷，則陽氣以漸而虛，直至山窮水盡，陽氣磨滅殆盡，脉氣方絕，豈有復還之時？惟暴注下泄，忽得之驟利，而厥冷脉絕者，則真陽未至陡絕，一時爲暴寒所中，致厥利脉伏。真陽未至陡絕，故陽氣尚有還期。此條乃寒中厥陰，非久利也，故云晬時脉還，手足溫者生；若脉不見還，是孤陽已絕而死矣。《卷十》

舒詔曰（《傷寒集注》）：晬時者，周十二時也。此條脉絕，非下利止後之事也，必厥利時已自無脉，今利止後，晬時脉當還，手足當溫，所謂陽回利止者生。若陰盡利止，無論晬時，其脉終不能還也，手足厥冷並不能回，亦可知矣。《卷十》

沈金鰲曰（《傷寒論綱目》）：晬時脉還，非無因而自還也，乃灸之而後還也。若不還，是無根之陽隨火勢上升而脱也，亦有陰無陽之厥陰也，安望其生。《卷十五》

陳念祖曰（《傷寒論淺注》）：此言生死之機，全憑於脉，而脉之根又藉於中土也。夫脉生於中焦，從中焦而注於手太陰，終於足厥陰，行陽二十五度，行陰二十五度，水下百刻一周，循環至五十度而復大會於手太陰，故脉還與不還，必視乎晬時也。《卷六》

原文 傷寒下利，日十餘行，脉反實者死。（369）

成無己曰（《注解傷寒論》）：下利者，裏虛也。脉當微弱，反實者，病勝藏也，故死。《難經》曰：脉不應病，病不應脉，是爲死病。

方有執曰（《傷寒論條辨》）：實，言邪勝也。《卷五》

盧之頤曰（《仲景傷寒論疏鈔金鎞》）：傷寒下利，脉反實者，虛因實顯，正却而邪熾也，故死。《卷十一》

張璐曰（《傷寒纘論》）：傷寒在三陽邪熱全盛之時，其脉當實，今傳次厥陰，爲邪氣向衰之際，況復下利日十餘行，而反見實脉，是正衰邪盛，故主死也。《卷上·厥陰》

汪琥曰（《傷寒論辨證廣注》）：始由傷寒，繼則下利，乃熱邪傳入於陰經也。然利至一日十餘行，則熱邪之勢宜少減，脉當虛弱而帶數矣。今則脉反實者，邪氣勝也，故主死。《卷十》

張志聰曰（《傷寒論集注》）：傷寒下利者，傷寒本自寒下也。日十餘行者，病厥陰而三陰三陽之氣皆虛也。夫六氣主十二時，一日而十餘行，則陰陽六氣皆虛，氣虛而脉反實者，乃真元下脫，不得柔和之胃脉也，故死。《卷四》

錢潢曰（《傷寒溯源集》）：傷寒而至下利，則裹寒而胃陽不守可知，其脉自當沉遲微弱矣。況一日十餘行，則其利已甚，脉當大虛，寧有反實之理？此所謂實者，乃陰寒下利，真陽已敗，中氣已傷，胃陽絕而真藏脉現也。《卷十》

黃元御曰（《傷寒懸解》）：下利日十餘行，氣泄陽虛，而脉反實者，是胃氣已絕而厥陰之真藏獨見也，必死。《素問・平人氣象論》："人無胃氣曰逆，逆者死。""平肝脉來，軟弱昭昭，如揭長竿末稍，曰肝平，春以胃氣爲本。病肝脉來，盈實而滑，如循長竿，曰肝病。死肝脉來，急益勁，如新張弓弦，曰肝死。"《玉機真藏論》："諸真藏脉見者，皆死不治也。""五藏者皆禀氣於胃，胃者五藏之本也。藏氣者，不能自致於手太陰，必因於胃氣，乃至於手太陰也。""病甚者，胃氣不能與之俱至於手太陰，故真藏之氣獨見。獨見者，病勝藏也，故曰死。"《卷十二》

原文 下利清穀，裹寒外熱，汗出而厥者，通脉四逆湯主之。（370）

成無己曰（《注解傷寒論》）：下利清穀，爲裹寒；身熱不解，爲外熱。汗出，陽氣通行於外，則未當厥；其汗出而厥者，陽氣大虛也，與通脉四逆湯，以固陽氣。

方有執曰（《傷寒論條辨》）：下利，故曰裹寒，陰不守也；外熱，故汗出，陽不固也。通脉四逆，救表裹，通血氣，而復陰陽者也。《卷五》

張錫駒曰（《傷寒直解》）：夫穀入於胃，藉中土之氣變化而黃，以成糟粕，猶奉心化赤而爲血之義也。若寒傷厥、少二經，則陰寒氣甚，穀雖入胃，不能變化其精微，蒸津液而泌糟粕，清濁不分，完穀而出，故下利清穀也。在少陰則下利清穀，裹寒外熱，手足厥逆，脉微欲絕，身反不惡寒；在厥陰則下利清穀，裹寒外熱，汗出而厥。俱宜通脉四逆湯，啓生陽之氣而通心主之脉也。《卷五》

吳謙曰（《醫宗金鑒》）：此承上條（編者按：指第366條）互詳其義，以出其治也。下利清穀，裹寒也；身有微熱，外熱也。上條有無汗怫鬱面赤之表，尚可期其冒汗而解；此條汗出而厥，則已露亡陽之變矣。故主以通脉四逆湯，救陽以勝陰也。《卷八》

陳念祖曰（《傷寒論淺注》）：此言裹不通於外，而陰寒內拒，外不通於裹，而孤陽外越，非急用大溫之劑，必不能通陰陽之氣於頃刻。《卷六》

原文 熱利下重者，白頭翁湯主之。（371）

成無己曰（《注解傷寒論》）：利則津液少，熱則傷氣，氣虛下利，致後重也。與白頭翁湯，散熱厚腸。

萬全曰（《傷寒摘錦》）：此陽邪入裹，協熱而利也。《卷下》

盧之頤曰（《仲景傷寒論疏鈔金錍》）：稱熱利下重，是非厥入之比，亦非協熱之所致也。此則爲之熱，中見之火上化之風，下乘中土，唯下無上，利且重耳。《卷十一》

張璐曰（《傷寒續論》）：熱利而至下重，濕熱交併之象也。《卷上·厥陰》

柯琴曰（《傷寒論注》）：暴注下迫屬於熱。熱利下重，乃濕熱之穢氣鬱遏廣腸，故魄門重滯而難出也。《內經》曰：小腸移熱於大腸，爲虙瘕，即此是也。《卷四》

程應旄曰（《傷寒論後條辨》）：熱利則下重，肝氣不行，熱傷氣而氣滯也。白頭翁湯主之，熱滌則腸堅，異乎少陰之四逆散矣。《卷十二》

張錫駒曰（《傷寒直解》）：上節裏寒下利而爲清穀，此節裏熱下利而爲下重也。熱利者，厥陰協中見之火熱而下利也；下重者，熱淫於下，則氣機不得上達也。《卷五》

王丙曰（《傷寒論注》）：此厥陰熱利治法也。云熱利則有煩、渴等證可知，云下重則濕熱之濁注於肛門可知。厥陰主藏血，濕熱著於血分，故以連、柏之苦能入血者清之；而君以白頭翁，取其性升，可散相火之鬱；佐以秦皮，又取其專入厥陰而清熱也。《卷五》

原文 白頭翁湯方

白頭翁二兩　黃蘗三兩　黃連三兩　秦皮三兩

上四味，以水七升，煮取二升，去滓，溫服一升，不愈，更服一升。

成無己曰（《注解傷寒論》）：《內經》曰：腎欲堅，急食苦以堅之。利則下焦虛，是以純苦之劑堅之。

許宏曰（《金鏡內臺方議》）：白頭翁爲君，黃連爲臣，黃蘗爲佐，秦皮爲使，以此四味寒苦之劑而治下利之症者，知其熱盛於內，苦以泄之也。《卷十》

方有執曰（《傷寒論條辨》）：白頭翁逐血以療癖，秦皮洗肝而散熱，黃連調胃而厚腸，黃蘗者，除熱而止泄也。《卷五》

錢潢曰（《傷寒溯源集》）：白頭翁，《神農本經》言其能逐血止腹痛，陶弘景謂其能止毒痢。東垣李杲曰：仲景治熱利下重，用白頭翁湯……又云治男子陰疝偏墜。蓋亦厥陰專經之藥，故仲景用之爲君，以治厥陰熱利。黃連苦寒，能清濕熱，厚腸胃；黃蘗瀉下焦之火，若中氣虛寒及寒濕下利者最忌，熱利則非此不可，故以之爲臣。秦皮亦屬苦寒，李時珍云：梣皮色青，氣寒味苦性澀，乃厥陰肝、少陽膽經藥也，治下痢崩帶，取其收澀也。以此推之，則創法立方之義，殆可見矣。《卷十》

魏荔彤曰（《傷寒論本義》）：白頭翁、秦皮俱有解散之性，用以領黃連、黃蘗之苦寒下入厥陰陰分，陰氣開而陽出，寒藥行而熱退，熱退而下利自止，津復而渴自息，亦治厥陰陰分熱氣有餘之神術也。《卷十六》

吳謙曰（《醫宗金鑒》）：君白頭翁，寒而苦辛；臣秦皮，寒而苦濇。寒能勝熱，苦能燥濕，辛以散火之鬱，濇以收下重之利也。佐黃連清上焦之火，則渴可止；使黃蘗瀉下焦之熱，則利自除也。治厥陰熱利有二：初利用此方之苦以瀉火，以苦燥之，以辛散之，以濇固之，是謂以寒治熱之法；久利則用烏梅丸之酸以收火，佐以苦寒，雜以溫補，是謂逆之從之，隨所利而行之，調其氣使之平也。《卷八》

吳儀洛曰（《傷寒分經》）：白頭翁以升木氣之下陷，秦皮以堅肝腎之滑脫，連、蘗

以泄腸胃之濕熱。《卷四下》

陳念祖曰（《傷寒真方歌括》）：大寒以清中熱，故治欲飲水；大苦以堅下焦，故止下利。《卷六》

原文 下利腹脹滿，身體疼痛者，先溫其裏，乃攻其表，溫裏宜四逆湯，攻表宜桂枝湯。（372）

成無己曰（《注解傷寒論》）：下利腹滿者，裏有虛寒，先與四逆湯溫裏；身疼痛，爲表未解，利止裏和，與桂枝湯攻表。

方有執曰（《傷寒論條辨》）：腹脹滿，裏虛也，故溫之；身體疼痛，表實也，故攻之。惟虛也。故必先之；惟其實，故可後焉。《卷五》

萬全曰（《傷寒摘錦》）：此陰經傷寒之證，表裏俱急者也。三陰同論。《卷下》

柯琴曰（《傷寒論注》）：下利而腹尚脹滿，其中即伏清穀之機。先溫其裏，不待其急而始救也。裏和而表不解，可專治其表，故不曰救而仍曰攻。《卷一》

程知曰（《傷寒經注》）：經曰"藏寒生滿病"，故雖有體痛之表證，然必先溫其裏，裏溫然後可以桂枝領寒氣出表。此與太陽下利身痛，先裏後表之治同。《卷十二》

汪琥曰（《中寒論辨證廣注》）：下利至腹脹滿，必下利久，中氣虛寒而作脹滿。其人既虛，風寒復襲，故身體疼痛，此係利後之兼證，非初病起而身疼痛也。與四逆湯先溫其裏，使真陽之氣得復，而裏和利止；後宜桂枝湯以攻表，乃散風邪，和營衛，而止身疼痛也。假使先後倒施，則中氣無主，豈堪外行發散邪？《卷中》

秦之楨曰（《傷寒大白》）：此條厥陰經裏有寒而下利，表有邪而身痛也。裏氣虛寒，風寒得入而身疼痛，故先溫其裏，後攻其表。《卷一·身痛》

尤怡曰（《傷寒貫珠集》）：此太陰經藏並受寒邪之證，叔和編入厥陰經中者，誤也。下利腹脹滿，裏有寒也；身體疼痛，表有寒也。然必先溫其裏，而後攻其表，所以然者，藏氣不充，則外攻無力；陽氣外泄，則裏寒轉增，自然之勢也。而四逆用生附，則寓發散於溫補之中；桂枝有甘、芍，則兼固裏於散邪之內，用法之精如此。《卷六》

徐大椿曰（《傷寒約編》）：下利脹滿，裏寒而胃氣不化也，身體疼痛，表寒而衛陽外亡也，先救其裏，治其本矣。《卷七》

舒詔曰（《傷寒集注》）：下利腹脹滿，已自陽虛而陰湊矣；身體疼痛者。陰邪阻滯經脈也。法當助陽理中，溫醒脾胃；并無太陽表證，不可妄用桂枝，仲景必無此法。《卷十》

陳念祖曰（《傷寒論淺注》）：厥陰病，下利腹脹滿，爲裏寒，身體疼痛者，爲表寒。夫藏寒生滿病，厥陰之脉挾胃，寒甚則水穀之氣下行，陰寒之氣上逆，故不惟下利，而且脹滿也。表裏相權，以裏爲主，必也先溫其裏，裏和而表不解，始乃專攻其表。溫裏宜四逆湯，攻表宜桂枝湯。《卷六》

章楠曰（《傷寒論本旨》）：脾臟虛寒，故下利；濁陰不化，故腹脹，所謂臟寒生滿病也。若實熱脹滿，既下利，其脹必消也。脾主肌肉，寒邪傷之，身體痛也。裏爲本，

表爲標，故當先溫裏，後攻表也。《卷四》

原文 下利欲飲水者，以有熱故也，白頭翁湯主之。（373）

　　成無己曰（《注解傷寒論》）：自利不渴，爲藏寒，與四逆湯以溫藏；下利飲水，爲有熱，與白頭翁湯以涼中。

　　方有執曰（《傷寒論條辨》）：有熱，謂亡津液而內燥，所以欲飲水也。《卷五》

　　王肯堂曰（《傷寒準繩》）：按少陰自利而渴，乃下焦虛寒，而用四逆者。恐不可以渴不渴分熱寒也，正當以小便黃白別之耳。《帙之四》

　　程應旄曰（《傷寒論後條辨》）：厥陰之消渴算不得熱，此曰有熱，明非上熱下寒比。《卷十二》

　　沈明宗曰（《傷寒六經辨證治法》）：下利而兼欲飲水，乃木火熾盛，消爍胃中津液，故爲有熱，當用白頭翁湯清解厥陰邪熱，以救胃中津液也。《卷八》

　　錢潢曰（《傷寒溯源集》）：此又申上文熱利之見證，以證其爲果有熱者，必若此治法也。夫渴與不渴，乃有熱無熱之大分別也。裏無熱邪，口必不渴，設或口乾，乃下焦無火，氣液不得蒸騰，致口無津液耳，然雖渴亦不能多飲；若胃果熱燥，自當渴欲飲水，此必然之理也。《卷十》

　　黃寶臣曰（《傷寒辨證集解》）：厥陰下利欲飲水以自救者，以有少陽火熱在中，上與心包相煽，陰液被熱所奪，不能上滋故也。白頭翁湯主之，取其寒能勝熱，苦能清火，火熱下降而陰液自能上升也。《卷七》

原文 下利讝語者，有燥屎也，宜小承氣湯。（374）

　　成無己曰（《注解傷寒論》）：經曰：實則讝語。有燥屎爲胃實，下利爲腸虛，與小承氣湯以下燥屎。

　　程應旄曰（《傷寒論後條辨》）：熱利則讝語，燥屎在胃，水不停留，滯愈乾澀，宜小承氣湯。《卷十二》

　　汪琥曰（《傷寒論辨證廣注》）：下利者，腸胃之疾也。若讝語則胃家實，與厥陰無與，主腸中有燥屎不得下也。治宜小承氣湯者，此半利半結，止須緩以攻之也。或問既下利矣，則熱氣得以下泄，何由而致讝語有燥屎也？余答云：此係陽明府實大熱之證，胃中糟粕爲熱邪所壅，留著於內，其未成硬者或時得下，其已成硬者終不得出，則此燥屎者爲下利之根也。燥屎不得出，則邪熱上乘於心，以故讝語。要之此證須以手按臍腹，當必堅痛，此爲有燥屎之徵。《卷十》

　　錢潢曰（《傷寒溯源集》）：此以下二條，乃自陰還陽之證治也。《卷十》

　　尤怡曰（《傷寒貫珠集》）：讝語者，胃實之徵，下利得此，爲有燥屎，所謂利者不利是也。與小承氣湯下其燥屎，屎去藏通，下利自止，《經》云“通因通用”，此之謂也。《金匱》治下利，按之心下堅者，與大承氣湯，與此同意，所當互考。《卷八》

吴谦曰（《醫宗金鑒》）：下利裏虛，讝語裏實，若脉滑大，證兼裏急，知其中必有宿食也。其下利之物，又必稠粘臭穢，知熱與宿食合而爲之也，此可決其有燥屎也，宜以小承氣湯下之。於此推之，可知燥屎不在大便硬與不硬，而在裏之急與不急，便之臭與不臭也。《卷八》

黃元御曰（《傷寒懸解》）：下利讝語者，陽復熱過，傳與土位，胃熱而有燥屎也，宜小承氣，下其燥屎以泄胃熱。……厥陰陰極陽復，熱過傷津，亦有小承氣證，厥陰自病則無是也。《卷十二》

徐大椿曰（《傷寒論類方》）：利而仍讝語，邪火不因利而息，則必有燥屎，蓋燥屎不因下利而去也。後醫見利則不復下，豈知燥屎之不能自出乎！《卷二》

舒詔曰（《傷寒集注》）：下利讝語者，亦有陰陽虛實之辨，但見頭眩目瞑，身重惡寒，而無煩渴惡熱等症兼見，乃屬虛寒純陰之證，不可妄用大黃。必有陽明實熱徵驗，方是熱結旁流。但只讝語，不足爲據。《卷十》

孟承意曰（《傷寒點精》）：下利則熱不結，胃不實，何得讝語耶？此必內有燥屎，故雖下利，而結者自若也。半利半結，所以不宜大承之，而宜小承氣微動其結耳。《卷二》

章楠曰（《傷寒論本旨》）：燥屎結於腸，厥陰邪熱不隨利而下走，反上沖心而讝語，以小腸爲心之腑也，其下利者，旁流之水也，故宜小承氣以下燥屎。此厥陰之兼證也。大凡讝語，由木火之氣鬱逆使然，以肝木主魂，心火主神，神魂擾亂，則讝語，故其因多端，而虛實大異，須詳辨也。《卷四》

鄭壽全曰（《傷寒恒論》）：下利譫語一證，亦有虛實之不同，不得盡爲有燥矢而用小承氣湯。但利有新久之分，譫語亦有虛實之異，務在臨時斟酌於飲冷飲熱，舌潤舌乾，小便清黃，如此求之則得矣。《卷十》

原文 下利後更煩，按之心下濡者，爲虛煩也，宜梔子豉湯。（375）

成無己曰（《注解傷寒論》）：下利後不煩，爲欲解；若更煩而心下堅者，恐爲穀煩。此煩而心下濡者，是邪熱乘虛，客於胸中，爲虛煩也，與梔子豉湯，吐之則愈。

方有執曰（《傷寒論條辨》）：更煩，言本有煩，不爲利除而轉甚也。《卷五》

萬全曰（《傷寒摘錦》）：凡病在陽經者方可謂之邪氣乘虛客於胸中，若傳至陰經，不宜有是虛煩之證矣。……今以煩而心下濡，知爲陽經利後之虛煩也，故吐之。《卷下》

柯琴曰（《傷寒論注》）：更煩是既解而復煩也。心下軟，對胸中窒而言，與心下反硬者懸殊矣。要知陽明虛煩，對胃家實熱而言，是空虛之虛，不是虛弱之虛。《卷三》

張志聰曰（《傷寒論集注》）：下利後而更煩，則下焦陰津既泄，而上焦火熱更盛也。按之心下濡者，乃中土之氣內虛，故曰爲虛煩也。宜梔子豉湯調和上下，交濟陰陽。《卷四》

尤怡曰（《傷寒貫珠集》）：下利後更煩者，熱邪不從下減，而復上動也。按之心下

濡，則中無阻滯可知，故曰虛煩。《卷八》

原文 嘔家有癰膿者，不可治嘔，膿盡自愈。（376）

成無己曰（《注解傷寒論》）：胃脘有癰，則嘔而吐膿，不可治嘔，得膿盡，嘔亦自愈。

方有執曰（《傷寒論條辨》）：肝脉，其支者上注肺，肝主血，善嘔。血熱瘀與肺痿者皆爲癰，而嘔膿不可治者，謂膿當嘔，與邪逆而嘔者不同也。《卷五》

萬全曰（《傷寒摘錦》）：此厥陰木邪上干胃土也。蓋胃與大腸皆屬陽明，陽邪傳於厥陰，厥陰肝經主血，血爲熱迫，腐而爲膿，入胃則嘔膿血，入大腸則下膿血，皆厥陰傳陽明也。《卷下》

盧之頤曰（《仲景傷寒論疏鈔金錍》）：嘔家有癰膿，熱聚之所致也，戒勿妄治，癰解膿成，嘔盡自愈。《卷十一》

張璐曰（《傷寒纘論》）：嘔有胃中虛寒而嘔，有肝氣逆上而嘔，皆當辛溫治其逆氣。此則熱聚於胃，結成癰膿而嘔，即《內經》所謂熱聚於胃口不行，胃脘爲癰之候，恐人誤用辛熱止嘔之藥，所以特申不可治嘔，但俟膿盡自愈，言熱邪既有出路，不必用藥以伐其胃氣也。《卷上·厥陰》

程知曰（《傷寒經注》）：言嘔而陽邪勝者，不可妄以辛溫治也。厥陰主血，邪上逆而嘔，其陽勝者多結爲癰膿，此不可以辛溫治也，俟膿盡自愈，或當以辛涼開提其膿耳。《卷十二》

周揚俊曰（《傷寒論三注》）：不言治法而曰膿盡自愈，則治法已善爲人言之矣。總以熱結，因厥陰多血之藏，故無論在肺在胃，不離乎辛涼以開其結，苦泄以排其膿，甘寒以養其正，使膿盡而嘔自止耳。《卷八》

張志聰曰（《傷寒論集注》）：此下四節皆論嘔證，而有血氣寒熱之不同。蓋此節言血，下節言氣，三節言寒，四節言熱也。夫嘔家有癰膿者，乃包絡內傷，病於血分，故不可治嘔，言不可以辛散之品治之也。膿盡則包絡藏氣自和，血液自正，故愈。《卷四》

沈明宗曰（《傷寒六經辨證治法》）：嘔家而有癰膿者，乃厥陰風邪上逆，結爲喉痹、喉癰，潰化膿血，以致嘔吐。是非木邪凌胃，挾痰上逆之嘔，故謂不可治嘔。當以辛涼開提膿血，俾膿盡則嘔自止矣。《卷八》

張錫駒曰（《傷寒直解》）：夫厥陰包絡屬火而主血，嘔家有癰膿者，熱傷包絡，血化爲膿也。此因內有癰膿，腐穢欲去而嘔，若治其嘔，反逆其機，熱邪內壅無所泄矣。故不可治嘔，膿盡則熱隨膿去而嘔自止矣。《卷五》

吳謙曰（《醫宗金鑒》）：心煩而嘔者，內熱之嘔也；渴而飲水嘔者，停水之嘔也。今嘔而有膿者，此必自有癰膿，故曰不可治嘔，但俟膿盡自愈也。蓋癰膿腐穢欲去而嘔，故不當治。若治其嘔，反逆其機，熱邪內壅，阻其出路，使無所泄，必致他變，故不可治嘔，膿盡則熱隨膿去，而嘔自止矣。《卷八》

王丙曰（《傷寒論注》）：嘔不必屬厥陰，此因厥陰相火衝入胃中，胃脘有癰，膿成作嘔，是雖胃病，而實厥陰經脉之熱邪爲病也。《卷五》

唐宗海曰（《傷寒論淺注補正》）：便膿血屬厥陰，嘔膿血亦屬厥陰，則知厥陰主血脉，並知風熱相煽則血化爲膿，凡治一切膿血，皆得主腦矣。《卷六》

原文 嘔而脉弱，小便復利，身爲微熱，見厥者難治，四逆湯主之。（377）

成無己曰（《注解傷寒論》）：嘔而脉弱，爲邪氣傳裏。嘔而氣上逆，而小便當不利；小便復利者，裏虛也。身有微熱見厥者，陰勝陽也，爲難治。與四逆湯温裏助陽。

方有執曰（《傷寒論條辨》）：脉弱雖似邪衰，而小便復利，則是裏屬虛寒也，故曰見厥者難治。以身有微熱也，故雖厥，可以四逆湯得救其陽之復。《卷五》

柯琴曰（《傷寒論注》）：嘔而發熱者，小柴胡證，此脉弱而微熱，非相火明矣。內無熱，故小便利；表寒虛，故見厥；是膈上有寒飲，故嘔也。傷寒以陽爲主，陽消陰長，故難治。《卷四》

程應旄曰（《傷寒論後條辨》）：嘔而脉弱，厥陰虛也；小便復利，少陰寒也。上不納而下不固，陽氣衰微可知。更身微熱而見厥，則其寒逼微陽而欲越，故爲難治。此從少陰移來，故用四逆湯從少陰治。《卷十二》

汪琥曰（《中寒論辨證廣注》）：厥陰之脉挾胃，經中之寒侵胃，胃虛氣逆，則嘔而脉弱。小便復利者，真氣虛寒，不能攝水也。身微熱而見厥，乃陰寒之邪迫微陽而欲脫，故爲難治。急與四逆湯以温裏助陽。《卷中》

錢潢曰（《傷寒溯源集》）：嘔而脉弱，則知非陽經之嘔也；且小便復利，尤知裏無熱邪而顯屬陰寒。上文云厥者必熱，熱後常復厥，不厥者自愈，則熱與厥不應並見。此云身有微熱而反見厥，是陽微不能勝盛陰，故爲難治。此非上文熱不除者可比，急當以温經復陽爲治，而以四逆湯主之。《卷十》

張錫駒曰（《傷寒直解》）：此言上下內外氣機不相順接而爲難治之證也。嘔，氣機上逆也；脉弱，裏氣大虛也；小便復利者，氣機又下泄也；身有微熱，見厥者，陰陽之氣不相順接也。上者自上，下者自下，有出無入，故爲難治。若欲治之，四逆湯其庶幾乎？《卷五》

尤怡曰（《傷寒貫珠集》）：脉弱便利而厥，爲內虛且寒之候，則嘔非火邪，乃是陰氣之上逆，熱非寒邪，乃是陽氣之外越矣，故以四逆湯救陽驅陰爲主。然陰方上沖而陽且外越，其離決之勢，有未可既爲順接者，故曰難治。《卷八》

吳儀洛曰（《傷寒分經》）：嘔而脉弱，裏虛也；小便復利，裏寒也；乃身有微熱，則裏證而兼乎表矣；而復見厥者，陰陽錯雜，甚爲難治。此其大勢，以陽微陰盛爲最可慮，而微熱之患小。當先回其陽，以四逆湯主之。辛温之品補中有發，微熱將自除也。《卷四下》

沈又彭曰（《傷寒論讀》）：緩弱之脉多屬太陽，非濕即寒。今小便利，非濕也；嘔而厥，寒也，故用四逆。《辨厥陰證》

原文 乾嘔，吐涎沫，頭痛者，吳茱萸湯主之。（378）

成無己曰（《注解傷寒論》）：乾嘔，吐涎沫者，裏寒也；頭痛者，寒氣上攻也，與吳茱萸湯溫裏散寒。

方有執曰（《傷寒論條辨》）：厥陰之脉，挾胃屬肝，上貫膈，布脅肋，循喉嚨之後，上入頏顙，連目繫，上出與督脉會於巔；其支者，復從胃別貫膈，上注肺。故《靈樞》曰：是肝所生病者，腹滿嘔逆。然則厥陰之邪，循經而上逆，故其證見如此。《卷五》

盧之頤曰（《仲景傷寒論疏鈔金錍》）：此病發于陰，致膈胃寒凝，逆氣窒塞而乾嘔，失攝涎沫而時吐，厥沖巔額而頭痛也。《卷十一》

李中梓曰（《傷寒括要》）：巔頂腦後痛者，太陽也；頭額痛者，陽明也；頭角痛者，少陽也。三陰脉至頸而還，故無頭痛，惟厥陰脉會於巔，故亦有頭痛。《卷上·頭痛》

張璐曰（《傷寒纘論》）：凡用吳茱萸湯有三證，一爲陽明食穀欲嘔；一爲少陰吐利，手足厥冷，煩躁欲死；此則乾嘔，吐涎沫，頭痛。經絡證候各殊，而治則一者，總之下焦濁陰之氣，上乘於胸中清陽之界，真氣反鬱在下，不得安其本位。有時欲上不能，但衝動濁氣，所以乾嘔、吐涎沫也。頭痛者，厥陰之經與督脉會於巔也；食穀欲嘔者，濁氣在上也；吐利者，清氣在下也；手足厥冷者，陰寒內盛也；煩躁欲死者，虛陽擾亂也。故主吳茱萸湯，以茱萸專主開豁胸中逆氣，兼人參、薑、棗以助胃中之清陽，共襄祛濁之功，由是清陽得以上升，而濁陰自必下降矣。《卷下》

柯琴曰（《傷寒論注》）：嘔而無物，胃虛可知矣；吐惟涎沫，胃寒可知矣；頭痛者，陽氣不足，陰寒得以乘之也。吳茱萸湯溫中益氣，升陽散寒，嘔痛盡除矣。《卷四》

張志聰曰（《傷寒論集注》）：乾嘔者，陽明胃氣虛寒也；吐涎沫者，太陰脾氣虛寒也。脾氣虛寒不能轉輸其津液，故涎沫反從脾竅而出。夫津液淖澤，上濡空竅，補益腦髓。今涎沫外溢而頭痛者，寒氣盛而陽氣微也，吳茱萸湯主之。茱萸秉木火之氣，能溫中土，人參益胃，大棗補脾，生薑宣達胃氣，則土氣溫和而嘔吐自平矣。《卷四》

錢潢曰（《傷寒溯源集》）：《靈樞·經脉篇》云：足厥陰之脉，挾胃屬肝絡膽，上貫膈，布脅肋，循喉嚨之後，動則病胸滿嘔逆。蓋嘔逆，厥陰之本證也；涎沫，粘飲白沫也。邪入厥陰之經，寒邪上逆而乾嘔，胃中虛冷而吐涎沫，故以補中暖胃之吳茱萸湯主之。《卷十》

張錫駒曰（《傷寒直解》）：成氏云：嘔者，有聲者也，吐者，吐出其物也，故有乾嘔而無乾吐。今乾嘔吐涎沫者，涎沫隨嘔而吐出也。厥陰之脉挾胃上巔，故嘔吐涎沫而頭痛也。吳茱萸禀木火之氣，故能溫厥陰之寒；嘔吐則脾胃受傷，故用人參、薑、棗以補脾胃之氣。《卷五》

吳謙曰（《醫宗金鑒》）：太陰有吐食而無嘔也；少陰有欲吐不吐，咳而嘔也；厥陰之厥而嘔，嘔而吐蚘也。今乾嘔者，有聲無物之謂也；吐涎沫者，清涎冷沫隨嘔而出也，此由厥陰之寒，上干於胃也。三陽有頭痛，必兼身熱；至於太陰、少陰二經，皆無頭痛；惟厥陰與督脉會於巔，故有頭痛而無身熱也。此少陽不解，傳入厥陰，陰邪上逆，故嘔而頭痛也。以吳茱萸湯主之，從厥陰本治也。《卷八》

徐大椿曰（《傷寒論類方》）：吐涎沫，非少陽之乾嘔，然亦云乾嘔者，謂不必食穀而亦嘔也。頭痛者，陽明之脉上於頭。此胃中有寒飲之症。《卷四》

舒詔曰（《傷寒集注》）：此條多一“乾”字。既吐涎沫，何爲乾嘔？當是“嘔吐涎沫”。蓋爲陰邪協肝氣上逆，則嘔吐涎沫；逆而不已，上攻頭頂，而爲頭痛。《卷十》

章楠曰（《傷寒論本旨》）：涎出於脾，沫出於肺，厥陰中相火爲寒邪所激，逆沖犯胃而乾嘔，涎沫不歸脾肺，隨氣嘔吐。厥陰之脉上巔頂，故頭頂痛也。吳茱味苦，下肝氣最速，而辛溫散寒；人參、薑、棗，補脾肺以安中，肝氣平則頭痛愈，中宮和則嘔吐止也。《卷四》

原文 嘔而發熱者，小柴胡湯主之。（379）

成無己曰（《注解傷寒論》）：經曰：嘔而發熱者，柴胡證具。

柯琴曰（《傷寒論注》）：傷寒則嘔逆，中風則乾嘔，凡傷寒、中風，無麻黃、桂枝證，但見喜嘔一證，則發熱者，便可用柴胡湯，不必寒熱往來而始用也。《卷三》

程應旄曰（《傷寒論後條辨》）：《經》曰：厥陰之上，風氣治之，中見少陽。故嘔而發熱，藏中時見府證。……此厥陰傳少陽也，故用小柴胡湯，從少陽治。《卷十二》

周揚俊曰（《傷寒論三注》）：邪雖傳至厥陰，而與少陽原屬表裏，今嘔且熱，全是經證，或轉出少陽，正未可定也。飲以小柴胡，提出陰分之邪，誰曰不宜？且發熱用柴胡、黃芩之寒，嘔用生薑、半夏之散，固的對之藥耳。此例在厥陰者，必有煩滿囊縮之證，而非耳聾脅痛之可比也。《卷八》

沈明宗曰（《傷寒六經辨證治法》）：厥陰證後，嘔而發熱者，乃臟邪移膽，常用小柴胡以提表裏之邪，俾從少陽而散。若未見厥利諸證，但見發熱而嘔，乃邪傳少陽本證，又非臟邪移腑之比。雖然如此辨證，亦不出小柴胡主治也。《卷八》

錢潢曰（《傷寒溯源集》）：邪在厥陰，惟恐其厥逆下利。若見嘔而發熱，是厥陰與少陽藏府相連，乃藏邪還府，自陰出陽，無陰邪變逆之患矣，故當從少陽法治之，而以小柴胡湯和解其半表半裏之邪也。《卷十》

黃元御曰（《傷寒懸解》）：少陽經氣不舒，侵迫陽明胃府，胃氣上逆，必作嘔吐；相火鬱蒸，是以發熱。少陽之經往來寒熱，此但云發熱而不言寒，是半表之陽盛而將傳於陽明者，是宜小柴胡湯泄其表熱也。《卷十二》

陳念祖曰（《傷寒論淺注》）：此厥陰病從少陽之樞而治之也。“發熱”二字，應是寒熱往來。《卷六》

章楠曰（《傷寒論本旨》）：嘔而發熱者，邪出少陽也。少陽主升，故不下利而嘔。發熱者，邪勢向外，故主以小柴胡，轉少陽之樞，其邪可從表解矣。《卷四》

原文 傷寒大吐大下之，極虛，復極汗者，其人外氣怫鬱，復與之水，以發其汗，因得噦。所以然者，胃中寒冷故也。（380）

成無己曰（《注解傷寒論》）：大吐大下，胃氣極虛，復極發汗，又亡陽氣。外邪怫鬱於表，則身熱，醫與之水，以發其汗，胃虛得水，虛寒相搏成噦也。

柯琴曰（《傷寒論注》）：陽明居中，或亡其津而爲實，或亡其津而爲虛，皆得轉爲陽明，其傳爲實者可下，其傳爲虛者當溫矣。《卷三》

程應旄曰（《傷寒論後條辨》）：噦之一證，則亦有虛有實。虛自胃冷得之，緣大吐大下後，陰虛而陽無所附，因見面赤，以不能得汗而外氣怫鬱也。醫以面赤爲熱氣怫鬱，復與水而發汗令大出，殊不知陽從外泄而胃虛，水從內搏而寒格，胃氣虛竭矣，安得不噦。點出胃中寒冷字，是亦吳茱萸湯之治也。《卷十二》

汪琥曰（《傷寒論辨證廣注》）：此條傷寒，乃熱傳厥陰誤治之變證也。厥陰證雖有吐下之方，而無大吐下之法，如瓜蒂散、承氣湯，仲景不過暫假之以吐胸中之邪，下裏熱之厥耳。茲則大吐下之者，醫人必過用瓜蒂散及大承氣湯，故至胃氣虛極也。復於吐下之後，復極發其汗者，何也？以其人外氣怫鬱，怫鬱者，言其人面上之氣，恰如外來之邪怫鬱於表也。此係陽明胃府虛極，浮熱之氣上升於面，醫人誤以爲邪熱胃燥過極不得汗，復與之水，以助其發汗，因而得噦。……所以然者，胃中虛極，又繼之以冷水，虛寒相搏，故成噦也。《卷十》

錢潢曰（《傷寒溯源集》）：傷寒而大吐大下，則胃中陽氣極虛矣。復極汗出者，非又汗之而極出也，因大吐大下之後，真陽已虛，衛外之陽不能固密，所以復極汗出，乃陽虛而汗出也。愚醫尚未達其義，以其人外氣怫鬱，本是虛陽外越，疑是表邪未解，復與之暖水以發其汗，因而得噦。噦者，呃逆也。其所以噦者，蓋因吐下後陽氣極虛，胃中寒冷，不能運行其水耳，非水冷而難消也。水壅胃中，中氣遏絕，氣逆而作呃忒也。治法當擬用五苓散、理中湯，甚者四逆湯可耳。《卷十》

張錫駒曰（《傷寒直解》）：夫傷寒以胃氣爲本，故特結胃氣一條以終厥陰之義。蓋吐、下、發汗皆所以傷胃氣，故於此總發明之。《卷五》

原文 傷寒噦而腹滿，視其前後，知何部不利，利之即愈。（381）

成無己曰（《注解傷寒論》）：噦而腹滿，氣上而不下也。視其前後部，有不利者即利之，以降其氣。前部，小便也；後部，大便也。

方有執曰（《傷寒論條辨》）：噦，承上條而言。腹滿，即寒生䐜脹也。前後，謂二便也。《卷五》

張璐曰（《傷寒纘論》）：一爲胃氣虛寒，一爲胃中實熱，不可不辨。虛寒者溫之，四逆、理中是也；實熱者利之，承氣、五苓是也。《卷上·陽明下》

程知曰（《傷寒經注》）：此言噦而胃熱內實因於失下者也。《卷十二》

汪琥曰（《傷寒論辨證廣注》）：此條傷寒，乃邪傳厥陰，熱鬱於裏，而成實噦之證也。厥陰之經抵少腹，挾胃，上入頏顙，凡噦呃之氣，必從少腹而起，由胃而上升於咽頏顙故也。噦而腹滿者，必其人前後便不利，水火之氣不得通泄，氣不通泄，反逆於上而作噦也。須大小便通利而噦自愈。《卷十》

張志聰曰（《傷寒論集注》）：上文胃中寒冷而爲噦，此三焦氣逆而爲噦。夫傷寒以胃氣爲本，厥陰從中見少陽之氣，三焦者，少陽也，故言胃與三焦以終此篇之義。傷寒噦而腹滿，乃中土內實，故當視其前後。夫三焦者，決瀆之官，水道出焉，三焦氣逆，則前部之小便不利；又三焦之氣併居於胃，上焦出胃上口，中焦並胃中而泌糟粕，下焦別迴腸，成糟粕而俱下於大腸。三焦氣逆，則後部之大便不利。是三焦不通而爲逆呃也。若利之，則三焦通暢，人即安和，而噦自愈。夫傷寒至噦，命將難全，醫者於此，當審其不足有餘寒熱虛實，溫其胃土，和其三焦，則庶幾焉。《卷四》

錢潢曰（《傷寒溯源集》）：噦者，胃陽將敗，氣不流行而呃逆也。腹滿，寒在中焦，太陰脾病也。前後者，大小便也。夫噦之爲病，最不易治，得愈者少，而曰利之則愈者，蓋以腹滿故也。若胃敗之噦，中氣已壞，真陽欲絕，庸可愈乎？《素問·寶命全形論》云：弦絕者其音嘶敗，木敷者其葉發，病深者其聲噦，是謂壞府，毒藥無治，短針無取矣。此所謂腹滿者，乃腹中脹滿，裏實之證，水穀不得分消，中焦壅塞，胃氣不得流行之噦，乃淺證也，非胃氣傷敗之噦。故云視其前後，知何部不利，若小便不利則利其小便，大便不利則利其大便，前後得利，則腹滿消，胃氣行而愈矣。《卷十》

張錫駒曰（《傷寒直解》）：此即一噦通結六經之證，以見凡病皆有虛實，不特一噦爲然也。……夫傷寒至噦，非中土敗絕，即胃中寒冷，然亦有裏實不通，氣不得下泄，反上逆而爲噦者。《玉機真藏論》曰：脉盛，皮熱，腹脹，前後不通，悶瞀，此謂五實。身汗得後利，則實者活。今噦而腹滿，前後不利，五實中之二實也。實者瀉之。前後，大小便也，視其前後二部之中何部不利，利之則氣得通，下泄而不上逆，噦即愈矣。夫以至虛至寒之噦證，而亦有實者存焉，則凡係實熱之證，而亦有虛者在矣。醫者能審其寒熱虛實而爲之，溫凊補瀉於其間，則人無夭札之患矣。《卷五》

吳謙曰（《醫宗金鑒》）：傷寒噦而不腹滿者，爲正氣虛，吳茱萸湯證也。噦而腹滿者，爲邪氣實，視其二便何部不利，利之則愈也。《卷八》

黃元御曰（《傷寒懸解》）：噦而腹滿，陽明之濁氣不降，太陰之清氣不升也，前後二陰必有不利之部。前部不利，利其水道；後部不利，利其穀道。腹滿之病，不過氣水停鬱二者而已。《卷十二》

王丙曰（《傷寒論注》）：上言胃寒成噦，此則實熱之噦也，有腹滿一證可據。審爲飲積之熱，以豬苓湯利之；食積之熱，以承氣利之，則愈矣。《卷五》

辨霍亂病脉證并治第十三

原文 問曰：病有霍亂者何？答曰：嘔吐而利，此名霍亂。（382）

許叔微曰（《傷寒百證歌》）：暑月陰陽不和，清濁相干，食飲飫飽，傷於脾胃，而又取涼就冷，陰陽交錯，變成吐利，三焦溷亂，腹中撮痛，大渴而煩，兩脚轉筋……。《卷四·六十六證》

成無己曰（《注解傷寒論》）：三焦者，水穀之道路。邪在上焦，則吐而不利；邪在下焦，則利而不吐；邪在中焦，則既吐且利。以飲食不節，寒熱不調，清濁相干，陰陽乖隔，遂成霍亂。輕者，止曰吐利；重者，揮霍撩亂，名曰霍亂。

郭雍曰（《傷寒補亡論》）：問曰：霍亂何由而致也？雍曰：胸中逆亂之氣也。初無疾而霍亂者，往往飲食失節而致胸中逆亂也，故傷寒而霍亂者，陰陽二氣亂於胸中也。《靈樞》三十四篇曰：清氣在陰，濁氣在陽，榮氣順脉，衛氣逆行，清濁相干，亂於胸中，是爲大悗。又曰：亂於腸胃，則爲霍亂。經言五亂，霍亂其一也。惟亂於胸所以吐，亂於腸所以利也。《卷十七·霍亂》

盧之頤曰（《仲景傷寒論疏鈔金錍》）：此以陰陽否格，上下無制，虛實交擊，表裏失序，致上中下焦受納、腐化、決瀆咸亡所自，涌泄無倫，是名霍亂，宜應別論。以爲或始或終，形似傷寒，故得附六經篇末。《卷十三》

張璐曰（《傷寒纘論》）：霍亂者，三焦混亂，清濁相干，陰陽乖隔，寒熱偏勝，以致吐逆泄利，甚則轉筋厥逆，而爲揮霍撩亂也。《卷下·霍亂》

程應旄曰（《傷寒論後條辨》）：凡病至而能奠安治定者，全藉中焦脾胃之氣爲之主。今則邪犯中焦，卒然而起，致令脾胃失其主持，一任邪之揮霍，嘔吐下利，從其治處而擾亂之，是名霍亂。毋論受寒、中暑及夾飲食之邪，皆屬中氣乖張，陰邪來侮，變治爲亂之象，與傷寒毫無干涉。定亂先須正名也。《卷十三》

張錫駒曰（《傷寒直解》）：霍者，忽也，謂邪氣忽然而至，防備不及，正氣爲之倉忙錯亂也。胃居中土，爲萬物之所歸，故必傷胃，邪氣與水穀之氣交亂於中，故上嘔吐而下利也。吐利齊作，正邪紛爭，是名霍亂。《卷六》

黃元御曰（《傷寒懸解》）：霍亂者，夏秋之月，食寒飲冷，而外感風寒者也。時令則熱，而病因則寒，故仲景立法則主理中。……食寒飲冷，水穀不消，外感風寒，則病霍亂。脾胃以消化爲能，水穀消化，舊者下傳而新者繼入，中氣運轉，故吐利不作；水穀不消，在上脘者則胃逆而爲吐，在下脘者則脾陷而爲利，或吐或利，不並作也。若風寒外束，經迫府鬱，則未消之飲食不能容受，于是吐利俱作。蓋胃本下降，今上逆而爲

吐，脾本上升，今下陷而爲利，是中氣忽然而紊亂也，故名曰霍亂。《卷十三》

沈元凱曰（《傷寒大乘》）：《內經》云：土鬱之發，民病嘔吐霍亂。注下又云：歲土不及，風乃大行，民病霍亂飧泄。又云：熱至則身熱霍亂吐下。按此則有土濕而霍亂者，有土虛風勝而霍亂者，有火盛土燥而霍亂者，雖燥濕虛實不同，要皆脾胃之病也。霍亂四時皆有，然得於秋夏之交者居多。《卷一》

章楠曰（《傷寒論本旨》）：霍亂者，吐利交作，揮霍撩亂也。仲景論者，由風寒濕邪所致，與溫暑霍亂不同。……故當與傷寒太陰篇證治合觀者也。若溫暑病，由風火挾濕穢而成霍亂，其邪不同，方藥各別。《卷六》

胡嗣超曰（《傷寒雜病論》）：脾胃者，中焦也，內外合邪，清濁氣亂，上爲嘔吐，下爲泄利，則脾胃之虛寒可知。無論因寒因熱以及飲食之邪，總緣中寒所致，故統以溫散爲主治。按霍亂病，有欲吐利而不能吐利者，有合無開也，吐利之則開而愈；有吐利不止者，有開無合也，吐利止則合而愈。《卷十四》

原文 問曰：病發熱頭痛，身疼惡寒，吐利者，此屬何病？答曰：此名霍亂。霍亂自吐下，又利止，復更發熱也。（383）

成無己曰（《注解傷寒論》）：發熱，頭痛，身疼，惡寒者，本是傷寒。因邪入裏，傷於脾胃，上吐下利，令爲霍亂。利止裏和，復更發熱者，還是傷寒，必汗出而解。

郭雍曰（《傷寒補亡論》）：此論霍亂似傷寒之證也。《卷十七·霍亂》

方有執曰（《傷寒論條辨》）：發熱，頭痛，身疼，惡寒，外感也；吐利，內傷也。上以病名求病症，此以病證實病名，反復詳明之意。《卷六》

程應旄曰（《傷寒論後條辨》）：霍亂之證，僅見嘔吐而利，誰不知責重中焦者。而無如中虛受擾，外氣輒亦失治，病發熱、頭痛、身疼、惡寒，夾此吐利而來，表裏之間，倉卒摸不著頭腦，故從屬定名，破去傷寒，不欲人以表惑裏也。《卷十三》

張錫駒曰（《傷寒直解》）：上節論霍亂之邪在內，此節論霍亂之邪復由內而外出也。故外病發熱頭痛身疼惡寒，而復內兼吐利者，此名霍亂。蓋霍亂因吐下而名也，故曰霍亂自吐下也。又利止者，內邪解也，復更發熱者，復從內而出於外也。夫但曰利止而不曰吐止者，省文也。《卷六》

魏荔彤曰（《傷寒論本義》）：病發熱頭痛，身疼惡寒，俱爲外感之邪，與傷寒之太陽同，但傷寒太陽無吐利，所以欲人辯識其證，勿誤治如傷寒也。答曰，此名霍亂，不待醫與以涌藥而自吐，不待醫與以攻藥而自下，此又不同於傷寒太陽中誤治之吐下也。……人知霍亂不同於傷寒之病矣，抑知所以不同於傷寒之理乎？傷寒者，外感病，霍亂者，內傷病也。傷寒之發熱頭痛身疼惡寒，風寒在營衛；霍亂之頭痛身疼惡寒，必兼吐下，風寒在胃府也。風寒外邪，何以遽入於胃府？則平日中氣虛欠，暴感風寒，透表入裏，爲病於內。因其爲風寒客邪，故發熱頭痛身疼惡寒與傷寒同；因其暴感胃府，故兼行吐利與傷寒異。此二病分關之源頭也。《卷十八》

尤怡曰（《傷寒貫珠集》）：此即上條之意而詳言之。蓋霍亂之病，本自外來，以其人中氣不足，邪得乘虛入裏，傷於脾胃而作吐利，所以有發熱頭痛，身疼惡寒之證。或邪氣直侵脾胃，先自吐下，迨利止裏和，則邪氣復還之表而爲發熱，今人吐利之後，往往發熱煩渴者是也。《卷二》

沈元凱曰（《傷寒大乘》）：發熱頭痛，身疼惡寒者，本是傷寒，因邪入裏，傷於脾胃，上吐下利，令爲霍亂。利止裏和，復更發熱者，還是傷寒，必汗出而解。《卷一》

原文 傷寒，其脉微濇者，本是霍亂，今是傷寒，却四五日，至陰經上，轉入陰必利，本嘔下利者，不可治也。欲似大便，而反失氣，仍不利者，此屬陽明也，便必鞕，十三日愈，所以然者，經盡故也。下利後當便鞕，鞕則能食者愈，今反不能食，到後經中，頗能食，復過一經能食，過之一日當愈，不愈者，不屬陽明也。（384）

成無己曰（《注解傷寒論》）：微爲亡陽，濇爲亡血。傷寒脉微濇，則本是霍亂，吐利亡陽、亡血，吐利止，傷寒之邪未已，還是傷寒。却四五日，邪傳陰經之時，裏虛遇邪，必作自利。本嘔者，邪甚於上；又利者，邪甚於下。先霍亂，裏氣大虛，又傷寒之邪，再傳爲吐利，是重虛也，故爲不治。若欲似大便，而反失氣，仍不利者，利爲虛，不利爲實，欲大便而反失氣，裏氣熱也，此屬陽明，便必硬也。十三日愈者，傷寒六日，傳遍三陰三陽，後六日再傳經盡，則陰陽之氣和，大邪之氣去而愈也。下利後，亡津液，常便硬。能食爲胃和，必自愈；不能食者，爲未和。到後經中，爲復過一經，言七日後再經也。頗能食者，胃氣方和，過一日當愈。不愈者，暴熱使之能食，非陽明氣和也。

張璐曰（《傷寒纘論》）：下利止後，必能食而便硬，陽明胃氣有權也。若利雖止而不能食，邪熱去而胃氣空虛也。俟過一經，胃氣漸復，自能食矣。設日久不能食，將成脾胃虛寒嘔逆變證也。或能食而久不愈，此熱氣有餘，必發癰膿也。《卷上‧太陰》

周揚俊曰（《傷寒論三注》）：霍亂爲胃中寒物鬱滯，既嘔且利，脉必微濇，微爲陽虛，濇爲積滯也。今是傷寒，則陽邪方盛，而陰脉如此，至四五日轉至陰經之時，無有不利者矣。假使先嘔，至此復利，則上逆下脱，已成危候，可妄治歟？若利止而轉矢氣，雖傳經者，轉歸胃府便即硬，知十三日可愈也。何也？寒物之滯既已利盡，利盡陽復故令便硬，而又再周兩經之期，則津液必回而便硬自除，正可於此而知其所以然矣。

傳至太陰必下利，利止當便硬，便硬者，胃氣已復，自能食而愈；反不能食者，知胃氣未復也。胃未復者，必過一經之期而稍能食，再過一經之期而竟能食，更越一日而始愈，即上條"十三日愈"之互詞也。若至此不愈，知非陽明正氣能復之徵，而爲消穀引食之故，其熱勢有餘，未可定其愈期也。《卷十四》

魏荔彤曰（《傷寒論本義》）：傷寒病，其人脉微濇者，在霍亂病中，脉濇其常，故仲師曰，此病本應是霍亂；在傷寒病中，脉濇其怪，仲師曰，今病乃是傷寒，見傷寒中不宜見此濇脉也。《卷十八》

吳謙曰（《醫宗金鑒》）：此承上條辨發熱、頭痛、身疼、惡寒、吐利等證，爲類傷寒之義也。若有前證而脉浮緊，是傷寒也。今脉微濇，本是霍亂也。然霍亂初病，即有吐利；傷寒吐利，却在四五日後邪傳入陰經之時，始吐利也。此本是霍亂之即嘔吐，即下利，故不可作傷寒治之，俟之自止也。若止後似欲大便，而去空氣，仍不大便，此屬陽明也。然屬陽明者，大便必硬，雖大便硬，乃傷津液之硬，未可下也，當俟至十三日經盡，胃和津回，便利自可愈矣。經過十三日大便不利，爲之過經不解，下之可也。……凡下利後，腸胃空虛，津液匱乏，當大便硬，硬則能食者，是爲胃氣復至，十三日津回，便利自當愈也。今反不能食，是爲胃氣未復，俟到十三日後，過經之日，若頗能食，亦當愈也。如其不愈，是爲當愈不愈也。當愈不愈者，則可知不屬十三日過經便硬之陽明，當屬吐利後胃中虛寒不食之陽明，或屬吐利後胃中虛燥之陽明也。此則非藥不可，俟之終不能自愈也，理中、脾約，擇而用之可矣。《卷十四》

章楠曰（《傷寒論本旨》）：微濇非傷寒之脉，本是霍亂，先傷中氣故也。今又是傷寒，却四五日，已到陰經期上，其邪轉入於陰，不能化熱而必利者，因本有霍亂之嘔利，今又表寒入裏而下利，則上下交征，表里俱困，其脉微濇，正不勝邪，則爲不可治之病也。若當表邪入陰，欲似大便而反失氣，仍不利者，是脾家實，其邪已轉屬陽明，陽動而得轉屎氣也。陰病轉陽，故不利，而便必硬矣。自傷寒之始，計十三日當愈，所以然者，病發於陽七日愈，病發於陰六日愈，十三日則人身陰陽之氣皆旺，而邪之行於經者盡矣，故愈也。

下利者，太陰也，轉屬陽明後，必當便硬，硬則能食者愈。……若不愈者，其病不屬於陽明，又傳於他經也。《卷六》

胡嗣超曰（《傷寒雜病論》）：或能欺我以症，而不能欺我以脉。如症見傷寒而得微濇脉，則本是飲食之霍亂，不是風寒之傷中，今人統作傷寒論治，便至四五日轉屬陰分，利止者必復利，利不止者必更甚。本嘔而又下利，陰陽兩傷，故不治。必如不傳經之傷寒，轉屬陽明，微似大便，只失氣而不利、便硬，始愈。《卷十四》

原文 惡寒脉微而復利，利止亡血也，四逆加人參湯主之。（385）

成無己曰（《注解傷寒論》）：惡寒脉微而利者，陽虛陰勝也，利止則津液內竭，故云亡血。《金匱玉函》曰：水竭則無血。與四逆湯溫經助陽，加人參生津液益血。

萬全曰（《傷寒摘錦》）：利止，非愈，以津液內竭，無所利，故止也，故云亡血。《卷下》

張璐曰（《傷寒纘論》）：亡血本不宜薑、附以損陰，陽虛又不當用歸、芍以助陰，此以利後惡寒不止，陽氣下脫已甚，故用四逆以復陽爲急也。其所以加人參者，不特護持津液，兼陽藥得之，愈加得力耳。設誤用陰藥，必致腹滿不食，或重加泄利嘔逆，轉成下脫矣。《卷上·厥陰》

柯琴曰（《傷寒論注》）：利雖止而惡寒未罷，仍宜四逆；以其脉微爲無血，當仍加人參以通之也。《卷四》

鄭重光曰（《傷寒論條辨續注》）：惡寒脉微本是虛寒，所以復利。利止重傷津液，

謂之亡血。四逆加人參者，助陽生陰。雖云亡血，實乃亡陽，務復其陽者，以陰生於陽也。《卷十一》

張錫駒曰（《傷寒直解》）：惡寒脉微者，陽氣虛也，陽虛故復利。霍亂本先利，故曰復利也。夫中焦取汁，化而爲血，下利則傷其中焦之氣，血之根源虧矣，雖利止，然血已亡也。用四逆湯以補陽氣，加人參以滋中焦之汁。《卷六》

尤怡曰（《傷寒貫珠集》）：此條本非霍亂證，仲景以爲霍亂之後多有裏虛不足而當溫養者，故特隸於此歟。《卷二》

吳謙曰（《醫宗金鑒》）：利止亡血，如何用大熱補藥？利止，當是"利不止"。亡血，當是"亡陽"。《卷十四》

劭仙根曰（《傷寒指掌》劭評）：惡寒而脉微下利，陽虛而陰勝也。此爲陰寒下利，用四逆湯溫裏，人參補虛，最爲精當。《卷四》

原文 四逆加人參湯方

甘草二兩，炙　附子一枚，生，去皮，破八片　乾薑一兩半　人參一兩
上四味，以水三升，煮取一升二合，去滓，分溫再服。

周揚俊曰（《傷寒論三注》）：陰盛陽微，四逆在所必用，然亡血則加人參，以其能助津液也。此正與太陽亡陽，桂枝湯中入人參爲新加湯同義也。《卷十四》

魏荔彤曰（《傷寒論本義》）：於溫中之中佐以補虛生津之品，生津即生血也。……凡病後亡血津枯者皆可用也，不止霍亂也，不止傷寒吐下後也。《卷十八》

王子接曰（《絳雪園古方選注》）：四逆加人參，治亡陰利止之方。蓋陰亡則陽氣亦與之俱去，故不當獨治其陰，而以乾薑、附子溫經助陽，人參、甘草生津和陰。《上卷·溫劑》

原文 霍亂，頭痛發熱，身疼痛，熱多欲飲水者，五苓散主之；寒多不用水者，理中丸主之。（386）

成無己曰（《注解傷寒論》）：頭痛發熱，則邪自風寒而來。中焦爲寒熱相半之分，邪稍高者，居陽分，則爲熱，熱多欲飲水者，與五苓散以散之；邪稍下者，居陰分，則爲寒，寒多不用水者，與理中丸溫之。

方有執曰（《傷寒論條辨》）：熱多欲飲水者，陽邪勝也；寒多不用水者，陰邪勝也。五苓散者，水行則熱泄，是亦兩解之謂也。理，治也，料理之謂；中，裏也，裏陰之謂。參、尤之甘，溫裏也；甘草甘平，和中也；乾薑辛熱，散寒也。《卷六》

李中梓曰（《傷寒括要》）：凡吐利，以無寒熱、不頭痛爲陰，以有寒熱頭痛爲陽。更以飲水不飲水辨之，百不失也。《卷下》

吳人駒曰（《醫宗承啓》）：云霍亂者，則吐利兼見也，雖有身疼痛、發熱之表證，不可以汗；既吐且利，則不可以復吐而利；又不可即爲之補養。治此者將何從？惟安其

中氣而已。熱多欲飲水者，其人稟氣壯盛，五苓散引之就下，而使其歸降，不可誤以爲熱實，而以寒凉爲之治也。寒多不用水者，其人中氣本屬虛寒，但溫理其中氣可也。蓋暴病非熱者信然。《卷五》

張錫駒曰（《傷寒直解》）：此論霍亂內傷脾土，故無論寒熱而皆以助脾爲主也。霍亂者，嘔吐而利也；頭痛發熱身疼痛者，內霍亂而外兼傷寒也。得陽明之燥氣而熱多欲飲水者，用五苓散助脾土以滋水津之四布；不得燥氣而寒多不用水者，用理中丸理中焦而溫補其虛寒。丸不及湯者，丸緩而湯速也。《卷六》

尤怡曰（《傷寒貫珠集》）：霍亂該吐下而言，頭痛發熱身疼痛，則霍亂之表證也。而有熱多寒多之分，以中焦爲陰陽之交，故或從陽而多熱，或從陰而多寒也。熱多則渴欲飲水，故與五苓散去水而泄熱，寒多則不能勝水而不欲飲，故與理中丸燠土以勝水。《卷二》

王子接曰（《絳雪園古方選注》）：理中者，理中焦之氣，以交於陰陽也。上焦屬陽，下焦屬陰，而中焦則爲陰陽相偶之處。仲景立論，中焦熱，則主五苓以治太陽；中焦寒，則主理中以治太陰。治陽用散，治陰用丸，皆不及於湯，恐湯性易輸易化，無留戀之能，少致和之功耳。人參、甘草甘以和陰也，白朮、乾薑辛以和陽也，辛甘相輔以處中，則陰陽自然和順矣。《上卷·溫劑》

吳謙曰（《醫宗金鑒》）：霍亂者，水飲內發，故吐瀉交作也。風寒外襲，故頭痛發熱，身疼痛也。熱多欲飲水者，是飲熱也，主五苓散以兩解其飲熱。若不欲飲水者，是中寒也，主理中丸以獨溫其中。理中丸，即理中湯和劑作丸也。《卷十四》

黃元御曰（《傷寒懸解》）：熱多欲飲水者，濕盛而陽膈也，五苓利水泄濕，陽氣下達，上熱自清矣；寒多不用水者，陽虛而中寒也，理中溫補中氣，陽氣內復，中寒自去也。《卷十三》

徐大椿曰（《傷寒論類方》）：熱多欲飲水者，五苓散主之，此熱勝寒之霍亂；寒多不用水者，理中湯主之，此寒勝熱之霍亂。按：霍亂之症，皆由寒熱之氣不和，陰陽拒格，上下不通，水火不濟之所致。五苓所以分其清濁，理中所以壯其陽氣，皆中焦之治法也。《卷三》

王丙曰（《傷寒論注》）：寒邪霍亂，必兼吐利，其後發熱，必兼太陽證，上文已詳之。此言人各有本體，素有熱者，則熱多欲飲水，以五苓兩解表裏；素有寒者，則寒多不用水，以理中治其中焦。《卷六》

章楠曰（《傷寒論本旨》）：霍亂吐利，病屬脾胃，雖有發熱頭痛身疼之表證，必當治裏爲主，若攻表，則內氣不振，表氣徒傷，而邪不解，故傷寒條云，"下利清穀，不可攻表，汗出必脹滿"，同屬一理也。《卷六》

原文 理中丸方下有作湯加減法

人參　乾薑　甘草炙　白朮各三兩

上四味，搗篩，蜜和爲丸，如雞子黃許大。以沸湯數合，和一丸，研碎，溫服之，日三四，夜二服。腹中未熱，益至三四丸，然不及湯。湯法：以四物依兩數切，用水八升，煮取三升，去滓，溫服一升，日三服。若臍上築者，腎氣動也，去朮，加桂四兩；吐多者，去朮，加生薑三兩；下多者，還用朮；悸者，加茯苓二兩；渴欲得水者，加朮，足前成四兩半；腹中痛者，加人參，足前成四兩半；寒者，加乾薑，足前成四兩半；腹滿者，去朮，加附子一枚。服湯後如食頃，飲熱粥一升許，微自溫，勿發揭衣被。

成無己曰（《傷寒明理論》）：心肺在膈上爲陽，腎肝在膈下爲陰，此上下臟也。脾胃應土。處在中州，在五臟曰孤臟，屬三焦曰中焦，自三焦獨治在中，一有不調，此丸專治，故名曰理中丸。人參味甘溫，《內經》曰：脾欲緩，急食甘以緩之。緩中益脾，必以甘爲主，是以人參爲君。白朮味甘溫，《內經》曰：脾惡濕，甘勝濕。溫中勝濕，必以甘爲助，是以白朮爲臣。甘草味甘平，《內經》曰：五味所入，甘先入脾。脾不足者，以甘補之，補中助脾，必先甘劑，是以甘草爲佐。乾薑味辛熱，喜溫而惡寒者，胃也，胃寒則中焦不治，《內經》曰：寒淫所勝，平以辛熱。散寒溫胃，必先辛劑，是以乾薑爲使。脾胃居中，病則邪氣上下左右無所不至，故又有諸加減焉。若臍下築者，腎氣動也，去白朮加桂。氣壅而不泄，則築然動，白朮味甘補氣，去白朮則氣易散；桂辛熱，腎氣動者，欲作奔豚也，必服辛味以散之，故加桂以散腎氣，經曰，以辛入腎，能泄奔豚氣故也。吐多者去白朮，加生薑。氣上逆者則吐多，朮甘而壅，非氣逆者之所宜也；《千金方》曰：嘔家多服生薑，此是嘔家聖藥，生薑辛散，是於吐多者加之。下多者還用朮，氣泄而不收，則下多，朮甘壅補，使正氣收而不泄也。或曰濕勝則濡泄，朮專除濕，是於下多者加之。悸者加茯苓，飲聚則悸，茯苓味甘，滲泄伏水，是所宜也。渴欲得水者加朮，津液不足則渴，朮甘以補津液。腹中痛者加人參，虛則痛，《本草》曰：補可去弱，即人參、羊肉之屬是也。寒多者加乾薑，辛能散也。腹滿者去白朮，加附子，《內經》曰：甘者令人中滿。朮甘壅補，於腹滿家則去之；附子味辛熱，寒氣壅鬱，腹爲之滿，以熱勝寒，以辛散滿，故加附子。《內經》曰，熱者寒之，寒者熱之，此之謂也。《卷四》

王好古曰（《陰證略例》）：大便軟者宜湯，大便結者宜丸，以丸蜜潤也。仲景治霍亂吐下，脾濕大勝，而用丸何也？答曰：以濕言之，豈有潤之之理。此正濕已太過，津液極亡，所以轉筋也。筋得血而養，故能屈伸。下利既多亡陰，失血反成枯燥，燥則所以不能屈伸也。故濕劑以潤之，只用丸也，與婦人血崩過極不止而用四物湯潤劑同意。《陰陽寒熱各從類生服藥同象》

李中梓曰（《傷寒括要》）：中州陸沉，吐利交作，其象爲亂，故名霍亂。湯名理中，理者治也，治其亂而敉寧之也。白朮、甘草，自是脾家要劑；乾薑祛太陰之寒，無他藥可代者；寒則必本於虛，故以人參益氣。寒甚者，加附子，其功更大。若審症明確而投之，神效捷於桴鼓。《卷下》

柯琴曰（《傷寒附翼》）：白朮培脾土之虛，人參益中宮之氣，乾薑散胃中之寒，甘草緩三焦之急也。且乾薑得白朮，能除滿而止吐，人參得甘草，能療痛而止利。或湯或丸，隨機應變。《卷下》

錢潢曰（《傷寒溯源集》）：參、朮、甘草，補中氣而益脾；乾薑溫熱，守中而散寒，為足太陰之專藥，故能治理中焦而驅除陰慝，為脾胃虛寒之主劑也。《卷八》

陳蔚曰（《長沙方歌括》）：此為溫補第一方，論中言四逆輩，則此湯俱在其中。又治大病瘥後喜唾。善讀書者，於喜唾二字推廣之，凡脾胃虛皆是，便可悟調理之善方矣。《卷六》

文通曰（《百十三方解》）：此溫調脾土之劑，為溫中第一方也。……白朮、乾薑調脾中之陽，甘草、人參和脾中之陰。用湯以取其速，用丸以取其緩耳。《中卷》

呂震名曰（《傷寒尋源》）：理中者，理中焦之寒也。寒在胃上，取丸藥之緩，逗留於上，以溫胃而散寒；若寒勝熱之霍亂，利在急溫，則不宜丸而宜湯。緩宜丸，急宜湯，此先聖之成法，不可紊也。《下集》

原文 吐利止而身痛不休者，當消息和解其外，宜桂枝湯小和之。（387）

成無己曰（《注解傷寒論》）：吐利止，裏和也；身痛不休，表未解也，與桂枝湯小和之。《外臺》云：裏和表病，汗之則愈。

方有執曰（《傷寒論條辨》）：吐利止，裏和也；身痛，表退而新虛也。消息，猶言斟酌也。桂枝湯，固衛以和表者也。小和，言少少與服，不令過度之意也。《卷六》

張璐曰（《傷寒纘論》）：吐利止而身痛不休，外邪未解也。當消息和解其外，言當辨外邪之微甚，制湯劑之大小也。蓋吐下驟虛，雖夏月不妨桂枝湯，以和其榮衛也。《卷下·霍亂》

柯琴曰（《傷寒論注》）：吐利是藏府不和，非桂枝湯所治；止後而身痛不休，是營衛不和，非麻黃湯所宜；和解其外，惟有桂枝一法消息其宜，更有小與之法也。蓋脉浮數，身疼痛，本麻黃之任，而在汗下後，則反屬桂枝，是又桂枝之變脉變症，而非復麻黃之本症本脉矣。《卷一》

張錫駒曰（《傷寒直解》）：吐利止則內已解矣，身痛不休則外之餘邪尚未盡也，是當消息和解其外，宜桂枝湯小和之。本經凡曰小和、微和者，謂微邪而無庸大攻也。《卷六》

原文 吐利汗出，發熱惡寒，四肢拘急，手足厥冷者，四逆湯主之。（388）

成無己曰（《注解傷寒論》）：上吐下利，裏虛汗出，發熱惡寒，表未解也；四肢拘急，手足厥冷，陽虛陰勝也，與四逆湯助陽退陰。

方有執曰（《傷寒論條辨》）：吐利，四肢拘急，手足厥冷，裏陰虛也；汗出，發熱，惡寒，表陽衰也。四逆湯，表裏合救之劑也。《卷六》

盧之頤曰（《仲景傷寒論疏鈔金錍》）：此獨熱寒並見，又復拘急厥冷，且汗且吐且利者，不唯上涌下泄，外內洞開，形氣亦兩敗矣。……四逆湯，君之以附子，臣之以乾薑，使佐之以甘草，匪此通天生氣之元陽，不足以主潤宗筋，束骨而利機關也。《卷

十三》

　　張璐曰（《傷寒纘論》）：吐利汗出，發熱惡寒者，陽氣外脫也；四肢拘急，手足厥冷者，亡陽不能温養經脉也，故主四逆湯以温之。《卷上·厥陰》

　　張志聰曰（《傷寒論集注》）：吐利汗出，乃中焦津液外泄；發熱惡寒，表氣虛也；四肢拘急，津液竭也；手足厥冷者，生陽之氣不達於四肢。故主四逆湯，啓下焦之生陽，温中焦之土氣。《卷五》

　　張錫駒曰（《傷寒直解》）：此言四逆湯能滋陰液也。夫中焦之津液內灌溉於藏府，外濡養於筋脉。吐則津液亡於上矣，利則津液亡於下矣，汗出則津液亡於外矣。亡於外則表虛而發熱惡寒，亡於上下則無以榮筋而四肢拘急，無以順接而手足厥冷也。宜四逆湯助陽氣以生陰液，蓋無陽則陰無以生也。《卷六》

　　尤怡曰（《傷寒貫珠集》）：此陽虛霍亂之候。發熱惡寒者，身雖熱而惡寒，身熱爲陽格之假象，惡寒爲虛冷之真諦也。四肢拘急，手足厥逆者，陽氣衰少，不柔於筋，不温於四末也，故宜四逆湯助陽氣而驅陰氣。《卷二》

　　章楠曰（《傷寒論本旨》）：此以表陽不固，寒邪由太陽直入於裏，故吐利又兼汗出，發熱惡寒，四肢拘急而厥逆，表裏之證並現也。主以四逆，回脾腎之陽，以散寒邪，裏邪去，表亦自和矣。《卷六》

原文 既吐且利，小便復利而大汗出，下利清穀，內寒外熱，脉微欲絶者，四逆湯主之。（389）

　　成無己曰（《注解傷寒論》）：吐利亡津液，則小便當少，小便復利而大汗出，津液不禁，陽氣大虛也。脉微爲亡陽，若無外熱，但內寒，下利清穀，爲純陰；此以外熱，爲陽未絶，猶可與四逆湯救之。

　　張璐曰（《傷寒纘論》）：吐利不止，而且下利清穀，加之小便復利，津液四脫，裏之虛寒極矣；況外熱而汗大出，爲陽復外脫；脉微欲絶者，陽氣衰微可知。急宜四逆湯復陽爲要也。設四逆不足以殺其勢，其用通脉四逆，具見言外矣。《卷上·厥陰》

　　錢潢曰（《傷寒溯源集》）：吐利則寒邪在裏，小便復利，無熱可知。而大汗出者，真陽虛衰而衛氣不密，陽虛汗出也。下利清水完穀，胃寒不能殺穀也。內寒外熱，非表邪發熱，乃寒盛於裏，格陽於外也。陰寒太甚，陽氣寖微，故脉微欲絶也。急當挽救真陽，故以四逆湯主之。《卷八》

　　尤怡曰（《傷寒貫珠集》）：此亦虛冷霍亂之候。四肢拘急，手足厥逆，虛冷之著於外者也；下利清穀，脉微欲絶，虛冷之著於裏者也，而其爲霍亂則一。故吐利汗出、內寒外熱與上條同，而其用四逆驅內勝之陰，復外散之陽，亦無不同也。《卷二》

　　沈金鰲曰（《傷寒論綱目》）：此條小便利，是門户不約也。《卷十五》

　　胡嗣超曰（《傷寒雜病論》）：此症較前條更甚，湯宜四逆，而加減之法則存乎其人。《卷十四》

原文 吐已下斷，汗出而厥，四肢拘急不解，脉微欲絶者，通脉四逆加猪膽湯主之。（390）

成無己曰（《注解傷寒論》）：吐已下斷，津液内竭，則不當汗出，汗出者，不當厥；今汗出而厥，四肢拘急不解，脉微欲絶者，陽氣大虛，陰氣獨勝也。若純與陽藥，恐陰爲格拒，或嘔或躁，不得復入也。與通脉四逆湯加猪膽汁，膽苦入心而通脉，膽寒補肝而和陰，引置陽藥不被格拒。《内經》曰：微者逆之，甚者從之。此之謂也。

王好古曰（《陰證略例》）：吐利後有表者表之；汗出厥者温之；既吐且利，小便復利，大汗出，内寒外熱者亦温之。至於吐下後，汗出不解，厥逆脉欲絶者，四逆主之。以是知此候無陽證，皆陰證也。《陰陽寒熱各從類生服藥同象》

方有執曰（《傷寒論條辨》）：已，止也；下，即利也；斷，絶也。此總上文言吐利兩皆止絶，而又以其餘證之不解者，更出以治也。不解之證者，陽極虛，陰極甚，脾氣亦衰微也。然極則劇矣，通脉四逆加猪膽汁者，與少陰白通同，一反佐以疏，劇則正治反格拒之意也。《卷六》

張璐曰（《傷寒纘論》）：吐已下止，當漸向安，不得復有汗出而厥，四肢拘急也。今脉微欲絶者，則其吐下已斷，又爲真陽垂絶矣。急宜通脉四逆追復元陽。更加猪膽爲陰，向導也。《卷上·厥陰》

柯琴曰（《傷寒論注》）：此必有陰盛格陽之證，故加膽汁爲反佐。閱白通證可知。《卷四》

程知曰（《傷寒經注》）：前言吐利汗出，發熱惡寒，四肢拘冷，未至於脉微欲絶也；次言吐利大汗出，下利清穀，内寒外熱，未有厥逆一證也；此則厥逆拘急，脉微欲絶兩兼之矣。恐陰盛之極，至於格陽不得入，故加猪膽以從治。膽苦入心，而其氣上通於陽也。《卷九》

周揚俊曰（《傷寒論三注》）：既吐且利，陰陽兩亡，今雖止而攸存者無幾也。惟陽虛極則不護外，而厥與汗出所必至也；惟陰虛極則不養筋，而四肢拘急所必至也；惟陰陽俱虛，則不能領其脉於外，鼓其脉於中，故脉微欲絶又所必至也。裏爲純陰，回陽之法在所必用；然正惟純陰，則純陽之法恐至拒格而不相入，故加膽汁於其間，不但無相阻之慮，勢必引藥深入。《卷十四》

錢潢曰（《傷寒溯源集》）：此寒邪固結而不解，陽氣虛盡而欲竭，所以吐亦無氣以出而自已，利亦津液不行而自斷。此非欲愈之吐下得止，乃無陽氣以流行，腸胃不通，藏氣不行之徵也，當急救真陽。無奈寒邪太盛，又恐拒格而不受，非前方可治，故以熱因寒用之通脉四逆加猪膽汁湯主之。《卷八》

張錫駒曰（《傷寒直解》）：吐已下斷者，陰陽氣血俱虛，水穀津液俱竭，無有可吐而自已，無有可下而自斷也。故汗出而厥、四肢拘急之亡陰證，與脉微欲絶之亡陽證仍然不解，更宜通脉四逆加猪膽、人尿，啓下焦之生陽，而助中焦之津液。《卷六》

陳念祖曰（《傷寒論淺注》）：此合上兩節之證而言也。上節以四逆湯滋陰液，次節以四逆湯助陽氣，此節氣血兩虛，又宜通脉四逆加猪膽汁湯，生氣而補血也。《卷六》

原文 通脉四逆加豬膽湯方

甘草二兩，炙　乾薑三兩，强人可四兩　附子大者一枚，生，去皮，破八片
豬膽汁半合

上四味，以水三升，煮取一升二合，去滓，內豬膽汁，分溫再服，其脉即
來。無豬膽，以羊膽代之。

李中梓曰（《傷寒括要》）：按仲景法，既吐且利，小便復利，大汗出，下利清穀，
內寒外熱，脉微欲絕者，四逆湯主之。若吐已而下亦斷，但汗出而厥，四肢拘急，脉微
欲絕者，此湯主之。夫吐下雖止，津液已亡，況加汗出，則津液益枯，中寒轉甚，故筋
脉攣急，非四逆溫經，何以救乎？加豬膽者，用爲引經之助。恐人參亦必不可缺也。
《卷下》

尤怡曰（《傷寒貫珠集》）：於四逆加乾薑一倍，以救欲絕之陽；而又慮溫熱之過，
反爲陰氣所拒而不入，故加豬膽汁之苦寒，以爲向導之用，《內經》"盛者從之"之意
也。《卷二》

王子接曰（《絳雪園古方選注》）：四逆加膽汁，爲陽虛陰甚從治之方，津液內竭，
脉微欲絕，是亡陰亡陽。由於吐已下後，用四逆必當通脉，固中焦胃陽，啓下焦元陽，
但陰甚格拒，恐陽藥入口，强梁不伏，故以豬膽汁苦寒從陰之性，引領陽藥從心通脉，
先和陰而後復陽。《上卷·溫劑》

陳蔚曰（《長沙方歌括》）：《論》云吐已下斷者，言陰陽氣血俱虛，水穀俱竭，無
有可吐而自已，無有可下而自斷也。曰汗出而厥、脉微欲絕者，無陽氣以主之也；曰四
肢拘急者，無津液以養之也。此際若用四逆湯薑、附之溫，未嘗不可以回陽，倍用甘草
之甘，未嘗不可以滋陰，然猶恐其緩而無濟也。若用通脉四逆湯，倍乾薑之勇，似可追
返元陽，然猶恐大吐大利之餘，驟投大辛之味，內而津液愈涸，外而筋脉愈攣，頃刻死
矣。師於萬死中覓一生路，取通脉四逆湯以回其厥，以止其汗；更佐以豬膽生調，取生
氣俱在，苦先入心而脉復，以汁補中焦之汁，灌溉於筋則拘急解。辛甘與苦甘相濟，斯
陰陽二氣頃刻調和，即四逆加人參湯之意。但人參亦無情之草根，不如豬膽汁之異類有
情，生調得其生氣，爲效倍神也。諸家囿於白通加法，謂格陽不入，借苦寒以從治之，
堪發一笑。《卷六》

陳恭溥曰（《傷寒論章句》）：通脉四逆加豬膽汁湯，資精血啓生陽之方也，凡精汁
內竭，生陽欲絕者用之。……夫霍亂至於吐無可吐，下無可下，且兼汗出，其人之精汁
津液皆告竭矣。四肢拘急不解者，言已服四逆湯，而拘急猶不解也。而脉又微而欲絕，
則通脉四逆湯在所必用，然欲資補其精汁，必須氣血有情之品。豬膽乃異類有情之品，
豬爲水畜，膽爲精汁，用以資人身腎藏之精汁；人尿乃人身膀胱之津液，用他人之津
液，以資我身之津液，以引其還入胃中，合四逆湯之啓生陽，從精以生氣，氣生血，則
生生不已矣。《卷五·方解》

原文 吐利發汗，脉平，小煩者，以新虛不勝穀氣故也。（391）

成無己曰（《注解傷寒論》）：《內經》曰：食入於陰，長氣於陽。新虛不勝穀氣，是生小煩。

郭雍曰（《傷寒補亡論》）：勿服藥，奪其食則愈。《卷十一》

張璐曰（《傷寒纘論》）：霍亂吐利，晬時內不可便與飲食，以胃氣逆反故也。即愈後脉平、小煩者，尤當節慎飲食，以倉廩未固，不可便置米穀耳。《卷下·霍亂》

程知曰（《傷寒經注》）：脉平則病愈矣，而猶小煩者，以脾胃新復，虛而不勝穀氣，但宜養胃節食以調之耳。《卷十二》

程應旄曰（《傷寒論後條辨》）：吐利，發汗，脉平，是概吐利愈後之證言，非此時尚有吐利也。陰邪退盡，陽回正復，乃有此象。《卷十三》

張錫駒曰（《傷寒直解》）：夫人以胃氣爲本，《經》曰：得穀者昌，失穀者亡。霍亂吐利，胃氣先傷，尤當顧其胃氣，故結此一條以終霍亂之義。吐利發汗者，言病在內而先從外以解之，恐傷胃氣也。脉平者，外解而內亦和，外內之相通也。小煩者，食氣入胃，濁氣歸心，一時不能淫精於脉也。所以然者，以食氣入胃，五藏六府皆以受氣，吐利後藏府新虛，不能勝受胃中之穀氣，故小煩也。穀氣足，經脉充，胃氣復，煩自止矣。今之治傷寒者，略與之食，微覺不安，遂禁其食，不復再與，以致絕穀氣而死者，盍三復斯言乎？《卷六》

魏荔彤曰（《傷寒論本義》）：吐利發汗後，脉遂就平，病遂差可，此尤爲素日胃氣有餘而病邪輕微之效也。但餘小煩，乃胃氣暴爲吐下所虛，非素虛，乃新虛也。胃既新虛，仍與以舊日之穀數，則穀氣多於胃氣，所以不勝穀氣而作小煩也。仲師不言治法，蓋損其穀則愈之治，已見於大病差後之條矣，故不復贅。此亦凡病可云然也。《卷十八》

尤怡曰（《傷寒貫珠集》）：吐利之後，發汗已，而脉平者，爲邪已解也。邪解則不當煩，而小煩者，此非邪氣所致，以吐下後胃氣新虛，不能消穀，穀盛氣衰，故令小煩。是當和養胃氣，而不可更攻邪氣者也。《卷二》

辨陰陽易差後勞復病脉證并治第十四

傷寒陰陽易之爲病，其人身體重，少氣，少腹裏急，或引陰中拘攣，熱上沖胸，頭重不欲舉，眼中生花，花一作眵。膝脛拘急者，燒褌散主之。（392）

成無己曰（《注解傷寒論》）：大病新差，血氣未復，餘熱未盡，強合陰陽，得病者名曰易。男子病新差，未平復，而婦人與之交，得病，名曰陽易；婦人病新差，未平復，男子與之交，得病，名曰陰易。以陰陽相感，動其餘毒相染著，如換易也。其人病身體重，少氣者，損動真氣也；少腹裏急，引陰中拘攣，膝脛拘急，陰氣極也；熱上沖胸，頭重不欲舉，眼中生花者，感動之毒，所易之氣，熏蒸於上也。與燒褌散以導陰氣。

王好古曰（《陰證略例》）：陰陽各相易證，仲景止用燒褌散，言至簡而意至有餘也。……若陰陽易證，果得陰脉，當隨證用之。若脉在厥陰，當歸四逆湯送下燒褌散；若脉在少陰，通脉四逆湯送下燒褌散；若脉在太陰，四順理中湯送下燒褌散。所用之藥，各隨其經而效爲之速也，宜矣！《論陰陽易分寒熱》

方有執曰（《傷寒論條辨》）：易，猶交易變易之易，言大病新差，血氣未復，強合陰陽，則二氣交感，互相換易而爲病也。身體重，少氣，真元虧竭而困倦也；少腹裏急，或引陰中拘攣者，所易之氣內攻也；熱上衝胸，頭不欲舉，眼中生花者，虛陽生熱而上蒸也；膝脛拘急者，脉亂而筋傷。褌當近隱處，陰陽二氣之所聚也。男女易用，物各歸本也。《卷六》

萬全曰（《傷寒摘錦》）：曰易者，以陰陽相感，動其餘邪，毒氣相傳染者，如換易也。亦由其人正氣本虛，故能相易，不然，安得受其邪哉？然女犯男得病，鮮有死者；男犯女得病，治之稍緩則無及矣。

凡男子大病新差，津液虛耗，精血枯竭，切不可爲房事。若強合陰陽，內損真氣，外動邪熱而復病者，此女勞復，非易病也，其證亦與易病相似，急以韭根猳鼠矢湯調燒褌散救之，以粘汗爲效，少緩必舌出而死。故曰：諸勞則可及，御女即死矣。《卷下》

柯琴曰（《傷寒論注》）：此證無內外因，本非傷寒而冠以傷寒者，原其因也，無惡寒發熱之表證，無胃實、自利之裏證，因淫情之不禁，而餘邪得以投其隙，移禍於不病之人，頓令一身之精氣神形，皆受欲火之爲害，是不病於傷寒，而病於陰陽之易也。勿得以男女分名也。夫邪之所湊，其氣必虛，陰虛而淫邪湊之，故少氣而熱上衝胸；氣少不能運軀，故頭重不舉，身體皆重；邪中於陰，故陰中拘攣；衝任脉傷，故小腹裏急；精神散亂，故眼中生花；搖動筋骨，故膝脛拘急。病由於腎，毒侵水道，故小便不利

耳。諒非土木金石之味所能愈，仍須陰陽感召之理以制之。斯裩裆之以意相求也。《卷四》

程知曰（《傷寒經注》）：傷寒之人，熱毒藏於氣血中者，漸從表裏解散，惟熱毒藏於骨髓中者，無由發泄，故差後與不病之體交接，男病傳不病之女，女病傳不病之男，所以名爲陰陽易也。《卷十二》

程應旄曰（《傷寒論後條辨》）：無病人之氣，爲正爲清，病後人之氣，挾邪挾濁，男女交媾，以我清正之氣換得彼邪濁之氣而爲病，名曰陰陽易。我氣下離，彼氣上逆，三焦相溷，一皆穢濁之邪布塞經絡中，所以有諸見證，如條中所云者。《卷十三》

張志聰曰（《傷寒論集注》）：傷寒差後，餘熱未盡，男女媾精，男病授女，女病授男，名曰陰陽易。真爲病也，形氣皆虛，故身體重而少氣；餘毒入於陰中，是以少腹裏急，或引陰中拘攣。熱上衝胸者，衝脉爲病也，夫衝脉起於氣衝，至胸中而散；頭重不欲舉者，督脉爲病也，夫督脉起於溺孔之端，合太陽而上額交巔；眼中生花者，任脉爲病也，夫任脉起於中極之下，上頤，循面，入目；膝脛拘急者，腎精竭而筋骨痿弛，《金匱要略》云：陰寒精自出，酸削不能行。凡此皆毒入前陰之所致，故以燒裩散主之。《卷五》

鄭壽全曰（《傷寒恒論》）：餘於此等證，在大劑扶陽，取童便爲引，服之屢屢獲效。《卷十》

原文 燒裩散方

婦人中裩近隱處，取燒作灰。

上一味，水服方寸匕，日三服，小便即利，陰頭微腫，此爲愈矣。婦人病，取男子裩燒服。

王好古曰（《陰陽略例》）：燒裩散灰性雖無寒熱，只是推出陰中外來著人邪氣，述類象形之法，聖人以至於此，故成無己云，燒裩散導出陰氣是也。

許宏曰（《金鏡內臺方議》）：大病新瘥，氣血未復，餘熱未盡，强合陰陽，故曰易也。易者，如換易也。故與裩中隱處燒灰服之，以復其氣也。男病用女者，女病用男者，此以陰陽復易之義也。《卷十一》

柯琴曰（《傷寒附翼》）：裩裆者，男子陰陽之衛，衛乎外者，自能清乎內，感於無形者，治之以有形。取其隱內，燒而服之，形氣相感，小便即利，陰頭微腫，濁陰走下竅而清陽出上竅，欲火平而諸症自息矣。男服女，女服男，然更宜六味地黃湯合生脉散治之。《卷下》

錢潢曰（《傷寒溯源集》）：此方當爲導引之藥，其餘當隨其脉症之陰陽寒熱，治之可也。《卷十》

吳謙曰（《醫宗金鑒》）：男女裩裆，濁敗之物也。燒灰用者，取其通散，亦同氣相求之義耳。服後或汗出，或小便利則愈。陰頭微腫者，是所易之毒從陰竅而出，故腫也。《卷十》

吕震名曰（《傷寒尋源》）：方中單用燒褌一味，取其氣之所感，以類相從。古所傳禁方，有令人不可思議者，大率類是。《下集》

原文 大病差後，勞復者，枳實梔子豉湯主之。（393）

韓祗和曰（《傷寒微旨論》）：傷寒病，大汗後餘熱未盡，或飲酒，或食肉，或吃熱食太過，與熱毒相逢，便成勞復之患。《卷下》

成無己曰（《注解傷寒論》）：病有勞復，有食復。傷寒新差，血氣未平，餘熱未盡，早作勞動病者，名曰勞復。病熱少愈而強食之，熱有所藏，因其穀氣留搏，兩陽相合而病者，名曰食復。勞復，則熱氣浮越，與枳實梔子豉湯以解之；食復，則胃有宿積，加大黃以下之。

湯尹才曰（《傷寒解惑論》）：傷寒既安之後，切戒勞動過食，謂之勞食復，復者其病如初也。病新差，津液未復，血氣尚虛，勞動早則成勞復，蓋勞則生熱，熱氣乘虛還入經絡，未免再復。

方有執曰（《傷寒論條辨》）：大病，概言也，下仿此。勞，強力房勞；復，重復作病。蓋大邪初退，血氣新虛，作強勞傷，虛而生熱，猶之病復發，非實發初病也。《卷六》

王肯堂曰（《傷寒準繩》）：傷寒之邪自外入，勞復之邪自內發。發汗、吐、下，當隨宜施治也。《帙之七》

沈明宗曰（《傷寒六經辨證治法》）：此邪隱太陽胸膈也。勞復，即病愈之後，起居作勞，擾動三陽經絡，餘邪內伏而發，亦如傷寒初感，頭痛發熱，然非外來之邪。《卷八》

錢潢曰（《傷寒溯源集》）：凡大病新差，真元大虛，氣血未復，精神倦怠，餘熱未盡，但宜安養，避風節食，清虛無欲，則元氣日長，少壯之人，豈惟復陽而已哉。若不知節養，必犯所禁忌，而有勞復、女勞復、食復、飲酒復劇諸證矣。夫勞復者，如多言多慮，多怒多哀，則勞其神，梳洗沐浴，早坐早行，則勞其力，皆可令人重復發熱，如死灰之復燃，爲重復之復，故謂之復。但勞復之熱，乃虛熱之從內發者，雖亦從汗解，然不比外感之邪可從辛溫發散取汗也，故以枳實梔子豉湯主之。……女勞復者，男子大病差後，早犯女色，不易於他人，而己復病者，亦如陰陽易之頭重不舉，目中生花，腰背疼痛，小腹裏急絞痛，憎寒發熱，陰火上衝，頭面烘熱，心胸痞悶……仍用燒褌散及當歸四逆湯、吳茱萸酒等救法。……若有宿食者，是爲食復。凡病新差，自宜先用陳倉米少許，煎湯少飲，俟其無恙，漸次增濃，胃氣漸旺，穀食漸增，至胃氣復舊，然後少進肉味，樽節愛養，自無復證。若不遵法度，餘熱未除，元氣未復，飲食驟進，腥羶雜沓，未有不復熱者。……若驗其脉症而有宿食者，舌胎必黃，胃脘按之必痛，當微利以去之，故加大黃如博碁子大五六枚也。《卷十》

尤怡曰（《傷寒貫珠集》）：大病新差，血氣未復，餘熱未盡，而強力作勞，因復發熱者，名曰勞復，爲其餘熱之氣，因勞而外浮也。枳實、梔子所以下熱，豆豉所以散

熱，蓋亦表裏之劑，而氣味輕薄，適宜於病後復發之體耳。《卷八》

黃元御曰（《傷寒懸解》）：病後邪退正復，清氣流通，濁陰消散矣。若因勞而復，則濁陰凝聚，清氣堙鬱，裏熱重生，壅悶又作，緣其中氣新虛，易於感傷故也。宜枳實梔子豉湯，枳實泄其壅滿，梔子清其鬱熱，香豉散其滯氣也。若有宿食不消，阻礙中脘者，加大黃下其菀陳，以緩其氣化之新也。《卷十三》

高學山曰（《傷寒尚論辨似》）：大病差後，陰氣虛而陽氣新復，陰氣虛則易於動熱，陽氣新復則易於致逆，勞則神氣浮而熱逆，熱逆於上故表熱，熱逆於下故裏結也。然正惟大病差後，陰陽未實，故在上而表熱者，只宜用泄熱之枳實爲君，佐以降逆之梔子，使以滋陰之香豉，但资其自汗而餘熱自沉伏矣；在下而兼裏結者，只消於本湯中少加大黃以潤下之，則熱清而內外俱釋矣。《差後勞復陰陽易病》

原文 枳實梔子豉湯方

枳實三枚，炙　梔子十四箇，擘　豉一升，綿裹

上三味，以清漿水七升，空煮取四升，內枳實、梔子，煮取二升，下豉，更煮五六沸，去滓，溫分再服，覆令微似汗。若有宿食者，內大黃如博碁子五六枚，服之愈。

成無己曰（《注解傷寒論》）：枳實梔子豉湯，則應吐劑，此云復令微似汗出者，以其熱聚於上，苦則吐之；熱散於表者，苦則發之。《內經》曰：火淫所勝，以苦發之。此之謂也。

許宏曰（《金鏡內臺方議》）：以枳實爲君而下氣，以梔子爲臣而散勞熱，以豉爲佐而泄熱；若有宿食者，加大黃以利之也。此本梔子豉湯加枳實，則應吐，今反取汗者，乃熱聚於表，苦以發之也。《卷十》

方有執曰（《傷寒論條辨》）：枳實寬中破結，梔子散熱除煩，香豉能解虛勞之熱，清漿則又梔子之監制，故協三物之苦寒，同主勞傷之復熱，而與發初病之實熱不同倫也。宿食，陳宿之積食也。食能生熱，故須去之。大黃者，去陳以致新也。《卷六》

程知曰（《傷寒經注》）：枳實、梔子、豆豉，皆苦寒除熱之品。梔、豉之輕可以上涌其熱，枳實之重可以下降其邪。宿食則益以大黃，亦以苦寒蕩有形之熱也。……乃其制方之法，則在以清漿水七升，空煮至四升，蓋漿水既熟，則氣上涌而不下趨，可以滋胃熱而發微汗。清漿水乃泥漿水之清者，蓋欲借土氣以入胃耳。《卷十二》

汪琥曰（《傷寒論辨證廣注》）：勞復證，以勞則氣上，熱氣浮越於胸中也。故用枳實爲君以寬中下氣，梔子爲臣以除虛煩，香豉爲佐以解勞熱。煮以清漿水者，以差後復病，宜助胃氣也，胃氣升則勞復之熱降矣。覆令微似汗者，胃家之氣既升，則遍身得以和暢，故云微似汗也。《卷十一》

張錫駒曰（《傷寒直解》）：梔子、香豉，交濟水火陰陽之氣；榮衛氣血俱出中焦，故以枳實炙香，宣通中焦脾胃之氣。若胃氣新復，運化不及，有宿食停於中者，又宜加大黃以疏通之。按此乃交媾水火、調和氣血之劑，令其三焦通暢，氣血安和而已。然又

當視其人之虛實而施之，若大病之後氣血兩虛，復勞傷其形體，是爲重虛，又當補中益氣爲主。此乃先賢未盡之蘊歟。《卷六》

魏荔彤曰（《傷寒論本義》）：栀子、香豉非用涌邪熱也。有枳實而復生之熱已不能凝聚爲患矣，再兼栀子苦寒以泄之，香豉辛香以散之，病因熱生，破之、散之、泄之，熱去而病亦復愈矣，不必更爲他法以重傷其病後血氣矣。但其人又有因宿食爲患而生熱復病者，則飲食過多，不能腐化，停蓄而生熱，與勞復同病也。仍用枳實栀子豉湯，加大黃如博棋子五六枚，本下宿食也，而熱邪亦隨之滌除矣。《卷十七》

王子接曰（《絳雪園古方選注》）：枳實栀子豉湯，微汗、微下方也。大都瘥復必虛實相兼，故汗之不欲其大汗，下之不欲其大下。栀、豉，上焦藥也，復以枳實宣通中焦，再用清漿水空煮，減三升，則水性熟而沉，栀、豉輕而清，不吐不下，必發於表，故覆之必有微汗。若欲微下，再加大黃圍棋子大，佐枳實下泄，助熟水下沉，則栀、豉從上瀉下，三焦通暢，營衛得和，而勞復愈，故云微下。《上卷·下劑》

徐大椿曰（《傷寒論類方》）：漿水即淘米之泔水，久貯味酸爲佳。《卷二》

王丙曰（《傷寒論注》）：枳實入脾，宣中焦之氣；栀子入心，降上焦之火；香豉入腎，升下焦之液。妙在空煮酢漿，使酸味先入厥陰，而後三物從之以達三焦，則陰陽調和，水火交濟而汗自出矣。有宿食加大黃，欲其急下也。漿水，古人煮以解渴者，以炊米漬，經三宿，令水微酸，本方云酢漿水，取酸味之稍重者。蓋豉令人吐，得此則不吐，又含米性可養中也。《卷六》

章楠曰（《傷寒論本旨》）：栀子厚樸湯，佐枳實而得吐，此方栀子枳實而加香豉，反不吐者……蓋凡藥之疏通開達者，其脾胃之氣自然轉動，而三焦即得升降流通，則邪之在上者必從吐而出，在下者必由便而去，在表者自隨汗而泄也。若其疏通開達之法，或激之使涌，或導之使下，或引之而升，或散之使泄，仲景必參合其證，因宜設法。是故一味之藥，或欲其升，或欲其降，皆藉佐使煎法以制度之，非可執定某爲升，某爲降也。《卷五》

原文 傷寒差以後，更發熱，小柴胡湯主之。脉浮者，以汗解之；脉沉實—作緊。者，以下解之。（394）

韓祇和曰（《傷寒微旨論》）：病人若因飲食所勞復傷，至第二三日，兩手脉沉實有力，或寸脉力大於關尺脉，或胸已上漐然汗出者，當急下之，宜大承氣湯，如一服下利未快，即再作調胃承氣湯服之。

又曰：勞復病只有失下，並無下之太早，亦無下之太過，何者？蓋胃中有瘀熱在也，更與熱飲食相合。……凡治勞復患，投下藥不得與傷寒初受病人一法治之也。《卷下·勞復證篇》

成無己曰（《注解傷寒論》）：差後餘熱未盡，更發熱者，與小柴胡湯以和解之。脉浮者，熱在表也，故以汗解；脉沉者，熱在裏也，故以下解之。

方有執曰（《傷寒論條辨》）：此示病後不謹，調理小復之大法。脉浮，有所重感

也；脉沉，飲食失節也。《卷六》

萬全曰（《傷寒摘錦》）：脉浮者，熱在表，小柴胡加桂枝湯；脉沉者，熱在裏，小柴胡湯加芒硝湯。《卷下》

盧之頤曰（《仲景傷寒論疏鈔金錍》）：差後更熱，乃屬暑之未攘，非大邪之轉熾也。小柴胡湯整叶樞鍵，屬暑外內兩得之矣。……至脉浮者汗，沉實者下，固憑脉略證，而揆度奇恒，道在於一。《卷十三》

汪琥曰（《傷寒論辨證廣注》）：差以後，不因勞食而更發熱者，此半表半裏之間有留邪也，故用小柴胡湯，湯中有人參以扶正氣，去餘邪，乃和解法也。若診其人而脉浮，是熱發在表，脉沉實，是熱發在裏，表裏有邪，另當斟酌汗下之法。《卷十一》

張志聰曰（《傷寒論集注》）：合下五節，言差後正氣虛而餘邪未盡，有表裏上下寒熱虛實之病，而不因於勞復也。傷寒差已，則大邪已去，後更發熱者，表裏之氣未和也，主以小柴胡湯從樞達表。夫樞轉而脉浮者，病氣從表，以汗解之；樞轉而脉沉實者，病氣從裏，以下解之。《卷五》

沈明宗曰（《傷寒六經辨證治法》）：上條餘邪隱伏太陽胸膈之間，故用梔、豉發汗，此發熱者，邪伏少陽，又當脉別。若浮者，邪機外向，故以小柴胡湯微汗而解；脉沉者，乃少陽而兼陽明，餘邪在裏，故用下解，即大柴胡之類也。蓋差後勞復，有三陽三陰隱伏而發，此二條不過提太陽、少陽脉證而發者，欲人比類而驗證也。《卷八》

鄭重光曰（《傷寒論條辨續注》）：汗下之法，即前條之枳實梔子豉湯、加大黃法也。《卷十》

錢潢曰（《傷寒溯源集》）：傷寒既差已後更發熱者，若病後餘氣作虛熱，固當以柴胡、黃芩清解餘熱，以人參補其病後之虛，而以薑、棗和之。若復感外邪而發熱，亦屬病後新虛，理宜和解，但察其脉證之有類於半表半裏之少陽者，以小柴胡湯主之。若脉浮則邪盛於表，必有可汗之表證，仍當以汗解之，但病後新虛，不宜用麻黃過汗，使傷衛亡陽。若脉沉實者，沉爲在裏，實則胃實，仍當用下法解之，但衛氣已虛，不宜用承氣峻下，宜消息其虛實，或小承氣，或調胃，或如博棋子之法，隨其輕重以爲進止可也。《卷十》

尤怡曰（《傷寒貫珠集》）：傷寒差已後更發熱者。不因作勞，亦未過食，而未盡之熱自從內而達於外也，故與小柴胡湯，因其勢而解之。且人參、甘、棗可以益病後之虛，黃芩、半夏可以和未平之裏也。脉浮者，邪氣連表，汗之使之外解；脉沉實者，邪氣居裏，下之使從裏解，亦因其勢而利導之耳。《卷八》

吳謙曰（《醫宗金鑒》）：此承上條詳言證脉，以別其治也。傷寒差已後，更復發熱者，雖有勞復、食復之別，然須分或宜和、或宜汗、或宜下之不同。如脉浮有表，當以汗解者，用枳實梔子豉湯汗之；脉沉有裏者，當以下解者，用枳實梔子豉加大黃湯下之；若無表裏證，當和解之者，用小柴胡湯和之。對證施治，斯爲合法。《卷十》

陳念祖曰（《傷寒論淺注》）：此五節，言傷寒瘥後，餘邪未盡，有虛實，有寒熱，有水氣，有在表者，有在裏者，有在表裏之間者，皆宜隨證而施治之也。《卷六》

章楠曰（《傷寒論本旨》）：差後更發熱者，餘邪隱伏，觸動而發，表裏不和，故主以小柴胡和解表裏。再審其脉浮者，邪在表，以汗解之；脉沉實者，邪在裏，以下解之。此明其大端如是，非必以麻桂爲汗，承氣爲下也。《卷五》

原文 大病差後，從腰以下有水氣者，牡蠣澤瀉散主之。（395）

成無己曰（《注解傷寒論》）：大病差後，脾胃氣虛，不能制約腎水，水溢下焦，腰以下爲腫也。《金匱要略》曰：腰以下腫，當利小便。與牡蠣澤瀉散，利小便而散水也。

方有執曰（《傷寒論條辨》）：水氣，肌肉腫滿而虛浮，蓋差後新虛，土未强而水無制也。從腰以下而不及上者，水性就下。勢之初起，故雖泛濫未至於橫溢也，牡蠣、澤瀉、海藻，咸以走腎，腎强則水行；葶藶、商陸根，苦以利濕，濕去則腫没；蜀漆辛而能散，故爲諸品之佐也；栝蔞根苦能徹熱，本乃蜀漆之使也。《卷六》

沈明宗曰（《傷寒六經辨證治法》）：此餘邪壅腎致水也。但真陽虛而不能攝水，脾腎虛寒、風寒襲腎而成水腫者，乃爲陰水，當以補陽温散，如《金匱》麻黄附子湯之類。此因大病差後，餘邪未清，腎虛氣滯，胃邪挾濕下流於腎，壅閉胃關，水氣泛濫，則腰以下腫，是爲陽水。……是非真陽衰憊，所以用此峻逐耳。《卷八》

錢潢曰（《傷寒溯源集》）：大病後，若氣虛則頭面皆浮，脾虛則胸腹脹滿。此因大病之後，下焦之氣化失常，濕熱壅滯，膀胱不瀉，水性下流，故但從腰已下水氣壅積，膝脛足跗皆腫重也。以未犯中上二焦，中氣未虛，爲有餘之邪，脉必沉數有力，故但用排決之法，而以牡蠣澤瀉散主之。《卷十》

尤怡曰（《傷寒貫珠集》）：大病新差，而腰以下腫滿者，此必病中飲水過多，熱邪雖解，水氣不行，浸漬於下，而肌肉腫滿也。是當以急逐水邪爲法。牡蠣澤瀉散咸降之力居多，飲服方寸匕，不用湯藥者，急藥緩用，且不使助水氣也。若驟用補脾之法，恐脾氣轉滯而水氣轉盛，寧不泛濫爲患耶？《卷八》

王丙曰（《傷寒論注》）：此麻黄證之汗出未周者，寒水之氣尚留下焦，故腰以下有水氣，仍是實邪也。《卷六》

高學山曰（《傷寒尚論辨似》）：此從汗解後而失用五苓之症也。太陽中篇傷寒汗解後，渴者用五苓散，不渴者用茯苓甘草湯，已詳其義。今因失用五苓而小便熱閉，故致腰以下有水氣也。夫小便不利，則襯托上中二焦而俱成熱象，故以鎮重之牡蠣，疏泄之澤瀉，取其咸寒潤下之性，而以之名湯，然後以栝蔞止渴，蜀漆通氣，葶藶去火，商陸逐水，海藻破結，絲絲入扣矣。喻氏謂脾土告困，不能攝水，請問方中有理脾之藥否耶？《差後勞復陰陽易病》

原文 牡蠣澤瀉散方

牡蠣熬　澤瀉　蜀漆煖水洗去腥　葶藶子熬　商陸根熬　海藻洗去鹹　栝樓根各等分

上七味，異搗，下篩爲散，更於臼中治之。白飲和服方寸匕，日三服。小便利，止後服。

成無己曰（《注解傷寒論》）：鹹味涌泄，牡蠣、澤瀉、海藻之鹹以泄水氣。《內經》曰：濕淫於內，平以苦，佐以酸辛，以苦泄之。蜀漆、葶藶、栝蔞、商陸之酸辛與苦，以導腫濕。

程知曰（《傷寒經注》）：澤瀉、葶藶、商陸、海藻，皆所以直泄水氣也；牡蠣、蜀漆，兼攻邪也；栝蔞根，兼導熱也。水出高源，欲直入肺而導之，故用散而不用湯。止服方寸匕，蓋藥峻而劑則輕矣。《卷十三》

錢潢曰（《傷寒溯源集》）：牡蠣鹹而走腎，得柴胡方能去脅下硬，同滲利則下走水道。澤瀉利水入腎，瀉膀胱之火，為滲濕之要藥。栝蔞根解煩渴而行津液，導腫氣。蜀漆乃常山苗也，二者功用相同，水在上焦則能吐水，在脅下則能破其澼，為驅痰逐水必用之藥。苦葶藶泄氣導腫，十劑云"泄可去閉"，葶藶大黃之屬，故能去十種水氣，下膀胱水，去通身腫脹，療肺壅喘咳。……商陸苦寒，沉而降，其性下行，專於行水，治腫滿小便不利。……海藻鹹能潤下，寒能泄熱引水，故能消瘰瘤結核，除浮腫腳氣、留飲濕熱，使邪氣自小便出。《卷十》

吳謙曰（《醫宗金鑒》）：水停於內，外泛作腫，腰以上者，當汗之，小青龍、越婢是也；腰以下者，當利小便，此方是也。以牡蠣破水之堅，澤瀉利水之蓄，海藻散水之泛，栝蔞根消水之腫，又以蜀漆、苦葶藶、商陸根辛苦有毒之品，直搗其巢，峻逐水氣，使從大、小二便而出。然此方施之於形氣實者，其腫可隨愈也，若病後土虛，不能制水，腎虛不能行水，則又當別論，慎不可服也。《卷十》

吳儀洛曰（《傷寒分經》）：大病差後，脾胃氣虛，不能約制腎水，水溢下焦而腰以下腫，急當利其小便，緩則上逆陽位，治無及矣。故用牡蠣、澤瀉、海藻之鹹，以入腎而利水；葶藶、商陸之苦，以入肺而泄氣；栝蔞根之甘苦，蜀漆之辛苦，以泄其結而除腫濕也。《卷四下》

陳蔚曰（《長沙方歌括》）：太陽之氣，因大病不能周行於一身，氣不行而水聚之，今在腰以下，宜從小便利之。牡蠣、海藻生於水，故能行水，亦鹹以軟堅之義也。葶藶利肺氣而導水之源，商陸攻水積而疏水之流。澤瀉一莖直上，栝蔞生而蔓延，二物皆引水液而上升，可升而後可降也。蜀漆乃常山之苗，自內而出外，自陰而出陽，所以引諸藥而達於病所。又散以散之，欲其散布而行速也。但其性甚烈，不可多服，故曰小便利，止後服。《卷六》

陳恭溥曰（《傷寒論章句》）：按自茯苓桂枝甘草大棗湯至此，凡六方，皆利水之劑。苓桂草棗，培土以制水，妨其作奔豚者也；苓桂尤甘，平肝以利水，妨其成支飲者也；五苓散，解肌以利水，助脾之轉輸者也；茯苓甘草湯，通利三焦，妨水之漬胃者也；豬苓湯，養液以利水，止咳渴與嘔利者也；牡澤澤瀉散，則利氣行水，破洩之峻劑，非尋常可用者也。柯韻伯謂非仲景之方，其言亦過激。蓋病後，未嘗無是證，余嘗用之而驗，然必施之壯盛之體，感陽熱之邪，上身有汗，下身無汗者，一服而腰以下之水氣即消，若稍有涉虛，則不可用。柯氏想未曾用過此方也，其戒人不可妄用之苦心，亦可取焉。《卷五·方解》

原文 大病差後，喜唾，久不了了，胸上有寒，當以丸藥溫之，宜理中丸。（396）

韓祗和曰（《傷寒微旨論》）：病人大病差後勞復者，多是因熱所致……其間有胃中寒者，只可與溫中藥。《卷下·勞復證篇》

成無己曰（《注解傷寒論》）：汗後，陽氣不足，胃中虛寒，不內津液，故喜唾，不了了。與理中丸以溫其胃。

方有執曰（《傷寒論條辨》）：唾，口液也。寒以飲言。不了了，謂無已時也。《卷六》

萬全曰（《傷寒摘錦》）：此汗後胃虛者也。大抵傷寒差後有未盡之證者，皆脾胃氣弱，不能平復也。《卷下》

盧之頤曰（《仲景傷寒論疏鈔金錍》）：胃上有寒，致動廉泉，唾溢之無已爾。理中丸，溫理中焦，火騰水降，亦築土填堤，所以防水溢也。《卷十三》

張璐曰（《傷寒纘論》）：傷寒差後體虛，每有遺熱，故禁溫補，即間有素稟虛寒及中氣寒者，止宜理中圓調理，未嘗輕用桂、附也。《卷下》

汪琥曰（《傷寒論辨證廣注》）：大病差後，何為而胃上有寒？此必是病熱之時，過用涼藥所致。《卷十一》

錢潢曰（《傷寒溯源集》）：大病既差，唯恐其久為熱邪耗爍，津液枯燥，今反喜唾，是脾虛不能收攝津液，而至久而不了者，因胃上有寒也。胃上者，胃之上口賁門也。賁門屬胃之上脘，胃脘有寒，則津液不耗，脾虛不能為胃行其津液，故涎沫涌出也。脾胃虛寒，當以圓藥溫補，故宜理中圓。然不用理中湯而用理中圓者，非取其緩也，因病後餘證，不必用大劑力救，但欲其常服耳。《卷十》

張錫駒曰（《傷寒直解》）：上節差後而得實證，此節差後而得虛寒之證，虛虛實實，立論之章法也。大病差後喜唾者，脾氣虛寒也。脾之津為唾而開竅於口，脾虛不能攝津，故反喜從外竅出也。久不了了者，氣不清爽也。所以然者，以胃上有寒，故津唾上溢而不了了也。當以丸藥溫之，宜理中丸，取其丸緩留中而不上出也。《卷六》

尤怡曰（《傷寒貫珠集》）：大病差後，胃陰虛者，津液不生，則口乾欲飲。胃陽弱者，津液不攝，則口不渴而喜唾，至久之而尚不了了，則必以補益其虛，以溫益其陽矣。曰胃上有寒者，非必有客氣也，虛則自生寒耳。理中丸，補虛溫中之良劑。不用湯者，不欲以水氣資吐也。《卷八》

章楠曰（《傷寒論本旨》）：喜唾者，胃寒脾弱，津氣不能輸化而水液上泛也。以其清陽不能旋轉，故久而昏沉，不得了了清爽。宜理中丸溫中補氣，緩以調之也。《卷五》

原文 傷寒解後，虛羸少氣，氣逆欲吐，竹葉石膏湯主之。（397）

成無己曰（《注解傷寒論》）：傷寒解後，津液不足而虛羸，餘熱未盡，熱則傷氣，故少氣，氣逆欲吐，與竹葉石膏湯，調胃散熱。

方有執曰（《傷寒論條辨》）：羸，病而瘦也；少氣，謂短氣不足以息也；氣逆欲吐，飲作惡阻也。蓋寒傷形，故寒解則肌肉消削而羸瘦；熱傷氣，故熱退則氣衰耗而不足。病後虛羸，脾胃未強，飲食難化，則痰易生，痰涌氣逆，故欲吐也。《卷六》

程應旄曰（《傷寒論後條辨》）：病邪既至，不可輒認爲實，須防正氣因攻而虛；病邪已去，不可輒認爲虛，須防餘邪因補復集，故復出諸條以示隨宜定治之意。大抵以正氣初復，不容邪干爲主，可吐則吐，枳實梔子湯可主，不以新差遺膈上之煩也；可導則導，大黃如博棋子五六枚可加，不以新差留胃中之結也；熱則解之，從小柴胡並酌其汗下，不以新差延經絡之鬱也；水則決之，從牡蠣澤瀉散於五苓等，不以新差容溝隧之停也；至若胃寒喜唾，則用理中丸，溫則宜緩，不因差後而峻溫也；虛羸逆吐，則用竹葉石膏湯，補而兼清，不因差後而純補也。只此汗、吐、和、泄、溫、清六法，當可而施，須得除惡務盡之意，而後微陽可護，少火得溫。凡屬差後之證，不過推此例以爲裁酌，非必以數證爲印定之證，數方爲印定之方也。《卷十三》

汪琥曰（《傷寒論辨證廣注》）：傷寒本是熱病，熱邪所耗，則精液銷爍，元氣虧損，故其人必虛羸少氣。氣逆欲吐者，氣虛不能消飲，胸中停蓄，故上逆而欲作吐也。與竹葉石膏湯以調胃氣，散熱逆。《卷十一》

張志聰曰（《傷寒論集注》）：此言差後而裏氣虛熱也。傷寒解後，津液內竭，故虛羸；中土不足，故少氣；虛熱上炎，故氣逆欲吐，竹葉石膏湯主之。《卷五》

錢潢曰（《傷寒溯源集》）：傷寒邪氣已解，自當熱退身涼，得穀而愈矣。但邪之所凑，其氣必虛，此其常也。乃虛弱羸瘦，氣少力綿，呼吸短淺，更氣上逆而欲吐者，此胃氣虛而未和也。仲景雖未言脉，若察其脉虛數而渴者，當以竹葉石膏湯主之。虛寒者別當消息也。《卷十》

張錫駒曰（《傷寒直解》）：上節論虛寒證，此節論虛熱證。傷寒解後，血氣虛少，不能充肌肉，滲皮膚，故形體虛羸而消瘦也。少氣者，中氣虛也。胃中有寒則喜唾，胃中有熱則氣逆而欲吐。此虛熱也，宜竹葉石膏湯主之。《卷六》

王丙曰（《傷寒論注》）：傷寒後，一身津液已爲邪熱所耗，而少氣逆吐，是肺胃不舒，尚有餘火，與津液相搏而爲熱痰，阻於胃絡，陰氣所以難復也。參、麥、甘、米，專培胃陰；君以竹葉，使心之熱從小腸而泄也；又用石膏協半夏以降熱痰，則諸藥得散精於肺而陰氣可復矣。《卷六》

高學山曰（《傷寒尚論辨似》）：此虛熱傷其胸中真氣，氣傷，不能運津液以充於周身，故虛羸；氣海不能上供其宗氣，故少氣；熱乘少陽而上逆於胸分，故氣逆欲吐也。以清心胞絡之火之竹葉、清脾肺之火之石膏爲君，然後以半夏降逆、參、甘補氣，粳、麥滋津，則熱降而真氣得舒，且蒸其津液而四布矣。《差後勞復陰陽易病》

原文 竹葉石膏湯方

竹葉二把　石膏一斤　半夏半升，洗　麥門冬一升，去心　人參二兩　甘草二兩，炙　粳米半升上七味，以水一斗，煮取六升，去滓，內粳米，煮米熟，湯成去米，溫服一升，日三服。

成無己曰（《注解傷寒論》）：辛甘發散而除熱，竹葉、石膏、甘草之甘辛，以發散餘熱；甘緩脾而益氣，麥門冬、人參、粳米之甘，以補不足；辛者散也，氣逆者，欲其散，半夏之辛，以散逆氣。

許宏曰（《金鏡內臺方議》）：傷寒解後，虛熱不盡，則多逆氣與吐也。故用竹葉爲君，石膏爲臣，以解虛邪內客也；以半夏爲佐，以治逆氣欲吐者；以人參、粳米、甘草、門冬四者之甘，以補不足而緩其中也。《卷十》

方有執曰（《傷寒論條辨》）：竹葉清熱，麥冬除煩，人參益氣，甘草生肉，半夏豁痰而止吐，粳米病後之補劑，石膏有徹上徹下之功，故能佐諸品而成補益也。《卷六》

張璐曰（《傷寒纘論》）：按此湯即人參白虎去知母而益半夏、麥冬、竹葉也。病後虛煩少氣，爲餘熱未盡，故加麥冬、竹葉於人參、甘草之甘溫益氣藥中，以清熱生津。加半夏者，痰飲上逆欲嘔故也。病後餘熱與伏氣發溫不同，故不用知母以伐少陰也。《卷下·差後》

徐彬曰（《傷寒一百十三方發明》）：傷寒解後，虛羸少氣，氣爲餘熱所傷，故飲食不能爲肌膚也；氣逆欲吐，胃弱而餘邪復挾津液上逆也。故以竹葉、石膏清熱，參、甘、麥冬、粳米固本，半夏散逆。蓋竹葉能除新久風邪之煩熱，能止喘促氣勝之上衝，故以爲君，合參、麥等用之，治熱而無損其真，導逆而不傷其氣也。

錢潢曰（《傷寒溯源集》）：竹葉性寒而止煩熱，石膏入陽明而清胃熱，半夏蠲飲而止嘔吐，人參補病後之虛，同麥冬而大添胃中之津液，又恐寒凉損胃，故用甘草和之，而又以粳米助其胃氣也。《卷十》

張錫駒曰（《傷寒直解》）：竹葉凌寒不凋，得冬木之寒氣；石膏色白似肌，稟秋金之凉氣；半夏生當夏半，感一陰之氣而生。陰氣足而虛熱除，肌肉自不消鑠而羸瘦矣。人參、甘草、粳米補中土而生津液；麥冬主治傷中傷飽，胃絡脉絕，羸瘦短氣。胃絡和而氣逆除，津液生而虛熱去，吐自止矣。《卷六》

尤怡曰（《傷寒貫珠集》）：竹葉石膏湯乃白虎湯之變法，以其少氣，故加參、麥之甘以益氣；以其氣逆有飲，故用半夏之辛以下氣蠲飲。且去知母之鹹寒，加竹葉之甘凉，尤於胃虛有熱者爲有當耳。《卷八》

王子接曰（《絳雪園古方選注》）：竹葉石膏湯，分走手足二經，而不悖于理者，以胃居中焦，分行津液於各臟，補胃瀉肺，有補母瀉子之義也。竹葉、石膏、麥冬瀉肺之熱，人參、半夏、炙草平胃之逆，復以粳米緩於中，使諸藥得成清化之功，是亦白虎、越脾、麥冬三湯變方也。《上卷·寒劑》

吳謙曰（《醫宗金鑒》）：是方也，即白虎湯去知母，加人參、麥冬、半夏、竹葉也。以大寒之劑，易爲清補之方，此仲景白虎變方也。經曰：形不足者，溫之以氣；精不足者，補之以味。故用人參、粳米，補形氣也。佐竹葉、石膏，清胃熱也。加麥冬生津；半夏降逆，更逐痰飲；甘草補中，且以調和諸藥也。《卷十》

徐大椿曰（《傷寒論類方》）：此仲景先生治傷寒愈後調養之方也。其法專於滋養肺胃之陰氣，以復津液。蓋傷寒雖六經傳遍，而汗、吐、下三者，皆肺胃當之。又《內經》云：“人之傷於寒也，則爲病熱。”故滋養肺胃，岐黃以至仲景不易之法也。後之庸醫則用溫熱之藥峻補脾腎，而千聖相傳之精義，消亡盡矣。《卷三》

陳念祖曰（《傷寒真方歌括》）：人身天真之氣全在胃口，津液不足即是虛，生津液即是補虛。仲師以竹葉石膏湯治傷寒解後虛羸少氣，以甘寒爲主，以滋津爲佐，是善後第一治法。《卷六》

文通曰（《百十三方解》）：此清肺胃中餘熱之方也。傷寒解後，虛羸少氣，氣逆欲吐者，緣脾胃中服溫散之劑，其病雖愈而肺胃中餘熱未退，陰氣未復之故耳。竹葉清心中之餘熱，石膏清肺中之餘熱，人參、甘草清脾中之餘热，麥冬、粳米清胃中之餘熱，而妙在用半夏一味以降其火逆之氣，故虛羸少氣可補，而氣逆欲吐可愈矣。此病後調理之方，治餘熱之緩劑，與理中丸相爲表裏，爲一溫一清，一氣一血之對子。理中丸治病後餘寒在脾，竹葉石膏湯治病後餘熱在胃；在雜病則竹葉石膏湯可清胃，而理中丸可溫脾也。《上卷》

原文 病人脉已解，而日暮微煩，以病新差，人強與穀，脾胃氣尚弱，不能消穀，故令微煩，損穀則愈。（398）

成無己曰（《注解傷寒論》）：陰明王於申酉戌，宿食在胃，故日暮微煩，當小下之，以損宿穀。

湯尹才曰（《傷寒解惑論》）：病才安，胃氣尚弱，若不節食，太飽過度，不能克化，依前發熱。

方有執曰（《傷寒論條辨》）：脉已解，邪悉去而無遺餘也。日暮，陽明之王時也。強與穀，謂壓其進食也。損，言當節減之也。蓋飲食節則脾胃和，脾胃和則百體安，此調理病餘之要法也。《卷六》

盧之頤曰（《仲景傷寒論疏鈔金錍》）：日暮微煩者，以病新差，人強與穀，脾胃尚弱，不能消穀，至暮主時，力不勝穀，故令微煩，並不致成食復也，損穀則愈。《卷十三》

張璐曰（《傷寒纘論》）：病後食穀微煩，謂之食鬱，減食自愈，以胃氣新虛，不能勝穀也。即有餘熱未盡，當靜養以俟津回，不治而治也。即不獲已，用藥須平淡處方，不使藥力勝氣則可。即如草木凋瘁，必須時時微潤，助其生發，若恣意壅灌，則立槁矣。《卷下·差後》

張志聰曰（《傷寒論集注》）：《霍亂》《差後》俱結穀氣一條，蓋人以胃氣爲本，胃以穀氣爲先之義。《卷五》

張錫駒曰（《傷寒直解》）：病人脉已解者，言病以脉爲要，脉解而病方解也。朝則人氣生，暮則人氣衰，故日暮微煩也。然所以微煩者，以病新差，人強與穀，非其自然，脾胃尚弱，一時不能消磨其穀氣，故令微煩。不必用藥消之，宜減損其穀，則能消

化而自愈矣。損穀者，少少與之，非不與也。《卷六》

魏荔彤曰（《傷寒論本義》）：其人脉已解，病可知差矣。而日暮微煩者，非病也，以病新差，人强與穀，脾胃尚弱，不能消化，故令作煩。穀氣亦能在内停積生熱，故作煩而有欲復病之勢也。……法當不用治以醫藥，惟宜損其穀數，每食一升者，食七合，食五合者，食三合，俟脾胃漸壯，穀漸增益，亦節飲食防病復之一道也。《卷十七》

陳念祖曰（《傷寒論淺注》）：損穀即是納穀之妙用，所謂以少許勝人之多許也。凡病人起居坐卧，俱聽其自然，不可勉强，强則非所欲，反逆其性而不安矣，不特一食也。《卷六》

章楠曰（《傷寒論本旨》）：損穀者，減其食而用消導之法和之，自愈。《卷五》

鄭壽全曰（《傷寒恒論》）：胃氣旺則食穀易消，胃氣弱則食難化，此亦理之常也。今日暮而微煩，正陰長陽消之時也。損穀則愈，使其食不驟，而胃氣寬舒，自可無虞矣。《卷十》

附錄:
引用注家及書目

注家	書名	著書年代	版本
張 機	傷寒論	約 210	上海中醫學院傷寒溫病學教研組校注明趙開美復刻之宋本《傷寒論》,上海科技出版社,1983 年 4 月 1 版 1 次(鉛印)
韓祇和	傷寒微旨論	1086	商務印書館:叢書集成初編(據墨海金壺排印),上海千頃堂,民國甲寅(1914)年(石印)
龐安時	傷寒總病論	1100	商務印書館:1956 年 12 月重印第 1 版(據清黃丕烈士禮居叢書覆宋刊本校印)
許叔微	傷寒百證歌 傷寒發微論	1132	商務印書館:許叔微傷寒論注三種,1956 年 5 月重印第 1 版
成無己	傷寒明理論·方論	1142	上海科技出版社(據吳勉學所刻并參校諸本),1959 年新 1 版(鉛印)
	注解傷寒論	1144	人民衛生出版社,1963 年 4 月第 1 版(鉛印)
湯尹才	傷寒解惑論	1173	人民衛生出版社:傷寒百證歌卷之一,1960 年 9 月第 1 版(鉛印)
郭 雍 (附常器之)	傷寒補亡論	1181	上海科技出版社,1959 年 9 月新 1 版(鉛印),(據清道光元年心太平軒重刊本校印)
王好古	陰證略例	1236	江蘇科技出版社(以光緒五年十萬卷樓本爲底本校勘),1985 年 6 月第 1 版(鉛印)
許宏	金鏡內臺方議	1422	上海衛生出版社,1957 年 5 月新 1 版(據上海張耀卿家藏清乾隆五十九(1794 年程永培校刻本排印)
萬 全	傷寒摘錦	1549	羅田縣萬密齋醫院校注,湖北科技出版社,1984 年 8 月第 1 版(鉛印)
方有執	傷寒論條辨	1589	人民衛生出版社(據浩然樓本排印),1957 年 3 月第 1 版(鉛印)
王肯堂	傷寒準繩	1604	上海科技出版社(據上海圖書館藏萬歷初刻本縮影印行)1959 年 10 月新 1 版(影印)

《傷寒論》歷代名家集注

注家	書名	著書年代	版本
張遂辰	張卿子傷寒論	1644	上海衛生出版社（原大東版），1956 年 7 月新 1 版（鉛印）
盧之頤	仲景傷寒論疏鈔金錍	1649	中國中醫研究院圖書館藏清順治十四丁酉（1657）年刊本（木刻）
李中梓	傷寒括要	1649	重刊《珍本醫書集成·傷寒類》，上海科技出版社，1985 年 5 月第 1 版（鉛印）
張璐	傷寒纘論	1667	上海圖書集成印書局：傷寒大成，光緒二十年（1894）
徐彬	傷寒百十三方發明	1667	日本元禄九年（1696）平安城銅駝坊書本博太堂重梓喻嘉言先生傷寒尚論篇全書附
柯琴	傷寒論注 傷寒論翼 傷寒附翼	1669 1674	上海科技出版社：傷寒來蘇集，1959 年 3 月第 1 版（鉛印）
程知	傷寒經注	1669	中國中醫研究院圖書館藏：勤慎堂刊本，乾隆丙戌（1766）年重鑴（木刻）
程應旄	傷寒論後條辨	1670	北京中醫藥大學圖書館藏：式好堂刊本，康熙十年辛亥（1671）（木刻）
周揚俊	傷寒論三注	1677	北京中醫藥大學圖書館藏：松心堂藏板，乾隆庚子（1780）重刊，（木刻）
汪琥（附引陳亮斯）	傷寒論辨證廣注 中寒論辨證廣注	1680 1686	上海衛生出版社（據張耀卿家藏康熙間 1680～1686 平陽季東璧刻本影印），1958 年 7 月第 1 版
張志聰	傷寒論集注	1683	校經山房書局排印：民國二十五年五月（1936）
沈明宗	傷寒六經辨證治法	1693	上海衛生出版社（原大東版），1957 年 9 月新 1 版
陶憺菴	傷寒源流	1697	中國中醫研究院圖書館藏：康熙三十六年丁丑（1697）刻本
吳人駒	醫宗承啟	1702	中國中醫研究院圖書館藏：永思堂藏本，康熙四十四年（1704）刻本
鄭重光	傷寒論條辨續注	1705	秩斯堂藏本

注家	書名	著書年代	版本
錢 潢	傷寒溯源集	1707	上海衛生出版社（據張耀卿家藏康熙戊子1708年原刻本排印），1957年7月
張錫駒（附王元成）	傷寒直解	1712	中國中醫研究院圖書館藏：醉經閣刊本，光緒乙酉（1885）重刊
秦之楨	傷寒大白	1714	人民衛生出版社，1982年2月第1版（鉛印）
魏荔彤	傷寒論本義	1721	北京中醫藥大學圖書館藏：雍正甲辰（1724）學耕堂藏板
陳 俗	傷寒句解釋義	1722	中國中醫研究院圖書館藏稿本
尤在涇	傷寒貫珠集	1729	上海科技出版社（原大東版，據清末廣州惠濟倉刻本排印），1937年2月第1版，1959年9月新1版
王子接	絳雪園古方選注	1731	上海科技出版社（據清代乾隆介景樓藏板重校刊行）1982年2月第1版（鉛印）
吳 謙	醫宗金鑒	1742	人民衛生出版社，1979年11月第2版第5次印刷（鉛印）
黄元御	傷寒懸解	1748	北京中醫藥大學圖書館藏同治丙寅（1866）年重刊本（木刻）
徐大椿	傷寒論類方	1759	江蘇科技出版社（以光緒九年韡＝園本爲底本），1984年10月第1版
	傷寒約編	1893	徐靈胎醫書全集，廣益書局刊行（鉛印）
吳儀洛	傷寒分經	1766	硤川利濟堂藏板，乾隆丙戌（1766）鐫（木刻）
沈堯封	傷寒論讀	1769	杭州三三醫社版（鉛印）
舒 詔	傷寒集注	1770	再重訂傷寒集注，乾隆三十五年庚寅（1770）刻本
沈金鰲	傷寒論綱目	1774	上海衛生出版社，1958年5月新1版（鉛印）
王 丙（附陸懋修校語）	傷寒論注	1778	陸懋修：世補齋醫書後集，校正王朴莊傷寒論注，民國三年（1914）上海江東書局印
孟承意	傷寒點精	1788	中國中醫研究院圖書館藏：同治甲戌（1874）刻本
吳貞（附邵仙根評）	傷寒指掌	1796	上海科技出版社（原大東，上衛版），1959年8月新1版（鉛印）

《傷寒論》歷代名家集注

注家	書名	著書年代	版本
陳念祖（附陳尉、陳元犀按）	傷寒論淺注	1803	上海大文書局：陳修園先生醫書七十二種，民國二十五年（1936）年二月版
	傷寒真方歌括		同上
	長沙方歌括		上海科技出版社，1963年5月第1版（鉛印）
沈元凱	傷寒大乘	1820	中國中醫研究院圖書館藏：稿本
胡嗣超	傷寒雜病論	1826	海隱書屋藏板，道光丁未（1847）鐫
文通	百十三方解	1834	北京中醫藥大學圖書館藏，道光戊戌（1838）刻本
章楠	傷寒論本旨	1835	醫門棒喝二集，俙山書屋藏板，聚文堂發兌（1867年）（木刻）
呂樣村	傷寒尋源	1850	重刊《珍本醫書集成·傷寒類》，上海科技出版社，1985年5月第1版（鉛印）
陳恭溥	傷寒論章句	1851	福建省中醫藥學術研究委員會1957年據清咸豐辛亥（1852）原刻板復印
楊希閔	傷寒論百十三方解略	1852	中國中醫研究院圖書館1961年依中國醫學科學院圖書館藏清咸豐二年（1852）稿本抄
鄭壽全	傷寒恒論	1869	光緒二十年（1894）刻本
高學山	傷寒尚論辨似	清初	新醫書局1956年3月據王邈達藏陳勉亭抄本（1872）排印
黃玨	傷寒辨證集解	1874	光緒十九癸巳（1893）年蕓經堂刊本
周學海	平脉辨脉章句	1893	周氏醫學叢書原版　福慧雙修館藏，宣統三年（1911）版
唐宗海	傷寒論淺注補正	1893	中西匯通醫書五種，中國文學書局排印
慶雲閣	醫學摘粹	1895	彭静山點校，上海科技出版社，1983年7月第1版（鉛印）